AF465858

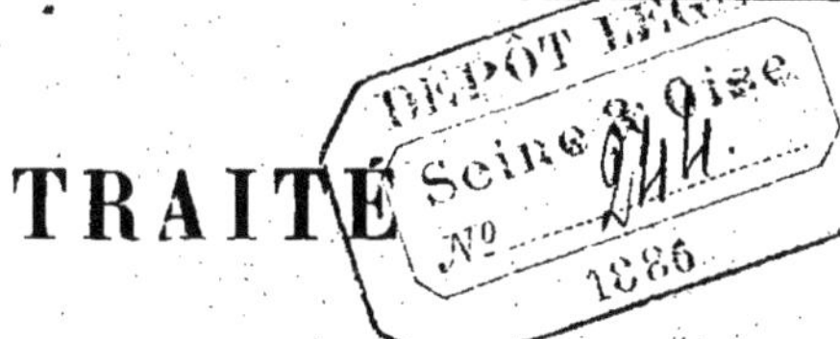

TRAITÉ D'HYGIÈNE MILITAIRE

PAR

G. MORACHE

DIRECTEUR DU SERVICE DE SANTÉ DU XVIIIe CORPS D'ARMÉE
PROFESSEUR A LA FACULTÉ DE MÉDECINE DE BORDEAUX

DEUXIÈME ÉDITION

Entièrement remaniée, mise au courant des progrès de l'hygiène générale et des nouveaux règlements de l'armée.

Avec 173 figures intercalées dans le texte

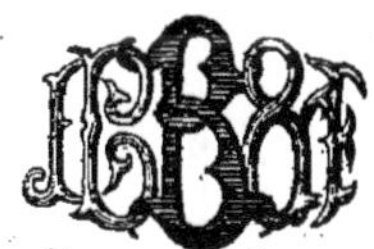

PARIS
LIBRAIRIE J.-B. BAILLIÈRE ET FILS
Rue Hautefeuille, 19, près du boulevard Saint-Germain.

1886

TRAITÉ
D'HYGIÈNE MILITAIRE

PAR

G. MORACHE

DIRECTEUR DU SERVICE DE SANTÉ DU XVIIIe CORPS D'ARMÉE
PROFESSEUR A LA FACULTÉ DE MÉDECINE DE BORDEAUX

DEUXIÈME ÉDITION

Entièrement remaniée, mise au courant des progrès de l'hygiène générale
et des nouveaux règlements de l'armée

Avec 175 figures intercalées dans le texte

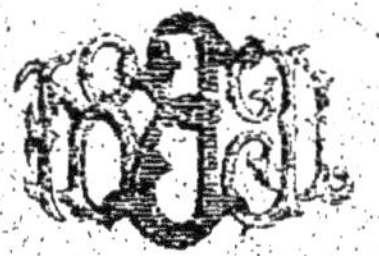

PARIS
LIBRAIRIE J.-B. BAILLIÈRE ET FILS
Rue Hautefeuille, 19, près du boulevard Saint-Germain

1886

TRAITÉ
D'HYGIÈNE MILITAIRE

PRINCIPAUX TRAVAUX DE L'AUTEUR

De la conflagration prématurée de la poudre dans le canon. *Recueil des Mémoires de médecine militaire,* 3e série, t. V, 1862.)

Pékin et ses habitants : Étude d'hygiène publique, broch. in-8 de 180 pages avec plan. Paris, J.-B. Baillière et fils, 1869.

Les trains sanitaires. Étude sur l'emploi des chemins de fer pour l'évacuation des blessés et des malades en arrière des armées, broch. in-8 de 60 pages avec 12 fig. Paris, Dumaine, 1872.

Étude sur l'aptitude militaire physique de la population française, broch. in-8 de 80 pages avec tableaux. Paris, Dumaine, 1873.

Considérations sur l'équipement du soldat, broch. in-8 de 47 pages. Paris, Dumaine, 1874.

La médecine légale, son exercice et son enseignement, in-8. Paris, J.-B. Baillière et fils, 1880.

Collaboration au Dictionnaire encyclopédique des Sciences médicales, articles CHINE, CÉLIQUES, GLYCOSURIE, MELOENA, MILITAIRE (HYGIÈNE), MILITAIRE (SERVICE DE SANTÉ), SUFFOCATION, SOLDAT, ETC.)

Collaboration aux Annales d'hygiène et de médecine légale : Notes sur l'hygiène des écoles, 2e s., t. XXXVIII. — Étude sur les lois afférentes à la santé publique en Angleterre, 2e s., t. XXXVIII. — Contribution à l'étude des taches de sang humain en comparaison de celui d'autres animaux, avec planches, 3e s., t. III. — Les cristaux de chlorydrate d'hématine, 3e s. t. IV. — Relation médico-légale de l'affaire dite des Scandales de Bordeaux, 3e s., t. VIII.

Collaboration à la Gazette hebdomadaire de médecine et de chirurgie : Articles divers sur le recrutement de l'armée, l'organisation du service de santé militaire, le typhus des armées, le choléra, etc... Années 1872, 1873, 1874, etc.

Collaboration au Journal de médecine de Bordeaux : Les hystériques devant la justice, 1881. — Les ptomaïnes, 1881. — L'exposition des sciences médicales et naturelles, 1882. Les écoles de médecine militaire. 1883.

Collaboration aux Bulletins de la Société d'anatomie et de physiologie de Bordeaux : Tuberculose périostique, t. I. 1880. — Sclérose du pancréas, t. II, 1881. — Plaie contuse du cerveau avec destruction du lobe sphénoïdal droit et absence de troubles fonctionnels, t. III, 1883.

IMPRIMERIE ÉMILE COLIN, A SAINT-GERMAIN

TRAITÉ D'HYGIÈNE MILITAIRE

PAR

G. MORACHE

DIRECTEUR DU SERVICE DE SANTÉ DU XVIIIe CORPS D'ARMÉE
PROFESSEUR A LA FACULTÉ DE MÉDECINE DE BORDEAUX

DEUXIÈME ÉDITION

Entièrement remaniée, mise au courant des progrès de l'hygiène générale et des nouveaux règlements de l'armée.

Avec 173 figures intercalées dans le texte

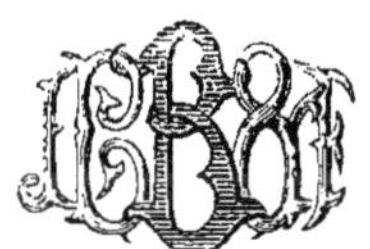

PARIS
LIBRAIRIE J.-B. BAILLIÈRE ET FILS
Rue Hautefeuille, 19, près du boulevard Saint-Germain.

1886

PRÉFACE

DE LA DEUXIÈME ÉDITION

La première édition du *Traité d'hygiène militaire* a paru en 1874. Entreprise au lendemain d'événements, douloureux sans doute, mais fertiles en enseignement, elle pouvait porter un peu le cachet de cette époque où de nouvelles lois d'organisation promulguées, d'autres en préparation, un état militaire encore incertain donnaient aux hommes et à leurs œuvres une sorte de hâte fiévreuse, conséquence d'un patriotique désir de bien faire, mais de faire vite.

Douze années se sont écoulées; l'organisation de l'armée française a accompli d'incontestables progrès ; perfectible sans doute comme toutes les institutions, elle ne laisse pas cependant que de présenter un caractère de stabilité rassurante et déjà l'on peut juger, en partie, des résultats obtenus. L'hygiène générale, de son côté, a acquis dans les sciences médicales, dans l'économie politique et dans l'opinion la place que l'importance des services qu'elle peut rendre lui mérite à justes titres. Mais elle doit surtout ces progrès à ce que, s'appuyant de plus en plus sur les faits, sur l'expérimentation, sur les données qu'elle emprunte aux sciences biologiques, elle s'est affirmée comme une application positive, précise, disant exactement son but et ses moyens.

Le présent ouvrage trouve la justification de sa deuxième édition dans les faits qui précèdent; il voulait se mettre à la hauteur des faits accomplis, il le devait à l'accueil si bienveillant que lui ont fait le public médical et le public militaire, aussi bien en France qu'à l'étranger.

Mais pour demeurer digne de cette précieuse estime, l'auteur a voulu que, gardant son même titre et avec un cadre à peu près identique, l'ouvrage primitif fut absolument remanié dans toutes ses parties. De nombreuses suppressions étaient possibles, des additions plus importantes encore s'imposaient et, néanmoins, on désirait le condenser afin de diminuer un peu son étendue première. Nous espérons avoir réussi.

Quelques documents, tout d'actualité en 1874, n'offrent plus aujourd'hui un intérêt aussi immédiat, d'autres ont trait à des questions déjà tranchées et hors de discussion. On a pu les supprimer sans grand inconvénient.

Par contre certaines parties ont entraîné des développements nouveaux. A ce titre il nous est permis de signaler au livre I le remaniement absolu des *questions du recrutement* où se traduisent les résultats de la loi du 27 juillet 1872, alors qu'en 1874 son application commençait à peine.

Au livre II, la *construction des casernes* a été singulièrement modifiée par suite de la création de nouveaux types, ceux de 1874 et de 1878, ceux de M. l'ingénieur Tollet. L'*éloignement des immondices*, question toute d'actualité dans l'hygiène pratique, a donné lieu à une nouvelle rédaction de la partie de l'ouvrage qui lui a été consacrée.

Il en est de même du livre III, à propos du *vêtement*, de la *charge*, de l'*équipement* du *soldat*, transformé depuis peu dans toutes les armées.

Le livre IV, traitant de l'*alimentation*, a subi de profondes modifications dans la partie relative à la *composition* des régimes; aux *altérations spontanées* ou *parasitaires* des matières alimentaires, aux *conserves de viandes* utilisées pour les armées, aux *boissons alcooliques* et à leur action, à l'*étude de l'eau alimentaire*, etc.

Le livre V, sous le titre de la *Vie militaire*, réunit les deux derniers livres de la première édition et comprend actuellement l'étude de toutes les situations et de tous les modificateurs qui peuvent influer sur la santé du soldat, dans des conditions sensiblement différentes de celles de la vie civile. Cette partie de l'ouvrage n'a donc pas subi un remaniement, mais une refonte absolue; en particulier tout ce qui a trait à l'hygiène du service en mobilisation, à celle des hôpitaux sédentaires aussi bien qu'à celle des formations sanitaires, peut, à bon droit, être regardé comme nouveau, puisque ces services n'étaient pas encore organisés lors de la première publication de l'ouvrage. Il en est de même de l'*Appendice*, qui le termine et où l'on retrouve, par les statistiques de morbidité et de mortalité, en temps de qaix ou en campagne, l'influence de cette vie militaire que nous avons cherché à étudier sous ses différents aspects.

Il est enfin un dernier point qu'il convient de signaler : Pour garantir l'homme des maladies qui le menacent, l'hygiène cherche à le placer personnellement dans les meilleures conditions de résistance contre les germes venus de l'extérieur, contre ceux aussi qu'il peut élaborer dans son propre organisme. Mais la défense peut aller plus loin, elle doit se porter au-devant du danger et chercher à détruire ce germe pathogène partout où il se peut rencontrer. C'est la *prophylaxie scientifique*, c'est la *désinfection;* nous avons donné dans le présent ouvrage à cette partie si essentielle des applications hygiéniques une importance qui n'a point besoin d'être justifiée.

Dans la première édition nous avions déjà consacré un assez long chapitre à la *désinfection*, mais dans la seconde nous avons cru devoir traiter le sujet spécialement à propos de chacun des milieux où on le peut appliquer; habitations, immondices, vêtements, formations ou établissements sanitaires, etc.

Tel est le plan de cette nouvelle édition, son but comme celui de la première, est de généraliser l'étude de l'*hygiène militaire*, de cette partie si attrayante, si directement utile des sciences médicales, d'y intéresser non pas seulement les médecins du cadre actif, ceux de la réserve ou des formations territoriales, mais aussi les membres du commandement, les officiers de tous grades qui, aux divers degrés de la hiérarchie, ont le devoir de défendre la santé du soldat et le pouvoir de faire appliquer les indications que formule la science hygiénique.

A ce point de vue nous pouvons exprimer ici notre profonde et légitime satisfaction; depuis douze années bien des lacunes ont été comblées, bien des pas en avant ont été accomplis dans la voie de l'hygiène militaire. Son enseignement est entré définitivement dans le domaine des sciences militaires. Nous croyons y avoir quelque peu contribué et ne saurions espérer de plus grande ni de plus légitime récompense de nos efforts.

Puisse cette seconde édition, à laquelle nos chers et honorables éditeurs ont apporté un concours aussi actif que précieux, faire plus encore que son aînée pour le plus grand bien de notre chère et vaillante armée.

G. MORACHE.

Bordeaux, mars 1886.

TRAITÉ
D'HYGIÈNE MILITAIRE

LIVRE PREMIER

ORGANISATION ET RECRUTEMENT DES ARMÉES

CHAPITRE PREMIER

ORGANISATION DES ARMÉES, PRINCIPES DE LEUR RECRUTEMENT

La constitution des armées varie chez les différents peuples suivant certaines conditions ethnologiques, sociales, politiques et enfin géographiques. Il importe que l'hygiéniste militaire sache apprécier ces situations dans leur ensemble et leurs résultantes mutuelles. Il importe aussi qu'il ne se borne pas à connaître ce qui se passe dans l'armée et le pays auxquels il appartient, mais qu'il n'ignore pas les grands traits de l'organisation des armées étrangères, avec lesquelles des événements multiples peuvent le mettre éventuellement en contact; il y trouvera des points de comparaison dont il devra profiter lui-même et faire profiter son armée.

En ce qui touche l'armée française, nous chercherons à retracer brièvement les transformations qu'elle a dû subir aux diverses périodes de notre histoire. En cela nous n'avons pas la prétention de faire œuvre historique, mais simplement de montrer les rapports qui existent entre l'organisation de l'armée, son chiffre, son mode de recrutement et la constitution de la société civile; ces données appartiennent à l'économie sociale que l'hygiéniste et le militaire ne doivent pas ignorer s'ils veulent remplir dans la société le rôle que leur position et leurs devoirs imposent naturellement.

ARTICLE PREMIER. — L'ARMÉE FRANÇAISE DEPUIS LA FONDATION DE LA MONARCHIE JUSQU'A LA RÉVOLUTION

§ I. — De l'an 540 à l'époque de Louvois.

L'existence de la France indépendante ne date véritablement que de l'an 540, époque de la cession faite par Justinien aux fils de Clovis de tous les droits de l'Empire Romain sur la Gaule. Établis dans ces magnifiques provinces qu'ils avaient conquises, les Francs eurent le mérite de conserver les mêmes divisions administratives et territoriales, en substituant seulement leurs ducs et comtes aux agents romains. Le duc ou comte, placé à la tête de chaque cité, avait le droit de faire prendre les armes à tous les citoyens valides, lorsque le territoire du duché ou du comté était envahi ; dans ces armées régionales prenaient place les descendants des anciens légionnaires romains qui, après la conquête, avaient préféré rester dans un pays où ils avaient contracté de nombreuses alliances avec la population, dans laquelle ils se fondaient ainsi de plus en plus.

Les Francs, de leur côté, conservant encore leur première organisation germanique, se réunissaient sous forme de bandes autour du chef dont ils suivaient la fortune. Peu à peu cependant, ils ne tardèrent pas à se fondre aussi dans la population gallo-romaine ; les chefs francs, mis en possession de vastes domaines, cherchèrent à créer des centres de populations autour de leur concession ou *fé-od.* Quoique, dans le principe, ces concessions territoriales ne fussent que temporaires, cependant les bénéficiaires tendaient à s'immobiliser sur le sol en se dégageant peu à peu des obligations militaires qu'ils avaient à remplir au service du souverain.

Jaloux de maintenir son droit de commandement sur les habitants de ses provinces, Charlemagne chercha à leur imposer un système militaire se rapprochant de l'organisation romaine ; la propriété devient la base du service militaire ; l'homme possédant un fonds de terre représentant quatre manses (600 fr.) devait s'équiper à ses frais et servir pendant trois mois, mais il pouvait être retenu jusqu'à la fin de la guerre (Capitulaire de 803) ; l'homme possédant douze manses (1800 fr.) était levé pour la cavalerie. Moyennant le versement d'une somme de 5 sous (78 fr.), on pouvait s'exonérer du service pour une année. L'état des hommes à fournir par chaque comté était dressé par ordre de l'Empereur; les comtes gardaient un double de cette liste afin de vérifier la présence des hommes appartenant à leur commandement.

D'après les *Capitulaires* de Charlemagne, les membres du clergé ne devaient pas servir en personne, ils étaient seulement obligés de payer une certaine somme pour l'entretien de l'armée, mais en revanche nul ne pouvait entrer dans les ordres sans l'autorisation de l'Empereur. Les jeunes mariés étaient exemptés de la campagne qui suivait leurs noces, et à un autre point de vue, les hommes condamnés pour crime, ainsi que les serfs de la glèbe ne pouvaient faire partie de l'armée. Comme tous les conquérants, Charlemagne avait fatigué le pays par ses guerres continuelles, et l'empire qu'il avait réuni dans sa main de fer ne tarda pas à se diviser. La féodalité s'établissait progressivement par l'indépendance de plus en plus marquée qu'affirmaient les comtes en cherchant à grouper autour de leurs châteaux le plus grand nombre possible de vassaux. Ils montraient pour ces derniers la plus large tolérance à l'endroit du service militaire, tandis qu'ils le faisaient peser durement sur les possesseurs d'*alleux* ou biens héréditaires, qui persistaient à demeurer indépendants. Le sentiment d'une commune défense contre les Normands détermina bientôt beaucoup de petits propriétaires à se grouper autour de leur seigneur.

Sous les Capétiens, chaque duc ou comte prétendait avoir sur son domaine les mêmes droits que ceux exercés par le roi dans le duché de France et même dans les *terres d'obéissance au roi;* les vassaux du roi mettaient du reste fort peu d'empressement à lui fournir les contingents de soldats. Néanmoins, dans le cas d'une guerre défensive et nationale, le roi pouvait convoquer ses arrière-vassaux en appelant directement aux armes tout homme libre.

Pendant toute la durée de la féodalité, le service militaire était donc en partie basé sur la possession territoriale, du moins en ce qui avait trait au service véritablement national, celui qui était dû au roi; les seigneurs, toujours en querelle, levaient fréquemment leurs vassaux pour marcher contre un seigneur voisin. Le mécanisme de la levée générale était très simple en apparence; lorsqu'une expédition allait être entreprise, le roi avertissait les grands vassaux, ceux-ci convoquaient à leur tour les arrière-vassaux.

Cependant les communes, parvenant à se soustraire à la hiérarchie féodale, affirmaient leur existence propre en restant alliées à la royauté comme à un seigneur naturel. Bientôt apparurent les milices communales, en même temps que dans l'ordre politique naissait le tiers qui figura pour la première fois comme élément militaire à la bataille de Bouvines (1214). Le service militaire des communes était calculé, comme celui des fiefs, sur l'importance de la propriété territoriale. Quand le *ban* féodal était convoqué, chaque commune se faisait représenter par un certain nombre de soldats; quand le roi appelait l'*arrière-ban,* tout homme valide devait marcher.

Telle fut l'origine de l'armée française; la milice communale représentait la nation elle-même, l'élément plébéien, dans l'armée royale.

Au milieu des événements si graves qui accompagnèrent l'envahissement de la France par les Anglais, après l'écrasement de l'armée et surtout de la noblesse aux funestes batailles de Crécy (1346), de Poitiers (1356), d'Azincourt (1415), les états généraux posèrent un principe nouveau : celui de l'obligation de service pour tout Français, mais avec exonération possible au moyen d'une prime en argent. Les sommes qui en résultaient servaient à enrôler les volontaires. Cette contribution fut quelquefois portée jusqu'au cinquième ou au quart du revenu; c'est alors qu'apparurent dans nos armées ces troupes des *francs archers* ou *francs arbalétriers* de telle ou telle ville, ces corps plus ou moins réguliers, connus sous le nom de *routiers*, et qui se recrutaient parmi les Génois, les Italiens, les Brabançons. Ils firent presque autant de dommages au pays lui-même qu'ils pillaient impitoyablement, qu'aux Anglais dont bien souvent ils servaient la cause; aussi Charles VII se hâta-t-il de les dissoudre dès que cela fut possible, en les renvoyant chez eux moyennant une assez forte somme. Il fit adopter par les états généraux de 1439 la création d'une véritable armée régulière et permanente, composée, dès le principe, de 15 compagnies de 100 *lances* (6 hommes et 6 chevaux chacune). Les compagnies, formées par le roi et entretenues par la province où elles tenaient garnison, recevaient leurs officiers de la nomination royale; elles étaient fréquemment inspectées au point de vue de l'effectif en hommes et en chevaux.

L'infanterie restait à créer. Charles VII, Louis XI, Charles VIII, essayèrent d'organiser une infanterie régionale, fournie par les paroisses proportionnellement au nombre de leurs feux. Nommées francs archers sous Charles VIII, plus tard légions sous François Ier, ces troupes n'eurent jamais grande cohésion ni grande instruction militaire; en vain chercha-t-on à les augmenter par des engagements soi-disant volontaires, mais qui n'étaient en somme autre chose qu'un véritable racolage. Aussi devint-il nécessaire d'introduire de nouveau l'élément étranger dans l'armée royale; les Suisses, les Écossais, fournirent des gardes à Louis XI, les Allemands des *lansquenets* à Charles VIII et Louis XII, les Italiens des troupes à François Ier. Ces corps, en général braves et disciplinés, rendirent de grands services à la royauté, mais ils avaient les inconvénients communs à tous les corps mercenaires, en particulier celui de coûter fort cher.

Les guerres religieuses eurent pour effet de militariser tout le pays en mélangeant les diverses classes sociales sous les drapeaux de la Ligue ou sous ceux des Huguenots, dont les bandes, d'abord irrégulières, finirent cependant par tenir tête aux solides fantassins espagnols. Henri IV, réunissant tous ces éléments divers, les fondit en quatre régiments permanents, qu'on appelait les quatre *vieux*, Picardie, Champagne, Piémont et Navarre; il en existait d'autres, mais provisoires, et que l'on licenciait à la fin de chaque campagne. Sous Louis XIII, Richelieu, corrigeant les abus que faisait naître le manque de discipline et de contrôle, donna à l'armée une cohésion qu'elle n'avait point encore connue, mais ne l'augmenta pas sensiblement; elle tendit même à décroître sous Mazarin, qui laissa reparaître les malversations et l'indiscipline que la main ferme de Richelieu avait rendues de plus en plus rares.

§ II. — Depuis Louvois jusqu'à la Révolution de 1789.

En 1666, Louis XIV confia à Louvois la direction des affaires militaires; dès le début ce dernier montra, dans leur organisation, cette volonté énergique et ce génie qui ont fait de ce ministre le véritable créateur de l'armée française. En dehors des questions de commandement, de fonctionnement intérieur des corps, en dehors des règles précises qu'il institua pour l'avancement, les exercices, l'uniforme, nous lui devons les premiers hôpitaux militaires, les casernes, les magasins de vivres, l'institution des Invalides, la création du corps et des écoles d'artillerie, du corps du génie, etc. Il eut l'incontestable mérite de s'entourer d'inspecteurs généraux qui tous sont restés célèbres, Martinet pour l'infanterie, Dumetz pour l'artillerie, Vauban pour le génie.

L'armée de Louis XIV, ou plutôt celle de Louvois, ne se recrutait que par des engagements volontaires. Aussi, lorsqu'après de longues années de guerre, les rangs des régiments commencèrent à s'éclaircir, on dut chercher à réorganiser les milices en les recrutant d'abord (1688) par la désignation des autres habitants de la même commune, puis (1690) par le tirage au sort.

Bientôt ces éléments ne suffirent plus, et l'on songea à convoquer l'arrière-ban, tentative dont il fut impossible de tirer un nombre d'hommes suffisant, et qui eut simplement pour effet de remplir les caisses du Trésor de l'armée avec les sommes versées sous le titre d'exonération. En 1694, 1695 et 1703, la pénurie du Trésor força de recourir à ce moyen. Sous le ministère d'Argenson (1757), les cadres, fortement ébranlés par les guerres de la fin du règne de Louis XV, reçurent une organisation nouvelle, et le service de santé fut définitivement constitué, mais le nombre des soldats légèrement réduit.

Le gouvernement avait fait rendre en 1726, puis compléter en 1774, une ordonnance qui organisait des milices provinciales; tout en restant dans leurs foyers, elles devaient être exercées aux manœuvres, et le furent effectivement, en sorte que l'on put en détacher des bataillons et des régiments entiers pour combler les vides de l'armée régulière. Le recrutement de la milice était basé sur un tirage au sort annuel entre tous les individus âgés de seize à quarante ans, chaque individu faisant successivement partie de tous les tirages au sort. Les hommes mariés ne devaient partir qu'après les célibataires, et il existait en outre de nombreux cas d'exemption pour les fonctionnaires du gouvernement, les ecclésiastiques, les chefs de culture ou d'industrie, etc..... L'opération du recrutement commençait par la visite médicale, puis les inscrits tiraient au sort en présence des magistrats municipaux. Le classement ne s'opérait point par voie des numéros, mais par la désignation, au moyen de bulletins blancs ou noirs mis en certaine proportion dans l'urne où chaque individu venait puiser.

L'organisation de la milice demeurait assez peu populaire dans les campagnes, d'autant plus que la loi était appliquée avec une grande régularité. Aussi, en 1775, Louis XVI essaya-t-il de la supprimer, mais pour y revenir dès 1778. Le ministère du comte de Saint-Germain avait été marqué par de grandes modifications dans le cadre des états-majors, par l'organisation des troupes en corps et divisions permanentes, par de notables améliorations apportées à l'instruction et à la discipline intérieure des corps; aussi l'armée de Louis XVI offrait-elle un degré de perfection très réel. On put s'en apercevoir, quelques années après, lorsqu'elle servit de cadre pour la formation des nouvelles armées que la France dut mettre sur pied pendant la période des guerres de la Révolution; on fut heureux de pouvoir puiser dans ses rangs des officiers, souvent fort instruits, dont beaucoup ne tardèrent pas à devenir d'illustres généraux.

ARTICLE II. — L'ARMÉE FRANÇAISE DEPUIS LA RÉVOLUTION JUSQU'A L'ÉPOQUE ACTUELLE.

§ I. — Période révolutionnaire.

Lorsque la Constituante, après avoir aboli les privilèges, voulut aborder la reconstitution de l'armée, dont les cadres avaient été désorganisés par l'émigration, elle dut abandonner le tirage au sort, que la plupart des cahiers signalaient comme entaché de corruption, d'arbitraire et d'abus; l'Assemblée chercha vainement un mode de recrutement qui pût satisfaire la nation, et n'arriva pas à organiser de système pratique. La formation des gardes nationales lui semblait pour le moment répondre aux besoins les plus pressants, ceux de la révolution intérieure; mais lorsqu'elle vit la France menacée d'une grande guerre étrangère, elle dut décréter, en 1791, la mobilisation des gardes nationales, en admettant que certaines légions sédentaires resteraient dans leurs départements respectifs, tandis que des corps détachés iraient seconder les troupes de ligne aux armées actives (4-12 août 1791).

I. *Appel au peuple. — Enrôlements. — Réquisition permanente.* — La mobilisation de 1791 s'effectua très incomplètement, et, devant la marche envahissante de l'ennemi, l'Assemblée lança, le 8 juillet 1792, l'appel au peuple et l'organisation des bataillons de volontaires auxquels on confiait, ainsi qu'aux légions de garde nationale, le droit d'élire leurs officiers (6-20 juillet 1792).

Malgré l'enthousiasme officiel que l'on déploya à ce sujet et que la passion politique a prolongé jusqu'à nos jours, les enrôlements volontaires furent loin de donner ce que l'on avait cru y trouver: après avoir fait appel à la bonne volonté, au patriotisme, il devint nécessaire de revenir à des procédés infiniment moins libéraux, mais plus pratiques, que l'ancien régime n'eût certes jamais osé appliquer, c'est-à-dire à la réquisition permanente ; le 24 février 1793, la Convention appelait aux armes 300 000 hommes de dix-huit à quarante ans, qui devaient être recrutés : 1o par des engagements volontaires ; 2o par des enrôlements forcés dont elle abandonnait le principe et le mode d'application aux autorités de chaque district.

En même temps, la Convention, comprenant enfin, à la suite de cruelles expériences, que les armées ne s'improvisent pas et que l'enthousiasme n'est pas suffisant pour remplacer l'instruction, rendait un décret fusionnant les bataillons de volontaires avec les régiments de ligne, sous le nom de demi-brigades; les soldats de la ligne devaient servir jusqu'à la paix, les volontaires pendant une campagne seulement: de plus le principe de l'élection des officiers était singulièrement modifié, le ministre de la guerre devant choisir les officiers de chaque grade sur la liste de présentation faite par les officiers du grade immédiatement inférieur.

II. *Levée en masse.* — La réquisition permanente donna lieu à de nombreux désordres et ne suffit pas à combler les vides de l'armée; dès le 27 août 1793, la Convention dut proclamer la levée en masse de tous les hommes de dix-huit à vingt-cinq ans. Grâce à l'activité et au génie de Carnot, cette mesure fournit enfin des contingents sérieux, puisque, en février 1794, 1 200 000 hommes se trouvaient sous les armes, dont 700 000 complètement organisés. L'unité et la force du commandement étaient rétablies par la suppression du principe de l'élection, par le recrutement des officiers au moyen de l'École de Mars et de l'École centrale préparatoire qui devint bientôt l'École polytechnique, par l'organisation des divisions permanentes, imitation heureuse de la légion romaine que M. de Saint-Germain avait déjà introduite dans l'armée française.

Après bien des désordres et bien des malheurs, l'armée française se trouva constituée sur des bases solides, du jour où l'on comprit que la discipline et l'instruction sont le fondement de toute organisation militaire. La nouvelle armée ne tarda pas à consacrer ces principes par la plus éclatante des démonstrations ; dirigée par les généraux sortis presque tous des anciennes armées, mais profondément imbus des idées modernes, elle chassa l'étranger, sauva la patrie et imposa au monde étonné l'acceptation de cette République française, qui, sans elle, n'eût pas tardé à succomber, en entraînant peut-être dans sa chute la France tout entière.

Avec le succès et la paix, avec l'apaisement des passions politiques, l'ordre et la méthode rentrant dans les esprits, on comprit le besoin d'organiser un recrutement régulier et permanent; les enrôlements volontaires ne pouvaient suffire, les enrôlements à prix d'argent ne pouvaient reparaître, on en revint à l'idée de la conscription que la Constituante de 1789 avait cependant considérée comme contraire à la liberté des citoyens. Le général Jourdan eut l'honneur de présenter et de faire adopter la loi qui a été le point de départ de toute notre législation sur l'armée.

§ II. — Période de réorganisation.

I. *Loi de l'an VI et modifications à cette loi en l'an VII quant au remplacement.* — La conscription, d'après cette loi, portait sur tous les Français de l'âge de vingt ans à celui de vingt-cinq; ils étaient divisés en cinq classes, nominativement enrôlées, et n'avaient point la faculté de se faire remplacer; les classes ne pouvaient du reste être mises en activité qu'en vertu d'une loi. Les moins âgés dans cette classe étaient alors appelés les premiers pour rejoindre les drapeaux. Enfin, dans la prévision de grands dangers, la loi de l'an VI replaçait toute la population mâle jusqu'à quarante ans sous le coup de l'obligation militaire, et admettait par conséquent la levée en masse.

Malgré la prescription bien nette qui, dans la loi de l'an VI, ne permettait pas aux conscrits de se faire remplacer, le principe du remplacement reparut dans la loi du 28 germinal an VII, dans celle du 13 ventôse an VIII, dans le décret du 18 fructidor an XIII, qui substitua le tirage au sort pour les conscrits au mode d'après lequel les plus jeunes de chaque classe devaient être appelés les premiers sous les drapeaux. Le décret du 18 fructidor an XIII établissait en principe que le remplacement devait être admis seulement pour les individus *reconnus incapables de soutenir les fatigues de la guerre et pour ceux qui seraient jugés plus utiles à l'État en continuant leurs travaux ou leurs études;* de plus, alors que depuis l'an VII la taille minimum de l'armée était abaissée à 1^{m},544, les remplaçants présentés devaient avoir au moins 1^{m},651.

Ce système fonctionna pendant tout l'Empire; mais lorsque la consommation des hommes vint à augmenter et que les générations s'épuisèrent, il fallut, surtout pendant les dernières luttes de 1812 à 1815, revenir en arrière sur les classes précédentes, et d'un autre côté engager l'avenir, en appelant deux ou trois classes par avance; nombre de jeunes gens fournirent quatre et cinq remplaçants, et durent partir eux-mêmes ou s'engager comme *gardes d'honneur* dans la grande levée de 1813. En même temps, les gardes nationales avaient été réorganisées, en englobant tout les Français de dix-huit à soixante ans; les grenadiers et chasseurs, pris jusqu'à quarante ans, étaient seuls mobilisés. C'est ainsi que le régime de la conscription devient odieux à une population qui, de 1791 à 1813, eut à fournir plus de 4 millions et demi d'hommes et dans les rangs de laquelle il semblait à la fin ne plus exister d'autres adultes que des infirmes inutilisables aux armées (1). Aussi en pénétrant en France, les alliés proclamaient-ils partout l'abolition de la conscription, principe que Louis XVIII s'empressa de consacrer par l'article XII de la charte du 13 juin 1814. « La conscription est abolie, le mode de recrutement de l'armée de terre et de mer est déterminé par la loi. »

II. *Première période de la Restauration. — Légions départementales.* — Après une glorieuse et sanglante épopée, l'Empire était tombé, le mouvement patriotique et la levée des Cent-Jours s'éteignirent dans le sombre drame de Waterloo; mais la France vivait encore quoique, pour un temps, paralysée par l'invasion qui, en 1815, moins encore cependant qu'en 1871, lui fit payer bien cher ses succès d'un moment, sa richesse, son génie qu'on se flatte en vain d'étouffer à jamais. Le gouvernement de la Restauration, avec un patriotisme remarquable, résolut d'entreprendre, sans tarder, la réorganisation d'une armée dont elle sentit bien avoir toujours besoin pour assurer l'indépendance du pays. Après avoir licencié les armées impériales, on essaya de constituer les *légions départementales*, en y faisant entrer tous les hommes encore liés au service et ceux qui s'engageraient volontairement. Mais l'insuffisance du recrutement par voie d'enrôlements ne tarda pas à se montrer une fois de plus; il devint nécessaire de recourir à un moyen régulier et certain d'avoir des soldats. Le maréchal Gouvion-Saint-Cyr, illustre comme général et comme écrivain, eut le courage et le mérite de faire accepter par les

(1) Voir à ce sujet le tableau inséré dans notre 1re édition (1874), p. 10, portant à 4 556 000 hommes le total des levées décrétées de 1791 à 1813.

Chambres et le gouvernement la loi du 10 mars 1818, à laquelle son nom est irrévocablement attaché.

III. *Loi du 10 mars 1818.* — L'effectif de l'armée fut fixé à 240 000 hommes, recrutés par des appels annuels de 40 000 hommes servant pendant six années; le contingent se trouvait réparti entre tous les départements et le tirage au sort désignait, dans chaque canton, ceux qui devaient faire partie de l'armée. En outre, dans le but de créer une force éventuelle, qui, en cas de grande guerre, pût soutenir l'armée active, la loi de 1818 organisait une réserve avec tous les soldats rentrés dans leurs foyers après avoir achevé leur temps de service; désignés sous le nom de *vétérans*, les hommes de la réserve servaient également pendant six années.

La loi de 1818, dans le but de peser moins lourdement sur la population, acceptait le principe du remplacement et celui de la substitution entre gens de la même classe; elle admettait, en outre, les exemptions fondées sur les infirmités, sur le défaut de taille, et sur ces situations spéciales, qui semblent indiquer que les individus auxquels elles s'appliquent ne peuvent être séparés de leur famille sans y laisser un vide considérable'

Des dispenses étaient enfin accordées aux hommes que la société désire voir continuer leurs études, afin d'entrer dans des carrières où ils doivent rendre des services importants, l'instruction publique par exemple.

Sous l'empire de la loi de 1818, comme plus tard sous celui de la loi de 1832, les exemptions ne devaient pas entraîner des pertes pour le contingent; les jeunes gens exemptés étaient remplacés par d'autres, dans l'ordre des numéros subséquents de tirage, et obtenaient une libération définitive; les dispenses, au contraire, venaient en déduction du contingent; dans certains cas, elles n'étaient même accordées qu'à titre provisoire, et sous la condition que celui qui en était l'objet contractât l'engagement de suivre la carrière en vue de laquelle ses études étaient commencées. En même temps (31 octobre 1820), les 94 légions départementales furent supprimées. Leur recrutement avait accusé des inconvénients de plus d'un genre, en particulier celui de produire des différences considérables au point de vue de l'instruction entre les diverses légions. Elles furent constituées en 80 régiments d'infanterie, dont le recrutement s'effectua indifféremment sur l'ensemble du territoire.

On ne tarda pas à voir que le système des vétérans laissés dans leurs foyers après six années de service ne donnerait pas les résultats que l'on en avait attendu; aussi, sans toucher aux principes de la loi de 1818.

une nouvelle loi, promulgée le 9 juin 1824, vint-elle porter le contingent annuel à 60 000 hommes au lieu de 40 000, et le service à huit ans au lieu de six. Le gouvernement restait, du reste, le maître de n'appeler sous les drapeaux qu'une partie du contingent annuel, mais les 60 000 hommes étaient, une fois pour toutes, mis tous les ans à sa disposition, en vertu de la loi de 1824, et sans que les Chambres fussent appelées à se prononcer sur le contingent annuel. Ce dernier principe n'entra dans notre législation qu'en 1830 (loi du 11 octobre 1830).

IV. *Loi du 22 mars 1831.* — Cette loi avait pour but de réorganiser la garde nationale ; elle admettait, en principe, que la milice citoyenne était destinée non seulement à maintenir l'ordre à l'intérieur, mais à défendre les frontières et les côtes, à assurer l'indépendance de la France et l'intégrité de son territoire.

En conséquence, elle admettait la formation des corps détachés, recrutés par voie d'engagements volontaires, puis par la voie de l'obligation, en prenant d'abord les célibataires, après eux les veufs sans enfants, les veufs avec enfants, les hommes mariés sans enfants.

Les circonstances n'amenèrent jamais la mobilisation de cette partie de la garde nationale ; elle n'eût vraisemblablement pas rendu les services que l'on se croyait, à cette époque, le droit d'en attendre.

V. *Loi du 21 mars 1832.* — Cette loi, sauf quelques modifications sur lesquelles nous allons revenir, devait subsister jusqu'au 31 décembre 1872 ; elle était basée sur les mêmes principes que la loi de 1818 ; le contingent annuel, levé par voie de tirage au sort, se trouvant déterminé, chaque année, par une loi, l'armée se composait : 1° de l'effectif entretenu sous les drapeaux ; 2° des hommes laissés ou envoyés en congé dans leurs foyers. — La loi de 1832 admettait le remplacement, la substitution, les exemptions et les dispenses en déduction du contingent ; elle exigeait sept années de service, au lieu des huit inscrits dans la loi de 1818.

Depuis 1832 jusqu'à 1854, les contingents votés par la Chambre ont été de 80 000 hommes, puis ensuite de 100 000, à l'exception des classes 1854, 1855 et 1858, sur lesquelles il a été levé 140 000 hommes (guerres de Crimée et d'Italie). Malheureusement, avec l'augmentation de la richesse publique, le nombre des remplaçants s'accroissait de plus en plus ; leur recrutement était devenu un véritable commerce scandaleux ; les industriels qui l'exerçaient et en tiraient souvent des bénéfices considérables, connus du reste du public sous le nom de *marchands d'hommes*, ne craignaient pas de faire appel aux plus basses passions, aux vices les plus honteux pour attirer dans leurs agences les malheureux qu'ils destinaient à leur trafic; ils venaient poursuivre les hommes libérables jusqu'à la porte des casernes; à Marseille, ils attendaient au débarquement les soldats revenant de l'armée d'Afrique avec un congé de libération, les circonvenaient de mille manières, leur offraient, avec de l'argent, tous ces plaisirs grossiers dont ils avaient été privés, devenaient leurs amis jusqu'à ce qu'ils en eussent fait leurs débiteurs pour des sommes importantes. Ces malheureux n'avaient bientôt plus d'autres ressources que de se vendre pour payer des billets qu'ils avaient souscrits, le plus souvent en état d'ivresse. — Ces faits et d'autres plus graves encore révoltaient la conscience des honnêtes gens; le gouvernement cherchait à y porter remède, mais il le pouvait difficilement, car il restait officiellement étranger à la présentation des remplaçants; il ne se prononçait que sur leur admission. — D'un autre côté, on pouvait constater que, sauf d'honorables exceptions, les remplaçants fournissaient une proportion beaucoup plus considérable que les appelés dans la statistique des condamnations pour insubordination, désertion et même pour délits généraux; ils étaient mauvais soldats, rebelles à la discipline, enclins à la simulation, ils étaient en un mot ce que l'on peut attendre de déclassés venus dans l'armée pour quelques centaines de francs gaspillés en débauches.

Il convient cependant de faire une exception en faveur des remplaçants fournis par quelques départements populeux de la France, par ceux de l'Alsace en particulier; nombre de fils de cultivateurs, nés dans cette patriotique province, venaient servir pendant sept années dans l'armée, y donnaient l'exemple du courage et de la discipline, puis retournaient au pays, emportant leurs économies, et devenaient ensuite de bons et braves paysans, d'honnêtes ouvriers, comme leurs pères l'avaient été avant eux. Si l'armée n'avait eu que des remplaçants alsaciens, elle n'eût jamais songé à s'en plaindre; mais telle n'était pas l'immense majorité de ces *vendus*, dont le nombre arrivait à constituer presque le quart de l'effectif des contingents annuels.

VI. *Loi du 26 avril 1855 sur la dotation de l'armée.* — L'opinion publique accepta avec satisfaction la loi du 26 avril 1855, par laquelle les jeunes gens compris dans le contingent annuel ou incorporés pouvaient s'exempter du service au moyen d'un versement fait à la caisse de la dotation de l'armée; celle-ci, d'autre part, payait une prime fixe et une haute paye journalière aux soldats qui, parvenus à la fin de leur service personnel désiraient se réengager. La caisse de la dotation soldait également une prime d'engagement aux jeunes gens libérés du service militaire par leur numéro, qui venaient néanmoins contracter un engagement; on appelait ce système le *remplacement par voie administrative*. Cette mesure s'écartait singulièrement des principes admis par la loi de 1832 et la loi de 1818; sous leur empire, l'appelé devait servir en personne ou par la personne de son suppléant; il en restait responsable pendant toute une année, à ce point que si le remplaçant venait à déserter ou à décéder avant cette époque pour une cause étrangère au service, le remplacé devait marcher à sa place ou fournir un nouveau suppléant. Avec la loi de 1855, le gouvernement intervenait lui-même dans le remplacement, et, quoique la chose fut peut-être moins directe, il n'en résultait pas moins que, moyennant une somme versée à la caisse publique, le jeune Français pouvait se dispenser du premier de tous les devoirs, celui de la défense de son pays.

Des arguments assez sérieux plaidaient néanmoins en faveur de la loi sur la dotation de l'armée. On pouvait espérer que les anciens soldats, réengagés avec prime, deviendraient le noyau d'une armée solide, de vétérans analogues à ceux du premier Empire. Mis à leur aise par suite de la haute paye et de l'espoir d'une somme assez ronde, résultat de deux ou trois réengagements, ils prendraient goût, disait-on, à la vie militaire, et le jour de leur retraite enfin arrivé, ils pourraient jouir d'une aisance relative. Ces conjectures étaient assez vraisemblables, malheureusement l'expérience est venue démontrer que l'on avait commis une faute capitale en acceptant la loi du 26 avril 1855.

Celui que l'on nomme un vieux soldat, dans la véritable acception du mot, n'est point l'homme qui, vieilli sous le harnais, a passé de longues années dans les casernes, mais bien celui qui, au bout de deux ou trois ans de service, a acquis le maximum de l'instruction militaire, est rompu à la discipline, chez lequel les idées de devoir et de patriotisme ont atteint cette élévation que l'on trouve plus prononcée peut-être dans l'armée que partout ailleurs. Les vieux soldats du camp de Boulogne, avec lesquels Napoléon put faire ses plus belles campagnes, ces vieux soldats de la grande armée, ces héros des campagnes du Rhin, d'Égypte, d'Italie, avaient au plus vingt-huit à trente-deux ans; ils provenaient des levées de 1793, 1794, 1795. — Plus tard, le légendaire vétéran, le vieux grognard brûlant sa dernière cartouche à Waterloo, après avoir reçu le baptême du feu à Jemmapes ou à Fleurus, était devenu un être absolument exceptionnel. Tous ces soldats du premier jour dormaient ensevelis sous les tertres des champs de bataille ou sous les neiges de la Russie !

Le vrai soldat, au point de vue militaire, est un homme jeune au point de vue de l'âge, parvenu à l'apogée de son développement physique et intellectuel. Les vieux soldats, restés au service pour bénéficier de la loi sur la dotation, étaient au contraire des hommes âgés, que la vie militaire, cette vie qui vieillit si vite ceux qui la suivent, avait usés prématurément. La garde impériale en renfermait naturellement un grand nombre ; les inspecteurs généraux d'armes, aussi bien que les médecins, signalaient avec insistance les dangers du vieillissement de ce corps d'élite ; aussi, dérogeant au principe même qui avait présidé à la formation de la garde, le gouvernement se décida-t-il à y introduire des hommes du contingent pour les années 1867, 1868 et 1869.

Les réengagements se produisaient en nombre si considérables que, sur 32 000 sous-officiers, 23 000 étaient réengagés avec prime, tandis qu'avant 1855 le nombre des sous-officiers engagés ne dépassait pas 3000 ou 4000. Il résultait en outre du nombre des engagements et réengagements avec prime que, pour se renfermer dans les limites budgétaires, on ne pouvait plus incorporer dans l'armée que quelques mille hommes du contingent voté ! Le jeune Français en arrivait à perdre l'habitude de servir sa patrie, et l'on peut juger de cette situation morale vraiment déplorable en jetant les yeux sur le tableau suivant, emprunté à Michel Lévy (1).

CLASSES.	SERVANT à prix d'argent sur 100 hommes d'effectif.	SERVANT pour leur compte ou engagés volontaires.	CLASSES.	SERVANT à prix d'argent sur 100 hommes d'effectif.	SERVANT pour leur compte ou engagés volontaires.
Avant la loi de dotation.			*Sous l'empire de la loi.*		
1846	15	75	1859	23	77
			1860	32	68
1850	26,4	73,6	1861	39	61
			1862	41	59
1851	27	73	1863	45	55
			1866	48	52

(1) Michel Lévy, *Traité d'hygiène pratique et privée*, 5e édit. Paris, 1869, t. II, p. 797.

Avec la loi de la dotation et la faible proportion des hommes du contingent admis chaque année, l'instruction militaire du pays était compromise; aussi le 10 janvier 1861 une circulaire ministérielle dut-elle prescrire d'incorporer tous les ans, pendant trois, deux ou un mois, suivant leur classe, les hommes de la deuxième portion du contingent laissés d'ordinaire dans leurs foyers, mais restés néanmoins à la disposition du gouvernement. Enfin, en 1863, pour tâcher de diminuer les nombreux réengagements de sous-officiers, on décida que le montant de la première portion de la prime ne leur serait délivré qu'à leur libération définitive: en attendant l'intérêt devait leur être servi à raison de 3 pour 100.

Telle était la situation véritable de l'armée, tous les hommes soucieux de la grandeur de leur pays la sentaient vivement, le gouvernement lui-même ne se la dissimulait pas, en présence de l'évidence des faits et des chiffres assez précis pour ne pas permettre même l'équivoque. En 1865-1866, le chiffre de l'armée, qui n'était pas fourni par les appels s'élevait à 283 000 hommes, dont 164 000, soit 58 pour 100, provenant des remplaçants administratifs et des réengagés avec prime.

Il est bon de ne pas oublier ces données à une époque où quelques personnes songent à introduire de nouveau, sous forme déguisée il est vrai, le principe de l'exonération à prix d'argent. Avec l'augmentation croissante de la fortune publique, il est permis de se demander si l'on ne se trouverait pas maintenant en présence d'un nombre de remplaçants ou substituants plus élevé encore que par le passé.

VII. *Projets du maréchal Niel. Loi de 1868.* — Les événements de 1866 vinrent rendre encore plus urgente l'adoption d'une mesure qui ne pouvait être reculée plus longtemps. Notre situation militaire ne se trouvait pas à la hauteur des circonstances; chacun le comprenait, et plus que personne l'homme éminent qui prit à cette époque la direction des affaires militaires, le maréchal Niel, dont la mort prématurée a été un des coups les plus funestes que la France moderne ait eu à supporter; elle ne devait apprécier son mérite que lorsque les événements vinrent confirmer les prévisions de ce soldat si intelligemment patriote. Dès 1867 le maréchal Niel proposait : 1° que la classe entière, déductions faites des exemptions, fût mise à la disposition du gouvernement, soit environ 150 000 hommes tous les ans; 2° que la loi annuelle des finances divisât chaque classe appelée au tirage au sort en deux parties dont l'une serait incorporée dans l'armée active et l'autre ferait partie de la réserve; 3° que la durée du service dans l'armée active fût de cinq ans, à partir desquels les militaires serviraient quatre ans dans la réserve; 4° que la durée du service des jeunes gens qui n'auraient pas été compris dans l'armée active fût de quatre ans dans la réserve et de cinq ans dans la garde mobile.

Ce système avait l'avantage de constituer une armée permanente à peu près égale à ce qu'elle était dans la loi de 1832, et surtout d'organiser une forte réserve avec les hommes de vingt-cinq à vingt-neuf ans ayant déjà passé cinq ans sous les drapeaux, avec ceux de vingt à vingt-quatre ans qui n'auraient pas été appelés par leur numéro sous les drapeaux de l'armée active; on aurait possédé en outre une garde nationale mobile formée avec ces mêmes hommes de vingt-quatre à vingt-neuf ans, mais alors qu'ils auraient déjà reçu l'instruction militaire pendant leur quatre années de réserve.

Le pays ne voulut pas comprendre l'urgence de cette loi, son caractère à la fois moral et égalitaire; on fermait les yeux pour ne pas voir le danger qui nous menaçait. Du reste on faisait grand bruit dans la Chambre et le pays en proposant sans cesse le désarmement; aussi le Corps législatif repoussa-t-il le projet du gouvernement en se contentant d'introduire les modifications suivantes dans la loi de 1832 :

1° La durée du service dans l'armée active réduite à cinq ans, une portion du contingent appelée sous les drapeaux, une autre laissée dans ses foyers dans la réserve, qui comprenait encore pendant quatre ans les hommes libérés de l'armée active.

2° Une garde mobile, formée avec tous les jeunes gens qui, à raison de leur numéro, ne seraient pas appelés dans le contingent et de tous ceux exemptés en vertu des dispositions de la loi de 1832 ou qui se seraient fait remplacer.

3° La suppression des exonérations, le rétablissement du remplacement et de la substitution.

Quoique moins largement comprise que ne l'était le projet du maréchal Niel, la loi de 1868 avait cependant l'avantage de mettre à la disposition du gouvernement pour le cas de guerre une masse d'environ 700 000 hommes, plus une garde mobile dont l'effectif total se serait monté au moins à 400 000 hommes. C'était donc un million d'hommes au bas mot que l'on pouvait avoir; une pareille armée aurait rendu de grands services si elle avait été organisée à l'avance, suffisamment instruite et disciplinée.

Malheureusement les hommes de la réserve ne pouvaient pas acquérir une instruction bien sérieuse pendant les quelques mois passés au corps; on se hâtait de leur faire franchir les classes, où l'on aurait dû les maintenir beaucoup plus longtemps, afin de les renvoyer au plus vite et de diminuer ainsi la dépense; enfin la garde mobile était réellement annihilée par la loi elle-même, les jeunes gens ne pouvant être convoqués pour les exercices qu'à quinze réunions au plus tous les ans, chaque réunion *ne devant pas les astreindre à un déplacement de plus d'une journée!* enfin lorsque la dépense de son organisation était estimée à 15 millions, la loi du 8 mai 1869 n'accordait à la garde mobile que 5 millions et demi. Le maréchal Niel vint lui-même à disparaître, et il est vraisemblable que la garde mobile, à laquelle le nouveau ministre affectait de ne pas croire, aurait disparu à son tour lorsqu'éclata la guerre de 1870. Elle devait nous faire cruellement sentir notre imprévoyance, notre coupable aveuglement.

Nous n'avons point à retracer ici la situation militaire de la France au moment où la guerre fut entreprise, ces faits sont d'un autre domaine, aussi bien que les efforts tentés pendant la guerre pour constituer une armée avec les jeunes réservistes qui n'avaient pu rejoindre l'armée à temps, avec les inscrits de la classe de 1870, levée par anticipation, avec les gardes nationales mobilisées comme en 1793; la France put se convaincre, de nouveau, que les armées ne s'improvisent pas, qu'on ne saurait les composer d'éléments aussi neufs et aussi disparates que des gardes nationales, qu'enfin, sous peine de déchoir et peut-être de disparaître, notre pays doit posséder une armée nombreuse, instruite, recrutée sur les bases réellement égalitaires et libérales qui en font à la fois une véritable armée nationale et un puissant moyen de perfectionnement social.

Peut-être avons-nous longuement insisté sur cet historique de l'armée en France, mais il en ressort plus d'un enseignement dont il est nécessaire de faire profit; de plus, ces éclaircissements semblent nécessaires pour entreprendre avec fruit l'étude de l'armée actuelle, même au point de vue scientifique où nous devons rester. Ces faits montrent une fois de plus que les institutions militaires des peuples sont toujours en rapport avec leur état social et politique; nous avons montréen outre que la loi militaire qui nous régit aujourd'hui présente une relation intime avec les plus anciennes comme avec les plus nouvelles; elle emprunte à chacune d'elles certains principes, elle est, en un mot, leur héritière très légitime et très directe.

§ III. — L'armée française sous l'empire des lois de 1872 et de 1873.

I. *Loi du recrutement du 27 juillet 1872.* — Cette loi, qui aura peut-être reçu de profondes et radicales modifications dans le courant de la présente année, consacre l'obligation du service militaire personnel que la loi de l'an VII avait fait entrer dans notre législation et dont le principe libéral et fécond n'avait sans doute pas été compris par la population.

D'après ses bases tout Français doit, de vingt à quarante ans, demeurer à la disposition de son pays; nul motif, autre que l'incapacité physique, ne saurait le dispenser de remplir ce grand devoir; d'un autre côté le législateur, regardant ce même devoir comme un grand honneur, repousse de l'armée ceux que la loi a frappés pour des faits entachant l'honorabilité.

La loi du 27 juillet 1872 a été regardée comme une loi non seulement militaire, mais aussi comme une loi sociale. — A ce titre elle mérite d'être étudiée avec attention, d'autant qu'elle fonctionne régulièrement depuis plus de dix ans et que, à plusieurs points de vue, elle ne semble pas avoir réalisé tout l'espoir que l'on fondait sur son application. Quelque modifiée qu'elle soit par celle qui lui va succéder, elle n'en formera pas moins, en tant que principes, la base de cette loi nouvelle, plus rigoureuse sans doute au point de vue de bien des intérêts particuliers, plus égalitaire cependant et que l'on ne pourra, elle aussi, juger qu'après un certain temps de durée.

Comme les lois antérieures, la loi de 1872 exempte du service militaire les jeunes gens que leurs infirmités y rendent impropres; mais, tandis que dans la loi de 1832 il suffisait d'être simplement *impropre au service*, l'article 16 a soin de spécifier *impropre à tout service actif ou auxiliaire*, et plus loin, article 18, il est établi que : « Peuvent être ajournés deux années de suite à un nouvel examen les jeunes gens qui, au moment de la réunion du conseil de revision, n'ont pas la taille de 1^{m},54 ou ceux reconnus d'une complexion trop faible pour un service armé.

« Les jeunes gens ajournés à un nouvel examen des conseils de revision sont tenus, à moins d'une autorisation spéciale, de se représenter au conseil de revision du canton devant lequel ils ont comparu...

« Après l'examen définitif ils sont classés, et ceux de ces jeunes gens reconnus propres, soit à un service armé, soit à un service auxiliaire sont soumis, selon la catégorie dans laquelle ils sont placés, à toutes les obligations de la classe à laquelle ils appartiennent. »

Ainsi, d'après la loi de 1872, il ne suffit pas d'être physiquement impropre à vingt ans au moment du premier appel; pendant deux années successives le jeune homme est tenu de faire constater la persistance de ses infirmités; si elles disparaissent, comme il arrive souvent pour les défauts de taille ou le développement tardif par exemple, l'appelé prend rang dans sa classe comme s'il avait été valide au moment du premier appel, mais les années qu'il a passées dans ses foyers comptent dans celles dont il est redevable à l'armée. De plus, dès la première année, s'il est porteur d'infirmités réelles, non susceptibles de modifications, mais ne paraissant pas s'opposer à son entrée dans certains services dits auxiliaires, il est néanmoins accepté. La situation de ces services auxiliaires n'a jamais été nettement définie et il demeure une grande incertitude sur l'emploi que l'on pourrait faire de tous ces hommes *à la disposition* en cas de mobilisation. Dans la population on regarde généralement cette situation comme équivalant à une dispense absolue malgré l'appel auquel les titulaires sont soumis chaque année lors du passage du conseil de revision dans les cantons.

L'article 17 renferme les cas de dispenses relatifs aux situations dites de famille; la loi ne peut évidemment arracher à une veuve, à un vieillard, à des orphelins, le soutien naturel de leur faiblesse; elle ne saurait non plus enlever aux siens un jeune homme dont le frère est déjà sous les drapeaux ou qui est mort pour son pays; mais elle reconnaît aussi que, lorsque la patrie est menacée, tout doit céder devant le grand devoir à remplir; aussi les hommes dispensés en vertu de l'article 17 sont-ils astreints à certains exercices et appelés en cas de guerre comme les hommes de leur classe. Il en est de même des jeunes gens dispensés à titre de membre du corps enseignant, du corps ecclésiastique, à titre de soutiens de famille, de ceux enfin qui obtiennent un sursis d'appel qui ne peut du reste excéder deux années; le sursis ne diminue en rien la durée du service que l'intéressé doit fournir en raison de son numéro.

Certaines de ces dispenses sont destinées à disparaître, en particulier les dispenses ecclésiastiques qui, par le fait, sont définitives à moins que l'intéressé n'abandonne la carrière sacerdotale.

Les sursis ne sont du reste accordés qu'*en temps de paix*, lorsque, par une enquête approfondie, il a été établi que, « soit pour leur apprentissage, soit pour les besoins de l'exploitation agricole, industrielle ou commerciale, à laquelle ils se livrent pour leur compte ou pour celui de leurs parents, il est indispensable qu'ils ne soient pas enlevés immédiatement à leurs travaux ».

Les jeunes gens dispensés du service d'activité en temps de paix, au terme de l'article 17, les jeunes gens dispensés à titre de soutien de famille, les jeunes gens en sursis d'appel sont, quand les causes de dispense viennent à cesser, soumis à toutes les obligations de la classe à laquelle ils appartiennent. Un fils de veuve, par exemple, si sa mère vient à mourir, doit reprendre sa place dans l'armée, etc.

Les articles 27 à 32 règlent l'organisation et le fonctionnement des conseils de revision, ainsi que l'établissement des listes de recrutement cantonal; nous aurons à y revenir en détail à propos de l'étude médicale du recrutement; les articles 33 à 35 prescrivent l'établissement d'un registre matricule qui permet de retrouver exactement la situation de tout individu soumis à l'obligation du service et servira à prévenir les erreurs et les fraudes qui pourraient se produire dans l'application d'une loi embrassant tant d'individus et dans des positions souvent très différentes. D'après l'article 5 de la loi du 24 juillet 1873 sur l'organisation de l'armée, le registre matricule est tenu par les bureaux de recrutement créés dans chaque subdivision de corps d'armée.

Le titre III de la loi du 27 juillet 1872 présente un intérêt capital; il établit, art. 36, que la durée du service sera, pour tout Français qui n'est pas déclaré impropre à tout service militaire : de cinq ans dans l'armée active, de quatre ans dans la réserve de l'armée active, de cinq ans dans l'armée territoriale, de six ans dans la réserve de l'armée territoriale.

Déjà lors de la discussion de cette loi de nombreux amendements proposaient le service de trois ans pour l'armée active, mais en incorporant la totalité du contingent annuel. Cette idée ne put triompher en 1872; reprise actuellement elle forme la base de la loi nouvelle. En dehors de toutes considérations politiques, il est incontestable que si les ressources budgétaires permettent de conserver pendant trois années complètes tous les hommes de vingt-un à vingt-quatre ans et de les instruire aussi, tous au même degré, on a quelques chances d'avoir une armée présentant une plus grande cohésion qu'avec le système mixte auquel la loi de 1872 a fatalement conduit, celui de la division du contingent en deux groupes, l'un faisant théoriquement cinq ans, l'autre un an ou même quelquefois six mois. Certains militaires affirment qu'en trois ans on ne saurait former un soldat, surtout un cavalier, mais il est à remarquer que, depuis ces dix dernières années, jamais contingent n'a fait même quarante-huit mois de présence, beaucoup quarante seulement entrecoupés de nombreux congés ou permissions.

En quittant le terrain purement militaire, on ne saurait jamais regretter, au point de vue des intérêts les plus élevés du pays, de voir diminuer la durée d'un temps pendant lequel l'adulte est soustrait au mariage possible et, par le fait, annihilé au point de vue de l'augmentation de la population.

Cette question, vivement débattue dans ces derniers temps, méritera dans cet ouvrage une mention particulière, mais, dès à présent, on peut établir que, de l'aveu de tous ceux qui l'ont étudiée, la durée du service militaire est à coup sûr un des éléments qui retardent le mariage. Or la naissance des enfants légitimes constitue le meilleur élément ethnologique applicable à la propagation de l'espèce.

Il importe moins qu'en temps de guerre l'effectif de l'armée soit considérable et comprenne des hommes de tous les âges. Evidemment, pendant la durée de la mobilisation, ils seront soustraits à la production, mais il faut espérer que les grandes guerres dureront peu de temps, car nul pays ne pourra continuer longtemps les frais énormes qu'elles occasionnent. La guerre restera toujours une exception, et ce sont les gros contingents du temps de paix comprenant des hommes de plus de vingt-trois ans qui influent fâcheusement sur l'évolution de la population, ce sont ceux-là que l'hygiéniste doit chercher à diminuer.

Le rapport de l'effectif de l'armée en temps de paix et en temps de guerre est établi par le tableau suivant :

Rapport de l'armée à la population.

Population de la France en 1881...... 37 672 048

Effectif de paix.......................... 450 à 480 000 h., rapport 12 p. 1000

Effectif de guerre après mobilisation ou formations territoriales.......................... 1 590 878 h., rapport 40 p. 1000

Rapport de l'armée au territoire.

Superficie de la France en 1885. 528 571 kilomètres carrés.

Population par kilomètre carré en 1885. .. 71 h.

Nombre de soldats par kilomètre carré en 1885 : pied de paix..........	0,9
— — — pied de guerre........	2,8

Dans les chiffres de l'effectif de guerre n'ont pas été comprises les formations de la réserve de l'armée territoriale, l'organisation de celle-ci n'existant pas encore en pratique. Le nombre d'hommes que l'on y puiserait peut s'évaluer à 600 000 environ.

Enfin à toutes ces formations il faudrait ajouter la catégorie des ressources fournies par les hommes des *services auxiliaires* et des dispensés dont le nombre atteindrait 1 000 000 au moins, quoique l'emploi des ressources du service auxiliaire paraisse fort convenable.

Ces chiffres sont donc susceptibles de grandes modifications.

La loi de 1872 admet des engagements, des rengagements et des engagements conditionnels d'un an; elle accepte les premiers, à partir de dix huit ans, pour une durée de cinq années ; elle autorise les seconds pour deux ans au moins et cinq années au plus et dispose que les simples soldats et caporaux ne pourront rester au service au delà de vingt-neuf ans, les sous-officiers au delà de trente-cinq ans.

On espérait, en 1872, retenir dans l'armée un grand nombre de sous-officiers comme instructeurs, en leur promettant après quinze ans de services un emploi civil ou militaire ; tel était le but de l'article 71 de la loi de 1872 et de celle du 22 juin 1878 accordant aux sous-officiers engagés une indemnité de rengagement, une première mise d'entretien, une retraite proportionnelle et la perspective d'une situation. Nous verrons plus loin, en envisageant les résultats généraux du recrutement depuis dix ans, quels résultats ont été obtenus.

Le système des engagements conditionnels d'un an, emprunté par la loi de 1872 à l'organisation prussienne, avait pour but de ne pas garder dans l'armée, au delà de la période absolument nécessaire à leur instruction militaire, des jeunes gens se destinant aux carrières libérales, au grand commerce, à l'industrie élevée. — Malheureusement, dès les premières années, l'institution est devenue impopulaire à la fois dans l'armée et dans la population ; dans l'armée parce que les admissions étaient trop nombreuses et trop faciles, dans la population parce que la prime de 1500 fr., obligatoire pour contracter l'engagement, constituait un remplacement déguisé. — Les jeunes gens pourvus d'un diplôme de bachelier ou d'un certificat équivalent dans l'enseignement secondaire spécial sont admis sans examen; ils constituent le tiers au plus des engagés, le reste ne possède en général qu'une instruction très restreinte, en sorte qu'au corps l'on ne peut pousser suffisamment l'instruction des premiers, confondus dans le même peloton d'instruction avec leurs camarades moins avancés, de là retard forcé pour l'ensemble. Or, d'après les principes de la loi du 24 juillet 1873 sur l'organisation de l'armée, les engagés conditionnels sont destinés à devenir en partie des officiers de réserve, on devrait donc théoriquement les préparer aux examens qui conduisent à ces emplois et la chose est fort difficile, on le voit, par les motifs sus-indiqués.

La loi nouvelle fera peut-être disparaître, avec l'engagement conditionnel, toutes les facilités laissées pour le recrutement des carrières libérales, scientifiques, artistiques. La question est trop discutée et s'éloigne trop du sujet de cet ouvrage pour être abordée ici.

Les articles 59 à 68 renferment les dispositions finales destinées à faire respecter la loi; l'article 63, en particulier, punit les jeunes gens coupables de s'être rendus impropres au service militaire, même d'une façon temporaire; elle assimile les complices aux coupables, et élève avec raison la peine si ces complices sont des médecins ou des pharmaciens; ceux-ci sont également punis dans le cas où, appelés au conseil de revision à l'effet de donner leur avis sur l'aptitude des jeunes gens, ils auraient reçu des dons ou agréé des promesses pour être favorables aux jeunes gens qu'ils doivent examiner (article 66).

Dans le but de favoriser la vulgarisation de l'instruction, la loi prescrit, article 69, que les soldats recevront dans leur corps et suivant leurs grades l'instruction prescrite par un règlement du ministre de la guerre. Depuis longtemps déjà ces mesures étaient en vigueur dans l'armée; les écoles dites régimentaires fonctionnaient avec un succès réel, leurs résultats faisaient l'objet d'un rapport annuel communiqué au gouvernement (tableau 2 des comptes rendus sur le recrutement de l'armée).

II. *Organisation de l'armée, loi du 24 juillet 1873.* — La loi du 27 juillet 1872 met à la disposition du gouvernement un certain nombre d'hommes que nous avons cherché à évaluer au chapitre précédent, ces forces il faut les organiser. C'est à quoi tend la loi du 24 juillet 1873 sur l'organisation de l'armée.

A vrai dire ces sujets paraissent, au premier abord, afférer un peu moins à l'hygiène que les questions du recrutement, et cependant le médecin militaire doit les connaître en détail, tout aussi bien que l'officier combattant. Il n'est pas indifférent pour un grand groupe de population, comme l'est l'armée, d'être réparti suivant telles ou telles dispositions, et, en temps de guerre, de constituer des unités de telle ou telle force.

La loi du 24 juillet 1873 divise le territoire de la France en dix-huit *régions* et en *subdivisions de régions* (article 1), pour l'organisation de l'armée active et celle de sa réserve, pour l'armée territoriale et sa réserve. A chaque région correspond un corps d'armée, il y en a en outre un spécialement affecté à l'Algérie (article 2). L'armée française se compose de dix-neuf corps d'armées.

Chacun de ces corps d'armée comprend deux divisions d'infanterie, une brigade de cavalerie, une brigade d'artillerie, un bataillon du génie, un escadron du train des équipages, ainsi que les états-majors et les divers services nécessaires (article 6); chaque corps est organisé d'une façon permanente en divisions et en brigades (article 9), mais la composition de ces divisions et de ces brigades, celle des cadres qui les commandent, ainsi que leurs effectifs, sont déterminés par une loi spéciale.

Chaque corps d'armée est, du reste, pourvu (article 9) en tout temps du commandement, des états-majors et de tous les services administratifs et auxiliaires qui lui sont nécessaires pour entrer en campagne; le matériel de toute nature, dont les troupes et les divers services du corps d'armée doivent être pourvus en temps de guerre, est constamment organisé et emmagasiné à leur portée. Le matériel roulant est emmagasiné sur roues.

Chaque région possède des magasins généraux d'approvisionnement dans lesquels se trouvent les armes et les munitions, les effets d'habillement, d'armement, de harnachement, d'équipement et de campement nécessaires aux diverses armes qui entrent dans la composition du corps d'armée (article 3). Chaque subdivision de région possède un ou plusieurs magasins munis des armes et munitions, ainsi que de tous les effets d'habillement, d'armement, de harnachement et de campement nécessaires, et alimentés par les magasins généraux de la région (article 4).

Le commandement du corps d'armée est attribué à un général qui, en vertu de l'article 14, ne doit conserver le commandement plus de trois ans de suite; il peut cependant, à titre exceptionnel, être maintenu par suite d'un décret rendu en conseil des ministres; cette mesure a été presque toujours appliquée dans ces dernières années.

Le général commandant en chef a sous ses ordres toutes les forces militaires de la région, celles de l'armée active comme celles de l'armée territoriale, ainsi que tous les services ou établissements militaires affectés à ces forces. Toutefois, les établissements spéciaux destinés à assurer la défense générale du pays ou à pourvoir aux services généraux des armées, restent sous la direction immédiate du ministre de la guerre, dans les conditions de fonctionnement qui leur sont afférentes. Le commandant de corps d'armée exerce cependant une surveillance permanente sur ces établissements et transmet ses observations au ministre de la guerre (article 14).

Le général commandant un corps d'armée a sous ses ordres un double état-major, placé sous la direction immédiate du chef d'état-major général : 1° l'état-major de la section active, marchant avec les troupes en cas de mobilisation; 2° l'état-major territorial, affecté à la région d'une façon permanente, chargé d'assurer en tous temps le fonctionnement du recrutement, des hôpitaux, de la remonte, et, en général, de tous les services territoriaux. Les états-majors de l'artillerie, du génie et des divers services administratifs et sanitaires du corps d'armée, sont également divisés en partie active et en partie territoriale (article 16).

Indépendamment de ces états-majors, le commandant du corps d'armée a, auprès de lui et sous ordres, les fonctionnaires et les agents chargés d'assurer la direction et la gestion des services administratifs et du service de santé (article 17).

L'organisation de ces services est fixée par la *Loi du 16 mars 1882 sur l'administration de l'armée*, qui tranche d'une façon définitive les questions en litige depuis le commencement du siècle. D'après ses principes, l'administration militaire est subordonnée au commandement, le service de santé est entièrement indépendant de l'administration et fonctionne en toute autonomie. Dans chaque corps d'armée et sous les ordres directs du commandant en chef se trouvent un *directeur du service de l'intendance* et un *directeur du service de santé*, qui ont sous leurs ordres tout le personnel d'exécution et le matériel de ces services respectifs. Le *Décret du 27 décembre 1883 sur le service de santé en temps de paix* et celui du *25 août 1884 sur le service de santé en temps de guerre* règlent toutes les questions de détail. Ils ont enfin permis à l'armée française de n'être plus en retard sur les progrès accomplis dans le service de santé des grandes armées européennes.

Les attributions de l'intendance en tant que contrôle sont passées à un corps de nouvelle formation, celui du *contrôle de l'administration de l'armée,* dont les membres, placés sous les ordres directs du ministre, constituent de véritables *missi dominici*, qui fonctionnent en toute liberté et avec les plus larges attributions.

Dans la loi du 24 juillet 1873, une part considérable est attribuée aux bureaux de recrutement organisés dans chaque subdivision de région (article 5), et dont le nombre est réglementé par un décret d'administration publique; l'ensemble de ce service est placé sous la direction d'un officier supérieur nommé par le ministre et faisant partie de la deuxième section (territoire) de l'état-major du corps d'armée.

Les bureaux de recrutement tiennent le registre matricule établi en vertu de l'article 33 de la loi du 27 juillet 1872 sur le recrutement; ils sont, en outre, chargés de la tenue des contrôles de l'armée territoriale pour les hommes domiciliés dans la subdivision, et de leur immatriculation dans les divers corps de l'armée territoriale; ils font procéder au recensement annuel des chevaux, mulets et voitures susceptibles d'être utilisés pour les besoins de l'armée et le répartissent d'avance dans chaque corps.

L'incorporation des jeunes soldats a lieu par leurs soins; à cet effet, ceux-ci se rendent au bureau de recrutement de leur région, y reçoivent les effets d'habillement nécessaires pour leur mise en route, et sont dirigés sur les différents corps d'armée auxquels ils sont affectés; ceux que leur numéro appelle à ne passer qu'un an sous les drapeaux sont maintenus dans le corps d'armée de leur région et y accomplissent la période d'instruction à laquelle ils sont assujettis (article 20). Lorsque les premiers ont terminé leur temps de service actif et qu'ils passent dans la réserve, ils sont également immatriculés dans un des corps de la région dans laquelle ils veulent élire domicile (article 11).

Ces dispositions ont une importance considérable au point de vue des intérêts de la population, car elles se rapportent absolument au mode du recrutement; deux intérêts sont en présence: celui de l'armée, celui des populations; identiques au fond, ils ne le sont pas toujours dans la forme et dans le mode d'exécution. Le législateur pouvait, ou bien conservant l'ancien système, répartir, dans tous les corps d'armée, les hommes mis à la disposition de l'armée par la loi du recrutement quel que fût l'éloignement de ces corps et leur emplacement géographique ; il pouvait aussi, adoptant le système allemand, recruter exclusivement les corps d'armée dans la zone régionale où ils sont stationnés. C'est ce que l'on appelle le *recrutement sur l'ensemble du territoire* ou le *recrutement régional.*

Le dernier système présente de nombreux avantages dont les principaux sont de faciliter singulièrement la mobilisation en temps de guerre, comme rapidité, et de faire rentrer les réservistes rappelés dans les régiments où ils ont déjà servi, de les replacer en contact avec les mêmes officiers, les mêmes sous-officiers. Il crée entre la population d'une région et le corps d'armée des relations très étroites qui peuvent avoir leurs avantages. Ces relations peuvent malheureusement présenter des inconvénients, en répartissant sur un seul point du territoire les pertes qu'un seul corps d'armée aurait pu subir dans quelque affaire particulièrement sanglante. Enfin, il faut bien l'avouer, dans la situation politique où se trouve la France, le législateur de 1872 avait pensé qu'il n'était peut-être pas prudent de composer des corps d'armée avec la population d'une seule région de la France, d'avoir des corps d'armée bretons, d'autres vendéens, d'autres normands, et, à côté d'eux, des gascons, des provençaux, des languedociens ; à l'heure présente ces apparences de dangers ne préoccupent sans doute pas les esprits et il est fort à désirer que la loi nouvelle réalise le desideratum du recrutement régional qu'il offre tant d'avantages que ses quelques inconvénients sont très largement compensés.

Toujours est-il que la loi du 24 juillet 1873 avait cherché à concilier les intérêts en présence. — L'armée active se recrutait sur l'ensemble du territoire (article 11), mais, 1° les hommes envoyés en disponibilité de l'armée active ; 2° les hommes destinés à ne faire qu'un an d'activité ; 3° les hommes passés dans la réserve ; 4° les engagés conditionnels d'un an, après leur année de service, sont immatriculés dans un des corps de troupes du corps d'armée de leur région ; ils sont tenus de s'y rendre pour prendre part aux exercices annuels prévus par les articles 42 et 43 de la loi du 27 juillet 1872 sur le recrutement, et, en cas de guerre, c'est dans ce nouveau corps qu'ils doivent prendre part à la mobilisation générale.

En temps de paix, chaque corps d'armée comprend donc des hommes levés sur l'ensemble du territoire français ; en temps de guerre il se complète en incorporant les disponibles et les réservistes de sa région. Néanmoins, les hommes de remplacement peuvent, en cas de besoin, être envoyés aux divers corps d'armée selon les besoins de ces corps (article 24).

Tous les six mois, il est dressé, par corps d'armée, un état des officiers auxiliaires, des hommes et des cadres de la disponibilité et de la réserve, immatriculés dans les divers corps et les divers services de la région, de tous ceux, en un mot, qui doivent être rappelés immédiatement en cas de mobilisation, pour porter le corps d'armée sur le pied de guerre (article 19). Du reste, les ordres nominatifs, prescrivant à chaque homme de rejoindre son corps, sont toujours préparés à l'avance dans les bureaux de recrutement, ceux-ci n'ont donc qu'à les envoyer au reçu de l'ordre général de mobilisation (article 22).

L'armée territoriale a, en tous temps, ses cadres entièrement constitués, mais l'effectif permanent et soldé ne comprend que le personnel nécessaire à l'administration, à la tenue des contrôles, à la comptabilité et à la préparation des mesures qui ont pour objet l'appel à l'activité des hommes de ladite armée (article 29). Les militaires de tous grades qui la composent restent dans leurs foyers et ne sont appelés à l'activité que sur l'ordre de l'autorité militaire ; la réserve de l'armée territoriale n'est appelée à l'activité qu'en cas d'insuffisance des ressources fournies par l'armée territoriale ; dans ce cas, l'appel se fait par classes, en commençant par la moins ancienne (article 30).

La formation des divers corps de l'armée territoriale a lieu par subdivision de région pour l'infanterie, sur l'ensemble de la région pour les autres armes (article 32).

En cas de mobilisation, les corps de troupes de l'armée territoriale peuvent être affectés à la garnison des places fortes, aux postes et lignes d'étapes, à la défense des côtes et des points stratégiques ; ils peuvent aussi être formés en brigades, divisions et corps d'armée destinés à tenir campagne. Enfin, ils peuvent être détachés pour faire partie de l'armée active (article 34).

La loi du 13 mars 1875 sur la constitution des cadres et des effectifs vient compléter l'ensemble des dispositions législatives qui tracent les grandes lignes de l'organisation militaire en France. Elles sont destinées à recevoir prochainement des modifications qui les mettront en harmonie avec la nouvelle loi du recrutement et trancheront beaucoup de questions qu'une expérience de dix ans a permis de regarder comme défectueuses dans les lois de 1873 et de 1875. La création d'une armée coloniale en particulier y apportera de notables changements, mais les grandes lignes de notre législation militaire resteront entières.

§ IV. — Aperçu sur l'organisation et les effectifs des principales armées étrangères.

Les institutions militaires françaises ont évidemment des points communs avec l'organisation des armées étrangères, il n'est donc pas sans intérêt de rechercher ici quelles sont les principales dispositions des lois militaires chez les autres peuples et de comparer à nos effectifs le total des forces qu'elles permettent de réunir.

I. Empire allemand. — En 1814, la Prusse, réduite à 10 millions d'habitants, et à la tête d'un budget de 270 millions, voulant néanmoins assurer son indépendance, proclama le service obligatoire pour tous les citoyens. Instruite par les services qu'avait rendus la landwehr en 1813 et 1814, elle pensa que cette organisation devait former la base même de l'armée; on décréta donc le service de trois ans seulement, mais pour tous les sujets. L'armée devait comprendre tous les hommes de vingt à trente-neuf ans, soit dix-neuf classes réparties en: trois années d'armée active, deux années de réserve, sept années dans le premier ban de la landwehr, sept années dans le second. On arrivait ainsi à avoir 190 000 hommes dans l'armée, 170 000 dans le premier ban, 110 000 dans le second, soit près de 500 000 hommes pour une population de 10 millions d'habitants, ou 50 soldats sur 1000. Cette organisation subsista jusqu'en 1860; mais ses défauts avaient paru évidents pendant les campagnes de 1848 et de 1849 dans le Schleswig et le grand-duché de Bade, et lors des mobilisations de 1850 et de 1859. Ses vices consistaient principalement : 1° dans la difficulté de mobiliser immédiatement 170 000 hommes de landwher, qui, pour la plupart mariés et pères de famille, mettaient fort peu d'empressement à marcher; 2° dans la difficulté d'assurer à toute cette landwehr des officiers suffisamment instruits; 3° dans les dépenses énormes que la mobilisation entraînait pour les communes auxquelles incombait l'obligation de secourir les familles des landwehriens.

De plus, le principe du service obligatoire, promulgué en 1814, avait été singulièrement transformé. La population de la Prusse s'était élevée à 18 millions d'habitants ; comme on ne pouvait lever chaque année que 40 000 hommes, un grand nombre de jeunes gens aptes à servir étaient laissés dans leurs foyers ; en 1859, par exemple, le contingent total s'éleva à 63 000 hommes, plus du tiers se trouva exempté de fait (1).

L'organisation de 1860 posa en principe que le contingent tout entier passerait sous les drapeaux pendant trois ans, puis que les soldats libérés figureraient quatre années dans la réserve, cinq ans dans le premier ban de la landwehr, sept ans dans le second ban. Le premier ban de la landwehr cessa de faire partie de l'armée active ; comme dans l'organisation de 1814, il était simplement destiné à la défense intérieure.

En 1866, l'ensemble des forces de la Prusse proprement dite pouvait être représentée ainsi qu'il suit :

Forces de la Prusse en 1866.

a. *Armée active.* — 1° Armée permanente............	210 000 h.
— 2° Réserve de quatre années......	160 000
b. *Troupes de dépôt.* — Recrues, partie des réserves...	110 000
c. *Ban de la landwehr* destinée à la défense intérieure..	150 000
TOTAL............	630 000 h.

Depuis le 9 novembre 1867, la durée totale du service fut abaissée à douze ans au lieu de dix-neuf. Cette diminution portait sur le nombre des années de service dans la landwehr, lequel descendit de douze à cinq.

A la suite du mouvement annexionniste qui, après avoir constitué pendant quelque temps la Confédération de l'Allemagne du Nord, aboutit enfin à l'Empire allemand actuel, une nouvelle organisation du service militaire devint indispensable. La loi militaire applicable à tout l'Empire allemand est celle du 2 mai 1874, complétée par une loi sur le landsurm du 12 février 1875. D'après cette loi le service est obligatoire pour tous depuis dix-sept jusqu'à quarante-deux ans. Il n'existe aucune forme d'exonération, de remplacement, ni de substitution, pas même pour les ecclésiastiques. Les exemptions de service pour infirmités ne sont pas définitives.

Nous verrons plus loin comment se font les opérations du recrutement.

(1) Voy. Stoffel, *Rapports militaires*. Paris, 1871.

En temps de paix les hommes ne sont levés qu'après 20 ans révolus et ceux qui sont reconnus aptes au service fournissent :

3 ans dans l'armée active.
4 ans dans la réserve.
5 ans dans la landwehr.
10 ans dans la landsturm.

En temps de paix, il n'est levé annuellement qu'un contingent s'élevant environ à 1 pour 100 de la population totale. Les individus qui, par leur numéro de tirage, ne sont pas immédiatement incorporés, les ajournés et dispensés, ceux que leurs infirmités ne rendent pas impropres au service actif, sont classés dans la réserve de recrutement.

En vertu de ces principes, il est levé annuellement un contingent, variant entre 100 000 et 140 000 hommes et déterminé par une loi spéciale applicable à une période de plusieurs années.

L'armée est divisée en 17 corps d'armée correspondant à autant de régions territoriales, plus la garde, formant un 18ᵉ corps. De ces 18 corps, 2 sont fournis par la Bavière, 1 par la Saxe, 1 par le Wurtemberg, les 14 autres par la Prusse et l'ensemble des petits États allemands.

Chaque corps d'armée se compose de 2 divisions, chaque division de 2 brigades d'infanterie, avec la cavalerie, l'artillerie et les autres services accessoires. L'infanterie forme 504 bataillons, la cavalerie 465 escadrons, l'artillerie de campagne 341 batteries. Le régiment se compose : pour l'infanterie de 3 bataillons, pour la cavalerie de 5 escadrons, pour l'artillerie de campagne de 2 ou 3 *Abtheilungen*, comprenant chacune 3 ou 4 batteries, pour l'artillerie à pied de 2 ou 3 bataillons.

Les 17 circonscriptions de corps d'armée sont, au point de vue du recrutement, de la mobilisation et de l'organisation de la landwehr, divisées en 4 circonscriptions de recrutement (*Landwehr, Bezirks, Commandos*) correspondant aux 4 brigades d'infanterie du corps, celles-ci en 4 circonscriptions de bataillons de landwehr; en outre, par corps d'armée il existe en plus une circonscription de landwehr de réserve. En totalité on compte 275 circonscriptions dont 16 de réserve, fournissant 275 bataillons d'infanterie.

A l'expiration de leur temps de service actif, les hommes passent dans la réserve de l'armée, qu'il ne faut pas confondre avec la réserve du recrutement; celle-ci se compose, comme il vient d'être dit, d'hommes appartenant à l'armée active, mais en position de congé, ce que l'on nomme le *Beurlaubtenstand.* Les hommes du Beurlaubtenstand passent également dans la réserve avec la classe à laquelle ils appartiennent.

Après leurs quatre années de service dans la réserve, les hommes sont classés dans la landwehr pendant cinq ans. Ils passent ensuite dans le landsturm, où ils figurent jusqu'à quarante-deux ans.

D'après ces dispositions, en supposant que l'armée n'incorpore chaque année que 120 000 hommes sur la totalité de ceux que la loi soumet à sa disposition, elle pourrait entrer en campagne avec 12 ou au moins 11 contingents, ayant passé trois ans entiers sous les drapeaux, exercés, équipés et encadrés ; elle laisserait encore en arrière tous les hommes qui, en vertu de leur numéro, n'ont pas été incorporés pendant la durée de leur service actif et sont restés dans le Beurlaubtenstand. En tenant compte des pertes et déchets successifs, l'empire allemand peut donc être considéré comme ayant au bas mot 1 200 000 hommes immédiatement mobilisables.

En 1885 (1), l'effectif de l'armée allemande peut se décomposer ainsi qu'il suit :

Armée de l'Empire allemand en 1885.

Population en 1880......	45 234 061 h.	
Effectif de l'armée par rapport à la population,	en temps de paix...	10 p. 1000
— —	en temps de guerre.	45 p. 1000
Superficie de l'empire en 1880....	540 519 kilom. carrés.	
Nombre d'habitants par kilom. carré....................		84 h.
Nombre de soldats par kilom. carré,	pied de paix......	0,8
— —	pied de guerre....	3,9

En groupant l'armée allemande d'après ses formations, on trouve que en 1885 elle se compose de :

1° *Sur le pied de paix,* de 18 115 officiers, 427 274 soldats ; en tout 445 389 hommes.

2° *Sur le pied de guerre.* — *a.* Armée de campagne, 30 362 officiers, 3685 médecins, 16 772 employés, 1 212 977 hommes ; en totalité 1 265 746 hommes. — *b.* Armée de garnison, 14 739 officiers, 1464 médecins, 2647

(1) Pour la constitution des armées étrangères, consulter, outre les documents étrangers, les nombreux articles publiés dans la *Revue militaire de l'étranger*, dans le *Bulletin de la réunion des officiers*. — Rivière, *L'armée allemande sur le pied de guerre*, 1 vol. Paris, 1884. — Rau, *L'état militaire des principales puissances étrangères*, 1 vol. Paris, 1880. — A. Dally, *Les armées étrangères en campagne*, 1 vol. Paris, 1885. — *Almanach de Gotha 1885.*

employés, 790 967 soldats ; en totalité 809 817 hommes. — En réunissant tous ces éléments on arrive au total sur le pied de guerre de 2 075 563 hommes.

EMPIRE AUSTRO-HONGROIS. — Après les événements de 1866, l'Autriche se mit à l'œuvre et reconstitua son armée sur les bases du service obligatoire. Promulguée le 5 décembre 1868, la loi du service militaire s'applique à tous les pays qui composent la monarchie, y compris les confins militaires soumis au régime général depuis 1872 et 1873.

Le service militaire est obligatoire pour tous les individus pendant douze ans, à partir du 1er janvier de l'année dans laquelle ils atteignent l'âge de vingt ans. Ils doivent tous servir personnellement dans la catégorie où ils sont classés par le tirage au sort lors des opérations du recrutement.

Ces catégories sont les suivantes : 1° hommes classés dans l'armée active, ils doivent trois ans dans l'armée, sept ans dans la réserve, deux ans dans la landwehr ; 2° hommes classés dans la réserve de remplacement, ils doivent dix ans dans la réserve de remplacement et deux ans dans la landwehr s'ils sont citoyens des pays représentés au Reichsrath, et douze ans dans la réserve de remplacement s'ils sont citoyens des pays de la couronne hongroise ; 3° hommes classés dans la landwehr, ils doivent douze ans dans la landwehr.

On voit par ce qui précède que les forces militaires de la monarchie austro-hongroise comprennent les éléments suivants :

1° Armée active. { Armée permanente.
Réserve.

2° Réserve de remplacement.

3° Landwehr.

La réserve de recrutement est destinée à combler, en temps de guerre, les vides qui se produisent dans l'armée et la marine sans qu'il soit nécessaire de recourir à l'appel anticipé d'une classe ; elle ne peut être appelée à l'activité que par un décret du souverain. La landwehr se divise en trois catégories : 1° la landwehr hongroise ou *honveds ;* 2° la landwehr impériale et royale, dont font partie les citoyens des pays représentés au Reichsrath (pays cisleithans) ; 3° la landwehr du Tyrol et du Vorarlberg. Chacune de ces trois landwehrs a ses règles particulières de formation et d'instruction.

Les hommes classés dans la réserve de recrutement et ceux de la landwehr sont laissés dans leurs foyers, où ils sont exercés périodiquement. Indépendamment des différents éléments que nous venons d'examiner, les forces militaires de la monarchie austro-hongroise comprennent encore le landsturm, qui ne doit être organisé qu'en cas d'invasion et se recrute en principe par la voie des engagements volontaires; dans le Tyrol et le Vorarlberg, cette force est organisée, même en temps de paix, et comprend tous les hommes de dix-huit à quarante-cinq ans qui ne font partie ni de l'armée, ni des administrations publiques et ne sont pas indispensables à leur famille. Elle est divisée en deux bans, comprenant l'un les hommes de dix-huit à trente-neuf ans, l'autre ceux de trente-neuf à quarante-cinq ans; les premiers sont seuls mobilisables en dehors de leur district.

Enfin, les pays connus sous le nom de confins militaires et dont le gouvernement hongrois cherche à hâter la provincialisation, sont, d'après une loi du 8 juin 1871, astreints au service militaire.

Les hommes classés par le tirage au sort doivent, suivant leur numéro, faire trois ans de service actif, sept ans en position de congé et deux ans de landwehr, ou dix ans de réserve et deux ans de landwehr.

La constitution de l'armée austro-hongroise et de ses effectifs sont en 1885 les suivants :

Armée austro-hongroise en 1885.

Population de l'empire en 1880..... 37 882 712 h.

Effectif de l'armée par rapport à la population, en temps de paix.. 8 p. 1000
— — en temps de guerre. 28 p. 1000

Superficie de l'Empire..... 622 269 kilom. carrés.

Nombre d'habitants par kilom. carré............. 61 h.
Nombre de soldats par kilom. carré, pied de paix... 0,4
— — pied de guerre. 1,6

1° *Pied de paix.* — 16 751 officiers et 255 084 soldats, soit 271 835 hommes et 50 493 chevaux pour l'armée active; 574 officiers et 3522 soldats, soit 4096 hommes et 167 chevaux pour la landwehr; 1045 officiers et 7540 soldats, soit 8585 hommes et 1516 chevaux pour la landwehr hongroise. En totalité, sur le pied de paix 18 678 officiers et 272 400 soldats, soit 291 078 hommes et 52 176 chevaux.

2° *Pied de guerre.* — *a.* Armée active : 26 693 officiers et 774 106 soldats, soit 790 799 hommes et 182 078 chevaux. — *b.* Landwehr : 2870 officiers et 132 032 soldats, soit 134 902 hommes et 6496 chevaux. — *c.* Landdwer hongroise : 3028 officiers et 127 234 soldats, soit 130 262 hommes et 16 742 chevaux. — En totalisant ces forces et y ajoutant la gendarmerie, on obtient pour le pied de guerre 32 763 officiers, 1 039 536 hommes et 205 316 chevaux.

Belgique. — L'armée belge se recrute par la voie d'appels annuels. La durée du service est de huit ans, mais le séjour sous les drapeaux varie de trente à quarante-huit mois. Après ces huit années de service, les soldats restent inscrits sur les contrôles pendant deux ans et peuvent être appelés en cas de mobilisation générale.

Les forces de l'armée belge se répartissent ainsi qu'il suit :

Armée belge en 1885.

Population en 1882.... 5 655 197 h.

Superficie du royaume.... 29 455 kilomètres carrés.

Nombre d'habitants par kilom. carré......... 192 h.

Effectif de l'armée par rapport à la population : pied de paix....... 8 p. 1000

— — pied de guerre..... 19 p. 1000

Rapport au territoire { Pied de paix. Nombre de soldats par kilom. car. } 1,5 ; Pied de guerre..................... 3,5

L'armée comprend : a. *Pied de paix.* 46 272 hommes et 1014 chevaux. — b. *Pied de guerre.* 103 683 hommes et 13 800 chevaux. Il existe en plus 30 954 hommes de garde civique active.

Grande-Bretagne. — Une loi de 1752 non abrogée établit que tout sujet anglais doit le service militaire de dix-huit à quarante-cinq ans, mais tous les ans le Parlement, par une loi applicable à la seule année présente, suspend l'application de la conscription. On réserve ainsi une ressource possible pour un cas de grave danger national. En fait, l'armée anglaise ne se recrute que par voie d'engagements volontaires contractés pour une durée de douze ans, mais avec faculté de choisir le service *long* ou le service *court*. Dans le premier cas, les douze années sont faites dans le service actif, dans le second suivant les armes, six ou huit années dans le service actif et le reste dans la réserve. Des avantages matériels sous forme de solde et de prime varient dans l'un et l'autre cas. Après douze ans de service actif le soldat peut se rengager pour neuf ans et à vingt et un ans de service il a droit à la pension. S'il demande avant l'expiration des vingt et un ans à être mis en congé, il doit faire en cette situation un temps double pour avoir droit à la pension.

Le recrutement s'opère par districts, dans chacun desquels 2 bataillons d'infanterie doivent trouver leurs hommes; l'un des 2 bataillons reste à l'intérieur, l'autre est destiné à l'extérieur (colonies, Indes, etc.). 132 bataillons sont affectés 2 par 2 à soixante-six districts de recrutement; 8 bataillons (dont 4 pour le 60e et 4 pour les rifflemen) ont un recrutement général; enfin un dernier bataillon, non classé, est affecté à tour de rôle à chaque district, suivant des combinaisons prévues à l'avance. La garde, l'artillerie, le génie, la cavalerie, la milice, sont de même répartis dans des districts de brigade, suivant leur propre organisation.

Armée anglaise en 1885.

Population en 1881.............. 35 241 482 h.

Effectif de l'armée par rapport à la population (pied de paix), 6 p. 1000.

Superficie du Royaume-Uni..... 314 628 kilom. carrés.

Nombre d'habitants par kilom. carré................. 112 h.

Nombre de soldats par kilom. carré, pied de paix.... 0,6

Armée régulière. — 194 708 hommes, dont 98 118 dans le Royaume-Uni et le reste aux colonies, dans l'Inde, en Égypte, et... plus 47 250 hommes de réserve.

Armée de l'empire indien. — 120 000 hommes de troupes régulières et 309 000 fournis par les princes vassaux.

Les autres forces (*auxiliary forces*) dont l'organisation n'est pas complète en temps de paix, comprennent : 1° la *milice*, environ 141 000 hommes; 2° la *yeomanry*, 14 000; 3° les volontaires, environ 249 000.

Depuis quelques années, le sentiment militaire s'est réveillé en Angleterre, et l'opinion, jadis trop indifférente aux choses des armes, commence à s'en préoccuper. L'enrôlement volontaire a, jusqu'à présent, pu résister à toutes les attaques, en vertu du grand principe anglais de la liberté individuelle; mais l'application même de ce système a subi des modifications qui porteront leurs fruits; les chefs de corps sont devenus plus difficiles, certaines conditions de moralité auxquelles on ne tenait pas jadis sont actuellement indispensables pour entrer dans l'armée; le niveau moral de l'armée y a gagné certainement, en attendant que la nation exige peut-être des réformes plus radicales, surtout dans le recrutement, réformes qu'elle ne paraît pas regarder comme urgentes pour le moment.

Danemark. — Après une lutte héroïque soutenue en 1864 contre la

Prusse et l'Autriche, le Danemark, mutilé et privé des deux cinquièmes de son territoire, s'est voué à la réorganisation de son armée. La loi du 6 juillet 1867 et la loi complémentaire du 25 juillet 1880 établissent les bases suivantes. Le service commence à l'âge de vingt-deux ans et dure seize ans, dont huit dans le premier ban et huit dans le deuxième ban (réserve). Le plus souvent les fantassins restent sous les drapeaux de six à douze mois, la cavalerie vingt mois. Le service militaire est obligatoire.

Le pays est divisé en cinq cercles, fournissant chacun une brigade d'infanterie et un régiment de cavalerie; les autres armes, ainsi que la garde royale, se recrutent sur tout le territoire. — Après avoir reçu une première instruction, les jeunes soldats sont licenciés; l'été suivant et ensuite tous les deux ans, ils sont rappelés pour participer à de grandes manœuvres auxquelles on convoque 10 000 hommes pour quarante-cinq jours. — Le rassemblement se fait au camp de Hald, situé à quelques kilomètres de Viborg.

Ce système militaire, basé essentiellement sur l'idée de la défensive, a pour but de préparer pour le pays tous les défenseurs dont il dispose; il semble marquer la limite des efforts que puisse faire une nation, dans ce sens.

Armée danoise en 1885.

Population en 1880................ 2 096 200 h.

Effectif de l'armée par rapport à la population (pied de guerre), 29 p. 1000.

Superficie du royaume........ 38 302 kilom carrés.

Nombre d'habitants par kilom. carré......... 51 h.

Nombre de soldats par kilom. carré.......... 1,3

	1er BAN.		2me BAN.	
	Officiers.	*S.-officiers et soldats.*	*Officiers.*	*S.-officiers et soldats.*
Infanterie.........	801	26 992	245	10 925
Cavalerie.........	139	2 180	...	.....
Artillerie.........	175	4 755	49	2 793
Génie.............	61	1 366	...	.....
TOTAUX......	1 176	35 293	294	13 718
	36 469		15 604	
TOTAL GÉNÉRAL..........	50 522			

Espagne. — Le recrutement de l'armée est réglé par la loi des 10 et 19 septembre 1878 et le règlement du 2 décembre 1878. Tous les Espagnols, sauf ceux légitimement exemptés, doivent le service à partir de l'âge de vingt ans et pendant un espace de douze ans. Le contingent annuel est partagé en deux portions : la première portion sert six ans dans l'armée active et six ans dans la seconde réserve, mais après deux ou trois ans de service actif, ces hommes sont envoyés en congé de disponibilité. La deuxième portion sert six ans comme recrues disponibles et six ans comme réserve supplémentaire pouvant être versée dans les dépôts du corps actif et du corps de réserve. Le service des colonies est recruté par voie d'engagements volontaires et de tirage au sort dans les hommes de la deuxième portion.

Armée espagnole en 1885.

Population en 1883......... 17 032 469 h.

Effectif de l'armée par rapport à la population, 18 p. 1000.

Superficie de l'Espagne continentale en 1885..... 507 036 kilom. carrés.

Nombre d'habitants par kilom. carré................. 33 h.
Nombre de soldats par kilom. carré, armée à l'intérieur. 0,2

L'effectif actuel de l'armée espagnole se répartit en armée de la Péninsule, forte sur le pied de paix de 95 000 hommes environ et en armée d'outre-mer comprenant à Cuba 26 000 hommes, à Porto-Rico 3500 et aux Philippines 8000 hommes.

En cas de mobilisation, et lorsque son organisation sera complète, l'armée espagnole présentera un effectif de campagne de 600 000 hommes se divisant en environ 305 000 hommes de l'armée active et 295 000 de la réserve.

Confédération helvétique. — Les principes fondamentaux sur lesquels repose l'organisation militaire de la Confédération helvétique sont inscrits dans la constitution fédérale du 12 septembre 1848, puis réglés définitivement par la loi du 8 mai 1850, ainsi que par les lois cantonales promulguées la même année et l'année suivante.

D'après l'article 18 de la constitution, tout Suisse doit le service militaire depuis l'âge de dix-neuf ans accomplis jusqu'à celui de quarante-quatre révolus. Le remplacement n'est pas autorisé, mais la loi admet une assez large répartition du nombre d'exemptions absolues (ecclésiastiques, membres de l'enseignement) et de dispenses accordées à titre temporaire.

L'armée ou milice suisse se divise en trois parties : 1° l'*élite*, composée d'hommes de dix-neuf à vingt-huit ans, et susceptibles d'être retenus jusqu'à trente-quatre; 2° la *réserve*, comprenant les hommes de vingt-huit à trente-quatre ans, qu'on peut garder jusqu'à quarante; 3° enfin la *landwehr*, où se trouvent les hommes de trente-quatre à quarante-quatre ans. Dans des circonstances extraordinaires, l'autorité fédérale peut convoquer le *landsturm*, qui comprend tous les hommes en état de porter les armes.

L'élite et la réserve constituent l'armée active, la landwehr n'est en réalité qu'une réserve du deuxième ban. Le contingent sert à former l'élite et la réserve. Son effectif normal est établi d'après une proportion qui est de 3 pour 100 de la population pour l'élite, de 1,5 pour 100 pour la réserve. Les cantons peuvent incorporer dans l'élite ou dans la réserve un nombre d'hommes supérieur au contingent fixé, ils sont de même autorisés à former la réserve d'hommes de la même classe d'âge que l'élite, mais ils doivent toujours tenir leur contingent au complet et combler les vides que celui-ci peut éprouver. Or, comme la population tend continuellement à s'accroître, il arrive que, à l'encontre de ce qu se passe partout ailleurs, l'effectif réel est supérieur à l'effectif normal. Cet excédent en hommes est devenu une habitude, car ces hommes ont un nom et une affectation propre, ce sont des *surnuméraires ;* ils servent à combler les vides du contingent et à constituer au besoin des dépôts.

Il est évident qu'un pays aussi peu étendu que la Confédération helvétique ne pourrait entretenir l'effectif militaire considérable que la loi lui permet d'établir, aussi ne conserve-t-on les hommes sous les drapeaux que pendant une période de temps fort restreinte. Dans aucun cas, en effet, cette période ne peut dépasser quarante-deux jours par an. Ce temps est généralement employé pour de grandes manœuvres auxquelles prennent part les différentes unités tactiques. La mobilisation peut se faire très rapidement, ainsi que l'on a pu le constater lorsque les événements de la guerre franco-prussienne forcèrent la Suisse à couvrir sa frontière. Outre les exercices militaires réguliers, les Suisses ne laissent pas que de se perfectionner dans la pratique du tir; les sociétés spéciales sont nombreuses et rivalisent de zèle, de nombreux concours viennent encore de les stimuler; enfin l'éducation militaire commence même avant l'incorporation ; dans les collèges et les gymnases, les jeunes garçons sont formés aux manœuvres de l'école de peloton et de bataillon, aux exercices d'artillerie. A certaines époques de l'année, on les réunit en grandes masses pour leur faire exécuter des manœuvres d'ensemble sous l'inspection d'un colonel fédéral.

Les institutions militaires de la Suisse, adaptées à sa neutralité aussi bien qu'à sa configuration géographique, sont entièrement calculées en vue d'un rôle purement défensif; ce rôle, les milices suisses le rempliraient avec honneur si quelque grande puissance militaire cherchait un jour à pénétrer sur ce sol essentiellement favorisé de la nature; ce ne serait pas sans de grandes difficultés qu'elle parviendrait à réduire un peuple amoureux et fier de son indépendance et prêt à tous les sacrifices pour la conserver.

Armée de la Confédération helvétique en 1885.

Population en 1880.... 2 846 102 h.

Rapport de l'effectif de l'armée à celui de la population.. 71 p. 1000.

Superficie de la Confédération. 41 346 kilomètres carrés.

Nombre d'habitants par kilomètre carré................ 69

Nombre de soldats par kilomètre carré, pied de guerre. 4,8

L'effectif de l'armée suisse monte à 113 884 hommes de l'armée active et 88 136 de la réserve, en totalité 202 020 hommes mobilisables sur le pied de guerre.

Italie. — Le recrutement de l'armée italienne est fixé par la loi du 7 juin 1875 et celle du 30 juin 1876 sur la milice territoriale.

D'après cette législation, le service militaire est obligatoire pour tous les hommes valides de vingt à quarante ans, sans considérations, remplacements ou dispenses complètes même en faveur des ecclésiastiques (1).

Les jeunes gens sont divisés en trois catégories, d'après l'ordre d'un numéro de tirage, à savoir :

Première catégorie, faisant trois ans de présence dans l'armée active,

(1) Comme complément à ces notices, on consultera avec fruit les ouvrages français suivants : S. Rau, *L'état militaire des principales puissances étrangères.* Paris, 1880. — Hennebert, *L'Europe sous les armes.* Paris, 1884. — A. Dally, *Les Armées étrangères en campagne.* Paris, 1885.

cinq ans dans la réserve et quatre ans dans la milice mobile. Les hommes affectés à la cavalerie font cinq ans dans l'armée active et quatre ans dans la réserve; ils sont donc dispensés des quatre années de la milice active et ne font en réalité que neuf ans de service, alors que l'infanterie en fait douze. *Deuxième catégorie*, formée par les hommes que leurs numéros n'appellent pas dans la première; ils sont classés suivant leur temps de service comme ceux de la première catégorie, mais consisidérés comme en congé illimité et doivent faire cinq mois de service pour leur instruction dans les corps de l'armée active. — Les plus jeunes sont classés en cas de mobilisation dans les corps actifs dont ils forment ainsi la seconde réserve, les plus âgés sont classés comme réserve de la milice mobile. *Troisième catégorie*, les dispensés ou exemptés pour motifs de famille, classés immédiatement dans la milice sédentaire.

La substitution entre frères reste admise, ainsi que le volontariat d'un an déjà créé par la loi de 1871.

En vertu de ces dispositions, on trouve que l'ensemble de ces trois catégories forme, en tenant compte des déchets annuels, un ensemble d'environ 2 000 000 d'hommes qui se répartissent ainsi qu'il suit :

Armée italienne en 1885.

Population en 1881........ 28 783 396 h.

Rapport de l'effectif de l'armée à la population : pied de paix.... 6,4 p. 1000.
— — pied de guerre.. 79 p. 1000.

Superficie du royaume..... 296 323 kilomètres carrés.

Nombre d'habitants par kilomètre carré... 98

Nombre de soldats par kilom. carré : pied de paix.... 0,6
— — pied de guerre. 7

Pied de paix. — Sous les drapeaux, 170 500 soldats et 12 779 officiers; en total 183 279 hommes.

Pied de guerre. — 1° Armée active 494 872 hommes de première catégorie, 240 040 de deuxième catégorie, 12 914 officiers et 2939 de complément; en total 750 765 hommes ;

2° Milice mobile 174 887 hommes de première catégorie, 164 347 de seconde et 2016 officiers, en total 341 250 hommes ;

3° Milice territoriale 1 017 212 soldats et 4742 officiers; en total 1 021 954 hommes.

En y ajoutant 5281 officiers du service auxiliaire, on obtient un total de 2119250 hommes.

Russie. — L'empire russe, en raison de son immense étendue et surtout des différentes races qui le peuplent, ne peut encore avoir une organisation militaire unique.

En vertu de la loi du 1/13 janvier 1874 sur le recrutement et de la loi du 13/25 novembre 1876, tous les sujets de la Russie proprement dite sont soumis au service militaire pendant vingt ans. Ils doivent passer six ans dans l'armée active, neuf dans la réserve et cinq dans la milice; mais comme le chiffre fixé annuellement des hommes à incorporer est supérieur à celui des jeunes gens propres au service, il est procédé à un tirage au sort en vertu duquel les premiers numéros sont seuls incorporés; les autres sont versés dans la milice (*opoltcheneiè*) où ils servent jusqu'à quarante ans. Dans cette milice un premier ban est formé par les hommes des quatre dernières classes, ils sont employés à compléter l'effectif des troupes actives; le second ban est employé dans les corps de milice.

Les sujets cosaques sont astreints au service de dix-huit à trente-six ans, à savoir de dix-huit à vingt et un dans la catégorie préparatoire, de vingt et un à trente-trois dans la catégorie active, de trente-trois à trente-six ans dans la réserve. — Dans la catégorie active, il est également formé trois tours de service chacun de quatre ans, dont le premier seul est appelé en temps de paix.

Les sujets finlandais, depuis le 1er janvier 1881, fournissent 9 bataillons de tireurs d'un effectif total de 4296 hommes sur le pied de paix et 10 405 sur le pied de guerre.

Les sujets asiates fournissent des troupes locales dites irrégulières dont on se propose de modifier peu à peu l'organisation. — Enfin certains groupes dans le Caucase, l'Oural, la Sibérie jouissent, en vertu d'antiques privilèges, d'une immunité complète au point de vue du service.

La loi du 1/13 janvier 1874 est du reste fort large au point de vue des permutations entre les diverses catégories et des dispenses temporaires pour raisons de famille, de carrière ou autres, mais il n'existe ni exonération ni exemption complète du service.

Effectif de l'armée russe.

Population de l'Empire en 1881.... 102 187 600 h.

Effectif de l'armée par rapport à la population : pied de paix.... 7 p. 1000.
— — pied de guerre. 19 p. 1000.

Superficie de l'Empire... 22 397 460 kilomètres carrés.

Nombre d'habitants par kilomètre carré... 5

Nombre de soldats par kilomètre carré : pied de paix.... 0,03
— — pied de guerre. 0,08

Pied de paix. — Armée régulière 699 516 hommes, troupes cosaques 51 946, troupes irrégulières 5776; en total 747 238 hommes.

Pied de guerre. — Armée régulière 1 766 248 hommes, troupes cosaques 145 325 hommes, troupes irrégulières 6331 hommes; en total 1 917 904 hommes. Pour apprécier la somme d'effort que peut faire l'empire russe, il faut ajouter à ces chiffres la milice nationale (*opoltcheneiè*), d'un effectif de 1 200 000 hommes environ, soit au total un peu plus de 3 millions de soldats

Suède et Norvège. — Bien qu'entièrement liées depuis des siècles par des intérêts communs, bien que régies par les mêmes lois, la Suède et la Norvège ont conservé néanmoins une espèce d'autonomie réelle, et, au point de vue militaire surtout, chacune des deux nations est régie par des règlements d'un caractère et d'une valeur essentiellement différents. Du reste, on peut le dire, l'organisation de l'armée suédoise est assurément unique dans son genre.

Elle se compose de trois sortes d'éléments, la *vœrfvade*, l'*indelta* et la *bœvering*, plus la *milice* de Gotland et les *tirailleurs volontaires.*

La vœrfvade forme, à vrai dire, la seule armée existante en Suède en temps de paix; elle se recrute par l'enrôlement de volontaires qui s'engagent pour six ans. Comme l'effectif est très faible et que l'on offre aux volontaires de grands avantages, l'enrôlement se fait toujours facilement.

L'indelta, toute particulière à la Suède, présente une certaine analogie avec l'organisation des cosaques irréguliers de la Russie. La charge d'entretenir les soldats de l'indelta incombe exclusivement aux propriétaires ruraux. D'après les ordonnances du roi Charles XI, toute municipalité et toute propriété jouissant de certains revenus doivent le service militaire et sont obligées de fournir par *rote* (on appelle ainsi l'étendue du terrain nécessaire à l'entretien de deux familles), un fantassin ou un cavalier, et sur le bord de la mer un matelot. Ce soldat est entretenu et équipé par la *rote;* dès qu'il a terminé son éducation militaire, qui est de quatre ou six mois, suivant l'arme, celle-ci est tenue de lui donner, outre sa solde, un coin de terre nommé *torp*. L'indelta est réunie chaque année pendant trente jours pour l'infanterie et quarante-six pour la cavalerie.

La bevœring est destinée à compléter en pied de guerre l'effectif des corps de troupe. Elle peut être considérée comme une sorte de landwer, du reste elle en porte aussi le nom : *landvaern*. — Tous les jeunes gens sont, à partir de vingt ans, incorporés dans la bevœring, qui comprend aussi tous les hommes libérés du service et âgés de moins de quarante ans. Les classes de vingt et un et vingt-deux ans sont exercées pendant deux ans et convoquées à des exercices qui durent quinze jours chaque année.

L'effectif général de l'armée s'élève en 1885 à 37 249 hommes enrôlés ou cantonnés. Il faudrait y ajouter 134 108 hommes fournis par la réserve (*bevœring*) et 20 811 hommes provenant de la milice de Gotland (7061), des tirailleurs volontaires (13 231) et des officiers de ces mêmes formations.

Armée suédoise en 1885.

Population en 1883..... 4 603 595

Effectif de l'armée par rapport à la population.... 31 p. 1000.

Superficie de la Suède.... 450 574 kilomètres carrés.

Nombre d'habitants par kilomètre carré.... 10

Nombre de soldats par kilomètre carré...... 0,3

En Norvège, d'après la loi de 1866, les forces militaires se composent des troupes de lignes, avec réserve, de la landwaern, de la garde civique ou *landstorm*. Les troupes de ligne doivent être, en temps de paix, fortes de 12 000 hommes ; en temps de guerre elles ne peuvent, sans l'assentiment du storting, être de plus de 18 000 hommes. La landwaern n'est recrutée qu'en temps de guerre.

La ligne se recrute par la conscription de jeunes gens ayant dix-neuf ans accomplis; la durée du service est de dix ans pour l'infanterie, l'artillerie et le génie, dont cinq ans dans la ligne, deux ans dans la réserve et trois ans dans la landwaern; pour la cavalerie, le service est de sept ans dans la ligne. Les soldats sont d'abord instruits pendant quarante-deux jours à l'école des conscrits, puis réunis ensuite vingt-quatre jours par an.

La population de la Norwège étant, en 1875, de 1 806 900 habitants, l'effectif de l'armée est, par rapport à la population, de 6/1000 en temps de paix, et de 10/000 en temps de guerre. — La superficie de la Norvège est de 325 422 kilomètres carrés; le nombre d'habitants de 5,5 par kilomètre carré. Il y a donc 0,03 soldats par kilomètre carré en temps de paix, et 0,05 en temps de guerre.

CHAPITRE II

RECRUTEMENT DES ARMÉES

ARTICLE PREMIER. — OPÉRATIONS DU RECRUTEMENT EN FRANCE, AUTORITÉS CHARGÉES DE CETTE MISSION.

Les opérations du recrutement comportent, en France, trois périodes bien distinctes: 1° celle d'instruction, dévolue aux autorités civiles; 2° celle de jugement, qui appartient aux conseils de revision, composé d'éléments civils et d'éléments militaires; 3° celle d'exécution ou de mise en route du contingent, qui est entièrement du ressort des autorités militaires.

§ I. — Recensement et tirage au sort.

1. *Recensement.* — Les opérations du recensement sont réglées par le titre IV de la loi du 27 juillet 1872, articles 8 à 15. Chaque année, dit l'article 8, les maires dressent la liste des jeunes gens ayant atteint l'âge de vingt ans révolus dans l'année précédente; l'inscription sur les listes est faite à la diligence des intéressés, de leurs parents ou tuteurs, ou d'office, si aucune déclaration spontanée n'est intervenue. Les tableaux sont publiés et affichés dans chaque commune en suivant les formes prescrites par les articles 63 et 64 du code civil (relatifs aux publications de mariage); la liste de recensement devra faire l'objet de deux publications, à huit jours d'intervalle, un jour de dimanche, devant la porte de la maison commune; la dernière plublication devra avoir lieu,

au plus tard, le 15 janvier, afin que les intéressés puissent prendre suffisamment connaissance avant l'époque fixée pour le tirage au sort.

L'article 9 de la loi a trait à l'inscription des jeunes gens nés, en France, de parents étrangers, et qui, ne bénéficiant pas de l'article 9 du code civil, ont réclamé la qualité de Français ; il en est de même des jeunes gens nés à l'étranger de parents étrangers naturalisés Français, et mineurs au moment de la naturalisation de leurs parents. Quant aux jeunes gens nés en France de parents étrangers, eux-mêmes nés en France, ils sont, d'après l'article 1er de la loi du 7 février 1851, considérés comme Français et inscrits sur les tableaux de recensement, à moins qu'ils ne réclament leur qualité d'étranger devant les autorités municipales françaises ou devant les fonctionnaires diplomatiques ou consulaires de leur nationalité. En effet, d'après cette loi de 1851, l'étranger devient de droit Français à partir de la deuxième génération née en France, tout en conservant le droit de ne pas profiter de cet avantage ; remarquons, du reste, que cet avantage n'est pas illusoire, car si un tel individu n'accepte pas la nationalité française, il reste soumis aux lois militaires de son pays ; il doit par conséquent, sous peine d'être regardé par lui comme déserteur, y aller remplir ses obligations de service et rester à la disposition d'un appel qui, en cas de guerre, peut porter de sérieux préjudices aux intérêts que sa famille a pu se créer en France.

L'article 10 de la loi établit les conditions en vertu desquelles les jeunes gens doivent être considérés comme domiciliés dans le canton ; l'article 11 prescrit de s'en rapporter à la notoriété publique pour la fixation de l'âge des jeunes gens qui ne peuvent produire ou n'ont pas produit avant le tirage un extrait des registres de l'état civil constatant un âge différent, ou qui, à défaut de registres, ne peuvent prouver ou n'ont pas prouvé leur âge, conformément à l'article 46 du Code civil, c'est-à-dire par titres, tels que papiers émanés des père et mère décédés ou par témoins.

En vertu de l'article 12, les jeunes gens omis dans les appels des années précédentes sont portés sur les listes de la classe qui est appelée après la découverte de l'omission, à moins qu'ils n'aient trente ans accomplis à l'époque de la clôture des tableaux. Dans ce dernier cas, ils sont soumis aux obligations de la classe à laquelle ils appartiennent ; il en résulte que si l'individu omis a, par exemple, atteint l'âge de vingt-cinq ans, il n'en devra pas moins servir pendant cinq ou un an, soit de vingt-cinq à trente dans la première portion de l'armée active, suivant le numéro qu'il retirera de l'urne, tandis que s'il a trente et un ans, il passera de suite dans l'armée territoriale, comme les autres individus de son âge. Cette disposition est évidemment prise dans l'intérêt de l'armée, qui juge que, passé trente ans, un homme n'est plus assez jeune pour faire son instruction militaire complète et servir activement. Il va de soi que si l'omission a été frauduleuse, les coupables, aussi bien l'individu omis que les agents qui auraient été complices, seraient punis en vertu des articles 60 et 65 de la loi.

II. *Tirage au sort.* — Le tirage au sort s'accomplit au chef-lieu de canton, en séance publique, devant le sous-préfet de l'arrondissement, assisté des maires du canton. Les tableaux dressés par les maires sont d'abord lus à haute voix ; les jeunes gens, leurs parents ou ayants cause sont entendus dans leurs observations ; le sous-préfet statue, après avoir pris l'avis des maires (article 13). A ce moment, des rectifications peuvent être encore introduites ; le tableau, rectifié s'il y a lieu, est définitivement arrêté et revêtu des signatures du sous-préfet et des maires.

Avant de procéder au tirage, le sous-préfet inscrit, en tête de la liste, en leur attribuant les premiers numéros, les jeunes gens qui se trouvent dans les cas prévus par l'article 40, c'est-à-dire ceux qui auraient été punis pour omission frauduleuse sur les tableaux de recensement ; ceux qui, par suite d'un concert frauduleux, se seraient abstenus de paraître au conseil de revision ; ceux enfin, qui, à l'aide de fraudes ou de manœuvres, se seraient fait exempter ou dispenser par un précédent conseil de revision. — A l'expiration de la peine prononcée contre eux par les tribunaux, ils n'en doivent pas moins servir, et sont inscrits, comme il est dit, en tête de la liste du tirage. — Les numéros qui leur échoient ainsi, sont, naturellement, retirés de l'urne (art. 14).

Le sous-préfet compte publiquement et à haute voix les numéros en nombre égal à celui des individus inscrits ; il les dépose dans l'urne. Aussitôt après, chacun des jeunes gens appelés dans l'ordre du tableau de recensement prend dans l'urne un numéro qui est immédiatement proclamé et inscrit en face de son nom. Les parents des absents, ou, à défaut, le maire de leur commune, tirent à leur place. — Les jeunes gens qui ne se trouveraient pas pourvus de numéros, par suite d'une erreur involontaire dans le compte de ces derniers, seraient inscrits à la suite avec des numéros supplémentaires, et tireraient entre eux pour déterminer l'ordre suivant lequel ils doivent être inscrits (art. 15).

La liste par ordre de numéros est dressée à mesure que les numéros sont tirés de l'urne. — Il y est fait mention des cas et des motifs d'exemption ou de dispense que les jeunes gens, leurs parents ou les maires des communes se proposent de faire valoir devant le conseil de revision, et sur lesquels nous avons donné quelques éclaircissements au précédent chapitre.

La liste du tirage est ensuite lue, arrêtée et signée de la même manière que le tableau au procès-verbal des opérations. Elle est publiée et affichée dans chaque commune du canton (art. 15).

Le sous-préfet envoie au préfet du département une expédition authentique de la liste de tirage en faisant figurer à part les noms des jeunes gens qui désirent être examinés dans le département de leur résidence actuelle. Le sous-préfet remet aux maires une seconde édition des tableaux de recensement avec toutes les rectifications et renseignements nécessaires ; enfin, il adresse une expédition de la liste de tirage de chaque canton au commandant du dépôt de recrutement de la subdivision régionale.

A ce moment, la première partie des opérations du recrutement est terminée, le conseil de revision est en mesure de commencer son travail.

§ II. — Opérations du conseil de revision.

I. *Origine des conseils de revision.* — Dans l'état actuel de notre législation, la tâche la plus importante des opérations du recrutement revient aux conseils de revision, dont l'institution se retrouve dans les différentes lois qui, depuis la révolution de 1789, ont fixé les bases du recrutement. — La première en date, celle du 19 fructidor an VI, créait des *conseils de recrutement* destinés à suivre les opérations du recrutement, plus tard, celles du tirage et de la répartition des conscrits. Ils se composaient : du préfet, président ; du général commandant le département et d'un major. Quelques années après, dans le but de faire prévaloir l'élément militaire, la présidence fut confiée au général, les autres membres du conseil se trouvant être le préfet, un officier supérieur, un officier de gendarmerie et un conseiller de préfecture. Le conseil de recrutement était assisté d'un médecin destiné à l'éclairer au point de vue de la constatation des infirmités.

Dans la loi de 1818, que fit adopter le maréchal Gouvion Saint-Cyr, le conseil de recrutement se transforme en *conseil de revision départemental*, dont l'organisation est successivement modifiée par les ordonnances du 14 novembre 1827 et du 5 juin 1828. Le conseil de revision se retrouve dans la loi du 21 mars 1832 (art. 15), dans l'ordonnance du 25 juillet de la même année et la loi de 1868 qui ne l'avait point modifié.

II. *Les conseils de revision dans la loi de 1872.* — La loi du 27 juillet 1872 s'exprime ainsi qu'il suit à leur sujet. Remarquons en passant que cette dénomination de *conseil de revision* prête à l'ambiguïté, car elle s'applique également aux tribunaux militaires chargés de connaître en appel des jugements des conseils de guerre (art. 26 et suivants du Code de justice militaire).

ARTICLE 27 DE LA LOI DU 27 JUILLET 1872

RELATIF AU CONSEIL DE REVISION.

Les opérations du recrutement sont revues, les réclamations auxquelles ces opérations peuvent donner lieu sont entendues, les causes d'exemptions et de dispenses prévues par les articles 16, 17 et 20 de la présente loi sont jugées, en séance publique, par un conseil de revision composé :

Du préfet, président, ou, à son défaut, du secrétaire général ou du conseiller de préfecture délégué par le préfet ;

D'un conseiller de préfecture désigné par le préfet ;

D'un membre du conseil général du département autre que le représentant élu dans le canton où la revision a lieu ;

D'un membre du conseil d'arrondissement également autre que le représentant élu dans le canton où la revision a lieu ;

Tous deux désignés par la commission permanente du conseil général, conformément à l'article 82 de la loi du 10 août 1871 ;

D'un officier général ou supérieur désigné par l'autorité militaire.

Un membre de l'intendance, le commandant du recrutement, un médecin militaire, ou, à défaut, un médecin civil désigné par l'autorité militaire, assistent aux opérations du conseil de revision. Le membre de l'intendance est entendu, dans l'intérêt de la loi, toutes les fois qu'il le demande, et peut faire consigner ses observations au registre des délibérations.

Le conseil de revision se transporte dans les divers cantons. Toutefois, suivant les localités, le préfet peut exceptionnellement réunir, dans le même lieu, plusieurs cantons pour les opérations du conseil.

Le sous-préfet, ou le fonctionnaire par lequel il aura été suppléé pour les opérations du tirage, assiste aux séances que le conseil de revision tient dans son arrondissement.

Il a voix consultative.

Les maires des communes auxquelles appartiennent les jeunes gens appelés devant le conseil de revision assistent aux séances et peuvent être entendus.

Si, par suite d'une absence, le conseil de revision ne se compose que de quatre membres, il peut délibérer, mais la voix du président n'est pas prépondérante. La décision ne peut être prise qu'à la majorité de trois voix. En cas de partage, elle est ajournée.

L'instruction précitée du 28 avril 1873 établit certaines prescriptions relatives à l'application de cet article; elle charge les préfets de régler, de concert avec les généraux commandant les divisions, l'itinéraire des conseils de revision, de fixer les heures des séances, en ménageant leur temps de telle sorte (§ 5) que le conseil puisse examiner sans précipitation les jeunes gens et entendre leurs réclamations. Il doit avoir le temps de recueillir sur les lieux mêmes les renseignements nécessaires pour statuer en connaissance de cause à l'égard des jeunes gens qui ont négligé de répondre à leur ordre de convocation, et plus particulièrement encore au sujet de ceux qui sont atteints d'infirmités faciles à simuler, telles que la surdité, l'épilepsie, l'idiotisme, etc...

Le ministre invite les préfets, aussi bien dans l'intérêt de l'État que dans celui des populations, de n'user qu'avec une extrême réserve de la faculté de se faire remplacer par le secrétaire général ou un conseiller de préfecture; ils devront, dans tous les cas, lui rendre compte de la durée et des motifs de cette absence. — De même, les généraux ne peuvent, hors le cas de force majeure, se dispenser de remplir les fonctions de membre au conseil de revision. A défaut de généraux de brigade, les généraux de division devront désigner des colonels, ou, seulement à défaut de ces derniers, des lieutenants-colonels (§ 11, 12, 13).

Le ministre de la guerre attache, on le voit, un très grand prix à ce que les divers fonctionnaires appelés au conseil regardent leur rôle comme des plus importants, ainsi qu'il l'est par le fait.

Le fonctionnaire de l'intendance doit (§ 14) être un sous-intendant; il n'a pas voix délibérative, mais il est spécialement chargé de veiller à la stricte application de la loi et des instructions ministérielles. Il remplit en quelque sorte près du conseil de revision les fonctions du ministère public dans les tribunaux civils, et la loi lui donne toute latitude pour faire insérer au procès-verbal les observations qu'il juge convenables. — Hors de sa présence, le conseil ne peut ni délibérer, ni prendre aucune décision. — Le préfet doit, comme président, veiller à ce que ce fonctionnaire puisse efficacement et librement remplir la mission importante que la loi lui confie (§ 15).

Le commandant du recrutement qui, jusqu'à la loi de 1872, n'assistait au conseil qu'en vertu d'instructions ministérielles, y est admis actuellement en vertu de la loi, mais il n'a ni voix délibérative, ni voix consultative.

III. *Rôle du médecin dans le conseil de revision.* — Le conseil de revision doit être, en principe, à la hauteur du rôle considérable qu'il exerce, néanmoins, en tant qu'appréciation des qualités physiques des jeunes gens appelés, il est évident qu'il ne posséderait aucune compétence s'il n'était assisté d'experts choisis dans les rangs de la profession médicale. Dans la loi de 1832, cette intervention s'exerçait d'après le § 3 de l'article 16 : « Dans les cas d'exemptions pour infirmités, les gens de l'art seront consultés. » Cette rédaction était un peu vague ; elle ne spécifiait point la qualité de l'expert médical non plus que le degré de son intervention. Cependant les circulaires du 25 juin 1834, 20 avril 1832 et 18 mai 1840 prescrivaient certaines dispositions en vertu desquelles le médecin désigné pour assister le conseil de revision devait être militaire, avoir au moins le grade de médecin-major de 2e classe, ne pas appartenir à un corps en garnison dans le département où il opérait la revision, enfin n'être désigné que le plus tard possible, afin de n'être point exposé aux obsessions qui se produisent encore trop souvent.

L'instruction du 18 avril 1873 maintient ces dispositions ; en vertu de l'article 27 de la loi, le médecin appelé devant le conseil doit être militaire, le § 19 de l'instruction spécifie qu'à moins d'impossibilité absolue il doit avoir au moins le grade de médecin-major. De plus, les conseils ayant à statuer sur la totalité des inscrits, le chiffre des hommes à visiter est considérable. Dans la plupart des départements, un seul médecin peut néanmoins suffire, mais comme, dans quelques cantons, les jeunes gens à examiner peuvent être trop nombreux pour qu'un seul médecin soit chargé de cet examen, le § 20 de l'instruction invite les préfets à se concerter, le cas échéant, avec les généraux en chef afin qu'un second médecin soit désigné pour assister le conseil de revision. Ce médecin supplémentaire ne doit accompagner le conseil que dans les cantons pour lesquels il aura été indispensable de le convoquer exceptionnellement (§ 21).

Afin que les médecins militaires puissent échapper à toute espèce d'obsession, il ne doivent pas être désignés pour assister le conseil de revision d'un département où ils sont en résidence ou d'un département dans lequel leur famille est domiciliée (§ 15). La correspondance pour les désignations des médecins est rigoureusement confidentielle, et les noms des médecins choisis ne doivent être connus que le jour le plus rapproché possible de celui où commencent les opérations du conseil de revision (§ 26). Ils ne doivent jamais examiner les jeunes gens hors de la présence du conseil de revision.

On peut se demander si ces précautions sont bien indispensables. Il n'est pas d'exemple qu'un médecin de l'armée se soit rendu coupable de forfaiture et que l'on ait dû lui appliquer les pénalités prévues en pareil cas par la loi. D'autre part, si les médecins de l'armée sont exposés à des sollicitations, c'est lorsque, assistant la *commission spéciale de réforme* qui fonctionne au chef-lieu de leur résidence, ils ont à exprimer un avis sur les demandes de réforme formées par les hommes de la réserve ou de l'armée territoriale, ou lorsqu'ils assistent le commandant régional du recrutement pour l'admission des engagements volontaires, des devancements d'appel, etc..., enfin, lorsque tous les jours dans un hôpital ou dans un régiment ils sont appelés à se prononcer sur l'opportunité de congés à titre de convalescence.

Il est regrettable d'avoir à déclarer que, dans ces diverses positions, les sollicitations, tout au moins indiscrètes, sont beaucoup trop fréquentes ; il est honorable de constater qu'elles demeurent toujours sans résultat.

A titre tout à fait exceptionnel, le médecin militaire pourrait être suppléé par un médecin civil; ce dernier cas ne se présenterait évidemment qu'en cas de mobilisation générale de l'armée. Un nouveau paragraphe, introduit sous forme d'amendement à l'article 28 de la loi (*instruction* § 62), établit que *dans le cas d'exemption pour infirmités, le conseil ne prononcera qu'après avoir pris l'avis du médecin qui assiste au conseil.* Cette disposition a un double but : elle rend obligatoire pour les membres du conseil de prendre l'avis du médecin, sauf à juger ensuite, suivant leur conscience, et prévoit ainsi certaines difficultés qui s'élevaient, il est vrai, rarement; d'un autre côté, la rédaction du projet de loi reproduisant primitivement l'article 16 de la loi de 1832 et disant simplement : *les gens de l'art*, il aurait pu arriver qu'un jeune homme alléguant des infirmités élevât la prétention d'amener devant le conseil d'autres experts que le médecin désigné, pour ouvrir en sa présence un véritable débat scientifique, ce qui n'est point possible en pratique. Le conseil s'éclaire de l'avis d'un expert choisi avec discernement et qui mérite sa confiance, mais les choses ne peuvent aller plus loin.

Le rôle du médecin est donc bien défini ; il doit examiner avec toute l'attention nécessaire et donner son avis ; mais si le conseil rend un arrêt contraire à son opinion, la loi ne lui reconnaît point le droit de protester directement ; elle ne le confère qu'au fonctionnaire de l'intendance, qui remplit auprès du conseil le rôle de commissaire du gouvernement. D'après l'article 27 de la loi de 1872, cet officier est *entendu dans l'intérêt de la loi, toutes les fois qu'il le demande, et peut faire consigner ses observations au registre des délibérations,* fait qui, dans la pratique, se produit encore assez souvent. Le médecin devra donc, le cas échéant, inviter le fonctionnaire de l'intendance à présenter sa protestation, et celui-ci ne saurait se refuser à le faire.

Chacun sait avec quelle conscience fonctionnent en France les conseils de revision ; il y a cependant quelques critiques à adresser au système suivi jusqu'à ce jour, du moins au point de vue de la constatation des infirmités ; il est regrettable que le médecin soit obligé, par les circonstances, de prononcer avec une grande rapidité sur les cas qui lui sont soumis. En principe, nulle entrave n'est apportée à son examen ; en fait, lorsqu'on opère la revision de cantons très populeux, comme à Paris, par exemple, où certains arrondissements présentent jusqu'à 1200 à 1300 inscrits, le médecin ne peut réellement consacrer à chaque individu un temps suffisant, et lorsque deux cents jeunes gens ont comparu devant lui, il en arrive à une tension d'esprit qui est incompatible avec une appréciation rigoureuse des faits cliniques : aussi est-ce avec raison que, dépassant les indications fournies par l'article 20 de l'instruction, on doit quelquefois attacher trois ou quatre médecins à la revision d'un seul arrondissement, les séances durant, dans ces cas, jusqu'à douze heures consécutives.

Quelques hygiénistes militaires ont émis l'idée que, pour donner à l'examen des jeunes gens plus de garanties, il serait bon de les présenter devant une commission médicale fonctionnant à côté du conseil de revision et composée de plusieurs membres, en sorte que si quelque infirmité passait inaperçue pour l'un d'eux, elle aurait la chance d'être remarquée par les autres. Il est aussi des cas où le médecin le plus expérimenté peut rechercher l'opinion d'un confrère.

On a adressé maintes fois des reproches aux conseils de revision, au sujet d'individus acceptés puis réformés quelques mois après leur incorporation pour des infirmités antérieures aux opérations des conseils; mais personne n'ignore qu'il est certaines maladies, la phtisie en particulier, dont les débuts sont quelquefois si insidieux et si lents qu'il est souvent difficile de les reconnaître alors que déjà des lésions, légères peut-être mais réelles, se sont développées. On ne peut nier la vérité de ces allégations, mais, si la chose était possible, en raison du nombre relativement restreint de médecins militaires disponibles, cette façon de procéder aurait de sérieux avantages, en tous cas semble-t-il fort illogique d'appeler à se prononcer sur la question *infirmités* des personnes absolument étrangères aux choses médicales et qui cependant veulent souvent avoir une opinion. En fait, lorsque le médecin formule nettement son avis, la majorité du conseil l'adopte, car l'expert médical, vraiment apte à ces fonctions, a bientôt acquis toute sa confiance.

Au chapitre précédent il a été dit quels sont, d'après la loi du 27 juillet 1872, les principaux cas de dispense et de sursis d'appel sur lesquels le conseil est appelé à statuer; les éléments de son appréciation lui sont fournis par les pièces que l'autorité municipale a dû joindre au dossier de chaque individu. Ces dispenses soulèvent un grand nombre de points litigieux, sur lesquels il est inutile d'insister ici, car ils sont du domaine purement administratif; l'instruction du 28 avril 1873, § 76 à 157, règle la législation et commente en détail chacun des points spéciaux; le conseil statue également sur les ajournements à un an, ces derniers rentrent dans la catégorie des infirmités et seront envisagés dans la suite de ce chapitre.

Quelle que soit l'attention soutenue des membres du conseil, certaines erreurs peuvent se produire; si elles proviennent du fait du jeune homme et sont entachées de fraude, le préfet en rend compte au ministre de la guerre qui défère le coupable aux tribunaux civils ou lui fait simplement application du dernier alinéa de l'article 60 de la loi en vertu duquel « les jeunes gens indûment exemptés ou indûment dispensés sont rétablis en tête de la première partie de la classe appelée après qu'il a été reconnu que l'exemption ou la dispense avait été indûment accordée ».

Les décisions du conseil de revision sont définitives et ne sont susceptibles d'être attaquées que devant le conseil d'État pour incompétence et excès de pouvoirs. Elles peuvent aussi être attaquées pour violation de la loi, mais par le ministre de la guerre seulement et dans l'intérêt de la loi. Néanmoins l'annulation profite aux parties lésées (art. 30 de la loi de 1872).

Si les jeunes gens portés sur les tableaux de recensement ont fait des réclamations dont l'admission ou le rejet dépend de la décision à intervenir sur des questions judiciaires relatives à leur état ou à leurs droits civils, le conseil de revision ajourne sa décision ou ne prend qu'une décision conditionnelle. Les questions sont jugées contradictoirement avec le préfet, à la requête de la partie la plus diligente; les tribunaux statuent sans délai, le ministère public entendu (art. 29 de la loi de 1872).

Les séances du conseil de revision sont l'objet de procès-verbaux mentionnant la date et l'heure de l'ouverture de la séance, l'heure pour laquelle la convocation avait été faite, les circonstances qui auraient pu motiver un retard, les noms et qualités des membres du conseil, ainsi que des fonctionnaires civils ou militaires qui ont assisté à la séance. Il mentionne, en outre, les décisions prises à l'égard de chacun des jeunes gens, les observations du sous-intendant, les incidents qui peuvent s'être produits et l'heure à laquelle la séance a été levée. — Ce procès-verbal est lu en séance publique et signé par les membres du conseil de revision.

IV. *Liste du recrutement cantonal.* — Après que le conseil de revision a terminé ses opérations dans un canton, qu'il a statué sur tous les cas d'exemption et de dispense, la liste du recrutement cantonal est définitivement arrêtée; elle se divise en cinq parties (art. 31 de la loi) et comprend :

1° Par ordre de numéros de tirage, tous les jeunes gens déclarés propres au service militaire et qui ne doivent pas être classés dans les catégories suivantes;

2° Tous les jeunes gens dispensés en exécution de l'article 17 (dispenses de famille;

3° Tous les jeunes gens dispensés conditionnellement, en vertu de l'article 20 (instruction publique, carrière ecclésiastique, etc...), ainsi que les jeunes gens liés au service en vertu d'un brevet ou d'une commission et les jeunes marins inscrits;

4° Les jeunes gens qui, pour défaut de taille ou pour toute autre cause, ont été dispensés du service dans l'armée active, mais ont été reconnus aptes à faire partie d'un des services auxiliaires de l'armée;

5° Les jeunes gens qui ont été ajournés à un nouvel examen du conseil de revision.

Ces listes servent à l'établissement du registre matricule dressé en vertu des articles 33, 35 de la loi de 1872, et dont nous avons déjà parlé.

Lorsque le conseil de revision a terminé toutes ces opérations, les jeunes gens sont à la disposition du ministre de la guerre qui peut les appeler à partir du 1er juillet de l'année où ils ont tiré au sort.

ARTICLE II. — DES OPÉRATIONS DU RECRUTEMENT DANS QUELQUES ARMÉES ÉTRANGÈRES.

ARMÉE ALLEMANDE (1). — La loi française du 27 juillet 1872, dont nous devons citer à chaque instant les dispositions, ayant emprunté certaines idées aux lois similaires de l'empire allemand, il n'est pas sans intérêt de rechercher comment se fait dans l'armée allemande l'examen physique des jeunes soldats.

La loi militaire prussienne a été successivement adoptée par les différentes puissances allemandes, devenues parties intégrantes de l'empire; c'est donc elle qui doit servir de guide. A chaque corps d'armée correspond un territoire déterminé qu'il occupe d'une façon permanente et d'où il tire son effectif. Chaque territoire de corps d'armée est divisé en quatre circonscriptions de recrutement : (*Landwehr-Besirks-Commandos*) et celles-ci en quatre circonscriptions de bataillon de landwehr. Les autorités qui contribuent aux opérations du recrutement sont : 1° le commandant du district de bataillon de landwehr, qui est chargé de l'établissement des contrôles et préside, de concert avec un fonctionnaire civil, la commission de recrutement du district; 2° la commission départementale du recrutement : elle est présidée par le général commandant la brigade et par un conseiller de gouvernement; ses attributions principales consistent dans la revision et la fixation du travail de la commission de recrutement du district; 3° la commission de recrutement de troisième instance, existante, au centre du corps d'armée, composée du commandant du corps d'armée et de la plus haute autorité civile de la

(1) 1° *Dienstanweisung zur Beurtheilung der Militair Dienstfaehigkeit un zur Austellung von Attesten*, von 8 avril 1877; — *Preussiche Kriegs-Ministerium*; 2° *Recrutirung und Invalidisirung, eine militair-ærtzliche Studie*, von Dr Kratz, Ober-Stab-Arzt. Erlangen, 1872; — 3° *Étude sur le recrutement prussien*, in *Revue militaire de l'étranger*, 1872, pag. 30.

province ; 4° une commission ministérielle qui fonctionne au ministère et prononce en dernier ressort sur toutes les affaires du recrutement.

Chaque année, vers le mois de mai, la commission de recrutement du district, composée du commandant de bataillon de landwehr, du landrath, d'un officier d'infanterie, d'*un médecin militaire*, ou, à défaut d'un médecin civil et de plusieurs notables, se transporte dans des localités désignées à l'avance et réglées de telle façon que la commission n'a pas à examiner plus de deux cents jeunes gens par jour. Elle procède alors comme notre conseil de revision, statue sur les cas d'exemption et vérifie l'aptitude physique. Par rapport à cette aptitude, les jeunes gens sont divisés en trois catégories : 1° hommes complètement impropres au service pour infirmités patentes, définitivement exempts du service militaire ; 2° hommes faibles de complexion pouvant se fortifier par la suite : ils sont ajournés à l'année suivante ; s'ils remplissent alors les conditions requises, ils sont incorporés, sinon, encore ajournés ; à la troisième visite, s'ils sont reconnus trop faibles, la commission les range dans la réserve du recrutement ; 3° hommes affectés de quelque infirmité les rendant impropres au service armé ou n'ayant pas la taille réglementaire, mais qui pourraient être utilisés en temps de guerre ; ces hommes sont classés immédiatement dans la réserve du recrutement. — Après avoir prononcé sur tous les cas d'exemption admis par la loi, la commission fait procéder à un tirage au sort qui détermine simplement l'ordre suivant lequel les jeunes gens seront incorporés.

Lorsque la commission du recrutement de district a terminé ses opérations, la commission départementale, composée du général commandant la brigade, du conseiller de gouvernement, membres permanents, et de : *un médecin militaire*, un officier de la garde, un officier de la landwehr et de l'aide de camp (*adjudant*) du général, entreprend sa tournée ; elle ne doit visiter au plus que 350 jeunes gens par jour. Après avoir statué sur toutes les opérations déjà faites par la commission de district, elle fait visiter de nouveau par le médecin qui l'accompagne, et en présence du médecin qui a fait la première expertise, tous les jeunes gens désignés comme impropres au service ; elle examine en particulier les hommes qui doivent passer dans la réserve du recrutement et désigne les individus aptes à entrer dans la garde ; c'est dans ce but qu'elle possède un officier de cette arme. —Le cas échéant, les sujets douteux sont présentés à la commission du recrutement de troisième instance ; mais, en général, cette dernière connaît plutôt des cas contentieux au point de vue administratif.

Les engagés volontaires de trois ans sont admis par la commission de recrutement du district; les engagés volontaires d'un an (*einjahrfreiwilliger*) se présentent devant une commission mixte composée de deux officiers supérieurs, du président civil de la commission départementale, d'un membre de l'administration civile et de professeurs d'établissements d'instruction. Après avoir statué sur la capacité du candidat, la commission le fait visiter par un *médecin militaire*, et, d'après le cas, il est déclaré : 1° bon pour le service ; il est alors incorporé ; 2° impropre au service de l'arme qu'il demande, mais bon pour une autre, dans ce cas il est renvoyé à un autre chef de corps ; 3° temporairement impropre au service, dans ce cas son admission est ajournée ; 4° relativement impropre au service, ou 5° complètement impropre au service; le jeune homme est alors signalé aux autorités de recrutement du département qui décident s'il sera autorisé à se représenter ou s'il est décidément impropre au service.

On peut voir par ce qui précède que l'examen des futurs soldats ne se fait pas en Prusse, comme en France, suivant une juridiction à un seul degré.

ARMÉE AUSTRO-HONGROISE (1). — La faculté d'appel et le double examen existent également en Autriche-Hongrie (loi du 5 décembre 1868). Les opérations du recrutement débutent par l'action des commissions de classement, ainsi composées : 1° dans les pays représentés au Reichsrath : le fonctionnaire administratif supérieur de l'arrondissement, un des fonctionnaires subalternes, le *médecin de l'arrondissement*, deux membres du conseil d'arrondissement ou à défaut deux membres du conseil communal, l'officier de la landwehr, le commandant du cercle du recrutement, un *médecin militaire* et l'officier adjoint au recrutement; 2° dans les pays de la couronne hongroise : le fonctionnaire administratif supérieur du comitat, celui de l'arrondissement, le *médecin du comitat*, deux notables du district de classement, le commandant du bataillon de landwehr, le commandant du cercle de recrutement, un *médecin militaire*, un officier adjoint au recrutement. — Les opérations de la commission de classement comprennent l'examen de l'aptitude au ser-

(1) Voy. *Étude sur les institutions militaires de l'Autriche-Hongrie*, in *Revue militaire de l'étranger*, 1872, p. 9, 20, 48, 65, 74, 211, 359, 366.

vice; le médecin militaire visite le jeune homme dans une pièce séparée et formule un certificat d'après lequel le commandant de recrutement décide si le sujet doit être incorporé, ajourné ou rayé de la liste de classement. Dans le cas où il se décide pour l'ajournement ou la radiation, l'officier de landwehr donne son avis, et le médecin civil procède à une courte visite. Les trois membres de la commission de classement ayant voix délibérative, c'est-à-dire le fonctionnaire administratif supérieur, l'officier de landwehr et le commandant du cercle de recrutement entrent en délibération et jugent s'il y a lieu de déférer le jeune homme à la commission de revision. Cette dernière est permanente et se compose pour chacune des grandes divisions politiques du pays de : un délégué de l'administration supérieure du pays, un *médecin inspecteur civil*, un officier général et un *médecin militaire;* dans les pays de la couronne hongroise, on y adjoint un officier supérieur de landwehr. La commission de revision statue en appel et en dernier ressort sur les cas contentieux transmis par les commissions de classement aussi bien que sur les questions de réformes pour les hommes déjà incorporés dans l'armée ou la marine.

Il existe donc en Prusse et en Autriche-Hongrie un véritable tribunal d'appel pour les décisions prises par la première commission ayant examiné l'aptitude physique des jeunes gens; nous retrouvons cette même disposition, mais peut-être moins développée, dans l'armée italienne.

Armée italienne (1). — Les opérations du recrutement sont réglées en taille par la loi du 7 juin 1875. Aussitôt le tirage au sort, le commissaire de levée, fonctionnaire de l'ordre administratif, en présence des maires des cantons et de l'officier des carabiniers royaux, déclare impropres au service les jeunes gens dont les difformités sont apparentes, manifestement incurables, ou dont la taille est inférieure à 1m,54; il renvoie à l'examen des conseils de levée les jeunes gens dont les infirmités lui paraissent devoir être examinées par le médecin, ceux dont la taille, atteignant 1m,54, ne dépasse pas 1m,56, ceux enfin au sujet desquels il n'y a pas accord entre lui, les maires des cantons et l'officier de carabiniers. — Le conseil de levée, composé du préfet de la province ou du sous-préfet de l'arrondissement, de deux conseillers principaux et de deux officiers (supérieurs ou capitaines), du commissaire de levée et

(1) Voy. *Les opérations du recrutement en Italie*, in *Revue militaire de l'étranger*, 1872, p. 229, 239, 241.

d'un *médecin,* prononce sur les cas d'inadmission, d'exemption ou de sursis, et statue sur les cas de non-acceptation pour causes d'incapacités physiques; ses décisions sont définitives.

ARMÉE BELGE. — Dans l'armée belge (loi du 3 juin 1870), la justification de l'aptitude physique a lieu devant les conseils de milice existant dans chaque arrondissement, et composés d'un conseiller provincial, d'un échevin du ressort et d'un officier supérieur de l'armée, du commissaire d'arrondissement (avec voix consultative); ils sont assistés de deux *médecins*, désignés par le président du conseil de milice, qui ont également voix consultative. Sont exemptés définitivement les jeunes gens dont la taille ne dépasse pas 1^{m},40 ou ceux atteints d'infirmités incurables, et exemptés pour une année ceux dont la taille n'atteint pas 1^{m},55, ceux atteints d'infirmités curables. — Les décisions du conseil de milice sont susceptibles d'appel, de la part du commissaire des levées ou des intéressés, devant la députation permanente qui se fait assister d'un *médecin civil* désigné par le président de la députation et d'un *médecin militaire* nommé par le commandant provincial. Enfin les décisions de la députation permanente peuvent être attaquées par la voie du recours à la Cour de cassation.

Ainsi en Allemagne, Autriche-Hongrie, Italie et Belgique, l'examen physique des jeunes gens peut être soumis à une double investigation, le principe de l'appel en juridiction supérieure étant toujours réservé, tandis que les décisions du conseil de revision français sont souveraines.

ARMÉE ANGLAISE. — Jusqu'à présent l'armée anglaise n'a pour ainsi dire point de loi de recrutement, puisqu'elle ne se recrute exclusivement que par des engagements volontaires; seule en Europe, elle a pu conserver ce système que lui permettent sa situation géographique et la faible proportion d'armée régulière qu'elle entretient. Ce n'est point cependant à dire que, au point de vue de l'individu, le choix ne soit pas très sérieusement fait, tout au contraire, mais le point de départ est différent.

Les opérations préliminaires de ce mode de recrutement sont laissés entre les mains des sergents recruteurs qui, dans chaque grand centre de population, fréquentent d'ordinaire un quartier spécial, où l'on est sûr de les rencontrer; à Londres ils se tiennent généralement aux environs de Westminsterbridge. — Les premières ouvertures entre les intéressés se font, comme autrefois en France, dans les cabarets; puis si le sergent voit que le jeune homme agit sérieusement, il le mène dans un poste spécial où il lui fait subir une première visite corporelle et morale; on mesure sa taille et sa poitrine, on l'interroge sur ses antécédents, puis, en présence d'un second sergent, on lui fait signer un engagement. A partir de ce moment il peut se rendre à la caserne où il doit se trouver en tous cas le lendemain pour être présenté au médecin après avoir, au préalable, passé par un bain généralement indispensable. La visite médicale se fait très scrupuleusement, on amène ensuite le jeune homme devant le magistrat pour prêter serment; à partir de ce moment il est définitivement soldat et dès le lendemain il est dirigé sur son régiment.

ARTICLE III. — DES CONDITIONS D'APTITUDE PHYSIQUE AU SERVICE MILITAIRE.

C'est un dur métier que celui des armes, on l'a dit depuis longtemps, et ce principe, vrai déjà lorsqu'il s'appliquait aux armées de l'antiquité, presque toujours en campagne, ne l'est pas moins pour les armées modernes qui, sans prendre part à des luttes continuelles, n'en doivent pas moins être prêtes pour toutes les éventualités et pouvoir, lorsque la guerre éclate, fournir une somme considérable de fatigues, faire preuve d'un courage et d'une énergie soutenus. Il est bien évident que ces vertus ne sont pas le privilège des seules constitutions vigoureuses, le dévouement et le courage ne se mesurent point au développement matériel de l'homme, mais l'on peut dire que celui dont les forces s'épuisent rapidement ou qui lutte sans cesse contre une organisation trop débile, voit bientôt son moral faiblir aussi, car le soldat doit puiser dans sa force physique un légitime sentiment de confiance en lui-même. Quelque admirable que soit parfois l'énergie des hommes exposés à des fatigues supérieures à leur force de résistance, ils n'en sont pas moins inutiles pour l'armée, ils deviennent même de véritables *impedimenta*.

Nous verrons dans le cours de cette étude que la profession militaire est une des plus rudes que l'homme puisse embrasser; elle expose à des chances considérables de mort en temps de guerre, et, même en temps de paix, elle place le soldat sous l'imminence de dangers très réels, dangers qui se traduisent par une mortalité relativement plus considérable que celle des professions civiles prises dans leur ensemble. De ce fait, il résulte que l'on ne saurait apporter une trop grande attention a l'examen des jeunes gens; le médecin qui va se trouver appelé à titre d'expert devant un conseil de revision doit se pénétrer de la grandeur des difficultés de sa mission, et savoir s'y préparer en étudiant mûrement les questions relatives à l'aptitude physique que doivent présenter les jeunes gens pour entrer dans les rangs de l'armée, y rendre de réels services et pouvoir supporter sans faiblir les charges qui seront imposées à leur organisme.

L'une de ces conditions d'aptitude, l'âge, n'appartient pas à l'expertise médicale, elle a été jugée lors de l'inscription sur les listes de recrutement, et cependant nous l'avons voulu traiter en même temps que celles de taille, de bonne conformation des membres, d'intégrité fonctionnelle des organes, car elle s'y rattache évidemment de la façon la plus intime.

I. *Age.* — A quel âge doit-on prendre les jeunes soldats? Telle est la question que se sont posée les législateurs de toutes les époques. Les Perses réglèrent le temps du service depuis vingt ans jusqu'à cinquante ans, les Lacédémoniens depuis la puberté jusqu'à soixante ans, les Athéniens de dix-huit à quarante. Platon l'exige dans sa république de vingt ans jusqu'à quarante, les Gaulois et les Francs servaient depuis l'âge de la puberté jusqu'à la plus extrême vieillesse. Chez les Romains, sous Servius Tullius, le service militaire durait de dix-sept à quarante-six ans; Constantin, Constance et Valentinien fixèrent tantôt à seize, à dix-huit, à vingt ans, l'âge auquel les jeunes soldats devaient être incorporés. L'historien militaire Végèce conseille de lever les jeunes gens dès qu'ils ont l'âge de puberté : « Dans ces conditions, dit-il, leur esprit est plus ouvert à l'instruction qu'ils vont recevoir, il faudra moins de temps pour les transformer en soldats (1). » Végèce, ne l'oublions pas, écrivait pour un empereur romain, à propos de jeunes Romains dont la race, l'éducation physique bien entendue, le climat sous lequel ils vivaient, hâtaient sans doute le développement.

On ne doit point méconnaître, en effet, que la race, le climat, le genre de vie, ont une influence capitale sur la rapidité du développement de l'organisme humain. Telle fixation qui serait parfaitement juste chez un peuple méridional, habitant de belles plaines riches et fertiles, serait au contraire des plus funestes si on l'appliquait à une population, non moins virile sans doute, mais chez laquelle un climat plus septentrional,

(1) Végèce, *Institutions militaires*, liv. I, ch. II, traduct. Turpin de Crissé, in *Bibliothèque historique milit.* Paris, 1840.

un sol montagneux et stérile retardent singulièrement l'évolution physiologique des individus.

La population française est composée d'éléments ethnologiques variés, plus ou moins mélangés déjà et tendant à se fondre de plus en plus en un seul groupe par les progrès de la civilisation, du bien-être, par la facilité des communications; elle ne laisse pas que de présenter cependant des différences très sensibles suivant les régions, en ce qui touche en particulier à la rapidité du développement des jeunes gens. Aussi quelques esprits sérieux, en particulier Maillot (1) et Artigues (2) ont-ils depuis longtemps signalé les dangers de l'égalité de l'âge au point de vue du recrutement; ce dernier écrivain proposait même de fractionner la France en zones établies d'après les différences constatées du développement physique de leurs populations; pour les moins favorisées, l'âge de l'incorporation aurait été reculé jusqu'à vingt-trois ou vingt-quatre ans.

On conçoit qu'il serait bien difficile d'introduire, dans une loi aussi générale que doit l'être celle du recrutement, des catégories d'exceptions qui eussent singulièrement entravé son application. L'établissement des zones donnerait probablement lieu à de grandes incertitudes, à moins de les multiplier à l'infini et souvent de les limiter à un seul canton. La faculté de l'ajournement, introduite dans notre législation par la loi du 27 juillet 1872, permet d'arriver au même résultat avec beaucoup moins d'embarras.

Cette loi fixe l'époque de l'entrée au service au 1er juillet de l'année qui suit celle où le jeune homme a acquis l'âge de vingt ans; elle admet les engagements volontaires, soit pour cinq ans, soit pour un an (engaements conditionnels) à partir de dix-huit.

Dans les races qui peuplent le sol de la France et fournissent par conséquent les contingents à son armée, l'homme de vingt ans et *à fortiori* celui de dix-huit, ont-ils atteint ce développement physique, cette force qu'exige le service militaire? N'oublions pas que la profession des armes est particulièrement pénible, qu'elle exige, même en temps de paix, une grande somme de résistance aux influences dépressives de toute nature.

La physiologie nous apprend qu'à vingt ans le système osseux du jeune

(1) Maillot et Puel, *Aide-mémoire médico-légal de l'officier de santé de l'armée de terre*. Paris, 1842.

(2) Artigues, *L'armée, son hygiène morale et son recrutement*. Paris, 1867, p. 8 et suiv.

homme est loin d'avoir atteint son organisation définitive; non seulement les os ne présentent point encore les dimensions auxquelles ils parviendront quelques années plus tard, mais l'ossification elle-même n'est point terminée; c'est là un fait sur lequel Aitken (1), en Angleterre, a particulièrement appelé l'attention en traitant, comme nous le faisons ici, de l'âge auquel les jeunes gens peuvent être incorporés.

Les travaux des anatomistes français aboutissent aux mêmes résultats et fournissent, pour les différentes parties du squelette, les indications suivantes :

Dans la colonne vertébrale, la soudure des points épiphysaires se fait à dix-huit ans pour les apophyses transverses et articulaires, de dix-neuf à vingt ans pour les apophyses épineuses; les lamelles épiphysaires des corps vertébraux se soudent les dernières, de vingt à vingt-cinq ans, époque où le développement de la colonne vertébrale est terminé.

Dans le thorax, les points épiphysaires des tubérosités des côtes se soudent entre dix-sept et vingt ans, ceux de la tête de vingt-deux à vingt-cinq; la soudure des pièces supérieures du sternum n'est complète que de vingt-cinq à trente ans, celle de l'appendice de quarante à cinquante, celle de la poignée ne se fait que dans la vieillesse. Le thorax n'acquiert du reste sa forme et sa capacité définitive, chez l'homme, que de trente à trente-cinq ans.

Au membre supérieur, la soudure de l'extrémité sternale de la clavicule a lieu de vingt et un à vingt-deux ans; à l'omoplate, l'apophyse caracoïde et l'acromion sont généralement unis au corps de l'os à vingt ans, mais l'angle inférieur et le bord spinal ne lui sont complètement adhérents par ossification que de vingt-deux à vingt-quatre ans. L'extrémité supérieure de l'humérus se soude au corps de l'os de vingt à vingt-cinq ans, l'extrémité inférieure du cubitus à vingt et vingt et un ans, l'extrémité inférieure du radius à peu près à la même époque.

Au membre inférieur, l'épine iliaque antéro-supérieure, la crête iliaque, l'ischion, l'angle du pubis, ne sont définitivement soudés au corps de l'os que vers vingt-cinq ans, la crête iliaque et l'ischion, auxquels s'attachent des masses musculaires des plus importantes, restent les dernières à s'unir au corps de l'os. Dans le fémur, le grand et le petit

(1) Aitken, *On the growth of recruit and young soldier*. London, 1862, p. 14 et suiv. — Voy. aussi A. Leith Adam. *On the physical requirements of the soldier*. British and foreign Medico. Ch. Review, 1875.

trochanter se soudent à la diaphyse de vingt à vingt-huit ans, la tête un an plus tard, l'extrémité inférieure et le corps s'unissent vers vingt-deux ans.

L'extrémité supérieure du tibia n'est adhérente que vers vingt-deux ans; il en est de même pour celle du péroné.

Les muscles, prenant un point d'appui sur un système osseux encore incomplet, ne peuvent avoir le développement et la puissance d'action qu'ils atteindront plus tard. Quetelet (1) a recherché, par des expériences faites avec le dynamomètre Régnier, comment progresse avec l'âge l'intensité de la force que l'homme peut déployer. Nous lui empruntons les chiffres suivants, moyennes de ses consciencieuses expériences:

Observations de la force rénale suivant l'âge, estimée au moyen du dynamomètre.

AGE.	FORCE RÉNALE		RAPPORT de la force des hommes à celui des femmes.
	des hommes.	des femmes.	
10 ans.	46 kilog.	31 kilog.	1,48
11 »	48 »	37 »	1,30
12 »	51 »	40 »	1,28
13 »	69 »	44 »	1,57
14 »	81 »	50 »	1,62
15 »	88 »	53 »	1,66
16 »	102 »	59 »	1,94
17 »	126 »	64 »	1,72
18 »	130 »	67 »	1,97
19 »	132 »	64 »	2,06
20 »	138 »	68 »	2,03
21 »	146 »	72 »	2,05
25 »	155 »	77 »	2,01
30 »	154 »	» »	»
40 »	122 »	» »	»
50 »	101 »	59 »	1,71
60 »	93 »	» »	»

On voit que le maximum de force rénale, c'est-à-dire du poids que l'homme peut soulever avec les reins, appartient à l'âge de vingt-cinq ans et reste à peu près stationnaire jusqu'à trente, que de plus l'homme adulte peut soulever un poids environ double du sien.

La mesure de la force manuelle présentait plus de difficulté, car elle doit subir une correction préalable qui dépend de l'inégale grandeur des mains; Quetelet croit néanmoins pouvoir compter sur l'exactitude des

(1) Quetelet, *Recherches sur l'homme et le développement de ses facultés*. Paris, 1835, 2 vol. in-8, figures.

données suivantes, sauf une légère addition à faire aux valeurs notées pour les femmes et les enfants.

Observations sur la force manuelle estimée au moyen du dynamomètre.

AGE.	FORCE DES HOMMES			FORCE DES FEMMES		
	avec les deux mains.	avec la main droite.	avec la main gauche.	avec les deux mains.	avec la main droite.	avec la main gauche.
ans.	kil.	kil.	kil.	kil.	kil.	kil.
10	26,0	9,8	8,4	16,2	5,6	4,8
11	29,2	10,7	9,2	19,5	8,2	6,7
12	33,6	13,9	11,7	23,0	10,1	7,0
13	39,8	16,6	15,0	26,7	11,1	8,1
14	47,9	21,4	13,8	33,4	13,6	11,3
15	57,1	27,8	22,6	35,6	15,0	14,1
16	63,9	32,3	26,8	37,7	17,3	16,6
17	71,0	36,2	31,9	40,9	20,7	18,2
18	79,2	38,6	35,0	43,6	20,7	19,0
19	79,4	35,4	35,0	44,9	21,6	19,7
20	84,3	39,3	37,2	45,2	22,0	19,4
21	86,4	43,0	38,0	47,0	23,5	20,5
25	88,7	44,1	40,0	50,0	24,5	21,6
30	89,0	44,7	41,3	»	»	»
40	87,0	41,2	38,3	»	»	»
50	74,0	36,4	33,0	47,0	23,2	20,0
60	56,0	30,3	26,0	»	»	»

Dans ce tableau on voit, comme dans le précédent, que le maximum de la force manuelle existe chez l'homme vers vingt-cinq et trente ans, tandis que le jeune homme de vingt ans est, à ce point de vue, inférieur même à l'homme de quarante.

La quantité de force que peut produire un homme ne se mesure pas seulement à l'énergie musculaire qu'il peut développer; cette force il doit la puiser ailleurs, car il ne la crée pas, mais seulement la transforme. La force de l'homme, toutes choses égales d'ailleurs, est évidemment proportionnelle à la quantité de chaleur qu'il peut produire. Toute la chaleur développée par le travail ne se mesure pas uniquement à la quantité de carbone consommé, mais cette donnée n'en reste pas moins de beaucoup la plus importante. MM. Andral et Gavarret (1) ont démontré que l'intensité respiratoire de l'homme atteint son maximum vers l'âge de trente ans et diminue ensuite graduellement jusqu'à la

(1) Andral et Gavarret, *Recherches sur la quantité d'acide carbonique exhalée par le poumon dans l'espèce humaine (Ann. de chimie et de physique,* 3e série, 1843, t. VIII, p. 129).

vieillesse. Ils ont, à la suite de nombreuses expériences, pu établir le tableau suivant :

Quantité moyenne de carbone consommé en une heure par la respiration dans l'espèce humaine.

Il importe de se rappeler que la combustion d'*un gramme* de carbone fournit 3 gr. 66 d'acide carbonique.

Age.	*Sexe masculin.*	*Sexe féminin.*
	gr.	gr.
De 8 à 15 ans............	7,42	6,40
De 15 à 20...........	10,76	6,65
De 20 à 30................	12,15	6,33
De 30 à 40...............	11,00	7,00
De 40 à 50.............	10,53	8,08
De 50 à 60..............	11,07	7,30
De 60 à 70.................	10,23	6,85

MM. Andral et Gavarret n'ont pas fait connaître le poids des individus soumis à leurs expériences ; celles de Scharling (1) permettent d'arriver à ce résultat, et l'on peut en déduire que chez les adultes la consommation du carbone est environ de 0 gr. 12 par kilogramme et par heure. En se reportant aux indications fournies par le tableau relatif aux rapports de l'âge et du poids il sera facile de s'assurer que l'homme de vingt ans, pesant en moyenne 60 kil. 06, consomme par vingt-quatre heures 172 grammes de carbone, tandis que celui de vingt-cinq, pesant en moyenne 62 kil. 93, en consomme 181 grammes. Ces chiffres sont un peu plus faibles que ceux obtenus par MM. Andral et Gavarret, mais la proportion entre les âges n'en est point influencée.

Nous verrons plus loin, en parlant des rapports qui unissent l'âge, la taille et le poids des individus, que l'on arrive toujours à démontrer le même principe : à vingt ans l'homme n'a point atteint le développement qu'il aura plus tard ; trois ou quatre années de plus suffisent pour l'amener presque au maximum d'activité fonctionnelle, par suite à son maximum de résistance à la fatigue.

Si maintenant, quittant le domaine des faits purement scientifiques, on consulte ceux que fournissent l'histoire des armées et l'expérience du passé, on ne tarde pas à voir que toutes les fois où les circonstances de guerre ont nécessité l'appel de contingents trop jeunes, on a pu consta-

(1) Scharling, *Ann. de chimie et de physique*, 3e série, t. VIII, p. 86.

ter une proportion inusitée de malades et de morts par épuisement. La grande armée qui fit la campagne d'Austerlitz, quitta le camp de Boulogne, put fournir une route de plusieurs centaines de lieues et laissa à peine quelques malades sur son chemin, mais aussi les plus jeunes soldats qu'elle renfermait avaient de vingt-trois à vingt-quatre ans et étaient depuis trois ans au service; au contraire, l'armée avec laquelle Napoléon entreprit la campagne de 1809 eut, pour se rendre à Vienne, beaucoup moins de distance à franchir, puisqu'elle était depuis quelque temps déjà cantonnée en Allemagne, cependant elle sema les malades sur sa route et remplit les hôpitaux d'individus épuisés. Il est vrai que la majeure partie des soldats n'avaient pas vingt ans et provenaient des 240 000 hommes levés en 1808, ou même des levées de 1809 (voy. la note p. 10).

Lorsque, en 1813, l'Empereur voulut se refaire une armée, il écrivait au ministre de la guerre : « Je demande une levée de 300 000 hommes, mais je veux des hommes faits, les enfants que l'on m'envoie ne servent qu'à encombrer les hôpitaux. » Souvenons-nous des levées anticipées de 1813, de ces héroïques enfants de dix-sept ans, de ces brillants gardes d'honneur qui remplissaient les ambulances et tombaient par milliers sur le bord même des routes. A eux aussi le courage et l'énergie ne manquaient pas, « c'est dans le sang », disait d'eux le maréchal Ney à Mayence; sans doute notre sang gaulois coulait encore dans leurs veines et leur cœur battait toujours pour la patrie, mais la force de résistance manquait à ces juvéniles constitutions, et, épuisés de fatigues, ces enfants succombaient sous le poids.

Pendant la guerre de Crimée, le duc de Newcastle informait lord Raglan qu'il avait 2000 recrues à lui envoyer, et ce général répondait : « Je préfère attendre; ceux que j'ai reçus étaient si jeunes et si peu développés qu'ils ont tous été saisis par les maladies; ils ont été fauchés comme des épis » (1).

Nous pourrions trouver dans la guerre de 1870-71 une confirmation à ces exemples et montrer que ce sont les plus jeunes soldats, ceux de la classe 1869 et de la classe 1870 qui souffrirent le plus de la misère et du froid, soit à l'armée de Metz, soit surtout aux armées de la Loire et de l'Est.

(1) Général lord Raglan, *Fifth Report on the army before Sebastopol (Parliamentary documents)*, 1854-1855.

Nos récentes expéditions sont venu ajouter de nouvelles preuves à l'appui de cette observation; dans la période active de la campagne de Tunisie, ce sont les soldats de vingt-deux à vingt-trois ans que l'on a vu succomber en plus grand nombre aux fatigues, au surmenage qui les plaçait en état permanent de réceptivité morbide, permettant ainsi aux germes typhiques d'évoluer chez eux avec intensité. Au Tonkin, à Formose, ce sont également les trop jeunes soldats que l'on a vu enlevés par la dysenterie, les fièvres telluriques sous toutes leurs formes. On peut dire que l'expérience est complète à ce sujet et que tous les médecins d'armée seront unanimes pour dire qu'à vingt et un ou vingt-deux ans on peut considérer les jeunes soldats comme des élèves militaires, mais non comme des hommes propres à faire campagne.

Nous verrons ultérieurement, en traitant de la mortalité dans les armées, combien, même en temps de paix, plus forte est la proportion des décès pendant les trois premières années de service; il y a évidemment dans ce fait un résultat complexe; l'acclimatement à la vie militaire, la sélection naturelle, contribuent à le produire, mais précisément l'âge des recrues ajoute aux dangers de cet acclimatement en ne leur fournissant pas la somme de résistance nécessaire pour résister aux influences morbides.

D'autre part, il est évident que les populations s'accommoderaient mal d'une incorporation trop tardive dans l'armée; à vingt ans les carrières ne sont en général pas dessinées, l'ouvrier vient à peine de finir son apprentissage, le paysan ne se trouve pas encore à la tête de son bien, en sorte que les uns et les autres perdent beaucoup moins en servant de vingt et un à vingt-cinq ans que s'ils devaient, au contraire, être incorporés entre vingt-trois et vingt-sept ans. La population, si vivement intéressée à ce que l'époque du mariage ne soit pas reculée trop loin, serait certainement frappée dans son développement et perdrait le bénéfice du service relativement court que lui impose la loi de 1872.

Le législateur s'est donc trouvé en face d'intérêts complexes qu'il a fallu accorder; mais l'hygiéniste ne peut que regretter amèrement cette obligation anti-physiologique; il appelle de tous ses vœux des dispositions légales modifiant une situation qui expose une partie de notre population, la plus importante peut-être, car elle représente l'avenir de la race, aux dangers de la *prématuration*. Ce n'est point du reste le service militaire seul qui est en cause, mais tout notre système d'éducation, système en vertu duquel une grande partie de notre jeunesse est intellectuellement en avance de plusieurs années sur son développement physique (1).

L'hygiéniste militaire, le commandement, doivent tenir grand compte de tous les faits que nous venons d'apprécier en multipliant autour des jeunes recrues les soins hygiéniques, afin de leur faire traverser sans trop d'encombre cette période d'acclimatement à la vie militaire pendant laquelle leur croissance et leur développement général ont à suivre leur cours.

La question de l'âge de l'incorporation touche à celle des engagements volontaires dont il nous reste à dire quelques mots.

Engagements volontaires. — D'après la loi de 1832, l'armée acceptait des engagements volontaires à partir de l'âge de dix-huit ans; en 1848, le minimum d'âge fut même abaissé à dix-sept ans; la loi de 1868 avait rétabli les dispositions premières; elles sont reproduites dans la loi de 1872, art. 46, en y ajoutant la condition de savoir lire et écrire et en posant comme limite d'âge extrême vingt-quatre ans (art. 2 du décret du 30 novembre 1872). Au point de vue des intérêts de l'armée, les engagements volontaires ont été une ressource précieuse; on y trouvait des candidats nombreux pour les grades de sous-officier et même d'officier; aussi, à chaque souffle de guerre, leur nombre augmentait-il sensiblement, mais en se tenant cependant dans des limites assez restreintes.

Nombre des engagés volontaires dans l'armée de terre depuis quarante ans.

Année	Nombre	Année	Nombre	Année	Nombre
1845	6,759	1858	11,845	......	......
1846	7,189	1859	16,491	......	......
1847	9,251	1860	12,932	1875	14,330
1848	19,115	1861	14,910	1876	16,336
1849	27,141	1862	11,971	1877	17,496
1850	8,682	1863	7,782	1878	15,467
1851	10,341	1864	10,023	1879	13,102
1852	10,597	1865	10,071	1880	14,172
1853	8,600	1866	10,405	1881	15,327
1854	16,076	1867	13,369	1882	15,504
1855	21,955	1868	13,970	1883	17,398
1856	19,546	1869	6,130	1884	19,577
1857	6,828	......	......		

(1) Voy. Dally, *L'hygiène des âges au point de vue des devoirs sociaux, les dangers de la prématuration.* (Soc. de Médecine publique, 28 février 1883). — *Revue d'hygiène,* 1883, p. 205, et Coustan, article PRÉMATURATION, in *Dict. encycl. des Sc. médicales.*

La durée de l'engagement volontaire a varié entre deux et sept ans ; elle est de cinq ans d'après la loi de 1872, et ces cinq années comptent dans celles exigées de chaque citoyen, en sorte que, si un jeune homme s'engage à dix-huit ans, il a accompli près de trois ans de service au moment où sa classe est versée dans l'armée.

En laissant de côté la question de sentiment et en n'envisageant que les faits, les engagés volontaires de dix-huit et dix-neuf ans sont physiquement au-dessous des obligations qui leur sont imposées. Les engagés conditionnels eux-mêmes qui peuvent généralement ajouter par leurs ressources personnelles aux allocations réglementaires, surtout en ce qui concerne les vivres, ne peuvent être considérés, ainsi que nous le disions plus haut, que comme des élèves et non des soldats.

La morbidité des engagés volontaires a toujours été supérieure à celle des hommes du contingent ; l'élément moral entre certainement pour une bonne part dans ce fâcheux résultat. Hormis ceux qui s'engagent, poussés par le désir de faire de l'armée une carrière, ou ceux qui, au moment de la guerre, y sont attirés par l'amour de la patrie, combien sont nombreux ces jeunes gens déclassés venant, par coup de tête, se jeter dans les régiments sans vocation sérieuse et ne tardent pas à remplir nos lits d'hôpitaux. Atteints de nostalgie, désolés de se voir liés irrévocablement, dégoûtés d'une profession dont ils sont incapables de sentir la vraie grandeur, ils fournissent une forte proportion à la tuberculose, cette fatale expression de la déchéance organique.

La loi de 1872 admet les réengagements, mais stipule, art. 51, que l'on ne saurait dépasser dans l'armée l'âge de vingt-neuf ans comme simple soldat, celui de trente-cinq comme sous-officier. Inspirée par le désir de ne pas vieillir l'armée permanente et par le souvenir fâcheux des résultats de la loi de la dotation de l'armée du 26 avril 1855, cette mesure est bonne en soi, mais il faut cependant reconnaître qu'à trente ans l'homme est dans la plénitude de sa force physique et morale. Si l'on pouvait choisir absolument l'âge du soldat-type, toujours prêt à faire campagne, tout officier d'expérience le placerait de vingt-cinq à trente-cinq ans.

II. *Taille.* — De tous temps, les législateurs se sont occupés de la question de la taille dans ses rapports avec l'aptitude physique au métier des armes ; en fixant un minimum de taille, ils cherchaient à rejeter les individus trop faiblement constitués pour supporter les fatigues de la vie militaire. Les Romains, qui, en fait d'organisation militaire semblent avoir abordé en principe nombre de questions dont nous cherchons encore les solutions, avaient établi les minima suivants :

Taille *minimum* du temps de Marius........................	1m,671
Taille *minimum* prescrite par la loi valentinienne du 25 août 367.	1m,705
Taille *minimum* du temps de Végèce en 390................	1m,646

Mais, tout en prescrivant ce minimum de taille, Végèce ne recommandait pas moins de se relâcher de la condition de stature en faveur des autres signes indiqués par lui, savoir : les yeux vifs, la taille élevée, la poitrine large, les épaules fournies, la main forte, les bras longs, le ventre petit, la jambe et les pieds moins charnus que nerveux.

On se souvient de l'engouement pour les hautes tailles qui fut remis à la mode par les grenadiers du grand Frédéric; les souverains tinrent à honneur de composer, sinon toute leur armée, du moins certains corps spéciaux. des hommes les plus grands de leur empire. Ces hommes, choisis entre tous, présentaient certainement une résistance physique considérable, mais ce sont choses du passé qui ne peuvent plus revenir. Quoi qu'il en soit, nous pouvons, en jetant un coup d'œil sur les différents minimums de taille exigés dans l'armée française, retrouver les raisons de changements généralement imposés par la nécessité.

Minimums de taille exigés dans l'armée française depuis 1691.

2 décembre 1691, *minimum de l'infanterie.*	temps de paix....	1m,705
	temps de guerre.	1m,678
27 novembre 1765, *minimum des milices*..		1m,624
25 mars 1776, *minimum de l'infanterie*....		1m,651
22 juillet 1792....		1m,624
8 fructidor an VIII...		1m,541
1813....		1m,520
11 mars 1818....		1m,570
11 décembre 1830....		1m,540
11 mars 1832....		1m,560
1er février 1868....		1m,550
27 juillet 1872....		1m,540

Sous Louis XIV et Louis XV, les armées permanentes, relativement peu nombreuses en proportion de la population, peuvent encore se recruter parmi les hommes de grande taille ; mais, déjà en 1776, époque de la reconstitution très sérieuse de l'armée, le législateur est obligé de descendre au minimum de 1m,651 ; en 1792, aux époques de grandes levées, on doit admettre les soldats jusqu'à 1m,624; puis tout disparait avec la tourmente révolutionnaire et les levées en masses qui deviennent nécessaires; on prend alors tous les gens valides, grands ou petits, et lorsque, en l'an VIII, le général Jourdan fait régulariser le recrutement, il est obligé de porter le minimum à 1m,544, preuve évidente qu'il avait été bien souvent dépassé pendant les années précédentes. Pendant les guerres de l'Empire, ce minimum reste en vigueur; puis, lorsque les besoins augmentent et qu'il devient nécessaire de faire un appel désespéré aux forces vives du pays, c'est jusqu'à 1m,520 qu'on arrive à descendre, taille presque illusoire, car avec l'ancien armement, avec le lourd fusil se chargeant par le canon, bien peu d'hommes aussi petits pouvaient rendre des services bien réels. La loi de 1818 est promulguée à une époque où la paix semble assurée pour longtemps; les contingents ne sont plus que de 40 000 hommes, on peut donc élever la taille, elle remonte à 1m,570. En 1830, au lendemain de la révolution de Juillet, on semble craindre d'avoir de nouveau à soutenir la lutte contre l'Europe entière, il faudra des soldats en grand nombre, la taille redescend à 1m,540, comme en l'an VIII; puis tout se calme, l'Europe accepte le nouvel état de choses, et la loi de 1832 fixe le minimum de 1m,560, qui reste celui de toute cette période de trente années dont la fin fut cependant marquée par deux grandes guerres et de lointaines expéditions. En 1868, le maréchal Niel reconnait la nécessité de transformer complètement notre état militaire, et ne parvient malheureusement pas à en convaincre le pays; néanmoins la taille minimum se trouve ramenée à 1m,550; il est vrai que cette prescription ne fut introduite dans la nouvelle loi que par un amendement qui avait pour but de faire descendre le minimum jusqu'à 1m,540, chiffre enfin fixé par la loi du 27 juillet 1872 et dont l'opportunité n'échappe à personne.

Ainsi donc, toutes les fois que la France a voulu augmenter son état militaire, il est devenu nécessaire de baisser le minimum de la taille. Est-ce à dire que la stature de notre population soit en décroissance? Loin de là, mais il est certain que nous ne pouvons pas fournir un nombre considérable de gens de grande taille.

Jusqu'à ces dernières années, on demeurait convaincu que la taille d'une population est toujours en proportion directe de sa santé, de son bien-être, de sa force générale, des localités où elle réside ; la montagne fournirait des gens de plus haute stature que la plaine, la population des villes serait de plus grande taille que celle de la campagne. Tels sont du moins les principes que cherchent à établir Quetelet (1) et Villermé (2). — Dans ses recherches sur la croissance de l'homme, Villermé a voulu démontrer que le degré d'aptitude militaire est en proportion directe de la taille. Là où la taille est élevée, dit-il, il y a peu de réformes, même pour cause de maladie ; là au contraire où il y en a beaucoup, elle est très basse, même pour cette dernière cause, de sorte que tous les avantages sont pour les hommes de haute stature. D'autre part, Quetelet veut prouver que les populations vivant au milieu de conditions hygiéniques défectueuses présentent une moyenne de taille moins élevée que les groupes d'individus jouissant d'un bien-être plus grand et habitant des contrées très salubres.

Une réaction très prononcée s'est manifestée contre ces assertions; tout en admettant que, dans une certaine limite, la taille est très sérieusement influencée par les milieux au contact desquels l'individu se développe, qu'un groupe de population condamné à la misère, comme il s'en trouve aussi bien dans les campagnes que dans les villes, fournira un grand nombre de jeunes gens à développement incomplet, affaiblis par l'insuffisance de la nutrition, il s'en faut de beaucoup que l'on regarde la taille comme le critérium unique de la force et de la résistance. On sait que le développement de la taille s'arrête de bonne heure dans les pays très chauds et les pays très froids, que la moyenne de la taille s'abaisse dans les contrées montagneuses et les contrées marécageuses. Lorsque étudiant la distribution de la taille chez les habitants d'un même département, on trouve deux cantons voisins, tous les deux peuplés par la même race, dont l'un présente au conseil de revision un grand nombre d'individus à petite taille et l'autre fort peu au contraire, si du reste le premier est insalubre, rebelle à la culture, on est bien forcé d'admettre l'influence du sol et des milieux. C'est ainsi que Bertrand (3) nous montre dans le département de l'Indre deux cantons remarquables à ce point de vue : celui de Levroux, fertile, salubre, aisé, donnant 50 exemptions

(1) Quetelet, *Sur la taille de l'homme dans les villes et les campagnes*, in *Annales d'hygiène et de médecine légale*, t. III, p. 24, 1830.

(2) Villermé, *Recherches sur la loi de la croissance de l'homme*, in *Annales d'hygiène et de médecine légale*, t. VI, p. 91. 1831.

(3) Bertrand, *Études statistiques sur le recrutement dans le département de l'Indre de 1838 à 1864*, in *Recueil de Mém. de médec. et de chirurg. mil.*, 3e série, t. XIV, p. 289, 1865.

de taille sur 1000 examinés, celui de Mézières situé au milieu des marais, des landes de la Brenne, à sol improductif, à population misérable, donnant 145 défauts de taille sur 1000; c'est ainsi que des observations analogues ont été faites par Péruy (1) dans le département de l'Aude, par Mouillié (2) dans la Haute-Loire, par Lèques (3), dans la Vendée.

Dans tous les cantons insalubres, on peut remarquer que les exemptions pour défaut de taille sont en nombre assez considérable, mais aussi celles pour infirmités ; si la petite taille était toujours un critérium de la misère, il est évident que la proportion des défauts de taille et celle des infirmités suivrait à peu près la même progression ; or, il n'en est rien, ainsi que l'on peut s'en assurer par la comparaison des données inscrites dans le tableau suivant où sont mis en regard pour les mêmes départements et la même période de temps (1850 à 1858) les exemptions pour défaut de taille et les exemptions pour infirmités. Les chiffres sont extraits d'un travail de Sistach (4), qui se trouve en conformité avec nos vues personnelles.

Exemptions pour défaut de taille et exemptions pour infirmités comparées dans les 86 départements.

PÉRIODE DE 1850 A 1858

NUMÉRO D'ORDRE.	DÉPARTEMENTS classés d'après le nombre croissant des exemptions pour défaut de taille.	EXEMPTÉS pour défaut de taille sur 1000 examinés.	EXEMPTÉS pour infirmités sur 1000 examinés.	NUMÉRO D'ORDRE du département dans le classement d'apres le nombre croissant des exemptions pour infirmites.
1	Doubs	21	192	6
2	Haute-Marne	23	259,1	45
3	Côte-d'Or	27	298,4	70
4	Pas-de-Calais	30	296,5	68
5	Jura	31	214	16
6	Ardennes	33	356	83
7	Orne	34	386	86
8	Aube	34,1	320	78

(1) Peruy, *Études statistiques sur le département de l'Aude*, in *Recueil de Mém. de médec. et de chir. mil.*, 3e série, t. XVIII, p. 81, 1867.

(2) Mouillié, *Des causes d'exemption dans la Haute-Loire*, même recueil, 3e série, t. XVIII, p. 273, 1867.

(3) Lèques, *Considérations sur les infirmités, causes d'exemption dans le département de la Vendée*, même recueil, t. XII, p. 177, 1864.

(4) Sistach, *Études statistiques sur les infirmités et le défaut de taille, considérés comme causes d'exemption du service militaire*, in *Recueil de Mém. de médec. et de chirurg. mil.*, 3e série, t. VI, p. 353, 1861.

NUMÉRO D'ORDRE.	DÉPARTEMENTS classés d'après le nombre croissant des exemptions pour défaut de taille.	EXEMPTÉS pour défaut de taille sur 1000 examinés.	EXEMPTÉS pour infirmités sur 1000 examinés.	NUMÉRO D'ORDRE du département dans le classement d'après le nombre croissant des exemptions pour infirmités.
9	Bas-Rhin	34,5	210.3	13
10	Haute-Saône	35	204	9
11	Somme	37,2	326	80
12	Oise	37,5	370	85
13	Moselle	38	256	42
14	Ain	39	219,3	19
15	Bouches-du-Rhône	39,5	261,9	49
16	Meuse	39,7	250,5	39
17	Aisne	40,1	258,5	43
18	Eure	40,7	334	82
19	Seine-et-Marne	42	284	60
20	Manche	44	315,3	76
21	Yonne	46	259,8	47
22	Seine-Inférieure	48,2	333	81
23	Marne	48,4	239	31
24	Deux-Sèvres	48,7	259,7	46
25	Charente-Inférieure	48,8	357	84
26	Haut-Rhin	49	293	65
27	Saône-et-Loire	49,1	265	51
28	Corse	50	172	2
29	Nord	51	234	30
30	Hautes-Pyrénées	51,3	275	57
31	Isère	51,5	216	17
32	Eure-et-Loir	51,7	295	66
33	Meurthe	51,9	187,8	5
34	Drôme	52	283	59
35	Loire-Inférieure	53,33	211	15
36	Haute-Garonne	53,39	250,09	38
37	Rhône	53,5	224,4	21
38	Pyrénées-Orientales	53,7	219,4	18
39	Vaucluse	54,5	222	20
40	Calvados	55,9	270,5	54
41	Seine-et-Oise	56	254	41
42	Vienne	57,21	314	75
43	Vosges	57,22	281	58
44	Var	57,27	224,9	22
45	Maine-et-Loire	58	291	64
46	Hérault	58,1	243	32
47	Gard	58,8	228	24
48	Gers	60	245	33
49	Basses-Pyrénées	60,6	208	12
50	Ariège	61	258,6	44
51	Mayenne	63,5	231,8	27
52	Lot-et-Garonne	63,7	268	52
53	Gironde	64	231,6	26
54	Nièvre	65	286	63
55	Seine	66	206	10
56	Sarthe	69	298,8	71
57	Tarn-et-Garonne	69,4	232,64	28
58	Aude	70,13	296	67
59	Loiret	70,17	201	7
60	Vendée	74	174	56

NUMÉRO D'ORDRE.	DÉPARTEMENTS classés d'après le nombre croissant des exemptions pour défaut de taille.	EXEMPTÉS pour défaut de taille sur 1000 examinés.	EXEMPTÉS pour infirmités sur 1000 examinés.	NUMÉRO D'ORDRE du département dans le classement d'après le nombre croissant des exemptions pour infirmités.
61	Morbihan	75	178	3
62	Creuse	80	285,3	62
63	Loir-et-Cher	81,1	324	79
64	Loire	81,6	273	55
65	Ille-et-Vilaine	82	248	36
66	Aveyron	84,2	232,68	29
67	Cher	84,7	308	73
68	Cantal	84,8	261,4	48
69	Indre-et-Loire	86	312	74
70	Allier	88	285,2	61
71	Lozère	89	207	11
72	Indre	90	307	72
73	Basses-Alpes	91	229	25
74	Tarn	93	187,5	4
75	Côtes-du-Nord	94	203	8
76	Landes	96	253	40
77	Finistère	97	226	23
78	Charente	99	250,01	37
79	Lot	101	270,4	14
80	Haute-Loire	102	290,01	53
81	Dordogne	106,80	297	69
82	Puy-de-Dôme	106,86	246,9	35
83	Ardèche	110	171	1
84	Hautes-Alpes	113	315,6	77
85	Corrèze	130	262	50
86	Haute-Vienne	160	246,2	34

On peut voir dans ce tableau des départements comme l'Ardèche, le Tarn, les Côtes-du-Nord, le Lot, offrir le plus grand nombre de petites tailles (113, 94, 93, 101 pour 1000), et présenter au contraire les numéros les plus faibles dans l'échelle des proportions pour infirmités (nos 1, 4, 8, 14); d'autres départements, comme les Ardennes, la Côte-d'Or, l'Orne, l'Aube, la Somme, l'Oise, méritent, comme exemptions pour défaut de taille, les numéros 6, 3, 7, 8, 11, 12, et dans l'échelle des infirmités les numéros 83, 70, 86, 78, 80, 85.

Dans ses recherches anthropologiques, Broca (1) arrive à des résultats absolument identiques, aussi bien du reste que Boudin (2) et Lagneau (3),

(1) Broca, *Mémoires d'anthropologie*, t. I, p. 333. Paris, 1871.

(2) Boudin, *Études ethnologiques sur la taille et le poids de l'homme*, in *Recueil des Mém. de médec. et de chirurg. mil.*, 3e série, t. IX et X, 1863.

(3) Lagneau, *Remarques ethnologiques sur la répartition géographique de certaines infirmités en France*. — *Mém. de l'Académie de médecine*, t. XXIX, p. 293, 1869-1870.

dans des travaux non moins consciencieux, sur lesquels nous aurons fréquemment l'occasion de nous appuyer pour l'étude de la taille en rapport avec l'aptitude militaire.

C'est donc à un tout autre point de vue qu'il faut se placer pour apprécier plus sûrement la question de la taille, comme cause d'inaptitude au service militaire.

Broca, Boudin, Lagneau, Sistach, sont entièrement d'accord pour admettre que, dans les populations qui sont actuellement répandues sur le sol de la France, la grande cause des variations de la taille n'est autre que la race dont elles sont issues.

La nation que César trouva en possession de la Gaule lors de son invasion était loin d'appartenir à un même groupe ethnologique; on pouvait y reconnaître trois peuples à organisation physique bien différente : les *Aquitains*, établis entre la Garonne, les Pyrénées et l'Océan; les *Belges*, compris entre la Seine et le Rhin : les *Celtes*, possédant toutes les autres provinces depuis la Garonne jusqu'à la Seine, depuis les Alpes jusqu'à l'Océan. Les Celtes ou *Galls* paraissent avoir existé dans l'Europe occidentale depuis une époque très reculée; les Belges, au contraire, constituaient une famille étrangère, une branche de la grande race des *Kymris* qui, chassés des bords de la mer Noire par les Scythes, étaient remontés vers 613 avant Jésus-Christ jusque sur les bords de la Baltique; de là ils étaient partis pour conquérir les territoires qui forment aujourd'hui le nord-est de la France et la Grande-Bretagne. Les Galls ou Celtes et les Belges ou Kymris forment évidemment les deux principales souches de la race française; les Aquitains appartenaient à cette race que l'on retrouve encore à peu près pure chez les Basques actuels.

Les Kymris étaient, d'après César, des hommes de haute taille, à la tête longue, au front large et élevé, au menton saillant, au nez recourbé, à la chevelure blonde; les Celtes au contraire avaient la taille moyenne, le front bombé, fuyant vers les tempes, le nez à peu près droit, le menton rond; ils avaient les cheveux et les yeux bruns.

Les Kymris devaient être bientôt refoulés à leur tour par le flot envahissant d'une nouvelle race, la race germanique ou teutone, descendue de la Scandinavie et qui les chassa jusqu'en deçà du Rhin, ne leur laissant ainsi pour domaine que la partie du pays comprise entre ce fleuve et la Seine. Déjà, avant la conquête romaine, les Kymris et les Celtes, tout en conservant leur langue et leurs coutumes, s'étaient plus ou moins mélangés, et lorsque César eut substitué l'unité politique aux nationalités partielles, il n'y eut plus dans les Gaules que des Gaulois qui subirent eux-mêmes peu à peu le mélange avec les colons romains; partant du littoral méditerranéen, ces derniers remontaient la vallée du Rhône, passaient dans les bassins de la Loire, de la Seine et de la Garonne, et arrivaient insensiblement à la limite même des anciens territoires kymro-germaniques.

Par-dessus les Gaulois kymro-celtes et les colons romains vinrent s'écouler tour à tour des flots de population venus du fond de l'Orient et du nord de l'Europe; ils transformèrent l'Europe occidentale en un vaste champ de bataille où se rencontraient les Wisigoths, les Franks, les Burgondes, les Huns mongoliques et les Arabes sémitiques, plus tard enfin les Normands. Les Kymris eurent particulièrement à souffrir de l'invasion germanique qui les modifia sensiblement en leur donnant un certain cachet septentrional.

Tous ces peuples divers, issus de familles ethnologiques si différentes, subirent sans aucun doute de nombreux mélanges; dans quelques points la race celtique primitive disparut presque absolument pour faire place à l'élément étranger; plus tard, à la chute du régime féodal, les migrations de familles, d'individus, remplacèrent celles des peuples et commencèrent ce mouvement incessant du bourg au village, du village à la ville, de la ville aux grands centres, auquel nous assistons encore de nos jours et qui a pour effet d'imprimer peu à peu à notre race un type indéfini, participant vaguement de chacune de nos origines premières.

Quelque prononcé que soit aujourd'hui ce mélange, on n'en rencontre pas moins des types parfaitement purs de nos ancêtres, et d'une façon générale le vestige de la division primitive de la race gauloise, en Kymris et en Celtes. Dans les bassins du Rhône et de l'Isère, nous retrouvons les Celtes primitifs plus ou moins mélangés aux Romains; sur les bords de la Garonne, les Aquitains germanisés pendant un siècle par les Wisigoths; en Bourgogne, les Celtes à peu près purs ou légèrement germanisés; entre la Meuse et le Rhin, une population kymro-germanique qui a subi l'influence prolongée des Franks; enfin en Bretagne la race celtique que les conquérants n'ont pu sérieusement atteindre, et à côté d'elle la race kymrique isolée dans certaines régions, sans mélange avec la race celtique.

Broca (1), auquel nous empruntons les données qui précèdent, a été amené à rechercher l'influence de la race sur le développement de la taille et a pris pour point de départ les exemptions pour défaut de taille prononcées par les conseils de revision. Voulant faire porter ses recherches sur un nombre d'années assez considérable pour établir une moyenne sérieuse, il a relevé le nombre des exemptions prononcées pour défaut de taille dans la période 1831-1860, c'est-à-dire pendant trente ans. Rangeant ensuite les départements par ordre décroissant suivant le nombre des exemptés, il a donné le tableau que nous reproduisons ici; il n'offre pas de trop grandes différences avec celui que Sistach a lui-même dressé pour la période 1850-1858.

Classement des 86 départements d'après le nombre proportionnel des exemptions pour défaut de taille. (Minimum, $1^m,56$.)

PÉRIODE DE 1831 A 1860, SOIT TRENTE ANNÉES

DÉPARTEMENTS.	NUMÉRO d'ordre.	PROPORTION des exemptés pour 1000 hommes	DÉPARTEMENTS.	NUMÉRO d'ordre.	PROPORTION des exemptés pour 1000 hommes
Doubs.	1	24,39	Rhône.	51	51,97
Côte-d'Or.	2	31,64	Eure....... ..	23	52,15
Jura....	3	32,00	Orne....... ..	24	52,29
Haute-Marne..	4	34,52	Vosges........	25	53,74
Pas-de-Calais..	5	36,58	Meurthe.	26	54,11
Somme.......	6	36,61	Vaucluse......	27	54,77
Oise.	7	37,57	Isère..........	28	55,13
Ardennes.	8	38,37	Manche.......	29	55,14
Haute-Saône..	9	39,30	Eure-et-Loir..	30	55,60
Bas-Rhin......	10	39,70	Deux-Sèvres. .	31	56,20
Moselle.	11	41,22	Haut-Rhin. ...	32	56,38
Seine-et-Marne	12	42,35	Charente-Inférieure.	33	56,43
Nord.........	13	43,88	Seine-Infér....	34	56,48
Aisne........	14	45,73	Yonne.	35	56,53
Marne........	15	45,75	Maine-et-Loire	36	57,38
Aube.........	16	46,10	Hautes-Pyrénées.......	37	58,89
Ain..	17	46,40	Gard..........	38	60,16
Meuse.	18	46,69	Var...........	39	60,63
Bouches-du-Rhône......	19	47,19	Drôme........	51	61,51
Seine-et-Oise..	20	51,73	Loire-Infér....	41	62,17
Calvados......	21	51,97			

(1) Broca, *loc. cit.*, p. 277 et suiv.

DÉPARTEMENTS.	NUMÉRO d'ordre.	PROPORTION des exemptés pour 1000 hommes.	DÉPARTEMENTS.	NUMÉRO d'ordre.	PROPORTION des exemptés pour 1000 hommes
Hérault.......	42	62,99	Cher..........	69	95,38
Saône-et-Loire	43	63,10	Indre.........	70	97,03
Gironde.......	44	64,82	Basses-Alpes. .	71	97,10
Haute-Garonne	45	65,28	Tarn..........	72	98,47
Lot-et-Garonne	46	69,66	Landes........	73	101,73
Vendée.......	47	69,80	Lozère........	74	102,67
Gers..........	48	70,56	Indre-et-Loire.	75	106,97
Seine.........	49	72,75	Côtes-du-Nord.	76	107,75
Pyrén.-Orient.	50	73,02	Lot..........	77	107,98
Basses-Pyrén..	51	74,17	Allier.........	78	109,44
Corse.........	52	74,40	Finistère......	79	109,44
Vienne........	53	75,47	Ardèche	80	112,15
Sarthe........	54	75,57	Hautes-Alpes..	81	113,07
Loiret........	55	76,42	Charente......	82	113,69
Tarn-et-Garon.	56	76,90	Dordogne....	83	124,42
Aude.........	57	77,37	Puy-de-Dôme.	84	128,55
Mayenne......	58	77,98	Corrèze.......	85	167,80
Nièvre........	59	78,63	Haute-Vienne.	86	174,85
Ariège........	60	81,41			
Loire.........	61	84,72			
Morbihan.....	62	88,11			
Creuse........	63	89,08			
Loir-et-Cher. .	64	91,09			
Aveyron......	65	91,19			
Cantal........	66	92,63			
Haute-Loire. .	67	92,82			
Ille-et-Vilaine.	68	93,20			

On peut ajouter à ce tableau les trois départements annexés en 1860, et qui, pour la période 1860-1870, ont donné les résultats suivants :

Savoie........	2	31,23
Haute-Savoie.	12	41,47
Alpes - Maritimes........	10	40,56

Pour représenter sur la carte ces valeurs calculées et pouvoir ainsi les comparer aux groupements ethnologiques, Lagneau (1) classe les départements en trois catégories auxquelles il assigne les teintes suivantes :

34 départements blancs, présentant de 24,39 à 56,48 exemptés pour 1000;

27 départements gris, présentant de 56,63 à 81,41 exemptés pour 1000;

26 départements noirs, présentant 84,72 à 174,85 exemptés pour 1000;

Et sur ces données établit la carte que nous reproduisons ci-dessous.

Au premier aspect de cette carte, on est immédiatement frappé de la

(1) Lagneau, *loc. cit.*, p. 311.

démarcation si tranchée existant entre les départements à grande taille et les départements à petite taille; une ligne oblique partant de l'extrémité méridionale du département de la Manche pour aller aboutir à celui des Hautes-Alpes en passant au nord des départements de la

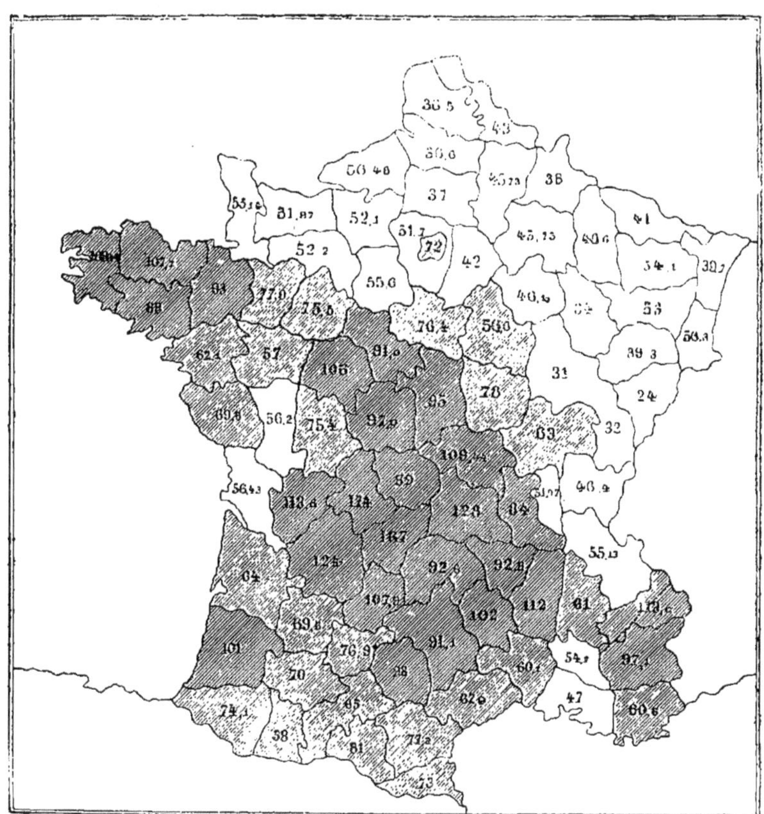

Fig. 1. — Carte donnant par département le nombre des exemptés pour défaut de taille sur 1000 hommes examinés. (Période de 1831 à 1860.)

Mayenne, de la Sarthe, du Loir-et-Cher, du Loiret, de l'Yonne, de Saône-et-Loire, à l'est de la Loire et de la Drôme, divise la France en deux régions bien distinctes. L'ensemble des départements à teinte foncée se trouve au sud de cette ligne, les départements placés au nord sont au contraire à teinte claire. Or, l'étude ethnologique de la France démontre que ces départements foncés sont précisément ceux où prédomine l'élément celtique, tandis que les départements blancs sont ceux au contraire dans lesquels s'est fixée la race kymrique, modifiée en beaucoup de points par l'élément germanique. Au voisinage de la grande ligne de démarcation existent des départements kymro-celtiques, où les deux races se sont plus ou moins mélangées (Loiret, Eure-et-Loir, Nièvre, Saône-et-Loire).

Parmi les départements à teinte mixte, on remarque un groupe bien prononcé situé au sud-ouest de la France, appartenant au bassin de la Garonne; il correspond à l'ancien pays des Aquitains germanisés par les Wisigoths. Ce groupe se prolonge jusqu'à la vallée du Rhône, où se trouvent même des départements complètement blancs, les Bouches-du-Rhône et le Vaucluse; de même à l'embouchure de la Loire et dans le bassin de ce fleuve on trouve un groupe mixte se réunissant à celui de l'Aquitaine; deux départements, la Charente-Inférieure et les Deux-Sèvres, sont complètement blancs; ces exceptions s'expliquent facilement; les invasions germaniques descendant du nord-est au sud-ouest pour se diriger vers l'Espagne laissaient ou expédiaient de nombreuses colonies dans les régions les plus riches et les plus fertiles qui, alors comme aujourd'hui, se trouvaient au voisinage des grands cours d'eau; pendant ce temps, la population celtique refoulée avait une tendance naturelle à gagner les régions montagneuses, les plateaux. Aussi voyons-nous les départements celtiques correspondre très exactement aux pâtés montagneux des Alpes, à celui de l'Auvergne, puis à cette ligne oblique de hauteurs qui, séparant le bassin de la Seine de celui de la Loire vont se terminer en Bretagne pour former les montagnes Noires.

Le tableau suivant, que nous empruntons à Broca (1), fait ressortir nettement le rapport qui existe en France entre la taille et le groupement des races.

Répartition de la taille en France suivant les races.

Moyenne générale des exemptions pour défaut de taille, dans les 86 départements, 76,9 sur 1000 conscrits.

I. — Le groupe des 15 départements kymriques les plus purs	37,4	Moyenne de la zone kymrique	42,8
II. — Le groupe des 6 départements kymriques germanisés (Alsace-Lorraine)	56,1		

(1) Broca, *loc. cit.*, p. 320.

Groupe			Moyenne de zone
— Le groupe des 5 départements kymro-celtiques germanisés (Normandie)		65,9	Moyenne de la zone kymro-celtique. 56,8
IV. — Les autres départements kymro-celtiques		56,8	
V. — Départements celtiques modifiés par les croisements :			Moyenne de toute la zone celtique. 89,3
Moyenne de ces 3 groupes, 67,4..	*a.* Groupe de la basse Loire	68,2	
	b. Groupe de l'Aquitaine..	71,1	
	c. Groupe de l'ancienne province romaine...	61,0	
VI. — Départements celtiques les plus purs :			
Moyenne de ces 3 groupes, 109,09	*a.* Groupe alpestre.......	99,5	
	b. Groupe de la Bretagne.	109,6	
	c. Groupe des 20 départements du centre....	111,1	
VII. — Département de la Seine..........		85,0	
VIII. — Département de la Corse...........		87,0	

Ces recherches datent d'une période remontant à près d'un quart de siècle ; depuis, le mélange des races a pu augmenter encore, les conditions de recrutement ont changé ; il était donc intéressant de rechercher les données fournies par les années les plus récentes, celles de la période quinquennale de 1879 à 1883; mais les calculs des statistiques du recrutement prennent actuellement pour unité 148 subdivisions de région et non plus 86 départements. La comparaison avec les calculs anciens n'en est cependant pas rendue très difficile, car chaque subdivision de région est toujours une portion d'un même département et porte le nom soit du chef-lieu, soit d'une sous-préfecture.

De plus, sous la loi de 1832 on prononçait définitivement l'exemption de tout homme dont la taille n'atteignait pas $1^{m},56$, actuellement c'est simplement l'ajournement que l'on applique à ceux dont la taille ne mesure pas $1^{m},54$; or, avec l'ancien système, on éliminait en bloc les individus simplement en retard de développement et tous les rachitiques ou scrofuleux chez lesquels le défaut de taille tient à une lésion du squelette. Actuellement ceux-là seuls sont exemptés et les ajournés représentent avec plus de précision les hommes simplement petits.

Dans le tableau suivant les 148 subdivisions de régions sont classées d'après l'ordre décroissant des ajournements pour défaut de taille prononcés sur leurs candidats au service militaire.

Classement des 148 subdivisions de région d'après le nombre proportionnel des ajournements pour défaut de taille. (Période de 1879 à 1883, minimum 1m,54.)

Nº d'ordre.	Subdivisions de Région.	Total des jeunes gens visités de 1879 à 1883.	Total des jeunes gens ajournés pour défaut de taille.	Nombre d'ajournés sur 100 visités.
1	Tulle.........	9 553	525	5,49
2	Brive.........	10 086	528	5.23
3	Périgueux....	9 440	457	4,84
4	Guingamp....	12 285	566	4,60
5	Limoges......	13 436	577	4,29
6	Gap....	5 512	231	4,19
7	Mont-de-Marsan.	10 077	410	4,06
8	Saint-Lô......	8 336	334	4 »
9	Quimper.	16 199	645	3,98
10	Albi...	8 872	336	3.76
11	Angoulême...	9 782	367	3.75
12	Magnac-Laval.	8 702	325	3,73
13	Saint-Brieuc..	13 325	475	3,56
14	Bergerac.	8 522	300	3,52
15	Lorient.	13 942	484	3,47
16	Montélimart. .	6 850	237	3,45
17	La Roche-s.-Yon.	10 778	368	3.41
18	Brest.........	16 639	563	3,38
19	Laval.	7 672	256	3,336
20	Vannes.......	11 617	387	3.331
21	Digne.	5 776	190	3,289
22	Clermont-Ferrand	11 222	369	3,288
23	Rennes.......	13 891	449	3,23
24	Aurillac.	12 474	386	3,09
25	Privas........	11 574	345	2,983
26	Le Havre.. ...	15 323	457	2,982
27	Mirande......	8 905	262	2,94
28	Dreux........	5 745	166	2,88
29	Montauban...	9 573	276	2,86
30	Vitré.........	7 309	209	2,859
31	Romans......	6 553	187	2,853
32	Le Mans......	9 179	261	2,84
33	Cahors.......	8 488	240	2,82
34	Agen.........	7 336	206	2,80
35	Riom.........	12 619	352	2,789
36	Ajaccio.......	11 510	320	2,780
37	Perpignan....	8 773	242	2,76
38	Blois.	12 312	336	2,72
39	Angers.......	9 256	251	2,71
40	Toulouse. ..	11 036	299	2,70
41	Fontenay-le-C.	8 052	216	2,69
42	Narbonne. . .	8 483	227	2,676
43	Chartres......	5 842	156	2,670
44	Bordeaux.....	20 149	537	2,66
45	Carcassonne..	9 818	261	2,65
46	Cherbourg....	7 001	183	2,61
47	Mende.	9 509	248	2,60
48	Libourne.....	8 238	213	2.58
49	Mamers.	8 968	230	2,564
50	Saint-Étienne.	13 037	334	2,562
51	Le Puy... ..	12 451	316	2,53
52	Falaise.	4 950	125	2,525
53	Marmande....	6 538	165	2,523
54	Granville.	7 075	174	2.45
55	Pau.	11 990	291	2,427
56	Orléans.	9 458	229	2,421
57	Lille.	20 878	504	2,41
58	Parthenay. ...	11 502	276	2,399
59	Foix..	7 978	191	2,394
60	Montluçon....	14 499	346	2,39
61	Antibes.......	11 154	260	2,33
62	Bernay.......	5 166	130	2,32
63	Nancy........	11 377	262	2,30
64	Béziers.......	7 632	174	2,27
65	Le Blanc.	9 359	205	2,21
66	Chambéry....	12 593	276	2,19
67	Alençon.	6 486	140	2,158
68	La Rochelle...	8 646	186	2,151
69	Bourges......	11 189	239	2.13
70	Montpellier...	10 979	232	2,11
71	Mayenne.	7 973	167	2,094
72	Saintes.......	9 651	202	2,093
73	Rouen (Nord).	14 590	305	2,090
74	Poitiers.	8 882	185	2,08
75	Rouen (Sud)..	9 212	191	2,07
76	Saint-Gaudens	10 641	220	2,06
77	Gouv. milit. de Paris (Seine).	88 654	1809	2,04
78	Neufchâteau. .	13 394	273	2,038
79	Caen	7 315	149	2,030
80	Cosne........	11 372	228	2,0048
81	Pont-St-Esprit.	10 029	201	2,0041
82	Châteauroux. .	10 057	200	1,988
83	Amiens	7 421	147	1,980
84	Abbeville.....	8 239	162	1,967
85	Grenoble.....	9 224	181	1,962
86	Nantes.......	18 088	353	1,95
87	Tarbes.......	9 569	185	1,93

Nº d'ordre.	Subdivisions de Région.	Total des jeunes gens visités de 1879 à 1883.	Total des jeunes gens ajournés pour défaut de taille.	Nombre d'ajournés sur 100 visités.
88	Gouv. milit. de Lyon	14 731	286	1,92
89	Avignon......	10 169	197	1,90
90	Châlons-sur-M.	9 076	172	1,89
91	Saint-Omer. .	15 657	296	1,888
92	Tours...... .	10 207	192	1,881
93	Béthune......	12 750	238	1,86
94	Ancenis.	10 289	191	1,8563
95	Nevers.	12 229	227	1,8560
96	Dunkerque...	10 140	188	1,854
97	Rodez.......	13 542	249	1,83
98	Nîmes.	14 016	256	1,826
99	Saint-Malo. ..	11 418	208	1,821
100	Montargis....	8 857	161	1,817
101	Reims........	11 202	203	1,812
102	Péronne......	6 925	124	1,79
103	Cholet.	9 665	164	1,696
104	Bayonne......	11 447	194	1,694
105	Toulon.......	12 807	216	1,686
106	Arras	7 663	129	1,683
107	Montbrison...	10 680	178	1,666
108	Valenciennes.	8 892	148	1,664
109	Lisieux.......	4 632	77	1,662
110	Gouv. milit. de Paris (Seine-et-Oise......	20 693	340	1,64
111	Guéret.	9 008	146	1,62
112	Compiègne. ..	7 474	120	1,605
113	Fontainebleau	5 673	91	1,604
114	Aix..........	15 810	249	1,57
115	Châtellerault. .	7 796	199	1,52
116	Bourgoin.	9 884	142	1,43
117	Soissons......	5 375	77	1,432
118	Roanne	11 810	169	1,430
119	Angoulême...	8 672	124	1,42
120	Mézières.	12 136	169	1,39
121	Beauvais.	7 871	108	1,37
122	Verdun.......	10 442	142	1,359
123	Laon.........	6 339	86	1,356
124	Vienne.	6 496	88	1,354
125	Autun.	12 561	169	1,34
126	Toul.	8 400	112	1,33
127	Cambrai......	11 703	154	1,31
128	Annecy.......	13 950	181	1,29
129	Troyes.	9 644	120	1,245
130	Évreux.......	3 783	47	1,242
131	Saint-Quentin.	11 282	141	1,240
132	Mâcon........	10 423	128	1,228
133	Melun........	3 103	38	1,224
134	Auxerre......	8 414	102	1,212
135	Besançon.....	9 450	115	1,211
136	Vesoul.	9 919	118	1,188
137	Dijon........	9 186	109	1,187
138	Belfort.	11 200	130	1,16
139	Avesnes......	10 364	115	1,10
140	Belley........	8 536	93	1,08
141	Coulommiers.	5 797	62	1,06
142	Châlons-s.-M..	10 765	109	1,01
143	Lons-le-Saunier .	10 335	102	0,98
144	Langres......	7 379	72	0,975
145	Bourg........	7 303	71	0,96
146	Chaumont. ...	6 478	60	0,92
147	Auxonne.	8 466	77	0,90
148	Sens.	4 387	38	0,86

On peut voir à l'inspection de ce tableau que la situation n'a pas sensiblement varié et que, sauf de bien rares exceptions, les régions celtiques sont encore celles où la taille est la moins élevée, les grandes tailles se localisant encore dans le nord, le nord-est et l'est de la France, les petites dans le sud, le sud-ouest et l'ouest.

En envisageant dans leur ensemble les conditions de taille exigées dans les armées étrangères, on peut vérifier encore le même principe. Partout où se trouvent les races germaniques et saxonnes, dans l'Allemagne du Nord, l'Angleterre, les États-Unis d'Amérique, on peut exiger du soldat un minimum de taille élevé. Dans les pays celtiques, au contraire, on doit se montrer moins sévère, et cependant nous verrons ailleurs que dans les armées de race germanique la proportion des exemptions pour infirmités est peut-être plus élevée que dans les races celtiques.

Taille minimum dans les principales armées.

Races germaniques	Empire allemand	1m,570
	Amérique du Nord	1m,600
	Angleterre	1m,600
	Suède	1m,608
	Bade	1m,570
Races celtiques mélangées	France	1m,540
	Italie	1m,560
	Belgique	1m,570
	Espagne	1m,560
Races germano-slaves	Autriche	1m,553

Étant donné ce fait scientifique que la taille n'est pas, le plus souvent, en rapport avec la constitution de l'individu, mais au contraire avec la race à laquelle il appartient, on comprend que la loi de 1872 abaisse en France le minimum de taille à 1m,54, quoique, à vrai dire il n'y ait plus de minimum, puisque le § 70 de l'instruction du 28 avril 1873 spécifie nettement :

« Le défaut de taille persistant pendant deux années de suite ne saurait motiver *en aucun cas* l'exemption. L'homme qui n'a pas la taille de 1m,540 doit être classé dans l'armée auxiliaire. »

Cette disposition est prise en raison du fait démontré par l'observation que, dans nos races européennes, la croissance de l'homme continue souvent jusqu'à vingt-cinq ans et au delà.

Quetelet, dans des travaux sur lesquels nous reviendrons en parlant du rapport qui unit le poids à la taille, a prouvé que l'homme dont la taille n'atteint à dix-huit ans que 1m,658, atteint à vingt-cinq ans 1m,680. Danson (1), observant sur 4800 criminels de dix-huit à trente ans, a remarqué que chez eux, si la taille moyenne était à dix-huit ans de 1m,634, elle arrivait à 1m,684 vers trente ans. — Liharzik (2), dans des recherches très exactes, a démontré l'accroissement successif jusqu'à

(1) Danson, *Growth of the human body (Statistical Society's journal)*, p. 22. 1862.
(2) Liharzik, *Loi de la croissance et de la structure de l'homme*. Vienne, 1862.

vingt-quatre ans de chacun des segments du squelette, par suite de la taille totale; de ses nombreux travaux, nous pouvons extraire les chiffres suivants qui sont établis, il est vrai, au point de vue de la population germano-slave.

AGE (année accomplie).	TAILLE moyenne.	AGE (année accomplie).	TAILLE moyenne.
18.............	1m,63	22.............	1m,71
19.............	1m,65	23.............	1m,73
20.............	1m,67	24.............	1m,75
21.............	1m,69		

On peut adresser à ces calculs le reproche d'avoir était faits sur des individus différents, à des périodes variables de leur vie; Allaire (1) et Robert (2) ont recherché la taille de soldats français, de l'âge de vingt-quatre à vingt-cinq ans, et l'ont comparée à celle qui se trouvait inscrite sur leur livret, correspondant par conséquent à l'époque de leur incorporation. Chez beaucoup d'entre eux, ils ont trouvé une différence en plus de 23 millimètres.

L'impression générale qui résulte de cette expérience de plus de douze ans ne semble pas favorable aux prescriptions de la loi de 1872. Militairement, un soldat de 1m,54 est beaucoup trop petit; fantassin, il sera écrasé sous le poids du sac et de l'équipement; cavalier, il ne pourrait placer la selle sur le dos de son cheval. — Il est des exceptions; mais la majeure partie des hommes de 1m,54, même ceux qui sont physiologiquement bien constitués auraient pu, sans grands inconvénients, être laissés dans la vie civile ou tout au plus employés dans certains services auxiliaires de l'armée, ceux qui ne nécessiteraient jamais le service armé.

Dans la précédente édition de cet ouvrage (3), en nous basant sur l'observation des faits relatifs aux recrutements pendant la période 1844-1868, soit pendant vingt-cinq ans, nous avons longuement discuté la question de l'augmentation ou de la diminution de la taille en France et posé les déductions suivantes : 1o le nombre des individus présentant une taille inférieure au minimum réglementaire va toujours en décroissant; 2o la taille moyenne de l'armée n'a pas sensiblement varié; 3o vrai-

(1) Allaire, *Étude sur la taille et le poids de l'homme dans le régiment des chasseurs de la garde*, in *Recueil des Mém. de médec. et de chirurg. mil.*, 3e série, t. X, p. 161.

(2) Robert, *Notice sur la taille et le poids du fantassin français*, in même *Recueil*, t. X, p. 171.

(3) *Hygiène militaire*, édition 1874, p. 101 et suivantes.

semblablement il se produit encore un mouvement de mélange dans la population française ayant pour résultat d'élever les petites tailles tout en diminuant les tailles élevées.

Le médecin n'a pas, en général, à intervenir directement dans l'évaluation de la taille ; cette opération devrait, au contraire, s'exécuter sous sa surveillance et son contrôle, car quelques jeunes gens, dont la taille est voisine du minimum légal, cherchent encore à la diminuer par différents subterfuges, en pliant, par exemple, les articulations pendant qu'ils sont sous la toise, en fléchissant la colonne vertébrale. — Il est certain qu'une marche prolongée, faite la veille du jour qui précède l'examen, peut abaisser la taille de quelques millimètres, non point par un aplatissement des disques intervertébraux, mais plutôt, comme l'a démontré Malgaigne, par une exagération des courbures normales de la colonne vertébrale. De plus, la taille elle-même est souvent une indication précieuse pour l'appréciation de certaines autres conditions physiologiques ou pathologiques.

Les toises dont on se sert généralement en France consistent en un montant vertical dans lequel glisse à frottement un curseur horizontal ; la partie du montant vertical, intermédiaire entre les tailles extrêmes, soit de $1^m,40$ à 2 mètres environ, est graduée en centimètres et millimètres; le montant est du reste fixé sur une sorte de plateau. Le jeune homme nu, ou tout au moins déchaussé, se plaçant sur ce plateau doit conserver une position absolument verticale; on veillera à ce que les talons soient joints, et que les calcanéums, le sacrum, la portion dorsale de la colonne vertébrale et l'occiput demeurent en contact avec la tige verticale de la toise. — En faisant ensuite glisser le curseur horizontal jusqu'à ce qu'il effleure le sinciput, on n'a plus qu'à lire la graduation pour connaître la taille.

Dans beaucoup de cantons, les toises mises à la disposition du conseil de revision sont bien construites et fort précises; dans quelques autres, cependant, elles sont notoirement défectueuses; il est indispensable de les vérifier de temps en temps, car le bois joue facilement, le plateau horizontal se creuse à la longue, et la mensuration ne présente plus aucune exactitude.

On doit également faire usage, dans quelques cas spéciaux, d'une toise horizontale. Elle consiste en une large planche bien unie, en chêne, terminée à l'une de ses extrémités par une planche verticale fixe de

25 centimètres de hauteur environ; à l'autre extrémité une planche verticale mobile sert de curseur et permet de lire sur une échelle graduée horizontale la taille de l'individu suspect. La toise horizontale sert, en effet, pour mesurer les jeunes gens qui ne veulent ou ne peuvent prendre une position bien verticale, et fléchissent continuellement leurs membres ou la colonne vertébrale.

En les faisant coucher sur une planche, la plante des pieds appuyée

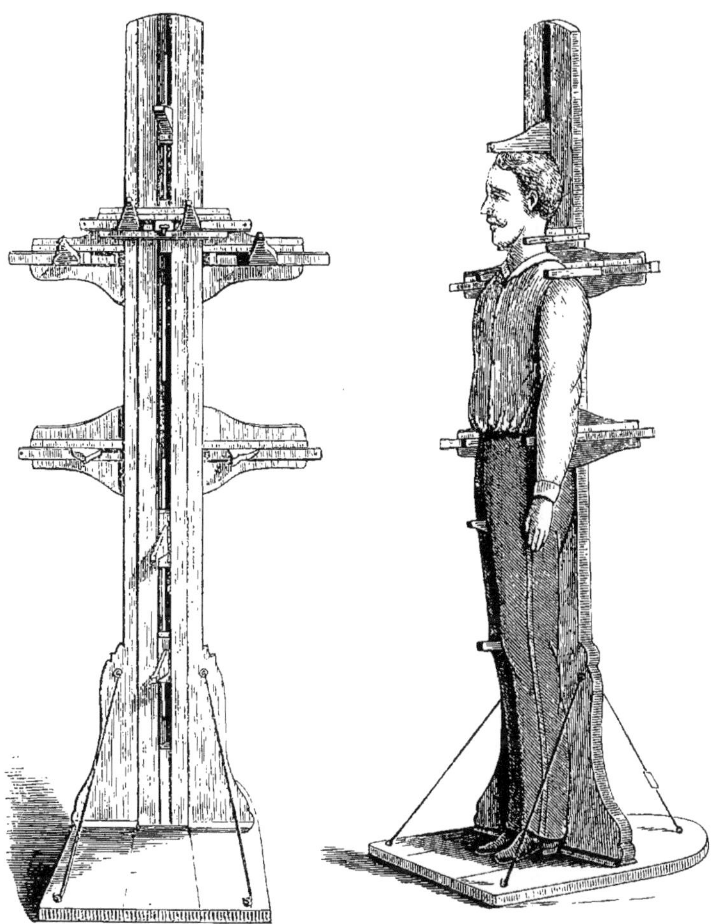

Fig. 2. — Andromètre du docteur Bache, son application à la mesure des principales dimensions du corps humain.

contre le bord vertical, on arrive facilement à déjouer ces tentatives de simulation ou à constater les courbures anormales qui peuvent réellement exister. Aux États-Unis, le docteur Bache a fait construire une toile à laquelle il donne le nom d'*andromètre* et dont l'idée première revient à Ballingall (1). — Le mérite de cet instrument, que nous voudrions voir adopter en France, consiste en ce qu'il permet de mesurer non seulement la taille générale de l'individu, mais encore la hauteur des genoux, la distance qui sépare le col du pubis, le diamètre au niveau des hanches, l'écartement des épaules et la largeur du cou.

Ces données ne sont peut-être pas absolument nécessaires au point de vue de l'aptitude militaire, mais elles sont précieuses pour l'étude ethnologique de la population, étude à laquelle le service du recrutement pourrait contribuer puissamment, ainsi que nous le développerons plus loin.

La fig. 2 nous dispense de donner une description plus complète de l'andromètre du docteur Bache; il a été utilisé lors de la grande enquête ethnologique entreprise pendant la guerre de la Sécession par la commission sanitaire des États-Unis. — Cette enquête a porté sur 1 232 256 individus différents qui, tous, ont été examinés en détail par les médecins américains auxquels la commission avait adressé un modèle unique de feuille ethnologique à remplir. Les résultats de cet immense travail sont consignés dans un remarquable ouvrage d'ensemble du docteur Benjamin Gould (2), qui peut servir de modèle pour des recherches analogues que nous serions heureux de voir entreprendre dans notre armée.

III. *Rapport de la taille, du poids et du développement de la poitrine.* — La constitution d'un individu, avons-nous dit plus haut d'après Michel Lévy, est la résultante d'éléments multiples dont les uns échappent souvent à nos recherches, même en nous éclairant des données de plus en plus positives que nous fournit la physiologie moderne. — C'est une raison de plus pour appliquer à ceux de ces éléments qui sont pondérables des procédés d'investigation précis, presque mathématiques.

Sans doute, il restera toujours une part considérable laissée à l'incertitude; mais moins grande elle sera, plus le jugement de l'expert appelé

(1) Ballingall, *Outlines of military Surgery*, p. 34-36. New-York, 1855.

(2) Benjamin Apthorp Gould, *Investigations in the military and anthropological statistics of american soldiers*. New-York, 1869.

à prononcer sur l'aptitude des recrues gagnera en certitude. Et depuis quinze ans particulièrement un grand nombre de recherches ont été entreprises et de travaux publiés à ce point de vue.

Si, faisant pour un instant abstraction de la volonté, de l'énergie, des qualités propres à l'espèce humaine, nous considérons l'homme comme une machine destinée à produire du travail, son rendement, ou si l'on veut son aptitude militaire, pourront être regardés comme une fonction de sa masse et de la force vive développée en une unité de temps. — La masse elle-même peut se mesurer par les éléments combinés taille et poids, la force vive par la quantité de chaleur transformable en force que l'individu est capable de produire.

Déjà, nous avons pu constater les rapports qui unissent l'âge à la consommation de carbone, c'est-à-dire à la production de la chaleur; les rapports du poids à la taille n'offrent pas moins d'intérêt. Quetelet, un des premiers, a cherché à comparer ces deux valeurs et traduit ses observations par les chiffres suivants qui nous montrent, une fois de plus, que le développement de l'individu est loin d'être complet au moment où l'atteint l'obligation du service militaire.

Échelle du développement de la taille et du poids.

AGES.	HOMMES.		FEMMES.	
	Taille.	*Poids.*	*Taille.*	*Poids.*
	mètr.	kil.	mètr.	kil.
10	1,275	24,52	1,248	23,52
11	1,330	27,10	1,299	25,65
12	1,385	29,82	1,353	29,82
13	1,439	34,38	1,403	32,94
14	1,493	38,76	1,455	36,70
15	1,546	43,62	1,499	40,37
16	1,594	49,67	1,535	43,57
17	1,534	52,85	1,555	48,31
18	1,658	57,85	1,564	51,03
20	1,674	60,06	1,572	52,28
25	1,680	62,93	1,577	53,28
30	1,684	63,65	15,79	54,33
40	1,684	63,67	1,579	55,23
50	1,674	63,46	1,536	46,16
60	1,639	61,94	1,516	54,30
70	1,623	59,52	1,514	51,51

On voit d'après ce tableau que, d'une part, chez l'homme la taille n'atteint son complet développement que vers vingt-cinq ou trente ans; mais que, d'autre part, le poids de l'individu augmente encore jusqu'à quarante ans; chez la femme, il en est à peu près de même, cependant elle continue à gagner en poids jusqu'à cinquante ans.

Si, au lieu de grouper les individus d'après les âges, on les réunit d'après les tailles et que l'on prenne la moyenne des poids pour chaque groupe dans la limite progressive de dix en dix centimètres, on arrive aux résultats suivants, les tailles d'adultes ne commençant guère qu'à 1ᵐ,41.

Rapport entre la taille et le poids (Quetelet).

TAILLES.	HOMMES.		FEMMES	
	Poids.	*Rapport de la taille au poids.*	*Poids.*	*Rapport de la taille au poids.*
mètr.	kil.		kil.	
1,30	26,33	20,04	26,83	20,64
1,40	34,48	24,62	37,28	26,63
1,50	46,29	30,86	48,00	32,00
1,60	57,15	35,82	56,73	35,45
1,70	63,28	37,22	65,20	38,35
1,80	70,71	39,23	.....	.....
1,90	75,56	39,77	.....	.....

Il suit de ces recherches que, dans la limite des tailles militaires, de 1ᵐ,50 à 1ᵐ,60, dix centimètres de taille correspondraient à 5 kilogrammes environ d'augmentation dans le poids; de 1ᵐ,60 à 1ᵐ,70 ils ne correspondraient plus qu'à 2ᵏ,5, de 1ᵐ,70 à 1ᵐ,80 à 2 kilogrammes, et de 1ᵐ,80 à 1ᵐ,98 0ᵏ,54. — Allaire (1) et Robert (2) sont arrivés à des résultats très voisins de ceux-ci; le premier, dans ses études sur le régiment des chasseurs à cheval de la garde, trouve que 10 centimètres de hauteur correspondent pour les faibles tailles à 3ᵏ,7, et à 3ᵏ,8 pour les fortes tailles. Robert constate que, dans l'infanterie, 10 centimètres de taille correspondent à 3ᵏ,7 de poids. — Dans le bataillon des chasseurs à pied de la garde, Bernard (3) fixe ce même rapport à 3ᵏ,5.

(1) Allaire, *Études sur la taille et le poids de l'homme dans le régiment des chasseurs à cheval de la garde. (Recueil des Mém. de médec. et de chirurg. mil.*, 3ᵉ série, t. X, p. 161.)

(2) Robert, *Étude sur la taille et le poids du soldat d'infanterie.* (Même volume, p. 171.)

(3) Bernard, *Étude sur la taille et le poids du soldat dans le bataillon des chasseurs à pied de la garde.* (Même recueil, t. XX, p. 371.)

Dans ses recherches sur l'armée russe, Seeland (1) a constaté que chez les soldats de cette nation, robustes du reste et bien constitués, les rapports de la taille au poids sont les suivants :

Rapports de la taille au poids (armée russe. — Seeland).

Le poids d'un soldat de la taille de	1,600	varie entre	56,840 et 58,860
» »	1,645	»	60,900 — 64,960
» »	1,639	»	64,960 — 69,000
» »	1,734	est d'environ	71,000
» »	1,778	»	75,100
» »	1,823	varie entre	79,100 — 81,800

En Amérique, Hammond calcule qu'un homme de 1^{m},650 doit peser au moins 56^{k},7; chaque centimètre d'augmentation dans la taille correspondrait à une augmentation de poids de 900 grammes (2).

Il est incontestable que la race influe singulièrement sur le poids, car l'élément le plus pesant du corps humain est sans contredit le squelette, dont le développement est sensiblement différent suivant les familles ethnologiques. Mais il est certain, d'autre part, que la question de l'évaluation du poids que doit présenter un homme à un certain âge est complexe; elle participe d'abord au défaut de toutes les moyennes, à savoir de pouvoir être influencée par quelques extrêmes excessifs. D'un autre côté, un grand nombre de recherches faites en France sur le poids moyen des soldats ont été faites sur des hommes déjà incorporés, ayant atteint l'âge de vingt-cinq ans au plus (3).

On arriverait à un résultat précis en choisissant un grand nombre de jeunes gens de vingt à vingt et un ans, en étudiant très scrupuleusement leur aptitude militaire physique et en faisant porter la recherche du poids sur ceux-là seuls qui seraient complètement aptes au service. On aurait ainsi un véritable *critérium* qui serait vrai pour les jeunes gens de même condition ethnologique; car ce qui serait exact pour les régions septentrionales, où dominent les races kimriques, le serait peut-être beaucoup moins pour les races celtiques de Bretagne ou du centre de la France...

(1) Seeland, *Mémoire sur la mesure de la poitrine et le poids des recrues. (Revue militaire russe*, 1871, traduit par Saniewski, in *Bulletin de la réunion des officiers.* 1873, 1 vol., p. 11.)

(2) Hammond, *A Treatise on Hygiene with special references to the military service.* Philadelphia, 1863, p. 50.

(3) Vallin, *Mensuration du thorax et poids du corps des Français de vingt et un ans. (Mém. de médec. et de chirurg. mil.*, t. XXXII, 1876, p. 419.)

Dans les armées étrangères où des recherches sur cette question ont été faites, il règne encore une grande incertitude sur les données précises à exiger pour le poids des recrues. Parkes (1) n'accepte les hommes de dix-huit ans et de 1m,547 de taille qu'avec un poids de 56 kilogr. — D'après les instructions officielles (2), le soldat américain d'infanterie ou d'artillerie de 1m,62 doit peser au minimum 46 kilogr., au maximum 81. Le cavalier doit avoir au moins 1m,65 et au plus 1m,78 sans que son poids dépasse 71 kilogr. — Aitken (3), plus rigoureux encore, réclamait un minimum de 58 kilogr.

En se rapportant aux travaux entrepris pour notre race et nos climats, on pourrait accepter un minimum de 56 kilogr. pour le poids des jeunes gens présentés au service à l'âge de vingt et un ans et d'une taille supérieure à 1m,55, chaque centimètre d'augmentation de taille entraînerait 350 à 400 grammes d'augmentation de poids, sans que cependant ces données fussent regardées comme absolues.

Vallin propose de regarder comme suspect tout homme d'une taille supérieure à 1m,80 et qui ne pèse pas au moins 70 kilogr.; les hommes de 1m,70 et au-dessus ne pesant pas 60 kil. seraient rangés dans les mêmes conditions. Entre 1m,54 et 1m,70 le poids devrait s'éloigner de 50 kilogr. à mesure que la taille s'élève.

En Belgique, l'instruction du 25 mars 1880 établit que le rapport entre la taille et le poids du corps ne doit pas être inférieur de plus de 7 kilogr. au chiffre des décimales de la taille chez les hommes qui n'atteignent pas 1m,65 et de plus de 7 kilogr. chez les autres (4).

Pour résumer notre opinion, nous estimons que

Vers 1m,55	le poids doit dépasser			55 kilog.
Vers 1m,60	le poids doit varier	de 58	à	60 kilog.
Vers 1m,65	»	de 61	à	62 kilog.
Vers 1m,70	»	de 63	à	64 kilog.

et ainsi de suite en diminuant le rapport de la taille au poids, pour les hommes de vingt à vingt-deux ans.

Jusqu'à présent, il n'a été tenu dans l'armée française aucun compte

(1) Parkes, *Manual of practical Hygiene*. 4e édition, p. 495.
(2) *Circular No 8*. Washington, 1875.
(3) Aitken, *On the growth of the recruit and young soldier*. London, 1862.
(4) Levées de milice de 1881 et 1882, *Nouvelles recherches relatives à la taille, au périmètre thoracique et au poids du corps. (Archives médicales belges*, 1883, no 2.)

de l'évaluation du poids, en comparaison de la taille, pour l'acceptation des recrues. — Il serait facile de le faire sans augmenter notablement le travail du conseil de revision ; il suffirait pour cela de placer la toise sur une balance romaine, ou sur tout autre système de balance indiquant, au moyen d'une aiguille se mouvant sur un cadran, le poids du jeune homme pendant l'instant même où l'on mesurerait sa taille.

Pour apprécier la quantité de chaleur transformable en force dans une unité de temps, c'est-à-dire pour rechercher la deuxième valeur qui concourt à former la résultante *force*, il faudrait pouvoir apprécier l'énergie de l'hématose. — Nous avons déjà vu plus haut que la consommation de carbone est en raison directe de l'énergie musculaire ; cette consommation de carbone est naturellement proportionnelle à la capacité respiratoire des poumons, non pas à leur capacité absolue, mais au volume d'air introduit à chaque inspiration, à la *capacité vitale;* de là surgit la nécessité d'apprécier cette nouvelle donnée.

Le procédé le plus exact pour y arriver consisterait évidemment à plonger l'individu dans un grand vase gradué plein d'eau, en ayant pris la précaution de lui faire faire au préalable une profonde inspiration ; en notant ensuite la différence de niveau après une expiration complète, il serait facile de déduire du volume d'eau celui de l'air que contenait le poumon. Malheureusement, ce procédé n'est en aucune façon applicable devant les conseils de revision, à peine l'est-il dans un cabinet de physiologie.

Il existe dans l'arsenal médical un très grand nombre de spiromètres basés pour la plupart sur la mesure du volume de l'air expiré, tels sont ceux de Hutchinson, de Bonnet, de Jolyet, de Bellangé ; d'autres, comme celui de Boudin, sont gradués d'après la force d'expansion d'une sphère de caoutchouc; quelques-uns, comme le pneumographe de Marey et l'anapnographe de Bergeon, inscrivent eux-mêmes le résultat obtenu. Tous ces instruments, quelque perfectionnés qu'ils soient, présentent, au point de vue du recrutement, un inconvénient majeur, en ce que les hommes ne sont pas habitués à leur emploi. Si, au point de vue clinique, on peut ajouter une grande confiance aux résultats constatés chez le même individu à la suite d'un grand nombre de séances, il n'en est pas de même, on le comprend du reste, pour l'expertise spéciale qui nous occupe.

La mensuration du périmètre thoracique peut-elle fournir des résultats plus exacts ?

Hutchinson (1), Hecht (2), prétendent qu'il n'y a aucun rapport entre la circonférence du thorax et la capacité pulmonaire, mais d'autre part Arnold (3) affirme que chaque centimètre d'augmentation dans la circonférence thoracique entraîne un accroissement de 66 centimètres cubes de la capacité inspiratrice.

L'expérience clinique semble donner raison à cette opinion.— Hirtz (4) et Woillez (5), après eux Gintrac (6), et de nombreux cliniciens ont montré le rapport constant qui unit la capacité pulmonaire avec les dimensions de la cage thoracique, tout en tenant compte de l'amaigrissement des couches musculaires et cellulo-graisseuses qui séparent la cage elle-même de la surface cutanée, sur laquelle l'observateur fait porter ses recherches.

Beaucoup d'auteurs et nous-même, en 1874, ont proposé de choisir la circonférence passant par les mamelons afin d'avoir un point de repère très précis. C'est dans ces conditions qu'avaient été rédigées les indications officielles de la *Circulaire française du 13 mars 1876* et celle de l'armée italienne (7).

Cette ligne présente cependant de sérieux inconvénients, en raison de la saillie que forme le panicule graisseux, très abondant, de cette région chez beaucoup de jeunes gens et du relief essentiellement variable des muscles pectoraux, suivant les professions et les exercices gymnastiques auxquels l'individu a pu être soumis.

C'est également en raison des mêmes circonstances que l'on doit rejeter l'idée de substituer à la mesure de la circonférence thoracique celle de l'espace bi-mammaire. Enfin, l'on ne saurait non plus accepter la ligne qu'avait proposée primitivement Lœffler (8), passant aussi haut que possible sous les aisselles, ligne où l'on rencontre, en outre de la saillie

(1) Hutchinson, *Cyclopedia of Anatomy and Physiology*, art. *Thorax*, analysé par Lasègue, in *Archives de médecine*, 1856.

(2) Hecht, *De la spirométrie*, thèse de Strasbourg, 1860.

(3) Arnold, *Ueber die Athmungsgrosse des Menschen*, Heidelberg. 1855.

(4) Hirtz, *Thèse de Strasbourg*, 1855.

(5) Woillez, *Recherches pratiques sur l'inspection et la mensuration de la poitrine*. Paris, 1838.

(6) Gintrac, *Recherches sur les dimensions de la poitrine dans leurs rapports avec la tuberculisation pulmonaire. (Bulletin de l'Acad. de médecine*, t. XXVII, p. 1240.)

(7) Laveran, *Rapport sur l'état sanitaire de l'armée italienne. (Arch. de médec. mil.*, t. I 1883, p. 205.)

(8) Loeffler, *Schwacher Kœrperbau, etc. (Preussiche Militairærtzliche Zeitung*, 1860, n°s 1 et 2.)

des pectoraux, celle des omoplates. Il y aurait peut-être lieu de rechercher également les variations qui peuvent exister entre certains points anatomiques fixes, comme les extrémités claviculaires, par exemple.

A défaut de ces différents tracés, on est amené à choisir de préférence celui qui résulte des recherches de Told (1), en vertu desquelles la circonférence inférieure, à la base de l'appendice xyphoïde, au-dessous du bord inférieur du grand pectoral, serait celle qui est la moins influencée par les variations anatomiques extérieures et individuelles. Dans son mémoire précité, Vallin (2) se rallie également à cette ligne, et c'est elle en effet que prescrit actuellement l'instruction française du 27 février 1877 (3).

Il est important, lorsqu'on veut mesurer la circonférence thoracique d'un sujet, de lui enlever tout moyen d'influer sur la grandeur à obtenir en lui faisant élever les mains au-dessus de la tête et lui prescrivant de compter lentement et à haute voix. Il est ainsi forcé de respirer méthodiquement, et ne peut se maintenir en état d'inspiration ou d'expiration forcée. On peut aussi lui laisser les bras tombants et pratiquer la mensuration dans l'intervalle de deux respirations.

La mensuration du thorax pourrait être opérée au moyen des cyrtomètres, en particulier celui de Woillez, mais comme il s'agit non pas de prendre la forme des parois pectorales, mais simplement de mesurer la circonférence, le simple ruban métrique convient parfaitement. Le docteur Quain a inventé un petit instrument, auquel il donne le nom de *stéthomètre* (fig. 3), et qui permet de prendre très exactement la circonférence du thorax, tout en mesurant l'amplitude des mouvements respiratoires.

Le stéthomètre de Quain consiste en un cadran gradué, à l'intérieur duquel viennent aboutir les deux extrémités d'un fil ou mieux d'un ruban ; on les fixe, le sujet étant dans l'expiration forcée, puis on le fait respirer, soit normalement, soit enfin d'une façon exagérée.

Un petit ressort placé à l'intérieur du cadran maintient le ruban en tension continuelle en sorte que l'on peut prolonger l'examen aussi long-

(1) Toldt, *Stadien über die Anatomie der Menschlichen Brustgegend.* Stuttgard, 1875.

(2) Vallin, *De la mensuration du thorax et du poids du corps du Français de vingt et un ans. (Mém. de méd. milit.*, t. XXXII, 1876, p. 404.)

(3) *Instruction sur les maladies, infirmités ou vices de conformation qui rendent impropres au service militaire, du 27 février 1877.* — Imprimerie nationale.

temps qu'on le désire. Cet instrument, trop peu connu en France, mérite d'être utilisé tant pour l'examen des recrues que pour les recherches cliniques.

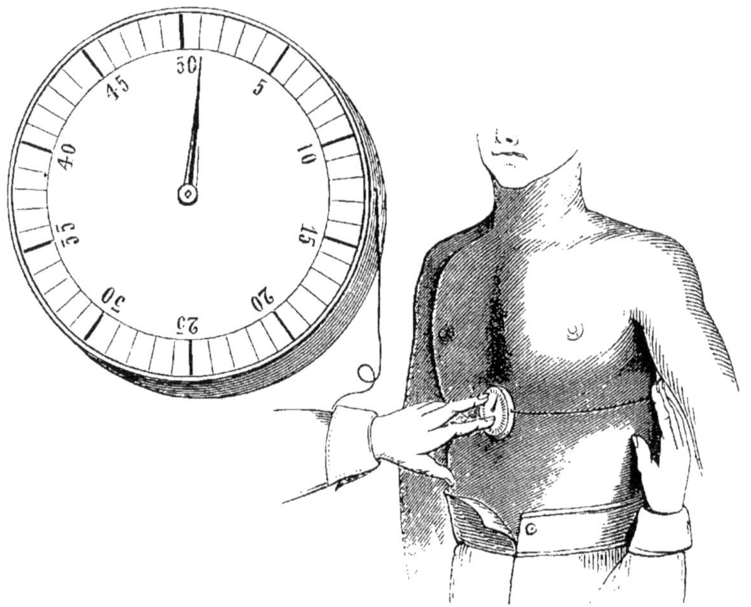

Fig. 3. — Stéthomètre du docteur Quain.
Application à la mesure de l'amplitude respiratoire.

La seconde question qui se présente est celle du rapport à déterminer entre la taille et la circonférence thoracique. On peut chercher la différence qui existe entre ces deux valeurs, on peut chercher leur rapport géométrique, c'est-à-dire le résultat de la division du premier de ces éléments par l'autre (1). La simple différence où le rapport arithmétique a généralement prévalu dans les travaux récents, sans doute parce qu'il paraît plus rapidement appréciable quoique, en fait, il soit moins exact.

Ainsi que nous l'avons dit plus haut (page 92) en parlant des rapports qui doivent exister entre la taille et le poids, il faut reconnaître que la plupart des recherches sur lesquelles on se base pour la détermination

(1) Arnould, *Considérations sur le degré d'aptitude physique du recrutement de l'École spéciale militaire*. (*Mém. de méd. mil.*, t. XXXII, 1875, p. 1, et t. XXXII, 1876, p. 76.)

du rapport à proposer entre la taille et la circonférence thoracique ont été faites sur des adultes, le plus souvent sur des soldats incorporés depuis quelque temps déjà et qui avaient certainement acquis un certain développement depuis leur incorporation. C'est ainsi que Vincent (1) et Capdeville (2), en France, et Hammond (3), aux États-Unis, Kratz (4), Froelich (5), en Allemagne, Seeland (6), en Russie, ont pu trouver que chez les adultes la circonférence thoracique au niveau des mamelons doit dépasser la demi-taille de 2 à 4 centimètres; Froelich, prenant la mesure de la circonférence supérieure, arrive à des résultats plus élevés encore.

En partant de ces données, une *instruction ministérielle du 13 mars 1876* avait prescrit : que pour l'acceptation des hommes examinés par les conseils de revision, la circonférence thoracique prise au niveau des mamelons devait fournir 2 centimètres de plus que la demi-taille chez les individus d'une taille de 1^{m},60 et au-dessus, et 3 centimètres pour les individus d'une taille inférieure à 1^{m},60. — Telles avaient été, du reste, nos conclusions personnelles en 1874 (7). Nous persistons à croire que, en effet, dans ces conditions, on aurait quelques chances de ne recruter que des futurs soldats à poitrine développée chez lesquels il y aurait absence probable de prédisposition aux affections thoraciques.

Mais l'application de cette mesure a entraîné quelques mécomptes et l'on était obligé de refuser devant les conseils de revision un grand nombre de sujets, ce qui a effrayé les médecins et les membres de ces mêmes conseils. Le même fait s'est produit en Belgique pour les jeunes gens des classes 1880, 1881, 1882, chez lesquels on exigeait une circonférence thoracique excédant la demi-taille de 2 centimètres au-dessous de 1^{m},65 et de 1 centimètre au-dessus de 1^{m},66. De nouvelles fixations, moins absolues, sont actuellement réglementaires en France en vertu de l'instruction du *27 février 1877*, d'après laquelle la circonférence thoracique doit être prise au-dessous de la saillie des pectoraux ; on « tient compte » de cette mensuration lorsque la circonférence donne moins de 78 centimètres. Ces 78 centimètres, correspondant à la demi-taille pour les hommes de

(1) Vincent, *Du choix du soldat. (Mém. de méd. mil.*, t. VI, p. 273, 1861.)

(2) Capdeville, *Quelques considérations sur la taille et la mensuration de la poitrine*. Th. de Paris, 1875.

(3) Hammond, *loc. cit.*

(4) Kratz, *Recrutirung und Invalidisirung*. Erlangen, 1872.

(5) Froelich, *Das Zweckmæssigste Brustmessung-Vercfahren*. Virchows, *Archiv*. 1870

(6) Seeland, *loc. cit.*

(7) Morache, *Hygiène militaire*, 1re édition, 1874, p. 119.

$1^m,56$, sont supérieurs de 1 centimètre à celle-ci pour les hommes de $1^m,54$; mais très inférieurs à la demi-taille pour les hommes de $1^m,60$ et au-dessus.

De telles indications paraissent bien réservées, si on les compare aux similaires de l'armée italienne, de race latine comme la nôtre, d'après lesquelles aucun conscrit n'est déclaré bon pour le service si sa circonférence thoracique ne mesure pas 80 centimètres au moins lorsque la taille est au-dessous de $1^m,60$, ou la moitié de la taille si elle est supérieure à $1^m,60$. Les conscrits dont la circonférence est de 5 centimètres au-dessous de ces fixations sont exemptés immédiatement; entre 2 et 5 centimètres de moins ils sont ajournés à un an, au-dessous de 2 centimètres de moins ils sont ajournés à la revue de départ de la classe.

On comprend que les données mathématiques ne sont pas toujours absolues en sciences naturelles et que, dans le choix des recrues, il faut tenir compte de circonstances bien diverses, propres à chaque individu examiné, race, profession, éducation, influence morbide latente, etc... Mais, d'autre part, on ne saurait qu'être frappé du nombre considérable des maladies de poitrine dans notre armée française, car 30 pour 100 des décès n'y ont pas d'autres causes (1). D'autres armées sont, il est vrai, plus éprouvées encore, mais il n'importe, le chiffre de léthalité pulmonaire est cependant trop élevé, même d'une façon absolue.

Si, par un prodédé quelconque, il était possible de prévoir à la revision quels sont les jeunes gens chez lesquels se développeront ces influences pathologiques après un ou deux ans de service, dut-on refuser à ce moment un dixième ou plus des individus présentés, il y aurait encore avantage pour l'armée et pour les hommes eux-mêmes.

On ne saurait donc être trop rigoureux au point de vue de l'acceptation des recrues; il est indispensable de rechercher avec un soin scrupuleux non seulement tout indice du début d'une maladie chronique de l'appareil pulmonaire, mais aussi de refuser ou, tout au moins, d'ajourner ceux chez lesquels une amplitude thoracique parcimonieuse indique une activité respiratoire, hématosique insuffisante.

Sans s'exagérer la valeur de la mensuration thoracique, que quelques-uns même dénient absolument, elle n'en reste pas moins une donnée qu'il faut utiliser et qui — à défaut d'autres — ne saurait, sans danger,

(1) Voir les statistiques de la fin du présent ouvrage.

être placée sur un plan tout à fait secondaire. En France, avec notre population mélangée, petite de taille, fluette souvent chez l'élément celtique et chez tous les habitants des villes industrielles, on ne peut sans contredit exiger autant qu'en Angleterre, en Allemagne et dans les races germaniques en général. Néanmoins, nous persistons à croire que le minimum « facultatif » de 78 centimètres est trop restreint. Depuis 1874, dans de nombreux conseils de revision et de fréquentes commissions de réformes, notre expérience à ce sujet nous a permis de persister, à peu de choses près, dans une opinion basée sur une longue observation et nous posons, non comme une règle absolue, mais au moins comme un desideratum, les propositions suivantes :

1° Chez les individus sains et robustes, la taille, le poids et le périmètre thoracique augmentent proportionnellement, mais sans que la raison de cette progression soit constante ;

2° Chaque centimètre d'augmentation de la taille, chez les individus sains, entraîne une augmentation absolue du poids et du périmètre thoracique, tandis que le rapport de ce périmètre à la demi-taille diminue ;

3° Les conditions les plus favorables d'aptitude militaire se rencontrent avec une taille de 1^m,60 à 1^m,70, correspondant à un périmètre thoracique de 0^m,860 à 0^m,900 ;

4° Au-dessus de la taille de 1^m,70, lorsque la demi-taille et le périmètre se rapprochent de trop près, on a des chances pour avoir affaire à des individus à poitrine étroite, à courte respiration, prédisposés aux affections thoraciques ;

5° Dans le but de n'appeler au service que des hommes présentant toutes chances de résistance morbide, il serait bon de refuser, pour les engagements volontaires et l'incorporation, les jeunes gens dont la circonférence thoracique, prise au-dessous de la saillie des muscles pectoraux, n'excède pas la demi-taille d'au moins 1 centimètre si l'individu est au-dessus de 1^m,60, de 2 centimètres si le sujet est au-dessous de 1^m,60.

§ II. — Des infirmités qui rendent impropre au service militaire.

I. — *Devoirs du médecin appelé comme expert devant le conseil de revision au sujet de la constatation des infirmités.* — Le médecin qui assiste le conseil de revision doit considérer sa mission comme des plus importantes; il est à la fois dépositaire des intérêts de l'armée qui s'en rapporte à lui pour ne pas laisser admettre dans ses rangs des sujets douteux, et de ceux du jeune homme présent devant lui. De sa décision va dépendre peut-être la vie de cet individu, car, en entrant dans l'armée, il est bien entendu que tout homme doit s'attendre à faire, le cas échéant, le sacrifice de son existence pour le salut de la patrie; quelque éloignée qu'elle paraisse en temps de paix, cette éventualité n'en existe pas moins. — Avec le système des contingents restreints, le médecin tenait encore, pour ainsi dire dans la main, non seulement le sort du jeune homme examiné, mais encore celui d'un second qui partait à sa place dans le cas où on trouvait le premier insuffisant. — Avec le service obligatoire, la situation n'est pas tout à fait la même, tout le contingent devant être incorporé dans l'armée active, chaque individu reconnu apte doit partir.

Nous ne pouvons mieux faire que de reproduire ici textuellement la partie de l'instruction du *27 février 1877*, qui traite précisément de ces devoirs.

Le service militaire exige des sujets qui entrent ou qui se trouvent dans l'armée, des conditions d'aptitude intéressant à la fois la population et l'État.

Les militaires doivent être sains et vigoureux, non seulement pour exécuter les exercices et les travaux qui leur sont imposés et résister aux fatigues qui en résultent, mais encore afin de puiser dans le sentiment de la force organique l'énergie nécessaire pour lutter contre les intempéries, supporter les privations, braver les obstacles et les périls, s'habituer à toutes les vicissitudes auxquelles expose le métier des armes en temps de guerre et même en temps de paix.

C'est donc, sous tous les rapports, chose très grave que le choix des hommes à admettre dans les rangs de l'armée; et les médecins appelés par la loi à concourir à ce choix, comme experts, doivent se pénétrer de la responsabilité qu'ils partagent avec les conseils de revision et les autorités militaires. La probité la plus sévère et le sentiment de l'humanité doivent être ici, comme partout, les mobiles de leur conduite; mais ces deux qualités ne suffiraient pas si elles n'étaient dirigées par un savoir solide, fruit de l'étude et de l'expérience. En effet, si certaines infirmités sont assez visibles et assez facilement appréciables pour que chacun puisse, sans hésitation, se prononcer sur leur nature, d'autres sont liées à des altérations intimes et voilées qu'un praticien instruit, exercé, attentif, peut seul discerner et juger. Celles-ci, siégeant souvent dans les organes essentiels à la vie, sont ordinairement les plus graves et mettent le sujet dans l'impossibilité de faire un bon service; elles nécessitent de fréquen séjours dans les hôpitaux; elles empirent souvent, par l'effet de circonstances défavorables dans lesquelles le soldat se trouve placé, et le font succomber avant le temps. Le jugement, dans ce cas, dépend en grande partie de la sagacité du médecin, et l'autorité de ce jugement, de la confiance que le médecin inspire.

La gravité de cette situation où l'homme de l'art intervient dans l'un des grands intérêts de la société, a déterminé à appeler, par la présente instruction, l'attention et les méditations des médecins sur les devoirs qu'elle impose et sur les difficultés qui l'entourent.

Ces difficultés se rapportent à deux points, savoir : 1° à l'obscurité qui enveloppe souvent le diagnostic médical, et contre laquelle il n'y a de remède que dans le savoir et l'expérience ; 2° aux fraudes auxquelles on est exposé de la part des sujets examinés.

Les individus soumis à cet examen peuvent chercher à se soustraire au service, et, dans ce but, ils allèguent quelque infirmité; ou, au contraire, intéressés à se faire admettre ou maintenir sous les drapeaux, ils taisent ou dissimulent les imperfections ou les maladies qui pourraient motiver leur exclusion.

Dans la première catégorie se trouvent les jeunes gens appelés par la loi; dans la seconde, les hommes qui se présentent pour servir sous les différents titres d'engagés volontaires ou sous le titre de rengagés.

Les maladies, les infirmités ou les vices de conformation incompatibles avec le service militaire peuvent entraîner :

1° *Pour les sujets non encore incorporés :*

1° L'inaptitude absolue d'où résulte *l'exemption définitive;* 2° l'inaptitude temporaire pour défaut de taille ou faiblesse de constitution, motivant *l'ajournement à un nouvel examen;* 3° l'inaptitude au service actif ou armé, déterminant le *classement dans le service auxiliaire.*

2° *Pour les hommes qui sont sous les drapeaux*, l'impossibilité absolue de servir donnant lieu à la *réforme* ou à la *retraite.*

La qualité sous laquelle se présente un jeune homme pour être admis dans l'armée, appelé, engagé volontaire ou rengagé, donne au médecin un élément précieux d'appréciation, puisqu'il sait que si, chez le premier, il doit surtout déjouer la simulation, il doit, au contraire, s'attacher principalement, chez les derniers, à découvrir les affections dissimulées.

Quelle que soit, du reste, la position des individus soumis à son examen, le médecin, également en garde contre toute espèce d'omission ou de fraude, doit rechercher : 1° s'il n'existe pas d'infirmité dont le sujet ignorerait lui-même l'existence ou la gravité; qu'il passerait sciemment sous silence; ou qu'il dissimulerait artificieusement; 2° si l'infirmité alléguée existe réellement ou si elle est feinte. Dans ce dernier cas, après avoir constaté la simulation, on ne devrait pas moins procéder à un examen complet et rigoureux, car l'imposteur pourrait, à son insu, présenter un véritable motif d'incapacité. L'infirmité existant, il reste à établir si, par son essence ou sa gravité, elle rend inhabile au service militaire; et subsidiairement, lorsqu'il y a inaptitude, si l'infirmité n'a pas été provoquée à dessein. Dans cette dernière conjoncture, le médecin doit redoubler de prudence et à la fois de fermeté pour éviter de tomber dans l'un ou l'autre de ces deux écueils, savoir : d'exposer un innocent à des poursuites judiciaires, ou de faire prononcer l'exemption ou la réforme d'un sujet qui aurait, au contraire, encouru les sévérités de la loi.

Indépendamment de l'ajournement à un an d'un nouvel examen des sujets trop petits ou trop faibles pour être admis immédiatement au service, le conseil a la faculté de renvoyer à la fin et avant la clôture de ses opérations l'examen des sujets atteints de maladies aiguës internes ou externes, d'accidents généraux de la syphilis et de toutes les affections dont la guérison est possible dans le laps de temps indiqué.

Devant les conseils de revision, dont les opérations sont rapides, il n'est pas toujours possible d'établir, séance tenante, soit le diagnostic de telle maladie, soit le pronostic de telle autre. Dans les cas douteux, le médecin fera bien d'engager le conseil à user du droit de délai dont il jouit, pour se procurer les documents de l'enquête qui serait reconnue nécessaire, et à suspendre son jugement jusqu'à complet informé.

Le même individu peut offrir à la fois plusieurs maladies ou infirmités. Chacune d'elles, prise isolément, peut être compatible avec les exigences du service militaire; tandis que, réunies, elles constituent un ensemble motivan l'inaptitude. Les cas de cette nature réclament de la part du médecin autant d'attention que d'expérience.

Tous les corps de l'armée ne nécessitent pas les mêmes conditions d'aptitude physique, et certaines irrégularités de conformation sont compatibles avec les obligations du service dans une arme plutôt que dans une autre. C'est l'autorité militaire qui répartit les sujets dans les corps suivant l'aptitude qu'elle leur reconnaît au service de l'infanterie, de la cavalerie, etc. : quant au médecin, dont l'avis peut être demandé, il ne doit pas s'écarter de ce principe que l'admission définitive ne s'applique qu'à l'aptitude réelle et constatée au service militaire.

A côté du *service actif ou armé*, se place le *service auxiliaire* pour lequel sont désignés les sujets qui, en raison de certaines défectuosités, ne sont pas aptes au service de guerre proprement dit, mais qui, néanmoins, peuvent être utilement employés dans un service sédentaire (bureaux, ateliers, arsenaux, magasins, etc.)

Le classement des sujets dans cette catégorie est d'autant plus délicat que le nombre des jeunes gens susceptibles d'y être rangés pourrait être considérable, si le médecin perdait de vue que ces jeunes gens doivent présenter des conditions physiques permettant de les utiliser.

Lorsque le médecin a reconnu que le jeune homme est inapte au service militaire armé, il doit se demander si ces infirmités entraînent également l'*inaptitude* au service auxiliaire. — La loi du 27 juillet 1872 spécifie nettement (articles 3 et 36) que tout Français qui n'est pas déclaré impropre à *tout* service militaire doit, etc..., et (article 18) elle prescrit « qu'après l'examen définitif ceux de ces jeunes gens reconnus propres, soit au service armé, *soit à un service auxiliaire*, sont soumis, selon la catégorie dans laquelle ils sont placés, à toutes les obligations de la classe à laquelle ils appartiennent ». — Les jeunes gens reconnus propres à un service auxiliaire doivent, en vertu de l'article 31, être rangés dans le quatrième paragraphe de la liste du recrutement cantonal, malheureusement la loi de 1872 n'a pas nettement spécifié ce que sont ces « services auxiliaires ».

Il convient donc d'être fort circonspect quant à cette désignation, d'autant plus qu'il règne à ce sujet chez certaines personnes une opinion très préjudiciable aux intérêts de l'armée et même à ceux de nos jeunes gens ; quelques-uns pensent, qu'avec cette facilité d'emploi dans les services auxiliaires, il sera possible d'incorporer une masse considérable des individus autrefois rejetés. C'est là une erreur; sans doute on pourra, par exemple, enrôler dans les commis aux écritures les gens atteints de myopie d'une intensité moyenne, prendre comme ouvrier boulanger ou tailleur tel ouvrier de ces professions alors même qu'il serait un peu contrefait par suite même de son travail spécial ; mais on doit bien se souvenir que tout homme appartenant à l'armée, même dans les services auxiliaires, est appelé tôt ou tard à faire campagne, à porter un sac pesant 20 ou 25 kilogrammes en faisant huit lieues dans la journée, à manier enfin le fusil pour sa défense. Arrivés à l'étape, alors que les soldats proprement dits peuvent se reposer, ces auxiliaires commencent seulement leur ouvrage : le boulanger construit son four et pétrit sa farine, le commis aux écritures s'assied pour de longues heures devant une table chargée de papiers. L'instruction du 3 avril 1873 s'exprimait ainsi :

« Il ne faut pas perdre de vue toutefois que, si pour le service auxiliaire on peut être moins exigeant que pour le choix des recrues du service armé, il n'en faut pas moins que tous les jeunes gens de cette catégorie présentent les *garanties essentielles d'aptitude militaire*, si l'on ne veut pas s'exposer à de sérieuses déceptions, alors que l'armée devra être mise sur pied de guerre. »

On suppose que tous les borgnes et boiteux, et en général toutes les non-valeurs physiques, trouveront leur emploi dans les ambulances ; or l'infirmier militaire est précisément de tous les soldats celui qui a les plus dures fonctions. En temps de paix il travaille toute la journée, et veille généralement une nuit sur trois; en temps de guerre son service est pour ainsi dire permanent; il doit fournir une somme de travail infiniment plus grande que celle du soldat dit combattant; il est exposé à des dangers de maladie, à des chances de mortalité qui exigent une force de résistance considérable. Cette situation se traduit par des chiffres indiscutables. La mortalité moyenne du soldat d'infanterie, est, en paix, de 9,50 pour 1000 hommes, celle des infirmiers, la plus forte de toute l'armée, dépasse 12.

La faculté de désignation pour l'armée auxiliaire peut s'exercer dès la première visite faite entre vingt et vingt et un ans, à la seconde ou enfin à la dernière faite entre vingt-deux et vingt-trois; il est en effet des cas où l'incompatibilité au service armé est définitive, tels sont par exemple les cas de myopie, de bégaiement, etc.; d'autres, au contraire, où l'on est en droit d'espérer qu'une ou deux années de plus suffiront pour donner au jeune homme le complément de vigueur qui lui manque. Il serait vivement à désirer que la faculté de désignation pour le service auxiliaire fût accordée aux commissions de réforme; dans l'état de la législation, elles ne peuvent que renvoyer l'homme dans ses foyers et à titre définitif si sa classe a déjà passé devant le conseil de revision. Or une erreur de ces conseils est toujours possible, et des infirmités ont pu survenir depuis l'incorporation qui sont incompatibles avec le service armé et non avec le service auxiliaire. — Dans bien des circonstances on regrette que les commissions de réforme soient ainsi limitées dans leurs attributions.

On est généralement surpris, en étudiant les comptes rendus annuels du recrutement, du nombre considérable de jeunes gens refusés pour faiblesse de constitution. Sans aucun doute cette désignation s'applique à une infinité de cas dans lesquels, faute de temps, faute de renseignements, le diagnostic réel n'a pu être porté, mais s'applique aussi à des jeunes gens incomplètement développés, qui, bien qu'âgés de vingt ans, ont l'aspect de l'enfance; ces cas sont fréquents parmi les populations urbaines, manufacturières, ou même dans les cantons ruraux pauvres, improductifs, comme ceux de quelques régions montagneuses ou des plaines à marécages. Dans ces conditions, deux années de plus seront parfois suffisantes pour transformer l'enfant en un vigoureux jeune homme.

Le conseil, ou à vrai dire le médecin, doit d'autant moins se croire obligé à une décision définitive que le jeune homme n'y fait que gagner ; les années qu'il passe ainsi dans sa famille seront considérées comme service, puisqu'après acceptation définitive, il prendra dans sa classe le rang que lui assignait son numéro. Sans aller trop loin dans cette voie, le médecin doit agir avec la plus grande liberté, et ne pas hésiter à renvoyer à un examen postérieur tout ce qui est douteux, en ne refusant définitivement que les gens évidemment à jamais impropres au service militaire.

Le médecin devra, pour rester dans l'esprit de la loi, faire remettre à un an tous les gens atteints d'une affection dont la guérison n'est pas évidente, absolue et prochaine, et de même tout individu atteint d'une maladie suffisante pour motiver l'exemption, mais qu'un traitement rationnel ou une opération suffirait pour faire disparaître. On ne peut imposer un traitement ou une opération *de par la loi*, mais il sera prudent néanmoins d'ajourner un tel individu à un an, et de prolonger les ajournements jusqu'à la limite, dans l'espérance, qu'après réflexion, il préférera se faire traiter et guérir, sauf à devenir soldat pour deux ou trois ans, plutôt que de garder pendant tout ce temps une infirmité souvent pénible, quelquefois répugnante. Tels seraient, par exemple, les cas de loupes ou autres tumeurs bénignes de la face ou du tronc, l'hydrocèle, etc.

Les séances du conseil de revision sont publiques, mais il n'en est pas de même de l'examen médical qui doit (§ 35 de l'instruction du 28 avril 1873) être fait à huis clos, mais en présence du conseil de revision tout entier. Cette prescription a pour but de soustraire les jeunes gens à une indiscrète curiosité, elle ne saurait être considérée comme contraire au principe de la publicité des séances du conseil de revision. Le président pourra, cependant, prendre telles mesures qu'il jugera opportun, permettre, par exemple, l'entrée du lieu réservé pour cette opération au père ou au tuteur du jeune homme examiné, au besoin à quelques pères de famille dont les fils font partie de la même classe, ainsi que le permettait l'instruction du 8 mai 1840; cette disposition n'est pas reproduite par celle de 1873, et on en comprend facilement le motif; avec le service obligatoire, les jeunes gens n'ont plus un intérêt majeur à ce que *tel* individu ne puisse être refusé ou ajourné, il ne s'agit plus que d'une question d'équité générale, et véritablement les conseils de revision sont assez estimés en France pour que, sauf dans des cas exceptionnels, ils n'aient pas besoin de se prémunir contre des suspicions qui n'existent généralement pas.

Un nombre relativement assez grand de jeunes gens, surtout dans les campagnes, où les mœurs sont en général plus saines que dans les villes, éprouvent un trouble réel à se voir l'objet d'un examen méthodique; cette émotion est encore augmentée par le sentiment de l'incertitude au sujet de l'avis que prendra le conseil; il est parfois fort difficile d'en obtenir alors le moindre renseignement. Le médecin arrive le plus souvent à vaincre facilement cette difficulté en adressant quelques bonnes paroles au patient, en lui faisant bien comprendre que son intérêt même exige qu'il reprenne un peu de courage et puisse répondre aux demandes qu'on lui adresse. Beaucoup de douceur, et en même temps de fermeté, suffisent pour atteindre ce résultat; il va sans dire que lorsqu'il est nécessaire d'adresser des questions très spéciales et de nature à mettre en jeu l'amour-propre du jeune homme, elles devront être faites à voix basse, en sorte que les témoins n'en aient même point le soupçon. De même, les diagnostics de cette nature devront, s'il se peut, être rendus inintelligibles pour les assistants ou donnés simplement aux membres du conseil et à voix basse. Dans toutes les conditions, le médecin doit agir avec le tact le plus parfait, avec la politesse la plus scrupuleuse; son devoir et sa dignité l'y obligent.

Si l'expert médical doit agir continuellement avec douceur, il n'en doit pas moins conserver toujours présente à son esprit la possibilité d'une simulation dans les infirmités qui lui sont présentées, ou plus rarement d'une dissimulation. C'est là peut-être la partie la plus difficile de son rôle, car il doit, en prévision de cette éventualité, avoir fait une étude spéciale des simulations, et encore sera-t-il exposé à commettre des erreurs. Il est peu de règles générales à ce sujet, les procédés d'investigation devant varier dans chaque cas spécial; il est évident néanmoins qu'une connaissance très exacte de la symptomatologie pathologique reste le point de départ fondamental de toute expertise, mais encore est-il nécessaire de connaître pour ainsi dire l'historique de la question, de savoir quelles sont les maladies qu'on a le plus souvent simulées, les procédés mis en usage par les intéressés, plus souvent par les industriels dont la spécialité est de préparer les jeunes gens à la visite devant le conseil de revision.

L'instruction du 3 avril 1873 s'exprimait ainsi qu'il suit au sujet des affections simulées, et si l'instruction similaire du 27 février 1877 n'a pas reproduit ces indications, elles sont toujours utiles :

« Parmi les maladies ou infirmités qui sont de nature à motiver la décla-ation d'inaptitude au service militaire, il en est plusieurs qui ne sont pas ıssez évidentes pour que la réalité de leur existence ou leur degré de déve-oppement puissent être sûrement constatés par le médecin pendant un exa-nen forcément rapide.

« Quand l'infirmité prétextée ne révèle pas la réalité de son existence par les altérations qu'elle a pu apporter, soit à l'état de santé, soit à la confor-nation générale du sujet, et qu'il reste du doute dans son esprit, le médecin en ait part au conseil, qui peut prendre en considération les certificats des auto-ités locales, le témoignage des maires qui sont présents, celui des jeunes ens qui ont connu de près l'individu qui se dit impropre au service. Si ces ttestations font défaut, ou que le médecin ne se trouve pas suffisamment clairé, il peut, sans se prononcer contre l'inaptitude, demander que la déci-ion du conseil soit remise, pour lui permettre un examen plus complet.

« Comme il importe de se tenir en garde contre la fraude, et que l'on ne sau-ait se livrer à des investigations trop scrupuleuses, c'est dans ces cas douteux t parfois très embarrassants, même pour les médecins les plus expérimentés, ue le conseil de revision pourrait user du droit de délai que lui accorde la oi, et autoriser le médecin qui assiste à ses opérations à suspendre son appré-iation jusqu'à un plus ample examen, qui aurait lieu dans une séance spéciale u chef-lieu du département, avant la clôture des opérations; et, dans cette irconstance, le médecin pourrait même obtenir de rechercher l'opinion, à ıtre consultatif, d'un autre médecin. Ce mode de constatation offrirait en quel-ue sorte une double garantie aux intéressés, et diminuerait d'autant la res-onsabilité morale du médecin-expert. Comme il ne se présente rien de con-:aire au fonctionnement des conseils de revison, tel qu'il est institué par la ›i, rien ne doit les empêcher d'y recourir dans certains cas extrêmement ares, dans le but d'assurer l'équité de leurs jugements.

« Les affections le plus ordinairement alléguées, simulées ou provoquées, ont les suivantes : l'*aliénation mentale* sous toutes ses formes (l'*imbécillité*, la *ıonomanie* et la *démence*), le *vertige*, l'*épilepsie*, la *chorée*, les *spasmes*, les *con-ulsions*, le *somnambulisme*, la *nostalgie*, la *teigne faveuse*, l'*alopécie*, la *men-ıgre*, le *pemphygus*, le *psoriasis*, la *cyanose*, la *chromidrose*, les *ulcères*, les *hlegmons*, la *fétidité de la transpiration cutanée*, la *paralysie de la paupière ıpérieure*, le *blépharospasme*, le *strabisme*, la *diplopie*, la *blépharite*, la *conjonc-ve*, la *kératite*, l'*héméralopie*, la *myopie*, la *presbytie*, l'*amblyopie*, l'*amaurose*, ı *surdité*, l'*otorrhée*, la *surdi-mutité*, l'*épistaxis*, l'*ozène*, les *polypes du nez*, la *erte et destruction volontaire des dents*, le *bégayement*, la *mutité*, l'*aphonie*, la *ítidité de l'haleine*, le *goitre*, le *torticolis*, l'*asthme*, l'*apnéisme*, l'*hémoptysie*, la *htisie pulmonaire*, les *palpitations*, les *varices* (aggravées ou provoquées), la *ysphagie*, la *dyspepsie*, la *gastrodinie*, les *vomissements provoqués*, l'*hématémèse*, la *tympanite*, l'*engorgement des viscères abdominaux*, les *hémorrhoïdes*, la *chute du rectum*, la *fistule de l'anus*, l'*hématurie*, les *calculs urinaires*, l'*incontinence d'urine*, la *spermathorrée* (alléguée), le *varicocèle*, l'*hydrocèle*, l'*emphysème du tissu cellulaire du scrotum*, les *hernies*, la *cryptorchidie*, la *contracture des membres*, la *déviation du rachis*, l'*ankylose*, la *claudication*, les *paralysies* (hémiplégie, paraplégie), le *tremblement musculaire*, l'*œdème des membres*, le *chevauchement des orteils*, les *orteils en marteau*, l'*ongle rentré dans les chairs* ; et parmi les maladies générales : la *scrofule*, le *scorbut*, la *glycosurie*, l'*ictère*, l'*embarras gastrique*, un *accès de fièvre intermittente*, une *exagération de faiblesse de constitution* ou de *débilité générale*.

« On a proposé l'emploi de divers agents, tels que les *anesthésiques*, pour déjouer la ruse et reconnaître la simulation de certaines affections. Mais tout en reconnaissant l'importance de cet élément de diagnostic, des motifs de haute convenance et les dangers qui y sont inhérents ne peuvent en autoriser l'usage devant les conseils de revision. On doit ne se servir que des procédés qui sont exempts de dangers, tels que l'exploration à l'aide d'instruments spéciaux : l'ophtalmoscope, l'échelle typographique, les verres gradués, l'optomètre, le stéthoscope, les spéculums, les algalies, les sondes, etc. »

La simulation devant les conseils de revision a fait l'objet de nombreux travaux auxquels on devra se reporter à l'occasion (1), mais il ne peut entrer dans notre cadre de donner ici les règles spéciales auxquelles l'expert devra se reporter le cas échéant, car elles sortent essentiellement du domaine de l'hygiène.

Il est peut-être bon de rappeler que la loi de 1872, en frappant d'une peine d'un mois à un an de prison les individus coupables de s'être volontairement rendus impropres au service, ainsi que leurs complices (art. 63), ne prononce aucune pénalité contre la simulation. Cependant l'article 276 du Code pénal punit d'un emprisonnement de six mois à deux ans les mendiants, même invalides, qui feignent des plaies ou infirmités. L'individu qui cherche à se soustraire par la simulation aux obligations du

(1) Parmi les publications modernes, traitant d'une façon générale de la simulation devant les conseils de revision, on peut citer en particulier, comme œuvres de médecins militaires : Bégin, article Réforme, in *Dictionn. de médec. et de chirurgie pratiques*, vol. XIV. Paris, 1835. — H. Bernard, *Dissertations sur les maladies simulées*. Thèse de Paris, 1854. — Tarneau, *Des maladies simulées les plus communes au point de vue du recrutement*. Thèses de Montpellier, 1855. — Leuduger-Fortmorel, *Considérations pratiques sur les opérations du recrutement et quelques maladies simulées*. Thèse de Paris, 1855. — Champouillon, *Leçons insérées* in *Gazette des hôpitaux*, 1858 (rédigées par Sculfort). — Boisseau, *Des maladies simulées et des moyens de les reconnaître*. Paris, 1870, in-8°. — W. Derblich, *Des maladies simulées dans l'armée et des moyens de les reconnaître*, traduit de l'allemand par A. Schmit. Paris, 1883. — Zuber, *Des maladies simulées dans l'armée moderne* in *Revue militaire de médecine et de chirurgie*, t. I, 1882, p. 542. — Laugier, *Nouv. Dict. de méd. et de chir. prat.*, art. Simulées (Maladies).

service militaire est-il donc moins coupable que celui qui trompe la commisération publique? Il y aurait évidemment une lacune à remplir dans ce chapitre de notre législation, tout au moins pourrait-on assimiler les simulateurs à ceux qui cherchent à se faire omettre sur les tableaux de recensement ou sur les listes du tirage. Au point de vue moral le délit est le même, la même pénalité devrait atteindre ces deux délits, « emprisonnement de un mois à un an », dit l'article 60 de la loi du 27 juillet 1872; à notre point de vue les simulateurs sont encore plus coupables.

L'instruction du 28 avril 1873, § 67, accorde au conseil la faculté de faire procéder à une enquête dans le cas où la simulation peut être soupçonnée; ce paragraphe est ainsi conçu :

« Lorsque l'exemption est demandée pour surdité, bégayement, épilepsie, folie, etc., etc., et généralement pour les cas où l'infirmité, n'étant pas apparente, peut être facilement simulée, les conseils de revision doivent accorder des délais et faire procéder pendant ces délais à des investigations scrupuleuses, au besoin même à des enquêtes sur les lieux, afin d'être complètement éclairés sur la réalité des affections alléguées. »

Il arrive assez fréquemment que les jeunes gens, retenus à la chambre par une maladie, ne peuvent se présenter devant le conseil, un délai doit leur être accordé si les motifs permettent d'espérer, qu'à l'expiration de ce délai, ils pourront comparaître en personne. Dans le cas contraire, le conseil délègue un médecin militaire pour visiter les réclamants à domicile avant la clôture des opérations. Cette visite a lieu en présence de l'officier de gendarmerie de l'arrondissement, qui en dresse procès-verbal, et envoie cette pièce au préfet pour être soumise au conseil de revison.

Mode d'exploration. — Pour diminuer autant que possible les difficultés inhérentes aux opérations médicales du recrutement, la première condition est de procéder avec méthode à l'examen de chaque individu, suivant un ordre arrêté d'avance et propre à remettre en mémoire, comme points de repère, tous les détails vers lesquels l'attention doit successivement se porter.

A moins que l'inaptitude de l'individu ne soit déjà évidente, sans qu'il se déshabille, le corps tout entier doit être examiné avec soin ; le médecin ne doit pas se presser dans cet expertise, sous peine de laisser passer des erreurs. La visite comprend un *examen d'ensemble* et un *examen de détail.*

A cet effet, au moment où le jeune homme se présente devant le conseil et alors qu'il est encore soumis à l'opération du toisage, le médecin ne manquera pas de jeter un coup d'œil d'ensemble sur sa constitution extérieure, il le verra marcher, le considérera debout pendant qu'on le mesure, l'entendra répondre aux questions qu'on lui adresse à cet instant pour vérifier son identité, en un mot il cherchera à se faire une opinion sommaire avant qu'il lui ait été présenté. Lorsqu'enfin le jeune homme s'approchera de lui, l'expert le fera placer debout, les talons rapprochés, les bras pendants sur les côtés du corps, les mains étalées et leurs pouces dirigés en avant; à ce moment il lui demandera à voix presque basse quelle est sa profession, fait toujours important à connaître, il s'enquerra s'il n'a pas quelque infirmité qu'il croit de nature à le rendre impropre au service. Bien souvent ce premier examen suffira pour faire reconnaître quelque cas d'exemption auquel on s'arrêtera immédiatement et pour dispenser ainsi de passer à l'examen de détail.

Pour procéder à ce dernier, on commencera par le crâne, en appréciant l'intégrité de la chevelure et de la peau de cette région, des appareils auditifs, visuels, de la bouche et des dents, des fosses nasales; le médecin fera tourner la tête du sujet dans tous les sens, puis passera aux épaules, aux membres supérieurs, au tronc, percutera rapidement et auscultera les régions pulmonaires et cardiaques, appréciera le volume de l'abdomen, le développement des hanches et ne manquera point de vérifier la situation des organes génitaux, l'intégrité de la verge, la présence des deux testicules et l'absence de hernies, l'état du canal inguinal.

Descendant alors aux membres inférieurs, il terminera leur examen en considérant la face plantaire, la disposition normale ou anormale des doigts du pied et fera faire un demi-tour au jeune homme pour l'examiner de dos comme il l'a fait de face.

Pendant ce temps, l'expert ne négligera pas de lui adresser quelques questions sur sa santé, sur les infirmités qu'il croit avoir; il aura pu juger ainsi non seulement de l'intégrité de l'ouïe et de la parole, mais jusqu'à un certain point de l'intelligence du sujet. Dans le plus grand nombre des cas, cet examen sera suffisant, s'il a été fait avec précision et méthode; si le médecin croit nécessaire de le pousser plus loin, il portera son attention sur l'appareil qui lui paraît malade et procédera aux examens ophtalmoscopiques ou laryngoscopiques, pour lesquels une chambre obscure devra être préparée à côté de la salle du conseil.

Son opinion une fois faite, l'expert en donnera connaissance au président et se tiendra prêt à répondre aux explications qui peuvent lui être demandées par les membres du conseil; il les donnera claires, nettes, précises et, dans l'intérêt de sa dignité comme dans celui de la science, maintiendra son opinion avec fermeté; à lui de ne l'avoir formulée qu'après sérieuse réflexion.

Si néanmoins il y a doute dans son esprit, ce qui peut arriver, mais est toujours regrettable, il en fera part au conseil de manière à lui laisser la responsabilité de la décision. Cette détermination ne doit être prise que dans des cas bien exceptionnels, car l'expert fait ainsi aveu d'incompétence ; que penseront alors les membres du conseil auxquels il a été adjoint pour les éclairer et qu'il place ainsi dans une situation fort perplexe?

Évidemment nous ne voudrions pas engager le médecin à simuler lui-même une opinion qu'il n'aurait pas; si le cas est trop difficile pour être jugé séance tenante, il devra réclamer un délai, faire ajourner le jeune homme jusqu'à la fin de la séance, déclarer la nécessité d'un examen spécial, mais en tous cas prononcer nettement un jugement et savoir le faire prévaloir. S'il n'en agit point ainsi, toute la confiance que le conseil pouvait avoir en lui, qu'il avait certainement à priori, disparaîtra et ses expertises ultérieures seront toutes entachées de suspicion.

La nomenclature des maladies ou infirmités entraînant l'inaptitude au service militaire est fournie par l'*Instruction sur les maladies, infirmités ou vices de conformation qui rendent impropre au service militaire*, approuvée par le ministre de la guerre le 27 *février* 1877, d'après les propositions du conseil de santé des armées. Elle remplace l'instruction similaire du 3 *avril* 1873, qui avait succédé à celle du 2 *avril* 1862.

Cette instruction, guide pratique, mais non toujours absolument obligatoire, du moins pour toutes ses indications, est entre les mains de tous les médecins de l'armée ou des officiers que leurs devoirs appellent dans les conseils de révision ou de réforme.

L'étude des infirmités incompatibles avec le service militaire, les questions que cette étude soulève au point de vue ethnologique, présentent un intérêt considérable. Ce sont là des sujets de pathologie spéciale ou de médecine légale militaire qui méritent, pour être complètement traités, de faire l'objet d'un ouvrage absolument spécial. Ils sortent du domaine de l'hygiène militaire, avec laquelle ils n'ont que des rapports fort indirects ; nous les passerons donc sous silence, en renvoyant le lecteur aux ouvrages spéciaux, où ils trouveront tous les développements désirables (1).

ARTICLE IV. — RÉPARTITION DES RECRUES DANS LES DIFFÉRENTES ARMES. — MISE EN ROUTE DU CONTINGENT.

Lorsque le jeune homme a été accepté par le conseil de revision, il appartient à l'armée ; sous l'empire de la loi de 1832, son temps de service comptait à partir du 1er janvier de l'année où il avait tiré au sort. La loi de 1868 et la loi de 1872, article 38, ont reculé cette époque jusqu'au 1er juillet de la même année. Dans l'ancienne législation, l'appel des contingents ne se faisant d'ordinaire qu'en automne, la présence sous les drapeaux du jeune soldat était, par le fait, diminuée de huit mois au moins. Actuellement l'appel ne se fait généralement pas avant le mois de décembre ou, au plus tôt, le mois de novembre, de sorte que le temps de service est encore diminué d'environ quatre mois. En cas de besoin, le gouvernement aurait, il est vrai, la latitude de convoquer les contingents dès le 1er juillet.

La répartition des jeunes soldats dans les différentes armes a lieu par les soins des bureaux de recrutement. Chacun d'eux est avisé par le ministre des différents régiments sur lesquels seront dirigés les jeunes soldats de la circonscription du bureau. En principe, les premiers numéros sont affectés au service de la marine, soit pour les équipages de la flotte,

(1) Voy. Morache. *Traité d'hygiène militaire*, 1re édition, 1874, p. 131 à 213. La question des infirmités rendant impropres au service militaire y a été traitée *in extenso* avec tableaux et cartes géographiques figurant la répartition de ces mêmes infirmités sur le territoire de la France. Établies pour la période antérieure à 1870, les indications de ces cartes sont toujours vraies et constituent un document précieux à plus d'un titre. — Voy. aussi : T. Longmore. *Manual of instructions for the guidance of army Surgeons investing the range and quality of vision of recruits*. 2e éd. London, 1875. — Doubre, *Études d'anthropométrie médicale. (Mém. de méd. mil.*, 3e S., t. XXXIII, 1882, p. 529.) — Titeca, *Recherches relatives à la taille, au périmètre thoracique et au poids du corps. (Arch. médicales belges*, février 1880. — Jansen, *Étude d'anthropométrie médicale au point de vue de l'aptitude au service militaire. (Mém. Acad. méd. de Belgique*, t. VII, 1882.) — Preuss. — Kriegs ministerium. *Dienstanweisung zur Beurtheilung des Militair-Dienstfæhigkeit und zur Austellung von Attesten.* Berlin, 8 avril 1877. — Maurice Perrin, *De l'examen de la vision devant les conseils de revision. (Mém. de méd. mil.*, 1877, t. XXXIII, p. 1.) — Gaujot, *De l'examen des maladies de l'oreille au point de vue du service militaire. (Mém. de Méd. mil.*, 1876, t. XXXII, p. 521.) — Villemin, *De l'examen du larynx devant les conseils de revision (Mém. de méd. mil.* 1877, t. XXXIII, p. 18.) — Giraud-Teulon, *Des troubles fonctionnels de la vision dans leur rapport avec le service militaire.* Mémoire lu à l'Acad. de médec., les 15 et 22 juin 1875. — Vidal, *Du diagnostic des affections valvulaires du cœur devant les conseils de revision. (Mém. de méd. mil.*, 1879, t. XXXV, p. 419).

soit pour les régiments d'infanterie ou d'artillerie de la marine, dans une proportion également fixée par les instructions ministérielles.

Pour les autres armes, les commandements de recrutement se basent sur les notes qu'ils doivent prendre pendant la séance du conseil. L'article 17 de l'instruction du 28 avril 1873 est ainsi conçu : « A l'aide de ce document (la liste du tirage), qui doit lui servir ultérieurement à établir le registre matricule prescrit par l'article 33 de la loi du 67 juillet 1872, il dresse un carnet de tournée sur lequel, au cours de la séance, il prend note de l'aptitude militaire de chaque homme, tant sous le rapport de la profession que de la taille et de la constitution physique, et inscrit l'arme à laquelle l'homme demande à être affecté. »

Dans l'ancienne législation, les jeunes gens étaient admis à contracter un engagement volontaire pendant la période qui séparait le tirage au sort de la veille du jour de la clôture du contingent cantonal. Aux termes de l'article 9 du décret du 30 novembre 1872, ces engagements ne peuvent être souscrits que jusqu'à la veille du jour où le conseil de revision examine les jeunes gens du canton auquel appartient l'engagé. Passé cette époque, les jeunes gens ne peuvent plus que demander à devancer la mise en activité.

En contractant un engagement volontaire, le jeune homme a le droit de désigner le corps dans lequel il veut servir (article 3 du décret du 30 novembre 1872). Néanmoins il ne peut faire choix d'un corps en garnison dans la subdivision de région où il réside, que s'il y est admis comme élève-musicien. Il peut toujours être changé de corps et d'arme lorsque l'intérêt ou les besoins du service l'exigent. En demandant à devancer la mise en activité, il peut encore évidemment demander tel ou tel corps, mais seulement parmi ceux auxquels la circonscription de recrutement doit fournir des jeunes soldats, et encore faut-il que le bureau de recrutement ne trouve aucune contre-indication à l'accomplissement de ce désir.

En principe, il est évident que l'armée a tout avantage à se montrer très favorable à ces désignations volontaires; un homme servira toujours avec plus d'entrain dans l'arme qu'il aura choisie, mais on comprend qu'il deviendrait impossible de satisfaire à toutes les demandes; certains régiments ne seraient désirés par personne, dans d'autres il y aurait encombrement.

La désignation pour les différentes armes repose sur les qualités physiques et sur les qualités intellectuelles du jeune homme. Nous les passerons rapidement en revue. Officiellement le médecin n'est malheureusement pas toujours consulté pour ces désignations, mais il peut l'être cependant et rien n'empêche que, dans quelques cas particuliers, il ne manifeste son opinion, avec l'indication des motifs qui la déterminent.

§ I. — De l'aptitude pour le service dans les différentes armes.

1. *Infanterie.* — De tous les services, celui de l'infanterie est incontestablement le plus pénible, surtout en campagne. Avec son sac chargé de vêtements, de cartouches, du matériel de campement, d'outils, le fantassin doit encore transporter ses vivres, ses armes; dans ces conditions il doit faire des marches souvent longues et pénibles, bravant l'intempérie des saisons et des climats, ne trouvant peut-être au bout de la journée qu'un campement malsain; il doit encore fournir des grand'gardes, des petits postes, faire des rondes et des patrouilles et parfois passer, sans sommeil, vingt-quatre ou trente-six heures. Dans les exercices, aussi bien que dans les combats, le fantassin doit joindre à la force une adresse et une agilité peu communes; c'est pourquoi il importe que, non seulement ses membres soient parfaitement sains, mais que le sujet possède une forte complexion, la poitrine étant large et bien conformée, les épaules dégagées et les reins puissamment musclés. Il n'existe pas de maximum de taille pour l'infanterie, cependant on peut dire que mieux vaut en exclure les individus très grands lorsqu'ils n'ont pas une complexion vigoureuse, lorsque leur circonférence thoracique n'est pas notablement supérieure à la demi-taille. Le minimum de taille est celui qu'exige la loi du 27 juillet 1872 pour le service militaire, soit $1^{m},54$.

Les chasseurs à pied sont, jusqu'à nouvel ordre, destinés à fournir des tireurs de premier choix, ils doivent posséder toutes les qualités du fantassin ordinaire à un degré plus élevé que ce dernier. On choisira donc les hommes les mieux doués au point de vue de l'agilité, de la vue, parfaitement harmonisés dans toutes leurs proportions, habitués au maniement des armes à feu. Un certain nombre de bataillons de chasseurs sont depuis quelques années exercés aux marches en pays de montagne. En cas de guerre ils auraient à remplir un rôle en rapport avec cette préparation. Il y a donc lieu de les choisir avec plus de soin encore que les autres au point de vue de la force musculaire, du poids et de l'amplitude thoracique. Rigal (1) a constaté, ainsi que Cros et Bresson, combien ces marches étaient pénibles, au point de vue de la somme d'effort produit, pour les individus de constitution moyenne.

Les sapeurs-pompiers se recrutent en général parmi les militaires déjà en service, de préférence parmi les chasseurs à pied, dont ils doivent posséder toutes les qualités physiques. De plus on exige qu'ils sachent lire et écrire et qu'ils appartiennent à des professions spéciales, en rapport avec leur service spécial, telles que couvreurs, charpentiers, maçons, etc.

II. *Cavalerie.* — A beaucoup de points de vue, le service du cavalier est moins pénible que celui du fantassin, en premier lieu parce qu'il ne porte point tout le poids de son équipement, mais le partage avec son cheval, en outre parce qu'il ne fait point les routes à pied. Aussi tel homme, qui ne présente point toutes les qualités requises pour l'infanterie, pourrait-il être admis dans la cavalerie avec une constitution mois robuste, un thorax moins développé et même certaines défectuosités des mains et des pieds. Jusqu'à présent on conservait, en principe, les hommes de haute taille pour la cavalerie, pour les cuirassiers et dragons, chargés les premiers de la cuirasse et du casque, les seconds du casque seulement, pour les lanciers, qui devaient manœuvrer une lance assez pesante; ces trois armes constituaient la cavalerie de réserve (cuirassiers) et la cavalerie de ligne (dragons et lanciers).

Il est vraisemblable que la généralisation des armes à longue portée, en rendant à peu près impossible, même à des masses de cavalerie, l'approche d'une infanterie encore intacte, modifiera singulièrement le rôle des cavaliers.

Déjà les lanciers ont été supprimés dans l'armée française; les dragons, chasseurs et hussards, pourvus du même armement, sabre, carabine ou revolver, feront à peu près le même service, celui d'éclairer la marche de l'armée, de battre le pays à grande distance pour le fouiller dans tous les sens, couper les chemins de fer, enlever des convois, imposer des réquisitions, etc.; ils devront agir beaucoup plus par la vitesse que par le choc; on pourra donc introduire dans ces armes des hommes de plus petite taille qu'auparavant. Plus légers, ils chargeront moins le

(1) Rigal, *Étude sur recrutement des hommes du 12e bataillon de chasseurs, de leur degré d'aptitude aux exercices militaires et plus particulièrement aux marches en pays de montagnes.* (*Revue militaire de médecine et de chirurgie.* 1881, nos 8 et 9.)

Conditions d'aptitude physique et professionnelle

DÉSIGNATION DES ARMES.	TAILLE								
	1847	1860	1867	1872		1875		1880	
				Max.	Min.	Max.	Min.	Max.	M
	mètre.	mètre.	mètre.	mètre.	mètre.	mètre.	mètre.	mètre.	m
Infanterie.									
Régiments d'infanterie. Bataillons de chasseurs *a*. Régiments de zouaves.	1,56	1,56	1,56	»	1,54	»	1,54	»	1
Sapeurs-pompiers *b*.	1,62	1,61	1,62 [1]	»	1,54	1,67	1,54	»	1,
Cavalerie c.									
Cuirassiers	1,73	1,73	1,71	»	1,70	1,78	1,70	1,80	1,
Dragons	1,70	1,69	1,67	1,72	1,66	1,72	1,66	1,68	1,
Chasseurs	1,67	1,66	1,64	1,70	1,63	1,68	1,62	1,64	1,
Hussards	1,67	1,66	1,64	1,70	1,63	1,68	1,62	1,64	1,
Chasseurs d'Afrique.	1,67	1,66	1,64	1,72	1,63	1,68	1,62	1,68	1,
Spahis						1,68	1,62	1,68	1,
Artillerie.									
Régiments et bataillons d'artillerie *d*.	1,70	1,69	1,63	»	1,67	»	1,65	»	1,
Régiments de pontonniers *e*	1,70	1,69	1,68	»	1,67	»	1,67	»	1,
Régiment du train d'artillerie	1,69	1,68	1,67	»	1,66	»	1,64	»	1,
Compagnies d'ouvriers d'artillerie et artificiers *f*	1,69	1,68	1,67	»	1,64	»	1,64	»	1,
Génie g.									
Régiments du génie.	1,67	1,66	1,66	»	1,66	»	1,66	»	1,6
Ouvriers du génie.	1,70	1,69	1,66	»	1,65	»	1,65	»	1,6
Équipages militaires.									
Régiments du train des équipages *h*.	1,67	1,66	1,66	»	1,64	»	1,64	»	1,6
Troupes de l'administration.									
Sections d'ouvriers militaires d'administration et commis *i. j*	1,56	1,56	1,56 [1]	»	1,54	»	1,54	»	1,5
Troupes de santé.									
Infirmiers militaires *k*	1,56	1,56	1,56 [1]	»	1,54	»	1,54	»	1,5

·vice des différentes armes (Armée française).

TAILLE			CONDITIONS SPÉCIALES D'APTITUDE.	OBSERVATIONS.
1	ACTUELLE 1883			
Min.	Max.	Min.		
mètre.	mètre.	mètre.		
1,54		1,54	*a.* Pour les chasseurs à pied, hommes lestes, vigoureux, bien constitués, d'une taille moyenne et bien prise; habitude des armes à feu.	[1] 1m, 55 depuis la loi de 1868. [2] Pour l'artillerie, 5/10 du contingent doivent avoir la taille minimum de 1m,66, 3/10 le minimum de 1m,64, 2/10 le minimum de 1m,62. [3] Les musiciens sont reçus dans les régiments du génie à la taille de 1m, 54. [4] Les mécaniciens, chauffeurs, ajusteurs et monteurs de chemins de fer, seront reçus à la taille de 1m.62 dans les bataillons de chemins de fer. Les engagés conditionnels d'un an se présentant pour le génie doivent satisfaire à l'une des conditions suivantes : être admis à l'engagement en vertu de l'art. 53 de la loi du 27 juillet 1872, ou être dessinateur, ou avoir été, soit ouvrier, soit contremaître dans des ateliers ou chantiers de construction, ou avoir été employé, soit dans le service de la télégraphie, soit dans le service des chemins de fer, au matériel, à la traction ou à la voie. [5] Les engagés conditionnels d'un an qui se destinent à la cavalerie doivent *savoir bien* monter à cheval ; ceux qui veulent entrer dans l'artillerie doivent *être habitués* au cheval ; pour le train il faut savoir soigner les chevaux ou conduire des voitures. Les connaissances en équitation sont constatées par une commission composée d'officiers de troupes à cheval.
1,54	»	1,54	*b.* Hommes sachant lire et écrire, maçons, couvreurs, charpentiers ou professions analogues.	
1,66	1,75	1,70 [5]	*c.* Hommes habitués à monter à cheval, à soigner les chevaux, à conduire les voitures, selliers, bourreliers, maréchaux ferrants.	
1,60	1,70	1,64		
1,54	1,64	1,59		
1,54	1,64	1,59		
1,54	1,67	1,59		
1,56	1,67	1,58		
1,62	»	1,62 [2]	*d.* Mêmes conditions que pour la cavalerie. — *e.* Pour les pontonniers : bateliers, cordiers, charpentiers de bateaux, charrons, ouvriers en fer ou calfats.	
1,64	»	1,64		
»	»	»		
1,66	»	1,54	*f.* Forgeurs, mécaniciens, serruriers, taillandiers, cloutiers, charrons, tonneliers, selliers, bourreliers.	
1,66	»	1,66 [3]	*g.* Dessinateurs, ouvriers en fer ou en bois, ouvriers des mines et carrières, maçons, terrassiers, maréchaux ferrants, selliers, bourreliers, employés des télégraphes ou des chemins de fer comme mécaniciens, chauffeurs, ajusteurs ou monteurs.	
1,65	»	1,65 [4]		
1,62	»	1,54	*h.* Cultivateurs, maçons, fumistes, menuisiers, charpentiers, tourneurs, charrons, serruriers, mécaniciens, forgerons ou bourreliers.	
1,54	»	1,54	*i.* Commis aux écritures, meuniers, boulangers, bouchers, tonneliers, botteleurs, ouvriers en cuir, étameurs, emballeurs et pour les commis. *j.* Certificat de capacité délivré par un intendant, pour les commis.	
,54	»	1,54	*k.* Moralité bien connue, savoir lire et écrire, cuisiniers, peintres en bâtiment, herboristes, étudiants en médecine ou pharmacie, etc...	

cheval, relativement assez grêle, des races barbes ou méridionales, parmi lesquelles nous remontons notre cavalerie légère. Jusqu'à présent on reléguait dans l'infanterie les hommes les moins vigoureux, les plus petits, ceux dont les autres armes ne voulaient à aucun prix. C'est le contraire qui doit avoir lieu; pourvu qu'un homme soit assez grand pour seller et panser son cheval, pour l'enfourcher rapidement, pourvu qu'il soit assez robuste pour manier le sabre, il peut faire un bon cavalier. Néanmoins ces raisons mêmes semblent-elles militer en faveur d'un minimum de taille qui a été fixé à 1m,59 pour les chasseurs et hussards, 1m,64 pour les dragons, 1m,70 pour les cuirassiers, en imposant à ces mêmes armes des maximas respectifs de 1m,64, 1m,70 et 1m,75. Autant que possible, les cavaliers doivent en outre être choisis parmi les hommes habitués à monter à cheval, à soigner les chevaux, à conduire les voitures, parmi les ouvriers à profession spéciale tels que bourreliers, selliers, maréchaux ferrants, qui peuvent être utilisées pour le serviee de l'arme.

Les cuirassiers, pesamment chargés, montés sur les chevaux des plus hautes tailles, ne peuvent se recruter que parmi des hommes très vigoureux et de haute stature.

III. *Artillerie.* — L'artillerie française comprend des batteries à cheval, des batteries montées et des bataillons de forteresse; si, après l'incorporation des hommes, on peut, pour leur classement dans ces trois groupes, tenir compte de leurs qualités physiques, il n'en demeure pas moins évident que tous les artilleurs doivent être propres à tous les services, c'est-à-dire joindre les qualités du fantassin à celles du cavalier. De plus, la manœuvre des pièces, les travaux de force, la construction des batteries, exigent de grands efforts et nécessitent une conformation de premier ordre, un développement complet de la poitrine, une intégrité absolue des mains et des pieds, enfin une vue excellente.

L'arme des pontonniers est classée dans celle de l'artillerie, un décret du 31 octobre 1872 ayant mis fin aux discussions qui avaient lieu à ce sujet. — On y fera entrer de préférence les hommes appartenant aux professions de bateliers, cordiers, charpentiers de bateaux, calfats, charrons, ouvriers en fer, etc...

Les soldats des compagnies d'ouvriers et d'artificiers, tout en pouvant faire éventuellement le service d'artilleur, doivent présenter surtout des qualités techniques immédiatement utilisables. On y range donc les forgeurs, mécaniciens, serruriers, taillandiers, cloutiers, charrons, charpenliers, tonneliers, selliers, bourreliers, etc... Le travail qui leur est imposé n'exige pas une force musculaire spéciale, aussi le minimum de taille est-il abaissé au même taux que celui des régiments d'infanterie.

IV. *Génie.* — Les hommes appartenant à l'arme du génie sont destinés à des travaux pénibles et exigeant un grand déploiement de force, ils doivent posséder en outre toutes les qualités du fantassin, puisqu'ils font les routes à pied, en portant leur équipement et des outils. Le minimum de taille a dû être élevé pour cette arme, aussi bien dans les régiments que dans les compagnies d'ouvriers ou les cavaliers conducteurs. — On choisira de préférence les hommes appartenant aux professions suivantes : dessinateurs, ouvriers en fer ou en bois, ouvriers des mines et des carrières, maçons, terrassiers, maréchaux ferrants, selliers, bourreliers, employés du télégraphe, etc.

Les régiments du génie doivent fournir, en outre de leur service ordinaire, des compagnies spéciales pour l'exploitation des chemins de fer; la nécessité d'en assurer le recrutement a fait baisser le minimum de taille pour les mécaniciens, chauffeurs, ajusteurs et monteurs de chemin de fer.

V. *Équipages militaires.* — Les obligations du service dans les divers trains de l'armée sont particulièrement pénibles et exigent beaucoup de force. Les hommes du train doivent posséder toutes les qualités d'un bon cavalier et celles du fantassin, car dans les compagnies légères (mulets avec bâts) les conducteurs font les routes à pied. Les hommes de cette troupe devront donc être choisis parmi les plus vigoureux, et être exempts des infirmités qui seraient de nature à les gêner dans l'exécution de toutes les obligations de leur service. Leur minimum de taille est celui de l'infanterie, il devrait être celui de la cavalerie légère. — Comme aptitude militaire spéciale, ils doivent appartenir autant que possible à des professions où ils aient conduit des chevaux et des mulets, qui les aient habitués au maniement des voitures. — Les hommes destinés à leurs compagnies d'ouvriers seront pris parmi les charrons, forgerons, serruriers, taillandiers, menuisiers, selliers et bourreliers.

VI. *Troupes de l'administration.* — Il serait tout à fait contraire au principe qui doit diriger le meilleur choix possible des recrues, que de ne pas se montrer assez sévère pour certaines catégories d'hommes dont l'armée a besoin pour sa complète organisation, en particulier pour les sections d'ouvriers d'administration. Si le personnel de ces sections n'exige pas l'aptitude physique, complètement exempte d'infirmité, qui est requise pour les armes combattantes, on ne doit pas cependant y faire entrer des hommes qui ne seraient pas assez robustes pour se livrer sans fatigue, comme dans la vie civile, aux obligations souvent très pénibles de leur service spécial, ou qui auraient des infirmités de nature à les gêner dans l'exécution de ce service.

Le minimum de taille pour les sections d'ouvriers est le même que celui de l'infanterie. L'aptitude professionnelle exigible porte à n'exercer leur recrutement que parmi les cultivateurs, maçons, fumistes, menuisiers, charpentiers, tourneurs, charrons, serruriers, mécaniciens, forgerons ou bourreliers pour la première section d'ouvriers, parmi les meuniers, boulangers, bouchers, tonneliers, botteleurs, ouvriers en cuir, étameurs, emballeurs, pour les autres sections.

Les commis aux écritures des bureaux de l'intendance doivent justifier de capacités spéciales, en présentant un certificat délivré par un intendant militaire.

VII. *Infirmiers militaires.* — Les infirmiers militaires sont, de tous les corps d'armée, ceux qui remplissent la mission la plus dangereuse et la plus pénible, leur mortalité tout exceptionnelle (1) le prouve surabondamment. C'est assez dire l'attention qu'il convient de porter au recrutement de ce corps d'élite, en n'y envoyant que des hommes vigoureux et d'une constitution à toute épreuve. Ils doivent en outre savoir lire et écrire, présenter une moralité bien connue, avoir s'il se peut quelque profession qui soit utilisable dans les hôpitaux ou ambulances : garçons de pharmacie, herboristes, etc., ou être ouvriers des corps d'état, peintres en bâtiment, menuisiers, cuisiniers, etc.

Les jeunes gens en cours d'études médicales ou pharmaceutiques, qui n'auraient pas contracté un engagement conditionnel d'un an, seraient dirigés de préférence sur les sections d'infirmiers militaires, à condition néanmoins qu'ils en fassent la demande; car, pour eux, comme pour tous les autres, il est à désirer que l'on n'incorpore dans le corps des infirmiers que des hommes de bonne volonté.

Les infirmiers de visite sont recrutés jusqu'à présent dans les infirmiers ordinaires, il n'est donc pas question d'exiger d'eux une aptitude spéciale ;

(1) Voir les statistiques de mortalité à la fin de l'ouvrage.

on la constate plus tard, à la sortie de l'école où on les forme au service d'auxiliaires des médecins, pour la tenue des cahiers, l'exécution des pansements, etc.

VIII. *Écoles militaires.* — Les jeunes gens qui se présentent pour l'admission dans les écoles militaires de Saint-Cyr, de l'application de l'artillerie et du génie, du service de santé, à l'école vétérinaire, etc., doivent être parfaitement exempts de toute infirmité physique. Leur aptitude militaire est constatée par un certificat délivré par un médecin militaire, ou par les bureaux du recrutement lorsqu'ils doivent contracter un engagement, elle est vérifiée au moment de leur admission à l'école.

Sans exiger qu'ils soient déjà complètement aptes au service en campagne, ils doivent paraître, proportionnellement à leur âge, assez vigoureux pour faire prévoir qu'au jour de leur entrée dans les cadres de l'armée, ils présenteront toute l'aptitude physique requise pour le service en temps de guerre.

IX. *Engagés conditionnels d'un an.* — Les jeunes gens admis à contracter ces engagements justifient de leur aptitude militaire, comme tous les engagés volontaires, devant les bureaux de recrutement.

Les conditions qui leur sont imposées sont les mêmes que pour tous les engagés volontaires et l'expérience de ces dernières années prouve qu'il y a lieu d'être rigoureux pour leur acceptation. Dans le but de ne pas entraver des carrières libérales, on avait d'abord admis des jeunes gens de complexion réellement insuffisante et bien des fois l'on a eu à regretter cette facilité, devant le faible degré de résistance organique qu'ils présentaient, une fois livrés aux influences du service militaire.

Vu le peu de temps que ces jeunes gens ont à passer sous les drapeaux, des connaissances en équitation sont imposées à ceux qui demandent à servir dans les troupes à cheval, mais à des degrés différents suivant les armes. C'est ainsi qu'on a été amené à faire une distinction pour l'artillerie entre les batteries à pied et les batteries montées ou à cheval. Les jeunes gens qui veulent servir dans les troupes à cheval doivent en conséquence produire : 1° pour être admis dans la cavalerie, un certificat constatant qu'ils *savent bien* monter à cheval ; 2° pour être admis dans les batteries montées ou à cheval, un certificat attestant qu'ils ont *l'habitude* du cheval ; 3° pour être admis dans le train d'artillerie ou le train des équipages, un certificat attestant qu'ils *savent monter* à cheval ou *soigner les chevaux,* ou *conduire les voitures.*

Ces certificats sont délivrés par des commissions instituées dans chaque corps d'armée ou division, et composées de trois officiers de troupes à cheval et désignés par le général commandant le corps ou la division.

Pour l'arme du génie, les engagés conditionnels qui ne possèdent point les titres scientifiques énumérés à l'article 53 de la loi du 27 juillet 1872 (baccalauréats, écoles, etc.), mais qui sont admis après avoir subi l'examen prescrit par l'article 54 de la loi et l'article 3 du décret du 1er décembre 1872, doivent présenter des garanties particulières d'instruction technique et avoir été : dessinateurs, contremaîtres, ouvriers dans des ateliers ou chantiers de construction, avoir été employés dans les services des télégraphes ou des chemins de fer au matériel, à la traction ou à la voie.

X. *Régiments coloniaux*. — Une loi actuellement en discussion créera prochainement un certain nombre de régiments particulièrement destinés à la garde et à la défense des colonies, aux expéditions d'outre-mer. Le recrutement de ces régiments devra donner lieu à de très sérieuses investigations médicales. Qu'on choisisse les hommes parmi ceux qui ont déjà fait un certain temps de service dans les régiments métropolitains, ou qu'on les prenne parmi des engagés volontaires et les jeunes gens de la classe, ils devraient réunir deux conditions : 1° n'avoir pas moins de vingt-cinq ans au moment où on les enverra dans les pays intertropicaux, 2° présenter une santé absolument robuste. Les moindres prédispositions aux affections thoraciques suffiraient pour faire rejeter les candidats ; car l'expérience prouve combien la tuberculose pulmonaire évolue hâtivement dans les pays chauds.

Il est question d'envoyer les jeunes gens des colonies faire en France leur service militaire. Il est évident qu'on ne devra pas les faire arriver pendant la période hivernale et que leur place est indiquée dans les régiments cantonnés en Provence ou en Languedoc. L'expérience faite depuis 1874 avec les jeunes israélites algériens prouve le bien fondé de cette manière de procéder.

§ II. — Mise en route des contingents. — Incorporation.

Les jeunes soldats portés sur les listes du recrutement cantonal sont mis en route, sur un ordre du ministre de la guerre, pour un régiment du corps d'armée de leur région si leur numéro ne les appelle à faire qu'un an, pour un corps d'armée quelconque s'ils sont destinés à faire cinq ans. Avant leur départ, ils sont réunis au bureau du recrutement de leur circonscription et passés en revue par un officier général. C'est ce qu'on nomme la revue de départ.

I. *Revue de départ.* — Pour cette inspection, l'officier général est accompagné par un médecin dont il doit prendre l'avis avant de statuer sur la position des jeunes gens qui sont ou se diraient infirmes. Lorsqu'il s'agit d'une maladie passagère, on se contente de leur accorder un sursis de départ pour se faire soigner dans leur famille, ou on les fait entrer à l'hôpital. S'il s'agit au contraire d'infirmités plus graves, ayant échappé au conseil de revision ou qui se seraient développées depuis cet examen, le général renvoie le jeune soldat devant une commission spéciale, la *Commission spéciale de réforme* qui siège au chef-lieu de chaque subdivision de région et comprend, sous la présidence du général de brigade commandant la subdivision de région, un sous-intendant militaire, le commandant de recrutement et le commandant de gendarmerie. Elle est assistée de médecins militaires.

Le tableau inséré page 120 résume les conditions d'aptitude physique et professionnelle exigées pour l'incorporation dans les différentes armes de l'armée française. On peut constater que les fixations de la taille ont subi de nombreuses vicissitudes, soit avec les différentes lois de recrutement de 1832, de 1868 et de 1872, soit par suite d'autres considérations. Dans ces dernières années, et en particulier en 1880 et 1881, on avait cru pouvoir abaisser la limite inférieure de la cavalerie jusqu'au minimum de l'infanterie, 1m,54, afin de rendre moins lourde la charge des chevaux et de rendre l'arme plus légère. On s'est aperçu que des hommes trop petits pouvaient seulement à grand' peine mettre le pied à l'étrier ou seller les chevaux. On est revenu depuis 1884 à des fixations moins extrêmes.

Ces données sont complétées par l'indication de la taille exigée pour différentes armes dans quelques armées étrangères.

Armée allemande (1).

	Maximum.	Minimum.
Corps de la garde...................	»	1m70
... par exception....................	»	1m67
Infanterie............................	»	1m57
Chasseurs à pied......................	»	1m57

(1) Roth und Lex, *Handbuch der Militär. Gesundheitspflege*, t. III. p. 161. 1877.

	Maximum.	Minimum
Cuirassiers et uhlans	1m75	1m67
Dragons et hussards	1m72	1m62
... par exception	»	1m57
Artillerie à cheval	1m75	1m62
Artillerie de campagne	»	1m62
Artillerie à pied	»	1m67
Génie et troupes des chemins de fer	»	1m62
Train	»	1m57

Armée anglaise (1).

	Maximum.	Minimum.
Cavalerie de réserve	1m803	1m727
Cavalerie de ligne	1m752	1m701
Cavalerie légère	1m727	1m676
Chasseurs à cheval du Cap	1m600	1m524
Train	1m676	1m600
Artillerie	»	1m701
Conducteurs d'artillerie	1m676	1m625
Artificiers	»	1m676
Sapeurs du génie	»	1m676
Conducteurs du génie	»	1m676
Infanterie	»	1m651

Lorsque le jeune soldat est reconnu impropre au service militaire, il est renvoyé dans ses foyers avec un *congé de réforme n° 2;* comme les infirmités motivant son renvoi sont antérieures à son incorporation, ce congé de réforme n° 2 ne saurait ouvrir aux frères de l'intéressé les droits prévus par le § 5 de l'article 17 de la loi du 27 juillet 1872, article qui dispense du service d'activité, en temps de paix, l'individu dont un frère est « mort en activité de service, ou a été réformé ou admis à la retraite pour blessures reçues dans un service commandé, ou pour infirmités contractées dans les armées de terre ou de mer ». A la revue de départ, l'officier général prescrit l'envoi aux hôpitaux militaires des jeunes gens qui se trouveraient atteints de maladies vénériennes ou cutanées; ils ne doivent être dirigés sur leurs corps qu'après guérison complète.

Dans le cas où certaines maladies et mutilations paraîtraient le fait de manœuvres volontaires et coupables, l'officier général ferait entrer le jeune soldat à l'hôpital s'il avait besoin de soins, l'enverrait en prison dans les autres cas, et signalerait le délinquant au général commandant

(1) Ordre du 4 mars 1864.

la division. Cet officier général le ferait poursuivre dans les formes voulues par la loi et le déférerait aux tribunaux civils.

II. *Mise en route des contingents.* — Les jeunes gens, après avoir subi la revue de départ, sont mis en route et forment autant de détachements, commandés par des officiers ou des sous-officiers, qu'il y a de régiments à fournir.

Généralement les détachements de recrues sont dirigés sur leurs corps par les voies rapides, quelquefois cependant par étapes ; il y a quelques années encore, ce dernier système était même seul employé. Les considérations hygiéniques que nous développerons, en traitant des *marches*, trouvent ici toutes leurs indications ; mais il en est cependant de spéciales que l'officier doit connaître, que les chefs de détachement doivent faire observer.

Le jeune homme, à ce moment de son existence militaire, se trouve soumis à des influences physiques et morales particulières ; elles peuvent réagir sur sa santé d'une façon d'autant plus vive qu'il n'y a point été préparé. Dans les premiers moments, le changement de milieux, l'imprévu, le fait de se trouver réuni avec des jeunes gens de son âge peuvent l'exciter un peu et lui donner une certaine gaieté ; mais bien souvent aussi, après l'enthousiasme des premiers jours, le souvenir de la famille qu'il vient de quitter, celui des liaisons violemment rompues, portent dans son âme un grand fonds de tristesse ; il faut savoir respecter ces sentiments et en tenir grand compte. Aussi, ne saurait-on choisir avec trop de soins les chefs de détachements ; on les prendra parmi des hommes mûrs, à caractère à la fois ferme et égal, pouvant inspirer le respect sans éveiller la crainte et ne dédaignant point de montrer une cordiale sympathie au jeune camarade qu'ils initient à la vie militaire. Il va sans dire que les sous-officiers, chargés de cette mission, doivent se regarder comme les premiers tuteurs de leurs nouveaux soldats et, usant de leur influence et de leur autorité, les empêcher de gaspiller inutilement le petit pécule, qu'une mère prévoyante a remis à son enfant et qui représente quelquefois de bien longues et de bien touchantes économies. Le chef de détachement veillera en particulier à ce que les recrues ne se laissent point aller aux excès alcooliques ; de pernicieuses habitudes peuvent prendre naissance dans ces premières heures de la vie militaire ; elles influeront peut-être sur toute la carrière du soldat. Aussi, dans les stations de chemins de fer, dans les haltes, dans les séjours que le détachement devra subir, on maintiendra la discipline la plus ferme, la plus rigoureuse, avec calme et surtout sans brutalité.

Les transports en chemins de fer ne sont pas, par eux-mêmes, bien pénibles, mais si la saison est rigoureuse on peut contracter alors des refroidissements qui dégénéreraient en affections sérieuses. En conséquence, il serait à désirer que les effets délivrés aux recrues puissent comprendre une capote pour les hommes d'infanterie, un manteau pour ceux de cavalerie. Si la conduite du détachement se fait par étapes, la question de chaussure acquiert une importance toute spéciale. Habitués les uns au port des sabots, les autres à celui de chaussures adaptées à leurs pieds, les recrues souffrent parfois cruellement et deviennent quelquefois momentanément incapables de marcher avec les souliers neufs et particulièrement rudes, que délivrent les magasins d'approvisionnement. De plus, beaucoup d'entre eux, les citadins surtout, ne sont point rompus à la marche; aussi les étapes devront-elles être moins longues pour eux que pour les troupes exercées, les haltes plus fréquentes, les séjours plus rapprochés.

Pendant les routes, les recrues reçoivent le pain en nature et une allocation en numéraire, afin de se procurer des aliments. C'est à ce moment que le chef du détachement usera de son autorité pour diriger l'emploi de ces fonds, veiller à ce que les hommes soient convenablement nourris et consacrent à leurs achats les ressources personnelles dont ils peuvent disposer. C'est là une dépense de bon aloi, que les familles seraient heureuses de constater; l'autorité militaire doit, non seulement la tolérer, mais même l'approuver. Si le détachement fait séjour et que les recrues logent chez l'habitant, ce qui doit être évité autant que possible, le chef du convoi veillera paternellement sur ses hommes pendant la journée de repos, et s'il se peut, les détournera d'entraînements, excusables peut-être, mais dangereux pour les mœurs autant que pour la santé.

III. *Incorporation.* — Arrivés enfin à destination, les recrues sont remis entre les mains des chefs de corps, qui les répartissent, suivant les besoins, dans les compagnies, batteries ou escadrons, donnent des ordres relatifs à leur habillement, leur instruction, toutes choses sur lesquelles nous aurons à revenir avec détail.

Mais avant d'être régulièrement incorporés dans le corps, les jeunes soldats doivent subir une nouvelle inspection très minutieuse de la part des officiers du commandement, aussi bien que de la part du médecin attaché au régiment.

Cet officier doit procéder à cette visite avec toute la rigueur qu'il mettrait devant un conseil de revision, pour examiner des hommes entièrement nouveaux. Il doit agir comme si rien n'avait encore été fait et comme s'il était appelé à prononcer en première instance. C'est dire que les jeunes soldats devront être de nouveau soumis aux opérations du toisage, et examinés en suivant les règles énoncées pages 113 et suivantes, avec plus de rigueur encore, car le médecin a tout le loisir nécessaire pour procéder à l'investigation la plus minutieuse. Il s'assurera, non seulement de l'aptitude militaire générale, mais de l'aptitude spéciale pour l'arme dans laquelle le soldat doit être incorporé. Les sujets qui ne paraissent point remplir toutes les conditions nécessaires doivent être signalés au commandement; suivant le cas, on les fait présenter à la commission spéciale en vue d'une réforme, ou l'on réclame leur changement de corps, dans les formes voulues pour ces mutations.

La vaccination de *tous* les hommes admis dans l'armée, à un titre quelconque, est pratiquée depuis 1841. Plusieurs circulaires ou instructions ministérielles ont réglé le fonctionnement de cette opération. La dernière en date, celle du 27 janvier 1883, et la Notice n° 3 du règlement du 27 décembre 1883 sur le service de santé, résument et complètent les prescriptions précédentes.

Elles chargent de ce soin les médecins des corps de troupes, chacun pour leur régiment. Ceux-ci devront vacciner ou revacciner tous les jeunes soldats dès leur arrivée au corps, et renouveler l'opération chez les sujets réfractaires aussi souvent qu'il sera nécessaire pendant les quatre mois qui suivent ce premier essai.

Le vaccin doit être puisé autant que possible de bras à bras, et principalement sur des enfants âgés de quatre mois au moins et d'une bonne santé; à défaut de ces derniers ou d'adultes sains, on peut faire usage de la vaccine animale.

Les résultats de cette opération doivent être consignés sur le livret de chaque militaire avec la signature du médecin du corps attestant : 1° la situation dans laquelle se trouvait le militaire au moment de son arrivée au corps (vacciné, porteur de cicatrices de variole ou non vacciné); 2° l'issue de la vaccination ou de la revaccination. Dans le cas où un militaire vient à décéder par suite de variole, le médecin de son régiment doit adresser au directeur du service de santé du corps d'armée un rapport constatant quel avait été le résultat de ses vaccinations ou revaccinations, la nature du vaccin employé et toutes les circonstances d'origine probable de cette maladie virulente. — Il est à constater que l'application de cette mesure a presque éteint la variole dans l'armée française et que l'on arrivera certainement, sous peu, à n'avoir de ce chef qu'une mortalité égale à 0.

Le médecin du corps de troupe doit consigner dans un registre spécial (*Registre médical d'incorporation*) les résultats de l'examen subi par l'homme, ainsi que ceux de la vaccination. Ce registre a une importance toute particulière; il constate, en effet, la situation exacte du militaire au moment de son incorporation, et doit être tenu à jour par l'inscription des maladies, blessures ou accidents qui peuvent atteindre le militaire pendant son séjour sous les drapeaux. Au moment de sa sortie définitive du régiment, une dernière annotation complète ces documents, en spécifiant l'état de sa santé à cette époque. Les médecins de corps ne sauraient apporter une trop grande exactitude dans la tenue régulière de ces registres d'incorporation; ils peuvent fournir les indications les plus précieuses, dans l'intérêt de l'individu lui-même, comme dans celui de la science.

L'idée qui a présidé à la création de ce registre est donc excellente; nous estimons qu'il y aurait lieu d'en perfectionner l'application en substituant au modèle actuel (27 décembre 1883) qui, par sa disposition, ne permet pas de donner aux annotations une étendue suffisante, des *Feuilles de santé*, spéciales à chaque individu, pouvant être réunies comme les feuilles des registres matricules dans les corps de troupes, mais pouvant, comme elles aussi, être détachées pour suivre l'homme dans toutes ses mutations.

En tête, on inscrirait les résultats de la visite médicale faite au moment de l'incorporation et reproduisant toutes les inscriptions portées à la *Feuille ethnologique* dont il va être question à l'article V. Puis, dans des colonnes différentes, le médecin porterait avec commentaires les divers événements relatifs à la santé du militaire pendant la durée de son service, les exemptions de service, les entrées à l'infirmerie, les envois à l'hôpital, aux eaux ou en convalescence, avec l'indication de leur cause et de leur durée. Lorsque le militaire serait envoyé dans un hôpital, la euille de santé serait communiquée au médecin de cet hôpital, afin qu'il pût prendre connaissance des antécédents pathologiques de son malade; il y inscrirait, naturellement aussi, le résumé de ses observations sur la maladie, le tout d'une façon concise, mais suffisamment complète. Enfin, lorsque les militaires seraient libérés, les feuilles de santé pourraient être envoyées au ministère de la guerre, et devenir le point de départ de statistiques et de travaux d'une exactitude et d'un intérêt remarquables.

La statistique médicale militaire ne saurait être une simple réunion de chiffres, mais, pour chacune des unités qui concourent à les former, on doit pouvoir y trouver des documents nets et précis réunis dans un centre commun; au bout de quelque dix ans, le Comité consultatif de santé posséderait de la sorte une collection de faits considérable, à laquelle seraient admis à puiser tous ceux qui voudraient entreprendre des travaux d'ensemble sur l'Hygiène, la Pathologie et la Chirurgie militaire, travaux qui, bien évidemment, peuvent rendre à l'armée et à la science les services les plus signalés.

ARTICLE V. — RÉSULTAT DES OPÉRATIONS DU RECRUTEMENT ET APTITUDE MILITAIRE PHYSIQUE DE LA POPULATION FRANÇAISE (MÉTROPOLE ET ALGÉRIE).

Dans la précédente édition de cet ouvrage (1), rédigée au lendemain de la promulgation de la loi du 27 juillet 1872, et avant que son application ait pu donner quelques résultats, cette question a été étudiée en prenant pour bases les résultats fournis par le recrutement en France pendant les vingt-cinq dernières années de l'application régulière de la loi de 1832, soit de 1844 à 1868. On a pu déduire de ces recherches des considérations fort importantes, afin d'apprécier en particulier l'effort militaire que pouvait faire, en tant qu'hommes à incorporer, la nation française. Ces résultats ont été vérifiés par l'expérience des dix dernières années, ainsi qu'on le verra plus loin ; mais s'ils constituent une donnée fort importante, que l'on ne peut laisser de côté, tout au moins au point de vue de l'histoire militaire de la France, ils ont moins d'actualité pratique que n'en peuvent présenter ceux du recrutement pendant les dix années d'application normale de la loi du 27 juillet 1872, soit de

(1) Morache, *Traité d'hygiène militaire*, 1re édition, 1874, p. 229.

1875 à 1884. Durant cette période, la France est restée en état de paix européenne et aucune circonstance extérieure n'est venue troubler les opérations du recrutement normal. Le moment est venu d'entreprendre cette étude, d'autant que cette loi de 1872 paraît être à la veille de modifications assez profondes, modifications qui porteront cependant plutôt sur la durée du service actif que sur ses principes eux-mêmes ; ceux-ci resteront entiers et seront appliqués avec plus de rigueur peut-être.

Chaque année on a procédé à l'inscription sur les listes de tirage des jeunes gens ayant accompli leur vingtième année au 1er janvier ; avant l'annexion à l'empire allemand des départements qui constituaient l'Alsace-Lorraine, le nombre total de ces jeunes gens dépassait sensiblement 300 000 et atteignait environ 320 000, surtout depuis l'annexion du comté de Nice et de la Savoie à l'empire français. La perte de l'Alsace-Lorraine devait amener une diminution dans ce nombre des inscrits annuels, et nous l'avions évalué à 11 000 hommes environ (1) en admettant que, pour cette raison et quelques autres, la France ne pourrait pas dépasser sensiblement, dans les premières années, le chiffre de 300 000 inscrits. Les faits sont venus confirmer ces appréciations et, en effet, de 1875 à 1879, le maximum atteint n'a été que de 295 924 en 1879. Mais la population générale de la France est en voie d'augmentation, lente sans doute, malheureusement inférieure à celle de la plupart des autres États européens, sensible cependant.

En 1869, d'après Bertillon (2), la population de la France continentale était de 38 698 600 ; en 1871, elle perd environ 1 600 000 habitants (Moselle, Haut et Bas-Rhin) qui fournissaient annuellement une moyenne de 12 000 hommes environ aux listes de tirage ; en 1872, la population n'est plus que de 36 102 921, mais en 1876, elle est déjà de 36 906 708, et au recensement de 1881 elle atteint 37 672 048.

Aussi, à partir de cette époque, voit-on les inscrits monter au nombre de 306 833 (1881), et monter progressivement jusqu'à 313 951 en 1884. Une année exceptionnelle, 1880, avait même fourni 316 662 inscrits ; il est probable que cette augmentation isolée peut être rapportée à ce fait, que les hommes examinés en 1880 avaient eu vingt ans en 1879 et correspondent comme conceptions à l'année 1858, intermédiaire entre la guerre de Crimée terminée en 1856 et la guerre d'Italie de 1859, époque

(1) Morache, *loc. cit.*, p. 232.
(2) Bertillon, article FRANCE. DÉMOGRAPHIE. (*Dict. encycl. des Sc. médic.*, 4e série, t. V, p. 417.

pour ainsi dire, d'apogée de la période impériale, non seulement au point de vue politique, mais aussi au point de vue social. Or, comme on le sait, la natalité est toujours influencée par les éléments de paix et de prospérité matérielle.

Quoi qu'il en soit, l'augmentation des inscrits doit toujours être en rapport d'une part avec les naissances de la période antérieure de vingt ans et de l'autre avec la marche de la mortalité générale de 0 à 20 ans ; or cette mortalité est sensiblement en décroissance, surtout par le fait de la diminution de la mortalité infantile. On peut donc à peu près prévoir le nombre probable des inscrits que l'on aura dans un certain nombre d'années.

Actuellement ce sont donc environ 312 à 315 000 jeunes gens, parmi lesquels l'armée peut faire son choix. Mais il faut en éliminer ceux que leur constitution physique rend impropres au service militaire, ou ceux qui justifient de titres suffisants pour être, non pas exempts de tout service, comme ils l'étaient sous les anciennes lois, mais seulement dispensés, soit en temps de paix, comme les fils de veuve, aînés d'orphelins, etc..., soit même en temps de guerre, comme les élèves ecclésiastiques ou les membres de l'instruction publique ; tous ces dispensés n'en restent pas moins à la disposition de l'autorité militaire, s'ils quittent la profession qui a conféré la dispense, en attendant que cette dispense soit elle-même supprimée ou modifiée, comme on semble devoir le faire prochainement.

D'après la loi du 27 juillet 1872, les conseils de revision ont, tout d'abord, statué sur les cas d'exemption définitive pour cause d'infirmités ; le nombre des individus reconnus impropres au service actif s'est élevé en moyenne à 36 000 environ, le minimum, 29 797, correspondant à l'année 1875, le maximum, 40 262, à l'année 1882, soit 10 à 11 pour 100.

Cette première sélection établie, le conseil classe tous les autres jeunes gens sur la liste du recrutement cantonal (application de l'article 31), laquelle comprend cinq sections :

1° Tous les jeunes gens déclarés propres au service militaire, par ordre de tirage, et qui ne doivent pas être classés dans les catégories suivantes ;

2° Tous les jeunes gens dispensés en vertu de l'article 17 (dispenses en temps de paix pour raison de famille) ;

3° Tous les jeunes gens dispensés conditionnellement en vertu de l'article 20 (instruction publique, carrière ecclésiastique), ainsi que les jeunes gens liés au service en vertu d'un brevet ou d'une commission, les inscrits maritimes ;

4° Les jeunes gens qui, sans avoir été reconnus aptes au service actif, ont été cependant reconnus propres au service auxiliaire ;

5° Les jeunes gens ajournés à un nouvel examen du conseil de revision.

Ces différentes sections doivent nous arrêter un instant, car elles constituent la différence capitale qui sépare le mode actuel et le mode ancien de l'appréciation des cas d'exemption ou de dispense. Sous le régime des lois antérieures, toute infirmité existante au moment des opérations de recrutement et reconnue suffisante pour rendre impropre au service, toute taille inférieure au minimum de 1m,56 (loi du 11 mars 1832) ou 1m,55 (loi du 1er février 1868), entraînaient l'exemption absolue, définitive du service militaire ; il en était de même des cas de dispense.

Actuellement, le principe est tout autre, on n'exempte définitivement devant le conseil de revision que les jeunes gens dont l'infirmité est absolue et non modifiable par le temps ; si cette infirmité semble transitoire, si la constitution trop débile paraît pouvoir se développer dans l'espace d'un ou deux ans, on ajourne le sujet, et cela à deux reprises successives si cela est nécessaire ; enfin si cette même infirmité, quoique définitive, permet cependant l'exercice d'une profession ou d'un mode d'activité spécial, utilisable dans l'armée, on classe le jeune homme dans les services auxiliaires.

Il en est de même pour la taille ; le minimum imposé par la loi du 27 juillet 1872, 1m,54, n'est *jamais un cas d'exemption* et à ce titre ne figure même plus sur les statistiques du recrutement. Tout homme inférieur à 1m,54 est ajourné un an, deux ans même ; si, au bout de ce temps, il n'a pu atteindre au niveau réglementaire, il est classé dans le service auxiliaire. Il demeure bien entendu que lorsque, même à la première visite devant le conseil de revision, un jeune homme présente une taille inférieure à 1m,54, mais que cette petite stature soit le résultat d'un défaut de développement lié à une cachexie, le ratichisme par exemple, il est définitivement exempté, mais non à titre de défaut de taille, mais à celui du rachitisme. *A fortiori* est-il prononcé de la sorte à la deuxième ou la troisième comparution devant le conseil de revision.

Le nombre des jeunes gens classés dans les services auxiliaires s'est élevé annuellement à 15 000 environ, le minimum 14 909 correspondant à l'année 1881, le maximum 21 259 à l'année 1875, soit de 5 à 7 pour 100 ; la tendance des dernières années semble être de diminuer sensiblement le chiffre de ces admissions dans le service auxiliaire, dont les attributions mal définies les premières années le sont peut-être encore d'une façon insuffisante. Il est permis de croire que la moyenne de 5 pour 100 ne sera guère dépassée dans l'avenir et que beaucoup de ces non-valeurs relatives seront rejetées définitivement.

Le nombre des jeunes gens ajournés à un nouvel examen s'est élevé à environ 30 000, le minimum 19 508 correspondant à l'année 1875, le maximum 39 105 à l'année 1884, soit environ 7 à 9 pour 100. A l'inverse des admissions dans le service auxiliaire, les ajournements tendent à devenir de plus en plus nombreux à mesure que la loi de 1872 a été mieux comprise, par le fait même d'une plus longue application. Il y a tout avantage, en effet, à ne pas statuer immédiatement sur les cas douteux et à les renvoyer à un nouvel examen. L'intérêt de l'armée, celui des individus sont, dans ce cas, identiques ; on augmente, il est vrai, les travaux des conseils de revision, mais ce dernier point ne saurait être pris en considération ; on le comprend de reste.

En résumé, si l'on additionne le nombre de jeunes gens reconnus annuellement impropres à entrer immédiatement dans les rangs de l'armée active, c'est-à-dire les exemptés, les ajournés et les classés dans les services auxiliaires, on reconnaît que ce total s'est accru successivement chaque année, le minimum 70 564 correspondant à l'année 1875 et le maximum 93 440 à l'année 1882.

C'est là le total des individus qui, chaque année, ont été reconnus impropres à entrer immédiatement dans l'armée active. Si l'on compare leur nombre à celui des inscrits qui est à bien peu de chose près celui des hommes réellement visités, on constate que dans ces dernières années la proportion est de 30 pour 100 environ. Dans les premières années de la période il n'était que de 28 à 29 pour 100.

On aurait tort de conclure trop rapidement à une diminution réelle dans la valeur physique de la population, par le fait de cette minime augmentation du nombre des jeunes gens annuellement impropres au service actif. En premier lieu, il faut tenir compte de l'augmentation du chiffre des ajournés, que nous aurons à suivre pour apprécier ce qu'ils ont donné lors de nouveaux examens ; en second lieu il convient d'apprécier les circonstances dans lesquelles le recrutement s'est opéré, circonstances de sentiment pour ainsi dire.

Au lendemain de nos désastres de 1870-1871, on a voulu faire entrer dans l'armée le plus grand nombre possible de jeunes soldats; il semblait que l'on n'en aurait jamais suffisamment.

On n'a pas tardé à comprendre que l'on avait agi avec une précipitation excusable sans doute, mais fâcheuse; on avait ainsi introduit dans l'armée des non-valeurs physiques qu'il fallait ensuite éliminer par des réformes, quand elles ne s'éliminaient pas d'elles-mêmes par la mort. Les conseils de revision ont donc procédé, pendant les dernières années, avec plus de circonspection, ajournant plus facilement, n'acceptant qu'avec plus de difficulté, et le contingent annuel est devenu meilleur. On n'a même pas, à notre avis, procédé avec assez de rigueur, et nous espérons que dans l'avenir on se montrera de plus en plus rigoureux pour le choix des jeunes soldats, au grand bénéfice de l'armée et de la population.

Après avoir éliminé du total des jeunes gens inscrits ceux qui ne sont pas, dès l'abord, physiquement aptes à entrer dans l'armée active, on doit encore faire la part des dispenses. En premier lieu, en vertu de l'article 17 de la loi, on dispense du service en temps de paix ceux qui sont nécessaires au soutien de leur famille, les fils aînés de veuve, les aînés d'orphelins, les fils de septuagénaire, les frères de militaires sous les drapeaux ou morts par suite des fatigues et des dangers du service. Ce premier groupe, formant la deuxième partie de la liste du recrutement cantonal, varie de 40 000 à 48 000 jeunes gens; le maximum a été de 40 724 en 1876, le maximum de 50 463 en 1884, soit 15 à 16 pour 100 environ; il est en progression croissante, sans que l'on puisse rattacher le fait à une autre cause qu'à la seule augmentation du nombre des inscrits.

Un second groupe de dispensés est constitué par les jeunes gens appartenant aux carrières ecclésiastiques, à l'enseignement, les inscrits maritimes, les élèves des écoles maritimes; ce groupe s'élève de 30 à 33 000 jeunes gens; le maximum a été de 34 746 en 1877, le minimum 30 073 en 1875, soit 10 à 11 pour 100 environ. La proportion tend un peu à s'abaisser, peut-être en raison des difficultés rencontrées dans le recrutement des carrières ecclésiastiques, difficultés qui semblent aller en s'accentuant pour plusieurs raisons dont nous n'avons pas à rechercher ici la cause.

En résumant ces données, on peut donc établir que le nombre des individus physiquement non aptes à entrer immédiatement au service est en moyenne de 30 pour 100 des inscrits; on pourrait donc en appeler 70 pour 100; mais si l'on défalque de ce nombre d'une part les dispensés en vertu de l'article 17, soit 16 pour 100, plus les dispensés en vertu de l'article 22, soit 10 pour 100, on constate que l'on ne peut envoyer dans les corps de troupes que 44 pour 100 du nombre des inscrits, 56 pour 100 devant rester dans leurs foyers, soit d'une façon définitive, soit d'une façon temporaire, pour les différents motifs ci-dessus énoncés. — Ces moyennes se résument ainsi :

	Pour 100.
Non aptes physiquement. ...	28 à 30
Dispensés article 17.........	15 à 16
Dispensés article 22.........	10 à 11
A éliminer en temps de paix.	53 à 57

Pour le temps de guerre, les dispensés article 17 sont tous mobilisables; mais parmi les dispensés article 22, les uns sont mobilisables, les autres, les ecclésiastiques en particulier, sont encore dispensés aussi longtemps que les dispositions de la loi de 1872 n'auront pas été modifiées. En ce moment on peut évaluer à 60 pour 100 environ des inscrits le nombre des jeunes gens qui seraient mobilisables en temps de guerre.

Nous avons démontré dans la première édition de cet ouvrage (1) que la perte de l'armée sur la classe variait pour la période de 1844-1868 entre 48 et 54 pour 100; les chiffres actuels sont à peu près identiques, ce qui tendrait à indiquer que la situation physique des jeunes gens n'a pas beaucoup varié depuis cette époque. Néanmoins, pour que la comparaison fût absolument exacte, il faudrait tenir compte de ce fait que, jusqu'en 1872, on exemptait les jeunes gens dont la taille était inférieure à $1^m,56$ et $1^m,55$ seulement depuis 1878, tandis qu'actuellement le minimum est de $1^m,54$; or, d'après les statistiques de recrutement, le nombre des jeunes gens de $1^m,54$ à $1^m,55$ environ n'est pas signalé, mais du sentiment de tous les médecins appelés devant les conseils de revision, il ne laisse pas que d'être sensible.

Pour se rendre absolument compte des ressources mises à la disposition de l'armée par la loi de recrutement de 1872, il convient de recher-

(1) Morache, *loc. cit.*, p. 233.

Résultats généraux du recrutement en France et en Algérie sous l'empire de la loi du 27 juillet 1872.

ANNÉES.	NOMBRE DES JEUNES GENS INSCRITS SUR LES LISTES DE TIRAGE.	RECONNUS NON PHYSIQUEMENT APTES AU SERVICE DANS L'ARMÉE ACTIVE.				RECONNUS PHYSIQUEMENT APTES AU SERVICE DANS L'ARMÉE ACTIVE.			
		Exemptés définitivement pour infirmités.	Ajournés à un an. — 5e partie de la liste.	Classés dans le service auxiliaire. — 4e partie de la liste.	TOTAL des jeunes gens reconnus non aptes au service actif immédiat. — Total des colonnes 3, 4, 5.	Dispensés conditionnels du service d'activité — 3e partie de la liste.	Dispensés du service d'activité en temps de paix. — 2e partie de la liste.	Inscrits sur la 1re section de la liste de recrutement.	TOTAL des jeunes gens reconnus aptes au service actif immédiat. — Total des colonnes 7, 8, 9.
(1)	(2)	(3)	(4)	(5)	(6)	(7)	(8)	(9)	(10)
1875	283 768	29 797	19 508	21 259	70 564	30 073	42 268	140 863	213 204
1876	279 846	32 551	21 236	17 407	71 194	31 426	40 724	136 502	208 652
1877	294 382	31 730	23 545	17 916	73 191	34 746	45 633	140 812	221 191
1878	286 107	33 812	26 373	16 246	76 431	33 331	44 518	131 827	209 676
1879	295 924	33 543	27 955	15 669	77 167	31 550	45 410	141 797	218 757
1880	316 662	34 857	30 686	17 240	82 783	32 336	49 041	152 502	233 879
1881	306 833	34 659	30 927	14 909	90 495	30 452	48 847	147 039	226 338
1882	309 689	40 262	37 751	15 427	93 440	30 738	48 086	137 425	216 249
1883	312 924	38 784	38 589	15 562	92 935	31 292	49 428	139 269	220 989
1884	313 951	37 842	39 105	16 090	93 037	31 525	50 463	138 926	220 914
Algérie. (Application de la loi du 6 novembre 1875.)									
1877	1585	144	63	90	297	93	139	1056	1288
1878	1830	233	75	57	365	131	159	1175	1465
1879	1914	212	91	125	428	196	171	1119	1486
1880	2154	254	107	78	439	203	342	1170	1715
1881	2227	315	118	92	525	202	481	1019	1702
1882	2365	332	147	132	611	194	419	1141	1754
1883	2490	287	141	120	518	210	503	1259	1972
1884	2577	362	123	94	579	220	548	1230	1993

cher actuellement ce que deviennent, après une ou deux épreuves, les ajournés de chaque classe. Nous en avons résumé les indications dans le tableau suivant :

Résultats fournis par les ajournés des différentes classes.

JEUNES GENS ajournés par les conseils de revision et revisités.	Exemptés définitivement, décédés ou rayés par condamnation.	Classés dans le service auxiliaire.	Total des impropres au service actif. Total des colonnes 1, 2, 3.	Dispensés conditionnels. 3e partie de la liste.	Dispensés en temps de paix. 2e partie de la liste.	Inscrits sur la 1re partie de la liste.	Total des ajournés reconnus propres au service actif. Total des colonnes 5, 6, 7.	Moyenne des ajournés reconnus propres au service. Pour 100.
(1)	(2)	(3)	(4)	(5)	(6)	(7)	(8)	
En 1874. 21 355.	5327	6315	11 642	52	1140	8 221	9 713	45,5
En 1875. 19 503.	5190	5597	10 787	47	1429	7 245	8 721	44,7
En 1876. 21 236.	4158	6993	11 151	61	1186	8 838	10 085	47,4
En 1877. 23 545.	7006	6502	13 508	95	1950	7 992	10 037	42,6
En 1879. 27 955.	6068	7356	13 424	103	2676	11 752	14 531	51,9
En 1880. 30 686.	7725	8639	13 364	83	2777	11 462	14 322	46,6
En 1881. 30 927.	8943	8830	17 773	125	2564	10 465	13 154	42,5
En 1882. 37 751.	7975	9638	17 613	159	4206	15 773	20 138	53,3

On peut voir que le total des ajournés examinés à nouveau au bout de un ou deux ans et reconnus aptes à entrer immédiatement dans l'armée active croît légèrement et que, en particulier, la proportion de ceux-ci pour 100 examinés est également en sensible augmentation. — Cette augmentation est en rapport du nombre absolu des examinés, ce qui est logique, car elle prouve que l'on avait ajourné lors du premier examen un nombre de plus en plus grand d'individus qui n'avaient besoin que de quelques années de plus pour devenir propres au service. C'est une résultante de ce fait, toujours vrai et désirable, de la sévérité excessive qu'il faut apporter dans l'acceptation des hommes pour le service armé. En tous cas le nombre de ceux qui sont admis vient toujours s'ajouter à celui des jeunes gens acceptés parmi les inscrits de la même année, pour le majorer de 3 à 4 pour 100.

Nous avons vu plus haut que le chiffre des hommes de la classe propres à être immédiatement incorporés varie de 43 à 47 pour 100, en y ajoutant les 3 à 4 pour 100 des ajournés reconnus bons, on arrive à un total variant de 46 à 50 pour 100.

Or, le nombre des inscrits s'élevant à 310 000 dans ces dernières années, ce serait environ 145 à 155 000 jeunes gens que l'on peut envoyer chaque année faire leur instruction militaire dans l'armée active, celle-ci étant surtout considérée comme l'*École militaire de la nation.*

Tels sont donc aussi les effectifs qu'il faudra annuellement incorporer pour trois ans, si l'on renonce à diviser le contingent annuel en deux portions et si l'on substitue le service de trois ans, appliqué à toute la classe, à celui de cinq ans pour l'une des portions, la plus forte, et de un an seulement pour le reste.

Ces conditions sont celles du temps de paix ; ce n'est point avec ces éléments que l'on constituerait l'armée mobilisable; ces hommes trop jeunes, âgés de vingt et un à vingt-quatre ans, seraient englobés dans les fortes classes de réservistes âgés de vingt-quatre à trente ans, comprenant aussi toutes les catégories de dispensés. Les adultes présentent, au point de vue de la résistance organique, des conditions bien supérieures à ceux qui ne peuvent être, hygiéniquement parlant, que des *élèves* et non des soldats complets, prêts à supporter toutes les fatigues.

La loi de 1872, continuant les principes des lois antérieures, admet les engagements volontaires (article 47) pour une durée de cinq années. On pouvait supposer que, du jour où le service deviendrait obligatoire pour tous, le nombre des jeunes gens qui devanceraient le moment de subir la loi militaire diminuerait sensiblement. Il n'en est rien cependant.

Pendant les dernières années d'application de la loi de 1832, le nombre annuel des engagements volontaires s'élevait à 10 000 environ, mais en subissant de notables augmentations à chaque éventualité de guerre, comme en 1849 où il est monté à 17 141, en 1859 à 16 101 pour retomber à 7782 en 1862.

Dans les dix dernières années, le chiffre des engagements volontaires a dépassé la moyenne des années antérieures et se trouve particulièrement majoré par la proportion relativement élevée des engagements souscrits pour la marine.

On peut trouver une explication de ces résultats en admettant que, certains d'être incorporés s'ils sont physiquement aptes au service, beaucoup de jeunes gens préfèrent contracter un engagement qui leur permet de choisir soit une arme spéciale, soit un régiment dans une garnison de leur convenance. C'est ainsi qu'on les voit rechercher les corps spéciaux comme le génie, les ouvriers d'artillerie ou d'administration, où ils peuvent, pendant la durée de leur service, continuer à exercer un métier industriel et même s'y perfectionner au besoin. Le goût des voyages pour les uns, et pour les autres le désir d'entrer dans les services professionnels, comme le corps des mécaniciens de la marine, portent également un grand nombre de jeunes gens vers l'armée navale.

Mais si les engagements sont plus fréquents depuis la loi de 1872, on ne pourrait en déduire que le goût pour la vie militaire ait sensiblement augmenté en France.

Engagements et Rengagements souscrits depuis dix ans en France.

ANNÉES	ENGAGEMENTS			RENGAGEMENTS.
	Armée de mer.	Armée de terre.	Total.	
1875	2 225	12 105	14 330	6 606
1876	3 950	12 386	16 336	4 016
1877	3 196	14 300	17 496	4 174
1878	3 667	11 800	15 467	6 879
1879	4 570	8 532	13 102	5 157
1880	4 811	9 361	14 172	3 863
1881	5 417	9 910	15 327	3 413
1882	4 740	10 764	15 504	4 324
1883	5 795	11 603	17 398	4 887
1884	7 246	12 331	19 577	3 958

Le contraire semble résulter de la minime proportion des rengagements souscrits chaque année. En se reportant au tableau ci-dessus, on peut voir qu'elle suit une proportion décroissante; cette circonstance préoccupe vivement les esprits impartiaux, car elle est intimement liée à la bonne composition du cadre des sous-officiers, dont plusieurs dispositions législatives ont cherché cependant et cherchent encore à améliorer la position.

Il serait à désirer, en effet, qu'une partie des sous-officiers consentissent à rester au service, soit pour y exercer l'emploi d'instructeur, soit pour arriver au grade d'officier. Malheureusement, si la loi du 22 juin 1878, qui accorde aux sous-officiers rengagés une indemnité de rengagement, une première mise d'entretien, une retraite proportionnelle au bout de quinze ans de service, la perspective enfin d'être pourvu à cette limite d'un emploi dans les administrations civiles, a pu légèrement augmenter le total des rengagements en 1878, on a vu ce nombre décroître dès

1879, et rien ne peut faire supposer qu'il reprenne un cours ascensionnel aussi longtemps que les lois existantes ne seront pas modifiées.

Si au point de vue purement démographique, cette résultante n'est certes pas défavorable, au point de vue militaire elle est désastreuse et doit vivement attirer l'attention du législateur. Tous les militaires sont d'accord pour déplorer ces départs d'excellents sous-officiers parvenus, au moment où ils quittent l'armée, à un complet développement physique et professionnel. Cette *question des sous-officiers* n'est cependant pas propre à la seule armée française, et l'armée allemande en souffre autant que nous. Avec le progrès de l'instruction et des carrières industrielles et commerciales, un jeune homme de vingt-cinq ans, possédant de l'instruction et une bonne conduite, trouve facilement une position supérieure à celle de sous-officier, même avec la perspective d'une carrière complète ou de l'accès au grade d'officier.

La question est à l'étude, elle recevra une solution le jour seulement où l'on comprendra que, pour avoir des individus d'élite comme sous-officiers, il faut leur assurer des conditions matérielles et morales supérieures à celles qu'ils peuvent trouver dans les carrières civiles. Jusque-là rien ne pourra retenir les jeunes gens dans l'armée; on ne saurait en aucune façon ni les blâmer ni en être surpris.

A côté des engagés volontaires figure une autre catégorie d'engagés, les *conditionnels*, qui entrent dans l'armée dans les conditions prévues par les articles 53 et suivants de la loi de 1872. On sait que ce mode spécial d'engagement, en vertu duquel le jeune soldat ne passe qu'une année sous les drapeaux en temps de paix, peut être souscrit de droit par tous ceux qui présentent un diplôme de bachelier, un certificat de fin d'études de l'enseignement secondaire spécial, un brevet de capacité, ou par les élèves de certaines écoles spéciales. En dehors de ces conditions, l'admission est subordonnée au résultat d'un concours où le candidat est interrogé sur des matières différentes, suivant qu'il appartient au groupe des agriculteurs, des commerçants ou des industriels.

Nous ne voulons point discuter ici la question encore à l'étude du plus ou moins d'avantages qu'il y a pour la société et pour l'armée à conserver le système des engagements conditionnels tel que l'a fixé la loi de 1872. Dans une certaine limite on a pu dire que le système constituait une exonération déguisée, alors que cependant la même loi en condamne le principe; d'autre part, il ne fournit point des jeunes gens également aptes à suivre une instruction militaire un peu élevée et à devenir un jour des officiers de réserve. D'un autre côté, il importe aussi à la société de ne pas éloigner des carrières scientifiques les jeunes gens qui doivent un jour remplir des fonctions, utiles et nécessaires au progrès, dans toutes les branches de la science ou de l'industrie. Cette question paraît devoir être bientôt tranchée dans un sens plus libéral sans que l'armée y perde rien, au contraire.

Engagements conditionnels souscrits annuellement dans l'armée française en vertu des art. 53 et 54 de la loi du 27 juillet 1872.

ANNÉES.	Engagés dans les conditions de l'article 53 de la loi.						Engagés en vertu de l'article 54 de la loi.				TOTAL GÉNÉRAL.
	Bacheliers ès lettres.	Bacheliers ès sciences.	Diplôme de fin d'études.	Brevets de capacité.	Élèves des écoles.	Total.	Agriculteurs.	Commerçants.	Industriels.	Total.	
1874...	1630	459	88	7	251	2435	3013	3473	1393	7879	10 314
1875...	1581	412	116	3	208	2320	2878	3313	1293	7484	9 804
1876...	1606	434	153	6	238	2437	2762	3084	1332	7178	8 615
1877...	1312	481	171	6	241	2211	2432	2693	1177	6302	9 513
1878...	1342	513	221	9	298	2383	2770	2976	1248	6994	7 377
1879...	1563	590	245	13	352	2763	1576	1845	984	4405	4 168
1880...	1351	564	207	7	305	2434	862	999	576	2437	871
1881...	1424	567	219	32	339	2581	761	1013	648	2422	5 003
1882...	1464	654	227	23	414	2782	813	930	637	2400	5 182
1883...	1183	535	219	8	377	2322	872	1066	720	2658	4 980
1884...	1270	642	204	19	395	2530	591	854	629	2074	4 604

Ce tableau nous indique le nombre annuel des engagements conditionnels souscrits suivant le mode encore en vigueur. Le total diminue sensiblement et la seule raison de cette chute est la sévérité un peu plus accentuée des jurys d'examen qui, les premières années, sous l'inspiration du moment, admettaient avec une facilité regrettable des candidats souvent plus que médiocres. Le gouvernement a limité plus étroitement le nombre des places mises à la disposition des concurrents, aussi le total des jeunes gens admis après examen est-il tombé de 7879 à 2074. Par contre, celui des jeunes gens admis en vertu d'un diplôme, les seuls ou à peu près qui puissent un jour devenir des officiers de réserve, est légèrement en voie d'augmentation, à mesure que l'instruction secondaire fait des progrès et se développe en France.

Il est permis de regretter qu'un nombre relativement élevé de bacheliers, parmi lesquels beaucoup d'étudiants en médecine et en pharmacie, ne puissent bénéficier de ce service restreint et voient interrompre leurs études, pour une durée de cinq ans, par ce seul fait qu'ils ne sont pas en mesure de verser à l'État les 1500 francs exigés des engagés conditionnels. Il semblerait que, plus que tous autres, ces jeunes gens devraient être non pas favorisés, mais aidés dans leurs études, et nous émettons l'espoir qu'un remaniement de cette portion de la loi de 1872 créera un mode d'agir plus véritablement libéral.

Situation des différentes classes sous le rapport de l'instruction.

Classe de			Bacheliers ès lettres ou ès sciences		Sachant lire écrire et compter		Sachant lire et écrire		Sachant lire		Ne sachant ni lire ni écrire		Dont on n'a pu vérifier l'instruction	
			Nombre absolu.	Pour 100.	Nombre absolu.	Pour 100.	Nombre absolu.	Pour 100.	Nombre absolu.	Pour 100.	Nombre absolu.	Pour 100.	Nombre absolu.	Pour 100.
1873.	296 504	Inscrits	1964	0.66	190 578	64.28	36794	12.41	6022	2.03	31 620	17.41	9 526	3.21
1874.	283 708	—	1893	0.66	183 233	64.96	37962	13.36	5591	1.98	45 177	15.92	9 912	3.49
1875.	279 846	—	2342	0.84	184 774	64,96	37714	13.50	5302	1.89	45 509	15.53	9 135	3.26
1876.	194 382	—	2620	0.89	194 279	66,00	36325	12.54	5856	1.90	45 992	15.62	9 310	3.16
1877.	186 107	—	2633	0.92	191 017	66.98	36243	12.09	5142	1.80	41 799	14.61	8 601	3
1878.	295 924	—	3385	1.14	188 299	63.63	52629	17.80	»	»	44 057	14.89	7 504	2.54
1879.	316 662	—	3496	1.10	183 035	57,80	64409	20,34	9931	3.14	46 636	14,73	9 155	2.89
1880.	306 833	—	3695	1.21	182 078	59.34	60975	19.87	7567	2.47	42 473	13.84	10 046	3.27
1881.	309 689	—	3794	1.23	180 374	58.24	66772	21.56	7511	2.42	40 721	13.15	10 517	3.40
1882.	312 924	—	4184	1,34	187 012	59,76	65125	20,81	7048	2.25	39 685	12,68	9 870	3.16
1883.	313 951	—	4391	1,49	192 762	61,40	62476	19,90	7641	2,53	37 437	11,93	9 244	2,94

Il est un dernier point de vue auquel les opérations du recrutement doivent intéresser l'homme de science. Elles constituent, en effet, non seulement une revue physique, mais une revue morale et intellectuelle de la jeunesse française ; car, à ce moment, tous viennent fournir la preuve de leur degré d'instruction. A ce titre, le tableau page 146 est particulièrement instructif.

On peut y constater la marche ascensionnelle de l'instruction publique en France, marche bien lente cependant et qui n'est point faite pour nous rendre particulièrement satisfaits. Sur le nombre total des jeunes gens incorporés, il en est toujours une forte proportion qui ne savent ni lire, ni écrire, mais leur nombre diminue sensiblement chaque année ; en 1873 il s'élevait encore à 17,4 pour 100 ; en 1883 il n'était plus que de 11,93 en passant annuellement par des degrés toujours décroissants. Quel qu'il soit, ce nombre est encore énorme si on le compare à ce qu'il est dans d'autres pays, à ce qu'il doit tendre à devenir, c'est-à-dire 0. Par contre, le nombre des jeunes gens pourvus, soit du diplôme de bachelier, soit d'une instruction primaire suffisante, augmente d'une façon sensible, particulièrement pour les chiffres relatifs à l'instruction secondaire.

Nous ne saurions insister ici plus longuement sur un fait d'une importance capitale pour l'avenir de notre pays ; il mérite bien d'autres développements que ceux qui peuvent trouver place dans cette étude.

Un fait absolument nouveau s'est produit depuis la loi promulguée le 6 novembre 1875, celui de l'obligation du service militaire aux jeunes Français nés ou résidant en Algérie. Jusqu'à présent, en effet, ces jeunes gens étaient restés en dehors des lois de recrutement de la France continentale ; on en avait agi ainsi pour encourager l'émigration vers la colonie algérienne, pour ne pas la priver non plus de bras nécessaires à la culture.

Après l'admission par la loi de 1872 du service obligatoire pour tous on aurait difficilement compris cette exception, et cela d'autant plus que les jeunes gens, levés en France, auraient concouru à la défense d'un territoire, alors que ses propres habitants s'en seraient presque entièrement désintéressés. Cependant, pour tenir compte de la nécessité de la colonisation, la loi du 6 novembre 1875 n'impose qu'une année de service à tous les jeunes Algériens ; à l'expiration de cette année, qu'ils passent dans un régiment français d'Algérie, ils sont versés dans les corps territoriaux et, en cas de mobilisation de l'armée, restent dans la colonie pour remplacer les troupes appelées en France et pour concourir à la défense du sol qu'ils habitent.

Les jeunes gens nés en France, mais domiciliés en Algérie, sont admis à bénéficier des dispositions de la loi en s'engageant à conserver pendant dix années leur résidence dans la colonie.

Les jeunes gens issus de familles israélites indigènes qui, depuis 1870, ont acquis en bloc la nationalité française, sont, par conséquent, appelés à servir; mais, afin de les isoler de leur milieu originaire et de les rompre complètement aux mœurs européennes, ils peuvent être et sont généralement obligés à passer dans un corps stationné en France l'année de leur service actif. A l'expiration de cette année, ils sont, comme leurs camarades de race française, versés dans les troupes territoriales algériennes. Le ministre de la guerre est, du reste, seul juge de l'application de cette mesure et, tous les ans, en désignant les corps de troupes sur lesquels doivent être dirigés les jeunes soldats de race israélite, il a eu soin de choisir un corps de troupe stationné dans le midi de la France. La transition de climat est ainsi beaucoup moins prononcée; la santé physique des jeunes israélites ne risque point d'être compromise et leur moral en est beaucoup relevé; la faible distance qui sépare les deux rives méditerranéennes permet de leur accorder des permissions de courte durée, pour aller passer dans leurs familles les solennités religieuses pour lesquelles les israélites algériens ont conservé toute la foi des anciens jours.

Le tableau inséré page 140 nous permet d'établir quels ont été les résultats généraux du recrutement en Algérie pendant les années 1877 à 1884.

Ces résultats sont absolument favorables; en premier lieu, le nombre des inscrits est en proportion sensiblement croissante puisqu'il est monté de 1585 en 1877, à 1830 en 1878, pour atteindre 2490 en 1883 et 2577 en 1884, ce qui indique une natalité sensiblement progressive pendant les années 1856 à 1863, dates de la naissance des inscrits. Les statistiques spéciales à l'Algérie témoignent au reste d'une augmentation continuelle de la natalité absolue et surtout de l'excès de la natalité sur la mortalité.

Un second élément essentiellement favorable est le chiffre relativement minime des exemptés pour infirmités, des ajournés et des classés dans le service auxiliaire. La moyenne annuelle a été de 18 à 20 pour 100, tandis que la moyenne en France s'élève à 24 et 26.

Le nombre des dispenses d'activité en temps de paix est assez élevé, cela tient à ce qu'il existe en Algérie une cause de dispense qui n'a point lieu d'être appliquée en France et qui se rapporte aux jeunes gens habitant des fermes isolées. Le législateur a jugé, avec juste raison, qu'il y avait lieu de maintenir dans leurs foyers de vigoureux garçons nécessaires à la défense de leurs cultures et de leurs familles contre les agressions des maraudeurs, dont les attaques, quoique de moins en moins fréquentes, doivent être prévues cependant.

En résumé, le nombre des jeunes gens que l'on ne peut incorporer dans l'armée active chaque année ne monte qu'à 24 à 25 pour 100 du contingent, tandis qu'en France il atteint 53 à 57, soit plus de moitié moins.

Ces chiffres témoignent hautement de la solidité physique des jeunes gens de vingt ans en Algérie. On en demeure bien plus satisfait si l'on envisage les données que les documents officiels ne fournissent pas, mais que l'impression personnelle traduit très nettement. Tous les médecins appelés à participer aux opérations du recrutement en Algérie, et nous l'avons fait avec un vif intérêt en 1877 et 1878, ont été frappés de la vigueur physique des jeunes gens de race européenne; la presque totalité des exemptions porte sur les israélites, physiquement très inférieurs aux Européens. Il s'est trouvé des cantons où les conseils n'ont pas eu à prononcer un seul cas d'exemption sur des Européens, ou bien ces exemptions n'étaient afférentes qu'à des infirmités comme la hernie ou quelque lésion chirurgicale qui ne porte pas sensiblement atteinte à la vitalité générale. Or, ces cantons, nous les avons trouvés être ceux où les croisements entre Français d'une part, Espagnols ou Italiens de l'autre, avaient été les plus fréquents. Les jeunes gens les plus vigoureux semblaient provenir d'union entre Français et Espagnols, le produit paraissant même être plus grand et plus musclé que les producteurs eux-mêmes.

Ce fait, dont l'exactitude s'est vérifiée pour nous, même en dehors des opérations du recrutement, tendrait à établir que l'avenir de l'Algérie appartient à une race croisée où l'élément des contrées méditerranéennes, de l'Espagne du Sud en particulier, entrera pour un facteur important.

Toujours est-il que le jeune Algérien paraît admirablement propre à fournir un élément militaire qui, dans quelques années, permettra de confier la défense du sol africain à ceux-là mêmes qui y ont pris naissance. Nous entrevoyons même le jour où les individus de religion musulmane seront comme les israélites, et avec autant de raison, admis à la nationalité française. L'armée algérienne pourra recevoir alors des contingents sinon arabes, du moins de cette race kabyle qui, par son origine ethnique où le germanisme a imprimé un cachet vigoureux, encore reconnaissable après une vingtaine de siècles, paraît merveilleusement propre à tous les travaux et à tous les services militaires. Si des considérations d'ordre politique n'ont pas permis jusqu'à présent d'assimiler les gens de race musulmane aux Européens, il est à supposer que ces difficultés disparaîtront avec le progrès de la colonisation. L'Arabe campé sur le sol algérien a conservé, sans aucun doute, avec son fanatisme religieux, toute la haine légitime qu'il doit à l'envahisseur; mais cet élément tend à diminuer de jour en jour. Le Kabyle, au contraire, reprend patiemment possession du sol dont l'invasion arabe l'avait chassé vers les montagnes ou le désert et, quant au fanatisme musulman, il a toujours été beaucoup moins prononcé chez le Kabyle que chez l'Arabe qui, par les armes, avait imposé à la race autochtone et sa suprématie et sa religion.

Les opérations du recrutement peuvent, on le voit, fournir des données les plus précieuses pour l'étude ethnologique et pathologique de la population française. Elles ont déjà servi de point de départ à de nombreux travaux : nous avons constaté l'importance de quelques-uns d'entre eux, mais on ne doit les considérer que comme des jalons posés dans une voie que l'avenir permettra d'élargir encore.

Grâce aux dispositions de la loi du 27 juillet 1872, *toute* la population masculine de la France subit de vingt à vingt-un ans l'enquête physique autrefois bornée à la moitié d'entre elle tout au plus. C'est là une occasion unique pour réunir les matériaux qui serviront un jour, soit à de grands travaux d'ensemble, soit à des travaux portant sur un point spécial d'ethnologie, de pathologie, etc...; il ne faut pour cela que vouloir, et nous sommes convaincus qu'il serait éminemment désirable que les services du département de la guerre fournissent leur concours à une œuvre aussi patriotique que favorable au développement de la science.

Profitant du passage des jeunes gens devant les conseils de revision, on pourrait établir pour chacun d'eux une fiche spéciale dite *Fiche ethnologique* renfermant des réponses nettes et précises sur quelques points déterminés à l'avance. En l'absence d'autres modèles, nous proposons le modèle ci-joint.

RECRUTEMENT DE LA CLASSE 18..
Corps d'armée.

Département de.......... **Canton.....................**
Subdivision de
Région de................. **N° obtenu au tirage......**

Noms et prénoms ....
Date de la naissance..
Enfant légitime....... légitimé........ naturel...................

Lieu de naissance
- de l'appelé....................... département de
- de son père....................... département de
- de sa mère....................... département de
- sa famille paternelle est originaire du département de
- sa famille maternelle est originaire du département de

Célibataire............ *marié* ou *veuf*..........avec.......enfants.

Instruction
- nulle
- primaire
- secondaire
- supérieure
- grades universitaires.............

Profession...............................

RÉSULTAT DE L'EXAMEN D'APTITUDE PHYSIQUE AU SERVICE MILITAIRE
SUBI LE...................18..
devant..............

1° *Taille :* 1 mètre.....millimètres.
2° *Poids :* ....kilogr.......grammes.

3° *Circonférence thoracique* ...*au-dessous des pectoraux*
- avant l'inspiration..........millimètres
- après l'inspiration..........millimètres
- distance des mamelons.....millimètres

4° *Aspect général et développement musculaire.*
- vigoureux
- ordinaire
- chétif
  - congénital
  - pathologique suite de........
  - convalescent de.............
  - suite de misère

5° *Dentition*
- saine
- mauvaise
- formule de la dentition.

6° *Tête.* Diamètres maximums
- antéro-postérieur.......millimètres.
- transverse ....millimètres.

7° *Face*
- hauteur.......................................millimètres
- largeur ....millimètres

8° *Cheveux*
- couleur..........
- abondants
- rares
- absents par suite de............

9° *Vision* { couleur des yeux.................. .
acuité visuelle, sans correction.....
10° *Couleur de la peau*.....................

Accepté pour le service { actif
auxiliaire en raison de.................
Ajourné { une première fois pour...... . ...
une seconde fois pour..................... ...
Exempté pour..... ....
Dispensé comme.................
En sursis d'appel comme....... ..
Incorporé dans le... régiment d...... (.. brigade .. division .. corps).

On remarquera qu'il est divisé en trois parties distinctes. La première comprend les indications qui peuvent être inscrites par les bureaux des municipalités, en procédant à la formation des tableaux de recrutement. — La seconde devrait être remplie pendant la visite devant le conseil de revision ; un ou deux sous-officiers, adjoints au médecin, inscriraient rapidement les indications à mesure qu'il les leur dicterait ; avec un peu d'habitude et de précision, la durée de l'examen n'en serait pas sensiblement augmentée. La troisième partie serait complétée par les soins des bureaux de recrutement.

En conséquence, les fiches, déposées dans les mairies seraient apportées devant le conseil déjà préparées ; mises au courant sous la dictée du médecin, elles seraient immédiatement remises à l'officier du recrutement qui les conserverait momentanément pour les faire compléter et enfin les adresserait au ministère de la guerre. — Dans le cas d'un ajournement, la fiche de l'intéressé resterait au bureau de recrutement pour être de nouveau fournie au conseil de revision lors du prochain examen. On ne les adresserait au ministère de la guerre que lorsqu'une solution définitive aurait pu être prise. Au bout de la troisième année, on posséderait ainsi toutes les fiches relatives à une même classe, au nombre de plus de 300 000 par conséquent. La disposition en fiches les rendrait plus mobiles, plus maniables et permettrait de les classer à divers points de vue. — Comme les feuilles de santé dont nous avons déjà proposé la création, les fiches de recrutement constitueraient, au bout d'un certain temps, une collection unique en son genre et dont l'armée pourrait être fière à juste titre.

En terminant ici l'étude des questions afférentes au recrutement de l'armée, étude qui, tout en occupant dans cet ouvrage un espace considérable, est cependant loin d'avoir été épuisée, nous regrettons de ne pouvoir la compléter par celle du mouvement général de la population française, qui lui est intimement liée. Si nous n'avions craint de nous écarter du cadre d'une *Hygiène militaire*, nous aurions pu rechercher quelle est la situation actuelle de cette population au milieu de laquelle l'armée doit recruter ses soldats. Sans dissimuler les points faibles, en signalant au contraire la lenteur avec laquelle la population française s'accroît, lenteur d'autant plus remarquable qu'on la compare à la rapidité d'accroissement des autres nations européennes, nous eussions pu démontrer aussi que la France est l'un des pays où la vie moyenne est la plus longue, où la population masculine est la plus valide. Dans ces conditions, le recrutement de l'armée est assuré ; les hommes ne manquent point à la France et seront toujours en nombre suffisant pour la défense de son honneur et de son indépendance. De bonnes lois militaires, le sentiment du devoir et l'amour de la patrie peuvent seuls transformer ces hommes en *soldats* véritables.

LIVRE II

HABITATIONS DU SOLDAT

Les habitations du soldat varient singulièrement avec les différentes circonstances de la vie militaire, et leur étude peut être entreprise en partant de différents points de vue ; mais la période de paix l'emportant généralement comme durée sur la période de guerre, ce sont, au point de vue hygiénique, les habitations du temps de paix qui exercent l'influence la plus marquée sur la santé du soldat. Cette influence est capitale, ainsi que nous aurons plus d'une fois l'occasion de le démontrer ; aussi la question des habitations du soldat mérite-t-elle d'appeler toute l'attention de ceux auxquels incombent l'honneur de commander aux armées et le devoir de leur assurer tout le bien-être possible avec les exigences de la vie militaire.

Dans l'étude des habitations du soldat, nous envisagerons donc tout d'abord les casernes et autres logements destinés à la troupe dans les villes ou places de guerre ; puis, supposant le soldat en période de mobilisation, soit pour prendre part aux manœuvres qui complètent son instruction, soit pour marcher à l'ennemi, nous le suivrons dans les différentes situations qu'il est exposé à rencontrer. Pour chacune d'elles nous chercherons à apprécier la nature des habitations dont il peut faire usage.

Cette division de la question paraît logique ; dans tous les cas, elle est d'accord avec le plan général de cet ouvrage, dans lequel on s'est attaché à prendre le soldat depuis son incorporation jusqu'à son licenciement définitif en le suivant pas à pas, pour juger l'un après l'autre les problèmes hygiéniques si variés que cette progression soulève tour à tour.

CHAPITRE PREMIER

HABITATIONS PERMANENTES DANS LES VILLES ET PLACES DE GUERRE.

CASERNES.

Comme toutes les institutions militaires, celle du logement du soldat est intimement liée aux grandes phases qu'ont subies les armées dans leur organisation; aussi les premières grandes armées permanentes ayant été les armées romaines, c'est dans l'histoire des institutions militaires romaines que l'on trouve les premières indications précises au sujet d'habitations appliquées d'une façon permanente au logement des troupes.

Les Grecs, il est vrai, possédaient des *phyllakics* ou postes sur leurs remparts, mais ils n'étaient point occupés d'une façon continue, au moins par les mêmes troupes; les Romains au contraire élevèrent de véritables édifices pour y loger leurs soldats, soit à Rome ou sur différents points de leur territoire national, soit surtout dans les pays conquis. Ces édifices étaient connus sous le nom de *castra,* mais il ne s'ensuit point que ce fussent des camps, suivant l'acception que nous donnons aujourd'hui à ce mot. Le terme *castra* paraît devoir s'appliquer d'une façon générale aux habitations du soldat, ou du moins à la réunion de ces habitations.

Dans les plans de leurs casernes, même à Rome, les Romains suivaient très exactement ceux des camps temporaires qu'ils élevaient en campagne; les *castra peregrina, castra prætoriana,* et autres dont on trouve encore des ruines, constituaient de véritables forteresses à double enceinte avec tours et fossés. Les logements de la troupe étaient ménagés dans les murailles elles-mêmes, sous forme d'une double rangée de chambres reliées entre elles par des galeries. La seconde enceinte, naturellement beaucoup moins étendue, servait de logement aux officiers; au centre de la cour intérieure se trouvait un temple consacré à Auguste. Cette disposition des logements militaires en petites chambres, reliées par des galeries, se retrouve encore dans plusieurs villes d'Italie, mais l'édifice le mieux conservé de ce genre paraît être la caserne de Pompéi. La cour y est fermée de trois côtés par des bâtiments à deux étages, dont le rez-de-chaussée présente une galerie couverte; sur le quatrième côté, existe un vaste théâtre. Comme dans les *castra prætoriana* de Rome, les chambres destinées à la troupe n'avaient d'autre ouverture que la porte ouvrant sur la galerie commune; on retrouve encore aujourd'hui, dans quelques-unes de nos casernes du Midi, en Espagne et en Italie, cette disposition de chambres ouvrant toutes sur une galerie, qui les met en communication. — Un bâtiment spécial, avec chambres plus vastes, paraît avoir servi d'habitation au principal commandant de la caserne; d'autres corps de logis renfermaient les magasins et la cuisine; dans l'un d'eux, qui servait évidemment de prison, on a pu retrouver les squelettes de quelques malheureux, enchaînés par le pied, et que, dans la précipitation du départ, on oublia sans doute.

La rivale de Rome, Carthage, avait aussi ses casernes aménagées entre les trois enceintes de la ville ; elles pouvaient contenir 20 000 fantassins et 4000 cavaliers, et renfermaient en outre des écuries pour 4000 chevaux, 300 éléphants, des magasins d'approvisionnement pour l'armée. Généralement les écuries et les magasins étaient au rez-de-chaussée, les logements de la troupe s'étageaient au-dessus.

Au moyen âge, les armées ayant cessé d'être réellement permanentes et l'administration militaire faisant absolument défaut, il n'existait point de casernes, mais simplement des postes sur les murailles ou dans les châteaux-forts pour loger alternativement les hommes de garde. Cependant dès le XVIe siècle les Espagnols construisirent quelques casernes véritables dont on retrouve le type à Perpignan et à Port-Vendres, elles avaient pour caractéristiques une galerie extérieure à arcade rappelant à la fois l'architecture mauresque et le type claustral. Une ordonnance du 14 août 1623 prescrivit aux maires et échevins des villes situées sur les *lignes d'étapes*, d'approprier des maisons pour recevoir les troupes à pied et les troupes à cheval; à partir de cette époque on signale des habitations collectives destinées aux gens de guerre, formées de plusieurs petites maisons juxtaposées et communiquant, dans lesquelles étaient ménagées une série de petites chambres avec cheminées. La caserne de la *Petite-Madeleine*, à Lille, celle du *Réduit* de la place du Havre en sont les rares exemples encore existant. La caserne de *Coislin*, construite en 1731 à Metz, par l'évêque, duc de ce nom, dans le but spécial de loger près de 700 hommes, commence la série des casernes pour gros effectifs ; elle était formée de quatre pavillons placés en carré, mais non réunis, de manière à permettre la ventilation de la cour intérieure, circonstance heureuse que les constructeurs modernes n'ont pas toujours réalisée. Dans cette caserne chaque homme disposait d'environ 4^{m},250 en surface et 15^{m},3 à 16^{m},3 en volume.

La question du casernement des troupes ne pouvait manquer de préoccuper un ingénieur du mérite de Vauban, aussi construisit-il, dans les places de guerre dont il dirigea la fortification à la fin du XVIIe siècle, des casernes sur un type uniforme qui s'est continué jusqu'à nos jours, celui d'un grand bâtiment carré avec cour intérieure. Progrès incontestable pour l'époque; le système des casernes à la Vauban n'avait pas, pour son temps et pour les effectifs restreints de cette époque, les inconvénients que l'on y a justement signalés depuis lorsqu'on a voulu y loger des effectifs doubles ou triples.

Du reste, ces casernes n'existaient encore qu'en un très petit nombre de places fortes, et comme l'on sentait la nécessité de remédier aux abus qu'entraînait le logement des gens de guerre chez l'habitant, le gouvernement rendit en 1691 une ordonnance en vertu de laquelle les gardes-françaises seraient logées dans des maisons spéciales, choisies dans les faubourgs de Paris. Cette mesure ne fut pas appliquée, non plus que celle du 25 septembre 1719 prescrivant un impôt spécial, pour subvenir à la dépense qu'entraînerait la location de maisons vides, destinées à loger la troupe. On trouva vraisemblablement de grandes difficultés à mettre ce projet à exécution; aussi, par arrêté du 11 octobre 1724, Louis XV mit-il le logement des gens de guerre à la charge des habitants, en acceptant *par tolérance* que les villes, qui préféreraient exonérer la population de cette charge, fussent autorisées à construire des casernes.

Un assez grand nombre de cités usèrent de cette faculté, soit qu'elles se fussent imposées extraordinairement pour ces constructions, soit que des particuliers en aient fait hommage à leur ville.

Le ministre d'Argenson fit élever en 1745 la première caserne de Paris, destinée aux gardes françaises; onze autres furent commencées aux frais de particuliers, qui les louèrent ensuite à la ville.

En 1755, Colombier, dans l'ouvrage si remarquable qu'il écrivit à cette époque, et dans lequel on trouve maintes instructions applicables même encore aujourd'hui, traçait avec talent les principaux préceptes afférant à l'hygiène des casernes (1), mais on en tenait fort peu compte, car ces demeures offraient un spectacle que nous pouvons difficilement nous figurer aujourd'hui. Coupées de corridors sombres et étroits, elles se divisaient en compartiments étouffés, mal proportionnés, de toutes formes et de toute grandeur, où l'on entassait trois par trois les *camarades de lit*. On n'abordait ces cellules qu'en gravissant des escaliers aveugles, tortueux et étroits, toujours souillés de détritus infects, aussi raides que glissants; plusieurs rangées de lits, à peine espacés de deux pieds les uns des autres, servaient de tables à manger, de bûchers et de bancs; ces dortoirs représentaient en même temps les réfectoires, cui-

(1) C. Colombier, *Préceptes sur la santé des gens de guerre ou Hygiène militaire*, p. 157. Paris, 1775.

sines, infirmeries, magasins de comestibles, etc. (1). Le Conseil de la guerre, reconnaissant en 1788 combien ces dispositions étaient fâcheuses, institua un concours, d'après un programme tracé par le général de Fourcroy; deux prix de cinquante louis étaient destinés aux auteurs qui apporteraient les meilleurs mémoires sur les améliorations à introduire dans les casernes. L'un des prix fut décerné à Bousmard en 1789; il avait proposé deux projets de caserne, l'un à l'abri de la bombe, l'autre incombustible et sans greniers ni combles.

Les guerres de la République et de l'Empire vinrent diriger sur d'autres objets l'intérêt de ceux qui auraient pu porter un remède à cette situation; cependant à cette époque fut construite la caserne du quai d'Orsay, à Paris, et celle de Chambéry, remarquable par ses cloîtres intérieurs. A la paix, on reprit cette étude, et dès 1818 la construction des casernes, jusque-là laissée aux municipalités qui les bâtissaient, suivant les habitudes locales et naturellement sans aucune idée d'ensemble, passa dans les attributions du service du génie militaire. Successivement le général Haxo, les colonels Emy et de Belmas apportèrent au type Vauban quelques modifications qui ne furent pas, il faut l'avouer, toujours heureuses (2).

Depuis cette époque, de nombreux décrets ou règlements ministériels ont modifié l'assiette des locaux, précisé une partie des questions afférentes au casernement; il n'y a point lieu d'en tenir compte, si ce n'est au point de vue historique, car ils ont tous été fondus dans le *Règlement sur le service du casernement du 30 juin 1856*, qui, jusqu'à présent, fait loi pour tout ce qui touche à ce service, et n'a subi, depuis 1856, que des modifications sans importance. Depuis la dernière guerre, la question du casernement a pris une importance capitale en raison du grand nombre de ces établissements que l'on a dû élever dans des villes incomplètement pourvues, où qui jusqu'alors ne possédaient pas de garnison. Le service du génie a vulgarisé, de 1874 à 1878, un type dont l'étude sera faite plus loin. La question a donné lieu à de vives discussions dans le monde scientifique et de nombreux travaux, dus le plus généralement à des médecins de l'armée, l'ont envisagée à plusieurs points de vue, d'une importance capitale, en particulier, à propos de l'étude comparative des types réputés officiels avec celui que présente M. C. Tollet.

(1) Général Bardin, article Caserne, dans son *Dictionnaire de l'armée de terre*. Paris, 1851.
(2) C. Tollet, *Les logements collectifs* (casernes). Paris, 1880.

Dans les armées étrangères, la question du casernement suivit d'abord es mêmes vicissitudes qu'en France; il est curieux de remarquer cependant que, bien avant toutes les autres puissances, la Turquie avait onstruit à Constantinople de grandes et vastes casernes pour le corps les janissaires, et lors de notre prise de possession de l'Algérie, puis lus tard de la Tunisie, l'armée française a trouvé un certain nombre le ces casernes, dont plusieurs purent être utilisées. En Prusse, jusqu'en 1810, le logement des troupes demeurait à la charge des villes, mais lepuis 1820 la construction de casernes fut adoptée en principe, et en 1835 s'élevaient à Posen des casernes qui purent longtemps être citées omme des modèles. Au commencement de 1873, la moitié environ de 'armée allemande était seule répartie dans les casernes du Gouvernenent (150 000 hommes environ) (1), l'autre moitié était logée dans des asernes particulières appartenant aux villes, ou même chez l'habitant. nais depuis cette époque un grand nombre de casernes se sont élevées, éalisant dans leur construction des progrès incontestables sur lesquels l y aura lieu de revenir en détail. On doit citer particulièrement celles ui ont été construites pour la garnison de Dresde, formant, avec un roupe d'autres établissements, une petite ville militaire l'*Alberstadt*.

En Angleterre, dès la fin du siècle dernier, le ministre Pitt, si sincèement porté vers le progrès, faisait construire de nombreuses casernes; nais, en vertu de ce principe qui veut que, dans les pays parlementaires, opposition combatte souvent les choses les plus justes, le parti whig, eprésenté par son illustre chef Fox, ne cessa de s'élever contre la contruction de ces casernes et les sommes que l'on y dépensait. On reconait aujourd'hui, en Angleterre, combien ces discussions tournèrent au ésavantage du soldat (2). Après les guerres de l'Empire jusqu'à celle e Crimée, on fit peu de choses en Angleterre pour l'organisation des ervices militaires, mais en 1855, un comité spontanément formé dans e public, et dont lord Monck accepta la présidence, vint présenter au épartement de la guerre un travail remarquable sur la question du asernement; une Commission spéciale fut alors organisée pour rerendre cette étude; elle fournit un Rapport (3) d'ensemble dont on ne

(1) W. Roth und R. Lex. *Handbuch der Militær Gesundheitspflege*, t. I. p. 562. Berlin, 1872.

(2) E. A. Parkes, *A Manual of practical hygiene intended especially for medical Officers of he army and for civil medical Officers of Health*. 4e édit., p. 599. London, 1873.

(3) *General report of the commission appointed for improving the sanitary conditions of Barracks and Hospitals*. London, 1861.

saurait trop louer les dispositions. Il est à remarquer, qu'à l'encontre de ce qui arrive quelquefois, les prescriptions de cette Commission ne sont point restées dans le domaine théorique, mais sont au contraire journellement appliquées, au grand bénéfice de la santé des soldats, et, en dehors de toute question humanitaire, à l'avantage du Trésor; on ne saurait trop le répéter, en effet, ce dernier bénéficie, par la diminution des journées d'hôpital, de tout ce qui tend à abaisser le chiffre de la morbidité dans l'armée.

En Italie, en Austro-Hongrie, les constructions, les modifications des casernes ont, comme en France, passionné les écrivains militaires et les sociétés savantes. La question a été posée depuis dix ans dans les Expositions, les Congrès, elle est devenue, on peut le dire, européenne.

Aux États-Unis, l'armée ne date pour ainsi dire que de la guerre de la Sécession; mais le mouvement si remarquable qui se produisit dans les esprits à cette époque ne s'est point ralenti; après avoir su organiser une gigantesque armée pendant la guerre, en atteignant dans toutes les branches du service un degré de perfection que les armées européennes ne connaissent pas toujours, le gouvernement de l'Union s'est préoccupé de l'organisation du matériel de l'armée permanente, avec une sollicitude non moins éclairée. Un immense rapport (1) contenant la description de 154 casernes, camps permanents, forts, etc., occupés par la troupe, avec cartes et plans à l'appui, publié *pour l'instruction des officiers*, nous montre quels perfectionnements les Américains ont cru devoir apporter dans la question du logement des gens de guerre (2).

(1) Circular n° 4. — War Department. — Surgeon general's Office. — *Report on Barracks and Hospitals with descriptions of military posts.* Washington. Government printing office. 1870.

(2) Consulter sur la question des casernes en général, en outre des traités généraux : *Mémorial de l'officier du génie*, t. VIII, 1874) — Grillon, *Étude sur le casernement de l'infanterie en France*, t. VII, 1874. — Grillon, *Étude sur le casernement de la cavalerie en France*, t. X, 1876. — Grillon, *Étude sur le casernement à l'étranger.* — Langlois. *Notes sur le casernement en Angleterre.* — Émile Trélat. *Rapport sur la réforme du casernement en France.* (Soc. de médec. publique, in *Revue d'hyg.*, 1879, p. 297.) — Société de médecine publique. *Rapport sur le nouveau casernement de Bourges et discussion.* Séance du 26 novembre 1879. (*Revue d'hygiène*, 1879, p. 1009). — C. Viry. *Étude sommaire sur le logement permanent des troupes en France. (Géog. hebdomadaire*, 1876). — J. Arronsohn, *Étude sur le casernement. (Recueil des Mém. de médec. mil.*, 1876, t. XXXII, p. 262. — Renard. *Hygiène des casernements. (Archives de médec. mil.*, t. III, p. 49, 1884.) — Congrès d'hygiène de Turin. *Discussion sur les améliorations à apporter dans les casernes* (Baroffio, Trélat, Vallin, Ennes). *(Revue d'hygiène*, 1880, p. 925. — Laveran, *L'exposition de Londres au point de vue de l'hygiène militaire et les casernes anglaises. (Arch. de médec. mil.*, 1884, t. IV, p. 208.) — *Étude sur le casernement en Angleterre et en Allemagne. (Bull. réunion des officiers*, 1885, n°s 5, 6, 8.) — M. Klien, *Die Alberstadt bei Dresden* in *Veræffentlichungen aus dem K. Sæchs. Militair-Sanitæts-Dienst. herausgegeben*, von Dr U. Roth. Berlin, 1879, p. 197. — H. Sussdorf, *Heizung und Lüftung der neuen Kasernen in Alberstadt bie*

ARTICLE PREMIER. — EMPLACEMENT DES CASERNES.

§ I. — Situation des casernes. — Voisinage.

La première question qui surgit, dans le choix d'un terrain pour y construire une caserne, est naturellement celle de sa situation par rapport aux autres centres d'habitations. Le plus souvent cet emplacement est commandé par les circonstances ; une ville offre un terrain, qu'elle a soin de choisir parmi ceux où le mètre carré superficiel atteint le prix le moins élevé, et le gouvernement est plus ou moins obligé d'accepter ces conditions. Néanmoins, en se plaçant au point de vue hygiénique, il convient de faire certaines réserves.

I. *Choix de l'emplacement dans les villes ouvertes.* — D'une façon générale, il est on ne peut plus fâcheux de concentrer une masse d'hommes sur un terrain relativement peu étendu et dans des constructions fatalement assez agglomérées ; mais, étant admise la nécessité d'avoir des casernes, encore faut-il ne pas venir les placer au milieu d'autres agglomérations, comme le sont les quartiers populeux des villes. Dans certaines villes très importantes, les nécessités du service, l'obligation de prévoir la possibilité d'émeutes ou de mouvements insurrectionnels, ont pu imposer l'érection des casernes sur certains emplacements considérés comme points stratégiques ; la ville de Paris offre des exemples de ce genre de dispositions ; mais dans les villes plus calmes, dans celles que leur importance secondaire n'appelle pas à jouer un rôle politique, on peut se départir de ces règles et placer au contraire les casernes à la périphérie. On réalise ainsi le double avantage d'éloigner les troupes de l'agglomération des quartiers populeux, et de pouvoir, avec les capitaux dont on dispose, acquérir des terrains beaucoup plus étendus. — Il y a lieu, du reste, de tenir compte en ce point de l'élément intellectuel et moral chez le soldat ; d'une part, il ne convient pas de le placer à des distances de la ville, telles qu'il ne puisse que difficilement bénéficier des distractions et des enseignements qu'elle procure ; d'un autre côté, les villes lui offrent aussi des dangers de tout genre contre lesquels le commandement a le devoir de le protéger. Enfin, il n'y a point dans l'armée

Dresden, même recueil, p. 217. — F. Gruber (de Vienne), *Mémoire sur la construction des casernes, etc.* (Soc. de méd. publique, séance du 27 juillet 1881. *Revue d'hygiène*, 1881, p. 670. — Zoeller, *Le casernement des troupes allemandes* (*Revue d'hygiène*, 1881, p. 555.) — Degen. *Das Krankenhaus und die Kaserne des Zukunft* (1 vol. avec atlas. Munich, 1882.)

que des simples soldats; les officiers, passant toute leur existence au service, ne doivent pas être condamnés à vivre d'une vie d'isolement. Trop de circonstances déjà tendent à rendre la vie militaire particulièrement rude et pénible, il ne faut pas que des difficultés matérielles, que l'éloignement continuel de la ville viennent encore rendre impossible ou très difficile la fréquentation des milieux intellectuels, où l'esprit se repose, où l'instruction se développe et s'achève.

En élevant les casernes en dehors des derniers faubourgs, dans des emplacements touchant presque à la campagne, on peut, surtout si la ville n'est pas très étendue, joindre aux avantages d'une atmosphère plus pure, et de locaux moins resserrés, ceux qui résultent de la cité, considérée comme centre intellectuel. Malheureusement, il arrive souvent que la ville s'agrandit précisément dans la direction de la caserne, et bientôt cette dernière se trouve enclavée par les nouvelles constructions.

II. *Choix de l'emplacement dans les places fortes.* — Dans les places fortes, le choix de l'emplacement est moins variable; les exigences de la défense commandent une certaine répartition des troupes casernées, aux environs des différents points de l'enceinte; la question de sécurité tend à rapprocher les casernes des murs eux-mêmes, afin de les protéger contre le feu de l'assiégeant, au moins dans leurs étages inférieurs. C'est ainsi que, dans son système de places fortes, Vauban adossait généralement les casernes au rempart lui-même, en ne les séparant que par une cour étroite, profonde, toujours abritée du soleil et par conséquent, humide; la ventilation du bâtiment militaire ne peut alors s'exécuter normalement, aussi de telles casernes sont-elles particulièrement sombres, difficiles à aérer, par conséquent insalubres.

III. *Voisinage.* — Les casernes étant, par elles-mêmes, un foyer d'insalubrité, en raison du grand nombre d'hommes et d'animaux qui s'y trouvent renfermés, il est évident que l'on doit s'efforcer d'éloigner ces constructions des établissements offrant les mêmes dangers; il serait particulièrement illogique de les placer par exemple au voisinage des abattoirs, des ateliers industriels à professions insalubres, des hôpitaux quels qu'ils soient, et même de toutes constructions dans lesquelles d'autres agglomérations humaines sont en permanence, comme les prisons, les couvents, les grandes écoles, etc. La nature de ces établissements, leur disposition particulière, leur plus ou moins d'éloignement de la caserne, doivent évidemment être pris en considération et faire varier la décision à intervenir; l'indication une fois bien précisée, la solution en devient facile dans chaque cas particulier, mais l'on peut s'étonner, à juste titre, de voir dans certaines grandes villes, comme à Paris dans la Cité, une caserne placée précisément entre un hôpital et une prison (caserne de la Garde de Paris). Il est vrai que, comme correctif, cette caserne bénéficie du double courant d'air qui suit les deux bras de la Seine et, jusqu'à un certain point, du voisinage des tours de Notre-Dame; placés dans les airs comme un immense écran, ces deux géants de pierre arrêtent en partie le grand courant d'air de la Seine, le forcent à descendre au ras du sol, et créent à ce niveau des courants secondaires dont l'action se fait sentir sur une zone assez étendue. Ce phénomène s'observe surtout, en ce qui touche la caserne de la Cité, avec les vents de la partie de l'ouest, qui sont très fréquents dans la vallée de la Seine.

Le voisinage d'un cours d'eau est une situation favorable en elle-même pour une caserne, à condition toutefois que les rez-de-chaussée des habitations soient suffisamment élevés au-dessus du niveau de l'eau, que les caves et, en général, les constructions souterraines ne puissent être envahies, même dans les plus fortes crues. Ce voisinage permet d'assurer un écoulement plus facile à tous les excreta de la caserne, et, à d'autres points de vue peut-être encore précieux, en particulier pour le lavage du linge, les baignades des chevaux, etc.

Plus une caserne domine les autres constructions, plus la ventilation naturelle et l'aération y deviennent faciles; s'il existe donc sur certains points de la ville des ondulations de terrain ou de véritables collines, c'est à leur sommet qu'il convient d'élever la caserne.

IV. *Exposition.* — En principe, l'exposition d'une caserne doit être telle que les grands courants d'air, représentés par les vents régnants d'habitude, la balayent facilement; les bâtiments seront orientés eux-mêmes perpendiculairement à cette direction, pour que la ventilation s'exécute directement au moyen des fenêtres, que le vent y pénètre de plein fouet. Il y a lieu du reste de tenir compte, en pareil cas, de la forme des bâtiments eux-mêmes, de leur nombre; ce principe s'applique surtout aux casernes offrant une façade principale, ainsi qu'il en existe beaucoup en France. L'orientation doit également être calculée au point de vue de l'exposition aux rayons solaires; dans les climats froids ou tempérés comme ceux du nord et du centre de la France, le soleil n'exerce qu'une action bienfaisante, il faut donc s'efforcer de la ressentir le plus longtemps possible, en disposant le bâtiment principal de telle sorte que l'on bénéficie de ses rayons à toutes les heures de la journée, tantôt sur une face des bâtiments, tantôt sur l'autre ; en supposant une construction unique, on devrait donc en diriger le grand axe nord et sud, l'une de ces faces regardant l'est, l'autre l'ouest; mais, en raison de notre situation astronomique, on pourra légèrement incliner le bâtiment nord-est-sud-ouest, la façade principale regardant un peu vers le sud.

Dans les pays méridionaux, dans le midi de la France et en Algérie, où la chaleur devient un élément qu'il faut combattre, la disposition inverse doit être adoptée ; la direction générale du bâtiment tendrait à se rapprocher de la ligne est-ouest, la façade principale donnant au nord.

En tout état de causes, il existe des influences météorologiques locales dont il faut tenir compte. Dans la vallée du Rhône et sur les côtes de Provence, le vent du nord-est ou mistral, en Algérie, le sirocco, dans les pays de montagnes, les bourrasques qui suivent le cours des vallées, sont autant d'éléments à prendre en considération, afin de protéger, s'il se peut, la caserne de leur action directe, sans porter cependant atteinte aux grandes indications de la ventilation naturelle. A défaut d'une orientation spéciale de la caserne, suffisante pour la mettre à l'abri, un rideau d'arbres de haute taille, plantés à une distance des bâtiments, remplira au besoin le rôle d'un écran.

§ II. — Nature et aménagement du sol.

L'étude du sol, dans ses rapports avec les habitations, est du domaine de l'*Hygiène générale* et ne saurait être abordée ici d'une façon complète ; il en sera du reste fait mention spéciale au chapitre des *Camps*, car si l'autorité militaire peut choisir à peu près l'emplacement où elle veut placer un camp, il n'en est plus de même de celui des villes où doivent s'élever les casernes ; dans ce dernier cas, elle subit une situation et peut out au plus chercher à modifier ce qu'elle y trouve de défectueux.

I. *Dangers d'un sol humide.* — L'influence du sol sur la salubrité des habitations est capitale en ce qu'elle est permanente; d'une façon générale, la salubrité d'un terrain est inversement proportionnelle à la quantité d'eau qu'il renferme. L'eau n'agit pas seulement comme source d'humidité et comme agent de réfrigération, mais bien aussi comme véhicule des matières organiques et comme milieu favorable à leur décomposition. On sait actuellement toute l'importance que présente le sol au point de vue de la propagation des maladies infectieuses, du retour de leurs manifestations épidémiques, de leur persistance comme endémie annuelle. Le type des maladies infectieuses militaires, la fièvre typhoïde voit ses germes se maintenir, se régénérer et proliférer dans le sol suivant certaines conditions d'alternance d'humidité et de sécheresse. La nappe souterraine, ses variations ont été étudiées par Pettenkoffer et l'École de Munich, spécialement dans leurs rapports avec la fièvre typhoïde et le choléra. Ces éléments ont un rôle qui, pour avoir été peut-être un peu trop généralisé, n'en est cependant pas moins d'une importance réelle. Sans être une maladie tellurique, la fièvre typhoïde offre cependant avec les différentes altitudes du *grundwasser* des relations intimes, quand l'humidité n'aurait d'autre rôle que de favoriser la décomposition des substances organiques que contient le sol et de le transformer en un égout sans parois (1). Il est donc évident que, toutes choses égales d'ailleurs, on préférera, pour l'établissement d'une caserne, un sol sec et calcaire; les terrains d'alluvion, les terrains argileux, boueux, marécageux, ceux où la nappe souterraine peu profonde subit de fréquentes oscillations, doivent être évités avec le plus grand soin. Toutes les fois que l'on s'est départi de cette règle, les troupes logées dans les casernes ont été éprouvées, et ont traduit leur souffrance par des manifestations pathologiques diverses; il en est ainsi dans certaines casernes d'Ostende, élevées sur des terrains humides et où les hommes sont, en grand nombre, atteints de la fièvre.

II. *Travaux de drainage à entreprendre.* — Quelle que soit, du reste, la nature du sol, et même s'il paraît parfaitement sec, il est désirable que des travaux de drainage très complets soient entrepris avant l'établissement de la caserne. La présence seule de la caserne et des habitants tend à faire pénétrer dans le sol une certaine humidité; il faut en outre assurer l'écoulement régulier de tous les excreta, des eaux ménagères, etc. Ces travaux de drainage seront reliés au système des égouts de la ville, si elle en possède déjà; dans le cas contraire, il convient d'en établir de spéciaux, pour servir de déversoirs aux conduites provenant du sous-sol de la caserne. Les ingénieurs ou officiers du génie détermi-

(1) L. Colin, *Traité des maladies épidémiques*. Paris, 1879, p. 141.

neront évidemment le nombre des conduits de drainage, la profondeur à laquelle ils doivent être enfouis, la distance qui les doit séparer. Cette profondeur peut varier, en moyenne, de 1m,50 à 3 mètres, et la distance entre 4 et 6 mètres. En principe, on ne doit pas confondre le tuyau de drainage avec l'égout; le premier, en matériaux perméables, laisserait filtrer dans le sol les liquides méphitiques qui doivent au contraire s'écouler par un égout absolument étanche. On peut cependant renfermer les deux systèmes de canaux dans une même tranchée et même les conjuguer en rendant toute communication impossible entre eux. Ce système a été appliqué en Angleterre (fig. 4 et 5) et en Allemagne pour la canalisation de Dantzig (fig. 6). Dans cette dernière ville (fig. 7) les tuyaux d'égouts en poterie imperméable sont entourés d'une gaine d'argile pâteuse (C) sur laquelle reposent deux séries de drains (D).

Les conduits de drainage sont indépendants des autres travaux, entrepris à la surface, pour empêcher la pénétration des eaux pluviales et de l'eau accidentellement répandue tous les jours. Dans le but de favoriser cet écoulement, il est bon que la surface du terrain présente une légère inclinaison naturelle ou artificielle, et que de nombreuses rigoles de pierres cimentées, de béton aggloméré ou de pierres massives reçoivent les eaux et les conduisent en dehors de la caserne, ou mieux encore les déversent dans les conduits de drainage et dans les égouts souterrains. Il est évident que par une disposition bien entendue des tuyaux, en particulier par l'adjonction d'appareils siphoïdes, toute communication doit être impossible entre les égouts et la canalisation de la caserne, sous peine de voir celle-ci s'infecter par le reflux des gaz méphitiques, quelquefois même des eaux elles-mêmes provenant des égouts de la ville. L'ensemble des terrains non recouverts de bâtiments doit être imperméabilisé par un pavage très serré ou par le moyen d'empierrements, disposés sur une couche très épaisse, fortement tassés, et constituant de la sorte une véritable croûte, difficilement perméable à l'humidité.

Ces travaux sont faciles à exécuter lorsqu'il s'agit d'établir une nouvelle caserne; mais on ne doit pas hésiter à les entreprendre même dans les casernes anciennes. Au moyen d'un bon système de drainage, et souvent avec des dépenses relativement peu considérables, on peut obtenir, même sur les plus mauvais terrains, des résultats presque inespérés.

III. *Établissement des conduites d'eau.* — En préparant le sol pour la construction des casernes, il y a lieu de disposer également des conduites d'eau pour assurer une large distribution de ce liquide sur un grand nombre de points. Autant l'eau stagnante, celle qui s'immobilise sur le sol, sous le sol et le pénètre peu à peu, est dangereuse au point de vue de l'hygiène des habitations, autant cette dernière est heureusement influencée par l'abondance de l'eau mise à la disposition des habitants, tant pour les besoins de propreté personnelle que pour celle du bâtiment, des écuries, des cours, etc.

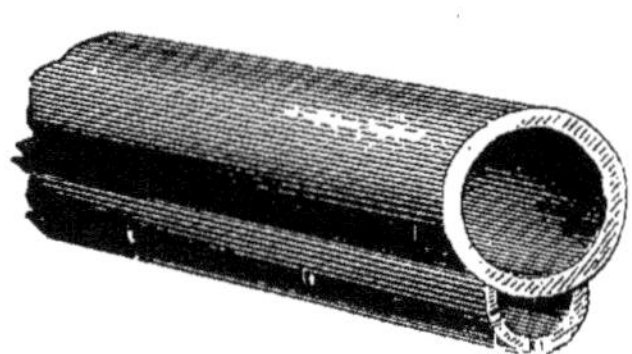

Fig. 4. — Égout et drain combinés.

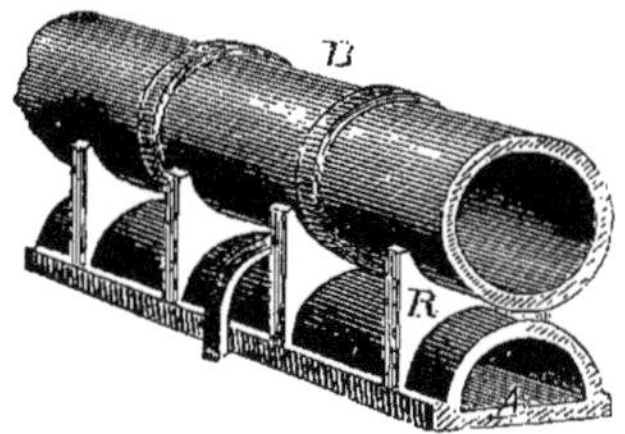

Fig. 5. — Égout et drain combinés d'Huddersfield.

A. Drain pour l'eau du sol.
B. Égout. R. Supports des eaux d'égout

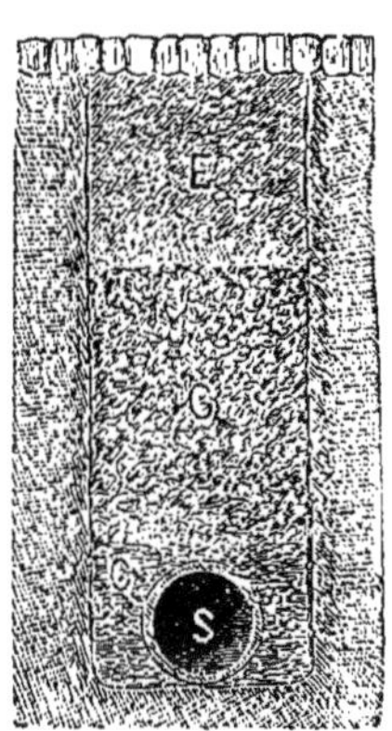

Fig. 6. — S. Égout en briques ou en poterie et gravier drainant. G.

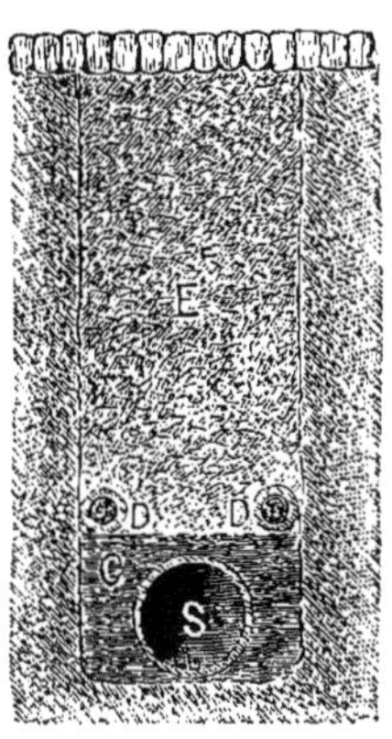

Fig. 7. — S. Égout en briques ou en poterie et drains tuyaux. D.

Un écoulement régulier, empêche la stagnation des détritus organiques dans les ruisseaux des cours, dans les conduits de drainage, dans les égouts, et crée un courant qui entraîne au loin tous les principes fermentescibles. S'il était possible de maintenir une eau courante dans toutes les rigoles d'une caserne, soit en captant des sources voisines, soit en mettant à profit les ressources hydrauliques de la ville, on contribuerait puissamment à l'assainissement de l'habitation. Dans le cas où la chose est difficile, en raison de la rareté de l'eau, du moins peut-on, en ouvrant tous les robinets des prises à certains moments de la journée, ou en faisant pomper partout à la fois, obtenir, pour quelques instants, ce courant énergique qui enlèvera tous les détritus sur son passage. Pour la caserne comme pour toute maison privée et surtout pour les habitations collectives, l'eau abondante et saine constitue l'un des facteurs les plus importants de la salubrité et de la santé. On peut dire que dans ces conditions il n'y en a jamais trop.

ARTICLE II. — DISPOSITION GÉNÉRALE DES BATIMENTS

§ I. — Étendue et contenance des casernes.

I. *Dangers de l'accumulation.* — Il est un principe que l'on ne saurait nier et dont la vérité reçoit à chaque instant de nouvelles sanctions, c'est que : dans la limite des données hygiéniques, l'homme est un danger pour l'homme ; il joue vis-à-vis de son semblable le rôle d'un agent producteur d'insalubrité, aussi bien en lui disputant la ration atmosphérique indispensable à l'entretien de la chaleur et par suite de la vie, qu'en répandant dans cette atmosphère des produits gazeux ou solides qui contribuent à la vicier. Partout où un certain nombre d'hommes se trouvent agglomérés, cette influence nuisible réciproque ne tarde pas à se montrer, non pas en déterminant toujours des effets immédiatement perceptibles, ceci dépend de l'intensité de l'agglomération, tout au moins en se traduisant à la longue par des variations fâcheuses de la santé.

Il n'est pas besoin que les organismes animaux soient déjà malades pour réagir ainsi les uns sur les autres, les organismes les plus sains ne tardent pas à s'altérer dans ce contact mutuel. La condition de maladie est néanmoins un élément particulièrement défavorable, elle doit sérieusement entrer en ligne de compte lorsqu'il s'agit d'une grande réunion d'hommes, car la transmission des maladies infectieuses s'y trouve ainsi singulièrement favorisée : pour peu qu'un agent morbifique vienne à se fixer sur l'un des individus, il a grande chance de se multiplier, en proportion directe du nombre des organismes, sains d'ailleurs, qui se trouvent dans le même milieu.

Étant donnée, par conséquent, l'obligation de réunir des hommes dans un domicile commun, plus le nombre en sera grand, moins les conditions sanitaires seront favorables. La raison de cette progression n'est pas constante, mais croît dans une proportion encore indéterminée; c'est ainsi que de deux bâtiments, l'un étant double de l'autre, la population du premier étant également le double de celle du second, le plus vaste sera, toutes choses égales d'ailleurs, moins salubre que le premier qui, relativement à son étendue, renferme cependant la même population. L'expérience des faits observés tous les jours dans les hôpitaux, les casernes, les prisons, confirme cette donnée théorique, après avoir contribué du reste à l'établir.

On peut poser en principe que *les casernes sont d'autant plus salubres qu'elles renferment moins de soldats*. — La commission anglaise de 1861 est partie de cette donnée pour proposer les modifications à introduire dans l'assiette des casernements parmi les troupes britanniques; en France, nous avons au contraire suivi pendant quelques années une voie diamétralement inverse. Tandis qu'en 1851, d'après le général Bardin, il n'y avait sur tout le territoire que six casernes où l'on pût loger un régiment entier, et sur les vingt-quatre casernes de Paris, neuf qui pussent contenir plus d'un bataillon, on a élevé successivement de grands établissements militaires destinés non plus à loger un régiment, mais quelquefois une brigade tout entière. La caserne Napoléon, placée au centre de Paris, devait contenir 2230 hommes; la caserne du Château-d'Eau 3235; la caserne Saint-Charles, à Marseille, 2250; la Part-Dieu, à Lyon, 5000 environ.

Lorsque, dans une autre partie de cet ouvrage, nous chercherons à apprécier le chiffre absolu et les chiffres proportionnels de la mortalité des armées, nous verrons un grand élément dominer la pathologie militaire, celui de l'infectiosité sous deux types spéciaux, la fièvre typhoïde et la tuberculose. A eux seuls ces deux groupes pathologiques déterminent 60 pour 100 des décès. Pour le second, le germe morbide, le baccille, pressenti par Villemin dès 1867, n'est plus en question; pour la première on peut dire que son existence est assurément aussi certaine. — L'un et l'autre trouvent dans les casernes un milieu de culture éminemment favorable. Notre armée n'est pas la seule chez laquelle on observe pareil phénomène; il en est de même en Russie, en Autriche, en Belgique; il en était de même en Angleterre et en

Allemagne, jusqu'à ce que l'on ait modifié les conditions des casernements.

Dans la population civile il est loin d'en être ainsi ; sans doute la tuberculose et la fièvre typhoïde y causent de cruels ravages, mais dans des proportions infiniment plus restreintes. Dans un remarquable travail (1) antérieur à la publication de la statistique militaire officielle, Laveran établissait que 259 décès par fièvre typhoïde dans l'armée correspondent à 137 dans la population civile ; 39 par variole à 6 ; 7,7 par scarlatine à 3 ; 27 par rougeole à 0,8. D'autres observateurs plus récents sont venus confirmer ces résultats, que démontrent de plus en plus les statistiques médicales. — Pour 1000 soldats présents il en meurt en France 3,40 à 3,50 annuellement par fièvre typhoïde, alors que pour la même période la mortalité civile n'atteint pas 1 (2). Et de toutes les armées, l'armée française est la plus éprouvée, car en Angleterre il meurt annuellement de fièvre typhoïde 3,31 pour 100 soldats et 0,56 pour 100 civils ; en Prusse, 0,95 pour 100 soldats et 0,57 pour 100 civils ; en Italie, 2,09 pour 100 soldats et 0,74 pour 100 civils. On peut dire que, suivant les armées, la mortalité par fièvre typhoïde est directement proportionnelle à la salubrité de leur caserne.

En ce qui concerne la tuberculose, bien avant les travaux récents, Tholozan (3) rapportait déjà à l'agglomération, à l'encombrement, à la vie en commun dans les casernes, la raison de la fréquence de la phtisie dans l'armée, fréquence qu'il avait également démontrée. Il en tirait même cette conclusion, qu'il faudrait considérer la phtisie des armées plutôt comme une maladie spécifique infectieuse, que comme une affection organique, diathésique, héréditaire. Les faits cliniques et les recherches histologiques ont montré la vérité de ce fait, depuis la découverte de l'inoculabilité du tubercule, de sa propagation par les *excreta* des malades faite par Villemin, en 1868, jusqu'à celles du baccille par Koch, en 1882. Or, quel terrain plus favorable à la propagation d'un microbe que l'agglomération humaine ?

En vertu de ces principes, le casernement doit être regardé comme

(1) Laveran, *Recherches statistiques sur les causes de la mortalité de l'armée servant à l'intérieur. (Annales d'hygiène publique et de médecine légale*, 2e série, t. XIII, 1860.)

(2) J. Sormani, *Étude sur la mortalité et sur les causes de décès dans les armées européennes.* Communication faite au congrès de Genève, 1882. Genève, 1883, p. 31.

(3) Tholozan, *De l'excès de la mortalité due à la profession militaire (Gazette médicale*, 1859, p. 346, 360 et 410).

l'une des causes directes de la fréquence des affections infectieuses dans l'armée, par suite, de la proportion plus grande des décès dans la population militaire que dans la population civile. Le casernement est donc en soi-même une circonstance défavorable, comme il en est d'autres dans la profession militaire, avec lesquelles il faut compter et dont il faut chercher à atténuer les effets.

Dans le casernement, l'élément le plus dangereux est l'agglomération, c'est donc à cette agglomération qu'il faut s'en prendre : 1° en posant le principe des casernes à effectif restreint, ainsi que nous le disions plus haut; 2° en donnant dans ces mêmes casernes le plus d'espace possible aux individus qui les habitent. On en arrive naturellement à considérer le rapport qu'il convient d'établir entre le nombre des habitants et la surface du sol sur lequel ils sont fixés.

II. *Rapports à établir entre la surface des bâtiments et le nombre des habitants.* — L'instruction complémentaire du règlement du 30 juin 1856 indique 3^{m2}, 75 par fantassin et 4^{m2}, par cavalier comme moyenne de la surface à allouer par homme dans les casernes; en fait, dans la caserne Napoléon, à Paris, à chaque homme correspond 3^{m2},70 de terrain *bâti et non bâti*, à la caserne Saint-Charles de Marseille, 9^{m2},43, à la caserne d'Aumale (Algérie), 9^{m2},44, à la caserne B à Lons-le-Saulnier, 14^{m2},92. En Angleterre, la Commission estimait à 9^{m2}, de terrain *bâti* la surface à allouer à chaque habitant, au moins pour les pays chauds. Dans les pays tempérés, il semble que l'on peut se contenter de 5^{m2}, à 6^{m2}, de la surface bâtie, par homme; c'est à peu près ce que l'on trouve dans les casernes de Dresde et dans la caserne type Tollet; mais l'espace superficiel n'est pas tout, il faut également tenir compte de l'espace cubique intérieur par habitant et du rapport de chacun de ces derniers avec la surface et le volume des matérieux de constructions qui peuvent s'infecter par fixation et pénétration des germes morbides. — *A priori*, plus il y aura d'espace cubique avec le minimum de matériaux, et plus il y aura chances de salubrité. — Ces questions seront l'objet d'études spéciales dans le cours de cet ouvrage.

Nous constatons avec satisfaction que dans certaines de nos casernes, quelques desiderata sont atteints, mais pour ces rares exceptions combien n'en est-il pas où l'on est loin d'en approcher. Il y a lieu de tenir compte du reste, dans ces évaluations, non pas seulement du nombre d'hommes appelés à loger dans la caserne, mais aussi des autres personnes et plus encore des chevaux. Enfin la construction même du bâtiment peut être un puissant correctif au défaut de surface, de même que sur un terrain, assez vaste cependant, des bâtiments mal aménagés peuvent annihiler tous les avantages qui résulteraient d'un espace, même considérable, alloué à chaque habitant.

§ II. — Plans d'ensemble des casernes.

1° *Utilisation de vieux édifices.* — Un très grand nombre de casernes n'ont point été primitivement construites pour remplir la destination qu'on leur attribue aujourd'hui. A la révolution de 1793, les biens du clergé ayant été confisqués, le ministère de la guerre se fit attribuer des couvents et des églises pour le service de l'armée; les premiers furent transformés en casernes ou en hôpitaux, les seconds en magasins. Les édifices religieux ont été rendus, en général, aux municipalités pour les affecter de nouveau aux cultes, mais les couvents sont restés à la disposition des troupes. D'autres casernes ne sont autre chose que des bâtiments quelconques, achetés jadis pour faire face à un besoin immédiat, urgent; dans les casernes construites par les municipalités pour servir de logement aux troupes, on semble n'avoir pas eu d'autre idée que celle de tirer parti du terrain, en y élevant des constructions arbitraires, sans se préoccuper en aucune façon de la question hygiénique.

Les anciens couvents ne sont pas, en principe, dans de très mauvaises conditions, car leurs premiers fondateurs les avaient en général placés, avec raison, dans de bonnes conditions telluriques et avaient apporté beaucoup de soin à leur construction; les matériaux en étaient bons, les assises solides, les murs épais, les escaliers larges et faciles; lorsqu'il est possible de modifier profondément l'assiette intérieure, de percer les murs de larges orifices en opposition, d'ouvrir dans l'intérieur de vastes corridors, on peut encore tirer un assez bon parti de ces bâtiments, à moins qu'ils appartiennent à ce type de couvents italiens ou espagnols formés par quatre bâtiments, se rencontrant à angle droit, avec une petite cour intérieure et un cloître au rez-de-chaussée, type que le vieux bâtiment du Val-de-Grâce présente dans toute son originalité. Ce genre de casernes est alors une aggravation du type des casernes Vauban dont il va être question, et doit être regardé comme éminemment défavorable.

Quant aux bâtiments quelconques, plus ou moins adaptés au logement des troupes, il est difficile de les rattacher à un type défini, en raison de la grande variété de dispositions qu'ils présentent. On ne saurait formuler par conséquent à leur endroit de règles précises, ils rentrent de près ou de loin dans les types dont il va être question.

2° *Casernes type Vauban.* — Nous avons dit plus haut que Vauban, le premier, construisit dans ses places fortes des casernes à l'usage des troupes; il adopta malheureusement un type défavorable, celui de quatre corps de bâtiment se ralliant à angle droit avec cour intérieure, et, en raison du respect profond que nos ingénieurs militaires ont conservé longtemps pour l'un des créateurs de leur science, ce type s'est malheusement perpétué aussi bien dans nos casernes que dans beaucoup d'hôpitaux. Vauban accomplit, pour son époque, des progrès que l'on ne saurait trop admirer, mais la science a singulièrement avancé depuis le XVIIIe siècle, et il est bien certain qu'avec son génie il n'eût pas manqué de modifier profondément ses idées; mais ainsi qu'il arrive souvent, les élèves ont marché dans la voie tracée par le maître sans s'en écarter autant qu'il l'eût fait lui-même. Toujours est-il que les casernes Vauban dont la caserne Napoléon, à Paris, la caserne de l'artillerie de la garde (régiment Empereur-Alexandre), à Berlin, nous offrent un parfait exemple, ne sauraient être assez condamnées par l'hygiène moderne. La cour intérieure, absolument mise à l'abri des courants atmosphériques, d'autant plus privée de soleil que les bâtiments sont plus élevés, ne peut être jamais asséchée complètement; si même la surface du sol paraît au premier abord relativement sèche, le sous-sol demeure constamment humide. Enfin, grâce à cette disposition, il devient à peu près impossible d'assurer une ventilation suffisante dans l'intérieur du bâtiment; on aurait beau y multiplier les procédés de ventilation artificielle, on s'est privé comme à plaisir du meilleur procédé, celui de la ventilation directe par les fenêtres; celle-ci ne s'exécute en effet normalement que lorsque l'air et le soleil peuvent largement se répandre sur les deux faces du bâtiment.

On atténuerait les inconvénients du type *quadrangulaire* en laissant à chaque angle un large intervalle vide; les bâtiments se trouvant alors isolés les uns des autres, ou réunis tout au plus par une galerie ou rez-de-chaussée, l'air peut ainsi pénétrer par les quatre angles et balayer le sol, le soleil n'en pénètre pas beaucoup plus cependant.

3° *Casernes type linéaire.* — En supprimant un des quatre corps de logis on passe à un type préférable et qui peut le devenir encore beaucoup plus si l'on allonge le corps de logis central. On arrive ainsi au type de casernes *linéaires* composées d'un grand bâtiment central accosté de deux ailes en retour, dont la saillie est plus ou moins prononcée, mais ne doit pas atteindre le tiers de la longueur du bâtiment principal, Stromeyer (1) ne voudrait pas que cette saillie dépassât 25 pieds.

Ce type linéaire constitue la meilleure disposition qu'on puisse donner à une caserne, lorsque les circonstances obligent à adopter le principe des grands bâtiments à plusieurs étages. Il a été appliqué avec succès dans plusieurs casernes de France ou d'Allemagne, parmi lesquelles nous en citerons deux des plus récentes : la caserne Saint-Charles, à Marseille, et la caserne des fusiliers (*Schützen*), à Dresde.

4° *Caserne Saint-Charles, à Marseille, présentée comme exemple du type linéaire modifié.* — La caserne Saint-Charles, à Marseille, est loin de réaliser l'idéal de la caserne-type, et cependant, malgré les critiques de détail qui peuvent lui être adressées, elle a constitué un progrès très considérable sur les autres casernes construites avant elle ; aussi n'hésitons-nous pas à en donner une rapide description qui familiarisera le lecteur avec ce genre de constructions (fig. 8 et 9).

La caserne Saint-Charles prend son nom du mamelon sur lequel elle a été bâtie, et qui se trouve situé en arrière de la gare commune des chemins de fer de Lyon et de Toulon, à l'ouest de l'embranchement du port de la Joliette. L'emplacement mis à la disposition de la Guerre présente une superficie de 2 hectomètres carrés, 40 ares 50 centiares. La nouvelle caserne est complètement isolée de toutes parts et cependant reliée à la ville par des avenues larges et commodes ; elle domine tous les établissements militaires qui l'environnent. La position qu'elle occupe est l'une des plus salubres de la ville ; on découvre une grande partie de la mer et sa cour principale est abritée, par la masse des constructions, contre le vent du mistral, si fréquent et si redouté à Marseille.

Le site et la forme du terrain, le tracé des communications avoisinantes, enfin l'effectif à loger, ont déterminé le plan de masse du nouveau quartier et l'orientation du bâtiment principal. Ce bâtiment est adossé au mur nord du terrain, à peu de distance de celui-ci, et sa façade est dirigée vers le sud ; il mesure 155 mètres, et comprend un rez-

(1) L. Stromeyer, *Maximen der Kriegs-Heilkunst*, 2e édit., t. II. Hanovre, 1860.

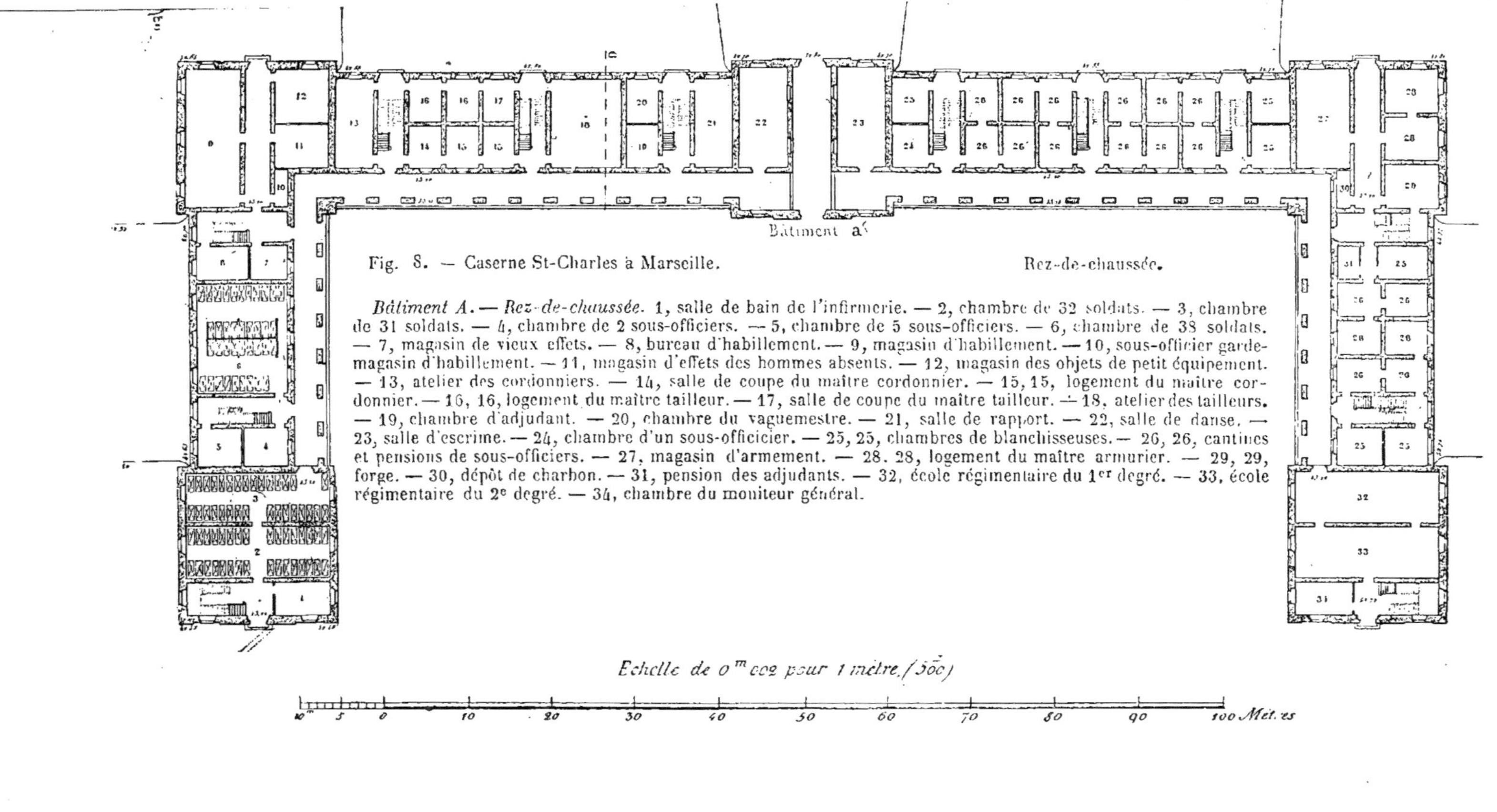

Fig. 8. — Caserne St-Charles à Marseille.

Bâtiment A. — *Rez-de-chaussée.* 1, salle de bain de l'infirmerie. — 2, chambre de 32 soldats. — 3, chambre de 31 soldats. — 4, chambre de 2 sous-officiers. — 5, chambre de 5 sous-officiers. — 6, chambre de 38 soldats. — 7, magasin de vieux effets. — 8, bureau d'habillement. — 9, magasin d'habillement. — 10, sous-officier garde-magasin d'habillement. — 11, magasin d'effets des hommes absents. — 12, magasin des objets de petit équipement. — 13, atelier des cordonniers. — 14, salle de coupe du maître cordonnier. — 15, 15, logement du maître cordonnier. — 16, 16, logement du maître tailleur. — 17, salle de coupe du maître tailleur. — 18, atelier des tailleurs. — 19, chambre d'adjudant. — 20, chambre du vaguemestre. — 21, salle de rapport. — 22, salle de danse. — 23, salle d'escrime. — 24, chambre d'un sous-officicier. — 25, 25, chambres de blanchisseuses. — 26, 26, cantines et pensions de sous-officiers. — 27, magasin d'armement. — 28. 28, logement du maître armurier. — 29, 29, forge. — 30, dépôt de charbon. — 31, pension des adjudants. — 32, école régimentaire du 1er degré. — 33, école régimentaire du 2e degré. — 34, chambre du moniteur général.

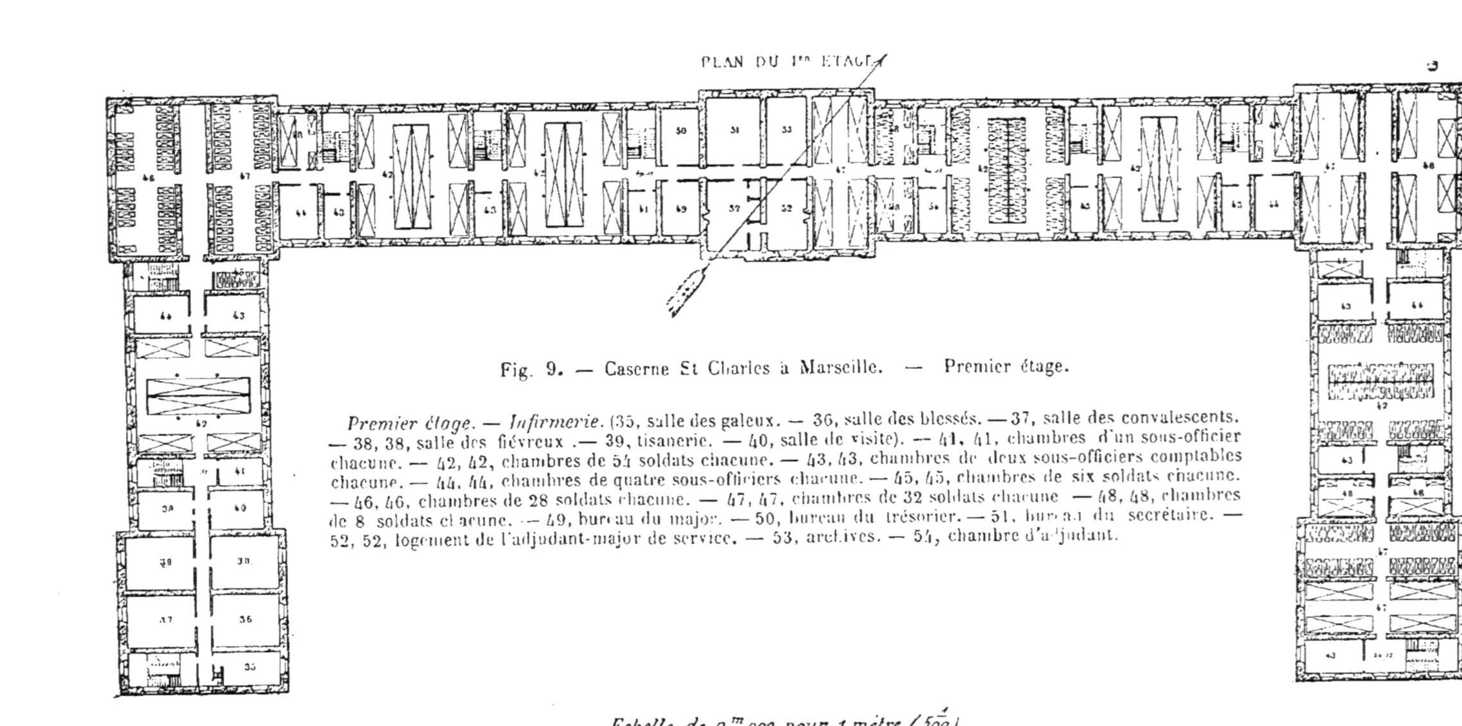

Fig. 9. — Caserne St Charles à Marseille. — Premier étage.

Premier étage. — *Infirmerie.* (35, salle des galeux. — 36, salle des blessés. — 37, salle des convalescents. — 38, 38, salle des fiévreux. — 39, tisanerie. — 40, salle de visite). — 41, 41, chambres d'un sous-officier chacune. — 42, 42, chambres de 54 soldats chacune. — 43, 43, chambres de deux sous-officiers comptables chacune. — 44, 44, chambres de quatre sous-officiers chacune. — 45, 45, chambres de six soldats chacune. — 46, 46, chambres de 28 soldats chacune. — 47, 47, chambres de 32 soldats chacune. — 48, 48, chambres de 8 soldats chacune. — 49, bureau du major. — 50, bureau du trésorier. — 51, bureau du secrétaire. — 52, 52, logement de l'adjudant-major de service. — 53, archives. — 54, chambre d'adjudant.

de-chaussée surmonté de deux étages et de mansardes; il est terminé par deux ailes en retour, ayant sur la façade sud une saillie de 52 mètres. En avant de ces constructions s'étend une cour de 75 mètres de profondeur, fermée par une grille qui ne s'arrête qu'au prolongement des façades extérieures des deux ailes, de manière à démasquer complètement aux vues du dehors les constructions dont il s'agit; dans le même but, on a réduit autant que possible les dimensions des deux pavillons élevés à droite et à gauche de l'entrée du quartier, et qui sont affectés au corps de garde de police et au logement du casernier.

L'aspect général de la caserne est donc monumental; on a apporté un soin tout particulier dans l'ornementation extérieure, par suite même des conditions du traité intervenu entre l'État et la Ville, cette dernière, comme en général toutes les villes, tenant au *monument*.

Les cuisines, les locaux disciplinaires, l'écurie des chevaux des officiers supérieurs, ont trouvé place dans la partie est du quartier. Ils occupent deux petits pavillons à simple rez-de-chaussée. Les latrines sont placées dans les angles de la cour.

Le bâtiment du corps de logis principal comporte en son milieu un pavillon monumental avec dôme et fronton, et, à sa jonction avec les deux ailes, deux pavillons d'angle qui se répètent aux extrémités de ces ailes. Le pavillon central, dont la largeur est de 20 mètres et l'entre-axe de 6m,50, est traversé au rez-de-chaussée par un passage de 4m,50 qui sépare deux travées auxquelles on a donné une largeur suffisante pour pouvoir y placer deux rangées de lits. Les pavillons des angles, de même que ceux des extrémités des ailes, quoique ayant une moindre largeur que le pavillon du centre, sont divisés d'une manière à peu près semblable. Néanmoins, dans les pavillons des extrémités des ailes, les chambres réservées au casernement de la troupe sont accolées, et la travée la plus étroite est adjacente au pignon, contre lequel on a disposé l'escalier qui doit les desservir. On remarquera qu'en plaçant cet escalier entre les deux grandes chambres, on aurait facilité les communications à tous les étages et l'on eût rendu plus habitables les deux grandes pièces du quatrième étage, qui eussent toutes deux été bien éclairées, tandis qu'aujourd'hui la pièce centrale n'a pu l'être que par des châssis à tabatière, à cause du fronton des grandes lucarnes de l'étage inférieur.

Dans le corps de logis principal, une galerie à arcades de 3 mètres de profondeur règne au rez-de-chaussée, sur le pourtour de la façade de la cour, et ne s'arrête qu'aux pavillons des extrémités des ailes.

Les chambres destinées au logement de la troupe ont une largeur uniforme de 13 mètres, avec des hauteurs sous plafonds de 5m,90 au rez-de-chaussée, 4m,52 au premier étage, 4m,63 au deuxième, et 3m,83 à l'étage mansardé. Les grandes chambres, destinées à recevoir 54 hommes, ont une longueur de 15 mètres, ce qui assure à chaque individu une surface de 3^{m2},60 et une capacité cubique variant, suivant les étages, de 13^{m3},800 à 16^{m3},670. En raison de la largeur de ces chambres et pour ne pas placer les lits contre les murs, où ils auraient été trop serrés en rendant également plus difficile l'accès des fenêtres, on a élevé au centre de la pièce, et perpendiculairement à son grand axe, une cloison de 2 à 3 mètres de hauteur, s'arrêtant à 1m,10 des façades de façon à ménager un passage. Des quatre rangées de lits que contient la chambre, deux sont adossées à la cloison centrale et sont garanties des courants d'air allant d'une fenêtre à l'autre au moyen de demi-stalles placées aux extrémités de la cloison centrale. Quant aux deux autres rangs, qui sont appuyés contre les murs transversaux, et qui sont abrités par le plein des trumeaux, on n'a pas eu à prendre de précautions analogues, si ce n'est à droite ou à gauche des portes d'entrée, lesquelles sont placées du reste sur l'axe longitudinal du bâtiment.

Nous nous réservons d'apprécier plus tard cette disposition en traitant de l'aménagement intérieur des chambres dans les casernes. Constatons pour le moment qu'on attribue à ces dispositions l'avantage de bien soustraire les rangées de lits aux courants d'air directs qui se produisent entre les deux façades, de rendre facile l'accès des embrasures des fenêtres, de conduire à adopter un entre-axe qui est d'un bon effet architectonique, enfin de donner aux cages des escaliers une largeur convenable, eu égard à la contenance des chambres qu'ils desservent, ce qui permet d'en multipliur le nombre pour rendre les communications des plus commodes.

A la caserne Saint-Charles, sans admettre, comme on l'a fait dans quelques établissements de création plus récente, qu'un escalier serait adossé à chacun des murs de refend qui limitent les chambres des soldats, on a tenu cependant à ce qu'une chambre ne fût séparée de l'escalier le plus voisin, qu'au plus par une travée de peu de largeur, occupée par des chambres de sous-officiers.

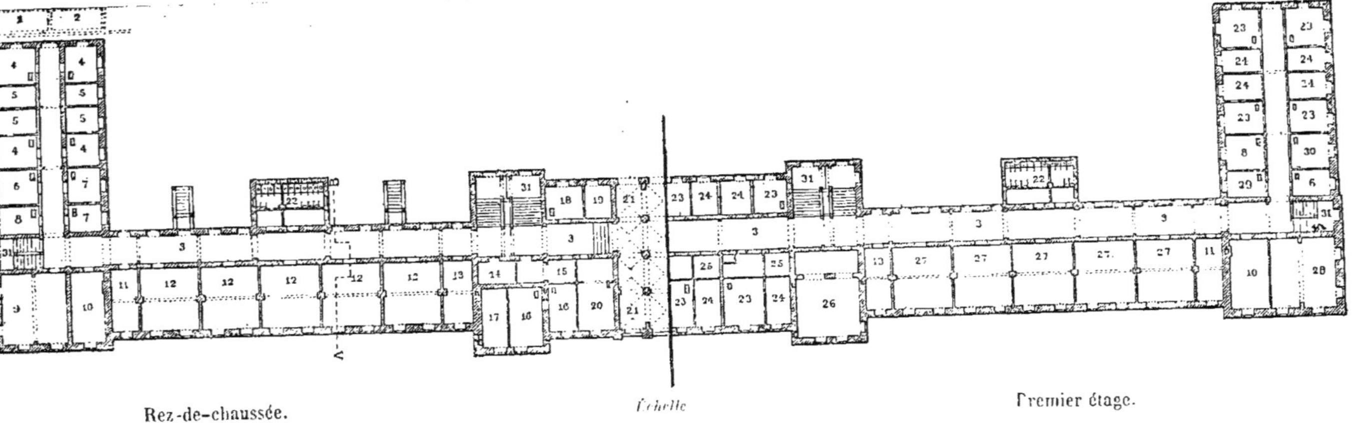

Régiment Prince George, n° 108, à Dresde.

Fig. 10. — Caserne des Schützen (Fusiliers).

Extérieur du bâtiment. — **1**, fosse pour les cendres. — **2**, fosse pour les balayures.

Rez-de-chaussée. — **3**, corridor. — **4**, chambre à coucher, et **5**, chambre pour sous-officier marié. — **6**, feldwebe (sergent-major). — **7**, casernier. — **8**, sous-officier. — **9**, salle de rapport. — **10**, chambre pour 25 hommes. — **11**, lavabos. — **12**, chambre pour 37 hommes. — **13**, chambre pour 17 hommes. — Inspecteur de la caserne, (**14**, chambre de domestique. — **15**, antichambre. — **16**, chambre à feu. — **17**, chambre sans feu). — Armurier (**18**, chambre à coucher. — **19**, chambre). — **20**, lavabos. — **21**, vestibule. — **22**, latrines. — (**23**, chambre à coucher. — **24**, chambre. — **25**, salle à manger) d'un officier.

Premier et 2e *étages.* — **26**, dortoir pour 29 hommes. — **27**, chambre pour 38 hommes. — **28**, chambre pour 45 hommes. — **29**, chambre pour 8 hommes. — **30**, porte-épée faehnrich. — **31**, escalier.

Les fenêtres mesurent au rez-de-chaussée 3m,50 de largeur sur 3m,48 de hauteur, les fenêtres du premier ont 2m,40 sur 2m,89, celles du second 1m,40 sur 2m,50.

Trois cuisines sont installées dans les bâtiments annexes B et C, et l'on a disposé dans ce dernier le magasin des ordinaires avec les accessoires qu'il comporte. Les locaux disciplinaires sont réunis dans le bâtiment R. Munis chacun d'un cabinet renfermant des baquets de propreté, ils sont indépendants les uns des autres. Pour qu'ils fussent bien aérés et éclairés, on a disposé des châssis à tabatière et des évents dans la couverture en outre des baies demi-circulaires qui sont pratiquées dans les façades.

Les latrines sont établies aux angles de la cour, dans de petits bâtiments doubles contenant deux rangées de sièges ainsi que des cabinets particuliers pour les officiers et pour les femmes logées au quartier. Leur sol se trouvant à 4 ou 5 mètres au-dessus de celui des rues avoisinantes, on a profité de cette circonstance pour organiser une fosse double dans le sens vertical. La fosse inférieure, qui est seule destinée à contenir les matières, se trouve au-dessus du sol des rues ; la fosse supérieure permet de faire la vidange sans avoir à entrer dans la cour, et, au besoin, d'y disposer d'un système de tinettes mobiles.

Nous avons déjà dit que, dans cette caserne, à chaque homme correspond en surface de 9m2,43 de terrain bâti ou non bâti ; il n'en a que 8m2,76 par surface d'étage et 5m2,59 par surface de locaux utilisés. Non compris les acquisitions de terrain, la construction de la caserne Saint-Charles a coûté une somme de 2 013 000 francs; elle doit contenir 2250 hommes, dont 146 sous-officiers; chaque place d'homme revient donc à 789 fr. 41 cent., le mètre superficiel de surface d'étage à 90 fr. 15 cent., le mètre superficiel de local utilisé à 141 fr. 23 cent.

5° *Casernes de Schützen, à l'Alberstadt de Dresde, type linéaire.* — Nous ne pouvons entrer dans les mêmes détails relativement à la caserne des Schützen (fusiliers) à Dresde, que M. Roth présente comme un type de caserne à plusieurs étages et du reste comme l'une des meilleures de l'armée allemande.

Elle offre une disposition qu'on ne saurait trop approuver ; les mêmes pièces ne servent pas à la fois de chambres à coucher, salles à manger, salles d'études comme dans les casernes françaises; pendant le jour les hommes se tiennent dans les « Wohnraüme » disposées au rez-de-chaussée et dans les deux premiers étages; ils y ont des tables et des bancs sur lesquels ils peuvent lire, écrire, travailler, sur lesquels ils prennent leurs repas; ce sont des chambres d'habitation. Pour se coucher ils ont les dortoirs « Schlaafraüme » disposés au deuxième et au troisième étage de la caserne. La surface allouée à chaque homme varie de 5^{m2} à $5^{m2},5$ répartis par 2^{m2} environ dans les wohraüme et 3^{m2} à $3^{m2},5$ dans les schlaafraüme. L'espace cubique cubique est à peu près de 7^{m3} à 9^{m3} dans les premières et de 14^{m3} dans les secondes (1).

L'administration a ses bureaux au rez-de-chaussée, les magasins et services de propreté sont relégués dans le sous-sol; les latrines (fosses mobiles avec système diviseur) sont placées dans un bâtiment spécial accolé au bâtiment principal.

La figure 10 et la légende permettront de se rendre compte de ces dispositions et de constater les rapports existant entre cette caserne de Dresde et celle de Saint-Charles, à Marseille, tout au moins comme plan général de l'édifice, avec cette différence en faveur de la caserne allemande que les ailes en retour y ont une saillie beaucoup moins forte que dans la caserne Saint-Charles, et que, de plus, la ventilation et les dispositions accessoires du logement sont beaucoup plus développées.

6° *Casernes anglaises modernes « Block system »*. — An Angleterre, à la suite de l'enquête de 1861, la Commission spéciale n'eut pas de peine à démontrer les vices du système de casernement jusque-là en usage, les dangers des casernes à la Vauban, ceux moins prononcés, mais réels cependant, des casernes monumentales même suivant le type linéaire. Elle proposa et fit adopter, pour la construction des nouvelles casernes, le système des bâtiments multiples. Ces bâtiments sont disposés de telle façon que la ventilation est très facile, chaque pavillon possédant des fenêtres sur ses deux façades, que l'air puisse librement circuler entre les pavillons et qu'ils ne se fassent point ombre à eux-mêmes; dans chaque pavillon lui-même, il ne peut se produire d'encombrement, en raison du petit nombre de soldats appelés à y loger et de l'application du principe de ne jamais autoriser l'érection de bâtiments à plus d'un étage au-dessus du rez-de-chaussée.

Ce système, connu sous le nom de *Block system*, est actuellement en usage dans le Royanme-Uni et dans les nombreuses colonies de l'empire

(1) W. Roth, *Uber die Hygienischen Einrichtungen in den Neuen Militairbauten Dresdens.* (*Vierteljarschrift für Œffentliche Gesundheitspflege*, 1879, t. XI, p. 76.)

britannique; il constitue, au point de vue de l'hygiène, un progrès immense et mérite d'être étudié dans son ensemble; nous désirons vivement le voir adopter en France, pour la construction des établissements militaires qui devront s'élever à l'avenir.

Les nouvelles casernes anglaises sont formées de bâtiments isolés, mesurant, d'après les prescriptions de la Commission, 140 pieds (42 mèt.) de longueur sur 22 pieds ($6^m,60$) de largeur; l'intervalle compris entre les pavillons ne peut être moindre de 64 pieds ($19^m,20$) et varie suivant la hauteur du bâtiment. Cette hauteur change elle-même, en raison de la disposition du bâtiment qui, dans certaines casernes, ne comprend qu'un rez-de-chaussée, dans d'autres un rez-de-chaussée et un premier étage.

Nous empruntons à Parkes les plans représentés figures 11, 12 et 13; ils présentent trois types de pavillons existant en Angleterre, dans des casernes de nouvelle création.

A la caserne de Colchester, les pavillons n'offrent qu'un étage (fig. 11); ils comprennent deux chambres de 25 hommes chacune, séparées par deux chambres de sous-officiers. L'entrée du pavillon est au centre, correspondant avec ces deux chambres. A l'autre extrémité, un étroit passage mène à une petite pièce où sont disposés les lavabos et les urinoirs.

Les pavillons de la caserne de cavalerie de York (fig. 12) comprennent un rez-de-chaussée et un premier: l'entrée principale est au centre, elle donne, d'une part dans une galerie couverte qui mène aux écuries, de d'autre dans un corridor en face de l'escalier; de chaque côté, existe une chambre de sous-officiers. Les chambres de soldats contiennent 25 hommes. A leur extrémité, dans une petite pièce spéciale, se trouvent également des lavabos et des urinoirs.

A la caserne de Chelsea (fig. 13), les pavillons sont disposés sur une seule ligne, se touchant par leurs extrémités. Cette disposition a nécessité le déplacement de la chambre de toilette, qui se trouve alors placée au centre en *b;* elle communique avec le cabinet où sont les urinoirs. Des closets sont ménagés de l'autre côté du corridor central.

En exécution des conclusions de la Commission de 1861, les chambres des hommes sont calculées de façon à assurer $16^{m3},3$ à chaque individu; aussi les pièces destinées à contenir 25 habitants mesurent-elles au minimum 18 mètres de long, sur 6 mètres de largeur et $3^m,60$ de hau-

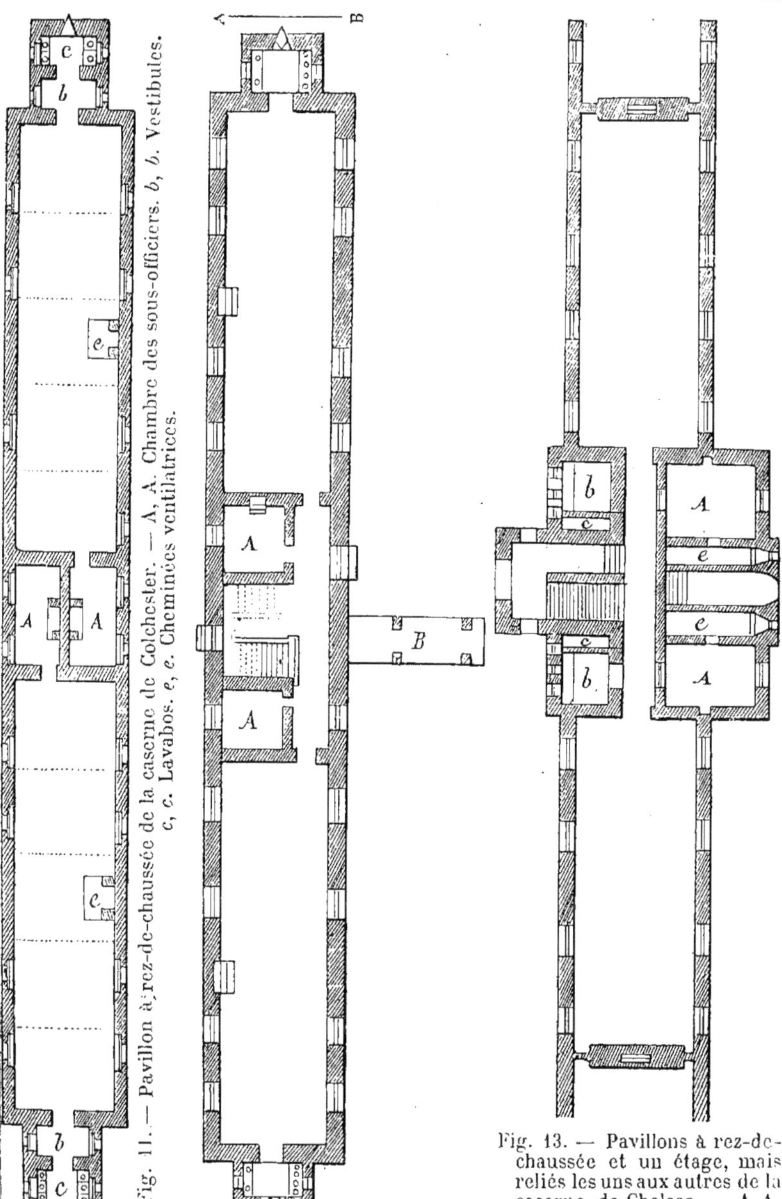

Fig. 11. — Pavillon à rez-de-chaussée de la caserne de Colchester. — A, A. Chambre des sous-officiers. *b*, *b*. Vestibules. *c*, *c*. Lavabos. *e*, *e*. Cheminées ventilatrices.

Fig. 12. — Pavillon à rez-de-chaussée et un étage de la caserne de cavalerie de York. A, A. Chambre des sous-officiers. B. Galerie couverte menant aux écuries.

Fig. 13. — Pavillons à rez-de-chaussée et un étage, mais reliés les uns aux autres de la caserne de Chelsea. — A, A. Chambre de sous-officiers. *b*,*b*. Lavabos. *e*,*e*. Urinoirs. *c*,*c*. Closets.

teur; en général, on donne aux chambres 0m,60 de plus en longueur afin de compenser l'espace occupé par les effets des hommes et les objets mobiliers.

Parkes (1), auquel nous empruntons ces documents, regarde avec raison cette disposition des pavillons comme excellente; peut-être pourrait-on l'améliorer cependant par l'adjonction d'une verandah ou galerie couverte, placée à la face ouest ou sud du pavillon; elle servirait aux hommes de lieu de repos, ils y nettoieraient leurs habits, etc.

Dans des pavillons spéciaux sont disposés les logements des hommes mariés, à raison de sept par compagnie de 100 hommes; ceux des sous-officiers qui n'habitent pas dans les pavillons de la troupe, le mess des sous-officiers, les cuisines, les corps de garde, les ateliers, etc., enfin tous les services accessoires d'un casernement, sans oublier les salles d'école, bibliothèques, et les « Day-rooms », chambres de jour où le soldat peut se tenir pour lire, écrire ou travailler. La Commission de 1855 avait reculé devant la dépense qu'occasionne l'installation de ces day-rooms et ne demandait que des salles à manger au voisinage des cuisines, mais l'avis de la Commission de 1861 semble avoir prévalu, et l'on trouve de ces day-rooms dans un certain nombre de casernes nouvelles, à Chelsea, à Gibraltar, etc.

Les chambres isolées destinées aux sous-officiers mesurent 4m,20 sur 3m,60 et 3 mètres de haut, soit 45m3,3; les sergents-majors, adjudants, sous-officier payeur, sous-officier infirmier, sous-officiers attachés aux écoles ou à d'autres fonctions spéciales ont droit à deux chambres, dont une sert de cuisine. Parkes trouve ces fixations trop restreintes; les sous-officiers ont en effet, dans l'armée anglaise, une situation et un rôle plus important que ne l'ont, à tort peut-être, leurs collègues dans l'armée française; ils sont mariés, pères de famille, et, en raison des services qu'ils rendent, doivent être traités avec beaucoup de considération; il serait bon de leur procurer, dans leur logement, un confortable égal à celui que l'on donnerait, par exemple, à des contremaîtres dans un établissement industriel.

Les hommes mariés ont droit à une chambre de même dimension que celle des sous-officiers. Cet espace est regardé par Parkes comme insuf-

(1) Edmund A. Parkes. *A Manual of practical hygiene intended especially for medical Officers of the Army and for civil medical Officers of health*, 4e éd. London, 1873, p. 500 et suiv.

fisant pour loger deux adultes et plusieurs enfants, il voudrait voir donner deux chambres à chaque soldat marié.

Les chambres des casernes sont chauffées au moyen des cheminées ventilatrices du capitaine Douglas-Galton; elles offrent l'avantage de chauffer à la fois par la chaleur rayonnant d'un foyer ouvert et par l'introduction d'air chaud dans la pièce.

Les soins de propreté personnelle sont garantis dans les nouvelles casernes anglaises par l'existence des « ablutions-rooms » où les soldats trouvent des lavabos en ardoise ou en fer, à raison d'un par quatre hommes; dans quelques-unes il existe même des baignoires. Les urinoirs sont maintenus en état de propreté au moyen d'un robinet d'eau; ils ont avantageusement remplacé les vases de nuit que l'on portait autrefois tous les soirs dans les chambres. Les latrines sont situées, dans quelques casernes, en dehors des pavillons, mais souvent elles communiquent alors avec eux par un passage couvert; dans d'autres casernes, comme à Chelsea, au contraire, elles se trouvent au centre des pavillons. La Commission de 1861 a conseillé l'emploi des water-closets, à défaut celui des fosses mobiles; on a adopté un système spécial connu sous le nom de Jenning's ou Macfarlane's system; il consiste à recevoir les matières dans un récipient de métal ou de terre aux deux tiers plein d'eau; deux fois par jour une trappe s'ouvre et tout le contenu se trouve précipité dans un égout collecteur. On a soin de placer un réservoir à peu de distance des latrines et, au moyen d'un tuyau de caoutchouc qui amène l'eau, il devient facile d'entretenir sur le siège et sur le sol la propreté la plus rigoureuse. En traitant plus loin les différents appareils à introduire pour les latrines des casernes, nous aurons l'occasion d'indiquer les perfectionnements apportés en France au système Jenning.

7° *Casernes françaises, type 1874 à 1878.* — A la suite des événements de 1870-1871, avons-nous dit plus haut, le département de la guerre a dû faire construire de très nombreuses casernes pour lesquelles on a adopté un type à peu près uniforme, réminiscence de celui que présentait en 1820 le colonel de Belmas. Il consiste essentiellement en de vastes bâtiments pouvant contenir chacun environ un bataillon d'infanterie ou un régiment de cavalerie, soit de 700 à 800 hommes. Si la caserne doit contenir trois bataillons d'infanterie ou un nombre équivalent de batteries d'artillerie, les trois bâtiments sont disposés des trois côtés d'un espace carré (caserne d'Alsace à Bordeaux), mais en laissant aux angles un vaste espace qui permet l'aération et la ventilation, le quatrième côté est fermé d'un mur ou d'une grille.

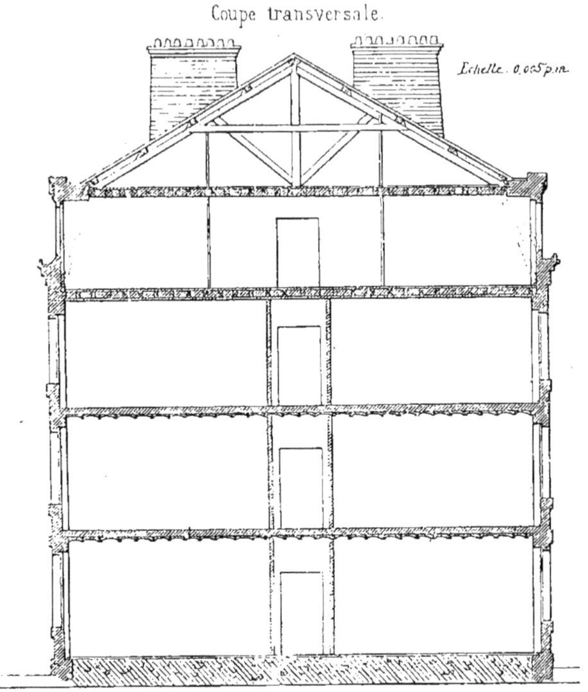

Fig. 14. — Coupe transversale du bâtiment principal d'une caserne, type 1874.

Les bâtiments principaux sont à rez-de-chaussée, deux étages et combles (voy. fig. 14). Au rez-de-chaussée, de chaque côté d'un grand axe par un corridor central fatalement sombre et non aéré, sont disposés des locaux dits accessoires (voy. fig. 15 B), salles d'escrime, chambres d'ouvriers, écoles, magasins, etc. On accède aux étages supérieurs par cinq escaliers principaux de 3 mètres de largeur; les plus grandes chambres sont disposées de façon à contenir 24 à 28 hommes et sont aérées sur les deux faces; les plus petites contiennent en moyenne 12 hommes, mais celles-là, placées de chaque côté d'un corridor, ne sont aérées que sur un seul côté (voy. fig. 15 A); en plus, il existe un certain nombre de

Bâtiments actuels

1er 2e et 3e étages actuels

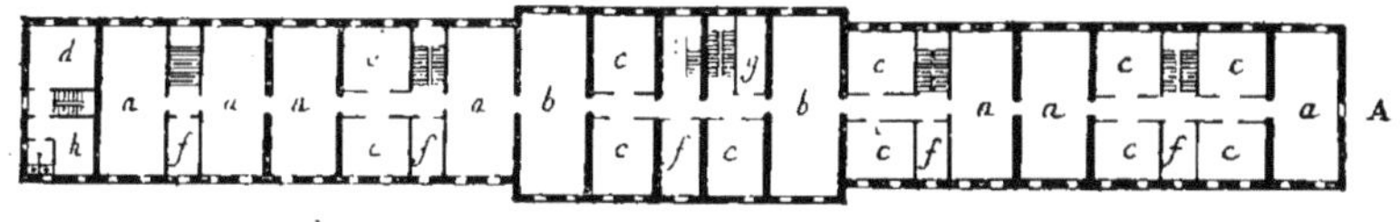

Rez de chaussée actuel

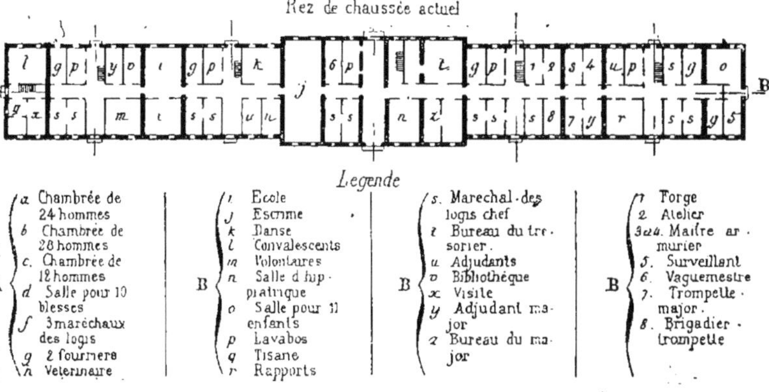

Bâtiments transformés

1er 2e et 3e étages transformés

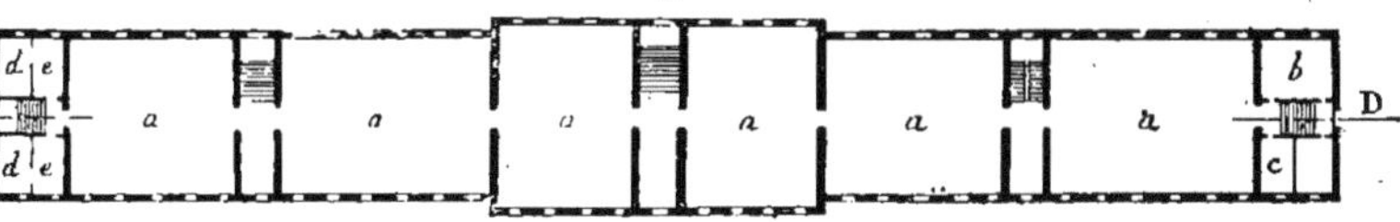

Rez de chaussée transformé.

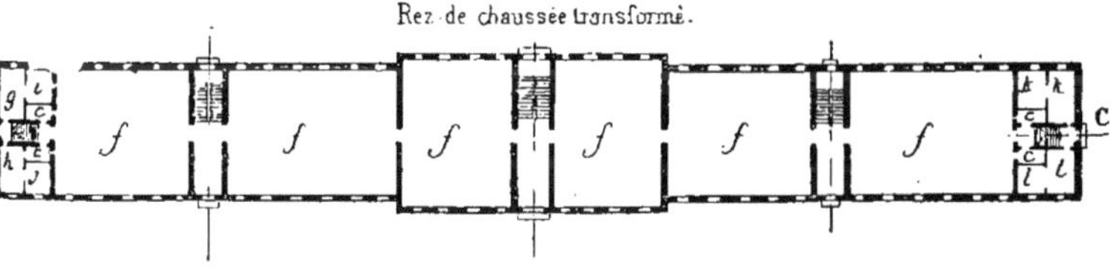

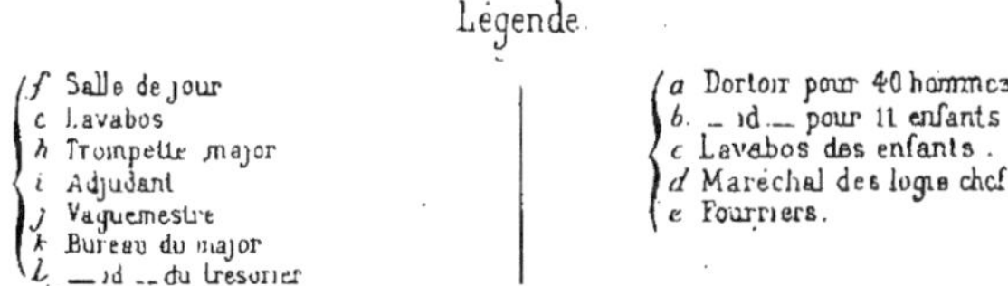

Fig. 15. — Plan du bâtiment principal d'une caserne, type 1874, et projet de transformation de ce bâtiment présenté par C. Tollet.

chambres de sous-officiers par groupes de 3 à 4 hommes. Le troisième étage formant comble doit, en principe, ne pas être affecté au logement de l'effectif permanent, mais recevoir au besoin les réservistes et en tous temps des dépôts de bagages et accessoires.

L'infirmerie est d'ordinaire placée à l'une des extrémités du bâtiment, desservie par un escalier spécial et aérée par conséquent de trois côtés.

En fait, le type n'a pas été suivi à la lettre et d'heureuses modifications y ont été apportées; dans certains quartiers de cavalerie (quartier de Lorraine de Bordeaux) le bâtiment unique a été coupé en deux se faisant face de chaque côté de la cour principale.

Les écuries sont placées à une certaine distance du pavillon de la troupe et d'ordinaire présentent le type des *écuries-docks* à rangs multiples pouvant renfermer, suivant le cas, de 80 à 200 chevaux chacune

A la périphérie de l'espace occupé sont placés les corps de garde, locaux de punition, les hangars, selleries, cuisines, cantines, infirmerie-vétérinaire, forges de maréchalerie.

Les latrines sont groupées en petits pavillons et reproduisent le type *à la turque* sur fosses étanches.

On a fait à ces casernes des reproches de deux ordres : inconvénients de service en ce qu'elles ne facilitent pas le groupement par unités d'effectif, compagnie, escadron, etc... nous n'en parlerons point en détail, et inconvénients hygiéniques. Ceux-ci sont multiples et méritent d'être signalés ; les cloisons longitudinales qui existent au rez-de-chaussée et dans certaines parties des étages réduisent les espaces superficiels et cubiques des chambres ; celles-ci ne sont plus alors éclairées et ventilées que par une face et, au centre du bâtiment, existe par ce fait un espace sombre où l'air ne peut se renouveler que très imparfaitement; dans les chambres à douze lits l'espace superficiel par homme n'est que de $3^{m2},15$ et l'espace cubique de 13^{m3}; dans les chambres à vingt-quatre lits les chiffres montent à 4^{m2} et 16^{m3}.

L'un des éléments de salubrité de tout logement est le rapport qui existe entre les surfaces extérieures balayées par l'air libre et les surfaces intérieures en contact avec l'atmosphère viciée et pouvant s'infecter par fixation et absorption des germes organiques. Dans les casernes dont il est question, les surfaces intérieures sont en moyenne six fois plus étendues que les surfaces extérieures.

Un autre élément de salubrité, de même ordre que le précédent, est la proportion par tête d'habitant de la masse des matériaux plus ou moins poreux susceptibles d'infection par pénétration. Dans ces bâtiments on compte à peu près par homme $7^{m3},50$ de matériaux utilisés, dont la moitié environ est représentée par les charpentes et les planches. Il semble que la réduction de cette masse de matériaux pourrait être obtenue sans compromettre la protection que tout logement doit offrir aux habitants contre les variations de température.

Quelle que soit la portée des critiques qui viennent d'être émises contre le type de caserne 1874-1878, il n'en est pas moins vrai qu'elles constituent un progrès très sensible sur les types antérieurs; en particulier l'on a cherché, par l'agrandissement considérable des ouvertures extérieures, à favoriser la ventilation en introduisant de grandes masses d'air, mais à condition, il est vrai, de pouvoir maintenir ces fenêtres ouvertes.

8° *Casernements système Tollet.* — Un ingénieur français, M. C. Tollet, convaincu de l'urgence d'apporter dans notre système de casernement et d'une façon plus générale pour tous les logements collectifs, hôpitaux, écoles, etc..., des modifications radicales, est l'auteur d'un système de constructions qui porte son nom et qui, depuis dix ans, a été appliqué à un grand nombre de constructions collectives sur différents points du territoire.

Ses plans, présentés aux pouvoirs publics, au Parlement, discutés dans les sociétés savantes, se basent, en ce qui concerne plus spécialement les casernes, sur les données suivantes (1) :

1° Emplacement des casernes à proximité des villes, sur un terrain dominant, convenablement orienté suivant les climats, perméable ou facile à drainer;

2° Réduction de la densité des masses casernées par le fractionnement et la dissémination des logements sur une surface de terrain d'au moins 50^{m2} par tête ;

3° Logements disposés pour des unités tactiques de 70 hommes au plus et espacement de ces blocks entre eux d'une largeur d'au moins une fois et demie la hauteur. Orientation mixte, uniforme des longs pans. Relégation à la périphérie de l'espace occupé de tous les services acces-

(1) C. Tollet, *Les logements collectifs. Casernes.* Paris, 1880, p. 15.

soires (infirmerie, cuisines, etc.) qui peuvent produire des émanations insalubres;

4° Dispositions architecturales réduisant les surfaces d'absorption et favorisant la ventilation naturelle;

5° Arrondissement des angles, suppression des charpentes, suppression des étages et par suite des planches de division;

6° Réduction du cube de matériaux à 3^{m3},50 par homme, attribution à chaque habitant de 3^{m2},59 à 4^{m2},20 de surface et de 22^{m3} à 25^{m},3 d'espace cubique;

7° Entretien de la propreté des hommes par la disposition de lavabos et de locaux pour bains-douches.

M. C. Tollet réalise ces desiderata en élevant des pavillons constitués par une ossature en fer de forme ogivale sur laquelle se moule la surface de protection, représentée par des matériaux de nature variable suivant le but que l'on se propose et les ressources locales: briques, moellons, béton, feuilles métalliques... Il préfère des briques cuites et creuses à tous autres matériaux en raison de leurs propriétés hydrofuges et de leur mauvaise conductibilité à la chaleur. — Il admet qu'une épaisseur de 11 à 44 centimètres est suffisante, et dans beaucoup de constructions il élève une paroi double laissant au centre un espace libre, véritable matelas d'air.

La forme ogivale présente pour M. Tollet de nombreux avantages architecturaux, économiques, et donne un maximum d'air clos avec un minimum de surface enveloppante (voy. fig. 16), elle supprime ou atténue les angles et fait ainsi disparaître les points d'attaches pour les poussières et les points morts pour les angles.

La surface intérieure de la construction est composée de matériaux imperméables, briques vitrifiées ou émaillées, stuc, verre, feuilles métalliques, enduits divers, etc...; tandis que la surface extérieure est laissée accessible à l'air, afin de ne *respirer* qu'un air pur... Le sol du logement est également imperméable, il peut être posé sur un béton hydraulique élevé de 0^{m},50 au-dessus du sol naturel, soit sur de petits voûtaires, soit sur un plancher en fer et briques, élevé de 2 mètres au-dessus du sol naturel. Ces aires imperméables étant évidemment très froides, C. Tollet accepte dans certains cas et comme un moyen terme, le plancher de chêne sur bitume.

La disposition de l'ossature permet d'y adapter une couverture variant avec les climats et la nature de l'habitation ; les tuiles en terre cuite s'attachant sur des liteaux de fer conviennent le plus généralement.

Dans certaines de ses constructions plus récentes, C. Tollet a recouvert son ogive d'une toiture à pans analogue à celle des maisons ordinaires, il a également modifié ses plans primitifs en élevant un étage au-dessus du rez-de-chaussée qui, de ce chef, offre les avantages du type de voûte ogivale.

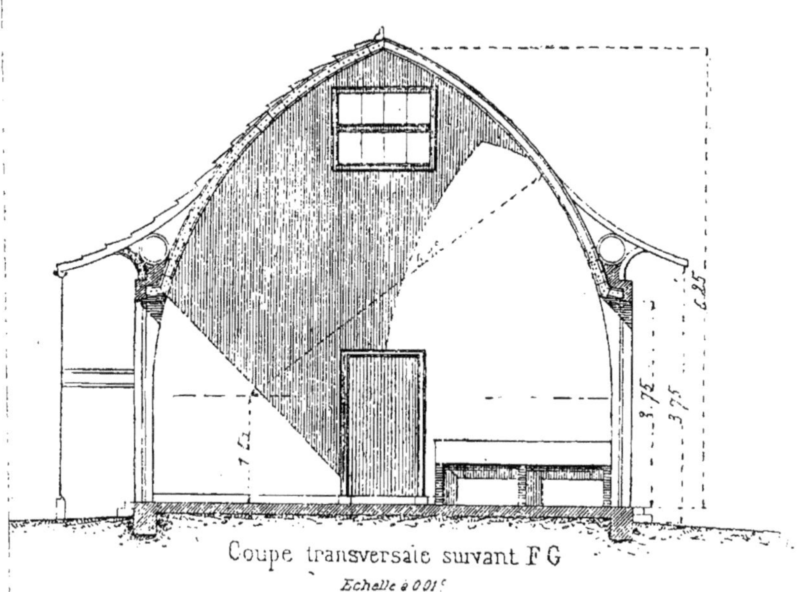

Fig. 16. — Coupe transversale d'un pavillon de caserne du système Tollet.

M. C. Tollet a construit dans ces conditions un certain nombre de casernes dans le 8e corps d'armée, à Bourges, à Autun, à Cosne ; dans le 7e à Besançon, ils ont donné lieu à des critiques dont la valeur n'est pas considérable, mais quoi qu'il en soit, voici le type qu'il présente dans son mémoire précité.

Le pavillon destiné à un groupe de 70 hommes représentant une compagnie du pied de paix ou un demi-escadron (voy. fig. 16), a 51 mètres de long, sur $6^{m},80$ de large, soit une surface de $346^{m2},80$. — La hauteur sous-faîtage est de $6^{m},50$, la section transversale a 37^{m2} et le cube d'air représente au total 1880^{m3}.

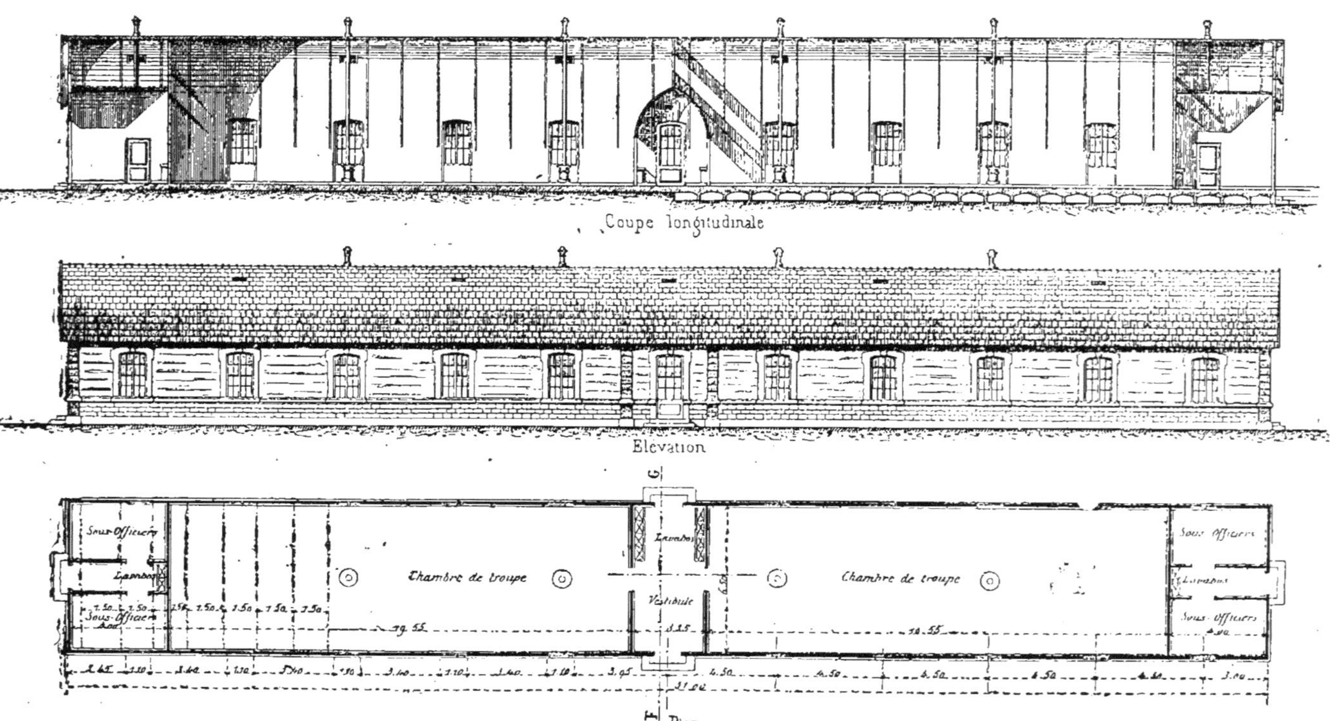

Fig. 17. — Plan, élévation et coupe longitudinale d'un pavillon de caserne du système Tollet.

Le pavillon est disposé en cinq parties : 1° au centre un vestibule de 20^{m2},40 contient le lavabo des hommes ; 2° à droite et à gauche du vestibule deux chambres de 136^{m2} de surface et d'un cube de 740^{m3}, pouvant loger 34 fantassins, ou 30 cavaliers, ou 25 artilleurs ; 3° à chacune des extrémités du pavillon deux chambres séparées pour sous-officiers, avec entrée sur les pignons et lavabos particuliers ; ces chambres ont une surface de 9^{m2},50 et cubent 25^{m3}.

Les chambres de troupe fournissent donc, suivant qu'on y loge 34, 30 ou 25 hommes, 4^{m2} à 5^{m2},40 et 22^{m3} à 29^{m3} par habitant.

Les chambres collectives ont chacune huit croisées de 1^{m},10 sur 2^{m},10, et les surfaces éclairantes en y comprenant les rosaces des pignons et les châssis des toitures de 0^{m2},70 à 0^{m2},88 par homme et à 0^{m2},173 par mètre cube de surface. — Les surfaces extérieures ou d'aération s'élèvent à 880^{m2} et les surfaces intérieures ou d'infection à 1450^{m2}, rapport approximatif 5/8.

La ventilation de jour s'obtient par les fenêtres de façade, par des châssis de toiture, par des ventouses inférieures munies de grillage, par des impostes de croisée formant ventouses médianes et par le registre à air établi dans la longueur du faîtage. — Le chauffage s'obtient au moyen de poêles-calorifères à double enveloppe.

Le pavillon-type sert d'unité pour la disposition de la caserne entière. Prenant en particulier comme exemple une caserne pour régiment d'infanterie à 16 compagnies (4 bataillons) (voy. fig. 18) de 70 hommes et d'un effectif total de 1150 hommes environ y compris les sous-officiers, il propose le dispositif suivant :

Sur un terrain de dix hectares (50^{m2} par homme) 16 pavillons sont élevés pour 16 compagnies, espacés entre eux de 10 mètres et par deux groupes de huit. — L'infirmerie régimentaire, composée de deux bâtiments réunis par une galerie, est placée dans l'angle gauche du fond à 20 mètres des pavillons de la troupe, l'angle symétrique de droite est destiné aux écoles ; entre les bâtiments se trouve le pavillon des bains-douches avec compartiment individuel, et derrière les bains les salles d'escrime et un gymnaste couvert.

Les cuisines, réfectoires, cantines et latrines sont placés près des murs de droite et de gauche, ces dernières sont masquées par un rideau d'arbres. — Les ateliers, magasins, écuries, locaux de punition, logement des chevaux sont placés de chaque côté de la grille d'entrée.

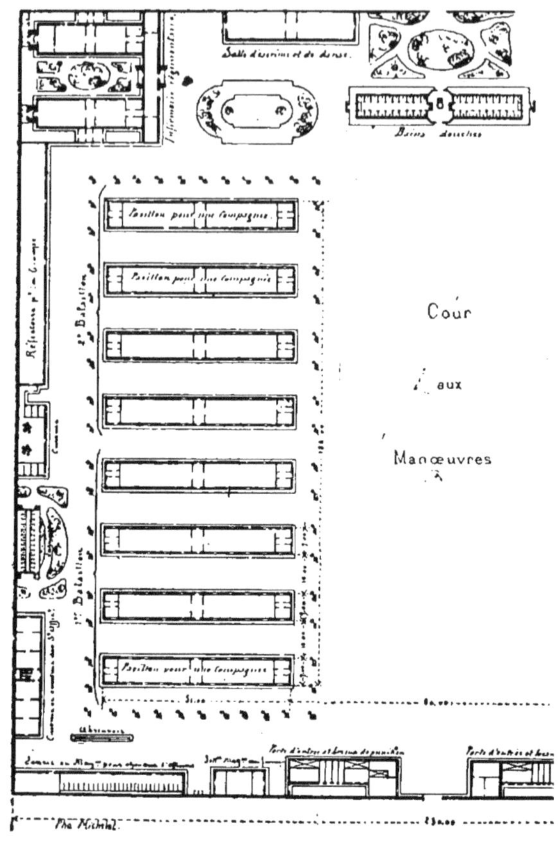

Bains douches

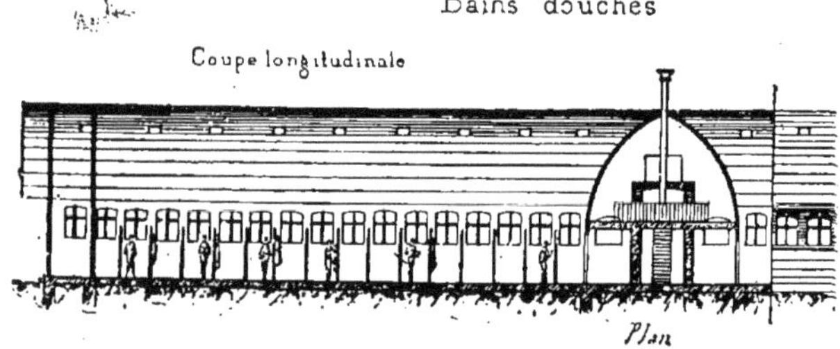

Fig. 18. — Plan d'ensemble d'un casernement pour 16 compagnies d'infanterie (4 bataillons), d'après le système Tollet. — (La figure représente la demi-partie gauche.)

La surface bâtie de cette caserne est de 10 000^{m2} et le prix total d'environ 700 000 francs, soit 600 francs environ par homme. — Le prix d'un pavillon de compagnie est de 15 000 francs, soit 45 à 50 francs le mètre carré.

Dans les mêmes conditions on peut construire une caserne d'artillerie ou de cavalerie, en tenant compte de leurs nécessités spéciales et en particulier des écuries, disposées également suivant le type ogival et pour quatre rangs de chevaux.

9° *Comparaison des divers systèmes de caserne.* — Partant de ce principe, absolument vrai en hygiène, que l'homme est un poison pour l'homme, il est hors de conteste qu'un des facteurs hygiéniques principaux de toute habitation collective réside dans la dissémination aussi grande que possible des habitants. Appliquant cette donnée à la caserne, il va de soi que, plus la surface allouée par homme sera étendue, et meilleures seront les conditions dans lesquelles on se placera de prime abord.

Mais les exigences du service, les possibilités matérielles, la dépense, éléments avec lesquels il faut bien compter, doivent être pris en considération. L'hygiéniste intransigeant avec ces exigences pourrait être écouté par déférence, ses avis risqueraient fort de rester stériles. — Pratiquement, il faut donc chercher à allier les indications hygiéniques avec les nécessités du moment ; en fait, l'on obtiendra beaucoup en marchant avec fermeté dans cette voie, à condition de le faire avec persévérance.

La caserne massive à plusieurs étages doit être regardée comme condamnée en principe, mais comme sur toute la surface du territoire on n'en rencontre presque que de cette espèce, il la faut subir en cherchant par des modifications successives à en atténuer les effets fâcheux.

Au contraire, au moment d'en construire de nouvelles, il ne saurait pour un hygiéniste militaire, exister d'incertitudes, le type à pavillons s'impose, c'est celui que la Commission anglaise a su vulgariser avec un plein succès, c'est celui que C. Tollet propose avec infiniment de raisons.

Le type à pavillons accepté, surgit la question de la dimension de ces pavillons. Doit-on donner la préférence aux constructions à simple rez-de-chaussée, doit-on accepter un étage ? Le type du premier genre est celui de Tollet, celui de quelques-unes des *barraks* des casernes britanniques, lesquelles, remarquons-le bien, n'ont rien de la baraque, établissement temporaire, suivant l'appellation française. Il a de réels inconvénients au point de vue des nécessités du service militaire, offre-t-il des avantages de nature à les compenser? On en peut douter.

Les casernes de Bourges, de Cosne, d'Autun, élevées entièrement sur les plans de C. Tollet sont en service depuis plusieurs années et, quel que soit le mérite de ceux qui les ont acceptées avec enthousiasme, il est permis de se demander si la morbidité des troupes qui y habitent est réellement très inférieure à celle de troupes habitant des casernes, pourvues de tous les desiderata de l'hygiène. En les comparant aux casernes insalubres, leur mérite est absolu; le serait-il dans d'autres conditions, l'expérience n'est pas faite en réalité.

Nous ne voulons en aucune façon diminuer le mérite du système de l'éminent ingénieur, mais ce mérite ne consiste pas seulement dans l'adoption du type de pavillons ogivaux et à rez-de-chaussée; il a su y introduire bien d'autres éléments de salubrité, surface, cubage, diminution de la masse des matériaux infectables, imperméabilisation des surfaces en contact avec les émanations humaines, perméabilité des parois...; toutes circonstances favorables qu'on peut appliquer à des pavillons à étage.

On peut donc hésiter encore, et en pratique nous inclinerions à penser qu'une caserne formée d'une série de pavillons isolés, avec rez-de-chaussée surelevé au-dessus du sol, avec un premier étage également haut de plafond, surmonté de combles ne servant jamais à l'habitation, assez éloignés les uns des autres pour être ensoleillés et aérés sur toutes leurs faces, réunis peut-être par des galeries vitrées, et à tous les autres points de vue réunissant les conditions de détail que nous étudierons plus loin, pourrait être regardée comme acceptable. Chaque pavillon recevrait un effectif de 200 hommes au plus, soit deux compagnies.

Une autre question est celle de la masse d'hommes que l'on peut ainsi réunir, — non sous un même toit, — mais dans une même enceinte. Tenant compte des formations militaires, il semble que l'on peut encore adopter comme unités maxima le régiment d'infanterie à quatre bataillons ou seize compagnies de 70 à 80 hommes, le régiment de cavalerie à cinq ou six escadrons, d'un effectif moitié moindre que le précédent, mais nécessitant aussi des écuries beaucoup plus vastes.

Dans ces données, il y a lieu de tenir un compte très sérieux de la situation topographique de la caserne. En principe, elle ne devrait jamais se trouver au centre des villes agglomérées, mais à leur périphérie, afin de bénéficier d'une aération presque champêtre, de ne pas être influencée par les conditions sanitaires de la ville elle-même, de ne pas influencer à son tour cette dernière.

Si par force majeure, elle se trouve dans l'intérieur de la ville, sa contenance doit être beaucoup moindre et le bataillon de quatre compagnies peut être regardé comme le maximum d'habitants à y réunir. On pourrait, toujours dans ces conditions, accepter le type à deux pavillons principaux, plus les locaux accessoires. S'il est impossible de les développer sur le terrain disponible, le type linéaire, sans ailes en retour qui arrêteraient la circulation de l'air, peut être proposé.

Jusqu'ici nous n'avons presque envisagé que les données hygiéniques, il en est d'autres malheureusement dont il faut tenir grand compte ; la plus difficile, nous l'avons fait pressentir, est la question économique. Évidemment, les casernes à pavillons isolés et largement espacés coûtent beaucoup plus cher que les casernes massives, elles sont moins monumentales et les villes, les administrations, les ingénieurs ont pour le *monument* une attraction que l'on connaît. Nous n'avons pas à indiquer quelle est exactement la différence du prix de revient dans l'un et l'autre système; trop de circonstances la peuvent faire varier, et l'ingénieur peut seul trancher la question pour chaque cas particulier. — Cette augmentation du prix de revient tient principalement aux dimensions plus vastes du terrain, et, pour un même espace de locaux utilisables, à la plus grande étendue des surfaces en fondations et en toiture. D'un autre côté, avec des constructions moins massives, on peut ne donner aux fondations, aux murs extérieurs et aux murs de refend qu'une épaisseur beaucoup moins considérable ; on peut employer une toiture beaucoup plus légère. Il existe donc, dans ce cas, une balance à faire ; peut-être même des ingénieurs habiles et dévoués arriveront-ils à compenser les excédents de dépenses par des économies sur d'autres chapitres du devis, tout en donnant cependant aux constructions une solidité suffisante pour garantir leur durée. A ce titre les constructions Tollet réalisent un exemple dont on doit profiter.

§ III. — Détails généraux de la construction.

I. *Matériaux de la construction.* — Les matériaux de construction les plus avantageux sont ceux qui, réunissant la solidité à la légèreté, sont mauvais conducteurs du calorique, nullement hygroscopiques, ni susceptibles de donner lieu à un dégagement de gaz délétères. La France est heureusement riche en matériaux de ce genre, et en les combinant avec soin, on arrive à utiliser leurs propriétés respectives. Les granits de Cherbourg, de la Bretagne, de l'Auvergne, du Midi, etc., servent, en vertu de leur grande cohésion, à la construction des soubassements, des assises, des pierres angulaires, des parties exposées au choc des gros projectiles, des conduites d'eau à ciel ouvert, etc.; les calcaires des terrains secondaires, relativement assez durs à la taille, conservent la vivacité de leurs arêtes et sont bien appropriés aux parties qui doivent recevoir des ornements; les calcaires des terrains tertiaires, et parmi eux la pierre meulière, sont moins durs, mais encore très solides; on les trouve partout en abondance, ils fournissent aux constructeurs les moellons et pierres de taille. Les grès, à l'exception du grès rouge vosgien, offrent, en général, trop de dureté, ou, au contraire, trop peu de résistance; dans certaines parties de la France méridionale, on emploie certaines variétés de craie qui présentent assez de cohésion. — D'une façon générale, il convient de n'utiliser les matériaux, les calcaires en particulier, qu'après les avoir laissés pendant quelques semaines ou quelques mois à l'exposition de l'air et du soleil qui les dessèche, sans quoi ils se fendent à la première gelée; tel est, en particulier, le calcaire de la vallée de la Seine (pierres gélives). Kuhlmann a trouvé le moyen d'améliorer la nature de la pierre et de la préserver du salpêtrage en l'arrosant et en l'imprégnant de silicate de potasse; par ce procédé, la pierre tendre devient d'un aussi bon usage que la pierre dure. La silicatisation d'une surface ne coûte que 1 fr. 50 par mètre carré.

La porosité de la pierre constitue un facteur important de la salubrité de la construction. Cette porosité est constante, mais variable suivant les différentes espèces de pierres, ainsi que le démontrent les expériences faites au laboratoire d'hygiène de la Faculté de Bordeaux par le professeur Layet (1). — Au point de vue de l'absorption de l'humidité, cette porosité est toujours nuisible, car elle se transmet à l'intérieur, le refroidit et le sature de vapeur d'eau. — L'absorption des gaz aériens est non moins dangereuse, car elle tend à fixer dans la pierre les germes en suspension dans les appartements. Considérée à l'extérieur, elle pourrait offrir quelques avantages que E. Trelat a développées au congrès d'hy-

(1) Layet, *De la porosité des matériaux de construction considérée au point de vue de l'hygiène.* (*Revue d'hygiène*, 1881, pag. 461.)

giène de Genève (1), en ce qu'elle favorise l'oxydation et par suite la destruction de ces germes organiques. — Mais, à tout prendre, on peut se demander s'il n'est pas plus prudent de ne les point laisser entrer, en imperméabilisant les deux faces des murs à l'aide de la silicatisation ou de tout autre procédé industriel.

Les briques, bien travaillées et sèches, constituent d'excellents matériaux, ainsi que le témoignent les anciennes constructions romaines, et plus encore les magnifiques ruines des grandes villes préhistoriques de l'Asie, du Cambodge en particulier, toutes construites en briques. Elles sont infiniment préférables, par conséquent, aux moellons ordinaires, qui, à la longue, finissent par s'effriter. Les briques tubulaires (fig. 19), mieux cuites, grâce à leurs vides, sont à la fois plus légères, plus solides, et l'on ne saurait assez en généraliser l'emploi. Elles ont de plus l'avantage de permettre l'aération de la muraille elle-même par une véritable circulation intérieure (fig. 20), et comme elles sont imperméables en raison de leur vitrification, cette ventilation intérieure n'a que des avantages. Appliquées à la base d'une muraille, elles l'isolent de l'humidité du sol (fig. 21) ; elles peuvent également servir à unir les deux parties d'une muraille double à matelas d'air intérieur. Les briques unissantes Jennings sont d'un usage vulgaire en Angleterre (fig. 22).

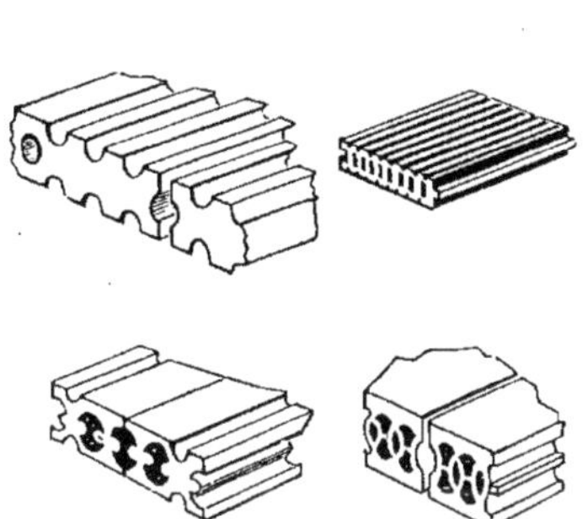

Fig. 19. — Briques tubulaires en argile vitrifiée.

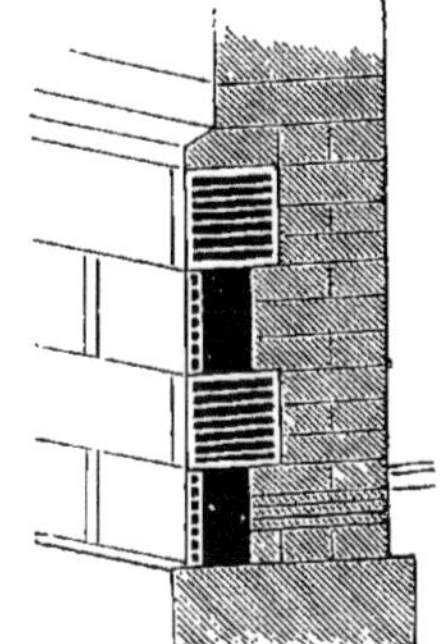

Fig. 20. — Mur revêtu de briques tubulaires en argile vitrifiée (Eassie).

Les pierres de taille, les moellons et les briques sont réunies par des mortiers ou ciments dont les matériaux doivent être choisis avec soin.

(1) É. Trélat, *Les avantages et les inconvénients de la perméabilité des parois dans les constructions habitées.* (*Revue d'hygiène*, 1882, p. 818.)

Le mortier ordinaire, formé de chaux (carbonate de chaux et de sable, offre d'autant plus de résistance que la chaux n'aura été employée que mieux éteinte et que le sable aura été privé avec plus d'attention de toute matière étrangère. Les pierres de taille laissent entre elles un intervalle très étroit, il convient de le remplir avec un ciment composé de sable très fin; sable : 3; chaux : 1). La chaux hydraulique doit seule être admise dans les parties du bâtiment qui sont exposées à l'humidité.

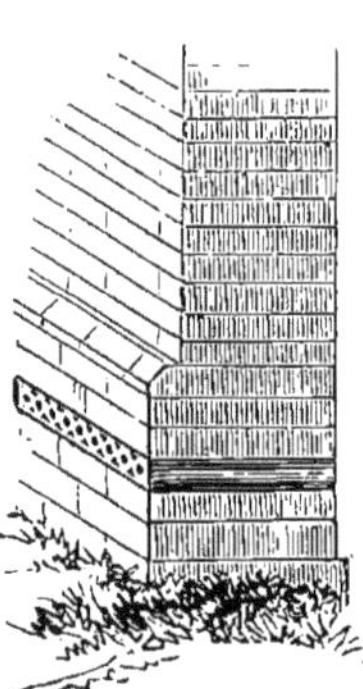

Fig. 21. — Mur avec couche isolante en briques tubulaires.

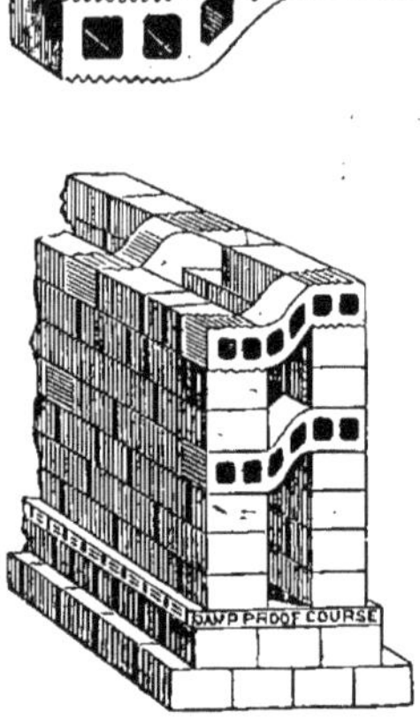

Fig. 22. — Briques unissantes (Jennings).

Les plâtres convenant le mieux aux constructions sont ceux qui, à poids égal, exigent le moins de volume d'eau pour se gâcher. Le plâtre (sulfate de chaux, gypse cristallisé), se rencontre avec la même composition chimique, sous des formes très différentes suivant les gisements; ils donnent lieu à la diversité de ses conditions plastiques. Le genre de plâtre que l'on trouve en gisements énormes dans le terrain tertiaire inférieur de Paris, se caractérise dans sa texture par des cristaux grenus plus ou moins serrés, avec interposition de carbonate calcaire, d'argile et de quelques matières organiques. Calciné et mis en poudre, il absorbe l'eau modérément et se prend en masse dense et solide; les plâtres à structure compacte, fibreuse ou lamelleuse, absorbent rapidement une plus forte proportion d'eau et font une prise bien moins résistante. Presque toujours, en effet, on délaye trop le plâtre pour la construction; il renferme alors les deux tiers de son poids d'eau et devient une cause d'humidité pour les murailles sur lesquelles on l'applique en couche épaisse. On doit éviter aussi de l'employer trop près du sol, car alors il se nitrifie et devient également source d'humidité ; il faut, dans ces emplacements, lui préférer la chaux et les ciments dont elle fait partie.

Comme couche de revêtement sur les murailles, principalement sur les cloisons de briques, il vaut mieux substituer au plâtre différents stucs qui offrent beaucoup plus de résistance. L'industrie moderne en possède de nombreuses variétés ; leur imperméabilité est la première condition réclamée par l'hygiène ; le poli est également désirable, comme permettant un nettoyage plus facile et s'opposant à la fixation des éléments solides entraînés par l'atmosphère ambiante.

Les différentes espèces de bétons entrent de plus en plus dans les constructions modernes ; ils offrent, en effet, de grands avantages ; tout d'abord, eux seuls permettent de construire facilement sous l'eau et dans les fondations profondes, puisqu'il suffit de jeter et de tasser le béton dans une cavité quelconque pour qu'il en garde la forme. Ensuite, dans les parties qui demandent le plus de solidité, comme, par exemple, les voûtes des caves, il donne la facilité d'utiliser des pierres de petite dimension, que l'on est souvent obligé de rejeter quand on emploie du mortier ordinaire ; enfin le béton est excellent pour durcir le sol des écuries, des magasins, des hangars, et ne présente aucun des inconvénients inséparables du pavage et de l'empierrement. On possède actuellement plusieurs sortes de bétons agglomérés, avec lesquels on peut reproduire par moulage des blocs de toute dimension, de toute forme, même ornés de sculptures. Ces préparations, absolument imperméables, offrent les plus grands avantages hygiéniques, mais la surface doit en être polie avec soin ou recouverte de stuc, car en restant rugueuse elle permet la fixation des éléments solides de l'air ambiant.

Le bois entre dans la construction des casernes sous formes de charpentes, d'escaliers, de planchers, de portes, etc. Malheureusement, il s'altère assez vite par suite des fermentations complexes produites par le concours de l'oxygène de l'air, de l'humidité, et des ferments que fournissent ses matières azotées, grasses et salines. Les substances azotées se putréfient, les substances à base de cellulose se convertissent en alcool, acide acétique, acide lactique, etc... C'est surtout à l'aide de cette substance azotée que naissent à la surface des bois les végétations cryptogamiques, moisissures, champignons, etc.; c'est elle qui sert de pâture à divers insectes, scolytes, saperdes, termites, etc., qui envahissent les bois et finissent par les pulvériser.

La science de la conservation des bois a fait de notables progrès dans ces dernières années, mais elle n'est point récente cependant. Dès 1813, Champy essaya l'immersion des bois dans un bain de suif bouillant; il ne faisait lui-même que perfectionner des tentatives plus ou moins heureuses, entreprises surtout par les ingénieurs des constructions navales. Les procédés actuellement mis en usage sont basés sur l'expulsion de la sève et des gaz contenus entre les fibres du tissu ligneux, et sur leur remplacement par des substances antifermentescibles, parmi lesquelles : le sulfate de fer, les sulfates de cuivre et de zinc obtenus neutres, le pyrolignite de fer, le tannin, le goudron, les huiles et résines, la créosote, le chlorure de zinc neutre, etc... A défaut de substances conservatrices, on pourra se contenter de la dessiccation lente et graduée dans une étuve à courant d'air brûlé, mêlé à la fumée du combustible, opération complétée par une carbonisation de la surface du bois dans une épaisseur de 4 à 3 millimètres au moyen de l'action directe de la flamme; ce procédé s'emploie surtout pour les parties de bois qui doivent pénétrer dans le sol, on fait bien de les recouvrir encore d'un enduit imperméable, en les trempant dans du goudron bouillant.

Les bois les plus estimés pour la charpente des habitations sont le chêne et le châtaigner; à défaut, le pin et le sapin, l'érable, le tremble et même le peuplier. La menuiserie emploie les bois qui se travaillent facilement au rabot : le chêne, le hêtre, le platane, l'orme, le noyer, le sycomore, le merisier, le frêne, le pin, le sapin, le peuplier, etc.

L'emploi des métaux dans la construction des habitations prend tous les jours une extension plus considérable; l'hygiène ne saurait qu'y applaudir, car elles deviennent ainsi sensiblement plus salubres. La charpente de fer substituée à la charpente de bois réalise l'un des desiderata de l'habitation salubre, l'imperméabilité et l'incombustibilité, et C. Tollet en a, comme on sait, fait le squelette de ses types de construction. Dans la construction des casernes en particulier, il y a tout avantage à n'employer que la fonte ou le fer pour les colonnes et charpentes. En augmentant ainsi l'espace disponible, on laisse pénétrer plus d'air et de lumière; l'exagération de sonorité, due à l'emploi des métaux dans la construction, peut être combattue avec avantage et même absolument annulée, par divers procédés qui sont du ressort des architectes; nous n'y insistons pas. Le fer, sous forme de tôle, peut être substitué au bois pour les portes à claire-voie, les persiennes de fenêtres, etc.; sous forme de plaques très minces, on en fait également des marches d'escalier; en supprimant presque entièrement le bois, on réduit singulièrement les frais généraux et l'on éloigne toutes chances d'incendie. On a même tenté de construire des murailles en fer, mais on a été obligé d'y renoncer, en raison de la trop grande conductibilité du métal pour le calorique et, par suite, de l'échauffement excessif ou du refroidissement non moins rapide des habitations. Néanmoins il semble que des murailles en tôle assez épaisse conviendraient pour certains magasins; aux États-Unis, nous avons pu voir de grands dépôts construits dans ce système ; on en semblait fort satisfait.

Le fer entre dans la construction de certaines parties des fortifications sous forme de blindages, de voûtes blindées, etc. Les tourelles ou batteries cuirassées ne sont pas à proprement parler des habitations, et ce revêtement ne joue par conséquent aucun rôle dans la salubrité des forteresses.

II. *Fondations. Sous-sols. Rez-de-chaussée.* — Les premières assises des fondations doivent être solides et réfractaires à l'humidité. Ces qualités s'acquièrent par la nature même des matériaux employés, parmi lesquels le béton et le ciment hydraulique tiennent la première place : en second lieu, elles dépendent du point d'appui pour lequel on doit chercher une surface incompressible. Si on ne la rencontre point à une profondeur convenable, on bâtit sur pilotis ou sur couche de maçonnerie encaissée. Il faut empêcher que l'eau des nappes souterraines ne puisse pénétrer par capillarité jusqu'aux murs même du bâtiment et ne gagne ainsi toute l'habitation. On y parvient tout d'abord en drainant suffisamment le sol, en ne commençant les constructions qu'à 30 centimètres au moins de la plus haute élévation de cette nappe d'eau souterraine, en relevant de chaque côté de la muraille les terres, et en ménageant ainsi un espace libre, *area* des constructions anglaises, dont la partie la plus déclive peut recevoir les eaux d'écoulement provenant des caves elles-mêmes. Ces dispositions sont représentées figure 23. Les caves elles-mêmes sont un excellent moyen d'assainissment, à condition qu'elles soient voûtées, largement ventilées par de nombreuses et grandes prises d'air, à sol imperméabilisé par une couche de bétons agglomérés ou de ciment hydrofuge. Ces caves constituent d'excellents magasins, servent de refuge en cas de bombardement de la place, et l'on met ainsi la caserne à l'abri certain de l'humidité, grâce à la présence de cette nappe d'air circulant au-dessous des logements les plus inférieurs.

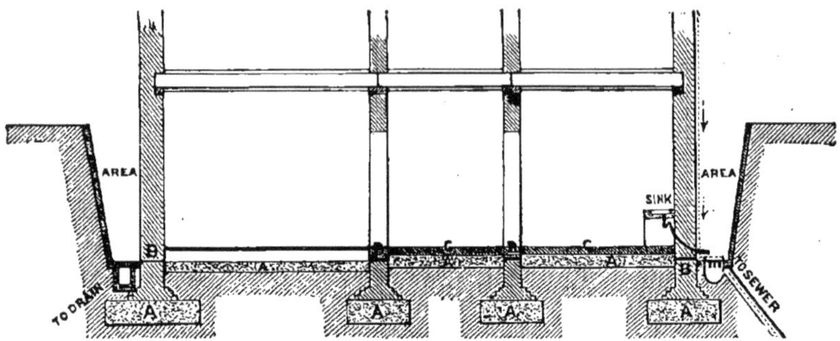

Fig. 23. — Fondation d'une maison, dispositions à prendre pour éviter l'humidité et l'air du sol.

A. couche solide asséchée. — B. Muraille étanche. — C. Revêtement d'asphalte (W. Buck).

C'est également dans le sous-sol que doivent être creusées les fosses d'aisances, dans le cas où l'on adopterait encore ce déplorable système; en tous cas, on y dispose les locaux destinés à recevoir les fosses mobiles. Nous reviendrons avec détail sur cette question, l'une des plus graves au point de vue de l'hygiène des habitations.

Dans certaines casernes, on a cru pouvoir, à l'imitation de quelques constructions civiles, placer les cuisines dans les sous-sols; cette disposition est fâcheuse à tous les points de vue; tout d'abord elle n'est pas favorable pour les cuisiniers et gens de service, qui vivent dans une demi-obscurité; mais elle est, en outre, incommode au point de vue du service, nécessite un va-et-vient continuel dans les escaliers, entraîne la malpropreté, entrave la surveillance et ne saurait jamais être acceptée en principe.

Les rez-de-chaussée doivent s'élever sensiblement au-dessus du sol des cours, surtout lorsqu'on n'a pas ménagé des caves dans le sous-sol, ce qui arrivera nécessairement dans les casernes à pavillons multiples; dans tous les cas, il ne saurait être jamais de niveau avec le sol lui-même, car l'humidité y pénétrerait directement sous forme d'eaux pluviales, etc. Il y aurait grand avantage à relier entre eux les rez-de-chaussée des pavillons par de légères galeries vitrées; elles faciliteraient le service et constitueraient des promenoirs pour les hommes, pendant les temps de pluie.

III. *Murs. Corridors. Étages. Escaliers.* — L'épaisseur des murs varie avec la hauteur de l'édifice ; il est avantageux de ménager, à leur partie centrale, un espace vide dans lequel l'air peut circuler librement. Cette couche d'air joue le rôle d'écran par rapport à l'atmosphère ambiante ; elle protège du froid en hiver et de la chaleur en été. Enfin elle peut servir très utilement dans l'aménagement des procédés de ventilation, sur lesquels nous aurons à revenir. En supposant des pavillons peu élevés, nous estimons que les briques tubulaires sont préférables pour la construction des murailles (voyez fig. 19 et 22) ; il n'est pas impossible de faire correspondre leurs orifices de façon à ménager ainsi cet espace vide dont nous signalons les avantages ; il conviendrait cependant de donner à ces murailles l'épaisseur de deux briques ordinaires si elles sont posées de champ ou debout, avec un espace intermédiaire égal à l'une d'elles; mieux vaut les placer à plat afin de donner plus de solidité à la muraille.

Avant de livrer à l'habitation un local récemment construit ou récemment réparé, il est indispensable d'en assécher complètement les parois. C'est une opération lente qu'une bonne ventilation dans la saison chaude permet seule d'obtenir hygiéniquement. — Dans les récentes constructions de Paris, on a cherché à dessécher rapidement les plâtres en disposant dans les pièces de larges foyers alimentés au coke suivant le procédé de Hirsch (1). — Appliqué à une habitation encore vide, ce procédé n'offre pas de dangers, sinon pour les ouvriers qu'il expose à la vapeur de coke ; appliqué dans une pièce voisine de logements occupés elle est de ce fait éminemment dangereuse.

M. Kosinski, de Varsovie, a employé dans le même but la projection d'air, surchauffé à plus de 340°, à l'aide d'un ventilateur spécial (2). — Ce procédé, très précieux sans doute au point de vue d'une désinfection des murailles, l'est peut-être moins pour le dessèchement d'une habitation récemment construite, opération complexe où l'évaporation doit se joindre au travail des modifications chimiques entre les matériaux, action où le temps joue incontestablement son rôle.

(1) Hirsch, *Nouveau procédé pour sécher les plâtres.* Communication à la Société de médecine publique, 28 avril 1884.

(2) S. Kosinski, *Appareil pour sécher et désinfecter les murailles. (Revue d'hygiène*, 1884, p. 264.)

Les corridors particulièrement larges, bien éclairés et aérés, doivent avoir dans les casernes monumentales une superficie proportionnelle au nombre des hommes qui, à un moment donné, peuvent tous s'y trouver à la fois, afin de servir de promenoirs, de salles d'exercice, etc. Placés, comme à la caserne Saint-Charles (fig. 8), sur l'une des faces de la caserne, ils ont l'inconvénient d'empêcher l'éclairage et l'aération des chambres sur les deux faces, ce qui est cependant absolument indispensable. Dans les casernes à pavillons isolés, on peut les supprimer absolument, en les remplaçant par des paliers sur lesquels viennent s'ouvrir les chambres d'habitation.

Nous avons suffisamment indiqué que la meilleure disposition consiste à ne donner aux casernes qu'un seul étage au-dessus du rez-de-chaussée; dans ce cas, une hauteur de 4 mètres à 4^m,50 convient pour l'un et l'autre; mais si l'on croit devoir multiplier les étages, comme dans les casernes monumentales, encore ne faut-il pas, pour obéir aux principes architectoniques, donner à ces étages des hauteurs sous plafond différentes et toujours décroissantes à proportion que l'on s'élève, à moins cependant de diminuer d'autant le nombre des soldats que l'on veut loger sur une même surface; sans cette précaution, le cubage d'air n'est plus le même pour tous les hommes, et l'on commet une injustice au détriment de ceux qui habitent les étages élevés. Si les besoins du service le permettent, il est quelquefois préférable de laisser inoccupé l'étage supérieur, lorsqu'il est réellement plus désavantageux que les autres, en le réservant pour l'éventualité d'une augmentation fortuite d'effectif; en cas d'égalité, mieux vaut cependant occuper toute la superficie des locaux, en diminuant d'autant le nombre des soldats par chambrée. Un escalier de plus à monter n'est pas un bien grand obstacle et les hommes bénéficieront d'un cubage atmosphérique plus réparateur.

Les escaliers qui desservent les étages doivent avoir une largeur telle que l'encombrement ne puisse s'y produire; leurs dimensions varient donc suivant l'effectif des unités auxquelles ils sont destinés; une largeur de 2 mètres paraît suffisante par compagnie ou escadron. Leur hauteur varie naturellement avec la dimension du bâtiment; mais il est important de leur donner une obliquité suffisante, de les couper de paliers pour que l'ascension ne soit pas trop pénible; les marches étroites sont une occasion de chutes, surtout pour les cavaliers, qui portent des éperons. Le système des escaliers se coupant perpendiculairement est préférable aux escaliers tournants, toutes les fois qu'un grand nombre d'in-lividus doivent les traverser en même temps.

Les escaliers de bois offrent aux incendies un aliment par trop dan-gereux et trop de facilités d'infection, étant continuellement mouillés par le contact des chaussures des hommes ; aussi convient-il de n'em-ployer comme charpente que du fer, et comme marches que du fer ou le la pierre. La cage de l'escalier joue par ses dimensions un rôle impor-ant dans l'aération du bâtiment ; elle doit donc être suffisamment vaste et largement éclairée au moyen de grandes fenêtres. Dans les caserne-nents anglais, les escaliers sont assez souvent extérieurs aux pavillons, ippliqués contre les pignons, mais alors ils sont recouverts d'une légère oiture.

IV. *Planchers.* — Dans toute habitation, les planchers doivent présenter me résistance proportionnée au nombre des habitants destinés à les 'ouler, c'est dire que dans les casernes ils auront une résistance plus grande qu'ailleurs. De plus, ils doivent être absolument imperméables, ıfin de ne point se laisser pénétrer par les germes organiques, de ne point se putréfier et, enfin, de ne point laisser filtrer l'humidité dans 'espace qui sépare le plancher du plafond de la pièce sous-jacente Cet espace est, en général, rempli par des corps destinés à amortir le son ; si l'humidité y pénètre, elle s'y étend en surface et devient la source de ermentations, de dégagements méphitiques dangereux pour les habi-ants. Le rôle des planchers comme foyer d'infection a été démontré l'une façon péremptoire par les faits et les observations. Emmerich (1), ınalysant le remplissage de l'espace situé entre les plafonds et les plan-chers sous-jacents, y trouvait plus de matériaux fermentescibles que lans le sol sanieux d'une fosse d'équarrissage ; l'on comprend dès lors le rôle que joue ce milieu au point de vue du développement et de la propagation de la fièvre typhoïde, ainsi que l'indique judicieusement L. Colin dans ses travaux sur la fièvre typhoïde dans l'armée.

Le médecin autrichien Michaelis (2) a fait sur les planchers des casernes des recherches des plus intéressantes, décrivant avec détail les différentes manifestations d'érysipèle, de fièvre typhoïde, de scorbut même qui

(1) Emmerich, *Die Verunreinigung der Zwischendeken unserer Wohnungen.* (*Central Blatt fur Med. Wissenschaften*, 1883, nº 6.)

(2) Michaelis, *Die Fussboden der Kasernen.* (*Int. Revue ueber die gesammten Armeen und Flotten*, octobre 1882.)

résultent de cette fermentation des planchers et des couches sous-jacentes; ces recherches concordent entièrement avec celles de Kocher (1), en Russie, et de Du Mesnil (2), qui a soumis à la culture les micro-organismes trouvés dans les planchers humides d'un dortoir de l'École d'Alfort et a pu, en inoculant ces cultures à des animaux, déterminer chez eux des accidents septiques. Enfin nous avons pu nous-mêmes, sur un navire de guerre, constater une série d'accidents caractérisés par des vomissements et de la réaction fébrile parmi les hommes couchant au-dessus de quelques planchers en putréfaction, accidents que leur enlèvement a fait disparaître. Il résulte de tous ces faits que le sol de l'habitation doit être imperméable et imputrescible. Pour les locaux destinés à l'habitation dans les casernes, la pierre, le carrelage, le béton, l'asphalte paraissent trop froids dans nos climats, et l'on est amené à revenir au simple plancher de bois, à condition de lui faire remplir toutes les conditions spéciales dont il vient d'être question. — A ce titre les planchers de chêne sur bitume, c'est-à-dire reposant directement sur une épaisse couche de ce produit, réalisent les conditions du plancher le plus hygiénique, et c'est celui que nous proposons actuellement comme plancher-type des logements militaires.

A leur défaut un bon plancher de chêne, et non d'un bois poreux comme le sapin, si l'on peut à double couche de planches, dont les interstices sont réduits au minimum et même à peu près supprimés grâce à un travail de menuiserie finement exécuté, constitue déjà une couche isolante, mais encore faut-il l'imperméabiliser et le rendre imputrescible. L'emploi de bois injectés est indiqué pour cet usage, lorsque, du reste, la substance chimique introduite dans le bois ne peut être dangereuse pour les habitants. Il est à remarquer, en effet, que, à la longue, une portion de cette substance se trouve mise en liberté, en proportion de l'usure du bois et se mélange, sous forme de poussière très ténue, à l'atmosphère de la chambre, cela amène à rejeter le sulfate de cuivre, le chlorure de zinc et surtout le bichlorure de mercure dont, à d'autres titres, on pourrait conseiller l'emploi.

La surface du plancher doit être revêtue d'un enduit imperméable; les

(1) Kocher, *Ueber die Fussboden von Wohnraüme und Kasernen.* (*Saint-Petersb. Medic. Woschenschrift*, 1883.)

(2) Du Mesnil, *Communication concernant les planchers.* (Soc. de Méd. publique, in *Revue d'hygiène*, 1883, p. 490.)

couleurs à l'huile, les différents vernis coûtent cher et sont d'un entretien difficile; on arrive au même résultat en passant sur le bois deux ou trois couches d'huile de lin bouillante. Celle-ci pénètre dans les parties superficielles, en augmente la cohésion, durcit le bois et le rend absolument imperméable. Il est bon de renouveler ce badigeonnage deux fois par an dans les pièces qui sont journellement occupées. Un plancher badigeonné à l'huile de lin peut être nettoyé au moyen de linges humides qui enlèvent la boue ou les substances terreuses apportées par les hommes, puis doit être essuyé avec un linge sec. Toute humidité disparaît alors en quelques minutes. Quelques essais de ce procédé ont été fait dans les casernes françaises, mais pour divers motifs, il ne s'y est point encore vulgarisé.

Jusqu'à présent, en effet, les planches des casernes ne reçoivent d'autre entretien que des balayages quotidiens ou des lavages accidentels. Appliqués sur bois non imperméabilisés, les lavages sont une pratique fâcheuse, car l'assèchement n'est jamais complet; l'humidité pénètre dans les couches profondes et y demeure. Une circulaire ministérielle du 11 décembre 1876 avait prescrit leur nettoyage avec un mélange de sciure de bois et d'un liquide antiseptique; ce procédé a été abandonné en raison des craintes d'incendie et des chances de fermentation de cette sciure de bois restant dans les interstices des planches. Une nouvelle circulaire du 11 avril 1877 a conseillé le nettoyage avec du sable humide et éventuellement additionné d'une certaine quantité de potasse.

Sur les navires, on entretient une propreté très rigoureuse dans les batteries ou le faux-pont en briquant les ponts à sec et en les lavant même à grande eau; le briquage use rapidement le bois, et le lavage y maintient l'humidité. L'imperméabilisation absolue du plancher, son nettoyage à sec avec un faubert légèrement humide pouvant de plus recevoir un liquide antiseptique, reste pour nous le seul moyen pratique à adopter. La nature de la solution antiseptique varie naturellement suivant les indications spéciales.

Les paliers sur lesquels donnent les chambres doivent être planchéiés comme elles; au rez-de-chaussée néanmoins et dans les corridors, on peut substituer au bois une couche de béton fortement tassé; les surfaces asphaltées, au premier abord avantageuses en tant que parfaitement imperméables, ne présentent pas une résistance suffisante; l'asphalte s'affaisse par places, il se produit alors des inégalités de niveau où l'humidité s'accumule. Bœhme (1) cite l'exemple d'une église où, à la suite de semblables accidents, le sol asphalté devint la source d'émanations fébrigènes dont plusieurs personnes ressentirent l'influence fâcheuse sous forme de véritables fièvres d'accès.

Dans les casernes de construction nouvelle, l'ingénieur pourra introduire avec avantage toutes les modifications sus-indiquées; mais même dans les casernes anciennes on peut déjà améliorer sensiblement l'état de choses existant. Après avoir gratté toutes les couches détériorées par l'usage, altérées par l'humidité, calfaté au besoin avec une substance imputrescible les joints des planchers, il est facile de pratiquer le badigeonnage à l'huile de lin bouillante et d'entretenir journellement le plancher dans un rigoureux état de propreté. Si l'on n'obtient pas, malgré ces travaux, un résultat complet, il est indispensable de réclamer le remplacement de toutes les parties défectueuses du plancher, de sa totalité au besoin.

V. *Mansardes.* — *Toitures.* — *Paratonnerres.* — Les mansardes, c'est-à-dire l'espace plus ou moins triangulaire qui sépare la toiture du dernier plafond, ne doivent point servir d'habitations. Elles ressentent trop facilement l'influence des variations atmosphériques, s'échauffent en été, sont glaciales en hiver; leur ventilation n'est jamais suffisante. En revanche, elles doivent être utilisées comme magasins et remplissent parfaitement ce rôle; car, si la toiture est en bon état, elles sont parfaitement sèches.

Les toitures sont recouvertes de substances différentes suivant les régions et les climats. L'industrie fournit aujourd'hui des tuiles losangiques ou rectangulaires, qui ne pèsent que 40 kilogrammes au lieu de 90 par mètre superficiel, et des dalles d'ardoise assez épaisses pour ne pas se rompre en débris sous les pieds des couvreurs. Les toitures de carton bituminé ou autres produits analogues sont trop peu résistantes pour des bâtiments définitifs; elles conviennent tout au plus pour des baraques. — On emploie beaucoup dans les grands édifices, et même dans les habitations privées, les toitures en métaux peu oxydables à l'air, tels que le zinc et le plomb. Ce dernier cède aux eaux pluviales une certaine proportion d'oxyde plombique qui compromet les eaux des citernes; le zinc n'offre pas ces inconvénients; il est plus léger que les

(1) Bœhme, *Gesundheitspflege für das deutsche Heer*, p. 124. Berlin, 1873.

tuiles et les ardoises et ne nécessite qu'une charpente plus légère, mais les variations atmosphériques lui nuisent sensiblement. Les feuilles de tôle cannelée ont été utilisées, en particulier, pour la toiture de la gare de l'Ouest à Paris; courbées suivant un certain rayon et arrêtées sur les murs, elles permettent de se passer de charpente.

Dans tous les cas, si l'on emploie une toiture métallique, il est indispensable de disposer un second toit de bois au-dessous du premier, afin d'interposer une couche d'air entre le métal et l'habitation, sans quoi celle-ci s'échauffe trop.

Dans les galeries couvertes, reliant entre eux les pavillons, on peut faire usage de toitures mi-partie de métal et de verre; elles procurent un excellent éclairage et sont très favorables à la ventilation.

La forme des toitures n'est pas indifférente; dans nos régions, elles doivent présenter une certaine inclinaison, afin de favoriser l'écoulement des eaux pluviales et prévenir l'accumulation des neiges; les toitures en terrasse s'échauffent facilement en été et laissent pénétrer l'humidité en toute saison.

La toiture des casernes est pourvue de paratonnerres; les règles qui président à leur construction sont énoncées dans l'instruction de l'Académie des sciences publiée en 1858, et modifiant les instructions antérieures, notamment celle de 1823. La tige du paratonnerre doit avoir une longueur de 9^{m},25 environ et se terminer par une aiguille de platine, dorée au bout; le conducteur se fixe par des pattes sur la couverture du toit et le long du mur; on le fait aboutir dans un puits ou dans un trou rempli d'eau, après l'avoir conduit dans des tranchées creusées dans la terre et remplies de braise de boulanger. L'Académie a cru devoir appeler l'attention du public sur trois points principaux: 1° réduire autant que possible le nombre des joints sur la longueur des paratonnerres, depuis la pointe jusqu'au réservoir commun; 2° faire, au moyen de la soudure à l'étain, tous ceux de ces joints qui doivent être exécutés sur place. Ces soudures à l'étain seront, en outre, consolidées par des vis, des bourrelets ou des manchons; 3° regarder comme important de ne point amincir la pointe des paratonnerres. L'extrémité supérieure du fer ne doit pas avoir moins de 3 centimètres carrés de section, soit 2 centimètres de diamètre; on y fera, à la lime et dans l'axe, un cylindre ayant 1 centimètre de diamètre sur 1 centimètre de hauteur, qui sera ensuite taraudé; sur cette vis saillante, on adaptera un cône de platine de 2 centimètres de diamètre à la base et de 4 centimètres de hauteur, l'angle d'ouverture à la pointe aiguë étant de 28° à 30°; ce cône de platine, d'abord plein, sera creusé et taraudé pour faire un écrou sur la vis, ensuite il sera soigneusement soudé au fer, à soudure forte, pour constituer avec lui un tout continu et sans vides.

Primitivement, on pensait qu'un paratonnerre étendait son action sur une surface d'un rayon double de la distance séparant la pointe du paratonnerre d'avec le sol; mais l'Académie ne s'est point prononcée, car la pratique et l'expérience n'ont rien fourni de concluant à cet égard.

Pour les magasins à poudre et les poudrières, on doit redoubler d'attention et éviter la plus petite solution de continuité, car chacune d'elles donne lieu à une petite étincelle pouvant enflammer le pulvérin qui voltige et se dépose partout dans l'intérieur. Il serait prudent de ne point placer les tiges de paratonnerres sur les bâtiments eux-mêmes, mais sur des mâts éloignés de 2 ou 3 mètres, et assez élevés pour dominer de 4 ou 5 mètres les bâtiments de la poudrière.

ARTICLE III. — AMÉNAGEMENT INTÉRIEUR DES LOGEMENTS DANS LES CASERNES.

La première question qui se présente dans l'aménagement intérieur des logements doit être celle des dimensions qu'il convient de leur donner, en proportion du nombre d'hommes destinés à les occuper.

§ I. — Dimensions des logements dans les casernes.

On peut évaluer, en moyenne, de 450 à 500 litres par heure, soit 10 ou 12^{m3} par 24 heures le volume de l'air inspiré par un adulte; partant de ce fait, il semblerait, au premier abord, qu'en assurant à cet adulte ce cubage atmosphérique, on aurait satisfait aux besoins de sa respiration.

Ce serait une déplorable erreur. Les 500 litres qu'il inspire chaque heure doivent, sous peine d'être insuffisants, sinon même dangereux, jouir de toutes les propriétés physiques et chimiques de l'air normal, contenir *208 millièmes* d'oxygène, *792 millièmes* d'azote et *4 dix-millièmes* au plus d'acide carbonique, de la vapeur d'eau en quantité suffisante, mais non trop forte, enfin, théoriquement, ne point renfermer en suspension des matériaux organiques ou inorganiques et en dissolution des gaz plus ou moins nuisibles, sinon par leur action directe, au moins par leur substitution aux principes normaux de l'air.

Supposons un homme plongé dans un milieu atmosphérique d'une pureté absolue, mais où le renouvellement ne s'exécute pas, un milieu de 10 mètres cubes par exemple; pendant les premiers moments, l'air qui arrive dans ses poumons ne présente aucune modification, mais dès qu'une portion de cet air a été expiré, la masse de l'atmosphère ambiante en est altérée; au bout de la première heure, ce n'est plus de l'air pur qu'il respirera, mais une atmosphère composée de 9^{m3},500 d'air pur et de 0^{m3},500 d'air déjà respiré, c'est-à-dire absolument impropre à suffire aux besoins de l'hématose. Plus l'individu séjournera dans ce milieu, plus la composition de l'atmosphère s'éloignera de la composition normale de l'air; les produits irrespirables iront en s'accroissant suivant une progression géométrique à raison constamment ascensionnelle. — Si, au lieu d'un individu, plusieurs se trouvent réunis dans un même local, la viciation de l'air s'en trouve naturellement augmentée suivant: 1° le cubage de la pièce; 2° le nombre des individus réunis; 3° l'âge de ces mêmes individus et d'autres valeurs que l'on peut négliger dans la discussion.

Que se passe-t-il, en effet, dans l'air qui a servi à la respiration? — En premier lieu, l'oxygène a diminué, il a été employé pour la combustion des matériaux carbonés du sang, et cette consommation ne s'élève pas à moins de 25 litres d'oxygène environ par heure pour un adulte; la quantité de CO^2 a augmenté, au contraire, l'adulte expirant environ 20 litres de ce gaz par heure. (Nous donnons ici les chiffres moyens résultant des travaux de Lavoisier, Damas, Andral, Gavarret, Scharling, etc.; il demeure bien entendu que mille circonstances peuvent faire varier la combustion physiologique et, par conséquent, la consommation de l'oxygène et l'exhalation du carbone.) Enfin l'azote, qui joue dans l'atmosphère, par rapport à la respiration, un rôle, pour ainsi dire, de véhicule, ne varie pas singulièrement en proportion dans l'air par le fait de cette fonction physiologique; il y a cependant une certaine exhalation d'azote par la surface pulmonaire chez les animaux supérieurs comme l'homme; cet azote provient en partie de la destruction d'une petite proportion des substances azotées du sang, en partie de la transformation des matières alimentaires azotées en produits ternaires.

En résumé: diminution dans la quantité de O., augmentation très notable de CO^2, variations légères dans la proportion d'Az., tels sont les principaux changements que la respiration fait subir à la composition de l'air.

De plus, l'air expiré est sensiblement chargé de vapeur d'eau, dans une proportion qui varie singulièrement suivant les circonstances, mais qui, chez un adulte, durant le repos et dans les conditions ordinaires de la santé, paraît être comprise entre 20 et 40 grammes d'eau par heure. Enfin, indépendamment de l'acide carbonique, de l'azote libre et de la vapeur d'eau, on a signalé dans l'air expiré la présence d'autres produits, de matières organiques provenant de la muqueuse pulmonaire et peut-être pour une plus grande part des voies supérieures que traverse l'air expiré, la bouche notamment. Pettenkofer (1) a démontré que l'air contenant *un centième* de CO^2 est presque intolérable lorsque ce gaz provient de la respiration, tandis qu'au contraire, si cet acide a été obtenu artificiellement, on peut séjourner dans un pareil mélange sans éprouver aucune impression désagréable. L'air expiré contient des matières organiques que l'on peut chercher à déceler par plusieurs procédés et en particulier en filtrant l'air à travers de la poussière de pierre ponce récemment calcinée au rouge. Ira Remsen (de Baltimore) (2), qui le premier a institué cette expérience, se sert d'un flacon aspirateur auquel il adapte un tube de verre de 0m01 d'épaisseur sur 0m15 de long rempli de cette substance. On dose alors la matière organique en calculant l'azote avec le réactif de Nessler ou tout autre moyen d'analyse. Ces matières organique de l'air expiré sont, d'après Wiederhold (3), du sulfate d'ammoniaque, de l'acide urique, des urates de soude et d'ammoniaque qui seraient abandonnés par le sang à l'épithélium des extrémités bronchiques et entraînés, avec les cellules épithéliales, par le courant de l'expiration.

Telles sont donc les modifications qu'entraînent dans l'air les phénomènes de la respiration; on conçoit sans peine que, dans une atmosphère confinée, l'appauvrissement de l'air comme agent de la vie doive aller en augmentant d'une façon rapide.

(1) Pettenkofer, *Annalen der Chemie and Pharmacie.* Suppl. II Band, 1 Heft, 1862.

(2) Ira Remsen, *Preliminary report on an investigation concerning the best method for determining the amount of organic matter in air national Board of Health Bulletin.* t. I, p. 233, 1880.

(3) Wiederhold, *Die Ausscheidung fester Stoffe durch die Lungen. (Deutsche Klinik*, 1850, n° 18.)

II. *Causes amenant la viciation de l'air dans les casernes.* — La respiration de l'homme est, sans conteste, la principale cause de la viciation de l'air, mais elle n'est pas la seule (1).

L'homme disperse encore des matières organiques par la peau, au moyen de la transpiration cutanée, par la destruction des couches superficielles de l'épiderme, dont les détritus flottent dans l'atmosphère ambiante, par les gaz secrétés sur la muqueuse intestinale, par les divers produits d'excrétions qui séjournent plus ou moins sur ses vêtements, sur le sol des chambres. — Les vêtements, en particulier, sont imprégnés de substances organiques en voie de fermentation ; ils sont incessamment balayés par l'atmosphère ambiante qui dissout les produits solubles, maintient en suspension les matériaux solides et va les faire pénétrer dans l'organisme humain à chaque mouvement de respiration.

L'homme joue donc un rôle capital dans la viciation de l'air, et l'on peut affirmer que, dans nos casernes, cette viciation est poussée à un degré excessif. Qui n'a été frappé de l'odeur particulièrement fétide que l'on perçoit en pénétrant la nuit dans les chambrées et même le jour lorsque les fenêtres ne sont point grandes ouvertes? Cette odeur provient de la présence d'une quantité énorme de matériaux organiques, dont l'existence n'est pas décelée par les seules sensations, mais bien par des expériences directes.

Recherchant la nature des éléments fournis par le corps de l'homme en santé, Lemaire entreprit l'analyse de l'air contenu pendant la nuit dans les chambres des casernes. Il opéra au fort de l'Est (Paris), dans des chambres où l'air exhalait une odeur très désagréable; la température marquant 18°, il condensa, au moyen d'un appareil à réfrigération, la vapeur d'eau contenue dans l'air et obtint 6 gr. de liquide. Cette eau examinée deux heures après sa condensation, contenait de petits corps diaphanes, sphériques ou cylindriques (microphytes et microzoaires en voie de développement). Six heures plus tard, ces corps diaphanes étaient en bien plus grand nombre; on y trouvait également des infusoires (*Bacterium punctum*, *Bacterium termo*, *Vibrio lineola*, du genre *Leptothrix*), des monadiens et des spores. — Par contre, la vapeur d'eau condensée à

(1) Voy. Canonge. *Considérations sur l'hygiène de l'infanterie à l'intérieur*, thèse de Paris, 1869. — Voy. aussi sur ce point spécial et pour la question des casernes en général, Boisseau, article CASERNE, in *Dictionn. encyclop. des Sc. médic.*, 1re série, t. XII ; et A. Marvaud, *Étude sur les casernes et les camps permanents.* (*Ann. d'hyg. publ. et de médec. légale*, 2e série, 1873, t. XXXIX.)

l'air libre dans la cour voisine, et recueillie à la même hauteur que dans la chambre, ne contenait, au bout de quarante-huit heures, ni spores, ni monadiens, mais simplement quelques bactéries.

L'atmosphère des chambres de casernes est encore viciée par l'action du mode de chauffage actuellement en usage et sur lequel nous aurons à revenir; en outre, dans beaucoup de cas, par la propagation jusque dans leur intérieur des gaz méphitiques provenant des fosses d'aisances. On conçoit sans peine que ces émanations, chargées de gaz toxiques et véhicules de principes organiques, se répandant en toute liberté dans les corridors et les chambres de casernes, jouent un rôle direct dans la production des maladies. Il n'est pas besoin, du reste, de ces cas exceptionnels pour rendre l'air confiné dangereux à ceux qui y sont plongés.

III. *Action de l'air confiné sur l'organisme humain.* — Par air confiné, nous entendons en ce moment l'air modifié par l'action de la respiration et non point celui qui tient en suspension des gaz ou des matériaux provenant d'un voisinage spécialement nuisible.

L'analyse de l'air confiné traduit naturellement les résultats de la respiration humaine, il ne contient plus les *208 millièmes* d'oxygène, mais 180, 170, 160 seulement; au lieu de 4 dix-millièmes de CO^2, il en renferme 30, 35 ou 40 dix-millièmes (soit 3 à 4 pour 1000). Leblanc (1), dans une salle d'asile, a trouvé 3 millièmes de CO^2 et 4 millièmes dans une salle de spectacle (Opéra-Comique, à Paris), il notait le fait, jusque-là dénié, de l'accumulation de l'acide dans les parties supérieures de la salle, malgré la densité plus grande de ce gaz comparativement à l'air. Les couches supérieures de la salle en contenaient 4,4 millièmes, les couches inférieures, 2,3. M. Lassaigne, analysant l'air de son amphithéâtre après une leçon, a trouvé sur 1000 parties à + 19° de température et 0,764 de pression :

Air au niveau du plafond.	O.........	19,80	Air au niveau du plafond.	O..........	20,10
	Az........	79,58		Az.........	79,35
	CO^2.	0,62		CO^2........	0,55

(1) Leblanc, *Recherches sur la composition de l'air confiné* in *Annales de chimie et de physique*, 3ᵉ série, 1842, t. V, p. 223 ; et Rapport au ministre de la guerre relativement au volume d'air à assurer aux hommes de troupes dans les chambres des casernes. (*Ibidem*, t. XXVII, p. 373, 1849.)

(2) Lassaigne, *Recherches sur la composition que présente l'air recueilli dans une salle close où ont respiré beaucoup de personnes.* (*Ann. d'hyg. publ. et de médec. légale*, 1ʳᵉ série, t. XXXVI, p. 296, 1846.)

Ces faits ne doivent point être oubliés, lorsqu'il s'agit d'établir la ventilation dans les chambres occupées par un grand nombre de personnes.

Il est assez difficile de fixer exactement à quel degré la présence de l'acide carbonique commence à devenir une cause de malaise; Leblanc a vu des troubles se manifester sur les habitants d'une école où l'air contenait 10 millièmes de CO^2; d'autres observateurs ont noté des symptômes de malaise dès que la viciation de l'air se traduit par 6 ou 7 millièmes; du reste, l'acide carbonique n'est pas le seul élément qui doive être pris en considération. Péclet (1) suppose que l'air devient nuisible dès qu'il ne se trouve plus en proportion suffisante pour dissoudre les vapeurs produites par l'expiration; il fixe sur ce principe la quantité d'air à introduire pour organiser une bonne ventilation.

Quoi qu'il en soit, la viciation de l'air peut agir sur l'organisme humain d'une façon aiguë et se traduire par une action rapide et énergique.

Tout d'abord on observe un malaise général, de la céphalalgie, des vertiges, des nausées, des syncopes et les symptômes de début d'une asphyxie, puis, peu à peu, ces accidents s'aggravent, les sueurs deviennent abondantes, la soif inextinguible, la suffocation imminente, le sujet tombe dans une stupeur léthargique avec période de délire violent, et succombe (2). — L'histoire des campagnes militaires fournit quelques exemples remarquables d'asphyxie produites dans ces conditions. Dans les Indes, 146 prisonniers furent enfermés dans un cachot (Black-Hole de Calcutta) de vingt pieds carrés où l'air n'arrivait que par deux petites fenêtres donnant sur une galerie étroite. Bientôt il y eut une chaleur insupportable, les prisonniers éprouvaient une soif inextinguible, se battaient pour approcher des soupiraux où les plus robustes seuls pouvaient atteindre; au bout de huit heures il n'y en avait plus que vingt-trois de vivants. — Pendant les guerres du premier Empire, après la bataille d'Austerlitz, on commit l'inhumanité de renfermer 300 prisonniers autrichiens dans une cave; 260 y succombèrent en peu de temps.

L'action lente de l'air confiné, pour se traduire d'une façon peut-être moins dramatique, n'est cependant pas moins nuisible. C'est un empoisonnement lent que celui qui se produit alors, mais il agit à coup sûr et ses effets n'en sont que plus désastreux. — Dans quelques cas, l'action de

(1) Péclet, *Traité de la chaleur considérée dans ses applications*, 2e édit., 1843, t. II.

(2) Percy, *Exemples remarquables d'asphyxie* in *Journ. de médec.*, de Corvisart, t. XX. p. 378, 1818.

l'air confiné se combine avec celui des professions sédentaires ; il en est ainsi dans les ateliers, les écoles, les prisons ; la note dominante semble être un défaut d'oxydation du sang, un affaiblissement graduel par atonie, une disposition au lymphatisme et aux scrofules. — Nous avons déjà indiqué, plus haut, que la fièvre typhoïde et les autres affections infectieuses sont intimement liées à l'encombrement, mais, en ce cas, c'est moins l'air confiné qui agit qu'un ensemble d'autres causes ; les Anglais ont regardé longtemps la phtisie pulmonaire comme directement causée par la respiration d'un air confiné. Le fait est vrai en lui-même, mais doit être expliqué. La respiration dans un air confiné favorise la propagation des germes infectieux, des baccilles de la tuberculose s'il en existe dans cette atmosphère ; en troublant les fonctions hématosiques, la respiration d'un air confiné entraîne une anémie qui place le sujet dans la situation de réceptivité morbide; enfin, on peut affirmer en principe qu'un air appauvri en O. ne détruit pas les microbes pathogènes, quels qu'ils soient, comme le fait au contraire une atmosphère plus oxydante.

Il est bon de rappeler que bien avant la reconnaissance du baccille de la tuberculose, Villemin avait démontré l'infectiosité et l'inoculabilité de cette évolution morbide et qu'il avait montré que nulle part les conditions favorables à cette transmission ne sont si nombreuses que dans les locaux confinés, prisons, ateliers, casernes (1).

IV. *Fixation du cubage atmosphérique dans les casernes.* — Nous avons dit plus haut qu'un adulte inspire par heure environ 500 litres d'air; cette donnée a été appliquée par Papillon (2) d'une façon fort ingénieuse pour les différents âges et lui sert à établir le bilan de la consommation respiratoire en oxygène, acide carbonique; il arrive par ces calculs mathématiquement justes au résultat de 6^{m3} par adulte et par heure sans renouvellement par la ventilation. Par contre, le général Morin en réclame 20 à 25 (3), M. Hudelo (4) 30, M. Wazon (5) 40, obtenus non par l'espace cubique, mais avec l'auxiliaire de la ventilation.

(1) Voy. Villemin, *Études sur la tuberculose, preuves rationnelles et expérimentales de sa spécificité et de son inoculabilité.* Paris, 1868 ; et du même, *De la propagation de la phtisie*, mémoire lu à l'Acad. de médec., le 13 avril 1869, in *Gaz. hebdomad.*, 1869.

(2) Papillon, *De la ventilation appliquée à l'hygiène militaire (Ann. d'hyg. publ. et de méd. lég.*, 1re série, Paris, 1849, t. XLI.)

(3) Général Morin, *Manuel pratique du chauffage et de la ventilation.* Paris, 1874.

(4) Péclet et Hudelo, *Traité de la chaleur considérée dans ses applications*, 4e éd. Paris, 1878.

(5) Wazon, *Chauffage et ventilation des édifices publics et privés.* Rapports sur l'exposition de 1878. Paris, 1878.

Dans la fixation du cubage atmosphérique à allouer à chaque habitant, surtout dans un logement collectif, il faut, on le comprend, tenir compte du nombre d'heures pendant lesquelles les habitants doivent y séjourner et surtout de la quantité d'air qui se renouvellera pendant la ventilation. Ce sont là deux questions connexes. Cependant plus l'espace cubique sera grand et, toutes choses égales d'ailleurs, plus il y aura de chances de salubrité, car la ventilation ne peut non plus atteindre, pratiquement, une activité supérieure à trois fois le volume de l'appartement sous peine de produire des courants d'air dangereux.

Il importe également que cet espace cubique ne soit pas représenté par une trop grande hauteur, car il est démontré que, au delà de 4 ou 5 mètres, la couche d'air ambiante reste non utilisée pour la respiration, elle ne vient pas renouveler la couche d'air sous-jacente et se mélanger, se brasser avec elle. C'est en partie pour ce motif que les églises et les autres édifices à haute voûte ne font jamais que de détestables hôpitaux provisoires, ainsi que le prouve l'expérience de toutes les campagnes.

Le cubage de place est donc lié à la surface disponible par tête d'habitant, défalcation faite de tous les objets mobiliers, et à celui de la ventilation par homme et par tête. Sa fixation ne saurait non plus être absolument mathématique, mais appartient aussi au domaine de l'expérimentation.

Quoi qu'il en soit, voici quelle est la fixation de ce cubage dans les casernes des principales armées.

Cubage atmosphérique réglementairement alloué dans les casernes.

France.........	12 mèt. cub.	au moins dans les casernes d'infanterie.
	13 —	au moins dans les casernes de cavalerie.
(Article 27 du règlement sur le service du casernement du 30 juin 1856).		
Angleterre (1)...	16,9 mèt. cub.	dans les casernes.
	11,3 —	dans les baraques.
Autriche (2)......	15,3 —	dans les casernes.
Belgique (3).....	10 à 12 —	—

(1) *Medical regulations*. London, 1863, p. 79.

(2) *Wiener Medicinishe Presse*, 1866, n° 6. — Il faut remarquer cependant que dans la belle caserne Rudolph le cubage atmosphérique atteint 36 mètres cubes par homme. (*Report on barraks and hospitals*, p. x, in *Circular n° 4* (*War department, Surgeon general office*). Washington, 1870.)

(3) Meynne, *Traité d'hygiène militaire*, p. 23.

États-Unis (1)....	10,5 mèt. cub. dans les garnisons situées au nord du 38e de latitude. 11,9 mèt. cub. dans les garnisons situées au sud du 38e de latitude.	
Prusse (2)	13 à 15,3 mètres cubes.	
Wurtemberg (3)..	10 à 12 —	
Saxe (4).........	Casernes de l'Alberstadt de Dresde.	14,3 mèt. cub. dans les dortoirs (Schlaafraüme). 9 mèt. cub. dans les chambres ordinaires (Wohnraüme).

On peut voir que ces prescriptions sont partout insuffisantes; pour suppléer à l'absence d'un cubage suffisant on a compté, il est vrai, sur la ventilation naturelle qui se fait par les joints des portes et des fenêtres, mais il ne faut point baser de calculs sur des données aussi aléatoires. En général dans les instructions d'origine purement militaires, on semble véritablement ne pas tenir compte des exigences hygiéniques et on dirait presque que ce sont là des questions secondaires.

On peut résumer l'indication du cubage par place dans les casernes sur les bases suivantes : en l'absence d'un système ventilatoire réellement actif, et malheureusement telle est la situation de la plupart des casernes, il faut évidemment envisager en premier lieu la durée du séjour des soldats dans les chambres, surtout pendant la nuit; les hommes se trouvent alors tous réunis et il ne se peut produire d'autre aération que par l'ouverture accidentelle des portes, lorsqu'un homme entre en retard ou si quelqu'un est au contraire obligé de sortir. La durée moyenne de ce séjour nocturne est de sept à huit heures, depuis l'extinction des feux, qui, dans nos casernes, se fait à dix heures en toute saison, jusqu'au réveil variant entre quatre heures et demie du matin pour la cavalerie en été et sept heures pour l'infanterie en hiver. Dans cette dernière saison, la durée du séjour nocturne s'élèverait à neuf heures; mais, même alors, dès six heures du matin, il existe dans les chambres un véritable va-et-vient, les portes s'ouvrent à chaque instant. — Admettons, pour rester dans les limites minimums, sept heures de séjour nocturne; s'il faut 6 mètres cubes par homme et par heure (5),

(1) U. S. *Army Regulations 1863. (Circular n° 4*, etc., p. xi.)

(2) W. Roth. et R. Lex, *loc. cit.*, 1 vol., p. 580.

(3) Schlott, *Verpflegung und Regimen der Soldaten*. Francfort-sur-le-Mein, 1866, p. 10.

(4) M. Klien, *Die Alberstadt bei Dresden* in *Veroeffentlichungen aus dem K. Saechsichen Militair-Sanitaets-Dienst* du Dr Roth. Berlin, 1879, p. 400.

(5) Voy. Papillon, *loc. cit.*

on trouve 42 mètres cubes pour l'espace à réserver à chaque habitant. Mais, d'un autre côté, les objets mobiliers, l'homme lui-même occupent un certain espace, que l'on peut évaluer à près de 2^{m},3 au moins ; en fait, l'espace cubique de la chambre devrait donc être d'environ 45 mètres cubes par habitant. En supposant une hauteur de plafond de 4 mètres à 4^{m},50 il faudrait donc justifier d'un espace superficiel de 10 à 11 mètres carrés; avec une hauteur sous plafonds de 5 mètres, l'espace superficiel pourrait n'être que de 9 mètres carrés.

Ces fixations paraîtront peut-être exagérées à quelques personnes, elles tendraient peut-être à faire diminuer de plus des deux tiers au moins le nombre actuel des habitants dans nos chambres de casernes; nous ne nous dissimulons donc pas la difficulté et signalons simplement les indications qui résultent des données scientifiques. Nous verrons tout à l'heure, du reste, comment, au moyen d'une bonne ventilation, on peut suppléer à l'absence du cubage suffisant, car la ventilation est nécessaire, même dans les chambres les plus vastes; elle agit en déplaçant les couches atmosphériques, elle balaye la surface des murs, des plafonds, des objets mobiliers, entraîne les substances gazeuses ou solides en suspension dans l'air, fait en un mot le nettoyage de l'amosphère ambiante, comme le balayage du plancher entraîne les souillures qui se trouvent à sa surface.

§ II. — Chauffage et ventilation des logements dans les casernes.

Après avoir considéré, au paragraphe précédent, les indications fournies par la physiologie humaine et bien établi la nécessité d'assurer, dans les chambres des casernes, une provision d'air suffisante aux soldats qui y habitent, il semble logique de passer tout de suite à l'étude des procédés à mettre en usage pour y arriver. — L'homme, avons-nous dit, a besoin de 40 mètres cubes d'air en moyenne pendant les sept ou huit heures représentant la durée du séjour nocturne dans les chambres ; si l'on construit les logements sur ces données, il serait à la rigueur possible de ne pas chercher à établir une ventilation, à assurer un renouvellement permanent de l'air! Mais en pratique, il est peu probable que l'on puisse toujours assurer à chaque soldat un aussi grand espace, soit parce que l'on ne le possède réellement pas, soit en raison des difficultés économiques, soit enfin parce que des pièces aussi grandes, relativement au nombre des habitants nécessiteraient en hiver des frais de chauffage assez considérables.

Pour toutes ces raisons, il est à craindre que cette donnée : 40 mètres cubes par soldat dans les chambres, ne soit pas atteinte, surtout dans les anciens bâtiments militaires. Enfin, il faut avouer que si ces 40 mètres cubes, trouvés par le calcul comme le minimum de la ration atmosphérique, semblent, au premier abord, satisfaire aux exigences physiologiques, il n'en est pas absolument de même dans la pratique. Les hygiénistes modernes, se basant principalement sur les données fournies par la pathologie, sur la nécessité de s'opposer au développement et à la propagation des maladies, dont nous avons démontré la fréquence dans les habitations à populations agglomérées comme les casernes, élèvent leurs prétentions beaucoup plus haut.

Le général de division Morin, directeur du Conservatoire national des arts et manufactures, dont les travaux remarquables sur la ventilation ont servi de point de départ à toutes ces publications modernes sur ce sujet et dont les conclusions sont universellement admises, ne demande pas moins de 30 mètres cubes d'air par heure et par homme pendant le jour dans les casernes, 40 à 50 mètres cubes par heure et par homme pendant la nuit (1). — C'est donc à la ventilation seule que l'on peut avoir recours pour assurer une ration d'air aussi considérable, et, disons-le immédiatement, il n'est pas difficile d'obtenir ce résultat, à peu de frais et avec des dispositifs relativement assez simples. — Ces aménagements sont intimement liés à ceux qui ont pour but d'assurer le chauffage des chambres, aussi les deux questions de la ventilation et du chauffage ne sauraient-elles être séparées dans une étude pratique.

Nous passons immédiatement à l'étude des différents procédés de chauffage applicables dans les casernes, pour en venir ensuite à l'application des procédés de ventilation.

I. *Du chauffage des locaux militaires.* — Au point de vue administratif la question du chauffage est réglée par le *Tarif spécial du 26 mai 1866,* qui divise la France en trois régions, chaude, tempérée et froide, dans dans lesquelles le chauffage est alloué respectivement pendant trois, quatre ou cinq mois. Ce tarif détermine également les quantités de combustible, bois ou charbon à allouer par partie prenante; mais la

(1) Général Morin, *loc. cit.*

question, on le voit, y est considérée au point de vue administratif et non au point de vue hygiénique; il n'est fourni nulle indication sur le degré de température à maintenir dans les chambres, sur la possibilité d'utiliser le chauffage au point de vue de la ventilation.

Nous chercherons à combler cette lacune en indiquant quels sont les divers combustibles et procedés de chauffage utilisables dans les casernes, les avantages et les inconvénients de chacun d'eux.

Des combustibles. — Par combustibles on entend, dans l'industrie et l'économie domestique, les corps qui, par leur combinaison avec l'oxygène de l'air, peuvent développer de la chaleur utilisable par elle-même ou transformable en travail mécanique. Tous les combustibles solides sont formés de cellulose ou se sont produits aux dépens de ce corps (bois, tourbe, lignite, houille, anthracite, charbon de tourbe, lignite carbonisé, coke, etc.). — En brûlant complètement ils dégagent tous de l'acide carbonique et de l'eau, et laissent un résidu de cendres composées de principes inorganiques, dans lesquelles le carbonate de calcium domine pour les combustibles végétaux, l'argile pour les combustibles minéraux.

L'effet que produisent les combustibles dépend : 1° *De leur combustibilité,* c'est-à-dire de la facilité plus ou moins grande avec laquelle ces corps peuvent être allumés et continuer à brûler. 2° *De leur inflammabilité,* c'est-à-dire de la propriété que possèdent certains combustibles de brûler avec flammes; les plus inflammables sont évidemment ceux qui, n'ayant point été carbonisés, contiennent encore une grande proportion d'hydrogène. 3° *De leur effet calorique,* c'est-à-dire de la chaleur développée lors de la combustion complète d'un combustible.

Cet effet calorique peut être envisagé au point de vue de la quantité de chaleur produite, on a alors *l'effet calorique spécifique* ou *absolu,* ou au point de vue du degré de la température, on a alors *l'effet calorifique pyrométrique.*

La valeur d'un combustible est déterminée par ces éléments; si l'on compare l'effet calorifique absolu d'un combustible à son prix de revient dans telle ou telle localité, on obtient, pour ce lieu, la valeur de sa puissance calorique.

La chaleur de combustion des différents corps est évaluée ainsi qu'il suit par Wagner (1).

(1) R. Wagner, *Nouveau traité de chimie industrielle,* édition française sur la 8e édition allemande, publiée par L. Gautier, t. II, p. 623. Paris, 1872.

Chaleur développée par la combustion des différents corps.

1 kilog. de :	Hydrogène	donne	34,462	calories.
—	Carbone { en se transformant en acid. carbonique		8,080	—
	{ en se transformant en oxyde de carbone		2,274	—
—	Oxyde de carbone		2,403	—
—	Gaz des marais		13,063	—
—	Pétrole brut		11,763	—
—	Éther		9,027	—
—	Alcool		7,183	—
—	Esprit de bois		5,307	—
—	Essence de térébenthine		10,852	—
—	Cire		10,496	—
—	Bois		3,600	—
—	Charbon de bois		7,640	—
—	Tourbe		3,000	—
—	Tourbe pressée		4,300	—
—	Houille		6,000	—
—	Graisse		9,000	—

L'effet calorique absolu peut être déterminé par l'évaluation de la quantité d'eau transformable en vapeur par un poids de combustible pris comme unité, 1 kilogramme par exemple. Telle est la méthode employée par Karmasch, Playfair, Brix et Hartig, Stein, etc... D'après la formule de Regnault, 1 kilogramme d'eau à 0° demande 652 calories pour se transformer en vapeur à 150°. L'effet calorique absolu sera donc facile à calculer sur ces bases. Par exemple : 1 kilogramme de carbone donnant 8080 calories peut évaporer $12^k,400$ d'eau, 8080 : 652 = 12,4 ; 1 kilogramme de bois donnant 2600 calories peut évaporer $5^k,52$ d eau, 3600 : 652 = 5,52 ; 1 kilogramme de houille donnant 6000 calories peut évaporer $9^k,20$ d'eau, 6000 : 652 = 9,20.

Il en résulte que l'on peut très facilement établir les rapports normaux du prix de revient des différents combustibles, prix qui doivent être proportionnels à leur puissance calorifique. Entre le bois et la houille, le rapport doit être de 5,52 : 9,20 = 0,6, autrement dit le prix d'un nombre *n* de kilogrammes de bois doit représenter les six dixièmes du prix du même nombre *n* de kilogrammes de houille. — Si dans une certaine localité, le prix du bois atteint par exemple les sept dixièmes de celui de la houille, le chauffage au bois devient, toutes choses égales, plus onéreux que celui à la houille, et réciproquement.

Ces données sont, on le voit, fort utilisables dans l'économie domestique, elles doivent se combiner du reste avec la question des appareils de chauffage que l'on a à sa disposition, et qui n'admettent pas toute espèce de combustible.

L'effet calorifique *pyrométrique* est indiqué par la température résultant de sa combustion complète. Cet effet pyrométrique peut être déterminé par le calcul et conduit à une application hygiénique immédiate, celle de la quantité d'air nécessaire pour brûler complètement un combustible. — Ces indications sont formulées par Péclet et Wagner ainsi qu'il est spécifié au présent tableau ; les chiffres trouvés par Wagner (1) sont un peu supérieurs à ceux de Péclet (2), il est vrai que le premier calcule la quantité d'air nécessaire pour que le combustible soit brûlé absolument :

Évaluation de la quantité d'air nécessaire pour la combustion complète de 1 kilogramme des principaux combustibles.

Désignation des combustibles.	Volume d'air consommé par 1 kilogr. de combustible.		Volume des gaz dégagés pendant la combustion et ramenés à 0.
	d'après Péclet	d'après Wagner.	
	mètr. cub.	mètr. cub.	mètr. cub.
Bois sec	4,70	»,»»	5,38
Bois à 20 p. 100 d'eau hygroscopique	»,»»	5,20	»,»»
Bois à 30 p. 100	3,29	»,»»	4,13
Charbon de bois	7,64	9,00	7,64
Tourbe sèche à 5 p. 100 de cendres.	5,68	7,30	6,33
Tourbe sèche à 30 p. 100 d'eau	3,98	»,»»	4,80
Charbon de tourbe à 20 p. 100 de cendres	7,10	»,»»	7,10
Houille moyenne	8,35	9,00	8,93
Coke à 2 p. 100 de cendres	8,70	7,30	8,70
Coke à 15 p. 100 de cendres	7,55	»,»»	7,55
Lignite	»,»»	7,30	»,»»

On reconnait du reste que, dans la pratique, les quantités d'air trouvées théoriquement doivent être doublées, si l'on veut que la combustion ait lieu complètement.

Relativement à la valeur calorifique des différentes espèces de bois, il est reconnu que le rendement de tous les bois parfaite-

(1) Wagner, *loc. cit.*, t. II, p. 630.

(2) Péclet, *Traité de la chaleur considérée dans ses applications*, 3 vol., 3e édit. Paris, 1860-61.

ment desséchés est, à poids égal, sensiblement le même, car c'est la cellulose seule qui brûle ; mais, en raison de leur état hygrométrique et de leur densité, les bois durs (chêne, hêtre, charme, orme, bouleau, frêne) sont ceux qui fournissent le plus de chaleur rayonnante ; les bois légers donnent au contraire moins de chaleur, mais ils s'enflamment aussi plus facilement, en vertu de la moins grande cohésion de leurs molécules. — De tous les bois, ce sont du reste ceux des conifères (pin, sapin) qui s'allument le plus facilement et continuent le mieux à brûler, et cela par suite de la grande quantité de résine qu'ils renferment.

D'après les expériences de Brix, le pouvoir évaporatoire des différents bois est représenté par les chiffres suivants :

			non desséché.	desséché.
Bois de pin avec une richesse en eau de	16,1	p. 100	3,13	5,11
— d'aune	14,7	—	3,84	4,67
— de bouleau	12,3	—	3,72	4,39
— de chêne	18,7	—	3,54	4,60
— de hêtre rouge	22,2	—	3,39	4,63
— de charme	13,5	—	3,62	4,28

C'est-à-dire que 1 kilogramme de bois de charme non desséché évapore $3^k,62$ d'eau, et desséché $4^k,28$ d'eau.

Afin de concentrer les substances combustibles du bois, de le rendre plus transportable, en diminuant son poids et son volume, on lui fait subir la préparation de la carbonisation, on le transforme en *charbon de bois;* mais, comme en le carbonisant on subit une perte de combustible égale à 40 pour 100 environ, on a été amené à arrêter la carbonisation lorsque le bois a atteint une teinte d'un brun roux ; c'est ce que l'on nomme alors le *charbon roux*, il tient le milieu entre le charbon de bois et le bois desséché.

Les charbons de bois sont du reste distingués eux-mêmes en *légers* s'ils proviennent de bois mous, et *durs* s'ils proviennent de bois durs. La combustibilité du charbon de bois est très grande, son effet calorifique varie, suivant sa provenance, de 20 à 10 pour 100 de l'effet calorifique du carbone pur, pris comme unité ; il est utilisé dans l'économie domestique, en particulier pour la cuisson des aliments, mais ne saurait être employé avec avantage comme combustible de chauffage en raison de la grande quantité d'oxyde de carbone qu'il dégage, et par conséquent du tirage intense qu'il nécessite pour se consumer complètement.

La tourbe est un produit végétal résultant de la décomposition lente des végétaux, le plus généralement des plantes marécageuses. On la distingue suivant la nature de ces végétaux en tourbe de marais, tourbe de bruyère, tourbe des prairies, tourbe des forêts et tourbe marine. — La tourbe contient après son extraction une grande quantité d'eau; bien desséchée, elle peut perdre jusqu'à 45 pour 100 de son poids. Au point de vue combustible, elle rayonne plus que le bois, échauffe plus également; deux parties et demie en poids de tourbe équivalent, d'après Karsten, à une partie de houille, au point de vue de la puissance calorifique, lorsqu'il s'agit de faire bouillir ou d'évaporer des liquides. Malheureusement, elle dégage en brûlant une odeur désagréable qui se communique même aux aliments. — La tourbe peut, comme le bois, subir la carbonisation, mais son charbon paraît fort inférieur; enfin, depuis une vingtaine d'années, elle a été l'objet d'une application nouvelle, les produits de sa distillation sèche (paraffine, huile solaire, etc.) ayant été employés pour l'éclairage.

Les houilles ou charbons de terre constituent, sans contredit, le combustible le plus précieux parmi ceux que la nature met à notre disposition, surtout au point de vue de leurs applications industrielles. Elles ne sont autre chose que les restes momifiés, carbonisés d'espèces végétales, ayant subi par suite de la chaleur terrestre et d'une pression énorme, des modifications successives dont le dernier terme paraît être l'anthracite ou charbon dur. Les houilles contiennent d'autant plus de substances bitumineuses et volatiles que leur décomposition est moins avancée, aussi les divise-t-on, suivant leur degré de carbonisation et leur richesse en principes bitumineux, en : 1° houilles grasses ; 2° houilles demi-grasses ; et 3° houilles maigres.

Il est évident que d'après la nature des services que l'on en attend, on doit préférer telles ou telles espèces de houille. Les houilles grasses conviennent pour la fabrication du gaz, ainsi que pour le travail de la forge, car, dans ce cas, leur propriété agglutinante est utilisée, elles se prennent en une masse formant réservoir pour l'air du soufflet. — Les houilles demi-grasses contiennent moins d'hydrogène, s'enflamment plus difficilement, mais sont susceptibles de fournir rapidement une grande élévation de température; elles conviennent donc pour les usages industriels et pour le chauffage; dans les habitations il faut, en effet, tenir compte des torrents de fumée que dégagent les houilles grasses, fumée qui n'est pas seulement incommode et nuisible, mais prouve encore qu'une forte proportion de carbone a été entraînée sans être utilisée.

L'effet calorifique des différentes espèces de houille est fixé ainsi qu'il suit d'après Wagner (1).

		Anthracite.	Houille grasse.	Houille demi-grasse.	Houille maigre.
Effets calorifiques.	Absolu........	0,96	0,93	0,89	0,79
	Spécifique....	1,44	1,17	1,16	1,06
	Pyrométrique.	2350°	2300°	250°	2100°

Dans la pratique, on admet que le pouvoir calorifique d'une bonne houille se rapproche de celui du charbon de bois et surpasse du double environ celui du bois bien sec; mais on ne doit pas oublier non plus, qu'au point de vue du chauffage, il faut singulièrement tenir compte de la combustibilité des différentes espèces de houille, du tirage qu'elles réclament, etc. C'est ainsi que l'anthracite, tout en présentant l'effet calorifique le plus élevé ne peut que difficilement être employé comme combustible de chauffage.

Le *coke* est un véritable charbon de houille, il est proportionnellement plus riche en carbone que la houille, mais il est beaucoup moins combustible, s'allume difficilement et a besoin d'un courant d'air énergique pour se consumer; en revanche il donne beaucoup plus de chaleur et n'émet presque point de fumée; 100 parties de coke correspondent en poids à 80 parties de charbon de bois; d'après Brix, 1 kilogramme de coke évapore 7^{k},120 d'eau.

Sous le nom de *charbon de Paris*, on trouve dans le commerce un combustible artificiel obtenu en carbonisant un mélange de charbon de bois et de goudron de houille. Il est moins cassant que le charbon ordinaie, brûle plus lentement et donne plus de chaleur. On a cherché à le vulgariser comme combustible de chauffage. — Les *briquettes* sont préparées en agglutinant des houilles très grasses, sous de fortes pressions, à la température de 400° à 500°. Elles sont utilisées dans l'industrie, mais pourraient cependant être employées comme combustible de chauffage à la condition d'avoir un bon tirage et des grilles convenablement aménagées.

Les progrès de l'industrie ont permis de vulgariser dans certaines villes

(1) Wagner, *loc. cit.*, t. II, p. 658.

l'emploi du gaz et de le faire servir non seulement à l'éclairage, mais encore au chauffage des habitations; toute la question réside dans la production du gaz à bon marché, aussi celui résultant de la distillation de la houille ne peut-il être employé comme combustible que dans des cas spéciaux, dans ceux où la question économique ne vient qu'en seconde ligne. Il convient de faire toutes réserves pour l'avenir car on arrive actuellement à le produire à très bas prix et chaque jour réalise des progrès dans cette voie. Les gaz provenant de la distillation des liquides peuvent, suivant les localités, être livrés à très bon compte.

Il en est à peu près de même du chauffage au pétrole qui a fait l'objet d'essais nombreux aux États-Unis; la question économique est encore celle qui domine, car, comme effet calorifique, le pétrole surpasse le charbon; d'après Fr. Storer, 1 kilogramme de pétrole évapore $10^{k},360$ d'eau, son pouvoir évaporatoire théorique serait même de 18 kilogrammes. En brûlant, il ne fournit point de fumée (si les dispositifs sont bien construits), mais seulement de la vapeur d'eau ; on n'a donc point à construire de cheminée et la condensation de la vapeur émise peut fournir une eau utilisable à différents points de vue. — L'avenir semble donc favorable, à la condition que l'exploitation du pétrole ou la distillation des charbons fossiles et des schistes bitumineux prennent une grande extension.

On ne peut encore parler que pour mémoire du chauffage à l'aide de substances portées à l'incandescence par le courant électrique. Il est possible, probable même, que lorsque le problème de la production à bon marché de l'électricité et celui de sa canalisation seront résolus, le chauffage à l'électricité sera réalisable ; pour le moment il est encore à l'état d'expériences.

Au point de vue militaire, tous ces différents combustibles peuvent à un moment donné être utilisables, surtout en campagne ; en fait, les bois et les charbons de terre sont ceux que leur bon marché et leurs qualités font préférer, ce sont ceux en vue desquels les appareils de chauffage doivent être particulièrement construits.

Différents appareils de chauffage utilisables dans les casernes. — Le chauffage par les cheminées ouvertes est le plus ancien des systèmes mis en usage dans ces habitations ; il existe encore dans certaines casernes anciennes ou dans quelques autres bâtiments militaires; il est basé sur l'échauffement de l'air par le rayonnement immédiat de la chaleur dégagée par le feu. De tous les procédés c'est, au point de vue du rendement calorifique, le moins avantageux, car 10 pour 100 au plus du calorique sont émis dans la pièce, 90 pour 100 au contraire sont entraînés dans la cheminée. Par contre, la ventilation de la pièce est excessivement énergique ; en effet, non seulement il arrive dans le foyer la quantité d'air nécessaire pour la combustion, mais une plus grande quantité encore entraînée en passant au-dessus de la flamme. Ce mode de chauffage ne doit donc être employé que dans les climats assez doux, ou dans les cas où l'on subordonne la question économique, soit à l'agrément de voir le feu et de pouvoir s'en approcher facilement, soit aux exigences de la ventilation. Aussi le système des cheminées ouvertes est-il fortement conseillé dans les salles de malades et journellement mis en pratique dans les hôpitaux anglais. Au point de vue du logement collectif, de la caserne, le chauffage par cheminée ouverte n'est, on le voit, pas très utilisable, et il faut faire usage d'appareils plus économiques en cherchant à ne pas sacrifier l'hygiène aux considérations financières.

Le chauffage à l'aide de poêles est plus avantageux au point de vue du rendement, car si l'appareil est bien construit, il ne consume pas trop de combustible : la chaleur développée par la matière qu'on y brûle doit être cédée presque complètement aux parois et aux corps du poêle et par conséquent se répandre dans la chambre ; la perte de chaleur est réduite à celle qui est entraînée avec les gaz de la combustion. On diminue cette perte de chaleur en allongeant le conduit de fumée ; mais, dans ce cas, il ne faut pas oublier que celle-ci doit se dégager dans la cheminée avec une température de 75° au moins, sans quoi le tirage est insuffisant.

D'une façon générale, les poêles permettent d'utiliser 85 à 90 pour 100 de la chaleur produite, mais le volume d'air entraîné par le poêle est au plus de 5 mètres cubes par kilogramme de bois brûlé, de 6 à 7 mètres cubes par kilogramme de houille, de 10 à 12 mètres cubes par kilogramme de coke avec un feu très vif. On perd donc en ventilation ce que l'on gagne en chaleur ; de plus, en raison du faible mouvement imprimé à l'atmosphère de la chambre, de sensibles différences de température, qui ne vont pas à moins de 10°, s'observent aux diverses hauteurs d'une pièce ne mesurant pas plus de 6 mètres sous plafond.

Les poêles sont de fonte, d'argile cuite (faïence et briques) ou mixtes.

Les poêles de fonte, comme le sont encore ceux généralement en usage dans les casernes françaises, doivent à la bonne conductibilité du fer pour le calorique l'avantage de s'échauffer très rapidement et de transmettre rapidement la chaleur au milieu ambiant. La forme la plus ancienne est celle d'un cylindre creux, muni à sa partie supérieure d'un tuyau de tôle, et inférieurement d'une porte pour l'entrée du combustible. Lorsque le tuyau est très long il s'use rapidement, car il se dépose dans son intérieur un liquide acide (vinaigre de bois) dans le chauffage au bois, ou ammoniacal dans le chauffage à la houille; ce liquide corrode la tôle. Les poêles de fonte sont quelquefois entourés d'un manchon de tôle, percé de plusieurs orifices et séparé par quelques centimètres de l'appareil à combustion.

D'après des expériences exécutées en 1867 par H. Sainte-Claire-Deville et Troost (1), la fonte chauffée au rouge aurait la propriété de laisser passer certains gaz de la combustion, notamment CO. Ce serait à la présence de ce gaz éminemment toxique, répandu dans les appartements, que l'on devrait attribuer les accidents survenus dans des pièces surchauffées, comme le sont souvent les corps de garde, accidents qui se traduisent par de la céphalalgie, des vertiges, des nausées et même la syncope. La fonte du reste contenant d'assez notables proportions de C, pendant les premiers temps de son emploi, un poêle de cette nature laisse dégager une certaine proportion de CO chaque fois qu'on le chauffe. Plus tard cette propriété disparaît il est vrai.

Coulier (2) s'élève contre ces propositions; ces accidents sont dus, suivant lui, à ce que, dans les pièces chauffées avec des poêles en fonte, en raison de l'élévation excessive de la température, l'air se dessèche rapidement et ne contient plus la proportion de vapeur d'eau suffisante. En analysant, avec un soin tout scrupuleux, l'air recueilli dans un poste militaire chauffé par ce système, il a pu constater, par une série de six expériences, que la proportion de l'oxyde de carbone dégagé en quatre-vingt-douze heures ne s'élevait pas à plus de 4 décilitres. Le poste mesurait 180 mètres cubes, et l'on peut bien admettre que, par suite des ouvertures incessantes de la porte, l'air s'était renouvelé vingt fois dans les quatre-vingt-douze heures. Les 4 décilitres d'oxyde de carbone au-

(1) H. Sainte-Claire-Deville et Troost, *Comptes rendus de l'Académie des sciences*, 13 janvier 1868.

(2) Coulier, *Ventilation économique et chauffage, etc.*, p. 34. Lille, 1872 et *Annales d'hygiène publique*, 1873. — Article CHAUFFAGE. *Dict. encyclop. des Sc. Méd.* 1re S. t. XV.

raient été dissous dans 3600 litres d'air, chaque litre n'en contenant pas beaucoup plus de un dixième de millimètre cube, c'est-à-dire une proportion insignifiante (1).

Du reste, l'expérience corrobore l'opinion de Coulier ; en faisant évaporer de l'eau dans les chambres chauffées avec des poêles de fonte, on remédie à ce dessèchement de l'air et l'on fait disparaître tous les accidents que ressentaient les habitants. Coulier propose à ce sujet les dispositifs suivants, d'une application très simple.

Le couvercle plat du poêle doit être percé d'un trou de grandeur à peu près égale à la section de tuyau, c'est par ce trou que l'on introduit le combustible et que l'on fourgonne le poêle. On est ainsi dispensé d'y ménager une porte, laquelle ferme toujours mal et empêche de régler l'entrée de l'air par l'ouverture du conduit. Le trou est bouché par un chaudron de métal garni d'anneaux, dans lequel on maintient de l'eau ; la surface du liquide ainsi échauffé doit représenter le quart de la surface du poêle.

Les poêles en fer, comme les poêles en faïence ou autres, sont généralement pourvus d'une *clef* permettant d'activer ou de diminuer la combustion ; mais, en obturant ainsi l'orifice de sortie des gaz, on tend à les répandre dans la pièce. S'il y a encore de la fumée, les assistants sont bientôt avertis du danger ; mais s'il ne reste que des charbons ou de la braise, l'odeur est à peu près nulle. C'est à ce moment que le danger est le plus grand, car l'oxygène manquant par la suppression du tirage, le CO se produit en plus grande quantité. De là viennent ces accidents, souvent mortels, que l'on observe fréquemment lorsque le soir, en se couchant, quelque imprudent a fermé la clef du poêle pour conserver la chaleur. Dans l'armée prussienne il y a eu, de 1867 à 1870, 170 cas d'empoisonnement de ce genre, dont 45 mortels (Roth).

Les poêles de fonte offrent encore d'autres inconvénients ; ils s'échauffent excessivement vite, atteignent la température du rouge et portent rapidement l'atmosphère ambiante à un degré élevé, mais pour se refroidir non moins brusquement. En attendant, à leur contact, les matières organiques en suspension dans l'air sont venues se brûler en répandant dans toute la pièce une odeur désagréable.

Quelques-uns de ces inconvénients sont atténués par l'interposition

(1) Michel Lévy, *Traité d'hygiène, etc.*, 5e éd., t. I, p. 610.

entre la paroi et le foyer d'une chemise de briques réfractaires, leur donnant ainsi une partie des avantages du poêle d'argile.

Un des types de ce genre, utilisable dans certains logements collectifs, est caractérisé par le modèle parisien du poêle en fonte et briques (fig. 24) où l'appareil de chauffe et les tuyaux de métal sont compris dans un revêtement de briques, de telle façon que l'air pénètre par un conduit inférieur, puis se dégage, après échauffement, dans l'appartement au travers d'orifices pourvus de portes obturatrices à volonté. La masse de briques atteint peu à peu et conserve longtemps une température assez élevée.

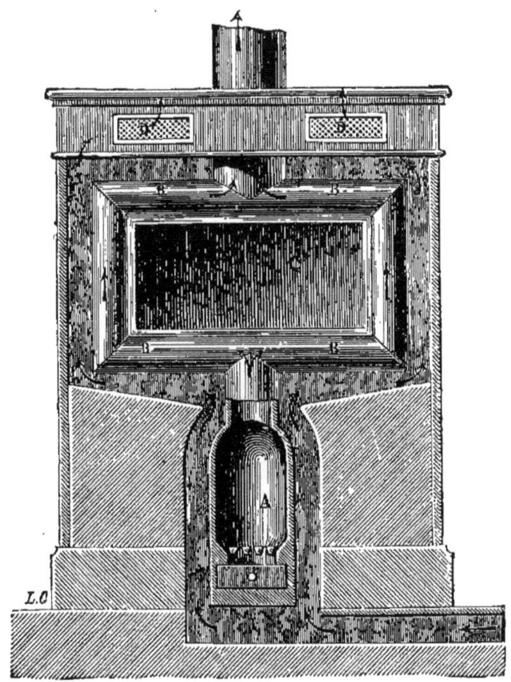

Fig. 24. — Poêle parisien pour salle à manger.

Ce poêle constitue le premier terme de la série des procédés de chauffage par l'air chaud, son principal inconvénient est de ne point favoriser absolument la ventilation, car s'il appelle de l'air froid du dehors, il n'évacue pas l'air vicié. Les calorifères Geneste et Herscher (fig. 25 et 26), adoptés par la ville de Paris pour ses écoles, présentent à peu près les mêmes conditions défavorables ainsi qu'un autre appareil de la même maison, connu sous le nom de *calorifère français* (fig. 27).

Dans ce modèle, une garniture intérieure de briques empêche la fonte d'être portée au rouge, le foyer repose sur un socle entouré d'une vasque que l'on peut remplir d'eau, sa surface extérieure est garnie de lamelles verticales qui multiplient les surfaces de chauffe. A lui seul, ce calorifère ne fait que chauffer l'air ambiant ; en l'enveloppant d'un manchon de briques, on peut le ramener au type représenté fig. 26 et le transformer en aspirateur d'air extérieur.

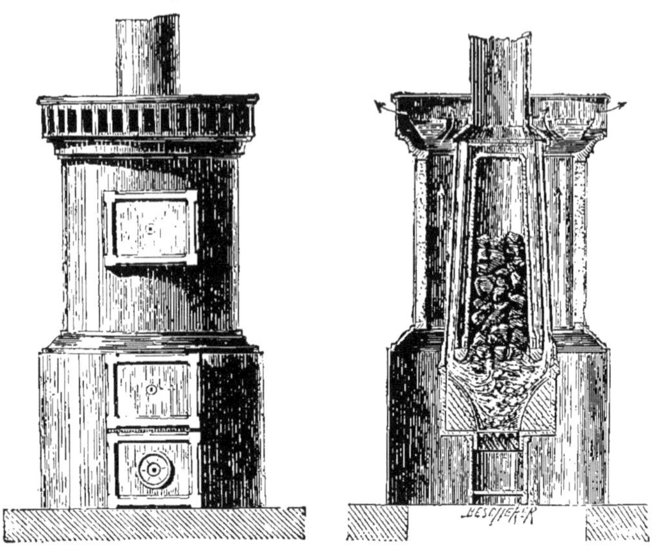

Fig. 25 et 26. — Modèle de cheminée adoptée par la ville de Paris et construit par MM. Geneste et Herscher frères.

Depuis quelques années l'usage de poêles dits *mobiles* ou *américains* tend à se généraliser en France ; ces appareils, dont il existe de nombreuses variétés, ont pour principe commun de se charger par le haut, de brûler très lentement des charbons peu combustibles, comme l'anthracite ou le coke, d'évacuer les gaz de la combustion par un orifice inférieur ; ils n'ont besoin d'être alimenté qu'une fois toutes les vingt-quatre heures ; enfin, étant pourvus de roulettes, on peut les transporter facilement d'une pièce à une autre. Ils sont donc réellement économiques, mais ils rachètent cet avantage par de très réels dangers. En raison de leur faible tirage ils ne suffisent pas à déterminer toujours dans la cheminée, où l'on introduit leur tuyau, un courant ascensionnel énergique, de là des contre-appels qui peuvent

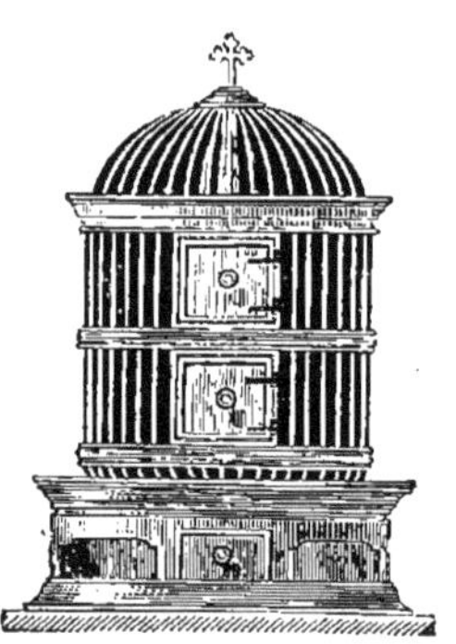

Fig. 27. — Calorifère français.

ramener dans la pièce ou dans les pièces voisines tous les gaz de la combustion, en particulier CO. On a noté de fréquents accidents mortels à la suite de leur emploi. Ils ne justifient donc que faiblement l'engoûment irréfléchi dont ils ont été l'objet.

Les poêles en briques ou argile cuite sont en usage dans les pays très froids; en Russie et en Suède, on les utilise pour le chauffage des habitations et des casernes. Leur construction est excessivement massive et leur avantage caractéristique consiste à emmagasiner lentement la chaleur produite par le combustible, pour la déverser également avec lenteur, mais d'une façon continue, dans l'intérieur de la pièce à chauffer. Ces poêles ont la forme d'un grand parallélipipède rectangulaire de près de 2 mètres de hauteur sur $1^{m},50$ ou 2 mètres de largeur ; à la partie inférieure existe un vaste four dans lequel on accumule une grande quantité de bois bien sec, que l'on fait flamber rapidement. La fumée et les gaz s'échappent par un conduit circulant de haut en bas et de bas en haut dans l'intérieur du poêle, dont la section représente assez bien un rectangle divisé en six rectangles secondaires. Bientôt la masse totale des briques absorbe ainsi une grande quantité de calorique, et lorsque la combustion du bois est complète, on obture le dernier conduit, celui qui communique avec le tuyau de la cheminée, au moyen d'une sorte de double couvercle, nommé *wiuschke*, en russe. La chaleur reste alors emmagasinée dans la brique, et si l'opération a été bien conduite, si l'on ne ferme le registre qu'au moment voulu, il ne se répand aucun gaz nuisible dans l'appartement. Ces poêles conservent la chaleur pendant plus de vingt-quatre heures et sont véritablement d'un excellent usage dans les pays très froids. En revanche, comme les poêles dont il a été déjà question, ils favorisent l'appel de l'air, non son évacuation, et ne sont donc qu'incomplètement ventilateurs.

Nous étudierons plus spécialement, en parlant de la ventilation, les procédés au moyen desquels ces desiderata peuvent être résolus.

Sauf dans le poêle primitif de fonte ou de terre, sans enveloppe à circulation d'air, tous les autres appareils de chauffage ont pour but d'échauffer l'air pris soit dans la pièce elle-même, soit à l'extérieur. Le chauffage dit *à l'air chaud* n'est qu'une généralisation de ce principe, mais l'appareil producteur du calorique se trouve hors des appartements en sorte qu'on peut utiliser le procédé pour les grands établissements, les logements collectifs, en canalisant l'air échauffé ; c'est un chauffage central.

Il comprend trois variétés : 1° l'air échauffé dans l'appareil, arrive chaud dans les différentes parties de l'édifice et remplace un volume d'air égal à celui qui sort par les ouvertures des portes, fenêtres, etc. ; 2° l'air chauffé revient des appartements dans l'appareil, s'y réchauffe à nouveau, puis y retourne ; 3° l'air venant des appartements n'y rentre plus, mais est conduit dans le foyer où il contribue à alimenter la combustion. Le second système est plus économique que le premier, car il utilise la chaleur de l'air provenant des appartements, chaleur qui dans le premier système est perdue, mais il est très inférieur au point de vue de la ventilation, car il ramène toujours le même air vicié et desséché dans les logements ; enfin le troisième système réunit les avantages des deux premiers et crée une ventilation très active, puisque le foyer constitue un appel et favorise l'extraction de l'air des appartements.

Quelque système que l'on emploie, il est bon de faire arriver l'air provenant du calorifère dans une chambre de mélanges où l'on peut introduire également, au moyen d'orifices pourvus de registre, une certaine quantité d'air froid. Sans cette précaution le chauffage est très inégal, quelquefois l'air arrive dans les appartements encore brûlant. C'est de la chambre des mélanges que doivent partir les conduites d'air chaud. De plus, l'air est absolument desséché, inconvénient que l'on peut chercher à combattre en faisant évaporer de l'eau dans la pièce à chauffer, mais cette évaporation est loin d'être assez active, elle ne s'exécute pas comme lorsque l'eau se trouve, comme dans les poêles, placée précisément au-dessus du foyer de chaleur.

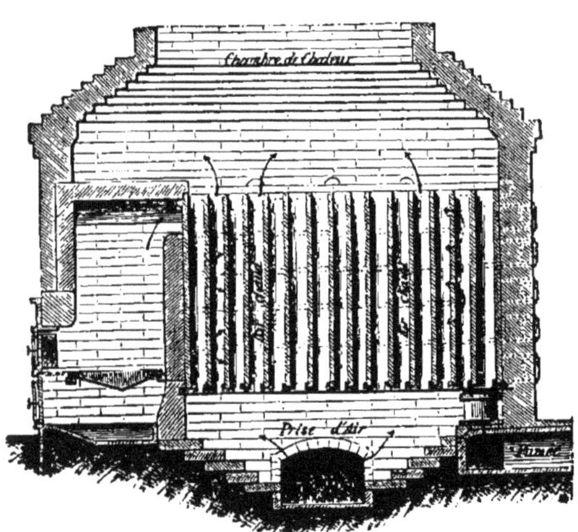

Fig. 28. — Calorifère Gaillard et Haillot. Coupe longitudinale.

Le calorifère Gaillard et Haillot (fig. 28) peut être présenté comme l'un des bons modèles du genre. Il est, en fait, un perfectionnement du système des poêles russes indiqué plus haut ; l'air à chauffer pris à l'extérieur circule dans un labyrinthe de conduits en briques, dans lequel passent également une série de tubes évacuateurs des gaz de la combustion, comme dans les chaudières à vapeur tubulaires. Au-dessus de l'appareil de chauffe existe une chambre de chaleur, qui peut être une chambre de mélanges. Cet appareil utilise 80 pour 100 de la chaleur produite, mais l'air atteint près de 80°, ce qui est excessif.

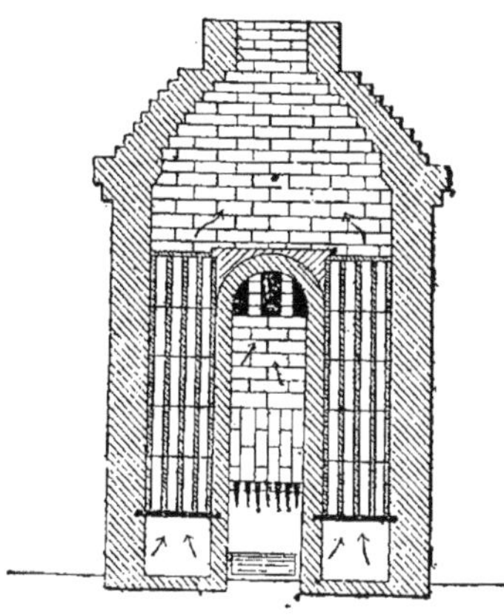

Fig. 29. — Calorifère Gaillard et Haillot. Coupe transversale.

En résumé, le chauffage à l'air chaud, utilisable, sans doute, dans les locaux que l'on ne doit pas habiter continuellement, comme les salles de cours, les théâtres, les vestibules, les escaliers, etc., ne convient guère aux pièces d'habitation, quoiqu'on l'y applique souvent.

On peut, au lieu d'amener dans la pièce de l'air chauffé, chercher à échauffer celui qui s'y trouve, en utilisant la propriété que possède l'eau de retenir longtemps le calorique qu'elle a absorbé ; c'est ce que l'on nomme le chauffage par *circulation d'eau chaude*. Théoriquement il suffit de maintenir dans la pièce à chauffer un vase rempli d'eau bouillante et d'adopter un dispositif tel que l'eau refroidie soit incessamment remplacée. On remarquera que, à priori, ce procédé doit donner un résultat satisfaisant, car 1 kilogramme d'eau à 100 degrés dégage 80 calories en se refroidissant seulement de 20 degrés, et ces 80 calories suffisent pour élever de 10 degrés la température de 24 mètres cubes d'air.

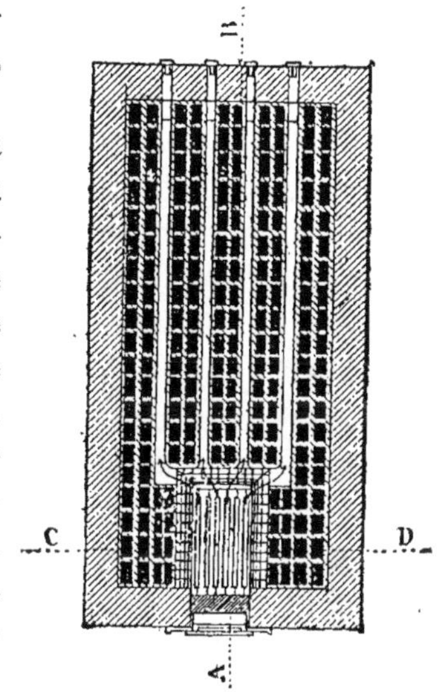

Fig. 30. — Plan.

. Pratiquement, le chauffage à l'eau chaude se distingue en *chauffage à basse pression*, dans lequel la température du liquide ne doit pas dépasser 100 degrés, et *chauffage à haute pression*. Dans le premier système, on dispose dans le sous-sol de l'édifice une chaudière de laquelle part un tuyau qui va circuler dans les appartements, puis redescend et revient pénétrer dans la chaudière. En vertu de la différence de densité de l'eau chaude, les parties de liquides échauffés tendent à gagner les parties élevées; chemin faisant, elles abandonnent une portion du calorique, deviennent plus lourdes et redescendent par conséquent dans la chaudière où elles s'échauffent de nouveau. La chaudière et les tuyaux ne forment

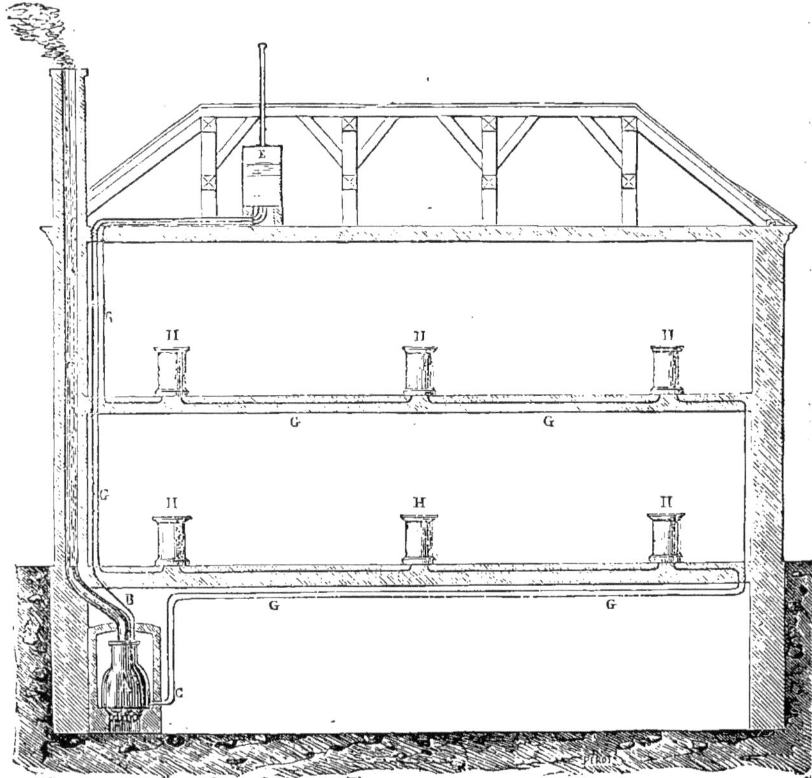

Fig. 31. — Calorifère à circulation d'eau chaude (système Duvoir). — A. Chaudière à foyer intérieur. — B. Tuyau ascendant. — E. Vase d'expansion. — G. Tuyau descendant distribuant l'eau chaude dans les pièces à chauffer et la ramenant ensuite dans la chaudière. — H. Poêles d'eau chaude.

pour ainsi dire qu'un seul vase, dans lequel se passent ces déplacements que chacun peut constater en regardant de l'eau bouillir dans un vase transparent. La chaleur est du reste dispersée dans les appartements au moyen de poêles, affectant en général une forme cylindrique et dans lesquels les tuyaux serpentent en spirale (fig. 32).

Ce procédé de chauffage est assez avantageux, il ne permet pas les excès de température, mais il ne donne par lui-même aucune ventilation; en revanche, il peut se combiner avec des systèmes ventilateurs sur lesquels nous aurons occasion de revenir.

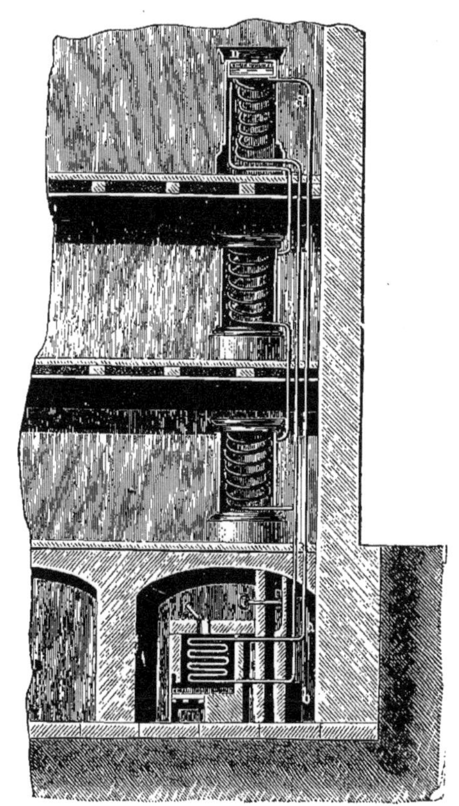

Fig. 32. — Coupe d'une maison à plusieurs étages, chauffée par une circulation d'eau chaude (haute pression, système Perkins).

Perkins a proposé d'élever l'eau à une température de 200 ou 300 et même 500 degrés, en prenant du reste les précautions nécessaires pour éviter les explosions, accidents qui se produisent quelquefois, ainsi que l'a fait remarquer Guérard (1).

Comme on peut le remarquer dans la figure 32, la chaudière peut être absolument supprimée, et l'appareil de chauffage réduit à un fourneau et à un tube qui circule en spirale au milieu du foyer, gagne les diverses parties de l'édifice et redescend dans le foyer. Un sixième du tube enroulé en spirale se trouve en contact direct avec le combustible, les cinq autres sixièmes sont chauffés par circulation. Ces tubes sont de fer forgé,

(1) Guérard, *Sur les accidents causés par les explosions des appareils à eau destinés au chauffage.* (*Ann. d'hyg.*, 2e série, 1858, t. IX.)

ont un diamètre extérieur de 1 pouce (0^{m},027), et doivent pouvoir supporter une pression de 1500 kilogrammes. Dans la figure 32, on peut voir que l'eau échauffée doit remonter par les tuyaux *a* jusqu'à l'étage supérieur, là elle se répand dans une boîte D, munie d'une soupape de sûreté, puis elle redescend par les tuyaux *b*, en circulant dans les poêles disposés aux différents étages.

Le général Morin ne recommande pas ce système de chauffage, en raison des dangers auxquels il expose, en particulier de celui des incendies; en effet, les pièces de bois, les planchers au contact desquels passent les tuyaux s'altèrent peu à peu et peuvent, à un moment donné, s'enflammer spontanément.

Le chauffage *à l'aide de la vapeur d'eau* utilise la chaleur latente con-

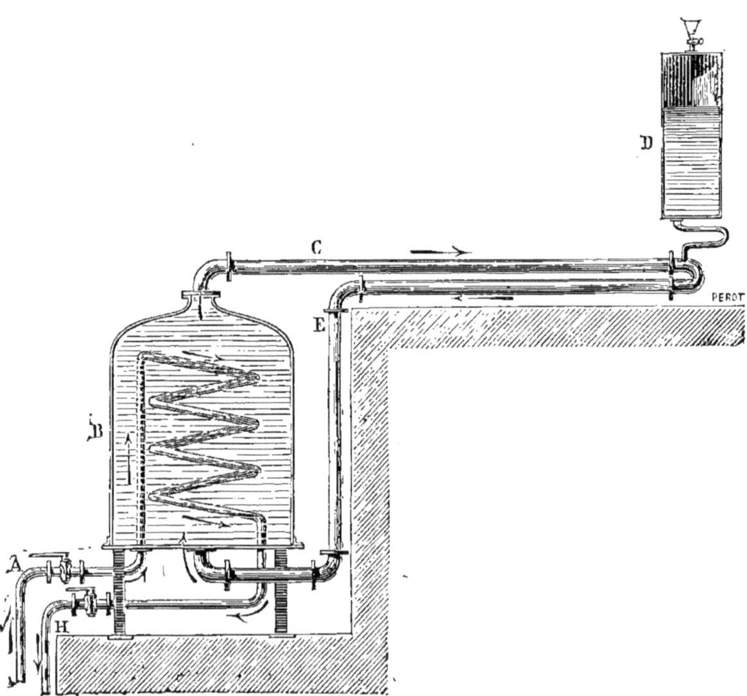

Fig. 33. — Calorifère mixte à circulation d'eau chauffée par la vapeur (système Grouvelle). — A. A. Tuyau à serpentin dans lequel circule la vapeur. — B. Réservoir d'eau. — C. Tuyau ascendant d'eau chaude. — D. Vase d'expansion. — E. Tuyau de retour de l'eau refroidie. — H. Tuyau de retour de la vapeur condensée.

tenue dans la vapeur; on sait en effet que cette chaleur est considérable, puisque 1 kilogramme de vapeur d'eau contient une quantité de chaleur suffisante pour élever 5k,500 d'eau de 0 degrés à 100 degrés.

L'appareil de chauffage se compose d'un générateur, de tuyaux pour la circulation de la vapeur et des tubes qui ramènent l'eau condensée dans le générateur ou la conduisent en dehors de celui-ci. Ce système présente un inconvénient notable : lorsque le feu n'est pas également conduit, des condensations se forment en grandes proportions sur certains points de l'appareil, des vides partiels sur d'autres points; lorsque ensuite on reprend le chauffage, la vapeur, affluant très rapidement dans les tuyaux, rencontre les masses liquides, les choque violemment et produit souvent des ruptures ou des fuites. — On a combiné le chauffage à la vapeur avec le chauffage à l'eau en échauffant à l'aide de la vapeur des masses liquides, contenues dans les poêles au milieu desquels circulent les tuyaux (fig. 33). Ce dispositif a été appliqué dans certains hôpitaux, à Lariboisière, par exemple, et plus récemment à l'hôpital Tenon.

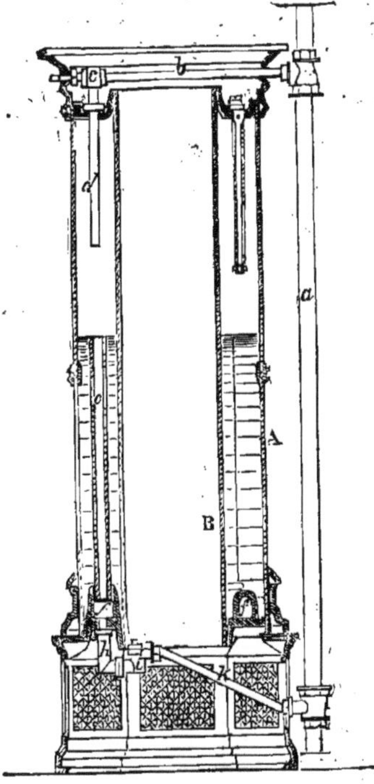

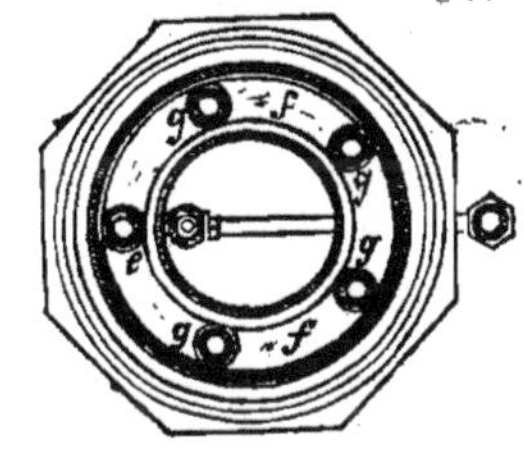

Fig. 34. — Poêle à eau et à vapeur.

En Suisse et en Allemagne, ce procédé de chauffage est fort en honneur; on y emploie beaucoup le système des Sulzer de Winterthür. Un générateur envoie, à l'aide d'un tuyau principal, la vapeur jusque dans les combles, de là par des tubes descendants, elle se distribue dans des poêles spéciaux (fig. 34). Ceux-ci se composent d'un cylindre creux A entourant un espace creux B servant de chambre à air. La vapeur arrive par *a b c d* dans l'espace A, à moitié rempli d'eau, que le tube O maintient à un niveau constant; elle se condense en partie et le liquide en excès redescend par *h i k* dans le tuyau *a*, de là il retourne à la chaudière centrale.

La ville de Lockport, aux États-Unis, possède un système de chauffage central à la vapeur, à l'aide duquel 200 maisons sont réunies par une canalisation spéciale à une usine centrale, d'où la vapeur est dirigée et maintenue à une pression élevée.

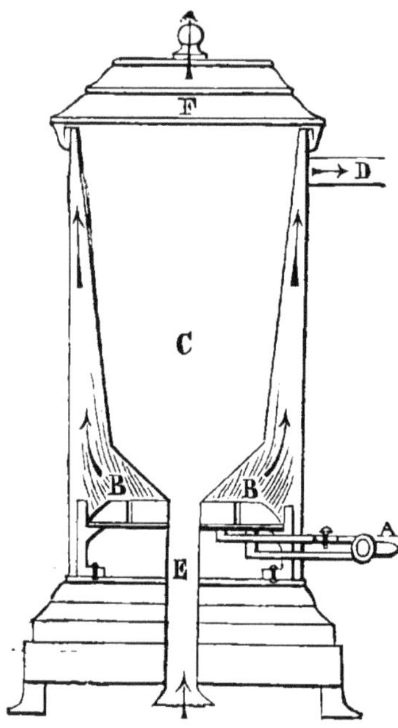

Fig. 35. — Appareil Vanderkelen pour le chauffage au gaz. — A est le tuyau d'alimentation du gaz, qui brûle en B avec mélange d'air et chauffe même presque au rouge le cône C. Les produits nuisibles de la combustion s'échappent par D dans la cheminée. Par le canal E s'introduit l'air, soit de l'appartement, soit du dehors; l'air chauffé dans la chambre C s'échappe en F.

Le *chauffage* dit au *gaz* peut être appliqué de différentes manières; dans des cheminées à gaz on peut utiliser la chaleur rayonnante de la flamme, ou échauffer quelques masses de fonte auxquelles, pour l'agrément des yeux, on donne la forme de bûches percées de trous, sur lesquelles quelques brins d'amiante figurent des débris de bois. Le système peut être mauvais si une partie du gaz de la combustion se déverse dans l'atmosphère; il est parfois applicable s'il existe assez de tirage pour faire une ventilation, et dans ce cas, se rapproche des cheminées ordinaires, mais ne paraît guère applicable aux logements collectifs. Il n'en est plus de même des poêles à gaz lorsque ceux-ci sont disposés de façon à échauffer l'air appelé de l'extérieur et déversé ensuite dans l'appartement, ainsi que le réalise le poêle Vanderkelen (fig. 35), pris pour type de nombreuses variétés.

Dans ces conditions, le chauffage au gaz est acceptable, sauf la question du prix de revient variant suivant les villes. Les poêles à gaz sans dégagements des produits de la combustion sont toujours nuisibles.

Avant de se prononcer définitivement sur le mode de chauffage qui semble préférable pour les chambres de casernes ou les autres locaux des bâtiments militaires, il convient maintenant de rechercher quels sont les procédés de ventilation, avec lesquels le chauffage peut se combiner d'une façon intime.

II. *Des systèmes de ventilation dans les casernes.* — L'introduction de

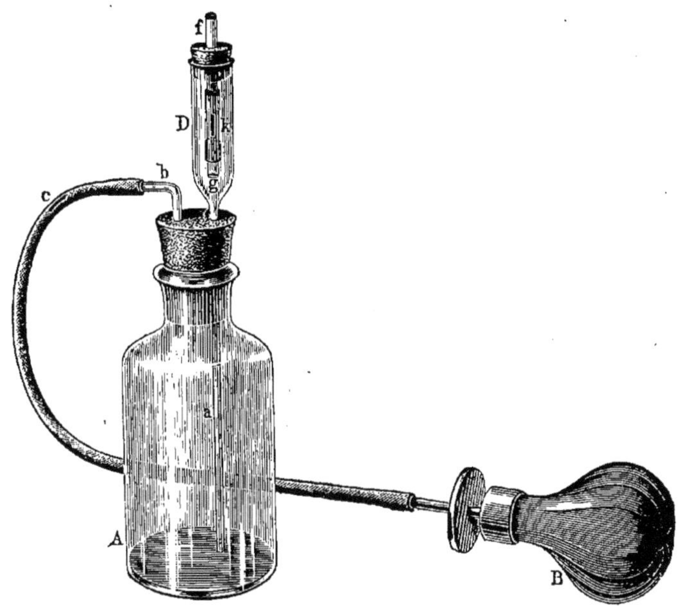

Fig. 36. — Appareil minimétrique d'Angus Smith.

l'air nouveau s'impose dans les habitations collectives, en particulier dans les casernes : 1° pour maintenir l'atmosphère à un taux de CO^2 voisin de la normale, soit *quatre dix millièmes* environ, et en tout cas ne pas dépasser *cinq* à *sept dix millièmes* regardés comme le taux de la plus forte viciation en CO^2 que l'air puisse contenir en restant respirable; 2° pour introduire, en même temps, une quantité de O suffisante pour subvenir aux besoins de la respiration et brûler en partie les substances organiques déversées dans l'air par l'expiration pulmonaire; 3° pour remplacer une quantité équivalente de l'air à enlever, car à toute introduction d'air nouveau doit correspondre une évacuation égale d'air vicié.

Il n'est pas facile de déterminer exactement, soit par l'analyse chimique, soit par des recherches histologiques, le degré de viciation d'une atmosphère confinée, partant l'intensité de la ventilation qui pourra la faire disparaître. La proportion de CO^2 est, en général, prise pour étalon de la souillure de cette atmosphère, les autres causes de viciation lui étant à peu près proportionnelles. En dehors des procédés généraux d'analyse de l'air, procédés de laboratoires très exacts, mais assez compliqués, il existe quelques moyens plus rapides et d'une exactitude suffisante. On peut citer parmi les appareils les plus récents, utilisés dans ce but, l'*appareil minimétrique d'Angus Smith* (fig. 36), basé sur la précipitation du carbonate de baryte par CO^2 dans une solution d'hydrate de cette base; plus une atmosphère contient de CO^2 et moins il en faut pour troubler au même degré une solution toujours identique. On a pris pour type la solution de 6 pour 100 et on en introduit 7 centimètres cubes dans le flacon A; chaque pression de la poire B, jaugée à 28 centimètres cubes, fait sortir par la soupape C un même volume d'air du flacon A et entraîne une même introduction de l'air de la pièce dans le tube *f* par la soupape *k*. Au bout d'un certain nombre de coups de pompe, les 7 centimètres cubes d'eau de baryte ont pris la nuance laiteuse regardée comme type, c'est celle au travers de laquelle on ne distingue plus les traits au crayon portés sur une feuille de papier blanc collée au-dessous du flacon. D'après l'auteur, les proportions de CO^2 correspondent au nombre d'aspirations suivantes :

	Vol. de CO^2 pour 10 000 d'air.	
4 aspirations (la 1re ayant naturellement le n° 2).	22,0	
5.	17,6	
6.	14,8	
7.	12,6	
8.	11,0	
9.	9,9	
10.	8,8	
11.	8	
12.	7,4	Limite de la salubrité.
13.	6,8	Limite de la salubrité.
14.	6,3	
15.	5,8	
16.	5,4	
17.	5,1	

	Vol. de CO_2 pour 10 000 d'air.	
18 aspirations	4,9	
20	4,4	
22	4	Air normal.
26	3,4	
30	2,9	

Si, cherchant dans une autre direction, on veut apprécier la quantité et la nature des matières organiques suspendues ou dissoutes dans l'atmosphère confinée de l'appartement, il est possible soit d'appliquer le procédé d'Ira Remsen (voy. page 214), soit de faire l'analyse histologique des matériaux solides recueillis dans ce milieu.

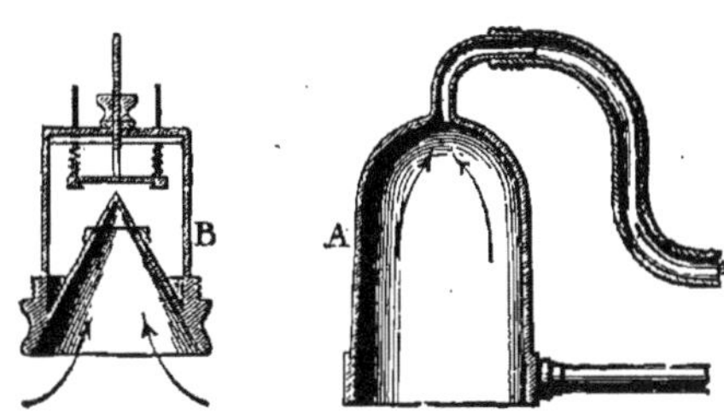

Fig. 37. — Aéroscope à aspiration. — La partie B se vissant dans la partie A, l'air est aspiré dans cette dernière par une trombe.

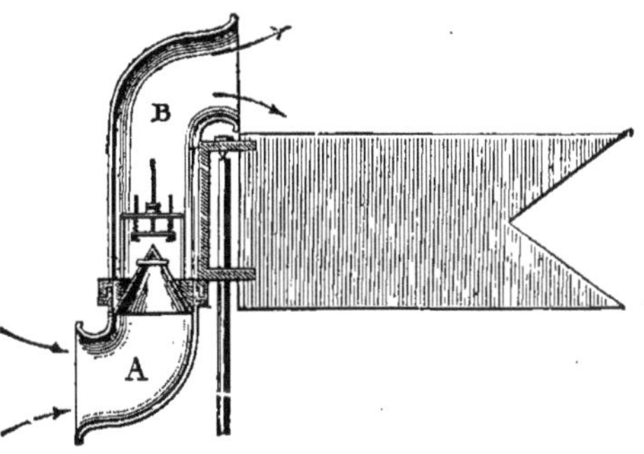

Fig. 38. — Aéroscope à girouette. — Sous l'influence du vent, l'air passe de A en B.

Miquel (1) a étudié les poussières organisées contenues dans l'atmosphère, tant extérieure qu'intérieure et même celle de milieux nosocomiaux ou autres contaminés par la fièvre typhoïde. Dans ses recherches il a utilisé deux aéroscopes, l'un (fig. 37) destiné à l'intérieur des appartements, l'autre (fig. 38) devant fonctionner à l'air libre. Dans tous les deux, les particules solides se déposent sur une surface de verre préalablement recouverte de glycérine. En portant des parcelles de cette substance sur le porte-objet, on y reconnaît la présence d'une immense variété de cellules organisées parmi lesquelles des productions organisées, débris ou se-

(1) Pierre Miquel, *Étude sur les poussières organisées de l'atmosphère*. (*Ann. d'hyg. et de méd. lég.*, 3e série, t. II, p. 226 et 333, 1879.)

mences de végétaux, des micro-germes de vibrioniens, des infusoires, bactéries, parmi lesquels l'avenir permettra sans doute d'isoler ceux desquels procèdent telles ou telles maladies infectieuses, dont l'origine microbienne est sans doute à peu près démontrée, sans que l'on ait encore pu spécifier toujours la formation spéciale dont la prolifération est cause ou témoin des accidents cliniques.

La nécessité de la ventilation étant démontrée, on a cherché à calculer la quantité d'air à introduire dans un même local par unité de temps et de volume cubique. — Plusieurs méthodes sont en présence : suivant les unes, dont le professeur Layet (1) s'est fait le défenseur, cette proportion varie suivant le volume de la pièce, le nombre de personnes qui y respirent, le nombre et la qualité des appareils à éclairage qui y fonctionnent, et il a pu calculer une table des *coefficients* de ventilation en fonction de chacun de ces éléments ; il en résulte que plus un espace est petit et plus il faut de mètres cubes par unités individuelles pour ne pas dépasser le taux maximum en CO^2. Ch. Herscher (2), au contraire, par d'autres calculs mathématiques, cherche à démontrer que la proportion reste la même pour un même espace cubique et c'est également la conclusion à laquelle arrive Vallin (3) par une expérience fort intéressante dans laquelle il corrobore les principes posés antérieurement par Donkin, Lentz, Lang et Seidel.

Quoi qu'il en soit, au point de vue hygiénique, il n'est qu'une solution en matière de ventilation, comme à propos de la distribution d'eau : « Pour qu'il y en ait assez, il faut qu'il y en ait trop, » c'est celle que propose Arnould (4) dans son excellent ouvrage; elle a toujours été la nôtre.

Relativement à la cause déterminante de la ventilation, on peut diviser celle-ci en *ventilation naturelle* et en *ventilation artificielle*, cette dernière en ventilation *par appel* et ventilation *par propulsion*.

Ventilation naturelle. — La ventilation naturelle s'exécute à chaque instant sous nos yeux ; l'air extérieur, appelé dans nos habitations par la

(1) Layet, *Note sur les coefficients d'aération ou sur le renouvellement d'air nécessaire pour prévenir les effets de l'encombrement humain dans les espaces habités*. Soc. de méd. publique, séance du 21 novembre 1880.

(2) Ch. Herscher, *Communication sur les coefficients d'aération et discussion*. (MM. Hudelo, Vallin, Trélat...) Soc. de méd. publique, 23 février 1881.

(3) Vallin, *Contrôle expérimental du théorème de Donkin, Lenz, Herscher, sur les coefficients de ventilation*. Soc. de méd. publique. Séance du 24 octobre 1883.

(4) J. Arnould, *Nouveaux éléments d'hygiène*, p. 4 22. Paris, 1881.

diminution de pression due à l'élévation de la température intérieure, pénètre par les jointures des portes, des fenêtres, et mieux encore par celles-ci lorsqu'elles sont ouvertes ; d'autres fois, le vent agit lui-même comme agent mécanique de propulsion et injecte l'air dans les appartements ; la ventilation naturelle participe donc de la ventilation par appel et de la ventilation par propulsion, mais la première y joue un rôle beaucoup plus important. — Du reste, la température intérieure des habitations n'est pas seule en jeu ; la température extérieure, l'influence solaire interviennent directement ; suivant le cas, l'appel se fait de l'habitation sur l'extérieur ou de l'extérieur sur l'habitation, l'appel ayant toujours lieu des espaces les moins chauds vers les espaces plus échauffés.

La ventilation naturelle peut être singulièrement favorisée par quelques aménagements fort simples introduits dans la construction de nos édifices ; en ce qui concerne les casernes en particulier, c'est à ces dispositifs qu'il convient d'apporter une grande sollicitude. — Il faut favoriser l'échange entre l'air extérieur et l'air intérieur en multipliant les orifices de communication, en utilisant ceux qui existent naturellement ; l'obstacle le plus sérieux consiste dans le refroidissement intérieur des chambres, refroidissement qui, dans la saison hivernale, devient un obstacle très sérieux ; l'hygiéniste doit naturellement en tenir grand compte. De fait, on se trouve généralement dans ce cercle vicieux, ventiler abondamment, mais alors la question du chauffage devient plus difficile, surtout au point de vue économique, ou faire passer en premier lieu la nécessité du chauffage intérieur, et alors la ventilation est insuffisante. Il faut, comme le dit fort bien le savant professeur du Val-de-Grâce, Coulier (1), chercher à faire entre ces deux maux une sorte de cote mal taillée, de manière à tirer parti des ressources dont on dispose.

La ventilation naturelle par les fenêtres ouvertes est évidemment celle qui est absolument préférable et que chacun met en pratique pour aérer son appartement ; dans les casernes, les articles 178 et 354 *inf.*, 202 et 347 *cav.* du *décret* du *28 décembre 1883 sur le service intérieur*, rendent obligatoire l'ouverture des fenêtres pendant plusieurs heures après le réveil et dans le courant de la journée. — Ce sont là d'excellentes mesures qu'on est heureux de voir enfin prescrites officiellement.

(1) Coulier, *Ventilation économique*, etc.

A la place du système ordinaire des fenêtres, on pourrait adopter, dans les casernes, le système des fenêtres dites à guillotine qui permet de laisser ouvertes alternativement la moitié supérieure ou la moitié inférieure, ou mieux encore celui des fenêtres à châssis mobiles, s'ouvrant obliquement et s'abaissant plus ou moins au moyen d'une tringle en fer ou d'une corde passant dans une poulie, tandis qu'un contrepoids tend continuellement à fermer le châssis. Ce genre de fenêtres fonctionne avec grand avantage dans certains hôpitaux.

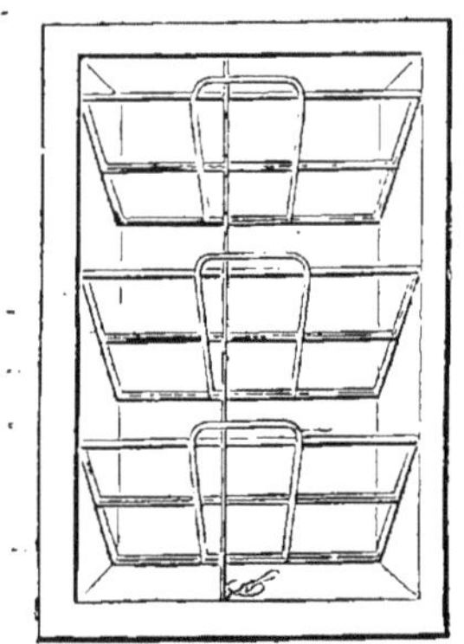

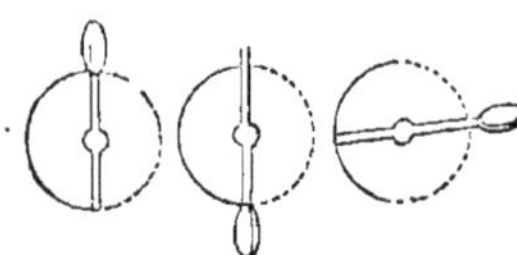

Fig. 39. — Croisées anglaises à châssis mobile.

Un autre système fort ingénieux est employé en Angleterre et mériterait d'être introduit en France; la fenêtre est fermée par trois châssis mobiles qui basculent en soufflet sur l'intérieur de la chambre et forment un angle de 45 degrés. Grâce à leur direction oblique, lorsqu'ils sont ouverts, les courants d'air sont dirigés vers le plafond et n'atteignent pas les lits. Une manivelle d'un mécanisme très simple règle l'inclinaison des châssis que l'on peut enlever tout à fait quand on le juge convenable (fig. 39).

Châssis grillagés. — On a essayé dans les casernes et les hôpitaux militaires d'obtenir une ventilation permanente en remplaçant un ou plusieurs des carreaux de fenêtres par des châssis garnis d'un grillage en toile métallique. (Circulaire ministérielle du 31 mars 1883.) On n'a pas tardé à reconnaître que la poussière et mille autres substances oblitéraient rapidement les orifices du grillage, si même les hommes ne l'obstruaient pas eux-mêmes. On y a renoncé, et la Circulaire ministérielle du 12 juillet 1884 recommande de garnir la partie supérieure des fenêtres d'impostes mobiles facilement manœuvrables.

Ventouses. — De simples ventouses peuvent singulièrement activer le renouvellement de l'air; théoriquement, il conviendrait de placer les ouvertures d'évacuation aux parties supérieures de la chambre, les orifices d'admission au niveau du plancher; il s'établirait ainsi un courant ascensionnel, basé sur l'inégalité de température de l'air aux diverses hauteurs; mais dans les casernes il est à craindre que l'ignorance des hommes les porte à boucher ces orifices d'entrée, pour se soustraire aux courants d'air qui se produisent. Le général Morin conseille, au contraire, de placer les ouvertures d'entrée au voisinage du plafond, les orifices de sorties au-dessus de l'intervalle des lits; pour arriver alors à produire le courant, il faut nécessairement rapprocher ces orifices d'évacuation des tuyaux de fumée des cheminées, ou les faire traverser par les tuyaux des poêles si l'on en emploie. Dans tous les cas, les orifices d'évacuation seront placés sur le mur opposé à ceux de sortie, afin que le courant balaye toute la longueur de la chambre. — En disposant les premiers au niveau du plafond, les seconds à mi-hauteur, les hommes ne seront jamais incommodés, même quand le courant changera de sens, ainsi qu'il arrive souvent dans les systèmes de ventilation basés sur les différences de la température naturelle.

Félix Le Blanc a précisé par des expériences anémométriques la valeur de deux ventouses semblables établies dans une caserne de Paris : l'une mesurant $0^{m2},47$, et placée dans une chambre de 54 hommes, a donné 2^{m3} par heure et par homme; la seconde, dans une chambre de 21 hommes, mesurant $0^{m2},6$, a fourni 7^{m3} par heure et par homme, l'excès de température n'étant que de 2 degrés.

On peut singulièrement activer l'action des ventouses évacuatrices en les faisant arriver dans les cheminées d'évacuation. Il résulte d'expériences faites à la caserne Bonaparte, à Paris, par les capitaines Mengin et Rapatel et contrôlées par le lieutenant-colonel Doutrelaine, que, dans ces conditions, les orifices d'évacuation étant proportionnées à raison de $0^{m2},02$ par homme, les orifices d'admission à $0^{m2},04$ par homme, on obtenait une ventilation moyenne de $35^{m3},377$ par heure et par homme, en été de $18^{m3},487$ (1).

Porosité des matériaux. — Les matériaux de construction de nos habitations sont presque tous perméables à l'air, ainsi que l'a démontré Pettenkofer en éteignant au travers d'un cylindre de mortier ou de toute autre substance de construction une bougie placée à l'autre extrémité (fig. 40). — Les expériences de Maercker (2) et de Lang (3) ont même permis d'établir un véritable coefficient de perméabilité des matériaux

(1) Général Morin, *Étude sur la ventilation*, t. II, p. 6. Paris.

(2) Maercker, *Untersuhung uber die Diffusion von Kohlensaüre durch poroese Scheidewaende* (Supplementheft der Landwirthsschaft. Jahrbücher, 1877.)

(3) Lang, *Ueber natürliche Ventilation und Poroesitact von Baumaterialen*. Stuttgardt, 1877.

variant de 7,9 pour le tuf calcaire, à 0,3 pour le béton, 0,2 pour les briques bien cuites. — Il est donc évident que toutes les fois que les parois de l'habitation ne sont pas imperméabilisées à l'intérieur ou à l'extérieur, il se fait à leur travers un courant dirigé de la région la plus chaude vers la plus froide, de l'intérieur ou l'extérieur ou *vice versa*, courant obéissant aussi à l'appel des cheminées. Il y a là un élément de ventilation très réel, mais qu'il est difficile d'apprécier exactement.

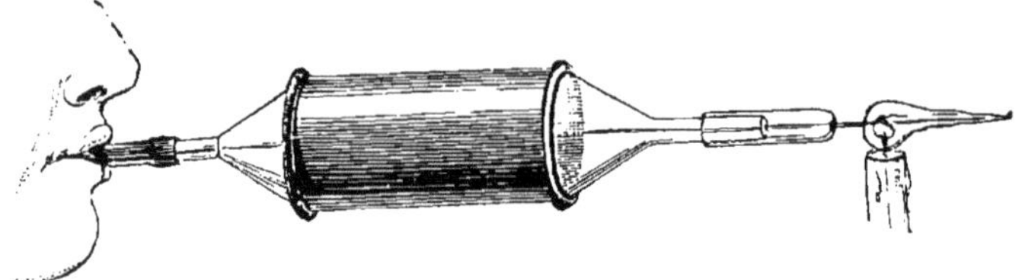

Fig. 40. — Appareil de Pettenkofer pour démontrer la perméabilité des matériaux de construction.

Ventilation par appel. — Elle supplée à la ventilation naturelle et, dans beaucoup de cas, se produit spontanément. La seule présence d'individus réunis dans un espace limité élève la température ambiante, détermine un courant de départ par les orifices d'évacuation (s'il en existe) et un courant d'arrivée par d'autres orifices, quelquefois par les mêmes. Tel est le cas d'une chambre pourvue d'une cheminée, même ne brûlant pas, et où l'air peut pénétrer par les interstices des portes ou des fenêtres, plus largement encore par ces derniers s'ils sont ouverts.

Le type le plus simple d'appel est donc celui qui se produit par les inégalités de température, et le dispositif le plus élémentaire, celui de la cheminée de chauffage qui crée un courant ascensionnel puissant, puisqu'il est représenté par une colonne d'air ayant pour base la section de la cheminée et pour hauteur la vitesse du courant dans la cheminée pour une unité de temps. Dans ces conditions le renouvellement d'air est considérable, mais la déperdition de chaleur énorme, car elle n'est pas moins de 90 pour 100 du calorique produit.

Pour éviter en partie cette déperdition de calorique, on a songé à en utiliser une portion à chauffer l'air lui-même qui doit être introduit dans la pièce; tel est le but des cheminées ventilatrices, dont l'un des types les plus réussis est celui du capitaine anglais Douglas-Galton, qui est utilisé dans les casernements anglais. La seule inspection de la fig. 41-42 suffit pour en comprendre les dispositifs, l'air pénétrant de l'extérieur, s'échauffe autour du tuyau de fumée et vient se déverser au niveau du plafond.

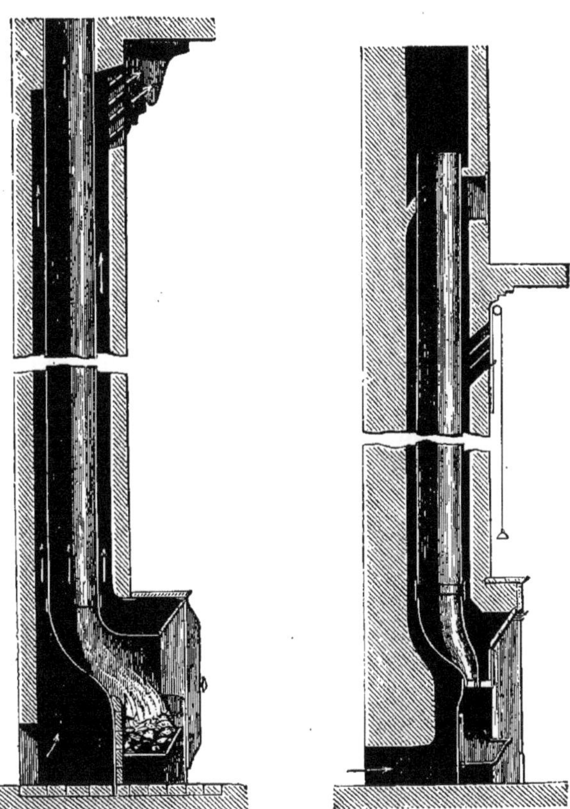

'ig. 41, 42. — Cheminées Douglas-Galton. — Coupes verticales montrant le foyer, le tuyau de fumée et la gaine enveloppante qui s'ouvre au niveau du foyer.

Certains poêles, et nous en avons déjà décrit quelques-uns (voy. p. 234), ermettent également d'échauffer une partie de l'air qu'appelle leur ropre calorique ; le principe est encore le même : entourer d'une gaine nveloppante le tuyau d'évacuation de la fumée et faire passer dans ette gaine l'air pris à l'extérieur. La fig. 43 reproduit ce dispositif très lémentaire que l'on peut appliquer à toute espèce de poêle.

L'appel créé par le foyer d'une cheminée est assez puissant pour que

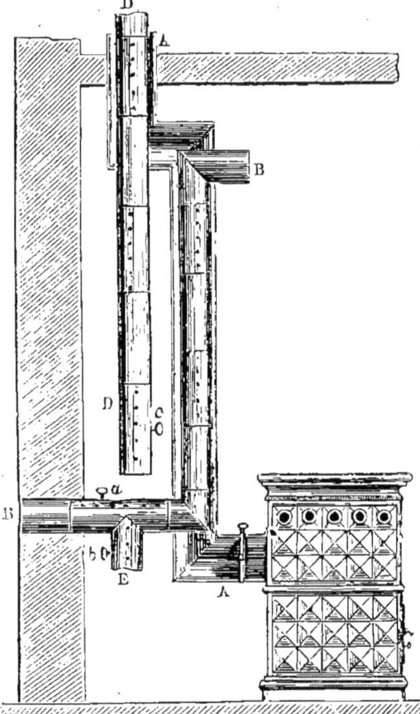

Fig. 43. — Poêle-ventilateur. — B B. Tuyau introducteur. — D D. Tuyau évacuateur. — *a b*. Soupapes qui permettent de puiser l'air à l'extérieur ou à l'intérieur. — *c*. Soupape qui permet de supprimer l'évacuation.

l'on ait cherché à l'utiliser non seulement comme moyen de ventilation des appartements, mais aussi comme évacuation des gaz impurs provenant de diverses origines, en particulier des fosses d'aisance. Si l'échauffement de la cheminée était constant, il y aurait peu de choses à craindre, mais comme, le plus souvent, il est au contraire intermittent, il peut se produire alors des contre-courants, ou appels en sens inverse, qui, déverseraient au contraire dans l'appartement les gaz méphitiques que l'on a voulu évacuer à l'extérieur. On a construit, pour parer à cet inconvénient, des soupapes de sûreté comme le *self regulating chimney ventilator* d'Arnott (fig. 44) qui doivent se fermer d'elles-mêmes lorsque le contre-courant tend à s'établir. Il est infiniment prudent de ne pas trop compter sur ce fonctionnement, qu'un rien peut entraver.

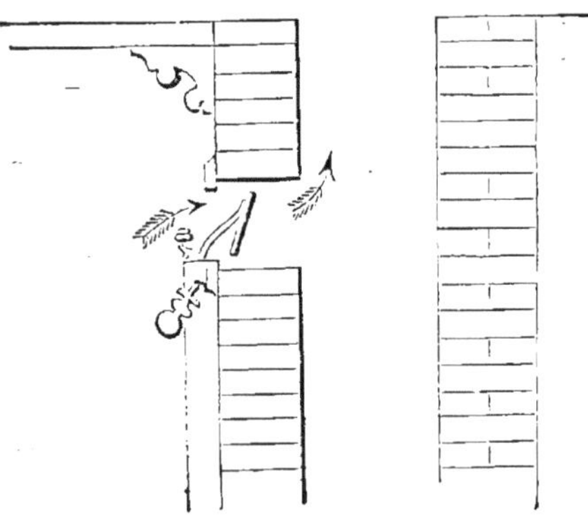

Fig. 44. — Ventilateur d'Arnott.

La balance à établir entre le départ de l'air vicié et échauffé et l'arrivée de l'air pur, mais froid, n'est pas toujours facile à garder ; car si, dans le problème, il y a des valeurs fixes qui sont les orifices d'arrivée et ceux de départ, il en est de variables qui sont la quantité de calorique produit par le foyer et la température de l'air extérieur. Théoriquement, il faudrait donc trouver un dispositif qui mette mathématiquement ces divers facteurs dans une relation constante. — Une autre difficulté encore, il faut que l'air introduit se mélange intimement à celui de la pièce et ne soit pas immédiatement entraîné par les courants d'évacuation. Il semble en être ainsi très souvent dans beaucoup de cas

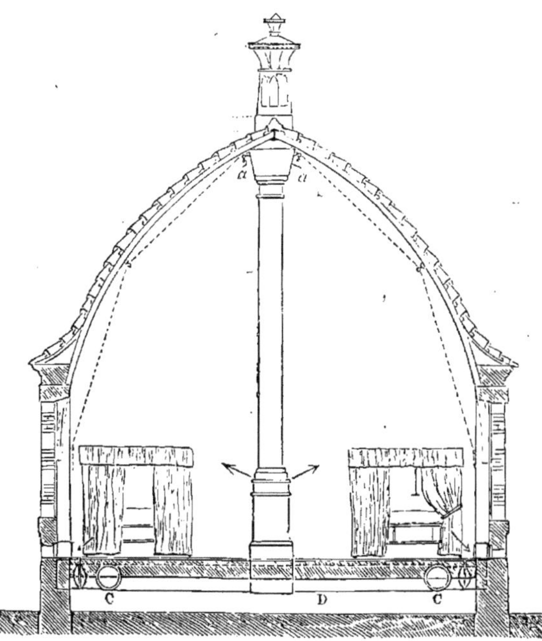

Fig. 45. — Chauffage et ventilation de l'hôpital militaire de Bourges.

et le système de ventilation du nouvel hôpital de Bourges, fort remarquable du reste, n'échappe peut-être pas à cette critique (fig. 45). — Dans chaque salle se trouve au centre une double cheminée ventilatrice à large foyer, visible de tous les lits, puis, dans le même axe et de chaque côté, un poêle-calorifère en briques réfractaires entouré d'une gaine en tôle qui se prolonge jusqu'au faîte et traverse le toit en s'élevant au-dessus d'une certaine hauteur. L'air vicié et échauffé est aspiré par des prises placées au niveau des lits, communiquant à des conduits latéraux C, se réunissant par un canal central D en connexion avec les chambres de chauffe. Au contraire, l'air extérieur froid et pur est pris au dehors et déversé dans la salle par les gaines de ventilation. — Il existe, en outre, au sommet de la salle, des orifices d'évacuation que l'on peut utiliser en cas de besoin.

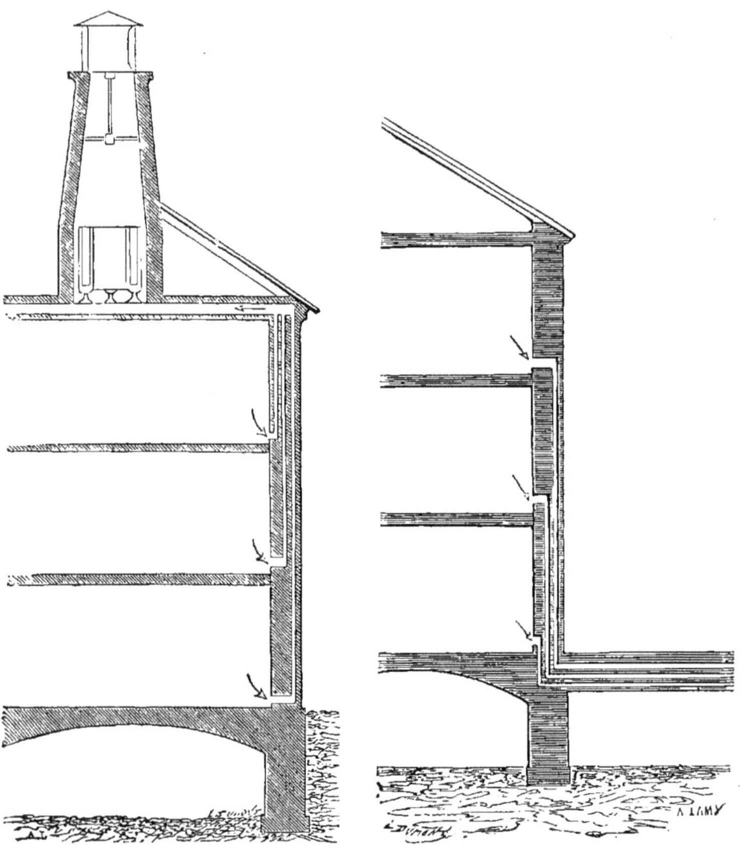

Fig. 46. — Appareil de ventilation par appel en contre-haut. (A. Morin.)

Fig. 47. — Système de ventilation par appel en contre-bas. (A. Morin.)

Lorsqu'en été le chauffage est supprimé, on crée dans les cheminées d'évacuation un courant ascensionnel au moyen d'une rampe de gaz. On a fait à cette installation le reproche d'extraire trop rapidement l'air introduit sans qu'il se mélange suffisamment avec l'atmosphère ambiante de la salle.

A défaut d'appareils de chauffage proprement dits, on peut assurer la 'entilation en construisant des tuyaux spécialement destinés à l'éva-:uation de l'air vicié, le courant ascensionnel y étant produit par divers)rocédés. Coulier (1) a montré les avantages de ce système conseillé par e général Morin et admis dans les casernes anglaises. L'action de la che-ninée d'évacuation est singulièrement activée si on la rapproche des :heminées, si on la fait traverser par les tuyaux des poêles; en été on)ourrait utiliser la chaleur des fourneaux de cuisine en faisant monter es tuyaux le long de la cheminée d'évacuation; enfin l'on peut encore)roduire un appel énergique en plaçant dans son intérieur, et mieux au iiveau de son orifice inférieur, un ou plusieurs becs de gaz; ils déter-ninent une élévation de température et par suite un courant ascen-ionnel. Cette dernière méthode convient pour les chambres des casernes; : faut, en effet, de toute nécessité, conserver pendant la nuit un faible clairage dans les locaux, pour le maintien de l'ordre et pour les besoins u service, rien de plus simple alors que de transformer cette source ımineuse en foyer calorifique suffisant à déterminer un appel dans la heminée d'évacuation.

Le point capital de ces cheminées d'évacuation c'est que, l'appareil une)is posé, il continue à fonctionner de lui-même, sans aucun frais, en ıison des différences de la température extérieure pendant le jour et pen-ant la nuit. Il est facile de constater que, pendant le jour, l'air s'échauffe vec beaucoup plus de rapidité que la maçonnerie elle-même, pendant ι nuit au contraire le refroidissement de la muraille est assez long à établir et cela, en raison du peu de conductibilité de la pierre pour le ılorique; pendant la nuit la cheminée est donc plus chaude que l'air xtérieur, pendant le jour elle est plus froide. Il en résulte que pendant ι nuit la cheminée contient une colonne d'air ascendante, pendant le)ur une colonne d'air descendante.

Si au lieu de considérer isolément la ventilation par appel d'un appar-:ment ou d'une pièce, on veut obtenir le même résultat pour un édifice)ut entier, en conservant encore la solidarité entre le chauffage et la entilation, on trouve dans l'industrie moderne de nombreux procédés tilisables. Il y a quelque vingt ans déjà que fut appliqué pour la pre-ıière fois à l'hôpital Lariboisière le système de ventilation par appel en

(1) Coulier, *Ventilation économique. (Ann. d'hyg. et de méd. lég.,* janvier 1873.)

contre-haut (fig. 46) dans lequel à l'aide d'un appareil de chauffage (poêle d'eau, foyer, couronne de gaz), on détermine dans une cheminée d'appel

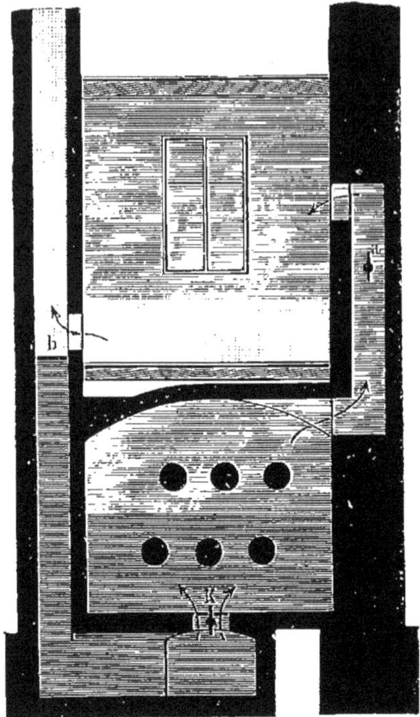

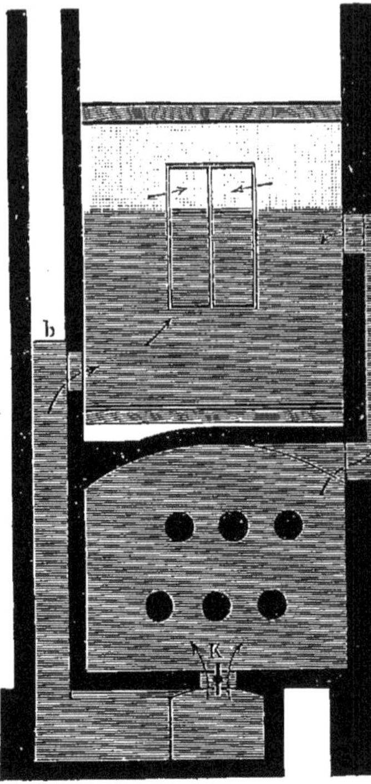

Caserne de l'Alberstadt de Dresde. (H. Sussdorf.)

Fig. 48. — Ventilation d'hiver (1). Fig. 49. — Ventilation d'été (2).

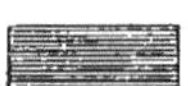
Air froid extérieur.

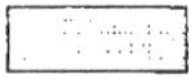
Air vicié.

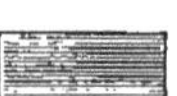
Air chaud.

un courant ascensionnel qui évacue l'air vicié des appartements et attire l'air extérieur en remplacement. Si au lieu de se trouver dans les combles, la cheminée est isolée des bâtiments, l'air évacué des salles doit descendre au lieu de monter et l'appel est dit en *contre-bas*. (fig. 47).

M. Roth, médecin général du 12e corps allemand (armée saxonne) a

(1) Le calorifère est chauffé. La soupape *b* est fermée et interdit la « circulation » de retour, *k* et *a* sont ouverts.

(2) Le calorifère n'est pas chauffé. La fenêtre est ouverte, ainsi que les soupapes *k* et *a*; *b* est obturé.

présenté comme très remarquable le mode de ventilation appliqué dans les nouvelles casernes de l'Alberstadt de Dresde, et dont le Dr H. Sussdorf a fait une étude très complète (1) dont les fig. 48 et 49 donnent une juste idée. En hiver, le calorifère étant allumé (fig. 48) l'air froid pénètre par k, s'échauffe, entre dans les pièces par la gaine a, tombe en se refroidissant et se viciant, et sort en b par une cheminée évacuatrice. En

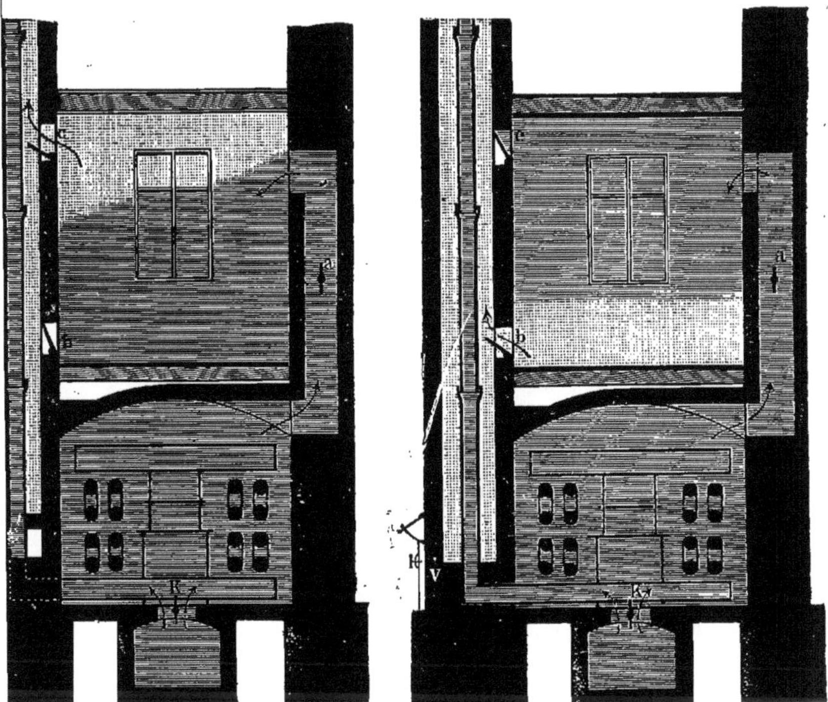

Hôpital de garnison de l'Alberstadt de Dresde.

Fig. 50. — Ventilation d'été (2). Fig. 51. — Ventilation d'hiver (3).

Nota. — La striation a la même signification que dans les deux figures précédentes.

été (fig. 49) l'air pénètre toujours par k, mais entre dans la pièce par a et b, s'échauffe et est évacué par la fenêtre. Tel est le dispositif adopté pour la caserne du 2e régiment des grenadiers (no 101). Dans les hôpi-

(1) H. Sussdorf, *Heizung and Luftung der neuen Kasernen in Alberstadt bei Dresden* in *Veroeffentlichungen aus dem K. S. Militair-Sanitaets Dienst herausgegeben* von Dr W. Roth Berlin, 1879. — Communication faite au Congrès allemand d'hygiène 1878.

(2) Le foyer v est en activité. La soupape c est ouverte, ainsi que k et a, b est fermée.

(3) Le calorifère est allumé. La soupape k, a et b est ouverte, c est fermée.

taux, l'ingénieur Kelling, inventeur du système, a établi une seconde soupape *c* (fig. 50 et 51) fermée en hiver, ouverte en été, qui évacue l'air vicié pendant cette dernière saison, en place de la fenêtre; le courant ascensionnel est artificiellement produit par un foyer V dont les gaz se dégagent dans un conduit qui traverse la cheminée évacuatrice.

Ventilation par propulsion. — Au lieu d'appeler l'air dans la pièce, on peut l'y envoyer mécaniquement, tel est le cas de tous les appareils de propulsion, depuis les simples machines à main jusqu'aux pompes puissantes, mues par la vapeur, dont quelques édifices spéciaux sont munis. Ils ne sont véritablement pas utilisables dans les casernes, aussi les passons-nous sous silence, renvoyant pour leur étude aux traités spéciaux.

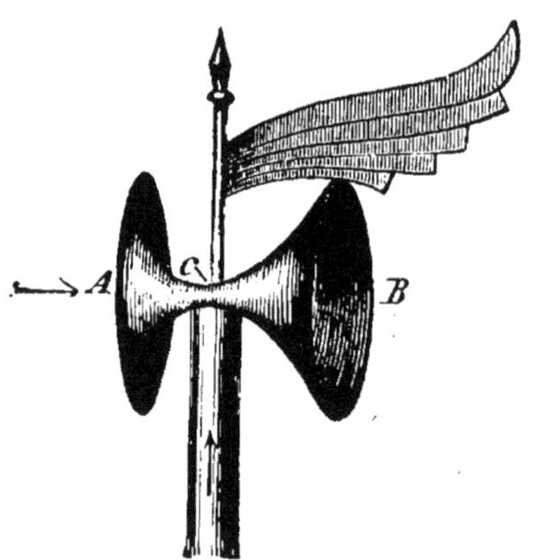

Fig. 52. — Aspirateur-propulseur.

Ce sont également des appareils de propulsion que les nombreux modèles d'aspirateurs, ventilateurs à hélice ou autres dont on surmonte les cheminées et dont un des types les plus simples est représenté (fig. 52). Le vent passant avec force, de A en B, pousse ou attire l'air évacué par C et venant de l'intérieur.

C'est théoriquement l'application de l'injecteur Giffard dans les machines à vapeur.

Dans des baraques américaines, on a adopté un dispositif qui rappelle celui des *manches à vent* sur les navires. Deux tubes parallèles et juxtaposés partent, l'un au niveau du plafond, l'autre au niveau du plancher de la baraque; ils se terminent au-dessus du toit en forme de girouette, disposée elle-même de telle façon que l'orifice conduisant au niveau du plancher soit ouvert du côté d'où vient le vent, l'orifice conduisant au niveau du plafond, soit au contraire tourné en sens inverse. Le vent pénètre alors par le premier, descend dans les chambres et en ressort par l'orifice supérieur.

Le ventilateur de Muir (fig. 53) est basé sur les mêmes principes; il se compose d'une cheminée carrée, divisée en quatre compartiments par deux cloisons verticales qui se coupent à angle droit; cette cheminée part du pafond et se termine en forme de lanterne garnie de persiennes sur les quatre côtés; le vent pénètre dans la gaine qui est dirigée de son côté, arrive dans la chambre et ressort par les gaines opposées.

Choix d'un système de ventilation pour les casernes. — Il est évident, on le comprend du reste, que la ventilation naturelle est de beaucoup la plus simple, la plus complète, elle doit donc être choisie et appliquée de préférence; l'air entrant par de larges fenêtres pendant le jour, celles-ci sont maintenues ouvertes, quand les chambres ne sont pas occupées, ou même à ces moments dans la belle saison. La nuit le fonctionnement d'impostes aux fenêtres supérieures, des orifices d'introduction au niveau du plancher, d'évacuation au niveau des plafonds, agit dans le même sens.

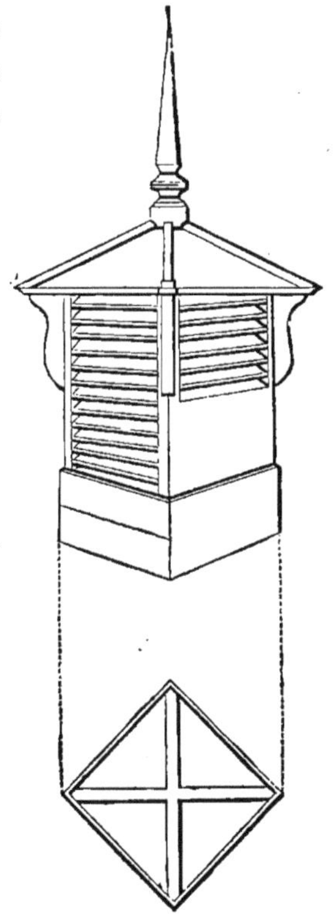

Fig. 53. — Ventilateur de Muir (d'après Blondel et Ser.)

Tel est certainement pour un bâtiment militaire le point de départ de la ventilation; on peut et l'on doit y aider encore en établissant des cheminées d'appel et d'évacuation qui peuvent se confondre avec la cheminée de l'appareil de chauffage, s'il est à foyer ouvert; dans les autres cas on y fait passer le tuyau des poêles ou autres appareils de cette nature, que l'on devra toujours choisir parmi ceux qui favorisent l'évacuation de l'air vicié; la cheminée Douglas-Galton doit être regardée comme le modèle le plus recommandable. — En été, ces mêmes cheminées restent évacuatrices pendant la nuit en y faisant brûler un simple bec de gaz, ainsi que nous l'avons déjà signalé page 254.

En un mot, il est toujours désirable d'obtenir une ventilation suffisante, sans faire intervenir le chauffage, ou du moins en n'utilisant ce dernier que pour l'évacuation de l'air vicié et l'appel de celui qui le remplace.

Unir intimement les deux termes du problème en ventilant à l'air chaud est, sans doute, une méthode souvent économique, mais trop facilement sujette à critique. L'air introduit est surchauffé parfois, toujours desséché, souvent rendu méphitique par la combustion incomplète des matières organiques en suspension. Il ne donne pas à l'individu qui le respire la sensation de bien-être. Ce procédé paraît donc peu recommandable pour les habitations collectives militaires, où de fait il n'a jusqu'à présent été que peu appliqué — et cela fort heureusement.

Enfin, un des derniers éléments de la question, applicable à tous les procédés de ventilation, est celui du réglage, c'est-à-dire du rapport à établir entre la masse de l'air évacué et celui de l'air introduit; s'il n'y a pas égalité, on crée un courant au milieu duquel les habitants se trouvent mal à l'aise et éprouvent même des accidents souvent sérieux.

§ III. — Éclairage dans les casernes et bâtiments militaires.

La lumière est nécessaire à l'homme pour entrer en relation avec les objets extérieurs, elle lui est indispensable pour le fonctionnement physiologique de ses organes, elle favorise les échanges et concourt probablement au maintien de sa température à un taux normal.

Au point de vue hygiénique, on peut diviser la lumière en *naturelle*, c'est celle qui procède de la source lumineuse et calorifique par excellence, le soleil, soit qu'elle nous arrive directement comme pendant le jour, ou transmise par les astres comme pendant la nuit. La lumière *artificielle* est celle que l'homme obtient par divers procédés en vue de suppléer à la première, absente ou plutôt insuffisante.

1. *Éclairage naturel.* — La lumière naturelle pénètre dans les habitations par les ouvertures qui y ont été pratiquées dans ce but : les portes et les fenêtres. Certains locaux particuliers, dans les établissements civils et militaires, reçoivent la lumière au travers de travées pratiquées dans le toit et garnies de vitres. La lumière tombe d'aplomb dans toutes les parties de la chambre, les ombres projetées sont presque nulles et l'on conçoit que ce dispositif convienne spécialement aux ateliers, aux salles de dessin, partout en un mot où l'on a besoin d'un éclairage intense et constant, ne variant pas aux différentes heures de la journée. Dans les locaux scolaires, ce mode d'éclairage ne convient pas ; l'éclairage latéral de gauche est absolument indiqué. De plus, l'éclairage supérieur a l'inconvénient de favoriser beaucoup l'échauffement lorsque le soleil frappe les vitrages.

Dans les casernes ce système ne serait pas applicable, pour bien des raisons, et mieux vaut faire arriver la lumière obliquement mais en abondance; la seule indication réclamée par l'hygiène à ce sujet est une suffisante diffusion de ce puissant agent de salubrité; un éclairage bien entendu, s'étendant dans les moindres coins des chambres où, sans cela, les immondices de toute nature ne tarderaient pas à s'accumuler en devenant moins apparents, constitue le premier élément de la propreté des habitations. L'application de persiennes aux fenêtres est indispensable, afin de modérer l'action des rayons solaires pendant l'été, tout en permettant la ventilation.

II. *Éclairage artificiel.* — L'éclairage artificiel doit commencer dès que le soleil disparaît de l'horizon, il s'étend non seulement aux chambres elles-mêmes occupées par les hommes, mais aux escaliers, corridors, salles de travail, corps-de-garde, cours, écuries, latrines, en un mot à tous les locaux où le soldat peut être appelé pour son service et ses besoins.

L'éclairage artificiel constitue un chapitre important de l'hygiène des habitations; il agit sur l'air ambiant dont il modifie la constitution en lui enlevant de l'oxygène, en lui fournissant de l'acide carbonique, de l'eau, des produits volatils parfois empyreumatiques, souvent des produits solides comme le noir de fumée; il a de plus une influence capitale sur l'organe même de la vision.

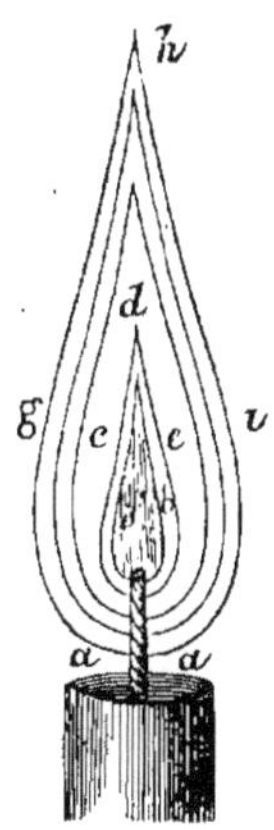

Fig. 54. — Une flamme. — *a. a.* Partie inférieure de la flamme de couleur bleue.—*b. b.* Partie centrale obscure. — *c. d. e.* Partie centrale très éclairante, véritable foyer lumineux. — *g. h. i.* Partie extérieure de la flamme, peu éclairante, mais à une haute température.

A ce dernier point de vue, les indications hygiéniques de l'éclairage artificiel se résument à demander que l'œil ne soit pas frappé par les rayons directs du foyer lumineux, que ce foyer soit suffisamment intense pour éclairer d'une manière complète, distincte, égale et invariable tous les objets exposés à la vision. L'action prolongée des rayons directs d'un foyer lumineux trop intense finit par déterminer des phénomènes congestifs du côté de la choroïde; par contre, les efforts d'accommodation auxquels l'œil doit se plier, lorsque l'éclairage artificiel n'est pas suffisant pour le travail auquel on se livre, amènent des troubles physiques dans les organes de la réfraction.

La production de la lumière dans un éclairage quelconque, corps solide ou gaz, électricité même, est basée sur le principe que les corps deviennent lumineux lorsqu'ils atteignent une haute température, mais ils le sont à des degrés différents, et, dans la pratique, un petit nombre seulement de corps peuvent être employés comme *matières éclairantes*. Ceux-ci contiennent des hydrocarbures qui se volatilisent, et brûlent au contact de O, en fixant naturellement une grande proportion de gaz.

Cette combustion donne lieu à la production d'une *flamme*, qui n'est autre chose que le faisceau des gaz, dégagés sous l'influence d'une haute température, tendant à gagner les parties élevées en raison de leur densité moindre que celle de l'air, resserrés enfin par la pression de cet élément; de là vient la forme allongée de la flamme. La théorie de la flamme est encore loin d'être absolument fixée; cependant, si l'on en considère une, celle d'une bougie, par exemple, on voit bientôt qu'elle se compose de trois parties principales (fig. 51), une portion extérieure *g*, *h*, *i*, peu éclairante, mais à une haute température, une portion intermédiaire, *c*, *d*, *e*, qui est le véritable foyer lumineux, une partie centrale *f*, *b*, obscure, peu éclairante et relativement moins chaude; enfin, en dessous, se trouve une petite portion *a*, *a*, de couleur bleue. Les physiciens ne sont pas entièrement d'accord sur le mode de combustion dans ces différentes parties; on peut dire néanmoins que la combustion est d'autant plus vive que l'on se rapproche davantage de la périphérie de la flamme, parce qu'on se rapproche davantage de l'oxygène, source première de la combustion. La portion centrale, obscure, est le point où les hydrocarbures se dégagent, mais sans se décomposer encore; dans la portion intermédiaire, éclairante, ces hydrocarbures se dédoublent, C se transforme en CO au contact d'une certaine proportion de O; plus loin, lorsque O devient plus abondant, H se combine avec ce dernier en brûlant et donnant de la vapeur d'eau, et CO, s'oxydant davantage, se transforme en CO^2. On voit tout de suite que, si pour un motif quelconque l'accès de O fait défaut ou n'est pas suffisant, la combustion s'opère mal, la flamme est rouge, peu éclairante et donne lieu à un épais dépôt de noir de fumée; ce dernier n'est autre chose qu'un mélange de carbone pur et d'hydrocarbures.

Dans les circonstances ordinaires, une matière éclairante pouvant brûler dans un air tranquille, sans donner lieu à la formation d'une flamme fuligineuse, doit contenir six parties de C pour une de H; si la proportion de C diminue, comme dans l'alcool, la flamme n'est pas éclairante; s'il est en excès, il y a production considérable de noir de fumée, comme dans la flamme de la térébenthine; celle-ci contient sept parties et demie de C pour une de H.

A. *Matières éclairantes.* — Les matières éclairantes les plus communément employées se divisent en : 1° *matières solides* à la température ordinaire, que l'on emploie sous forme de bougies ou de chandelles (suif, huile de palme, cire, blanc de baleine, paraffine, acide stéarique et palmitique); 2° *matières liquides,* que l'on emploie dans les lampes, elles se divisent en *a*, huiles non volatiles (huiles de colza, d'olive, de poisson); *b*, huiles volatiles; celles-ci sont : soit des huiles éthérées, comme la camphine (essence de térébenthine rectifiée), soit des huiles minérales obtenues par le traitement du goudron, de la tourbe, du lignite, etc. (huile solaire, photogène, ligroïne, tirosine, etc.), soit enfin le pétrole et ses dérivés fournis directement par la nature; *c*, substances gazeuses qui se forment par distillation sèche de la houille, des schistes bitumineux, de la tourbe, du bois, des résidus de pétrole, des résines et graisses, etc.; à une température élevée ces différents corps se décomposent en un résidu solide, riche en C, en goudron et en gaz prenant naissance aux dépens de C; ces différentes substances éclairantes doivent être envisagées au point de vue de leur pouvoir éclairant, de la viciation de l'air qu'elles déterminent, enfin à celui de leur prix de revient.

En prenant pour unité de lumière la bougie stéarique, dont tout le monde fait usage aujourd'hui, l'abbé Moigno (1) a déterminé ainsi qu'il suit la valeur éclairante des différentes matières éclairantes :

Rendement en lumière d'un même poids des principales matières éclairantes.

Bougie de stéarine, prise pour unité de lumière	100
Chandelle	95
Bougie de paraffine	130
Huile de colza bien épurée (lampe Carcel ou à modérateur)	168
Gaz à la houille (à 0 fr. 30 le mètre cube)	70
Gaz au bog-head	340
Gaz à la graisse ou à l'huile	250
Pétrole d'Amérique brûlant à 210°	279
— à 70°	225
— de Schabwiller	261

La puissance de viciation de l'air atmosphérique par la combustion des matières éclairantes est très considérable; il suffit de brûler 1 kilo-

(1) L'abbé Moigno, *les Éclairages modernes.* Paris, 1867.

gramme de bougies stéariques dans un milieu de 50 mètres cubes pour y élever la proportion de CO^4 au taux de 4 pour 100 en volume; d'autre part :

	Litres d'air.
1 kilogramme d'hydrogène carboné exige pour sa combustion.	13,620
— d'huile de colza épurée.	11,219
— de suif.	10,352
— de cire.	10,119

Relativement au rendement économique des diverses matières éclairantes, Payen (1) prenant pour unité commune l'intensité d'une lampe Carcel, brûlant en une heure 42 grammes d'huile de colza épurée, a établi comme il suit la dépense comparée des divers éclairages.

Valeur économique des divers éclairages comparés.

Pour obtenir la même intensité lumineuse pendant une heure, il faut brûler :

			Centimes.
Bougies stéariques de 10 au kil.	63 gr.	à 3 fr. »» le kil.	19,00
Chandelles dont la lumière est très variable.	80 gr.	à 0 fr. 80 le kil.	14,35
Huile de colza épurée.	42 gr.	à 1 fr. 40 le kil.	5,88
100 litres de gaz de houille, becs usuels.	50 gr.	à 0 fr. 30 le m. c.	3,00
85 litres — becs à air chaud.	42 gr.	—	2,55
66 litres — + 2 gr. 80 de carbones volatils.	36 gr.	—	2,40
25 litres de gaz de bog-head.	25 gr.	à 1 fr. »» le m. c.	2,50

Ces données premières étant connues, nous dirons quelques mots des principaux appareils d'éclairage et des matières éclairantes qu'ils nécessitent.

B. *Éclairage avec les corps solides, chandelles, bougies, etc.* — Les chandelles de suif constituent encore le mode d'éclairage dévolu à de nombreux locaux militaires; elles sont cependant détestables. Elles éclairent mal, leur intensité lumineuse est le dixième de celle d'une lampe carcel de 29 millimètres; la mèche ne se consume pas, il faut la couper fréquemment sous peine de ne plus y voir. Les produits de leur combustion incomplète, gaz toxiques, acides gras, huiles empyreumatiques irritent la gorge, déposent sur les muqueuses du charbon imprégné d'huile. On ne saurait les tolérer dans les approvisionnements de l'armée.

Les bougies constituent un progrès considérable sur les chandelles de

(1) Payen, *Chimie industrielle*, Paris, 5e édit., 1868, t. II, p. 861.

suif. On les fabriquait primitivement avec de la cire, mais ce mode d'éclairage, fort coûteux, est à peu près abandonné. L'industrie moderne fournit principalement : 1° des *bougies stéariques* obtenues par la séparation de l'acide stéarique contenu dans l'huile de palme, le suif ou la graisse de porc; 2° des *bougies dites d'Apollon* faites avec un mélange de stéarine (union de l'acide palmitique à l'acide stéarique) et de paraffine; 3° des *bougies de paraffine*, obtenues par la distillation sèche de la tourbe, du lignite, du charbon de bog-head ou du pétrole (*belmontine*); 4° des *bougies de blanc de baleine*, ou *spermaceti*, corps gras provenant de plusieurs cétacés, notamment du cachalot.

Au point de vue hygiénique, les bougies sont infiniment préférables aux chandelles, leur combustion est plus complète, et par conséquent entraîne moins de fumée et de dépôt de matières irritantes. Au début de la fabrication, on ajoutait une certaine proportion d'acide arsénieux dans les bougies pour en augmenter la transparence et la blancheur, mais ce procédé interdit du reste par l'autorité, est actuellement abandonné.

Les diverses espèces de bougies perdent dans une heure de combustion $8^{gr},91$ à $9^{gr},55$ et consomment la même quantité d'oxygène que les chandelles; dans le même temps elles fournissent une quantité de chaleur suffisante pour échauffer de 0 degré à 100 degrés, $3^{m3},07$ d'air. La flamme de la bougie est conique, moins volumineuse, plus blanche que celle de la chandelle, elle atteint 4 à 5 centimètres de hauteur et 8 à 10 millimètres en largeur; ses oscillations dans le sens vertical sont moins fréquentes et moins étendues.

C. *Éclairage au moyen des huiles non volatiles, lampes, etc.* — Les lampes sont des récipients destinés à contenir les matières éclairantes; elles sont disposées de façon à pouvoir activer leur combustion. Elles peuvent être divisées, d'après la manière dont la matière éclairante est amenée au point où se fait la combustion, en : 1° lampes à aspiration, soit que le récipient d'huile se trouve au niveau ou un peu au-dessous de la flamme de la mèche, soit qu'il soit un peu au-dessus; 2° lampes à pression, dans lesquelles l'huile est sollicitée à gagner le niveau de la combustion, par une disposition physique ou mécanique.

Les bonnes lampes à huile donnent peu de fumée, mais les mauvaises dégagent une fumée épaisse, fétide, contenant du charbon, de l'hydrogène protocarboné, des carbures hydriques, de l'oxyde de carbone. Il se dépose alors du charbon sur la muqueuse des fosses nasales et des bronches, et il se manifeste une sensation d'âcreté à la gorge. Si la fumée est très abondante, il pourra même survenir, à un faible degré il est vrai, les accidents auxquels sont exposés les ouvriers qui cuisent les huiles, c'est-à-dire des douleurs de tête, de la toux, des vertiges et de l'oppression.

D. *Éclairage au moyen des huiles volatiles.* — Les huiles minérales, huile solaire, pyrogène, photogène, pétrole, huile pétrosolaire, kérosine, etc., sont toujours brûlées dans les lampes à aspiration; le mouvement ascensionnel y est favorisé par la volatilité de la matière éclairante. En raison de la grande proportion de C que présentent ces substances, il est nécessaire que cette combustion ait lieu en présence d'une grande proportion de O, ce que l'on obtient par certains dispositifs dont l'industrie présente chaque jour des modèles de plus en plus perfectionnés, tendant tous à brûler, au-dessus de la mèche, un gaz formé par le mélange d'air et des vapeurs de l'huile minérale.

Les huiles minérales entrent de plus en plus dans la consommation publique; l'importation des pétroles américains, l'exploitation des gisements européens, la distillation des liquides, de la tourbe, etc., prennent une extension considérable, et l'avenir semble appartenir à ces matières éclairantes, qui se recommandent toutes par leur grande économie. Jusqu'à présent le principal obstacle à leur généralisation n'est autre que le danger de leur emploi, danger que des distillations mieux conduites, des appareils plus perfectionnés, tendent à écarter.

E. *Éclairage au moyen des gaz combustibles.* — Le principe sur lequel repose l'éclairage au gaz est absolument le même que celui sur lequel reposent les autres méthodes d'éclairage, car, scientifiquement, ce sont toujours les gaz hydrocarbonés qui éclairent, en se combinant avec l'oxygène; seulement, dans la pratique, on entend par éclairage au gaz les procédés ayant pour but d'amener l'élément comburant tout volatilisé sur le point même où il doit être consommé. Théoriquement, on peut donc faire du gaz à éclairage avec toutes les matières éclairantes; économiquement, on est obligé d'en écarter un grand nombre.

En Europe, les matières brutes employées pour la préparation de gaz à éclairage sont le bois, la résine, le pétrole, le schiste, le lignite, et de beaucoup le plus communément la houille, dont notre sol contient d'énormes dépôts.

La distillation de la houille, opérée dans nos usines, amène la décomposition de ce produit en coke, gaz à éclairage, goudron et eau ammoniacale. Cette décomposition peut être mise en évidence par le schéma suivant que nous empruntons à Wagner (1) :

100 parties de houille composées de			Produits	
Carbone	78,0	donnent	Coke	70 à 75
Hydrogène	4,0		Gaz d'éclairage	30 à 25
Azote	1,5		Goudron	
Soufre	0,8		Eau ammoniacale	
Eau chimique combinée	5,7			
Eau hygroscopique	5,0			
Cendres	5			
	100			100

Nous avons déjà parlé du coke en traitant du chauffage ; le goudron de houille a pris depuis quinze ans une importance toute spéciale ; l'industrie du goudron, qui fournit, entre autres produits, le benzol ou benzine du commerce la naphtaline, les acides phéniques, picriques, le brai ou asphalte artificiel, a transformé pour ainsi dire toute la chimie tinctoriale en donnant les magnifiques couleurs à base de nitrobenzine, de naphtaline, etc.; l'eau ammoniacale ou eau de condensation contient du carbonate d'ammonium, elle est utilisée pour la préparation du sulfate d'ammoniaque.

Le gaz à éclairage présente une composition très complexe ; ses deux principes essentiels sont : l'hydrogène et l'hydrure de méthyle ; viennent ensuite l'oxyde de carbone, de l'éthylène, du diéthyle, de l'azote, de l'oxygène et de l'acide carbonique.

Le gaz, préparé dans les usines, emmagasiné dans les gazomètres, est chassé dans l'intérieur des villes et des habitations au moyen d'un vaste réseau de canalisation avec une vitesse de 26 mètres par seconde, même sous une pression de 47 millimètres d'eau seulement. Des fuites se produisent assez souvent au point de jonction des tuyaux, le gaz imprègne le sol ambiant, et cette action s'étend, si la fuite est considérable, dans un rayon de plusieurs mètres. Parfois il gagne même les égouts, qui le conduisent alors fort loin, pénètre dans les caves des habitations et arrive ainsi, par infiltrations, jusque dans les appartements du rez-de-chaussée pour y déterminer sur les habitants des accidents toxiques qu'on ne

(1) R. Wagner, *Nouveau traité de chimie industrielle, édition française sur la 8e éd. allemande, traduction de L. Gauthier*, t. II, p. 540. Paris, 1872.

songe pas toujours à rapporter au gaz d'éclairage alors que les conduites de l'appartement lui-même ne présentent pas de fuite.

Dans les locaux habités, les conduites de gaz sont de fer ou de plomb, substance sur laquelle le gaz n'a point d'action, mais qui se perce quelquefois et laisse passer le gaz ; ce dernier donne lieu à une odeur très appréciable, dès qu'il est mélangé à l'air ambiant dans la proportion de 1 millième. La combustion du gaz s'échappant au travers d'un orifice approprié est loin d'être complète, et donne lieu à des dépôts considérables de charbon, qui souille tous les corps environnants, ainsi qu'à l'émission d'acide sulfureux, de sulfure de carbone, d'acide sulfhydrique, enfin d'oxyde de carbone ; de là vient l'odeur caractéristique des pièces éclairées au gaz.

Le nombre et le diamètre des orifices dont est percé le bec font naturellement varier la puissance de la flamme formée par la masse du gaz.

L'expérience a fait adopter pour l'éclairage public la forme de flamme (fig. 55) correspondant à une section verticale faite dans un bec de forme ovoïde, et pour les lieux d'habitation la flamme correspondant (fig. 56) à une série de trous percés sur un bec annulaire. L'emploi de l'éclairage au gaz dans les habitations doit être subordonné à beaucoup de précautions. La grande proportion d'air que nécessite sa combustion, la quantité de produits qu'il déverse, auraient bientôt rendu l'atmosphère ambiante complètement irrespirable si l'on n'y suppléait par une ventilation très énergique. A défaut de cette précaution, le séjour dans une semblable atmosphère se traduit par la dyspnée et des irritations à la gorge, résultant de l'action corrosive des principes que répand le gaz. A la longue, son influence même entraîne des troubles plus ou moins profonds de l'hématose, et par suite une cachexie spéciale,

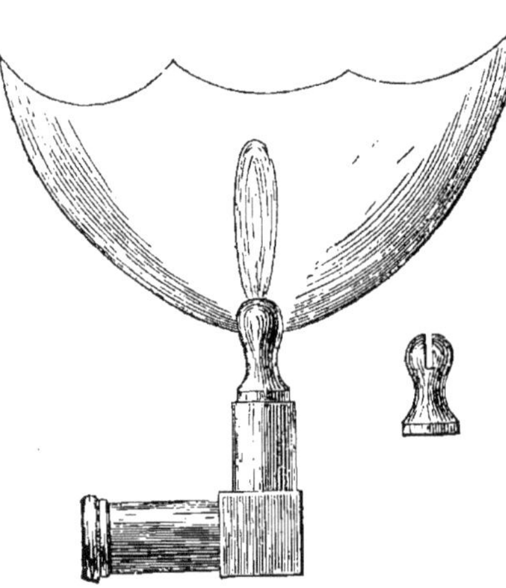

Fig. 55. — Flamme du gaz pour l'éclairage public.

ı laquelle sont exposés es ouvriers travaillant e soir dans de pareils ocaux et plus encore ;eux qui y couchent.)n sait quels sont les ıccidents causés par e séjour dans une atmos-)hère mélangée de gaz ı éclairage même en mi- ıime proportion ; la toxi- :ité de ce gaz est essen- iellement due à la pro-)ortion de CO qu'il con- ient, alors même qu'il a :té épuré au point d'être)eu odorant. Enfin, mé- angé à l'air dans la pro-)ortion de un onzième, l forme avec celui-ci un nélange inflammable et létonant.

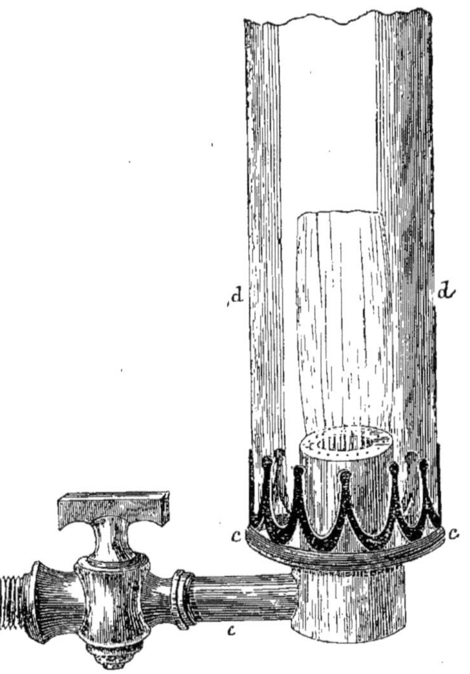

Fig. 56. — Flamme de gaz pour l'éclairage privé. — *c*. Canal pour le gaz. — *c*, *c*. Anneau. — *d*. *d*. Cylindre de verre.

L'éclairage au gaz tend ı élever rapidement la température des pièces où on l'emploie, pour)eu que ces locaux soient resserrés ; c'est une expérience que l'on fait :haque jour ; l'échauffement obtenu de la sorte, est en général propor- ionnel à la viciation de l'air.

F. *Éclairage à l'électricité.* — L'éclairage électrique est manifestement 'éclairage de l'avenir, d'un avenir très prochain même. Les principaux)bstacles à son application diminuent tous les jours, grâce aux progrès ıccomplis dans les procédés de canalisation de l'électricité et dans la :onstruction des accumulateurs. Reste la question de production à bon narché qui n'est pas encore résolue, puisque le moyen le plus pratique)our l'obtenir en grand est encore la transformation de la force à l'aide d'une machine dynamo-électrique. Il en existe de nombreux modèles, mais généralement ils exigent l'emploi d'une machine motrice à vapeur ou à gaz, sauf dans le cas particulier de l'utilisation des chutes d'eau.

Quoi qu'il en soit, cette difficulté, grave pour l'instant, sera peut-être supprimée demain et du même coup les autres modes d'éclairage, surtout dans les logements collectifs, seront abandonnés.

Pratiquement, la lumière électrique est appliquée pour l'éclairage de deux façons : 1° directement en faisant jaillir entre deux électrodes un arc voltaïque d'une longueur variable avec la tension du courant ; 2° en portant à l'incandescence, grâce à l'énergie du courant électrique, un filament de charbon placé dans le vide.

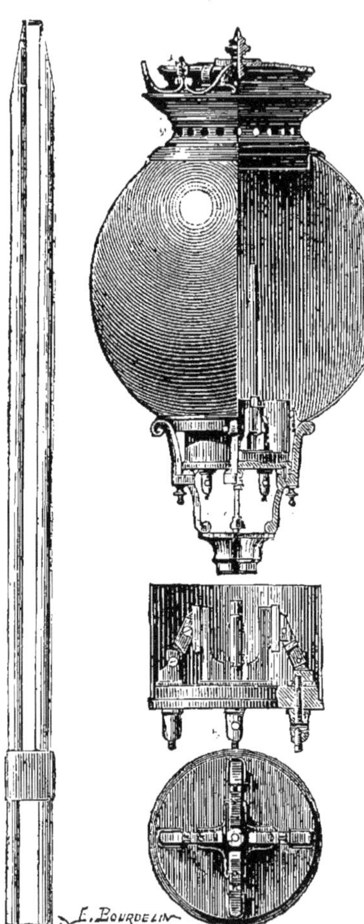

Fig. 57. — Bougie et porte-bougies, système Jablockhoff.

Les lampes à arc voltaïque peuvent se diviser en deux groupes : les lampes à régulateur sont celles dans lesquelles les deux électrodes de charbon sont placés bout à bout, d'abord au contact pour l'allumage, puis maintenus à un écartement constant grâce à un système d'horlogerie ; les lampes à bougies sont essentiellement formées par deux bâtons de charbon parallèles, brûlant côte à côte et s'usant en même temps ; entre les deux bougies est placée une substance isolante qui se consume en même temps que les deux charbons. Tel est le principe de la bougie électrique Jablochkoff (fig. 57) qui a été appliqué déjà dans un grand nombre de magasins, promenades, voies publiques, etc.

Dans les lampes à incandescence ce n'est plus l'arc voltaïque qui fournit la lumière, mais le fil de charbon, porté à une température excessivement élevée par un courant très énergique et brûlant très lentement dans le vide. Il xiste un grand nombre de variétés de ces lampes, dont la plus connue st l'*Edison,* où la substance éclairante est constituée par un filament rès tense de fibres d'écorce de bambou en forme de spirale ou de U llongé. La durée de ce filament varie avec l'intensité et l'homogénéité lu courant qui la traverse, elle peut atteindre *mille heures.* — Dans a lampe *Maxim* le filament est en forme de M, il est fait avec du carton le Bristol découpé et carbonisé, et brûle dans une vapeur raréfiée d'un ydrocarbure, la gazoline. — Dans la lampe *Swan,* le filament est une resse de coton de 10 centimètres, renflée à ses extrémités, formant une oucle à son extrémité supérieure et fixée dans les supports à l'aide de leux porte-charbons en platine avec anneaux de serrages.

Au point de vue hygiénique, l'éclairage électrique soulève certaines uestions qui ont fait dans ces dernières années l'objet de plusieurs ravaux (1) intéressants.

L'éclairage électrique ne donne pas lieu à des produits nuisibles à la anté et ne présente pas le danger d'explosion comme le gaz. Bien qu'il ait combustion du charbon dans les lampes à arc voltaïque et les bou-ies, la quantité de CO^2 dégagée est très minime. Les avantages sont en-ore plus marqués avec les lampes à incandescence où la combustion se asse dans un globe fermé.

A lumière égale, dans les lampes à arc ou les bougies électriques, la haleur est, au minimum, 150 fois moins forte que dans un appareil à ombustion de gaz; pour les lampes à incandescence la chaleur est seu-ement 17 fois moindre, ce qui est déjà considérable.

Les seuls arguments invoqués, au nom de l'hygiène, contre l'éclairage lectrique sont ceux qui tiennent à son action sur les organes de la ision. Il est incontestable que la fixation d'une source lumineuse intense étermine une congestion rétinienne qui, prolongée, peut devenir la ause d'accidents; mais à cela on peut répondre que nous ne fixons amais la lumière solaire directe et qu'il est facile d'atténuer l'inten-ité de la lumière électrique en la diffusant au travers de globes,

(1) Voy. spécial. Poncet (de Cluny), *De l'éclairage par la lumière électrique.* (*Progrès médi-al,* 1880). — Nodier, *Sur une ophtalmie causée par la lumière électrique.* — Th. de Paris, 881. — Javal, *De l'éclairage électrique au point de vue de l'hygiène de la vue, Ann. d'hyg. de méd. lég.* 3e S., t. VI, p. 525. — Gordon, *Traité expérimental d'électricité et de magné-sme,* traduit de l'anglais et annoté par J. Raynaud. Paris, 1881, t. II, chap. XLI. — Mengeaud, *es lampes électriques à incandescence dans leur rapport avec l'hygiène de la vue.* (*Nice-lédical,* 1883.) — Durègne, *De l'éclairage électrique considéré au point de vue de l'Hygiène. Revue sanitaire de Bordeaux et du sud-ouest.* 1885.)

de plafonds lumineux, en ne l'envoyant que par réflexion vers le point à éclairer.

On a également incriminé la nature des radiations lumineuses, et en particulier, des rayons ultra-violets dont l'absorption fatiguerait les centres visuels. Les expériences de O. Meyer et de Hugo Krüss ont démontré que l'arc voltaïque de la lampe à bougies, la plus attaquée à ce point de vue, contient beaucoup moins de radiations violettes qu'on ne le croirait, puisque les rayons les plus réfrangibles ne dépassent que de trois centièmes la proportion de ceux de la lumière solaire ; quant à la lampe à incandescence son impression sur la vue est au contraire douce et agréable et n'a jamais été discutée.

Des ophtalmologistes indiscutés, comme Poncet (de Cluny) et Javal, ont constaté du reste que, pratiquement, la lumière électrique offre une réelle inocuité, et par le fait, elle a été appliquée avec succès dans un grand nombre de théâtres, de navires, d'ateliers, de bibliothèques, d'hôpitaux, de magasins, de salons, où son emploi n'a donné lieu à aucun accident.

Il n'en est pas de même de ceux qui peuvent se produire lorsque l'homme entre en contact avec les fils conducteurs chargés d'une électricité à une haute tension, accidents de fulguration véritable qui ont été plusieurs fois signalés (1), leur prévention est une simple question industrielle.

Ainsi que nous le disions plus haut, l'électricité est appelée à remplacer tous les autres modes d'éclairage ; dans les vastes espaces, les habitations collectives, de puissants foyers à arcs voltaïque diffuseront ses propriétés lumineuses, ou même, placés au-dessus des villes, remplaceront la lumière sidérale insuffisante ; dans les habitations, les appartements, sur les tables de l'écrivain ou de l'ouvrier les appareils à incandescence fourniront un éclairage à la fois puissant et salubre.

Aux armées déjà, sous forme d'appareils à projections, elle éclaire, pendant la nuit, les zones qu'il importe d'explorer ; sur le champ de bataille sa lumière guide le médecin lorsque la nuit mettant fin au combat, il va porter secours aux blessés encore gisants sur le sol ; sur les nuages elle projette les lueurs rapides qui permettent aux corps d'armée de correspondre malgré les distances ; son emploi se multiplie

(1) E. Grange, *Des accidents produits par l'électricité dans son emploi industriel. (Ann. d'hyg. et de méd. lég.*, 3e série, t. XIII, p. 53 et 303, 1884.)

on le voit chaque jour, en attendant qu'elle remplace aussi la chaleur et le mouvement qui avec la lumière peuvent être regardés comme les trois modes de son action dynamique.

G. *Choix d'un système d'éclairage suivant les différents locaux des casernes.* — Lorsque la caserne se trouve située dans une ville possédant une usine, l'économie aussi bien que le besoin d'un bon éclairage doivent engager à utiliser le gaz dans les cours, escaliers, corridors, cuisines. Pour les chambres mêmes des hommes, il pourrait y avoir une certaine hésitation, mais, avec de bons appareils, nous penchons à conseiller le gaz, même pour les chambres, car il réunit les avantages de l'économie à ceux d'une grande puissance éclairante et de la propreté.

On pourrait diminuer la viciation de l'air en disposant au-dessus des becs une sorte de récipient demi-sphérique, avec ouverture en entonnoir, communiquant par un large tuyau avec l'extérieur, ou mieux avec la ventilation. Les produits gazeux s'échapperont par cet orifice, le charbon se déposera sur les parois de la cloche et l'on n'aura plus à craindre que la viciation de l'air produite par l'absorption de l'oxygène. L'extinction des feux une fois sonnée, il faut, ainsi qu'il a été dit, conserver dans les chambres un certain éclairage en manière de veilleuse; un bec de gaz dont le robinet sera presque fermé remplirait parfaitement cet office et entretiendrait en même temps le courant ascensionnel dans la cheminée de ventilation.

On pourrait proposer de renfermer les becs à gaz dans des lanternes appliquées contre les murailles; en lui-même ce système ne présente pas d'inconvénients, et si la lanterne est munie d'un réflecteur métallique, l'éclairage de la salle y gagne notablement. D'un autre côté cette disposition n'est point commode pour les soldats eux-mêmes, lorsqu'ils veulent lire ou travailler le soir; un trop petit nombre d'hommes peuvent seuls trouver place au voisinage de la lanterne; si l'on adopte au contraire l'emploi de becs indépendants, descendant des plafonds comme dans les bureaux, cafés, etc., on devrait les garnir d'abat-jour assez vastes pour réfléchir la lumière et la diriger sur les tables, autour desquelles les hommes peuvent venir prendre place. Cette disposition n'aurait cependant pas d'utilité dans le cas où la caserne posséderait des chambres d'école ou des chambres de jour suffisamment vastes pour l'effectif des habitants.

Les lanternes avec réflecteur conviennent parfaitement pour les locaux de passage. Dans tous les cas, les robinets ne doivent point être laissés à la disposition des hommes, mais ne pouvoir s'ouvrir qu'au moyen d'une clef confiée, pour chaque local, au caporal de chambrée.

Dans l'infirmerie, la lanterne à gaz trouve également son application; mais dans la chambre de visite, aussi bien que dans celles des sous-officiers, dans les écoles, les bibliothèques, les chambres de jour, les ateliers, partout où l'on doit pouvoir lire et travailler, les becs indépendants du mur et munis de larges abat-jour conviennent de préférence.

A défaut de gaz, l'éclairage des casernes peut se faire au moyen des huiles volatiles, qui fournissent un éclairage beaucoup plus intense que les huiles non volatiles et sont plus économiques. Le matériel de lampes est aussi moins coûteux dans le premier cas et exige moins de réparations. Le danger d'incendie est, en fait, très médiocre, surtout lorsque l'on fait usage d'huiles ne prenant pas feu au-dessous de 40 à 50 degrés; en somme, ce système d'éclairage peut être avantageusement recommandé.

Dès que l'emploi des appareils électriques ne sera plus trop coûteux, leur substitution absolue à tout autre système s'imposera. Dans les grands espaces, les cours, les manèges, les lampes à bougies électriques, dans les chambres de casernes, les infirmeries et les logements des cadres, les lampes à incandescence entretiendront une lumière aussi salubre que brillante (1).

§ IV. — Objets mobiliers des chambres de casernes. Entretien de la propreté dans ces locaux.

Dans l'état actuel des casernes françaises, le mobilier réglementaire affecté aux chambres de soldats consiste dans : 1° les lits et les objets de couchage fournis par une Compagnie spéciale (la Compagnie des lits militaires Chambry), qui depuis 1854 a l'entreprise de toutes ces fournitures; 2° le matériel, entretenu et remplacé par les soins du génie, comprenant les planches à bagages de $0^m,30$ de largeur, à simple rang pour les corps d'infanterie, à double rang pour les corps de cavalerie, les chevilles, crochets ou boutons pour porter l'armement et l'équipement, les crochets, porte-souliers, les râteliers porte-brides, les râteliers d'armes, des tables de 2 mètres de long sur $0^m,70$ de large (à raison d'une table par seize hommes), des bancs de 2 mètres de longueur (deux bancs pour seize hommes), quelquefois, au lieu de bancs, des tabourets de fer avec siège

(1) Voy. Gordon, *Traité expérimental d'électricité* traduit par J. Raymond. Paris 1881, t. II, chapitre XLI.

de bois, au nombre de un par homme, des planches à pain de 0m,60 de largeur et d'un développement calculé à raison de 0m,12 au moins par homme de l'effectif, des planchettes destinées à recevoir l'extrait de l'état des lieux et l'inventaire du mobilier; 3o le matériel, fourni et entretenu par les corps sur la masse générale d'entretien, et comprenant des planches destinées à recevoir les instructions, règlements, etc., et des étiquettes destinées à être placées à la tête des lits et au-dessus de chaque arme au râtelier (art. 40 du règlement du 30 juin 1856).

1° *Matériel de couchage.* — Ce matériel constitue évidemment la partie la plus importante du mobilier des casernes. Jusqu'en 1824, les lits étaient en bois et devaient servir pour deux hommes, d'où le nom de *camarades de lit* appliqué jadis à ceux qui partageaient la même couche. Depuis 1824 chaque homme possède son lit, consistant soit en une couchette toute de fer, soit plus généralement en deux montants en fer sur lesquels on dispose les planches de bois. Les fournitures comprennent : une paillasse en toile lessivée, contenant 10 kilogrammes de paille, un matelas contenant 8 kilogrammes de laine et 2 kilogrammes de crin, un traversin contenant 1 kilogramme de laine et 1/3 de kilogramme de crin, une couverture de laine et en hiver un couvre-pied fait avec de vieilles couvertures, une paire de draps renouvelée tous les mois. Une Circulaire ministérielle du 24 octobre 1883 prescrit la reconfection des matelas tous les dix-huit mois; le cardage doit être fait avec soin et l'on doit éviter l'agglomération de la laine sous forme de moquettes. Ces indications sont évidemment bonnes, mais elles sont insuffisantes en ce qu'elles ne prescrivent en aucun cas la désinfection des matelas, couvertures et autres objets de couchage provenant des hommes atteints de maladies infectieuses. Cette désinfection, pratiquée scientifiquement par l'air ou la vapeur chauffée au-dessus de 120 degrés à défaut par l'acide sulfureux, contribue à arrêter la propagation de ces affections dans les casernes. Nos recherches personnelles concordent absolument avec celles d'autres médecins de l'armée (1) sur l'importance d'une pareille mesure préventive.

En lui-même ce matériel est assez satisfaisant; mais la paillasse doit disparaître, elle est un réceptacle à poussière et devient rapidement un foyer de fermentations putrides malgré le brassage quotidien et le renou-

(1) Ferron, *Du rôle des lits militaires dans la transmission des maladies contagieuses* (*Revue sanitaire de Bordeaux et du Sud-Ouest*, p. 111. 1885.) — Lefranc, *Des laines de couchage au point de vue hygiénique.* (*Recueil des Mém. de méd. mil.*, p. 510. 1879.)

vellement semestriel (*Service intérieur*, 348. *Inf.* 341 *cav.*) Elle conserve presque indéfiniment les germes morbides qu'elle a pu recueillir et, comme les matelas, joue un rôle capital dans la diffusion des maladies infectieuses parmi les soldats.

Dans l'armée prussienne, le matériel de couchage est à peu près le même que dans l'armée française; il n'existe cependant point de paillasse, mais bien un simple matelas de crin. Les lits sont également en fer, aussi bien que dans les casernes anglaises et autrichiennes.

On peut remplacer la paillasse en substituant aux planches du lit une toile fortement tendue; c'est le lit de fer à fonds de toile bien connu dans nos populations urbaines. Dans le cas où l'on craindrait de voir cette toile s'user trop rapidement, on pourrait lui substituer des bandes de fer élastiques s'entre-croisant à angle droit, de manière à former un appui suffisant pour le matelas et présentant en outre une certaine élasticité. L'adoption d'un semblable couchage aurait l'avantage de présenter moins de volume, par conséquent d'augmenter dans une réelle proportion le cubage atmosphérique de la chambre, de rendre le matelas plus accessible à l'air qui le viendrait balayer par en dessous; le lit serait encore suffisamment chaud et certainement plus hygiénique. Au besoin, on pourrait augmenter légèrement l'épaisseur du matelas, en portant la quantité de crin à 4 kilogrammes, celle de la laine restant fixée à 8 kilogrammes.

Du reste, le système même de literie pourrait recevoir une modification plus radicale encore, appliquable au fur et à mesure du renouvellement du matériel. Tels qu'ils existent, les lits occupent une surface énorme dans les chambres et ne laissent point assez de place disponible pour les divers services, pour le va-et-vient, pour le séjour même des hommes. La marine, disposant d'espaces plus rétrécis encore, a adopté le hamac en remplacement du lit, et, sans vouloir faire aucune comparaison, on a également introduit le hamac dans les prisons cellulaires, les colonies pénitentiaires. Soumise à des conditions d'agglomération à peu près semblables, l'armée n'aurait qu'à gagner en adoptant aussi ce mode de couchage qui, s'il n'est pas d'un usage habituel parmi nos populations, ne tarderait pas à trouver des partisans, dès qu'on en aurait vu les avantages dans les casernes; il est en usage non seulement sur les navires, mais encore dans les casernes des équipages de la flotte (1).

(1) Fonssagrives, *Hygiène navale*, 2e édit. Paris 1877, p. 220.

Les grands avantages que l'adoption du hamac semble présenter consistent en premier lieu à rendre toute la literie plus portative, de sorte que l'on peut facilement l'exposer au grand air lorsque le temps le permet, et en second lieu de n'occuper dans la chambre qu'une place excessivement restreinte. Au réveil, tous les hamacs pourraient être roulés et accrochés le long des murailles ; la chambre serait alors absolument dégagée et présenterait l'aspect d'une vaste salle, facilement transformable en réfectoire ou en salle d'étude. Dans l'assiette actuelle de nos casernes, les chambres ne sont que des dortoirs ; elles doivent cependant être plus encore, à moins que l'on n'adopte le principe des « chambres de jour » que nos casernements actuels ne permettent certainement pas de disposer.

L'adoption du système de couchage avec hamacs entraînerait la nécessité de colonnes ou de poteaux suffisamment espacés les uns des autres et garnis de crochets; en disposant leur rangée parallèlement aux murs mêmes du bâtiment, cette suite de poteaux ne gênerait point la circulation. Leur volume pourrait être très peu considérable, à condition de les établir sous forme de légères colonnettes de fonte ou de fer. On a aussi proposé, pour remplacer le type actuel des lits militaires, plusieurs modèles dont l'un, celui du lieutenant Bertillon, en fer et à fonds de toile qui, relevé verticalement contre le mur, présente une tablette sur laquelle l'homme peut écrire, tandis que le tréteau qui a servi de support à l'extrémité du lit devient un tabouret. Ce modèle a cet avantage qu'il permettrait d'utiliser une partie du matériel actuel.

Le règlement du 30 juin 1856 (article 27) exige que les lits soient séparés par un espace de $0^m,25$ au moins : cette distance est absolument insuffisante. En Belgique elle est de $0^m,36$, en Angleterre de $0^m,60$ environ. Les lits doivent, en outre, être écartés du mur de $0^m,10$ afin que l'air puisse facilement circuler à l'entour. Dans certaines casernes nouvelles, par exemple dans celle de Saint-Charles à Marseille (voy. fig. 9, p. 176), on a disposé les lits non point perpendiculairement aux murailles du bâtiment, mais dans le sens du grand axe des chambres et perpendiculairement à de légères cloisons en bois hautes de deux mètres. Ces cloisons, quoique dirigées dans le sens des courants d'air passant entre les fenêtres opposées, s'opposent cependant à la ventilation; la rangée de lits adossés à la même cloison est encastrée entre deux stalles qui, sans doute, arrêtent les courants d'air dont on a tant à cœur de défendre les soldats, mais qui arrêtent aussi toute ventilation.

La destruction des punaises ou autres insectes est devenue réglementaire dans les casernes depuis 1861. — L'opération était pratiquée à l'aide de la poudre de pyrèthre deux fois par an, à la fin de mars ou au commencement d'avril, époque correspondant à la ponte des œufs, puis une seconde fois en juillet. Ce procédé n'est pas toujours suffisant et l'on obtient un meilleur résultat en enduisant toutes les parties de bois et de fer avec un mélange d'eau et de pétrole. — La désinfection par la vapeur d'acide sulfureux, dont nous parlerons plus loin, est encore préférable. elle tue tous les insectes, mais ne stérilise pas toujours les œufs. — Ce procédé a été, du reste, rendu obligatoire par la Circulaire ministérielle du 29 décembre 1883.

2° *Tables, bancs, armoires*, etc. — Le règlement, avons-nous dit, alloue une table de 2 mètres sur 0m70, pour seize hommes, et deux bancs de 2 mètres chacun, également pour seize hommes, En supposant qu'ils y prennent tous place, chaque soldat n'aura que 0m,25 sur le banc, et sur la table un espace de 0m,25 de large sur 0m,35 de profondeur. Ces dimensions sont illusoires; il est absolument impossible de faire asseoir huit hommes sur un banc de 2 mètres et de les faire écrire ou manger en ne donnant à chacun que 0m,25 sur la table. On pourrait objecter, il est vrai, que bien rarement les hommes d'une chambre sont tous présents à la fois et en humeur de s'asseoir en même temps, mais il n'importe, cela peut arriver, sinon pour toute une chambrée, au moins pour les individus correspondant à une même table; or, le soldat doit avoir sa place marquée comme il possède son lit, pouvant en user toutes les fois où, le service lui laissant un moment de liberté, il peut vouloir lire, écrire ou se livrer à quelque travail. Les chambres de caserne sont bien bruyantes sans doute, il est difficile d'y trouver le calme nécessaire au travail, et le soldat doit pouvoir se recueillir dans des bibliothèques, des « chambres de jour », mais, en attendant que ces améliorations soient introduites dans nos casernements, où trouvera-t-il un coin pour écrire une lettre, pour poser sa gamelle et prendre son repas?

Dans plusieurs corps de troupes et même dans certains corps d'armée tout entiers, on a déjà réalisé des progrès considérables. Les hommes ont leurs repas servis sur les tables et l'on est parvenu, par des prodiges d'économie, à doter les compagnies d'un petit matériel de plats, soupières, verres et assiettes. Ce progrès est considérable, mais il est personnel à certains corps; il y a donc lieu de souhaiter que cette organisation se généralise en devenant officielle. En attendant, il est indispensable que les planches à pain soient garnies d'une toile métallique à mailles serrées et se transforment en une sorte de garde-manger où le pain soit à l'abri des insectes et des poussières.

Dans les chambres de caserne, l'homme ne possède aucun coin qui lui appartienne en propre, il dispose ses effets sur les planchettes que le règlement lui alloue, mais il n'a pas un tiroir pour renfermer ces quelques objets qui rappellent la famille, des lettres, un portrait, un livre de prière, des livres d'études; sa vie se passe dans une continuelle promiscuité. L'assiette du logement des troupes doit prévoir des locaux pour la nuit ou dortoirs et des locaux pour le jour (les *Schlafraüme* et les *Wohnraüme* des casernes allemandes). Ces *chambres de jour* peuvent servir de salles de travail pour les théories, certains exercices, de salles de repos et de lecture, enfin de réfectoires. Dans les casernes prussiennes, chaque homme possède une armoire et un tabouret sans dossier ; par dix hommes, existe une table d'études et une table de toilette. Les armoires se composent d'une partie inférieure ouverte destinée à suspendre les habits, les armes et effets d'équipement et d'une partie supérieure, fermée à clef, pour les petits effets.

Rien ne serait plus facile que de donner à nos soldats ce petit mobilier, à savoir un tabouret pour chaque homme et une armoire dont la porte serait disposée pour former table en s'abaissant; de grandes tables existeraient en outre au milieu de la chambre de jour pour prendre le repas, elles seraient éclairées le soir par des becs de gaz avec abat-jour. Chaque soldat aurait ainsi sa place marquée et serait chargé d'y entretenir la propreté la plus scrupuleuse.

Les sous-officiers et même les officiers passeraient de fréquentes inspections des armoires pour s'assurer qu'elles ne se transforment point en réceptacles de choses prohibées ou même de détritus de toute nature, mais il serait admis que cette inspection ne pourrait se faire qu'en présence de l'homme, pour bien affirmer son droit de propriété et lui montrer qu'il est *quelqu'un*.

Les armes ou autres effets d'équipement trouvent une place naturelle dans les chambres des hommes. Il est bon, il est noble qu'ils les aient toujours sous les yeux; leur parfait entretien en est du reste facilité. Mais il n'en est pas de même des objets de sellerie; longtemps les selles étaient accrochées à des porte-selles dans les chambres, actuellement leur place réglementaire existe dans les selleries, mais trop souvent encore les brides, le couvre-fonte, le tapis de selle, sont suspendus dans les chambres : tout ce cuir, enduit de cirage ou de graisse, pénétré de la sueur des chevaux, exhale une odeur particulièrement pénible et déverse dans l'atmosphère des principes organiques en abondance. L'hygiène la plus élémentaire réclame l'éloignement de tout ce matériel et ainsi que le prescrit très nettement du reste l'art. 348. *Cav.* du *Service intérieur.*

3° *Lavabos.* — Longtemps dans nos casernes la seule disposition prise à l'égard de la propreté personnelle consistait en robinets d'eau dans les cours, auxquels l'homme devait aller se laver dans des conditions sur lesquelles il n'est plus nécessaire de revenir, puisqu'il s'agit d'une situation — récente peut-être mais passée. — Actuellement, en vertu des C. M. des 22 janvier 1874, 30 août 1875 et 9 novembre 1876, dans chaque caserne il existe réglementairement des *lavabos* où les hommes vont obligatoirement se laver (*Service intérieur*, art. 353, *Inf.* 346 *cav.*) la figure, les mains et une fois au moins par semaine les pieds.

Chaque soldat possède deux serviettes, celle dont il est fait usage doit être très propre, et il est interdit de se servir de la serviette d'un camarade. C. M. du *3 janvier 1879.*

Ces progrès réalisés sont très importants et nous sommes heureux d'y avoir peut-être contribué (1). Néanmoins on peut encore souhaiter que les lavabos ne soient pas placés dans les cours, mais bien dans des corridors ou galeries spéciales abritées, afin que les hommes qui y viennent au saut du lit ne soient pas exposés à des refroidissements. Dans les anciennes casernes on a dû enfreindre cette règle, faute de locaux, mais cette mesure est fâcheuse. Il faut enfin désirer que l'eau coule facilement en abondance et à toute heure par les robinets, afin que les lavages soient bien effectifs et toujours possibles.

4° *Entretien des chambres. Soins de propreté.* — Le règlement du 28 décembre 1883, sur le service intérieur prescrit, article 355 *inf.* et 348 *caval.*, que les chambres seront journellement balayées, les planches à pain, à bagages, poêles et bancs nettoyés, les ordures déposées dans la partie du quartier désignée. Les caporaux ou brigadiers de chambrée commandent un homme à tour de rôle pour ce service. Les sergents de

(1) Morache, *Hygiène militaire*, 1re édition, 1874, p. 361.

sections ou maréchaux de logis de peloton (articles 149 et 150 *inf.* et 174 et 175 *caval.*) doivent de plus faire procéder le samedi à un nettoyage à fond, et faire battre les couvertures et matelas ; en tout temps, ils ont mission de s'assurer que les ordres relatifs à l'hygiène et à la propreté des hommes sont exécutés. Le rôle des officiers n'est pas moins tracé en ce qui concerne l'hygiène du casernement. Les officiers de peloton (art. 102 *inf.* et 112 *cav.*), les capitaines commandant de compagnie ou d'escadron (art. 89 *inf.* et 88 *cav.*), sont responsables pour leur peloton ou pour leur compagnie de l'application de toutes les règles d'hygiène prescrites.

Le médecin-major du régiment a qualité pour intervenir dans l'entretien des chambres, car, en vertu de l'article 67 *inf.* et 47 *caval.*, il doit, dans sa visite journalière au quartier, observer tout ce qui intéresse la salubrité des chambrées, et a qualité pour proposer au colonel toutes les mesures hygiéniques qu'il juge utiles, propositions dont cet officier supérieur (art. 7 *inf.* et 7 *cav.*) doit « tenir compte ».

Le nouveau *Service intérieur* du *28 décembre 1883* est, on le voit, fort précis en ce qui touche à l'entretien hygiénique des logements et accessoires de logement. D'une façon générale, on y constate une grande sollicitude pour l'hygiène et la santé du soldat, sollicitude qui existait peut-être en principe avant 1883, mais qui n'était pas formulée comme dans les nouveaux règlements. L'on n'a pas hésité à y introduire tout un chapitre intitulé : *Hygiène des hommes*, alors que ces mêmes indications se trouvent encore parmi les devoirs imposés à chacun des grades de la hiérarchie. Du reste, de nombreuses circulaires ont appelé l'attention des chefs de corps sur l'importance de la ventilation, de la propreté, etc.

On peut seulement regretter que l'on ne fournisse pas aux hommes un matériel suffisant pour l'entretien de cette propreté. Ils n'ont à leur disposition que des balais, mais point de linge pour essuyer les objets mobiliers, point de fauberts pour nettoyer le plancher. Ce sont là des *desiderata* qu pourraient facilement être obtenus ; dans quelques régiments on parvient à y suppléer, mais la chose n'est point réglementée.

Il ne suffit pas, on le comprend du reste, de balayer une chambre ou d'y essuyer les planches pour enlever toute la poussière et les détritus organiques qui s'accumulent dans les interstices du bois : un nettoyage plus *à fond*, avec des linges humides est évidemment nécessaire. Or la poussière n'est pas seulement désagréable à la vue, mais elle est une véritable source d'infection par les fermentations qui s'y développent. Nous avons proposé déjà de rendre les planchers imperméables au moyen d'un badigeonnage à l'huile de lin bouillante : ce procédé faciliterait singulièrement le nettoyage. Dans quelques cas, une fois par semaine, par exemple, on pourrait balayer le plancher après l'avoir saupoudré de sable imbibé d'une substance antiseptique, acide phénique, chlorure de chaux ou autre, à condition qu'elle soit active, n'altère pas le bois et ne soit pas toxique à faible dose ; on arrêterait ainsi toutes les fermentations qui se produisent sur le sol, dans les petits tas de poussière accumulés dans les coins, les interstices des planches.

De telles précautions ne conviennent, dira-t-on, qu'aux temps d'épidémies, et il n'est pas besoin de les introduire dans la pratique journalière de la vie. Cette objection n'a point de valeur réelle, c'est précisément par tous ces petits moyens que l'on fait de la véritable prophylaxie épidémique. L'existence dans les casernes, l'agglomération des mêmes hommes dans les chambrées est une anomalie physiologique ; les circonstances nous l'imposent, mais il ne faut point s'en dissimuler les dangers et les combattre ou mieux encore les prévenir, sans se laisser aller à une fausse sécurité.

Les murs des chambres sont enduits d'un badigeonnage qui primitivement ne devait être renouvelé que tous les trois ans dans les chambres des hommes (art. 133 du règlement du 30 juin 1856), tous les ans dans les salles de police, les prisons et les cellules, tous les six mois dans les écuries. — Maintenant, il l'est tous les six mois (art. 355 *inf.* et 348 *cav. Service intérieur*) avec de la chaux additionnée de colle. Il est évident qu'avant de passer une nouvelle couche, il faut gratter la muraille afin d'enlever la couche qui a été au contact de l'atmosphère des chambres. Au besoin, on devra ajouter à la chaux une certaine proportion d'une substance antiseptique.

Les murs des chambres de caserne absorbent une grande proportion de matières organiques provenant des nombreuses sources de méphitisme qui s'y trouvent ; aussi paraîtrait-il logique de les recouvrir d'une couche imperméable comme le stuc ou la peinture à l'huile. — Dans ces conditions, on pourrait les laver et les nettoyer, sinon à grande eau, au moins avec des linges humectés d'une solution désinfectante. La peinture à l'huile que la Circulaire ministérielle du 15 février 1882 a rendue obligatoire pour les murs des hôpitaux offrirait ici des avantages incontestables. Elle a été appliquée sur les murs de la caserne Schomberg, à Paris, dans laquelle on trouve réunis un grand nombre les *desiderata* modernes de l'hygiène du casernement.

La peinture ou le badigeonnage doivent avoir une teinte légèrement aune ou verte afin d'atténuer la crudité du blanc, sans nuire à l'éclai-rage.

Au lieu de laisser le soin de cet entretien à la charge du génie, il levrait être dévolu aux troupes elles-mêmes, aux compagnies casernées lans les divers locaux; les capitaines auraient à leur disposition des onds spéciaux pour l'achat de la chaux, de la colle et de la couleur; la ourniture du matériel, pinceaux, seaux, etc., resterait au contraire à la charge du génie et ferait partie du mobilier fixe de la caserne.

Tous les six mois, à la fin de l'hiver et à la fin de l'été, par exemple, on procéderait à un blanchiment général des casernes; mais le samedi, ors du grand nettoyage hebdomadaire, les sous-officiers feraient donner quelques coups de pinceau dans les endroits les plus exposés, comme les bas côtés des chambres; les officiers veilleraient eux-mêmes à l'exécution le cette mesure, et, à l'inspection du dimanche, tout le bâtiment devrait être trouvé dans un état de scrupuleuse propreté.

Nous demandons à charger les compagnies elles-mêmes de ces soins, parce que c'est le seul moyen de les rendre efficaces; il y aura bientôt rivalité entre les différentes compagnies à qui possédera les chambrées es plus propres, les plus brillantes; l'excès même ne sera jamais un léfaut, car on doit se bien persuader que, dans les casernes, la propreté réelle, et non de surface comme celle qui existe, est en définitive la santé les hommes.

Enfin, n'y a-t-il pas des avantages réels à donner aux soldats le goût le la propreté, ce vrai luxe des habitations, que les classes les plus intelligentes même ne comprennent pas suffisamment. Après avoir passé quelques années à l'armée et rentrant dans sa famille, devenu lui-même e chef d'un petit groupe, le soldat n'y introduirait-il pas ces améliorations peu coûteuses, mais singulièrement efficaces, dont il aurait pris l'habitude? Qui oserait dire qu'au bout de quelques temps il n'en résulterait pas une transformation complète dans le logement des ouvriers, les paysans, de la grande masse de la population, et, par suite, une plus grande résistance à la maladie, une diminution de la mortalité, peut-être même plus de moralité, plus d'attachement au foyer domestique.

L'armée doit être une école de perfectionnement pour nos populations; à tous les points de vue, il convient d'inculquer aux soldats des principes vrais et pratiques : ceux de l'hygiène y doivent figurer dans toutes leurs applications.

§ V. — Des logements d'officiers, de sous-officiers et d'employés militaires.

1. *Officiers.* — En principe le gouvernement se regarde comme devant fournir le logement aux officiers de tous grades ou de toutes fonctions; en fait, fort peu sont logés dans les bâtiments militaires, mais ceux qui ne le sont point reçoivent une indemnité de logement et d'ameublement différente suivant les grades. Ceci est de l'administration, nous ne nous en occupons point.

Dans les bâtiments militaires, les logements affectés aux officiers doivent se composer de :

	m. c.				
Pour les colonels.......	100 à 120	répartis en	6 chambres	(dont 5 à feu	et cuisine).
lieut.-colonels.	80	100	5	» 4	»
ch. de bataill.	70	80	4	» 3	»
capitaines.....	35	40	2 pièces dont une à feu et écurie.		
lieutenants et s.-lieutenants.	20	25	une pièce à feu et un cabinet.		

(Les médecins, étant assimilés aux grades de la hiérarchie, ont droit au logement d'officiers de troupe de leur grade.)

(Tableau, art. 24 du règlement du 30 juin 1856 et instruction de même date.)

L'hygiène de ces logements rentre absolument dans celle des habitations en général. Il est évident que les conditions des chambres d'officiers sont le plus souvent bonnes ou que les améliorations à y introduire sont assez simples. Nous n'avons donc rien à y signaler, si ce n'est la nécessité du renouvellement de l'air au moyen de cheminées ventilatrices du système Fondet ou mieux du système Douglas-Galton. On doit remarquer en effet que ces logements sont en général occupés par plusieurs personnes de la famille de l'officier, qu'ils abritent des enfants dont la respiration exige un grand volume d'air, par suite de la cohabitation avec les grandes personnes.

Enfin, en raison même de cette circonstance, nous regardons comme insuffisant le logement affecté aux capitaines; deux pièces, dont une à feu, et un cabinet ne suffisent pas à deux adultes et à plusieurs enfants; beaucoup de capitaines sont en effet mariés et pères de famille. — Le grade de capitaine est celui dans lequel on séjourne le plus longtemps, la plupart des officiers ne le dépassent jamais et y prennent leur retraite; ce grade est, à plusieurs points de vue, l'un des plus intéressants de toute la hiérarchie; on sent le besoin de l'entourer d'une grande considération et de donner un certain bien-être à cette catégorie si honorable d'officiers; l'amélioration du logement en devrait être une, aussi trois chambres dont deux à feu et une cuisine seraient-elles un minimum dont on ne devrait point s'écarter.

En fait, dans beaucoup de logements militaires, les capitaines sont mis en possession de locaux plus vastes que ceux qui leur sont attribués par le règlement, mais cet usage devrait se transformer en prescription.

II. *Sous-Officiers.* — Les sous-officiers sont logés dans des chambres absolument semblables à celles de la troupe, avec cette seule différence qu'il est accordé à chacun d'eux une table et une armoire fermant à clef. Il est placé en outre, dans la chambre de chaque sergent-major ou maréchal des logis chef, un râtelier pour six armes, un développement de planches suffisant pour porter les bagages de douze hommes (en raison de ceux des hommes absents qu'il doit conserver). Autant que possible les sous-officiers les plus anciens ont une chambre personnelle, ils ne doivent être que quatre au plus; l'adjudant est toujours seul.

Les chambres destinées aux sous-officiers sont naturellement soumises aux mêmes règles d'assiette et d'hygiène que celles des hommes. Cela ne paraît pas suffisant. On s'accorde à trouver qu'il faut chercher à retenir les sous-officiers dans les corps de troupes; il serait donc logique de leur fournir un logement individuel, confortable, un peu élégant même, spacieux en tous cas où ils auraient quelque plaisir à rester. S'ils avaient un intérieur tant soit peu agréable, ils seraient moins tentés de le déserter pour se confiner dans les cafés ou brasseries, où leur santé, leur bourse et leur moralité subissent des assauts permanents.

Les engagés conditionnels d'un an sont soldats comme leurs camarades, mais on exige d'eux un travail spécial, des études théoriques relativement étendues; on pourrait donc leur allouer, par série de dix ou douze, une chambre chauffée, éclairée et pourvue de tables de travail. Pour le couchage et le service en général, ils reviendraient prendre place dans la chambrée commune.

III. *Cantinières.* — Ces femmes, toujours mariées et le plus souvent mères de famille, ont actuellement droit à une chambre à feu avec cabinet lorsqu'elles ne tiennent point de cantine, à une chambre à feu servant de cuisine, un cabinet et un petit magasin lorsqu'elles en sont chargées; ces différentes pièces représentent 24 à 28 mètres cubes. Ces locaux ne paraissent pas suffisants en raison du nombre de personnes d'âge différent qui s'y trouvent; l'obligation de faire la cuisine dans la seule chambre à feu est absolument antihygiénique, car souvent elle sert de chambre à coucher pour le ménage. Il conviendrait d'allouer une chambre de plus à ces femmes, fort estimables et toujours très dévouées, mais dont les services sont parfois contestés avec quelque apparence de raison. Toujours est-il que si on tient à les conserver, encore faut-il les loger d'une façon convenable; dans beaucoup de casernes, les logements des cantinières sont plus vastes que ceux que fixe le règlement. On doit se baser à ce sujet sur les indications de cubage atmosphérique et de ventilation indiquées ci-dessus.

IV. *Maîtres ouvriers.* — Ces sous-officiers, presque tous mariés, ont droit à deux pièces, dont une à feu, avec ou sans cabinet, représentant 25 à 30 mètres cubes. — Ces fixations ne sont point très larges, mais suffisantes lorsque les pièces sont du reste largement ventilées. Nous ferons, à leur sujet, les mêmes observations qu'à propos des cantinières. Ces locaux sont du reste indépendants des ateliers et magasins affectés à chaque service.

ARTICLE IV. — BATIMENTS ET LOCAUX ACCESSOIRES DANS LES CASERNES.

§ I. — Cours.

Nous avons suffisamment insisté, dans différentes parties de ce chapitre, sur la nécessité d'une ventilation abondante dans les casernes, pour que l'importance hygiénique des cours dans l'habitation n'échappe à personne. Elles ont encore un autre but, celui de servir de place de manœuvre pour la troupe et de ne point l'obliger à aller chercher au loin un terrain spécial, du moins pour les exercices de détail.

Dans beaucoup de nos anciennes casernes, les cours sont singulièrement rétrécies, affectent quelquefois la forme de longs boyaux resserrés entre les bâtiments ou même n'existent presque pas. Dans les casernes à la Vauban, en particulier, elles présentent les conditions de l'insalubrité la plus parfaite, sont humides et froides, deviennent de véritables marécages quand il pleut et exercent sur la caserne tout entière la plus fâcheuse influence.

Dans les casernes à pavillons isolés, en dehors des cours et des espaces qui séparent entre eux les différents bâtiments, il convient de se ménager, sur un côté de l'ensemble de la caserne, un vaste espace, dont l'étendue n'a d'autre limite que celui du terrain que l'on aura pu acquérir; plus il sera grand et meilleur il sera.

Le sol même de la cour, préalablemnt drainé, doit présenter une direction soit uniformément inclinée sous un angle suffisant pour permettre l'écoulement des eaux, soit en forme de dos d'âne avec double écoulement; il est inutile qu'il soit pavé dans son ensemble, mais seulement dans les parties avoisinant immédiatement les pavillons de la caserne; sur le reste de son étendue on se bornera à le solidifier au moyen de couches successives de sable et de cailloux provenant autant que possible des roches les plus dures. Une cour entièrement pavée serait sans doute plus imperméable à condition que le pavage fut bien serré; mais elle s'échauffe fortement sous l'influence des rayons solaires. Le pavage en bois aurait des avantages bien supérieurs au pavage de grès; il est élastique, moins sonore et, grâce aux substances bitumineuses dont il est garni, est presque aseptique.

Il est bon de disposer dans la cour, sur sa périphérie, par exemple, des plantations d'arbres avec des bancs et même, dans les points où ils ne gêneraient point pour les manœuvres, quelques massifs de végétations, des fleurs, etc. Les plantations ont l'avantage de contribuer, dans une faible limite, il est vrai, à l'apuration de l'atmosphère en raison de la propriété que représentent les végétaux d'absorber l'acide carbonique pendant le jour et d'émettre de l'oxygène. M. Chevreul les considère également comme des drains verticaux, pompant l'humidité du sol. Nous n'attachons pas une grande importance à l'action épuratrice des arbres sur l'atmosphère ambiante, car la proportion d'acide carbonique qu'ils absorbent est réellement minime; mais les plantations, suffisamment éloignées des bâtiments pour ne pas maintenir la fraîcheur, peuvent cependant, si les arbres sont très élevés, abriter des courants atmosphériques trop violents, enfin la vue de la verdure et des fleurs est une source de satisfaction réelle pour les soldats; l'ombrage des arbres leur procure un abri pendant les heures chaudes de l'été, est un attrait de plus pour les retenir à la caserne et les empêcher d'aller trop souvent en ville, promenades qui se transforment parfois en occasions de dissipation ou même de violations de l'hygiène.

Une Circulaire du 16 juin 1864 invite expressément les colonels de cavalerie à s'entendre avec les directeurs du génie pour la plantation d'arbres dans les cours des quartiers de cavalerie, en se basant sur les avantages que cette mesure présente au point de vue de la salubrité de la caserne et de l'agrément des hommes.

§ II. — Cuisines, magasins de vivres, réfectoires, cantines.

I. *Cuisines.* — L'article 50 du règlement du 30 juin 1856, relatif aux cuisines, indique seulement que, lorsque les localités le permettent, il doit y avoir une cuisine munie de fourneaux pour chacun des bataillons d'un régiment d'infanterie, et deux cuisines pour chaque régiment de cavalerie. Ces cuisines, ajoute-t-il, sont toujours au rez-de-chaussée dans des locaux pavés ou dallés.

Jusqu'en 1815, la cuisson des aliments se faisait dans les chambres mêmes des soldats, aussi bien du reste que le lavage du linge; à cette époque on réunit toutes les cuisines dans un même local, et en 1819 l'on disposa des fourneaux pour y placer les marmites; jusque-là elles avaient été simplement suspendues dans les cheminées; en 1825 on substitua à la marmite simple la double marmite du système Choumara. La question des appareils destinés à la cuisson des aliments devant être traitée dans cet ouvrage en même temps que ces derniers, nous n'y insistons pas en ce moment.

Les cuisines, naturellement toujours au rez-de-chaussée, ne doivent point être placées dans le corps de bâtiment affecté au logement de la troupe, mais bien dans un pavillon isolé. Mais, s'il faut ainsi les éloigner, comme causes actives de viciation de l'atmosphère ambiante, il ne faut point non plus que la distance soit assez grande pour que les vivres aient le temps de se refroidir pendant le transport. Elles doivent également être placées par rapport aux logements sous le vent, en tenant compte de la direction générale des courants atmosphériques. On pourrait aussi les relier à ces derniers par une galerie couverte.

Dans certaines casernes anciennes de France et d'Algérie, on a adossé le bâtiment des cuisines à celui des latrines, afin de faire bénéficier ces dernières de la ventilation produite par le courant d'air chaud sortant des fourneaux, de créer un appel à l'entrée des fosses. Ce système est déplorable, les latrines n'en sont pas moins infectes, mais les cuisines contractent une odeur toute spéciale, repoussante; enfin, il est malséant de rapprocher ainsi des locaux de destination si différente. Ce système est, du reste, abandonné en principe.

Les dimensions de la cuisine doivent naturellement être proportionnelles à la quantité de chaleur produite par le foyer, par suite au nombre d'hommes en vue desquels elle fonctionne et à celui des cuisiniers qui y travaillent.

Leur insalubrité tient : 1° à la chaleur développée par le foyer, qui élève la température de toute la pièce et agit d'autant plus sur les cuisiniers qu'ils sont exposés, dans leur service, à stationner très près du foyer; 2° à la viciation de l'air par les produits de la combustion dans certains cas, par la grande proportion de vapeur d'eau qui s'échappe des chaudières et contient de nombreux principes organiques, par la respiration des cuisiniers eux-mêmes. Dans la profession civile, les cuisiniers ne tardent point à devenir anémiques, tant par l'abondante transpiration qu'ils émettent que par l'absence d'une alimentation hygiénique, ce qui semble paradoxal, mais est cependant très exact; en outre, naturellement portés à chercher un stimulant dans les boissons alcooliques, ils tombent souvent dans l'excès et présentent au bout de quelques années les symptômes de l'intoxication alcoolique, *dans sa forme chronique*.

Les cuisiniers militaires sont moins exposés que leurs confrères civils, parce qu'ils restent moins longtemps en fonctions; mais il est cependant indispensable de les protéger contre les dangers de leur profession.

La chaleur, comme la viciation de l'air peuvent être combattues en partie par les dispositions ventilatrices, d'autant plus faciles à exécuter que l'on a, dans le foyer, une force utilisable dont il faut savoir tirer profit. Rien n'est plus simple que de créer un appel puissant, en faisant passer les tuyaux à fumée au centre d'une vaste cheminée ventilatrice exerçant son appel au-dessus des fourneaux; il est bon de la terminer inférieurement en forme de hotte sous laquelle viennent s'accumuler les vapeurs. — L'air, extrait de la cuisine et tout chargé de principes organiques, atteignant déjà une température fort élevée, pourrait encore être conduit directement dans le foyer qui exercerait, on le comprend, un tirage singulièrement énergique.

Le général Morin propose, avec beaucoup de raison, d'appliquer à la ventilation des cuisines le système d'appel au moyen de la chaleur produite par un bec de gaz brûlant à l'entrée d'une cheminée ventilatrice. Ce dispositif pourrait être appliqué dans les cuisines déjà existantes, ou dans celles qui possèdent les fourneaux du genre de ceux nouvellement introduits dans les grands établissements; fort ingénieusement conçus au point de vue de l'économie et de la commodité, ils ne sont point disposés en vue de servir à la ventilation. On aurait alors à choisir entre deux aménagements, celui que nous indiquons tout d'abord, ou l'appel au moyen du gaz. L'un et l'autre ont leurs avantages, le premier est beaucoup plus efficace, mais il est peut-être d'une installation plus coûteuse.

La ventilation des cuisines exige la présence de prises d'air, plus nombreuses et plus larges que dans les chambres ordinaires; elle se combine avec l'éclairage naturel. On ne saurait, en effet, trop multiplier les fenêtres dans les cuisines, dans le double but de la ventilation et de la propreté toujours douteuse dans une cuisine obscure. Dans les cuisines militaires anglaises, on a adopté la proportion de 1^{m2} de surface de fenêtres par 100^{m3} d'espace; le tiers des fenêtres est percé dans le plafond, dans but de favoriser la ventilation. — Le soir, les cuisines seront éclairées au gaz, et, au moyen de dispositifs assez simples, on utilisera ces sources de chaleur pour la ventilation.

Le sol des cuisines, incessamment exposé à l'humidité, doit être absolument imperméabilisé, soit au moyen d'un dallage très serré, soit par d'épaisses couches de béton aggloméré; l'asphalte conviendrait ici moins qu'ailleurs, car, sous l'influence de la chaleur, il ne tarderait pas à se défoncer et à laisser passer l'humidité par d'innombrables crevasses. En outre, le sol doit présenter une déclivité générale conduisant à une rigole facile à nettoyer au moyen d'un robinet d'eau. — Ce conduit ne servirait point aux eaux ménagères qui trouvent leur écoulement dans de vastes éviers pourvus d'orifices avec siphons hydrauliques afin d'éviter les reflux de gaz méphitiques et conduisant, par de larges tuyaux, dans les égouts souterrains. Au-dessus des éviers, des robinets d'eau en nombre suffisant permettent de créer un courant énergique.

Les cuisines sont pourvues de tables et de planches où l'on manipule les viandes, les légumes, les graisses, et où l'on dispose les gamelles de la troupe. Elles doivent avoir réglementairement un développement de 2^{m2},40 par compagnie, 3^{m2},50 par escadron. Ces tables ne sauraient être trop souvent nettoyées et briquées; sans cette précaution, le bois se pénètre bientôt de substances organiques, devient le siège de fermentations mésodorantes, aussi désagréables que nuisibles et répugnantes pour ceux qui doivent se fournir d'aliments dans ces cuisines.

C'est avec beaucoup de raison qu'une circulaire du 18 mai 1855 a interdit dans les cuisines l'usage de buffets ou d'armoires, qui deviendraient bientôt un réceptacle d'immondices. Ces armoires sont avantageusement remplacés par les cabinets ou magasins de provisions.

II. *Magasins de vivres.* — Ces magasins sont généralement situés aux environs des cuisines; ils doivent être différents suivant qu'ils sont destinés à renfermer la viande ou les autres produits alimentaires. Pour les magasins à viande, on choisira quelque lieu particulièrement frais, exposé au nord, mais cependant très sec afin de retarder s'il se peut la décomposition spontanée de la viande pendant les chaleurs. La ventilation y sera abondante, ou du moins l'air pourra y pénétrer à travers de larges fenêtres pourvues, non de vitres, mais de jalousies à valves espacées. Le sol, imperméabilisé comme celui des cuisines, sera légèrement incliné et toujours maintenu dans un rigoureux état de propreté. Les viandes se conservent mieux suspendues que posées sur des planches, aussi devra-t-on les accrocher comme elles le sont d'ordinaire chez les bouchers. Ce magasin ne comporte d'autres meubles que la table de distribution et le billot, au sujet desquels on prendra les mêmes précautions que pour les tables des cuisines.

Lorsque les magasins à viande ne sont point tenus très proprement, ils ne tardent point à exhaler, surtout en été, une odeur putride qui rappelle celle des amphithéâtres de dissection et devient bientôt un objet de dégoût pour tout le monde.

Les magasins à pain, aux légumes secs, au sucre, café, etc., ne demandent que de la sécheresse; les légumes verts, les pommes de terre, etc., doivent au contraire être maintenus autant que possible à la cave, mais également sur du sable bien sec. Le vin et les eaux-de-vie ne doivent être maintenus qu'à la cave et dans des conditions assez variables suivant leur provenance, suivant la nature des terrains sous-jacents, et enfin suivant le climat. On devra donc se conformer aux habitudes locales.

Dans notre organisation actuelle, les corps de troupes ne conservent point leurs vivres pendant de longues périodes, mais il peut n'en être point toujours ainsi.

III. *Réfectoires. — Cantines.* — Dans nos casernes actuelles, les hommes, avons-nous dit, n'ont point de salles spéciales pour y prendre leur repas, si ce n'est dans quelques corps d'élite comme ceux des gardes de Paris ou des pompiers, ou dans quelques régiments plus favorisés que d'autres comme espace disponible. Nous espérons qu'il n'en sera pas toujours ainsi; mais actuellement déjà, on peut regarder comme des réfectoires les salles des cantines où les sous-officiers sont admis à prendre leur repas, où les hommes de troupe peuvent venir acheter et consommer sur place quelques boissons ou quelques aliments préparés par la cantinière.

L'instruction complémentaire du règlement du 30 juin 1856 indique 12 à 15 mètres carrés comme convenant pour la pension des adjudants, ainsi que pour celle des sergents-majors, et 40 à 50 mètres carrés pour celle de tous les sous-officiers d'un bataillon. Ces fixations, qui ne tiennent point compte de la hauteur, paraissent suffisantes, car ces locaux, en général, bas de plafond, ne sont nullement ventilés et souvent fort mal tenus. L'atmosphère ambiante, constamment souillée par les vapeurs issues de la cuisine, les émanations des viandes, celle des boissons, la fumée de tabac doit être considérée comme fort insalubre. Les hygiénistes ont maintes fois signalé les dangers du séjour prolongé dans les cafés, brasseries, cabarets ou autres locaux, où un grand nombre de personnes se rassemblent pour manger, boire et fumer, où l'air se vicie par des émanations de toutes sortes et par l'élévation de la température. Dans l'espèce, les sous-officiers et les soldats ne font point dans les cantines un bien long séjour, mais ces locaux n'en doivent pas moins être suffisamment vastes et bien ventilés pour que l'air y ait au moins un degré de pureté relatif.

Dès que les hommes ont quitté les réfectoires ou salles de pension, il faut immédiatement ouvrir largement les fenêtres et les maintenir dans cette situation pendant tout le temps qui s'écoule entre les repas.

§ III. — Distribution des eaux, fontaines, bains, lavoirs.

I. *Quantité et provenance des eaux.* — L'instruction complémentaire du règlement de 1856 fixe à 6 litres par jour la quantité d'eau potable que doivent fournir les puits ou fontaines des casernes. Ces fixations ne paraissent pas suffisantes ; d'après Darcy, il faudrait, dans une cité bien ordonnée, environ 150 litres d'eau par jour et par individu, en y comprenant, il est vrai, l'eau nécessaire pour toutes les destinations de l'économie domestique, les bains, les lavoirs, l'arrosage, etc., cette proportion est un peu considérable si on l'applique aux casernes, car une bonne partie des services exigeant l'eau, l'arrosage des rues en particulier, doivent ressortir, non point du casernement, mais de la voirie de la ville. Néanmoins, on peut affirmer que plus on augmentera dans les casernes la quantité d'eau mise journellement à la disposition des soldats, et plus on agira dans le sens de la salubrité; nous avons déjà indiqué les avantages d'un courant continu dans les ruisseaux qui longent les bâtiments, tout au moins d'un courant intermittent. En fixant à 60 litres la moyenne d'eau à distribuer par homme, on restera dans les limites d'une juste appréciation, mais on dépassera cependant de beaucoup les fixations réglementaires.

Dans l'état actuel des choses, pour les bâtiments éloignés à plus de 500 mètres de toute eau potable, le service du génie fournit aux troupes des tonneaux à eau, munis de robinets et fermés par des couvercles. Ces tonneaux sont transportés sur des voitures au moyen desquelles les corps doivent eux-mêmes chercher l'eau nécessaire pour leur service.

Lorsque la ville possède un service d'eau bien aménagé, il est toujours préférable de prendre un abonnement avec la compagnie fermière, car on a chance d'avoir une eau de bonne qualité ; s'il n'existe pas de service spécial, et c'est ce qui malheureusement arrive trop souvent dans les petites villes, la caserne doit se fournir elle-même, en recherchant l'eau des nappes souterraines, ou en faisant une prise sur les cours d'eaux ou sur les sources qui pourraient se trouver au voisinage. Ces dernières fournissent sans conteste les meilleures eaux, quoique quelques-unes contiennent des substances minérales en dissolution ; il sera donc prudent de les soumettre à l'analyse chimique avant de les accepter. Les eaux de rivière renferment souvent des principes minéraux et plus encore des substances organiques en suspension ; les eaux de puits sont rarement utilisables, car, à moins qu'elles ne soient puisées dans une nappe très profonde, on peut les suspecter de contenir en suspension ou dissolution des matières organiques ainsi que des germes morbides, amenés par infiltration au travers du sol. Souvent aussi elles sont séléniteuses, magnésiennes, etc.; enfin, les eaux de citerne, d'origine météorique, même les plus pures, ne le sont cependant jamais d'une façon absolue, car elles s'altèrent un peu dans les citernes elles-mêmes.

Ces questions ne sont ici qu'indiquées et nous renvoyons au chapitre de cet ouvrage où nous traiterons de l'eau comme boisson, pour tout ce qui est relatif au choix et à l'épuration des eaux à employer pour les usages domestiques dans les casernes.

Si la caserne reçoit les eaux de la ville, et que l'accès en soit constant, il n'y a lieu de se préoccuper que des conduites de distribution ; si elle prend ses eaux dans les cours d'eaux ou puits, il convient au contraire d'établir des réservoirs afin d'assurer une large distribution dans tous les points de l'édifice ; ces réservoirs devront se trouver dans les parties supérieures, l'eau y étant amenée par un système de pompes mues à bras, ou mieux à la vapeur, à moins que l'on ne puisse employer des chevaux ; dans les régiments montés en particulier, on en trouvera toujours pour tourner quelques heures dans un manège. Il y a là une question économique que les circonstances feront trancher dans un sens ou dans l'autre ; cependant il semble que les machines à vapeur ou les machines Lenoir pourraient être avantageusement utilisées, et cela sans grands frais.

Ces réservoirs ne sauraient être qu'en tôle lorsqu'ils doivent être placés à une certaine hauteur ; ceux en plomb sont toujours suspectés, ceux en zinc déterminent sur l'eau la formation d'une pellicule blanchâtre, ceux en bois s'altèrent trop rapidement.

Pour les conduites d'eau, la fonte est préférable à toutes autres substances, tout au plus communique-t-elle à l'eau un faible goût ferrugineux, dû à la présence d'une certaine proportion de sels ou d'oxyde métallique ; il convient de garnir l'intérieur des tuyaux d'un ciment ou d'un enduit bitumineux, afin d'empêcher l'action de l'eau sur le fer et l'usure trop rapide de ce dernier. On peut également utiliser les conduites en tuiles vitrifiées qui sont parfaitement étanches, indifférentes aux actions chimiques, mais moins résistantes. Les conduites de plomb ont été vivement attaquées, mais on convient actuellement que leur nocuité a été exagérée. Pour peu que l'eau contienne 1 décigramme par litre d'un sel calcaire, l'intérieur du tuyau ne tarde pas à se couvrir d'un enduit salin qui isole l'eau du plomb. Les accidents ne pourraient donc se produire qu'avec une eau presque chimiquement pure ou avec des conduites neuves, dans le cas enfin où la couche saline viendrait à se détacher, ainsi que cela s'est produit dans des tuyaux anciens où elle avait acquise une grande épaisseur. En fait la canalisation de l'eau dans les maisons se fait partout avec du plomb et l'on ne signale pas d'accidents.

On peut donc admettre le tuyautage de plomb pour l'usage domestique, sauf à ne pas utiliser l'eau en boisson qu'après avoir fait passer par la canalisation une grande quantité de liquide.

Il serait fort important que des conduites d'eau fussent amenées dans toutes les parties de la caserne, en particulier dans les corridors, pour le service des lavabos, pour les besoins de la propreté des chambres et surtout dans les cabinets d'aisance où l'eau n'est jamais trop abondante.

II. *Bains.* — En étudiant les questions de l'hygiène corporelle chez le soldat, nous constaterons plus tard la nécessité d'assurer dans les casernes un fonctionnement régulier de bains à l'usage de la troupe. Son absence a constitué longtemps l'un des plus grands *desiderata* de notre casernement actuel, et bien des fois déjà des médecins ou des officiers avaient présenté des projets ou exposé leur vue à ce sujet. Dans quelques régiments, des essais de ce genre avaient été tentés ; au 13e bataillon de chasseurs, sur l'initiative du commandant, aujourd'hui général, Davoust, duc d'Auerstœdt, le médecin-major Riolacci, utilisant la chaleur émise par les foyers des cuisines, était arrivé à donner à chaque homme du bataillon un bain tous les quinze ou vingt jours (1).

Dans d'autres régiments on avait, à l'imitation de ce qui se faisait en Allemagne dans plusieurs casernes, inauguré le système des douches et les résultats avaient été excellents (2). Comme il arrive souvent, les mesures d'essais, aussi justifiées que celles-ci, se transforment enfin en mesures officielles. Aussi les *Circulaires ministérielles* du *31 juillet 1874* et du *19 novembre 1883* ont-elles rendu les bains chauds obligatoires, en allouant une petite somme comme première mise de fonds et en laissant à l'initiative du corps le choix du système reconnu localement comme le meilleur. Il faut bien reconnaitre qu'ici encore l'on se heurte à la question économique et l'on doit convenir que sans dépenses sensibles, malgré

(1) Riolacci, *Nouveau système de bains appliqué au 13e bataillon de chasseurs.* (*Mém. méd. chir. milit.*, 1868, t. XVIII, p. 103.)

(2) Dunal, *Notice sur les aspersions froides employées dans le 33e d'infanterie.* (*Mém. méd. chir. milit.*, t. V, 1861, p. 380.)

des prodiges d'ingéniosité, on n'arrive pas à grand résultat. Il faut espérer que dans l'avenir ce service recevra dans nos casernes l'extension qu'hygiéniquement il mérite et que l'on arrivera au moins à égaler ce qui se fait, par exemple, en Hollande où depuis vingt ans à la caserne de Krampen (1), chaque homme est conduit une fois par semaine à la salle de bains et y séjourne une demi-heure. Le dimanche est réservé aux sous-officiers; la dépense ne dépasse pas 5 centimes par bain.

En général, dans nos casernes l'on a adopté le bain-douche ou bain par aspersion comme donnant une moindre dépense d'eau et suffisant cependant pour le lavage de l'homme. C'est un progrès, mais le bain par imbibition vaudrait encore mieux.

La grosse question est toujours celle du chauffage; dans les casernes de cavalerie, Vallin a proposé d'utiliser, pour chauffer l'eau renfermée dans des barriques ou des bonbonnes, la chaleur qui se développe dans les masses de fumier en fermentation (2). Très ingénieux en théorie, et jusqu'à un certain point en pratique, ce système obligerait à violer énergiquement toutes les lois de l'hygiène en conservant les fumiers dans les cours des casernes.

La question reste donc à l'étude, mais le principe des bains chauds est officiellement posé, et il y a là un progrès sur le passé.

Rappelons que C. Tollet, dans son type de caserne (fig. 18, p. 194), a prévu des locaux pour les bains-douches. Les ingénieurs militaires ne négligeront pas ces indications pour les casernes à construire dorénavant.

III. *Lavoirs, buanderies.* — Les lavoirs, disposés dans la plupart des casernes, consistent en auges d'un développement calculé à raison de 4 mètres courants par bataillon d'infanterie, et 10 mètres par régiment de cavalerie. Autant qu'il sera possible, dit l'instruction du 30 juin 1856, art. 23, l'eau devra se renouveler aussi souvent que possible, et la margelle présentera un peu de pente du bord extérieur au bord intérieur, pour faciliter l'écoulement du liquide pendant le lavage des effets.

Cette fixation ne paraît pas suffisante si l'on veut que les soldats puissent toujours trouver une place, surtout si l'on admettait le couchage au

(1) *Preuss. milit.-aerztl. Zeitung.* 1862, n° 7, p. 84.

(2) Vallin, *De l'utilisation de la chaleur des fumiers pour le lavage des troupes.* (*Revue d'hyg.*, t. I, 1879, p. 882.) — Voy. aussi Villedary, *Essai sur la question du lavage des soldats dans les casernes.* Thèse de Paris, 1879. — Arnould, *De la vulgarisation de l'usage du bain.* (*Annales d'hygiène publique*, 1880, t. III.)

moyen de hamacs, et l'obligation pour les hommes de les maintenir dans un rigoureux état de propreté. Ces procédés de nettoiement des effets sont du reste trop primitifs et sont avantageusement remplacés par le lavage méthodique au moyen d'appareils à vapeur.

Les buanderies militaires, réglementées par une décision du 19 juillet 1854 doivent disparaître des casernes et des hôpitaux et le service doit en être exclusivement confié à l'industrie. Actuellement, il existe dans toutes les villes de grandes entreprises de blanchissage, pourvus des procédés industriels les plus perfectionnés. Au point de vue hygiénique, la manipulation des linges souillés n'est jamais saine, elle peut devenir très dangereuse en cas de maladies infectieuses.

§ IV. — Corps de garde.

Par suite de leurs services, les militaires sont obligés de séjourner accidentellement dans des locaux spéciaux, nommés corps de garde, destinés à abriter, pendant les heures de repos, les hommes préposés à la garde d'un point stratégique, ou en temps de paix, d'un édifice public, d'une prison, etc. Nous reviendrons plus loin sur le service de garde à propos du service général, disons de suite que les corps de garde doivent être établis dans les conditions hygiéniques identiques avec celle des chambres des casernes. Le règlement de 1856 (art. 22 de l'instruction complémentaire) règle leurs dimensions à 12 mètres cubes par fantassin, 14 par cavalier. Nous ferons à l'égard de cette fixation les mêmes observations qu'à l'égard du cubage des chambres. Les corps de garde ne sont pas des locaux de passage ; si les mêmes hommes n'y séjournent pas toujours, il n'y a jamais vacuité de l'édifice, puisque la garde descendante est toujours remplacée par une garde montante. C'est dire que l'air devra y être facilement renouvelé, et qu'on ne saurait trop veiller à ce que la ventilation puisse y être constante, et non pas seulement intermittente par l'ouverture des fenêtres et des portes. L'ameublement des corps de garde est des plus simples ; un lit de camp pour les hommes, un râtelier d'armes, une planche pour les sacs, une planche à pain en font tous les frais. En outre, il existe une table, généralement des bancs ; ces deux objets sont indispensables, car dans l'intervalle des factions il est bon que les hommes puissent manger proprement, lire et quelquefois même y entendre quelques théories, afin que ces vingt-quatre heures ne soient pas absolument perdues.

Au corps de garde, même en temps de paix, à plus forte raison en campagne, les soldats n'ont d'autre objet de couchage que la demi-couverture ; à condition que le service ne se répète pas trop souvent, ceci est bon et contribue à endurcir l'homme, en lui apprenant à se passer de confortable. Les corps de garde sont chauffés en hiver au moyen de poêles, et les hommes ont une tendance à pousser le feu outre mesure, ce qui ne laisse pas que d'avoir de grands inconvénients, en les faisant passer subitement par de brusques et fortes variations de température, la nuit surtout, lorsque leur tour arrive d'aller en faction. Il est du devoir du chef de poste de veiller à ce service, et de bien persuader à ses hommes qu'il n'est pas nécessaire de brûler toute la quantité de combustible allouée pour les vingt-quatre heures. Lorsque, ainsi que cela arrive généralement, le poêle est en fonte, on aura soin d'y superposer un bassin toujours rempli d'eau, afin de prévenir le desséchement de l'air et les accidents qui peuvent en être la conséquence. Dans une circulaire en date du 29 septembre 1871, le ministre de la guerre a rappelé aux généraux et aux commandants de troupe le devoir de surveiller particulièrement les corps de garde et d'y faire mettre en pratique plusieurs des principes sus-indiqués.

§ V. — Infirmeries régimentaires.

Le *Règlement sur le service de santé à l'intérieur*, du 28 décembre 1883, a donné aux infirmeries régimentaires une extension qu'elles n'avaient pas jusqu'à présent. Elles ne sont pas encore de véritables *hôpitaux régimentaires*, et ne sont destinées qu'à traiter « les militaires atteints d'affections dont la gravité n'exige pas l'envoi à l'hôpital » (A. 37). Mais on peut regarder comme à l'*étude* le principe de ne pas éloigner de son régiment le soldat malade, et de l'y traiter dans des locaux spéciaux et avec les moyens du corps.

Si les petits hôpitaux sont en général supérieurs comme salubrité aux grands établissements, on peut dire aussi que dans ces derniers on peut réunir plus de ressources hygiéniques et thérapeutiques que dans une série de petits hôpitaux épars dans une grande ville, comme il en arriverait fatalement si chaque régiment devait avoir son hôpital-annexe. Du reste, ce n'est point le lieu de discuter ici une question qui, comme beaucoup d'autres, ne saurait être tranchée d'une façon absolue.

Actuellement, les infirmeries régimentaires ont été l'objet de grandes améliorations, et l'on ne saurait qu'applaudir à ces innovations.

En principe, il n'est formé qu'une infirmerie par corps de troupes, et elle doit être organisée pour pouvoir recevoir un nombre de malades égal à 2 1/2 pour 100 de l'effectif dans les troupes à pied, 3 pour 100 dans les troupes à cheval (*A.* 39). — Autant que possible cette infirmerie doit être installée dans un pavillon spécial ou dans un corps de logis éloigné de celui de la troupe (*A.* 70). Mais ce desideratum n'est pas toujours réalisé dans les casernements actuels, même modernes; on a cherché à atténuer cette circonstance fâcheuse en la plaçant à l'une des extrémités de l'un des grands pavillons des casernes type 1874 (fig. 15, p. 107). L'infirmerie doit contenir les locaux suivants : 1° des salles de malades pour les fiévreux, blessés et vénériens situées au premier étage, bien aérées, bien éclairées et disposées de façon à obtenir pour chaque homme un minimum de 20^{m3} d'air, déduction faite de l'emplacement occupé par les lits et le mobilier (*A.* 75). L'ancien règlement n'accordait que 12^{m3}; il y a donc progrès sensible, quoique 20^{m3} par lit, soient insuffisants pour le cubage d'une salle d'hôpital véritable; 2° une salle de convalescents; 3° une salle de visite; 4° une salle servant de réfectoire et pouvant servir de lieu de réunion pour les malades et les convalescents; 5° un magasin pour les effets et le matériel; 6° une chambre pour la tisanerie et le chauffage des bains; 7° un cabinet y attenant avec deux baignoires et un lavabo; 8° des latrines spéciales à l'infirmerie; 9° un local suffisant pour installer des bains chauds à l'usage de la troupe; 10° autant que possible une cour servant de promenoir.

Il n'y a pas de critique sérieuse à adresser à ces dispositions; cependant, quelque désirable que soit une bonne organisation de bains chauds à l'usage de la troupe, on ne voit pas trop en quoi il se relie au service « infirmerie »; au contraire, le va-et-vient des hommes peut établir avec les malades une promiscuité qui n'a aucun avantage.

Pour que les infirmeries puissent rendre tous les services que l'on doit en attendre, il est de toute nécessité qu'elles soient pourvues d'un véritable matériel d'exploitation analogue, sinon semblable, à celui des hôpitaux. La literie et ses annexes, en particulier, doivent être parfaitement salubres et confortables, c'est dire que la paillasse doit disparaître et être remplacée par un sommier élastique, facile à ventiler et à désinfecter. De même, il est tout indiqué que le matériel soit augmenté comme tables de nuit, tables à manger, sièges, etc., qu'une fourniture de vaisselle nécessaire pour le nouveau mode d'alimentation variée dorénavant appliquée dans les infirmeries soit mis à la disposition du médecin. En un mot que l'*A. 76*, en vertu duquel le matériel en usage pour le casernement et le couchage des troupes est seul accordé, reçoive une modification.

Un autre desideratum, relatif au matériel-logement dans les infirmeries, est l'annexion d'une *chambre à désinfection*. Nous en parlerons en traitant de l'application aux casernes de la désinfection méthodique et régulière, préventive des contagions.

Les infirmeries régimentaires peuvent suffire à leur service, à condition de comprendre tous les locaux sus-indiqués, mais plus vastes et pourvus d'un système de ventilation par des cheminées Douglas-Galton ou autres analogues, par des cheminées ventilatrices munies de becs de gaz. Le médecin, absolument maître de la situation et seul chef dans son infirmerie, tiendra à honneur d'y maintenir la propreté la plus absolue, et d'en faire un modèle pour les autres logements de la caserne.

§ VI. — Locaux destinés à l'instruction.

Il n'y a peut-être pas lieu d'appliquer aux écoles régimentaires une hygiène aussi sévère que celle réclamée par les écoles destinées à des enfants; les soldats n'y passent qu'un petit nombre d'heures chaque jour, tandis que les enfants y séjournent pendant huit à dix heures quelquefois; enfin ces derniers, étant en pleine période de développement, ont besoin d'un régime hygiénique particulièrement sévère; néanmoins, on ne saurait apporter trop de soins à disposer heureusement les écoles régimentaires; plus tard nous en montrerons les immenses avantages intellectuels et moraux, pour le moment nous n'avons à nous occuper que de leur installation matérielle.

Avec l'extension de plus en plus grande que prennent dans l'armée l'instruction technique et l'instruction générale, il faut de toute nécessité donner aussi plus de développement aux locaux destinés aux besoins de l'intelligence, besoins dont chacun comprend aujourd'hui l'importance capitale.

Les services de l'instruction et du développement intellectuel du soldat nécessitent : 1° des salles d'écoles, en nombre suffisant pour les différentes catégories que l'on peut former; 2° des salles de travail où les hommes doivent trouver le calme et l'isolement relatif nécessaires à l'étude; 3° une bibliothèque attenante aux salles de travail, bibliothèque qui, tout en se partageant en plusieurs sections, peut servir à la fois pour les soldats, les sous-officiers et les officiers. Ces derniers, néanmoins, pouvant emporter à domicile les livres plus spécialement destinés à leur usage, n'ont pas besoin, à la caserne, de locaux spéciaux de travail; ils les trouvent du reste dans les cercles-bibliothèques existant dans la plupart des garnisons et dont l'extension ne saurait être trop encouragée.

Les locaux d'instruction doivent offrir : 1° espace cubique et ventilation largement conçus; on ne travaille bien que dans une atmosphère pure et renouvelée, sinon la tête se congestionne peu à peu, la respiration s'embarrasse et une véritable torpeur s'emparant bientôt de l'individu, il ne tarde pas à succomber au sommeil; 2° chauffage suffisant, mais modéré, surtout le soir lorsque les foyers d'éclairage sont en activité; 3° éclairage abondant au moyen de becs de gaz ou de lampes à pétrole, munis dans tous les cas de larges abat-jour; disposition des appareils à éclairage au-dessus des tables de travail; 4° matériel de tables et de bancs, construit sans luxe, mais dans les mêmes conditions hygiéniques que celui des écoles d'enfants, c'est-à-dire ne permettant point les attitudes vicieuses (1). Physiologiquement, l'homme de vingt à vingt-trois ans n'a pas acquis son complet développement osseux, et il faut le surveiller.

En un mot, tout doit être conçu et aménagé de telle façon que le soldat se trouve à son aise dans les salles de travail, qu'il y vienne avec plaisir comme dans un lieu où il se sent l'objet d'une sollicitude muette, mais constante, où il sent son intelligence s'ouvrir et se développer, où son individualité, si souvent comprimée par la vie commune, peut librement s'épancher. Dans les locaux destinés à l'instruction, on peut ranger la salle de danse, la salle d'escrime et la salle de musique, enfin les tirs couverts; nous n'avons point de règles spéciales à formuler à leur endroit que pour y réclamer l'air et l'espace.

§ VII. — Magasins et ateliers. — Forges.

Les magasins désignés dans le *règlement du 30 juin 1856*, comprennent dans l'infanterie et la cavalerie : 1° le magasin d'armement; 2° le

(1) Voy. Arnould, *Nouveaux éléments d'hygiène*. Paris 1881, art. v.

magasin d'habillement, contenant les effets d'habillement, ceux de grand et de petit équipement ; 3° le magasin des vieux effets ; 4° le magasin des effets des hommes absents ; 5° le dépôt des caisses à emballage ; 6° le magasin des cuirs attenant aux ateliers du maître cordonnier ; en plus, dans la cavalerie ; 7° le magasin aux cuirs attenant aux ateliers de sellerie ; 8° le magasin de harnachement comprenant une ou plusieurs pièces ; 9° enfin les magasins à fourrages, au nombre de un par escadron, si les locaux le permettent.

Ces différents magasins ne ressortissent qu'indirectement de l'hygiène ; elle ne doit intervenir dans leur aménagement que pour réclamer une assez large distribution de la lumière dans ceux où l'on doit fréquemment opérer, et une ventilation assez abondante dans les magasins aux cuirs et harnachements, où l'atmosphère ne tarde pas à s'imprégner des odeurs provenant de ces matières animales ; cette odeur n'a rien de dangereux du reste, lorsque le cuir est neuf, et par conséquent non encore envahi par la fermentation que subissent les vieux cuirs. Ces magasins doivent tous être parfaitement secs, et à ce titre la ventilation leur est encore indispensable. Les magasins à fourrage exigent également un ensemble de précautions nécessaires à prévenir l'incendie ; comme souvent on les place directement sous les toits, leur sécheresse, qui importe beaucoup à la bonne conservation du fourrage, et par suite à la santé des animaux, est toujours assurée.

Les ateliers régimentaires sont constitués par : 1° les ateliers des armuriers, comprenant une pièce pour l'atelier, une pièce pour la forge ; 2° les ateliers des tailleurs, comprenant une pièce pour les ouvriers, une salle de coupe et un palier ou petit cabinet pour le fourneau aux fers ; 3° les ateliers des cordonniers, comprenant la pièce pour les ouvriers, la salle de coupe pour le maître cordonnier (ou bottier dans la cavalerie) et le magasin aux cuirs désigné plus haut ; 4° les ateliers de selliers, comprenant la pièce pour les ouvriers, la salle de coupe du maître sellier et le magasin aux cuirs désigné plus haut.

Les professions qui s'exerçent dans ces ateliers ne sont point, par elles-mêmes, insalubres, mais elles exigent, toutes, la permanence et l'immobilité relative des ouvriers pendant huit ou dix heures de la journée, pour les armuriers dans la station debout, pour les autres professions dans la station assise. Comme tous les locaux où un grand nombre d'adultes se trouvent réunis, les ateliers doivent donc être suffisamment vastes pour assurer aux ouvriers un cubage atmosphérique suffisant, et plus encore que les chambres, ils doivent être pourvus d'un système effectif de ventilation. L'air ambiant y est en effet bientôt chargé non seulement des émanations provenant des hommes eux-mêmes, mais des matières industrielles, des débris de cuir ancien, en fermentation, des déchets et des détritus de toute nature qu'entraîne la fabrication ou la réparation des différents objets. Les fixations cubiques accordées par le décret du 30 juin 1856 sont infiniment trop parcimonieuses. Comme seul exemple, on peut constater que les ateliers de cordonnerie d'un régiment de cavalerie ne comportent que 90^{m3} pour 15 ouvriers, chiffres précis, cela donne 6 mètres cubes par homme. Si on en défalque le volume occupé par les tables, le matériel et les objets de toute nature indispensables, ce cubage se réduira encore très sensiblement. Les ouvriers, condamnés à l'immobilité, ont une tendance naturelle à fermer avec soin toutes les issues, à activer énergiquement le feu en hiver, aussi lorsqu'on pénètre dans ces ateliers se trouve-t-on presque suffoqué par l'atmosphère viciée que l'on y respire.

Les ouvriers militaires ressentent vivement l'influence de ces conditions délétères; leur pâleur, leur état d'anémie habituelle, leur fréquente morbidité, traduisent les résultats de cette inobservation de l'hygiène; sans doute d'autres causes y concourent encore; mis en possession d'une solde plus élevée que celle des autres soldats, peut-être sont-ils naturellement portés à la dépenser mal à propos, à commettre quelques excès, mais l'influence de leur séjour prolongé dans une atmosphère confinée n'en persiste pas moins, elle est indéniable pour tous ceux qui les observent.

On répondra peut-être à ces critiques que les ouvriers des professions civiles ne sont pas dans des conditions meilleures, au contraire; cela peut être vrai dans beaucoup de cas, mais cette excuse n'en est pas une. Nous devons aux ouvriers militaires une hygiène absolument bonne; les ateliers militaires devraient être des modèles du genre, comme tout ce qui ressort du service militaire; nous avons à plusieurs reprises insisté sur ce principe.

Il convient donc, dans les casernes de construction nouvelle, et s'il se peut dans les anciennes, de donner aux ateliers des dimensions sensiblement plus vastes, de se préoccuper du cubage plus que de l'espace superficiel alloué par individu, et d'adapter à ces locaux un système de ventilation naturel par de larges fenêtres maintenues ouvertes s'il se peut, ou en créant un appel au moyen des appareils de chauffage et d'éclairage.

L'éclairage doit être également des plus abondants, soit que le travail n'ait lieu qu'en plein jour, sous l'influence de la lumière solaire, soit qu'il se prolonge dans la soirée et nécessite l'emploi des becs de gaz ou de lampes. Cet éclairage doit, autant que possible, venir d'en haut, afin que les pièces sur lesquelles l'ouvrier travaille, soient vivement éclairées sans production d'ombres, comme dans le cas où l'éclairage est par trop latéral.

Enfin, il est nécessaire d'exiger des maîtres ouvriers une surveillance très attentive de leurs ateliers, en particulier des soins de propreté; le balayage du sol sera renouvelé à chaque interruption du travail. On profitera des moments du repas pour ouvrir largement les fenêtres, même en hiver, sauf à faire un peu plus de feu avant la rentrée des ouvriers. Les allocations de chauffage sont suffisantes pour le permettre.

Les médecins de régiment feront bien d'apporter une attention spéciale à cette partie de l'hygiène du casernement, à notre avis l'une des plus défectueuses dans l'état de choses actuel.

La forge du maître armurier, les fourneaux à fers du maître tailleur sont avec raison relégués dans une pièce spéciale; elle doit être puissamment ventilée, car on sait combien les fourneaux pour tailleurs, souvent chauffés au charbon de bois, dégagent en abondance CO et CO^2. Une certaine proportion de CO est fournie par la décomposition de la fonte qui entre comme partie essentielle dans certains systèmes de fers des tailleurs; d'autres sont entièrement en fer forgé ; ceux-là sont les meilleurs.

L'atelier des maréchaux ferrants, complètement séparé des autres, est généralement placé avec raison dans un bâtiment spécial, attenant à l'infirmerie des chevaux; il comprend une salle de forge et un hangar couvert.

Au point de vue de la disposition des locaux, nous n'avons à réclamer qu'un espace cubique suffisant et la disposition de larges cheminées d'évacuation au-dessus des foyers.

Dans les ateliers ou magasins, on peut faire rentrer le magasin pour les munitions régimentaires. L'hygiène n'a rien à voir dans ces locaux, qu'il faut néanmoins isoler suffisamment pour qu'une explosion possible n'entraîne pas de danger pour les autres bâtiments et leurs habitants.

§ VIII. — Écuries et manèges, écuries-infirmeries, abreuvoirs.

L'organisation des écuries et de tout ce qui a trait au service des chevaux ressort évidemment de l'hygiène hippique qui a fait dans notre armée de sensibles progrès et à laquelle on attache avec raison une importance considérable (1); cependant l'hygiène des hommes ne saurait non plus se désintéresser de ces questions; la présence même des écuries dans une caserne pouvant devenir une puissante cause de méphitisme, il importe que l'hygiéniste intervienne d'une façon très active dans toutes les questions afférentes à la construction et au bon entretien de ces locaux.

Tout d'abord se présente la question de savoir si les écuries peuvent être disposées dans les bâtiments destinés au logement des hommes. La Circulaire du 6 janvier 1842 le voulait ainsi, et prescrivait de disposer les bâtiments du quartier en un certain nombre de groupes renfermant chacun une fraction de corps, complète en hommes et en chevaux, ces derniers occupant naturellement le rez-de-chaussée. Au point de vue militaire, ce système avait l'avantage de faciliter le service et de diminuer le va-et-vient permanent, de placer le cavalier à portée de sa monture, l'hygiène bien entendue ne peut approuver une pareille disposition. Une Commission anglaise, chargée en 1863 d'étudier à fond l'installation des écuries (1), s'est hautement prononcée dans ce sens, et cette manière de voir a fini par s'imposer en France où, dans toutes les nouvelles casernes, les écuries sont dans des pavillons à part, séparés des logements.

Les écuries doivent donc, dans l'intérêt des soldats et même dans celui des animaux, être isolées, divisées en petits groupes de bâtiment ne comprenant qu'un rez-de-chaussée; il sera bon, si la chose est possible, de placer les constructions sous le vent des bâtiments d'habitation, par rapport à la direction générale des courants atmosphériques, de telle sorte que les émanations soient entraînées loin de la caserne.

Les dimensions intérieures des écuries doivent être basées sur ce fait, démontré par les expériences de Lassaigne, que, en moyenne, le cheval exhale douze fois plus d'acide carbonique que l'homme adulte; le général

(1) Voy. ch. LVII, *Hygiène des chevaux* in *Service intérieur de la cavalerie*, pages 234 à 258. (28 décembre 1883.)

(2) *Report of the barrack's and hospital's improvement Commission on ventilation of Cavalry stables*. London, 1864.

Morin n'estime pas à moins de 180 ou 200 mètres cubes par heure et par cheval la quantité d'air à allouer aux écuries. Pour y arriver, il faut donc donner à ces logements une étendue suffisante, et en second lieu assurer une ventilation abondante.

D'après l'*instruction du 30 juin 1856*, les écuries doivent avoir une hauteur sous plafond de 5 mètres, une largeur dans œuvre de 6 mètres quand les écuries sont simples, de $10^m,40$ quand elles sont doubles et que les chevaux sont placés croupe à croupe, de 12 mètres quand elles sont doubles et que les chevaux y sont placés tête à tête; chaque cheval doit en outre posséder un espace de $1^m,45$ dans le sens de la longueur de l'écurie, ce qui donne dans le premier et le troisième cas $34^{m2},50$ par cheval, dans le second, $37^{m2},70$ environ. Ces fixations ne s'éloignent pas sensiblement de celles que réclamait la Commission anglaise de 1863 en indiquant 1605 pieds cubes (46^{m2}) par cheval comme un minimum.

Dans un certain nombre de casernes anciennes et dans quelques modernes, on a cru avantageux de construire des écuries encore plus larges, mais dans lesquelles les chevaux sont placés sur quatre rangs : deux rangs au centre, les animaux étant disposés tête à tête et un rang sur chaque bas côté, les animaux étant placés croupe à croupe de ceux du rang médian; entre les rangs intermédiaires existe un passage pour le service. En somme, la disposition est celle de deux écuries adossées, dont on aurait enlevé le mur intermédiaire. En doublant ou triplant ce bâtiment, on arrive au type *écuries-docks* dont on paraît s'engouer un peu actuellement; on oublie que toutes les fois que l'on accumule des êtres organisés, même en leur accordant à chacun un espace cubique suffisant, on crée artificiellement un encombrement qui se traduit par des manifestations morbides. Ce qui est vrai pour l'homme l'est aussi pour le cheval, et nous estimons qu'il vaudra toujours mieux placer les 600 chevaux d'un régiment dans dix écuries, que dans quatre écuries-docks quelque spacieuses qu'elles soient.

La ventilation est indispensable dans les écuries; le mode le plus simple d'arriver à l'obtenir consiste à percer de larges fenêtres sur les deux faces opposées du bâtiment, fenêtres qui descendent jusqu'à 3 mètres du sol et peuvent par conséquent mesurer près de $1^m,75$ de hauteur si l'écurie présente une élévation totale de 5 mètres sous plafond. Les faire descendre plus bas serait exposer les chevaux à l'action directe des courants d'air. L'*instruction du 30 juin 1856* recommande de les espacer de trois en trois chevaux au plus, de les garnir d'un châssis mobile autour d'une arête inférieure horizontale; du côté du sud, elles peuvent être garnies de volets en bois et demeurent ainsi constamment ouvertes. Jadis on avait en France le principe de maintenir les chevaux dans une atmosphère constamment chaude et non renouvelée, on se gardait d'ouvrir les fenêtres et à peine les portes. Les vétérinaires et les officiers de cavalerie sont parvenus à faire revenir l'administration d'une mesure aussi illogique, et depuis l'adoption des nouvelles dispositions réglementaires, on a pu constater une grande amélioration dans la santé des animaux, et même la disparition presque absolue de la morve dans nos écuries militaires.

Une *Circulaire ministérielle du* 5 avril 1867, prise sur les conclusions de la Commission d'hygiène hippique et l'art. 359 du *Service intérieur*, prescrivent de maintenir en été les portes et les fenêtres des écuries constamment ouvertes, au plus de les fermer pendant une heure ou deux lorsque les chevaux rentrent de la manœuvre et qu'il fait du vent. En hiver, toutes les portes et fenêtres doivent encore demeurer ouvertes lorsque le temps est calme et que la température ne descend pas au-dessous de 0°. Les portes doivent mesurer au minimum 2m,60 de hauteur sur 2 mètres de largeur, et être percées dans chaque façade des écuries doubles, ainsi que dans les pignons et les murs de refend transversaux.

La ventilation naturelle peut être sensiblement augmentée par la présence de bouches d'admission, comme dans les chambres des hommes, se combinant avec des orifices d'évacuation ou des cheminées ventilatrices partant de la partie supérieure de l'écurie. Dans les nouvelles écuries-docks, on a accepté la disposition anglaise et allemande du *Reiterdach*, large orifice de ventilation percé dans toute la longueur de la toiture et garni d'un petit toit spécial avec volets, semblable à celui que nous retrouverons plus loin dans les baraques des camps. Il y aurait également lieu d'étudier sérieusement la question de l'application d'un appel produit dans des cheminées ventilatrices, au moyen d'un bec de gaz servant également à l'éclairage. Analysant l'air de plusieurs écuries au point de vue de la présence de l'acide carbonique, étiquette sinon caractéristique du méphitisme, le docteur Chaumont constatait à la caserne d'artillerie d'Hilsea, que, dans une écurie possédant 32 orifices d'évacuation et fournissant à chaque cheval 655 pieds cubes, l'acide carbonique figurait dans la proportion de 1,05/1000, tandis que dans une autre écurie donnant 1000 pieds cubes par cheval, l'air ne cantenait que 0,57/1000, soit moitié moins d'acide carbonique (1).

Le pavage des écuries consiste réglementairement en une couche de pierres dures ou de cailloux coupés, sur une bande de 1m,30 de largeur, correspondant aux pieds de derrière des chevaux ; le reste du pavé peut consister en matériaux moins résistants, la pente du sol doit être suffisante pour que l'écoulement des urines puisse s'opérer facilement. En Angleterre, le pavage est formé en briques dures, vitrifiées, taillées en pointe de diamant et donnant ainsi une forte prise aux pieds du cheval. L'indication à remplir hygiéniquement consiste dans une complète imperméabilisation du sol, au moyen d'une couche suffisamment résistante pour ne pas se briser sous les pieds des chevaux. Le pavage mal fait laisse des interstices où les liquides pénètrent; peut-être pourrait-on lui substituer le béton, duquel on peut obtenir autant, sinon plus de résistance que de la pierre la plus dure. L'obliquité du sol ne doit pas être telle que les chevaux se fatiguent et, par un défaut d'équilibre entre les membres antérieurs et les membres postérieurs faussent leurs aplombs, mais elle doit cependant être assez prononcée; le ruisseau central d'écoulement doit avoir une forte pente et pouvoir être lavé à grande eau par le moyen de robinets s'ouvrant du côté le plus élevé.

Il y a grand avantage à ne point user de bois pour le mobilier intérieur des écuries, car il fermente assez rapidement et se laisse pénétrer par les émanations méphitiques; il est préférable de lui substituer les métaux. C'est ainsi qu'en Angleterre, les bas-flancs sont en tôle, les mangeoires et les grilles à fourrage en fonte. La propreté générale en est rendue plus facile.

Enfin il est évident que des consignes très sévères prescrivent l'enlèvement des fumiers, le renouvellement de la litière et le balayage fréquent de l'écurie, surtout après le pansage. *Serv. int. cav.*, art. 360.

L'infirmerie des chevaux ou *infirmerie-vétérinaire*, tient une importance très grande dans les régiments de cavalerie ; elle remplace, au point de vue des animaux, à la fois l'infirmerie et l'hôpital; aussi a-t-elle reçu une extension assez considérable. D'après le *règlement du 30 juin 1856* et son *instruction complémentaire*, elle doit se composer de deux écuries pour

(1) E. A. Parkes, *loc. cit.*, p. 506.

maladies contagieuses, d'un hangar pour les opérations vétérinaires, d'une salle de désinfection et d'une pharmacie vétérinaire. Il est spécifié que les écuries-infirmeries doivent, autant que possible, être séparées du reste du quartier, et que, dans tous les cas, celles qui sont destinées aux maladies contagieuses seront toujours complètement isolées.

Le nombre de places réservées dans ces infirmeries est réglé par une *Circulaire du 19 juin 1867;* il est de 25 à 30 places par régiment de cavalerie, 28 à 36 par régiment d'artillerie.

Les écuries-infirmeries doivent, plus encore que les autres, offrir de larges dimensions, et dans tous les cas être pourvues d'une puissante ventilation. Si l'on ne croit point devoir organiser un appel par une cheminée ventilatrice dans les écuries ordinaires, au moins doit-on l'admettre pour les infirmeries, où les causes de méphitisme sont singulièrement augmentées.

Les déjections des animaux, les litières souillées sont réunies dans les *fosses à fumier*, qui, dans les quartiers de cavalerie, jouent un rôle fort important comme agent de méphitisme. Ces fosses à fumier sont en effet le siège d'une fermentation très active et dégagent des quantités considérables de gaz ammoniacaux provenant de la décomposition des urines. On peut les regarder aussi comme un milieu favorable à toutes les proliférations microbiennes et pathogéniques. Trop souvent les hommes les souillent encore de leurs urines ou de leurs déjections, ce qui peut contribuer à augmenter le danger. Il importe que ces fosses, auxquelles le règlement alloue un espace superficiel de 500 mètres, soient aussi éloignées que possible des habitations et placées sous le vent, par rapport à la direction des courants atmosphériques habituels. En outre, elles doivent être construites en maçonnerie cimentée, complètement imperméable, pour prévenir la pénétration des liquides dans le sol et son infection ultérieure à laquelle il deviendrait impossible de remédier. Il va sans dire que l'hygiène ne saurait accepter des emplacements à fumier, situés au niveau du sol des cours, dont ils sont à peine séparés par un mur à hauteur d'appui et qui laissent les liquides fuir de tous côtés en constituant de véritables marais.

L'enlèvement des fumiers hors des cours des casernes ne saurait être trop fréquent, il y aurait même tout avantage à traiter avec l'entrepreneur pour son enlèvement, sinon quotidien, du moins bi-hebdomadaire, afin que la longue période de fermentation que doit subir le fumier avant son emploi comme engrais, se passe au dehors de la caserne. Il faudrait, pour les écuries, tendre à une application restreinte du principe des fosses mobiles, tel qu'il est en usage pour l'enlèvement des déjections humaines.

Les auges-abreuvoirs pour les chevaux doivent avoir en général 0m,60 de largeur et 0m,50 de profondeur dans œuvre, leur hauteur est de 0m,80; leur surface intérieure étant complètement imperméabilisée et cimentée, elles doivent offrir pour l'eau un écoulement facile.

Les manèges peuvent être considérés comme annexe des écuries, ainsi que les premenoirs couverts dans certains dépôts de remonte. Les vastes dimensions nécessaires aux premiers, la disposition en hangar des seconds leur assurent une aération suffisante et l'hygiène n'a point à formuler d'indication spéciale à leur endroit.

§ IX. — Locaux disciplinaires.

Ces locaux comprennent une salle de police pour les sous-officiers, une salle de police pour les caporaux ou brigadiers, une salle de police pour les soldats; il existe en outre une prison pour chacune de ces catégories et enfin trois cellules par bataillon d'infanterie, une cellule par escadron (*art. 24 du règlement du 30 juin 1856*).

Au point de vue de l'hygiène, comme à celui du droit, il faut bien établir que si la discipline militaire est une des bases de l'existence même de l'armée, les mesures nécessaires pour la maintenir ne sauraient être telles que la santé des militaires soit exposée à en souffrir.

Il serait donc injuste et inhumain de ne point apporter dans la construction et l'aménagement des locaux disciplinaires, toutes les améliorations dont l'hygiène moderne permet de disposer.

L'*instruction complémentaire* alloue à chaque homme 9^{m3} dans les salles de police et prisons; cette fixation est notoirement insuffisante, aussi est-elle sensiblement dépassée dans la plupart des casernes; il convient de fixer un minimum au moins triple de cette donnée, en réclamant 30^{m3} environ, ou un peu moins lorsque l'on aura adopté un système de ventilation.

Sur ces bases, les salles de police ou prisons consisteront en vastes locaux réunissant toutes les conditions de salubrité en temps qu'exposition, assèchement, éclairage et ventilation. Les règles énoncées plus haut pour les chambres mêmes des hommes ne sauraient être non plus méconnues pour les locaux disciplinaires. Elles y sont toutes applicables et nous n'avons point à y revenir.

Dans plusieurs armées, on tend à remplacer le système des salles de police ou prisons communes par celui de l'isolement dans les cellules. En France, la cellule existe également, mais comme mesure disciplinaire extrême, plus grave que les deux autres. L'adoption de l'encellulement pour tous les degrés de la répression disciplinaire aurait l'avantage de rendre la punition beaucoup plus effective, en permettant aussi de soustraire le militaire à la déplorable influence qu'exercent sur lui ses camarades également punis; quelques meneurs particulièrement rebelles e indociles suffisent pour corrompre les autres.

Les hommes punis de salle de police ne sont dispensés d'aucun service et assistent à toutes les classes d'instruction auxquelles ils sont attachés; ils sont en outre exercés deux fois par jour, et pendant deux heures, au peloton de punition; ils ne le sont qu'une fois les jours d'exercice du régiment. Les hommes détenus à la salle de police sont employés aux corvées de quartier. Les caporaux, brigadiers ou soldats punis de prison ne font pas de service, mais ils assistent, pendant trois heures le matin et trois heures le soir, à un peloton de punition spécial; les soldats sont en outre employés aux corvées les plus pénibles de propreté du quartier *(art. 316 infan.* et *309 cav.)*.

Puni de salle de police ou de prison, le soldat est néanmoins employé très activement pendant une partie du jour; le reste du temps pourrait donc, sans inconvénient, être passé dans une cellule.

La cellule de correction est considérée, nous l'avons dit, comme peine grave; le soldat puni de la sorte ne reçoit comme nourriture que « le pain et deux soupes dont une sans viande ». Cette disposition paraît grave, et l'on peut regretter qu'un homme puisse être puni dans son alimentation, alors que celle du soldat est juste suffisante.

Le militaire, en entrant à la salle de police, emporte une couverture et y trouve une paillasse sur un lit de camp, semblable à ceux des corps de garde; dans les prisons et les cellules il n'a point de paillasse, mais une couverture; néanmoins, dans les circonstances exceptionnelles de température, le chef de corps peut y faire ajouter la paillasse de couchage et une demi-couverture. Dans les limites extrêmes de temps fixées par le règlement pour les punitions, ces dispositions ne présentent rien de trop antihygiénique.

Avec le principe de la cellule pour toutes les punitions, il serait facile de conserver la même réglementation; elle introduirait une suffisante aggravation entre les trois degrés de peines disciplinaires.

Dans l'état actuel des choses, les locaux disciplinaires laissent singulièrement à désirer; généralement situées au rez-de-chaussée, humides, mal éclairées, peu ou point ventilées, les salles de police voient leur insalubrité encore augmentée par la présence d'un baquet aux immondices, destiné aux besoins des détenus. Cette dernière disposition est révoltante au point de vue de l'hygiène comme à celui de la décence, aussi doit-elle disparaître absolument. Si l'on conserve les salles de police ou prisons communes, on y adjoindra un cabinet d'aisances commun, disposé ainsi qu'il va être dit au paragraphe suivant; si on admet l'encellulement, on sera conduit à établir dans chacune d'elles un siège spécial à l'anglaise, ainsi qu'on en a établi dans toutes les prisons cellulaires modernes; bien construits, ils ne laissent passer aucune émanation insalubre.

En outre, les médecins-majors des corps de troupes, l'adjudant-major de semaine, sous ses ordres l'adjudant, devront veiller à ce que ces locaux soient tenus dans le plus grand état de propreté, que les planchers et lits de camp soient fréquemment balayés et complètement asséchés lors des lavages, que les murs soient blanchis à la chaux, avec addition d'un désinfectant actif, plusieurs fois par an. Ils veilleront à ce que l'on n'y renferme pas un nombre d'hommes supérieur à la capacité hygiénique du local, que du reste la salle de police et la prison soient entièrement évacuées pendant plusieurs heures de la journée, et que, pendant toute cette période, les portes et fenêtres restent largement ouvertes.

§ X. — Éloignement des excreta. — Lieux d'aisances, urinoirs.

La salubrité d'une habitation est une résultante à laquelle concourent un grand nombre de facteurs; en dehors de ceux qui tiennent à l'emplacement, du mode de construction, de la ventilation et autres que nous avons déjà entrevus, l'un des plus importants est l'évacuation de tous les *excreta* dont la présence de l'habitant entraîne la production. Dans une habitation collective cette question devient plus capitale encore en raison du grand nombre d'individus qui y séjournent. Elle est à la salubrité de la maison ce qu'est la voierie à celle de la ville entière, ou plutôt la dernière n'est que la généralisation de la première.

Pour la caserne la difficulté à résoudre est infiniment plus simple que pour l'habitation collective ordinaire, car dans celle-ci il y a souvent lieu de tenir compte du nombre de ménages ou de logements particuliers dont l'ensemble forme la collectivité, tandis que dans la caserne beaucoup de services sont agglomérés.

Et cependant on peut dire, d'une façon générale, que la solution du problème est loin d'être encore résolue d'une façon avantageuse dans l'immense majorité de nos casernes. Jadis on y professait presque une sorte de mépris pour de telles questions, aussi la décence et l'odorat le moins délicat étaient-ils soumis à de rudes épreuves; mais, depuis que les travaux modernes ont montré l'influence capitale qu'exercent les dépôts de matières fécales, dans le sous-sol des habitations, au point de vue de l'insalubrité, de la propagation des épidémies et, en résumé, de la mortalité des habitants, il ne doit plus être permis de rester indifférent. Il faut, par tous les moyens, que la science et l'industrie nous fournissent, savoir préserver nos soldats de ces causes d'infection et, par suite, de maladie.

Un adulte rejette en moyenne 1400 à 1500 grammes de matières excrémentielles par jour, dont 1200 à 1300 grammes d'urines, 120 à 200 de matières fécales. Si l'on admet un minimum de 1000 hommes par caserne, il en résulterait une moyenne de 1400 à 1500 kilogrammes par jour pour l'ensemble, et 511 000 à 546 500 kilogrammes par an. Ces matières, mélangées les unes avec les autres, entrent en fermentation et fournissent des torrents de gaz ammoniacaux, de gaz hydrocarbonés, des hydrosulfures, des quantités appréciables d'indol, de scatol, de mercaptans ou alcools sulfurés, de cyanures et isocyanures de la série grasse et aromatique, tous fétides et dangereux (1).

Mais ce ne serait là qu'un inconvénient presque secondaire à côté du danger que présente le maintien au voisinage, sinon même dans l'habitation elle-même, de foyers organiques qui, ensemencés d'un germe morbide, le multiplient à l'infini et le diffusent dans l'atmosphère. Or, tel est le cas pour un grand nombre de maladies infectieuses, épidémiques comme le choléra et la dysenterie, endémiques comme l'est malheureusement la fièvre typhoïde, ce fléau de nos habitations collectives.

Théoriquement il n'y aurait, on le comprend, qu'un seul système admissible, l'enlèvement quotidien de toutes les matières fécales. Mais

(1) Ch. Girard et Bapst, *Désinfection des vidanges par les produits nitreux.* — (Compte rendu de l'Acad. des sciences, octobre 1880.)

l'administration militaire n'est pas libre de choisir pour sa caserne le système qui lui paraît le plus hygiénique, elle est tributaire de celui qu'a adopté, ou le plus souvent, que « subit » la ville où elle se trouve. Le plus généralement les villes en sont encore au système des fosses fixes. — Celles-ci doivent donc nous occuper en premier lieu.

Fosses fixes. — La première condition, en ce qui concerne les casernes, consiste à ne pas les établir sous les bâtiments d'habitation, mais à une certaine distance, sauf pour la fosse qui doit desservir l'infirmerie; on évite déjà une partie du méphitisme pour les logements. Il faut évidemment les construire aussi très solidement, afin que, sous l'effort du poids des terres, il ne se produise point de fissures, puis de les revêtir d'une forte couche de ciment, de les rendre absolument étanches. La seconde règle hygiénique doit être de déterminer, dans l'intérieur même des fosses et dans les tuyaux de chute, une ventilation suffisante pour entraîner les gaz à une grande hauteur dans l'atmosphère et les empêcher de se répandre au voisinage de l'habitation. A cet effet, on peut établir un tuyau d'évent partant de la fosse même et remontant jusque au-dessus de la toiture; quelquefois, il est vrai, la ventilation s'y renverse en ce sens que l'appel se fait de l'extérieur vers l'intérieur, cela dépend absolument de la température atmosphérique, des conditions et de la direction du vent. La ventilation des fosses peut être singulièrement activée si l'on détermine un appel au moyen de l'échauffement de l'air dans le tuyau d'évent. Cette condition peut être obtenue, soit en accolant ces tuyaux à ceux des cheminées, soit en faisant déboucher les tuyaux d'évents dans l'intérieur même des tuyaux de foyers où existe un feu à peu près constant, comme celui des cuisines ou des établissements industriels, soit enfin en déterminant un appel au moyen de becs de gaz, comme nous l'avons indiqué pour la ventilation des chambres de caserne. Dans les bâtiments où le gaz existe, il sera toujours facile de faire concourir les becs d'éclairage à la ventilation, en recevant les gaz de la combustion dans un tuyau, débouchant dans le tuyau d'évent et pourvu d'une toile métallique.

A défaut d'appel produit par la chaleur, on a proposé d'adopter des ventilateurs mécaniques, mis en mouvement par un ressort ou par la chute d'un poids comme celui de Toussaint-Lemaistre, ou bien enfin d'utiliser la force du vent, en adossant à l'extrémité supérieure d'un tuyau d'évent un ajutage qui transforme le courant atmosphérique horizontal en courant vertical, par conséquent dans le sens du tuyau (1).

Ces dernières dispositions paraissent d'un effet douteux et ne méritent pas une extrême confiance.

Étant donné que l'on a adopté ou subi le système des fosses fixes, encore faut-il les surveiller constamment afin de les vider dès qu'elles menacent de s'emplir et de les faire, à chaque opération, visiter avec soin pour oblitérer les fissures qui peuvent se produire, et renouveler au besoin la couche imperméable. En les vidant on doit enlever complètement les matières, opération que facilite la disposition d'un radier dans le fond de la fosse.

Un seul système de vidanges doit subsister parmi tous ceux qui sont en usage, c'est la vidange dite pneumatique, dans laquelle les matières sont chassées par la pression atmosphérique dans de vastes tonneaux roulants où une pompe à vapeur a fait et entretient le vide. La plupart des grandes villes possèdent actuellement des compagnies industrielles pourvues d'appareils de ce genre. C'est là, du reste, une question qui inté-

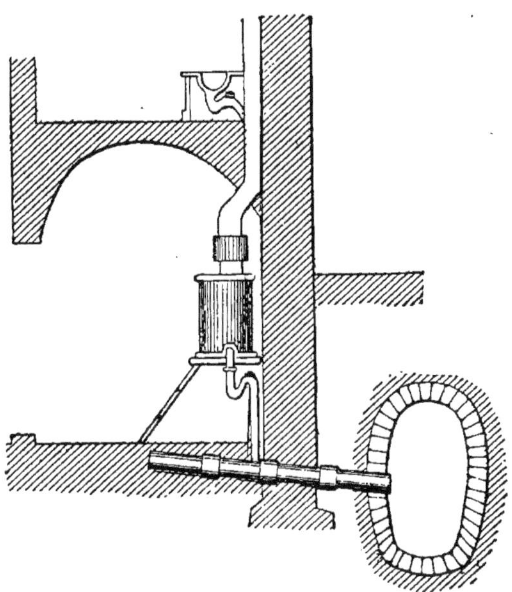

Fig. 58. — Système diviseur par séparation pure et simple.

(1) Potier, *Moyens de combattre le méphitisme des fosses d'aisances. (Ann. d'hyg. et de méd. lég.*, 2e série, t. XXXVIII, p. 89, 1872.)

resse surtout l'hygiène urbaine plus que celle de la caserne, quoique celle-ci exige un enlèvement rapide et inodore du contenu des fosses.

Système diviseur et fosses mobiles. — Le système diviseur est un intermédiaire entre la fosse fixe et la fosse mobile. Il consiste à séparer mécaniquement les liquides des solides parmi les matières de vidange, à

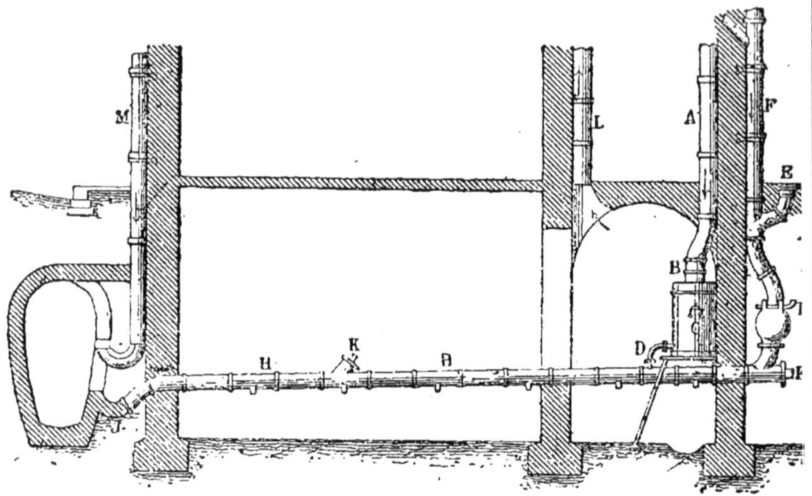

Fig. 59. — Tinettes filtrantes (Système diviseur). — A, tuyau en chute des cabinets; B, collier mobile à baïonnette, pour relier le tuyau à l'appareil; C, appareil diviseur de 0,80 de haut sur 0,40 de large et renfermant une plaque verticale de 0,25 de large, garnie de trous de 0,006 de diamètre pour laisser écouler les liquides par le tube en caoutchouc à raccords D; E, siphon obturateur recevant les eaux des cours; F, tuyau d'eaux pluviales, servant aussi pour les eaux ménagères à chaque étage; H, collecteur général; I, siphon obturateur à enveloppe empêchant les émanations de remonter aux étages supérieurs; J, siphon ouvert à déversoir, placé dans le branchement d'égout; K, tampons de dégorgement placés de distance en distance et aux coudes; L, ventilateur allant jusqu'au toit; M, eaux pluviales, côté de la rue; le tuyau doit plonger en J. (Ch. Joly.)

diriger sur l'égout les liquides et à conserver dans une fosse fixe les solides seuls. On diminue ainsi considérablement les chances de méphitisme en supprimant presque complètement les gaz ammoniacaux fournis par l'azote des urines. — Le système diviseur a, en outre, été appliqué au procédé d'enlèvement quotidien des matières solides dans les tinettes spéciales. — La fig. 58 reproduit shématiquement ces dispositions consistant à recevoir le tuyau de chute dans une tinette pourvue d'un diaphragme percé de trous, les liquides sont entraînés à l'égout, les solides remplissent la tinette et on enlève celle-ci quand elle est pleine. Le tuyau de chute prolongé jusqu'au toit joue le rôle de tuyau d'égout.

C'est un système de ce genre qu'appliquait à Paris la Compagnie Richer (depuis Compagnie Lesage), et qui a été perfectionné en branchant les conduites d'évacuation de la tinette aux tuyaux qui conduisent à l'égout les liquides de toute nature provenant de la maison, ainsi que les eaux pluviales (fig. 59).

On a reproché au système diviseur, suivant que la filtration se fait mal ou bien, soit de ne pas diviser assez, c'est-à-dire de conserver les liquides, et alors la tinette se remplit très vite, soit de diviser trop et de laisser passer à l'égout une grande partie des matières fécales, d'infecter ainsi celui-ci et de présenter les inconvénients que l'on a reproché au système du « tout à l'égout ». — Enfin, le reflux des gaz méphitiques peut se produire par le tuyau de chute, il faut donc, comme avec les fosses fixes, avoir des tuyaux d'évent, des siphons et tout le système de protection.

Néanmoins, le système diviseur a encore beaucoup de partisans et, suivant les villes et les circonstances, on peut y avoir recours.

Au système des fosses mobiles ont doit rattacher le procédé dit : « *Earth-system* », c'est-à-dire celui de la désinfection des matières par la terre sèche. — Très ancien déjà, puisqu'il se relie aux pratiques du mosaïsme, dont le législateur imposait aux Israélites dans le désert d'enfouir leurs excréments dans le sable, ce système a été repris et étudié en Angleterre par H. Moule, d'où le nom de *Moule's system* également donné à ce procédé. Il est basé sur ce fait que les matières fécales, mélangées à une certaine quantité de terre de jardin, de terre argileuse, de terre de bruyère, sont absolument neutralisées au point de vue de la production des gaz ammoniacaux. Vallin (1) a établi que pour une évacuation de 150 à 200 grammes *solide*, il faut environ 800 grammes de terre de jardin très sèche ou 1 kilogramme de terre de bruyère. Au contraire, s'il s'agit d'urines, il faut 3 kilogrammes de terre de jardin, $2^{k},5$ de terre de bruyère, 7 kilogrammes d'argile.

Le « *Earth-system* » a été principalement appliqué dans les camps où, on le conçoit, la chose est facile, et où nous aurons l'occasion de l'ap-

(1) Vallin, *De la désinfection par les poussières sèches.* (*Revue d'hygiène*, p. 43 et 106. 1879.

préciser plus tard. Dans l'habitation urbaine, on peut cependant l'introduire avec succès; une fosse fixe peut être régulièrement désinfectée par la projection quotidienne de terres choisies pour cet usage et desséchées; il faut, dans ce cas, la vidanger très fréquemment et, en réduisant beaucoup cette fosse, on la transforme au besoin en un récipient mobile qui

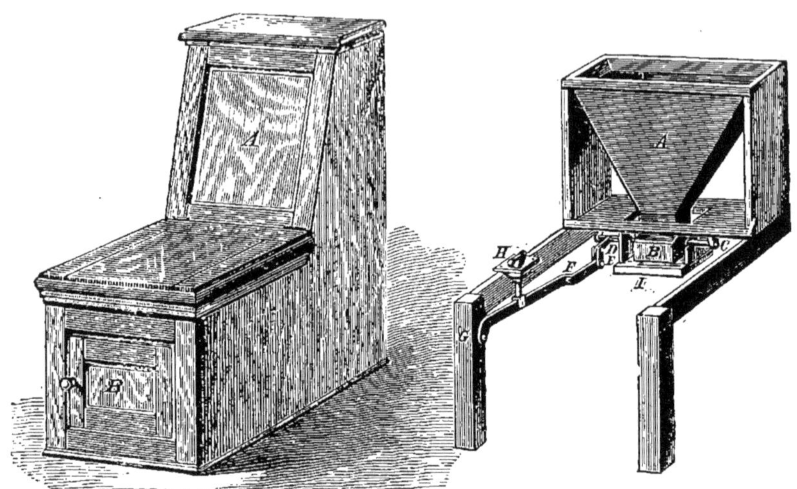

Fig. 60. — Earth-Commode. — A, compartiment supérieur renfermant la trémie à terre sèche; B, compartiment inférieur renfermant le récipient mobile.

Fig. 61. — Son mécanisme. — A, trémie à terre sèche; B, déversoir dont le contenu tombe par le soulèvement de la poignée H et qui se remplit de nouveau aux dépens de la trémie, quand la poignée retombe elle referme.

est alors directement enlevé quand il est rempli. La terre, mélangée de matières organiques, forme un excellent engrais pour l'agriculture. On a proposé de dessécher à nouveau la terre qui a déjà servi, c'est là une fâcheuse économie que l'hygiène ne peut accepter (1).

Au lieu de recevoir et de désinfecter les matières dans une fosse fixe ou mobile par le *dry-earth-system*, on peut les saisir au moment où elles

(1) Voy. sur cette question Dr Moule, *The Dry earth system. (Lancet*, p. 383. 1869.) — S. Rolleston, *The earth closet system. (Lancet*, p. 319. 1869.) — Mervin-Drake, Commanding R. Engineers at Wimbleton, *The Dry earth closet system. (Lancet*, 24 july 1869.) — F. Fée, *L'emploi de la terre argileuse comme désinfectant des matières fécales. (Rec. des Mém. de méd. mil.*, 3e S., t. XXI, 1875.) — Grandjaux, *De la désinfection dans les quartiers militaires. (Revue mil. de médec. et de chirurg.*, p. 746, 1882.)

sont émises et se borner pour tout appareil à une sorte de chaise percée qu'avait proposé le Revd H. Moule, sous le nomde earth-commode; dans ce meuble se trouve un récipient contenant de la terre desséchée dont on fait écouler une certaine quantité après chaque fonctionnement (fig. 60 et fig. 61).

Dans les établissements de l'armée le dry-earth-system a été utilisé pour les water-closets de l'hôpital militaire de Bourges, sous le nom de système Goux-Thulasne, qui consiste en une tinette remplie d'un mélange désinfectant, composé de paille hachée, de terreau, de poudre de charbon et un peu théoriquement peut-être, de résidus de quinquina. Ces tinettes ont fonctionné, pour la première fois, en 1872, aux camps de Villeneuve-l'Étang et de Saint-Maur; les résultats ont été satisfaisants. — Ce dispositif ne constitue évidemment qu'une modification du earth-system; le charbon et la terre argileuse jouent le rôle essentiel dans le mélange désinfectant, le quinquina agirait par son tannin s'il en contenait encore, et l'on conçoit que l'on peut faire régulièrement varier la substance absorbante.

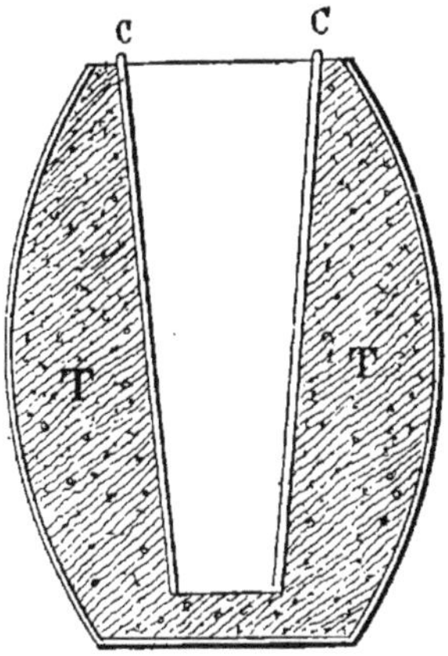

Fig. 62. — Tonneau mobile pour latrines (système Goux-Thulasne). — TT, terre désinfectante; CC, cône mobile pour servir à tasser la terre.

Quoi qu'il en soit, le procédé à la terre sèche mérite d'être très sérieusement étudié pour son application dans les habitations, en particulier dans les casernes et les hôpitaux. En Angleterre il a donné de remarquables résultats et, bien appliqué, il est d'une grande ressource.

Évacuation permanente des matières. — Au point de vue de la salubrité de l'habitation, il ne peut y avoir qu'avantages à enlever d'une façon continue et permanente les matières fécales dès qu'elles se sont produites. — Le système de « tout à l'égout » réalise le desideratum, mais son application, grosse question de l'hygiène urbaine, est subordonnée à plusieurs autres que ne pouvons ici que signaler : 1° existence d'un système de canalisation complet avec pente suffisante; 2° chasses d'eau intermittentes dans les égouts; 3° existence d'un cours d'eau ou autre milieu dans lequel les eaux d'égouts vont se perdre, à moins qu'elles ne soient épurées et leurs matériaux azotés utilisés pour l'agriculture.

Avec l'application du « tout à l'égout », la fosse fixe ou mobile disparaît complètement, et l'on n'a plus alors qu'à prendre dans l'habitation certaines précautions — que nous indiquerons — pour empêcher le reflux des gaz méphitiques dans les logements. La caserne Schomberg, à Paris, est la première dans laquelle ce système a été inauguré ; tous les liquides provenant des écuries, des cuisines, les eaux ménagères, les eaux de pluies se réunissent aux déjections humaines et sont recueillies dans une canalisation souterraine qui les conduit directement à l'égout. Sur tous les branchements existent des siphons hydrauliques coupant toute communication méphitique possible.

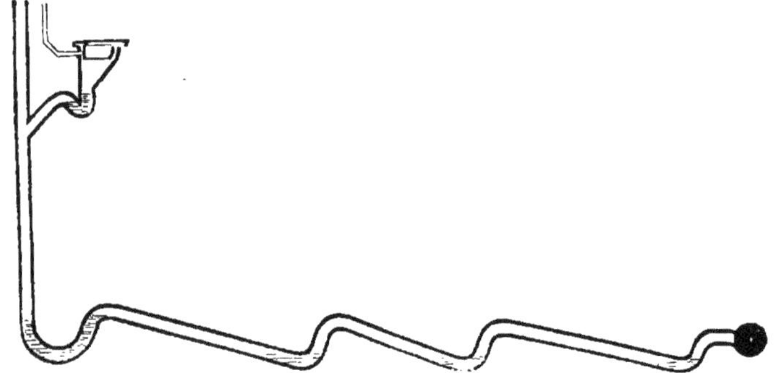

Fig. 63. — Schema d'un embranchement dans le système Liernur A gauche tuyau de chute ; en bas, tuyau latéral débouchant dans le tuyau principal.

Dans le procédé d'évacuation permanente, on doit faire rentrer celui du capitaine Liernur (1), appliqué dans les villes d'Amsterdam et de Leyde, système dans lequel une fosse fixe, étanche, commune à plusieurs habitations, reçoit par aspiration pneumatique les *excreta* d'un groupe d'habitations et les dirige également par aspiration pneumatique vers une autre fosse commune où elles sont désinfectées, travaillées pour être livrées à l'agriculture. Après plusieurs modifications, Liernur a adopté un système dit « différenciateur » dans lequel les matières fécales sont

(1) Ch. Liernur, *Die pneumatische Canalisation und ihre gegner*. (Francfort, 1870. — Van Overbeeck de Meijer, *Les systèmes d'évacuation des eaux et des immondices d'une ville. (Revue d'hygiène*, Paris 1880, librairie J.-B. Baillière, et 1883, avec figures.) — Durand-Claye, *Le système de Liernur. (Revue d'hygiène*, p. 106, 1880.)

reçues dans une canalisation particulière, indépendante de celle qui reçoit les eaux pluviales, industrielles et ménagères. Les tuyaux à matièrer fécales et urines sont en fonte, plusieurs fois infléchis sur eux-mêmes, en siphon (fig. 63).

Les tuyaux de chute des maisons se réunissent aux « tuyaux de rues » qui aboutissent à un « réservoir de rue », relié lui-même à l'usine centrale. — Le vide se fait dans les tuyaux de rues en suspendant, au moyen de robinets, la communication avec le réservoir, à ce moment les conduites de chaque maison se vident; en agissant d'une façon analogue sur les réservoirs de rues, puis sur les conduites centrales, on dirige de proche en proche les matières sur l'usine où elles sont transformées pour les besoins de l'agriculture. Ce système nécessite, dans l'habitation, l'emploi de sièges spéciaux dits pneumatiques.

Il vient d'être fait à la caserne de la Pépinière, de Paris, un essai de vidange pneumatique. Les résultats sont encore trop récents pour permettre un jugement définitif.

Appareils dans l'habitation. — Jusqu'ici nous avons vu comment les matières fécales doivent être accumulées dans les fosses ou évacuées; il y a lieu maintenant de rechercher par quels procédés elles sont reçues dans l'habitation et dirigées de celle-ci sur les fosses ou sur les tuyaux collecteurs.

Dans les casernes actuelles, l'on fait encore et uniformément usage de latrines dites *à la turque*, consistant en orifices largement ouverts, au-dessus desquels l'homme doit s'accroupir en prenant point d'appui sur deux semelles en pierre légèrement plus élevées que la dalle elle-même. Dans quelque cas, on a muni ces orifices de clapets automatiques, destinés à les obturer; ces derniers fonctionnent quelque temps, puis le ressort se brise ou se détend, ou bien des matières s'introduisent entre la soupape et l'anneau sur lequel elle devait s'appliquer, en sorte que l'orifice reste constamment ouvert et que les gaz méphitiques se déversent librement à l'extérieur. Enfin, dans ce système, il est impossible d'obtenir une propreté même rudimentaire; les bords de l'orifice sont incessamment souillés, les liquides urinaires stagnent et forment des ruisseaux infects; d'autrefois les tuyaux de chute se bouchent au voisinage de l'orifice, en un mot ces latrines réalisent toutes les conditions de l'insalubrité et de l'indécence.

La seule atténuation possible à un aussi déplorable état de choses consisterait à placer au-dessous de chaque orifice, et à cinquante centimètres de l'orifice, un siphon hydraulique (fig. 64), à la condition de maintenir toujours une certaine quantité de liquide à la disposition des visiteurs, en établissant un tuyau avec robinet au-dessus de chaque orifice. La consommation d'eau sera évidemment considérable et la fosse très rapidement remplie si elle est fixe.

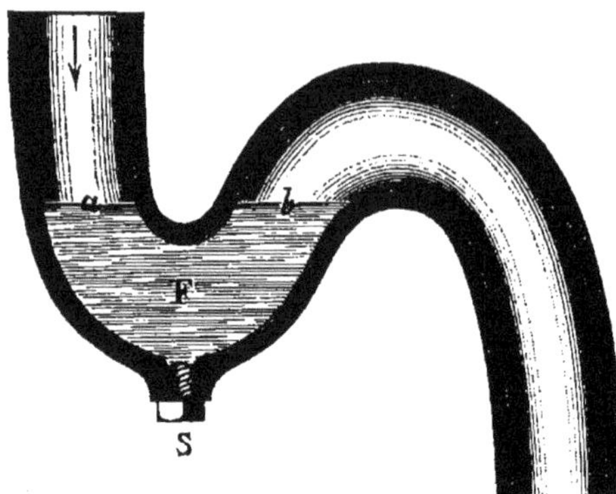

Fig. 64. — Type général du siphon ou obturateur hydraulique. — *a*, orifice d'accès; *b*, orifice d'écoulement; F, liquide recevant les matières et aussitôt remplacé par une couche permanente.

Du reste, on ne peut accepter qu'un état de choses aussi antihygiénique persiste plus longtemps.

En Angleterre, nous l'avons déjà dit plus haut, les casernes sont toutes pourvues de water-closets de différents systèmes, en particulier de celui connu sous le nom de *Jenning's* et celui de *Mac-ferlane*. En France, l'industrie pourrait nous offrir des types non moins nombreux, les conditions à imposer devant être : 1° obturation complète de l'orifice par interposition d'une obturation siphoïde entre l'orifice des latrines et le tuyau de chute; 2° nettoyage automatique complet de la cuvette après chaque fonctionnement; 3° précipitation des matières dans le tuyau de chute et disposition de ce tuyau pour que les accumulations n'y soient pas possibles.

Dans cet ordre d'idées, on en serait conduit à adopter le système Jenning's qui réunit toutes ces conditions (fig, 65). La cuvette est en faïence blanche et présente la forme d'un cône recourbé; son ouverture mesure 0^{m},40 à 0^{m},35 de large; au-desous, et faisant corps avec elle, existe un siphon renversé aboutissant au tuyau de chute. La communication entre la cuvette et le siphon est interceptée par un tampon que l'on soulève facilement au moyen d'une tige aboutissant à un bouton. La cuvette est maintenue pleine d'eau, aussi les matières y tombent-elles sans souiller les parois, et celles-ci restent-elles constamment blanches et propres. Lorsqu'on soulève le tampon, l'eau de la cuvette se précipite dans le

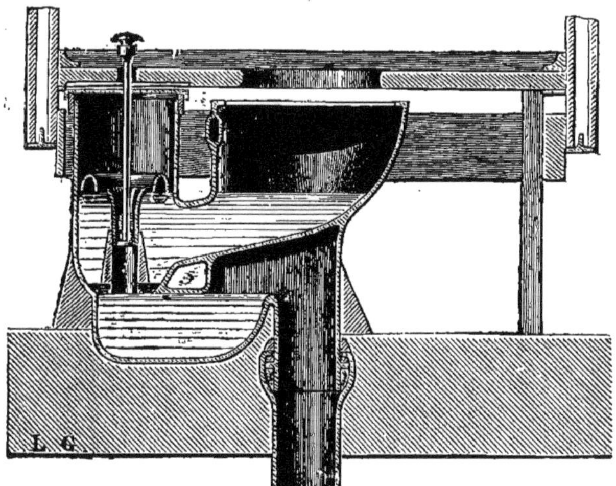

Fig. 65. — Water-closet système Jenning's. — Disposition primitive.

siphon, puis dans le tuyau de chute, en entraînant les matières, sans que les gaz du tuyau puissent pénétrer à l'extérieur. Lorsque le tampon

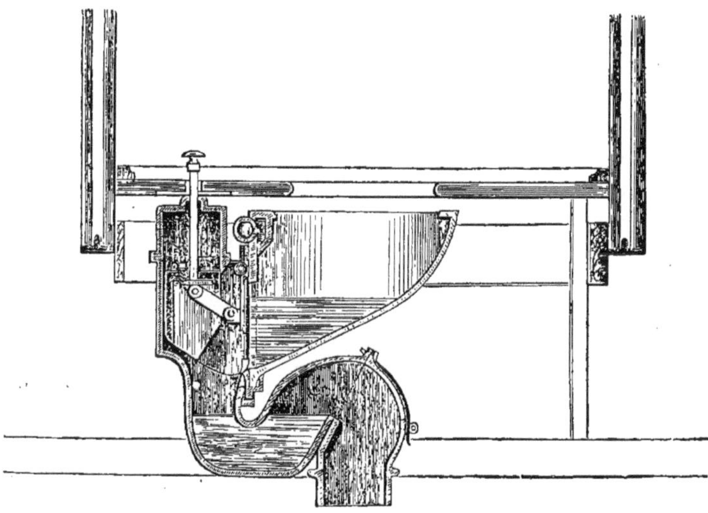

Fig. 66. — Water-closet système Jenning's modifié.

se referme, la soupape d'admission de l'eau s'ouvre d'elle-même et la cuvette se remplit à moitié. Ce système, on le voit, intercepte absolument toute communication entre le tuyau de chute et la cuvette ; il répond à toutes les indications. Malheureusement il consomme environ 7 à 8 litres d'eau par fonctionnement, ce qui est considérable ; de plus, la cuvette et le siphon étant en porcelaine et d'un seul morceau sont d'une construction difficile et assez fragile.

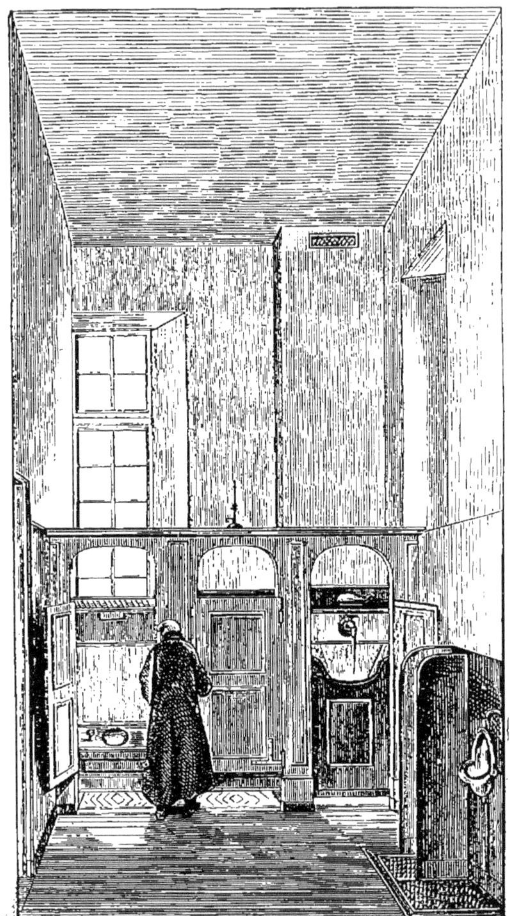

Fig. 67. — Cabinets avec water-closets, urinoirs et vidoirs (perspective).

On a récemment modifié en France le système Jenning's, en remplaçant le tampon de fermeture par une valve qui vient s'appuyer sur la cuvette elle-même (fig. 66) ; le volume d'eau est ainsi réduit à 3 ou 4 litres et le départ des matières n'en est pas moins complet. Dans ces nouveaux appareils, le siphon et le cylindre dans lequel se meut la tige sont en fonte galvanisée. La cuvette seule est en porcelaine et se trouve mastiquée dans une rainure ménagée dans la fonte. On obtient ainsi le double avantage d'avoir des appareils plus solides et d'une fabrication moins compliquée. Ces appareils ont été introduits et fonctionnent, à la satisfaction de tous, dans plusieurs hôpitaux civils de la ville de Paris et dans quelques hôpitaux militaires (1).

Des cabinets d'aisances doivent exister aux différents étages des casernes, afin d'éviter aux hommes des allées et venues nocturnes dans les cours, bien souvent causes de refroidissements et de maladies; ils doivent être assez multipliés pour que l'encombrement ne s'y produise jamais. L'installation complète de chaque cabinet doit comprendre: 1° un ou plusieurs cabinets avec siège et cuvette; 2° un certain nombre d'urinoirs; 3° au besoin un vidoir pour les eaux ménagères. On pourrait,

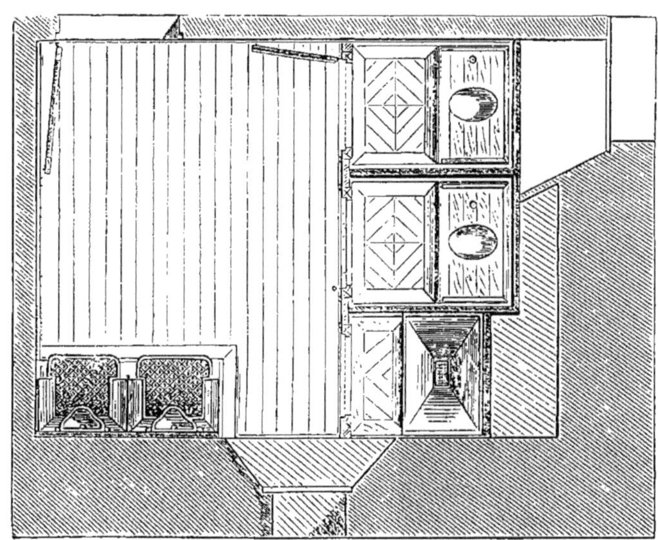

Fig. 68. — Cabinets avec water-closets, urinoirs et vidoirs (plan).

à peu de chose près, reproduire dans les casernes la disposition adoptée dans les hôpitaux ci-dessus indiqués; comme on le voit dans la fig. 67, chaque cabinet renferme deux petits cabinets, contenant chacun un siège avec water-closet, fermés par une porte retombant automatiquement, un vidoir et deux urinoirs. La figure 68 donne le plan et toutes les indications nécessaires pour l'intelligence des positions relatives des sièges, du vidoir et des urinoirs. Chaque siège se trouve dans un petit cabinet de 0m,85 à 0m,90 de largeur sur 1m,20 de profondeur; le siège est en

(1) A. Husson, *Notice sur les lieux d'aisances perfectionnés*, in *Ann. d'hyg., et de méd. lég.*, 2e série, t. XXXIII, p. 297, 1870, avec figures.

chêne et doit être entretenu avec soin; les parois des cabinets sont en faïence, sur 0m,85 de hauteur, la faïence surmontée d'une cloison en chêne de 1m,50; les portes et les cloisons de séparation des cabinets ne descendent pas jusqu'au plancher; le vide qui est ainsi ménagé près du sol, a pour but de permettre la libre circulation de l'air. La hauteur totale des cloisons est de 1m,70 (A. Husson).

Les vidoirs ne sont point indispensables dans tous les cabinets des casernes, si l'on a adopté des lavabos permettant l'écoulement des eaux de toilette, mais ils seraient indispensables dans les infirmeries afin de recevoir les différents liquides des vases de service, notamment les urinoirs des hommes restés couchés. Ces vidoirs, dont l'orifice inférieur est obturé par un clapet automatiqne, communiquent avec un siphon recourbé contenant toujours une certaine quantité d'eau, lequel se termine par un tuyau menant directement dans le conduit de chute des latrines.

Les urinoirs peuvent être construits sur différents modèles, dont le plus connu et le plus avantageux est constitué par des parois verticales en ardoise ou en fonte, le long desquelles l'eau coule constamment. Les urines sont alors immédiatement entraînées au travers d'un orifice grillé, disposé à la partie inférieure et conduisant à l'égout. Tel est le système adopté par différents lieux publics ou gares de chemins de fer; on peut le modifier de différentes façons, mais l'écoulement permanent de l'eau est assez dispendieux; on serait donc conduit, par la raison économique, à adopter le modèle mis en usage dans les hôpitaux de Paris. Une cuvette en faïence, de forme appropriée, est fixée à la hauteur convenable sur un fond en ardoise; sur tout son pourtour existe une sorte de boudin creux, dans lequel l'eau arrive pour être projetée par de très petits orifices sur les parois de la cuvette et les laver (fig. 69). Pour s'approcher de la cuvette, il faut monter sur une plaque en fonte cannelée qui s'abaisse de 1 centimètres environ sous le poids du corps. Ce léger mouvement suffit pour déterminer l'ouverture du robinet qui projette l'eau à l'intérieur; lorsque l'homme se retire, le robinet se referme. L'eau arrivant en grande abondance lave complètement les parois de la cuvette en entraînant l'urine. Comme la consommation d'eau n'a lieu que pendant la durée de la station de l'homme sur la plaque, la dépense totale est beaucoup moins considérable, et le résultat obtenu est cependant préférable parce que le lavage est mieux fait.

Les perfectionnements sus-indiqués pour la déposition des latrines et des urinoirs ne peuvent évidemment être introduits dans les casernes qu'avec une dépense assez considérable, nous ne l'ignorons point; mais il semble toutefois que ces dépenses doivent être classées parmi les plus utiles et les plus urgentes. Ces améliorations font partie de cet ensemble d'améliorations urgentes dont la résultante sera une diminution de plus en plus grande de la mortalité dans l'armée, diminution que l'on ne pourra obtenir qu'en prévenant le développement et la propagation des maladies infectieuses, maladies dans lesquelles, nous l'avons déjà vu, l'habitation joue un rôle de premier ordre.

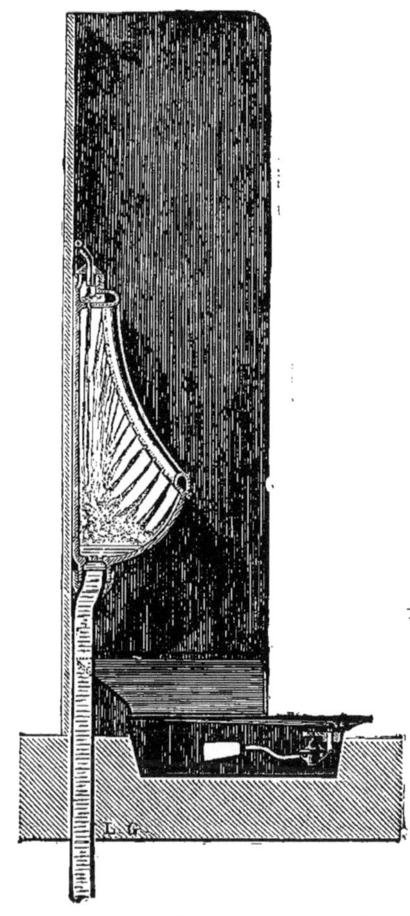
Fig. 69. — Urinoirs à écoulement d'eau intermittent.

On objectera sans doute que l'adoption d'appareils perfectionnés, exigeant une propreté rigoureuse de la part des hommes, n'est pas compatible avec les habitudes des classes de la société parmi lesquelles se recrutent le plus grand nombre des soldats; cette objection avait déjà été faite lorsqu'il s'est agi d'introduire les water-closets dans les hôpitaux ; l'expérience a prouvé que rien n'est plus facile au contraire que d'amener les natures les plus primitives et les moins civilisées à contracter l'habitude de cette forme de la propreté, pour peu qu'on veuille bien exercer une certaine surveillance. Si les sièges sont toujours propres, les hommes n'auront pas de tendance à y monter pour s'accroupir; s'il suffit de tirer un bouton pour dégager la cuvette, ils l'auront bientôt appris. L'expérience est concluante, du reste puisqu'elle a été faite dans les hôpitaux militaires, sur les mêmes hommes que ceux habitant les casernes.

Tuyaux de chute et tuyaux d'évent. — Un bon système de sièges réalisant l'occlusion hydraulique, absolue entre le *tuyau de chute* et l'habitation n'est pas tout, il y a lieu encore de se préoccuper de ce tuyau de chute lui-même. Sa direction presque absolument verticale ne doit pas présenter ces courbes que l'on rencontre parfois et qui sont une cause fréquente de stagnation; complètement imperméable, il doit posséder une grande résistance pour ne pas céder aux pressions latérales, qu s'exercent parfois par le tassement des murailles. Ces deux conditions sont réalisées seulement avec des tuyaux de fonte, dont les différentes pièces s'emboîtant les unes dans les autres, sont intimement unies à l'aide d'un ciment hydrofuge spécial.

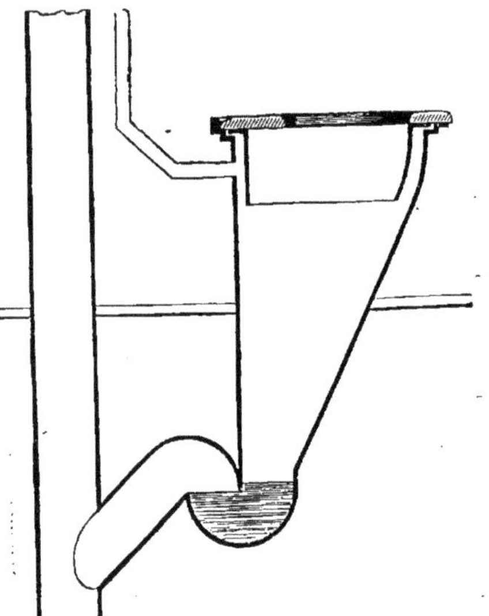

Fig. 70. — Closet à air (système Liernur), avec tuyau de chute, tuyau d'évent et communication siphoïde entre la cuvette et le tuyau de chute.

Le tuyau de chute reçoit les branchements des divers water-closets de l'habitation; on le transforme parfois en tuyau d'évent de la fosse, lorsque celle-ci est fixe. C'est là une disposition éminemment vicieuse, car il ne peut jouer ce rôle qu'à la condition de ne pas se terminer lui-même en siphon avant son arrivée dans la fosse, ce qui est désirable. Lorsqu'alors, par moments, l'obturation n'est pas complète entre le siège du water-closet et le tuyau de chute, les gaz méphitiques refluent directement dans l'habitation.

La fosse doit avoir son tuyau d'évent spécial, et il en doit exister un autre qui dessert les cuvettes des sièges, en prenant naissance à la base du tronc de cône que forment celles-ci, ainsi qu'on peut le voir dans la fig. 70, empruntée au système du closet pneumatique de Liernur.

Les tuyaux d'évent se réunissent en un conduit unique qui remonte au-dessus des toits de l'habitation et qui est pourvu d'un appareil ventilateur par propulsion dans le genre de celui que nous avons indiqué page 258 fig. 52. L'appel est beaucoup plus énergique si l'on dispose sur le trajet du tuyau d'évent un bec de gaz qui détermine un fort courant ascensionnel et peut, en outre, servir à l'éclairage des cabinets. Les tuyaux d'évent des fosses et des sièges doivent être disposés sur le toit de telle façon qu'ils ne se terminent pas à côté des cheminées, mais à une certaine distance de leurs orifices; sans cette précaution, il peut s'établir pendant la nuit un appel descendant dans la cheminée, entraînant dans l'habitation les gaz méphitiques venant directement des fosses. — Nous avons pu voir une habitation absolument infectée par une disposition de cette nature et redevenue salubre après sa modification radicale.

Tenue des cabinets. — S'il est un local qui doive être largement éclairé, de jour comme de nuit, c'est le cabinet où se trouvent placés les sièges et les urinoirs. Sans éclairage, il n'est pas de propreté possible. De plus, les parois, comme le sol, demandent à être absolument et complètement imperméables, les premières en étant enduites d'un hydrofuge, le second étant revêtu d'un ciment parfaitement lisse et sans aucune fissure. Il est bon de lui donner une certaine inclinaison afin de permettre des lavages; l'écoulement de l'eau se fait en disposant dans un coin déclive un petit tuyau, communiquant avec ceux des eaux pluviales, au besoin garni lui-même d'un obturateur siphoïde.

Lorsque le système de water-closets salubres a pu être adopté dans une caserne, il y a lieu d'en établir à chaque étage afin de permettre aux hommes de s'y rendre sans encourir le risque de refroidissement, surtout la nuit. Si, au contraire, on subit encore le système des fosses fixes et des latrines à la turque, les fosses devant être à quelque distance de l'habitation, les cabinets se trouveront au-dessus d'elles ou dans leur voisinage. Tel est le type adopté dans les casernes, modèle 1874. Les cabinets constituent alors des variétés de *chalets de nécessité*, où malheureusement l'on n'a pas suivi les règles hygiéniques que l'on trouve dans les nombreux chalets situés dans les grandes villes et en particulier à Paris. Les *latrines à la turque* s'y rencontrent avec toutes leurs imperfections. Il est absolument indiqué de poursuivre leur transformation radicale.

Avec les latrines actuellement en usage disparaîtront également les horribles baquets ou urinoirs portatifs, si malheureusement nommés *baquets de propreté* que tous les désinfectants et tous les badigeonnages antiseptiques n'empêcheront jamais d'être des foyers d'infection.

Un nombre suffisant d'urinoirs disposés comme il a été dit page 327, fig. 69, permettront aux soldats de satisfaire à un acte physiologique que l'habitude rend chez l'homme assez fréquent. On pourra les disposer, comme ceux de nos voies publiques, par groupe au-dessous d'une toiture circulaire, dans des conditions de décence dont la vie militaire devrait donner l'habitude aux hommes, s'ils ne les ont pas, au lieu de les faire perdre — comme il arrive malheureusement — à ceux qui les ont déjà.

Désinfection des latrines, water-closets, urinoirs. — Avec un bon système de water-closets et d'urinoirs, il n'y a pas de désinfection à rechercher, par la seule raison qu'il n'y a pas d'infection ni de méphitisme. Dès que la mauvaise odeur, le moindre dégagement se produit en un point quelconque du système, c'est qu'il est mauvais ou qu'un accident s'est produit.

Malheureusement on se trouve, dans les casernes surtout, en présence d'installations vicieuses, dont on n'obtient pas la transformation; il faut donc pallier le mal s'il est possible.

Les latrines à la turque exigent des lavages très fréquents, et les *Circulaires ministérielles* du *24 avril 1855*, du *1er mars 1857*, les *A. 356 inf., 349 cav.* du *Service intérieur* (28 décembre 1883) les prescrivent en ajoutant même à l'eau de lavage le sulfate de fer au 1/100, au besoin additionnée encore d'une certaine proportion d'acide phénique.

Le sulfate de fer constitue, en effet, un agent fort utilisable, mais qui est un *désodorisant* plus qu'un désinfectant véritable; en présence des gaz ammoniacaux, il abandonne une partie de son acide qui va former du sulfate d'ammoniaque, tandis que l'oxyde de fer forme avec le soufre des hydrogènes sulfurés et un sulfure de fer qui se précipite. — Au premier moment le sulfate de fer donne lieu à une augmention de mauvaise odeur, parce qu'à l'instant de la formation du sulfate d'ammoniaque, des acides butyriques, valérianiques et autres de la même série se dégagent; au bout d'un certain temps il désodorise cependant et assez puissamment. — Le sulfate de fer a, en outre, l'avantage d'être obtenu à bas prix, 20 centimes environ le kilogramme; il a, par contre, l'inconvénient de donner lieu à une couleur noire intense (sulfure de fer) au contact de toutes les matières organiques. On doit l'employer dans la proportion de 2 à 3 kilogrammes par mètre cube de matière à désodoriser, ou de 24 grammes par jour et par personne visitant les cabinets. Pour les lavages, nous ıvons toujours employé la solution à 5 pour 100.

L'acide phéniqu?, impur naturellement, que conseillent les règlements nilitaires, n'a pas donné pour la désinfection des fosses les résultats jue, théoriquement, l'on en espérait. Parkes (1) a cherché à prouver, par les expériences précises, que, pour obtenir une véritable désinfection des natières des fosses, pour rendre leurs émanations absolument inoffen-ives à l'organisme humain, il ne faudrait pas moins de 13 à 15 kilo-grammes par mètre cube, ce qui est, en raison du prix, fort peu appli-able.

Quelque respect que l'on ait pour l'illustre et si regretté hygiéniste nilitaire anglais, on peut se demander s'il n'y a pas eu, dans ce cas, juelque erreur d'expériences. — Quoi qu'il en soit, l'acide phénique, il y ı quelques années si apprécié, s'est vu préférer nombre de désinfectants jui n'ont pas, comme lui, l'inconvénient de sentir très mauvais.

Le chlorure de zinc, le sulfate de cuivre, le sulfate de zinc ont, comme lésodorisants, des propriétés infiniment plus prononcées que l'acide hénique; ce sont, de plus, des agents désinfectants réels en ce que, nélangés à dose suffisante avec les matières organiques, ils arrêtent bsolument les phénomènes de fermentation, probablement en décom-osant l'agent de cette fermentation. — Les dalles des latrines, les sièges, es planches peuvent être lavés avec des solutions à 5 pour 100 de ces els. — S'il ne s'agit même que de sols en pierres, des terrains environ-ants les urinoirs et infectés par les projections d'urines ou les infiltra-ions, on peut faire usage de solutions d'acide chlorydrique impur au n dixième ou au un quinzième, enfin de nitro-benzine (essence de mir-ane) au un dixième (2); cette dernière substance laisse après elle une deur très désagréable d'essence d'amandes amères qui, se mêlant aux deurs ammoniacales ou sulfhydriques, forme un mélange très repoussant.

On peut également projeter dans les fosses ou répandre au pourtour es orifices et près des urinoirs, le chlorure de chaux en poudre dont usage est bien ancien, presque vulgaire, et qui agit très énergiquement ar le chlore qu'il dégage. Celui-ci décompose l'hydrogène sulfuré et les

(1) Parkes, *On the relative power of certains so called desinfectants in preventing the putre-ıction of human sewage.* Army medical Report, 1866.

(2) Voy., sur les questions de désinfection, E. Vallin, *Traité des désinfectants et de la dé-nfection,* 1 vol. Paris, 1882.

gaz ammoniacaux en s'emparant de leur hydrogène, tandis que l'oxygène mis en liberté se dégage à l'état naissant et, dans ces conditions, jouit de propriétés oxydantes énergiques sur la matière organique. — Pour les lavages des locaux dans les habitations, on doit préférer les solutions d'hypochlorite de potasse, dont le type est l'*eau de Javelle*. Le chlorure de chaux, à la longue, donne naissance à la formation d'un sel hygroscopique, le chlorure de calcium, d'où maintien d'une humidité permanente. — En dissolution on peut employer le chlorure de chaux à 5 ou 10 pour 100; l'eau de Javelle s'étend au un vingtième, ces liquides sont très sensiblement caustiques.

La suie provenant du ramonage des cheminées où s'épand la fumée de la houille (1), jouit de propriétés désinfectantes ou du moins désodorantes très nettes; elle les doit, sans doute, aux huiles essentielles pyrogénées qu'elle tient en suspension.

Ce procédé se rapproche par conséquent beaucoup de celui dans lequel on utilise les propriétés de l'*huile lourde de houille* ou *hydrocarbure phéniqué*, liquide brun à reflets argentés, onctueux et gluant que l'on obtient lors de la distillation de la houille pour la fabrication du gaz d'éclairage. Dussart (2), en 1874, en a signalé les propriétés antiputrides à la suite d'essai faits sur les latrines de la mairie du VIIe arrondissement; Émery-Desbrousses (3) a obtenu, grâce à son emploi, la désinfection complète des latrines de la caserne de Caen et la cessation d'une épidémie de fièvre typhoïde qui la ravageait annuellement. — L'huile lourde de houille agit doublement lorsqu'on la projette dans une fosse; elle contribue certainement à arrêter les fermentations par l'acide phénique et les phénols qu'elle contient et qui se dissolvent dans la masse des matières liquides. De plus, une partie surnageant à leur surface comme de l'huile, forme une couche isolante qui intercepte toute communication gazeuse.

Depuis quelques années l'huile lourde de houille est devenue d'un usage, on peut le dire, classique, et l'on ne se contente plus d'en projeter dans les fosses, on en enduit abondamment les murs des latrines qu'on

(1) Salinier et Brault, *Note sur l'emploi de la suie de houille comme moyen de désinfection des baquets à urines. (Rec. des Mém. de méd. mil.*, t. LIV, p. 359, 1842.

(2) L. Dussart, *Sur la propriété anti-putride de l'huile lourde de houille.* Académie des Sciences, compte rendu de 1874, t. LXXXII, et *Union médicale*, 22 août 1874.

(3) Emery-Desbrousses, *De la désinfection des fosses d'aisances par l'huile lourde de houille. (Revue d'hygiène*, p. 505, 1880.)

imperméabilise de la sorte, tandis que les gaz empyreumatiques qu'elle dégage combattent et neutralisent ceux des fosses elles-mêmes.

On pourrait citer encore un grand nombre de substances dont les propriétés désinfectantes peuvent être utilisées, de liquides divers connus sous le nom de leur inventeur et qui contiennent en diverses proportions des matières déjà signalées, comme le *désinfectant Saint-Luc* (chlorure de zinc), — le *désodorant de Sübern* (chlorure de chaux, magnésie et goudron), — *poudre de Calvert* (acide phénique et alumine), — *poudre de Mac-Dougall* (phénates et sulfites de chaux et magnésie). — En fait, en restant sur le terrain hygiénique, au point de vue de la seule désinfection quotidienne et préventive, on peut se regarder déjà comme suffisamment armé. S'il s'agissait de détruire un ferment, un microbe pathogène existant déjà dans des matières fécales, de désinfecter des *excreta* pathologiques, en dehors des substances déjà indiquées, le *bichlorure de mercure* en solution de 2 à 5 millièmes serait de toutes la plus radicalement active; mais nous n'avons pas à entrer en ce moment dans la question des désinfections pathologiques.

Les procédés de vidange, les désinfections qu'ils nécessitent ne rentrent point, à proprement parler, dans l'hygiène militaire, aussi n'insistons-nous pas; néanmoins, avec ce qui vient d'être indiqué, on peut intervenir même dans ce but spécial.

Évacuation des excreta autres que les matières fécales. — Les détritus de toute nature provenant des balayages des chambres, des escaliers, des cours, ceux des cuisines doivent être recueillis après chaque nettoyage, réunis dans un endroit spécial comme les fumiers (page 309) et évacués hors la caserne aussi souvent que possible.

Les eaux grasses, les eaux ménagères, les os provenant des viandes, les fonds de gamelle que l'on conserve en partie afin d' « enrichir » les « bonis » de l'ordinaire, sont trop fréquemment le siège de fermentations putrides dans les baquets ou autres récipients qui les contiennent, ce sont autant de sources de méphitisme à faire disparaître.

Si l'on veut tirer parti des substances solides ou demi-solides, ce doit être à la condition que l'adjudicataire les enlève quotidiennement et que, pendant les vingt-quatre heures, elles soient conservées dans un récipient métallique, recouvert d'un couvercle, placé dans un endroit éloigné de l'habitation.

Les liquides des cuisines, les eaux ménagères, les eaux des lavabos, des bains, doivent s'écouler au fur et à mesure par des tuyaux spéciaux branchés sur les égouts, avec obturateur siphoïde sur leur trajet. Il en est de même des eaux pluviales lorsque celles-ci ne sont pas d'abord utilisées pour laver les ruisseaux des cours; mais, à tous égards, il est infiniment préférable de les employer comme chasse pour les tuyaux évacuateurs des eaux ménagères, ou pour les conduites des water-closets lorsque le « tout à l'égout » a été appliqué. Nous l'avons dit au début de cette étude, c'est, au point de vue de la caserne elle-même, le système radical et hygiénique par excellence.

CHAPITRE II

HABITATIONS PASSAGÈRES DANS LES VILLES OU PLACES DE GUERRE

En dehors des casernes, normalement occupées dans les villes, les troupes peuvent être amenées à loger, même dans les places de guerre, suivant d'autres conditions qu'imposent les circonstances éminemment variables de la vie militaire. Nous apprécierons ces conditions en développant les situations dans lesquelles le soldat peut se trouver placé.

§ I. — Logement des troupes chez l'habitant. — Cantonnement.

Au début du précédent chapitre, nous avons vu que, primitivement, les troupes permanentes étaient logées chez les habitants, au grand préjudice de la discipline. Cette charge était fort lourde pour les citoyens, elle pesait surtout sur ceux des classes inférieures de la société, car les dispenses du logement des gens de guerre étaient nombreuses : si l'on s'en rapporte au titre VII, article Ier de l'*ordonnance du roi*, en date du 27 novembre 1684, sur le *logement des gens de guerre* (1), on y voit que les échevins, le prévôt des marchands, les procureurs du roi, les greffiers et conseillers de ville, les ecclésiastiques, les gentilshommes faisant profession des armes, les officiers de cours, parlements, etc..., en étaient exemptés. Ce fut même en vue de soulager les populations que le roi Louis XIII autorisa la création de casernes de passage (en 1623), puis de

(1) Briquet, *Code militaire ou compilation des ordonnances des roys de France concernant les gens de guerre*, 3 vol. in-8. Paris, 1728.

casernes destinées aux troupes de garnison; mais, comme nous l'avons dit plus haut, les casernes ne s'élevèrent que fort lentement.

Actuellement encore, le logement des gens de guerre fait partie des charges auxquelles sont légalement soumis les habitants de nos villes et de nos villages, lorsque l'autorité militaire en requiert les municipalités. Cette faculté s'exerce, à l'intérieur, dans deux cas : soit lorsque les casernes sont insuffisantes pour loger la garnison d'une ville, ce qui se produit quand les troupes sont de passage et se produira le jour d'une mobilisation générale.

I. *Logement des troupes chez l'habitant, à l'intérieur.* — Le règlement du 20 juillet 1824 établit que, conformément aux dispositions des lois des 10 juillet 1791 et 23 mai 1792, le logement est fourni en nature chez l'habitant :

« 1° Aux militaires de tous grades et de toute arme, et autres considérés comme tels, marchant en corps, en détachement, isolément ou allant en congé munis de feuilles de route qui leur attribuent cette prestation ;

« 2° Aux hommes de troupe et sans troupe, en stations dans les places ou cantonnements dans lesquels il n'y a pas de bâtiments militaires, ou lorsque les bâtiments militaires qui y existent sont reconnus insuffisants ou se trouvent dépourvus de fourniture de coucher. » (*Art. 100, règlement du 20 juillet 1824.*)

Lorsque les militaires sont logés chez l'habitant, ils ont naturellement droit à un logement proportionnel à leur grade, d'après une fixation établie par l'article 121 du règlement précité.

Les simples soldats, brigadiers, caporaux n'ont droit qu'à un lit pour deux, les sous-officiers à un lit. Le lit doit être garni d'une paillasse, d'un matelas ou lit de plume, d'une couverture de laine, d'un traversin et d'une paire de draps propres (*art. 427 du règlement du 28 décembre 1883, inf.*). Les hôtes ne peuvent jamais être délogés de la chambre ni des lits où ils ont l'habitude de coucher.

Les militaires doivent recevoir de leur hôte des ustensiles de cuisine et de table, plus « place au feu et à la lumière », c'est-à-dire le chauffage et l'éclairage nécessaires pour la cuisson de leurs aliments et pour leurs propres besoins; par ce mot « place » le législateur a voulu établir que les soldats n'ont pas droit à un foyer ni à un luminaire spécial; ils doivent seulement utiliser celui de leur hôte.

Tels sont les droits des militaires logés chez l'habitant; leurs devoirs sont nettement tracés, en vue de prévenir des abus qui ne manqueraient point de se produire. Les soldats ne doivent rien exiger de leurs hôtes, quand même ceux-ci refusent de leur donner ce qui leur est dû ; ils avertissent leur officier ou leur sergent de section, qui s'adresse à la mairie pour leur faire rendre justice.

Dans ces conditions, il n'est pas facile de maintenir des règles hygiéniques précises, et l'on doit se borner à demander ce qui est réellement possible ; les officiers et sous-officiers sont tenus de visiter les logements de leurs hommes deux ou trois heures après l'arrivée, afin d'écouter les réclamations qui peuvent se produire de part et d'autre ; ils saisiraient cette occasion pour demander à la municipalité le changement des hommes dont le logement leur paraîtrait insalubre.

Le logement des troupes chez l'habitant ne laisse pas que de présenter de grands inconvénients ; dans la plupart des villes, les gens riches ou aisés se débarrassent des soldats en les envoyant dans des auberges, et généralement ce ne sont point, on le comprend, les meilleures. Souvent ils sont entassés dans des logis plus ou moins insalubres, situés dans les quartiers les plus encombrés ; ils ne trouvent que des lits malpropres, quelquefois souillés de vermine et y contractent des affections parasitaires, souvent des maladies infectieuses, surtout des fièvres éruptives en raison de la grande transmissibilité de ces affections par les objets de literie. Les auberges sont, en même temps, des cabarets plus ou moins mal famés, les militaires s'y trouvent en contact avec une population fort peu estimable ; ils sont incités à gaspiller en débauche l'argent qu'ils devraient employer pour se procurer des vivres, ils commettent des excès de tout genre, se fatiguent au lieu de se reposer, ou bien vont terminer leur soirée dans des endroits plus dangereux encore, où la syphilis règne pour ainsi dire en permanence.

Chez les habitants trop pauvres pour payer le logement à l'auberge et fournissant le logement en nature, les hommes trouvent un abri, plus moral sans doute, mais souvent non moins insalubre que les chambres des logeurs.

Dans les campagnes, chez le paysan, si l'on ne peut leur fournir des chambres toujours irréprochables, du moins reçoivent-ils souvent un assez bon accueil ; on les admet à la table commune et leurs provisions étant jointes à celles de leurs hôtes on soupe en famille. Cela se passait ainsi jadis ; on constate avec regret que chez les paysans d'aujourd'hui on rencontre parfois, à la place de cordialité, une certaine tendance à exploiter le soldat en lui vendant du vin ou d'autres objets de consommation.

II. *Cantonnements.* — Ce terme s'applique à la fois au logement prolongé des troupes chez l'habitant en temps de paix, et à l'utilisation des villes, villages ou autres lieux habités pour loger des troupes en temps de guerre ou pendant les grandes manœuvres.

La question du cantonnement, dans ces dernières conditions, intéresse au plus haut point l'hygiène militaire, car le principe du cantonnement des troupes dans les villages a été souvent mis en parallèle avec celui du campement ou du bivouac en dehors des villes ou lieux habités. Nous ne pourrions donc, à la rigueur, juger sainement la valeur du cantonnement qu'après avoir étudié ces dernières questions, qui viendront au chapitre suivant. Cependant on peut dire déjà que, pendant les guerres du commencement de ce siècle, l'armée française avait conservé le principe de répartir autant que possible les troupes dans les lieux habités, dans le double but de faciliter les réquisitions de vivres sur place, le système étant alors d'utiliser autant que possible les ressources locales pour l'alimentation des troupes. Nos guerres d'Afrique, entreprises dans des contrées où les indigènes n'ont généralement point d'habitations permanentes, ou du moins de fort incomplètes, ont fatalement imposé le principe du campement, perfectionné par la création de la tente-abri. Puis, dans les guerres d'Europe, en 1855, 1859 et 1870-71, les troupes étant toujours pourvues de leur petite tente, ce système du campement continuel a encore prévalu.

Le cantonnement, admis comme principe par le décret du 26 octobre 1863 sur le *Service des armées en campagne,* permet de décharger le soldat du poids de la tente-abri et des accessoires de tente.

Lorsqu'une troupe occupe une petite ville ou un village, elle doit évidemment suivre certains principes et prendre des dispositions stratégiques qui sont du ressort du *service en campagne*, et dont les règles sont tracées avec méthode par les écrivains d'art militaire (1); la *dislocation*, pour employer le terme technique, c'est-à-dire la dispersion des unités tactiques en vue du cantonnement, ne saurait garder toujours l'hygiène pour base, en sorte que les hommes sont parfois accumulés en assez grand nombre dans certaines habitations. Autant que possible, les

(1) Voy. Charles de Savoye, *Règlement sur le service des armées en campagne*, annoté d'après les meilleurs auteurs, 3e édition, p. 124. Paris, 1873.

hommes d'une même compagnie sont logés à proximité les uns des autres et l'on conserve même, s'il se peut, l'ordre de bataille pour cette répartition. Dans ces conditions les soldats sont logés dans les maisons, les granges, les greniers, les écuries; sur les portes on inscrit le nombre des hommes, le numéro de leur compagnie, bataillon et régiment; ils ne peuvent évidemment y trouver des moyens de couchage en quantité suffisante, mais il sera généralement possible de leur procurer de la paille; avec leur couverture ils se complèteront ainsi une installation toujours plus salubre que la tente-abri ou que le bivouac, car ils seront au moins à l'abri du vent et de la pluie.

La saison et le climat joueront du reste un rôle considérable dans la détermination que prendra le commandement; en dernière analyse il subordonnera tous les intérêts à celui qui les prime tous, le succès des opérations militaires.

Échappant aux regards de leurs officiers, les hommes ont une tendance naturelle à se laisser aller à des actes coupables envers les habitants, à négliger leurs devoirs militaires, à commettre ces nombreux délits qui se produisent rarement lorsqu'on les garde sous la main; enfin, il est fort difficile d'éviter l'encombrement, car l'autorité en est amenée à loger, dans chaque habitation, le maximum d'hommes qu'elle peut contenir. Si le cantonnement ne doit pas se prolonger, ceci a peu d'inconvénients; au contraire, si les mêmes troupes restent quelque temps sédentaires, ou si les mêmes locaux sont journellement occupés par des troupes de passage, comme lorsqu'une armée tout entière doit passer par les mêmes routes, il devient indispensable de s'assurer que les règles de police intérieure sont exécutées dans les cantonnements, aussi bien qu'elles le sont en temps ordinaire dans les casernes. C'est dire que les maisons et écuries doivent être nettoyées et aérées chaque jour, que les immondices ne s'y accumulent point, que les cours et les rues ne se transforment point en dépôts de fumier. Sans ces précautions, on verra éclater, parmi les hommes cantonnés, des accidents morbides dus à l'oubli des règles de l'hygiène; la fièvre typhoïde, en particulier, ne tarderait point à y sévir, ainsi qu'on l'a vue frapper les armées allemandes cantonnées dans les villages autour de Metz et autour de Paris. Dans ces conditions, les médecins devront signaler au commandement le danger qui menace, et ce dernier ne devra pas hésiter à prendre les mesures nécessaires : faire évacuer et mettre en interdit des groupes d'habitations, des villages entiers, les isoler, au besoin, par un cordon de quarantaines. Mieux vaudrait encore exposer les troupes aux dangers d'un campement improvisé, que de les maintenir dans des locaux où les germes morbides sont en pleine activité.

§ II. — Logement des troupes dans les édifices publics. Casernes de passage.

I. *Édifices divers.* — Les nécessités du service entraînent souvent, et particulièrement en temps de guerre, l'affectation d'édifices quelconques au logement des troupes. Ce sont, en général, des fabriques, d'anciens couvents, des écoles, des halles couvertes, des salles de bal ou de concert, etc., quelquefois des églises. Lorsqu'une ville doit, en effet, donner abri à des corps considérables, il faut, on le comprend, utiliser toutes les ressources disponibles. Si l'armée opère en pays ennemi, le commandement préfère même et désigne certains édifices, devenant, de la sorte, presque des points stratégiques, où il groupe sous sa main de fortes unités tactiques.

Si l'occupation ne se prolonge pas, on peut considérer ce système comme analogue, au point de vue hygiénique, à celui du cantonnement; au contraire, lorsque les troupes doivent stationner un certain temps, il devient nécessaire de prendre ces installations en sérieuse considération et d'appliquer, autant que faire se peut, les règles que nous avons plusieurs fois énoncées. Sans se montrer aussi rigoureux au point de vue du cubage atmosphérique, l'on doit cependant répartir les hommes dans les différentes pièces, suivant leurs dimensions, régler l'aération par l'ouverture à peu près permanente des fenêtres pendant le jour, spécifier celles qui ne seront jamais fermées, même la nuit; comme moyen pratique, le plus simple consiste à en briser quelques carreaux, sans quoi les hommes les fermeront malgré toutes les prescriptions; en général, ces locaux n'ont point été primitivement destinés à servir d'habitation, ce sera une raison de plus pour se montrer particulièrement rigide pour l'exécution des indications hygiéniques, sur lesquelles les médecins appelleront la vigilance des officiers.

A défaut de lits, du moins pourra-t-on chercher à faire établir des lits de camp, avec quelques planches rapidement assemblées, afin que les hommes ne couchent point directement sur le sol; on règlera les distributions de paille sur le pied de la plus grande abondance possible, en veillant à ce qu'elle soit journellement brassée, aérée et renouvelée par fractions.

Des pièces spéciales étant assignées à la cuisine, on ne laissera point les hommes faire cuire leurs aliments dans les foyers des chambres, s'il en existe, mais on allumera dans ces derniers de larges feux qui activeront singulièrement le renouvellement de l'air. Si cette prescription trouve une application naturelle pendant la saison froide, elle doit cependant être pratiquée, même en été, pour peu que la ventilation naturelle soit défectueuse. Il ne serait même pas difficile de transformer alors les cheminées ordinaires en cheminées ventilatrices ; il suffirait de maintenir dans leur intérieur, et à une certaine hauteur, une lampe allumée ou toute autre matière en ignition ; au besoin, on percerait pour cela une ouverture à quelque distance au-dessous du plafond de la pièce.

Les médecins et les officiers ne doivent point perdre de vue que l'influence de l'air confiné s'exerce très rapidement dans ces conditions de logement, que, s'ils n'y veillent ponctuellement, des accidents nombreux ne tarderont pas à éclater parmi leurs troupes, et que leurs effectifs diminueraient alors plus rapidement qu'après un combat singulièrement meurtrier. Sans pouvoir donc formuler à cet égard des règles qui doivent évidemment varier suivant les circonstances, nous estimons que l'on ne saurait apporter trop d'attention au maintien régulier des lois de l'hygiène dans les édifices accidentellement occupés par les troupes.

II. *Casernes de passage.* — Les casernes de passage sont, comme nous l'avons dit plus haut, des édifices conservés par les municipalités en vue de soulager les habitants de la charge du logement militaire. Peu de villes en sont encore pourvues, et pour chacune d'elles les conditions sont différentes. Généralement la ville a fait les premiers frais de l'installation, et rentre dans ses avances, en percevant un abonnement, versé annuellement par les personnes qui désirent ne point recevoir de soldats ; lorsque leur tour arrive, l'homme qui leur aurait été adressé est directement envoyé à la caserne. D'autres fois cette dernière est assez vaste pour recevoir toute la troupe, qui y est alors dirigée en masse.

Le soldat ayant droit à un couchage régulier chez l'habitant doit en trouver un de même nature à la caserne de passage ; parfois les municipalités dégrèvent du logement militaire les habitants qui ont fourni un lit garni pour la caserne, d'autres fois elles ont fait l'acquisition d'un matériel spécial. Dans ces édifices, la troupe rentre à peu de choses près dans les conditions générales du casernement, surtout lorsque les compagnies sant réunies. Malheureusement, dans beaucoup de villes, les casernes de passage sont trop petites pour recevoir des fractions un peu considérables de troupes et, destinées surtout aux isolés, tendent un peu à devenir des « auberges militaires » où le soldat, il est vrai, est infiniment moins exploité et sollicité à la dépense que dans les garnis ordinaires. — L'autorité militaire doit, en tout état de cause, exercer une surveillance très active sur les locaux, sur leur disposition hygiénique, sur la nature et sur l'entretien du matériel de chauffage et literie, etc... en un mot, y exiger des conditions au moins aussi hygiéniques que dans les casernes véritables.

§ III. — Logement des troupes dans les ouvrages de fortification.

Les exigences du service de guerre dans les places fortes, les forts détachés, les forteresses, nécessitent souvent l'abandon des casernes ordinaires, des camps, des baraques ou autres modes d'habitation, pour forcer les défenseurs de la place à loger dans les abris que l'on a ménagés dans l'intérieur même des travaux de fortification, et que l'on a rendus à peu près inaccessibles aux projectiles de l'assiégeant. En temps de paix même, il n'est pas rare que des fractions de corps soient logées dans ces mêmes abris. Les nécessités de la défense priment, dans ces constructions, à peu près toutes les indications hygiéniques; cependant il ne faut jamais les perdre absolument de vue, et plus ces réduits ont chance d'être insalubres, plus la science a le devoir d'intervenir pour en diminuer le danger.

Ces constructions, faisant partie intégrante des ouvrages de fortification, comprennent les casernes à l'abri de la bombe, les réduits, caponnières, casemates et blockhaus. Nous en donnerons une rapide description, avant de préciser les indications hygiéniques qui doivent y être observées.

Les *casernes à l'abri de la bombe* consistent, en général, en un corps de bâtiment percé de bout en bout par un corridor, de chaque côté duquel se trouvent des chambres d'habitation; leur résistance aux projectiles est assurée par une plus grande épaisseur de murailles et le revêtement de leur toit. La puissance balistique des pièces d'artillerie tendant à augmenter de plus en plus, les projectiles atteignant des poids fort considérables, on se demande s'il sera dorénavant possible de construire des murs et surtout des toitures en état de leur résister, aussi la fortification moderne tend-elle à faire usage de blindages métalliques comme la marine pour les cuirassés.

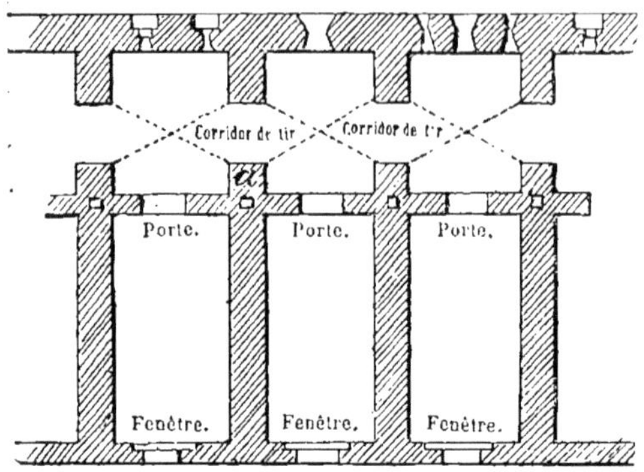

Fig. 71. — Disposition des chambres d'habitation dans une caserne défensive. *a*. Écoulement des eaux par l'intérieur des murs de refend. (Roth und Lex.)

Les casernes, au lieu de jouer un rôle purement passif, peuvent se transformer en *casernes défensives*, destinées à jouer un rôle important, à un moment donné; elles sont disposées de façon à abriter des tirailleurs d'infanterie, et dans ce cas, le corridor, au lieu d'être central, se trouve placé sur la face du bâtiment tourné vers les ouvrages extérieurs, la muraille étant percée de meurtrières. Nous empruntons au remarquable ouvrage de W. Roth und R. Lex la figure , ainsi que les suivantes, où l'on peut vérifier ces dispositions (1).

Comme on le voit (fig. 71), les chambres d'habitation sont percées de fenêtres sur l'intérieur de l'ouvrage, mais les meurtrières venant s'ouvrir sur le corridor de tir, si l'on maintient les portes ouvertes il peut s'établir un courant d'air entre les fenêtres et les meurtrières. Les murailles extérieures présentent, en général, une épaisseur variant entre 1^{m},25 et 1^{m},90, les murailles sur la cour n'ont que 0^{m},94 à 1 mètre, les murs de refend 1^{m},25. Les chambres d'habitation, larges de 4 à 6 mètres, sont parfois indépendantes, d'autres fois elles communiquent entre elles; leur plafond est voûté et présente une hauteur variant entre 3 et 4 mètres. Nous ne faisons qu'indiquer ici le type de la construction, on peut le faire varier suivant la disposition et la forme des ouvrages de défense.

Les *réduits* sont ainsi nommés parce qu'ils doivent servir de refuge à la troupe après la prise des ouvrages extérieurs; ils présentent un mur

(1) W. Roth und R. Lex., *Handbuch der militaer Gesundheitspflege*, t. I, p. 638. Berlin, 1872.

très épais du côté de l'attaque (fig, 72) et un autre moins fort du côté de l'intérieur; ce dernier est percé d'une fenêtre. Le mur tourné vers le front d'attaque est percé de meurtrières et assez souvent d'orifices (*a*, fig. 72) destinés à favoriser l'évacuation de la fumée lorsque les tirailleurs entretiennent un feu continu. Quelquefois les réduits sont, comme les casernes défensives, divisés en chambres d'habitations et corridors de tir, d'autres fois, au contraire, ces deux locaux sont réunis, comme dans a figure 72.

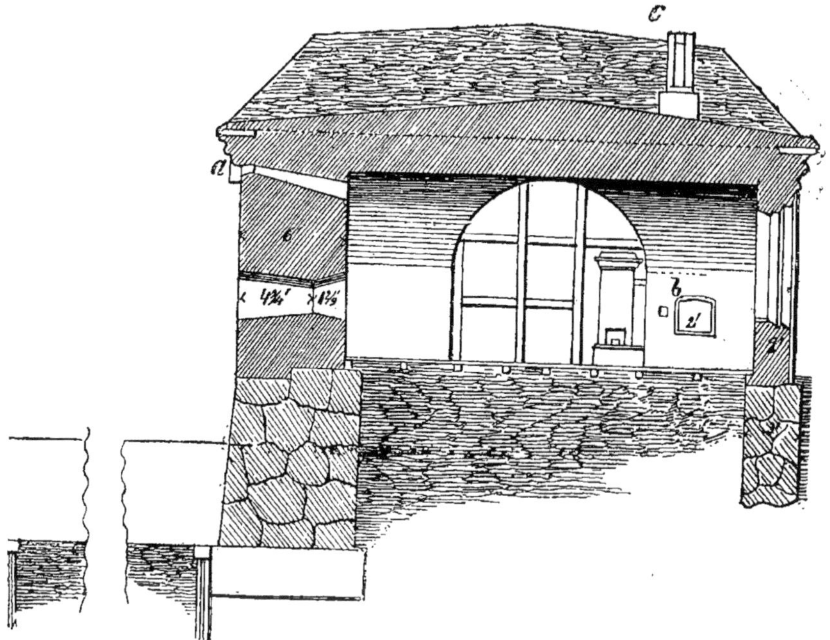

Fig. 72. — Réduit casematé, sans séparation entre le corridor de tir et les chambres d'habitation. *a*. Issue de la fumée au-dessus des meurtrières. *b*. Four pour cuire les aliments. *c*. Cheminée. — Dimensions : $1\ 2/9' = 0^{m},381$; $2' = 0^{m},63$; $3' = 0^{m},94$; $4\ 1/4' = 1^{m},33$; $6' = 1,87$. (Roth und Lex.)

Les *casemates* sont des abris ménagés dans l'épaisseur même des murailles d'une fortification ; elles sont destinées à loger les défenseurs de la place, en les mettant à l'abri des projectiles. Ces casemates peuvent concourir à la défense, en servant de chambres de tir pour l'infanterie, ou de batteries couvertes pour l'artillerie. Dans ce cas elles correspondent naturellement à la partie extérieure de la muraille (fig. 73) ; on

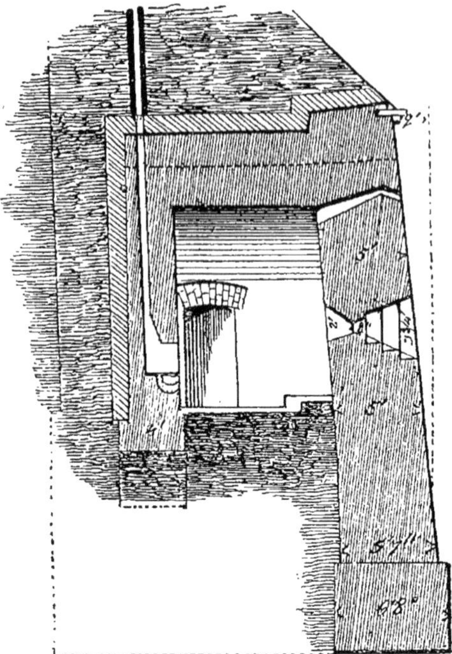

Fig. 73. — Casemate dans la partie extérieure du rempart, pouvant servir à la défense. Dimensions : $2' = 0^m,63$; $3\ 3/4' = 1^m,17$; $4' = 1^m,26$; $5' = 1^m,56$; $5'7'' = 1^m,74$; $5'8'' = 1^m,77$; $6'8' = 2^m,07$. (Roth und Lex.)

les perce de meurtrières et d'orifices de ventilation, ainsi que nous l'avons vu pour les murs des réduits, mais, comme leurs prises d'air sont fort restreintes, il devient nécessaire d'établir une cheminée d'évacuation, remontant dans l'épaisseur de la maçonnerie et venant déboucher au travers des terres, qui constituent le revêtement supérieur de la muraille.

D'autres fois, les casemates ne sont disposées que dans la partie de la muraille regardant l'intérieur de la place (fig. 74); dans ce cas, elles peuvent être percées de fenêtres. Néanmoins, quoique la ventilation y soit moins

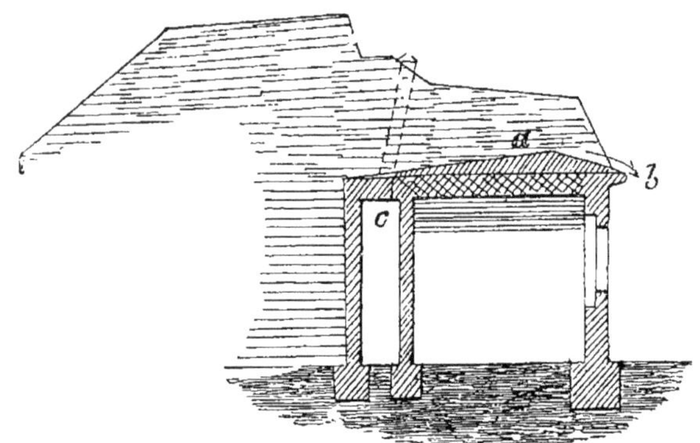

Fig. 74. — Casemate d'habitation, établie dans la partie intérieure du rempart. *a*. Disposition du mur en forme de dos d'âne. *b*. Écoulement de l'eau à l'extérieur. *c*. Corridor d'aération entre le mur et la casemate, avec cheminée d'évacuation verticale. (Roth und Lex.)

défectueuse que dans les précédentes, elles ne laissent pas que d'être fort humides, en raison de la présence des terres qui les entourent sur trois côtés ; aussi a-t-on généralement admis une disposition reproduite dans la figure 74, et qui consiste à ménager entre les terres et le mur intérieur de la casemate, une sorte de corridor, sans communication avec celle-ci, mais percé de distance en distance de cheminées d'évacuation. On interpose ainsi une couche d'air entre la terre et le mur de l'habitation. Pour éviter l'infiltration des eaux, qui ne tarderaient point à suinter à travers le mur constituant le plafond, on dispose ce dernier en forme de toit ou de dos d'âne, et on le garnit d'une épaisse couche de ciment (fig. 74 *a*); en sorte que l'écoulement de l'humidité peut se faire dans la direction de la flèche *b*. En général, les casemates forment des chambres plus ou moins vastes, mais sans communications directes les unes avec les autres.

Les *caponnières* sont de grandes constructions élevées dans les fossés de la fortification, et devant concourir à leur défense ; ce sont simplement des réduits de vaste dimension. Généralement elles sont à deux étages. L'on peut fort bien se les figurer en doublant en hauteur le réduit représenté fig. 72 et en l'adossant à un autre. Ce sont des ouvrages indépendants et sans communication directe avec le rempart.

Les casemates ou autres abris de ce genre sont essentiellement défectueux au point de vue de l'hygiène, toutes les causes d'insalubrité s'y réunissent à l'envi ; les principales sources de danger consistent dans la difficulté de l'assèchement, de la ventilation de l'éclairage et du chauffage.

La ventilation des casemates ou abris fortifiés est singulièrement compliquée par ce fait que tout orifice peut permettre au besoin l'entrée des projectiles et diminuer la sécurité non moins que la solidité de l'habitation ; en conséquence, les fenêtres, même sur la face opposée à l'attaque, ne sont pas toujours admissibles et sont uniquement remplacées par des meurtrières destinées à la mousqueterie. La ventilation qu'elles procurent étant totalement insuffisante, il est prudent de disposer des cheminées d'appel pour entraîner l'air au dehors ; à l'entrée de ces cheminées, qui doivent s'ouvrir très largement, on établira un foyer avec grille ouverte ; dans les cas d'encombrement, ou lorsque les abris seront remplis de la fumée de la poudre, comme pendant un combat, il sera nécessaire d'y allumer un grand feu pour activer puissamment le courant ascensionnel. Ces dispositions ont été appliquées avec succès dans certaines constructions militaires, au fort de Bitche en particulier, où trois étages de casemates se trouvent disposés au-dessous de la plate-forme du fort. Les cheminées d'appel ont fonctionné avec avantage pendant les péripéties d'un long siège (guerre 1870-1871); les quelques casemates pourvues de ces cheminées, avec foyer intérieur, ont toujours joui d'une salubrité parfaite, aucun accident d'encombrement n'y a été signalé, et cependant elles étaient habitées par une garnison fort nombreuse; dans les casemates, au contraire, simplement aérées par les meurtrières, l'on pouvait constater, chez les habitants, des signes non équivoques d'un manque d'air suffisamment réparateur, et ceux de l'empoisonnement par le méphitisme humain. Malgré le danger auquel on exposait les hommes, il devint indispensable de faire évacuer ces locaux pendant plusieurs heures de la journée.

Le second danger des casemates est constitué par l'humidité, due soit à l'absence de ventilation, soit au mode lui-même de construction : épaisseur considérable des murs, 1^{m},50 à 3 mètres quelquefois, superposition de masses de terre par-dessus la maçonnerie, etc... Le constructeur devra donc enduire la surface intérieure d'une couche de ciment hydrofuge, en garnir également le sol ou le recouvrir d'asphalte, en lui maintenant une inclinaison suffisante pour l'écoulement des eaux, et donner issue à celles-ci par de petites conduites ouvertes à la partie la plus déclive. La plus grande épaisseur des travaux de maçonnerie en retarde singulièrement le parfait dessèchement : aussi ne doit-on habiter les casemates que trois ans au moins après leur construction. Lorsque la troupe y résidera, on aura soin d'y maintenir la propreté la plus rigoureuse; les immondices devront être enlevées avec exactitude, et le sol fréquemment désinfecté chimiquement.

Le chauffage des casemates peut s'opérer, soit au moyen de poêles au bois et au charbon, soit au moyen de larges cheminées ouvertes qui servent également à la ventilation; ce dernier système est de beaucoup le meilleur, lorsqu'il peut être appliqué ; malheureusement, dans les cas de siège, le combustible manque souvent, ou du moins on le ménage pour le conserver en vue de la cuisson des aliments.

On a récemment adopté en France, pour les casemates, un type de lits en fer superposés comme ceux des navires. Ce système n'est pas exempt d'inconvénients, mais il s'impose et vaut mieux que le couchage sur le sol.

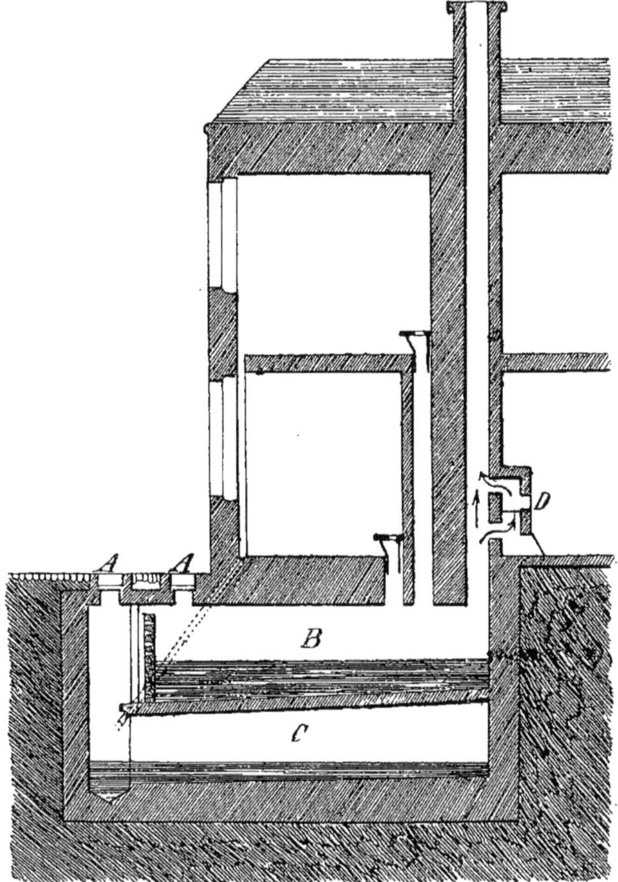

Fig. 75. — Latrines à l'abri de la bombe (système diviseur). A. Ouverture d'entrée. B. Fosse pour les matières solides. C. Fosse pour les liquides. D. Foyers.

Un des services les plus importants, au point de vue de l'hygiène, est celui des latrines; dans la plupart des fortifications il n'en a pas été tenu compte; aussi l'on en est réduit à faire usage des baquets, aussi détestables au point de vue de l'hygiène qu'à celui de la décence ou bien les soldats doivent, pour satisfaire leurs besoins, gagner l'extérieur et s'exposer ainsi au danger. Dans le fort de Bitche, les choses se passaient ainsi, et plusieurs de nos hommes ont été tués en allant dans les fossés satisfaire leurs besoins naturels. Un officier prussien, von Cohausen, n'a pas craint de consacrer de longues études à cette importante question ; il conclut à la nécessité d'établir des latrines spéciales dans les logements des fortifications (1). Le système qu'il propose n'est autre que celui dont nous avons déjà parlé pour les casernes elles-mêmes; les cabinets d'aisances sont placés dans le bâtiment lui-même et communiquent à une première fosse B (fig. 75), où séjournent les matières solides, tandis que les liquides, suivant le plan incliné du fond, tombent dans une fosse C; une cheminée d'appel, ou tuyau d'évent, part de la fosse B et va déboucher au-dessus de la couche de terre recouvrant la toiture; l'appel y est singulièrement activé par la communication du tuyau d'évent avec les foyers D des chambres d'habitation. — Il est évident que les dimensions des fosses doivent être calculées de manière à suffire aux besoins de la garnison, même pendant un long siège ; si les dispositions locales permettent d'entraîner les matières liquides et peut-être même les matières solides dans les égouts, ce serait encore préférable, car, plus encore que toutes autres habitations, les ouvrages de fortification ne peuvent que gagner à être pourvus d'un bon système de canalisation.

Rarement on pourra, dans ces locaux, disposer d'une quantité d'eau suffisante pour organiser un système de cabinets à water-closets comme ceux dont nous avons parlé plus haut, page 323; l'oblitération entre le tuyau de chute et le siège doit être obtenue par des obturateurs hydrauliques (p. 322). On devra également chercher à prévenir les émanations nuisibles, en désinfectant les fosses au moyen des agents chimiques (page 330), à défaut en y projetant du charbon, des cendres de foyer, si l'on ne craint pas de les remplir trop rapidement.

L'éclairage des casemates est toujours insuffisant, pour la même raison que la ventilation; aussi devient-il nécessaire d'y entretenir presque constamment des lanternes ou autres sources de lumière artificielle, qui contribuent également à vicier l'atmosphère ambiante; en un mot, toutes les conditions d'insalubrité semblent s'y donner rendez-vous; il importe donc de les combattre avec plus de méthode que partout ail-

(1) Von Cohausen. *Die Kriegs-Latrinen (Archiv für die Officiere der k. k. Preuss. Artillerie und Ingen. Corps)*, 1870.

leurs, si l'on ne veut voir la garnison s'affaiblir par les maladies, tout au moins perdre bientôt cette vigoureuse santé qui est indispensable aux défenseurs d'une place assiégée ; c'est affaire au commandement et aux médecins de ne négliger aucun détail, fût-il en apparence le plus superciel. Ils n'oublieront, ni les uns ni les autres, qu'en agissant ainsi, ils contribuent à la défense, d'une façon presque aussi directe qu'en assurant le service de l'artillerie ou celui des approvisionnements.

§ IV. — Prisons militaires, ateliers de discipline.

Les militaires punis pour fautes graves contre la discipline, ou en détention préventive, ceux enfin qui sont judiciairement punis de détention sont renfermés dans des prisons militaires. En réalité, on ne saurait regarder les prisons comme faisant partie des habitations militaires proprement dites, et leur installation rentre-t-elle complètement dans le domaine de l'hygiène publique. Dans un ouvrage d'hygiène appliquée, comme doit être celui-ci, il n'y a point lieu d'étudier la question de l'emprisonnement, de chercher quel est, de tous les systèmes, celui qui doit être préféré; que le détenu soit civil ou militaire, les conditions restent les mêmes.

Nous n'avons donc voulu que poser ici le titre de cette question, sans la résoudre, renvoyant pour ce fait aux nombreux travaux spéciaux publiés sur ce point important d'économie sociale.

Disons seulement que le système cellulaire est, de beaucoup, celui qui convient le mieux dans les prisons militaires, où le condamné ne fait jamais un bien long séjour; il est préférable, au point de vue hygiénique, lorsque les cellules sont suffisamment vastes, régulièrement chauffées et ventilées, lorsque le bâtiment lui-même a été pourvu des perfectionnements qu'indique la science moderne, et dont nous avons, en partie, montré les *desiderata*, en traitant des casernes. Au point de vue moral, il est préférable encore, car il livre l'individu à lui-même et le soustrait à la détestable influcence que les détenus exercent les uns sur les autres. Sans aucun doute, on ne parviendra pas à maintenir des prisonniers dans un état de santé aussi florissant que des individus vivant en liberté; le manque d'exercice et l'action dépressive de l'emprisonnement lui-même sont des causes de souffrances et de maladies, qu'il n'est point possible de faire absolument disparaître.

Aussi, lorsque la peine doit se prolonger, le système cellulaire ne devient-il pas applicable, et doit-il se transformer, soit en un système de réunion des détenus dans des dortoirs pendant la nuit, dans des ateliers pendant le jour, ou mieux en un système mixte, dans lequel le détenu rentre dans sa cellule pendant toutes les heures où il ne travaille point à l'atelier.

Les condamnés peuvent être employés à des ouvrages entraînant le travail en plein air, comme le sont par exemple les ateliers de travaux en Algérie; leur santé et même leur moralité peuvent y gagner, mais nous ne voulons pas insister davantage sur ce sujet, qui nous entraînerait en dehors de l'hygiène militaire proprement dite.

Les hôpitaux constituent une des habitations passagères du soldat; l'importance de cette question est telle, que nous la réservons pour la partie de cet ouvrage, où l'on envisagera spécialement le soldat malade et les locaux où il peut être soigné.

CHAPITRE III

HABITATIONS PASSAGÈRES DU SOLDAT EN DEHORS DES VILLES
CAMPS ET BIVOUACS [1]

Au point de vue militaire, on peut diviser les camps en *camps tactiques, d'instruction ou de parades,* ce sont ceux dont il a été question à

(1) Dans la première édition de cet ouvrage : G. Morache. *Traité d'hygiène militaire*, Paris. 1874, p. 432 à 442, nous avons donné, sous le titre *Considérations générales sur les camps et le campement* une étude sur l'organisation et l'hygiène des camps aux diverses époques de l'histoire des armées. Nous invitons les lecteurs à vouloir bien s'y reporter. On consultera également sur ce sujet les travaux suivants : Frédéric, roi de Prusse. *Instructions militaires du roi de Prusse pour ses généraux,* suivi de l'*Art de la guerre*, poëme en six chants. Cet ouvrage, édité en allemand, a été pour la première fois traduit en français par un officier saxon, Fœlch, vers 1750. La première édition, aujourd'hui fort rare, parut sans indication de date. — Général Bardin, article CAMP in *Dictionnaire de l'armée de terre*. Paris, 1841-1851. 4 vol. — Z. Merchie. Rapport sur les maladies qui ont régné en 1854 au camp de Beverloo. *(Arch. méd. mil. belges,* t. XIV, 1854.) — J. Périer, *Histoire médicale des camps de Boulogne. Rec. des Mém. de méd. mil.*, 2e série, t. XVIII, p. 1, 1856). — Baron Larrey, *Rapport sur l'état sanitaire du camp de Châlons,* (même recueil, 2e s., t. XXI, 1858.) — J. Périer. *Le service de santé du camp de Châlons en 1858,* (même recueil, 3e s., t. I, 1859.) — Goffres, *Considérations historiques, hygiéniques et médicales sur le camp de Châlons,* (même recueil, 3e s., t. XIII, 1865.) — O. Heyfelder, *Das Lager von Krasnoe-Selo im Vergleich mit dem von Châlons.* Berlin, 1866. — Delhaie, camp de Beverloo, période des manœuvres de 1858. *(Arch. méd. mil. belges,* t. XXIV, 1869.) — Michel Lévy et Boisseau, article CAMP, *Dict. encycl. des Sc. médicales,* 1re s., t. XII, 1871. — A. Marvaud, *Étude sur les casernes et les camps permanents (Ann. d'hyg. et de méd. lég.,* 2e série, t. XXXVIII, 1872, et XXXIX, 1873, avec figures.) — G. Morache, article SERVICE DE SANTÉ MILITAIRE *(Dict. encycl. des Sc. méd.,* 2e s., t. VIII, 1874.)

la fin du dernier paragraphe, ou en *camps de passage*, ceux où une troupe ne séjourne point, où elle ne fait que reposer une nuit, ou quelques jours au plus ; dans ces dernières conditions, on peut les nommer aussi *camps de repos;* tels sont ceux par exemple que l'on établit, au retour d'une campagne, pour faire reposer les troupes avant leur rentrée dans les garnisons ordinaires, ceux qui, pendant le cours même d'une campagne, sont établis au contraire, en vue de réunir les unités tactiques, afin de constituer les armées et de se préparer à prendre l'offensive. Les *camps de siège* sont les camps formés autour d'une place devant laquelle l'armée ou une fraction de l'armée est immobilisée ; ils peuvent exercer sur la santé des troupes une influence très marquée, car d'une part leur durée se prolonge quelquefois fort longtemps, et de l'autre il n'est pas toujours possible d'y suivre l'un des principaux préceptes de l'hygiène du camp, celui de ne point maintenir trop longtemps les troupes sur un même terrain, en raison de l'infection du sol qui ne tarde pas à se produire. Les camps des alliés sous Sébastopol en 1854, 1855 et 1856 sont un des plus récents exemples des camps de siège, car pendant la guerre 1870-71 l'armée allemande a plutôt cantonné, que campé, les troupes qu'elle amassait autour des places françaises.

Enfin les camps peuvent encore se diviser, au point de vue militaire, en camps *offensifs* ou camps *défensifs;* ces expressions indiquent suffisamment les indications stratégiques qui résultent de leur situation.

Au point de vue hygiénique, la grande division à établir entre les camps est celle de *camps temporaires* et *camps permanents*. — Les uns et les autres offrent sans doute des indications communes, en ce qui touche la situation du camp, le sol, les eaux, l'exposition, mais dans le second cas ces indications ont une importance bien plus grande, par suite de la prolongation des influences qui en résultent sur la santé des troupes, en particulier des influences telluriques et météorologiques. Les uns et les autres peuvent se diviser en *bivouacs*, ceux où le soldat n'a point de logement, et en camps *sous tentes* ou sous *baraques*. Lorsque ces derniers sont absolument permanents, ils tendent singulièrement à se rapprocher des casernes baraquées ou même des casernes à pavillons multiples, comme le sont les casernes anglaises étudiées au précédent chapitre et dont le nom même, *barracks*, indique la disposition. Telles sont également les casernes baraquées américaines dont nous signalerons plus loin les avantages.

Enfin, au point de vue médico-militaire, on peut également admettre une dernière division, celle des *camps de malades* et des *camps de convalescents*, où l'élément hygiénique et les soins médicaux doivent absolument dominer; la tactique et la stratégie n'y jouent presque aucun rôle, à moins qu'ils ne soient établis en pays ennemis; ils doivent alors occuper une position militaire se prêtant, à la rigueur, à la défensive.

Dans l'étude des camps, nous ne pouvons tenir compte à la fois de toutes ces divisions; aussi, suivant l'ordre établi pour l'étude des casernes, nous envisagerons successivement les différentes parties constituantes des camps et du campement, sauf à signaler, chemin faisant, les modifications qu'il importerait d'y apporter suivant le rôle spécial de chaque espèce de camp. En agissant ainsi, nous pensons rester dans la logique même des faits, et gagner en clarté et en précision, qualités indispensables de tout travail, aussi bien pour l'auteur lui-même que pour le lecteur.

ARTICLE PREMIER. — DES LOCALITÉS POUVANT SERVIR A L'ÉTABLISSEMENT D'UN CAMP

Sous ce titre, il convient d'envisager le choix de l'emplacement le plus favorable pour l'établissement du camp, les diverses conditions qu'il y a lieu de prendre en considération, au point de vue du sol, des eaux, des influences météorologiques auxquelles les troupes se trouvent soumises; enfin les différents services dont il importe d'assurer le fonctionnement et les emplacements relatifs qui leur doivent être réservés.

§ I. — Emplacement des camps, choix de la région et de la saison.

I. *Indications générales.* — L'emplacement d'un camp est le premier des problèmes à résoudre; mais si, en temps de paix, on est à peu près maître de la situation, en temps de guerre, au contraire, il faut généralement subir plus ou moins ses nécessités. Dans ce dernier cas, en effet, s'il s'agit d'un camp de passage, il faut naturellement l'établir à cheval ou à peu de distance de la route que suit le gros de l'armée, et dans quelques cas faire prédominer avant tout la question de sécurité et de défensive. C'est ainsi qu'en Algérie, par exemple, les colonnes sont quelquefois obligées d'occuper des points dépourvus de bois et même d'eau, parce que la troupe, ayant un faible effectif, doit se garder de toute attaque et tenir fortement les hauteurs, s'il en est dans le voisinage. D'autres fois, comme dans un camp de siège, le commandement ne pourra non plus porter ses camps trop en arrière, quelque mauvais que soient les emplacements, parce qu'il élargirait la ligne d'investissement, au delà des limites possibles, et n'aurait plus alors la faculté de réunir rapidement, sur un point donné, assez de troupes pour s'opposer à une sortie de l'ennemi. Dans les temps de guerre, la plupart du temps, l'emplacement des camps temporaires ou définitifs est imposé par les circonstances militaires, et l'hygiène ne peut que chercher à en modifier plus ou moins les conséquences, en tant qu'elles soient dangereuses.

Les camps du temps de paix, et en particulier les camps d'instruction, laissent plus de latitude. Sans doute, là encore on retrouve des indications avec lesquelles il faut compter : telles sont en particulier : la proximité de lignes de chemin de fer, de villes ou de villages importants, la cherté même du terrain à acquérir, qui varie singulièrement suivant la nature du sol et des cultures. Fort heureusement, comme nous le verrons au paragraphe suivant, ces deux éléments sont en parfait antagonisme, les terrains les plus fertiles étant, en général, peu favorables à l'installation d'un camp.

L'importance du choix de l'emplacement ne saurait être mise en doute, car de ce choix dépendra, en grande partie, la salubrité du camp; l'homme ressent l'influence du sol sur lequel il habite, non pas autant sans doute que les végétaux qui y poussent, que les animaux qui y paissent leur nourriture, mais cependant d'une façon très directe et très rapide. Les anciens n'ignoraient point cette influence, aussi, à défaut de connaissances exactes dans les sciences physiques, avaient-ils résumé en quelques données, toujours vraies et applicables, les indications relatives à la salubrité des emplacements destinés à servir de lieu de campement.

Vitruve s'exprime ainsi qu'il suit : « Il faudra considérer quelle est l'habitude du corps des habitants du lieu. S'ils sont robustes et de bonne couleur et s'ils ne sont sujets ni aux maux de jambe, ni aux fluxions sur les yeux, on sera assuré de la bonté du lieu (1) ». Bien avant lui, Xénophon avait déjà signalé l'importance de la santé des habitants, comme élément d'appréciation de la salubrité d'un lieu : « Lorsque tu te proposeras, dit Cambyse à Cyrus, de séjourner longtemps dans un pays,

(1) Vitruve, *Traité de l'architecture*, liv. I, ch. IV.

tu commenceras par choisir un lieu sain pour camper; avec de l'attention tu n'y seras pas trompé, car le peuple répète sans cesse que l'air est salubre en tel endroit, malsain en tel autre; pour en juger plus sainement, examine la constitution physique des habitants et la couleur de leur teint (1). »

Les Romains avaient l'habitude de consulter les augures sur le lieu à choisir pour asseoir le camp, et ceux-ci, puisant leurs indications dans des influences sidérales, un peu théoriques, ne négligeaient pas non plus quelques moyens plus pratiques, ils ouvraient, en particulier, le corps des animaux habitués à paître dans cet endroit. « J'approuve fort, dit Vitruve, l'usage où étaient les anciens de commencer, dans les endroits où ils voulaient bâtir ou camper, par immoler des animaux pour en examiner le foie. Si, après en avoir examiné plusieurs, ils en trouvaient de livides et corrompus, et s'ils jugeaient que cela n'était l'effet que de quelque maladie particulière et non de la mauvaise nourriture, puisque le foie des autres était sain et entier, grâce à l'usage des bonnes eaux et des bons pâturages, ils s'y établissaient. Si, au contraire, ils trouvaient des foies d'animaux généralement gâtés, ils concluaient que ceux des hommes étaient de même et que les eaux et la nourriture ne pouvaient être bons en ces endroits. » Nous ne conseillerions point de s'en tenir aujourd'hui à des indications aussi vagues, car nous possédons des moyens d'investigation plus précis, mais cette citation prouve l'influence qu'exerce le sol sur les espèces animales qui y séjournent. Du reste, Végèce ne laisse pas que de formuler des règles très nettes au sujet du choix d'un emplacement pour le camp :

« Il faut, dit-il, asseoir un camp dans un lieu sûr, où l'on puisse avoir abondamment du fourrage, du bois, de l'eau et où l'air soit sain si on doit y demeurer longtemps. Il faut camper, en été, à portée des bois et des fourrages, en tous temps sur un terrain qui ne soit ni commandé, ni sujet aux inondations, ni embarrassé par des défilés et des précipices (2). »

En tant qu'indications générales, on n'a jamais rien dit de plus précis que ces préceptes du général romain, écrits il y a déjà plus de quinze siècles. Les différents généraux qui ont formulé des règles sur la castramétation, depuis Gustave-Adolphe et Frédéric de Prusse jusqu'aux

(1) Xénophon, *Cyropédie*.
(2) Végèce, *De re militari*, lib. I, chap. XVIII, et lib. III, ch. VIII.

auteurs modernes, les hygiénistes qui s'en sont également occupés, les Colombier, les Vaidy, les de Kirckhoff, n'ont pu que répéter ces mêmes formules, car elles sont éternellement vraies.

II. *Altitude de l'emplacement du camp. — Exposition.* — Autant que possible, il est avantageux de choisir un emplacement assez élevé, et d'éviter les plaines resserrées, les endroits plus ou moins marécageux, ceux qui se trouvent à l'abri derrière des collines ou des replis de terrain, où les courants atmosphériques ne peuvent librement circuler; au contraire, les ravins ou vallées encaissées, où les tourbillons de vent s'engouffrent, ne pourraient convenir non plus; du reste, même en tenant les crêtes, ces positions pourraient être fort dangereuses au point de vue militaire. L'altitude est donc ici synonyme de facile renouvellement de l'air et de soustraction aux influences telluriques des cantons inférieurs. Si les circonstances amenaient, comme au Mexique, à faire campagne dans des régions d'une altitude déjà considérable, on pourrait hésiter avant d'augmenter encore cette influence, et de loger des troupes sur des collines, quoique la différence de niveau entre le lieu de campement et la région elle-même ne puisse jamais être bien considérable.

En Crimée, nos troupes occupaient le plateau de la Chersonèse, parfaitement disposé pour une telle destination, car, entouré de tous côtés par la mer, il était incessamment balayé par vents; il aurait donc été très salubre si l'on n'y avait encombré les troupes en nombre hors de toute proportion avec la surface occupée, et encore cet encombrément même aurait-il pu être combattu par l'armée française, comme il le fut par nos alliés. Malheureusement on ne tint pas compte des indications formulées par l'hygiène, en sorte qu'un lieu, salubre par lui-même devint bientôt un foyer d'infection et d'éclosions morbides.

D'une façon générale, on peut dire qu'un camp placé sur la pente d'une colline, sur un terrain légèrement incliné, se trouve dans des conditions favorables pour la ventilation, lorsque du reste il est assis sur le flanc exposé aux courants atmosphériques régnants dans la saison. Il est évident que dans le cas où ces vents augmenteraient au contraire l'action de la température, comme ceux du nord en hiver, du midi en été, ce serait sur l'autre flanc de la colline qu'il conviendrait d'établir le camp. Cette règle serait encore plus formelle au cas où il s'agirait d'un bivouac, c'est-à-dire d'un camp où le soldat est exposé sans abri à l'action des influences telluriques et météorologiques. Il faut, on le comprend, chercher dans un camp à se maintenir dans des conditions moyennes de température, éviter les excès de chaleur comme ceux de froid, sur ces bases choisir son emplacement d'après la région que l'on occupe, le climat et la saison.

III. *Météorologie.* — *Saisons.* — Ces données amènent naturellement à tenir le plus grand compte de la météorologie d'un lieu, destiné à devenir emplacement d'un camp permanent; aussi devient-il indispensable de s'enquérir des vents régnants, de la température moyenne et surtout des températures extrêmes dans les différentes saisons, de la quantité d'eau tombée et des mois où se produisent les maximums; au besoin, si l'on ne possède point ces renseignements et qu'il n'y ait point au voisinage quelque établissement ou quelque personne prête à les fournir, on pourrait établir une station militaire provisoire destinée à les étudier. Ceci ne serait pas applicable pour les camps à créer rapidement, mais seulement pour ceux qui doivent servir de lieu définitif d'instruction pratique. Des études de toute nature doivent alors être entreprises, parmi lesquelles il convient de réserver une grande place aux recherches climatériques.

En quelle saison convient-il le mieux de faire camper des troupes? A ce point de vue, l'hygiène ne saurait fournir une réponse catégorique car elle dépend essentiellement du climat. En ce qui concerne les armées européennes cependant, stationnées dans des régions tempérées, où l'hiver est quelquefois assez rude, et toujours très sensible, on peut dire que la saison hivernale est absolument contre-indiquée. Si, dans le but d'aguerrir les troupes, de les habituer à ne point tenir compte des obstacles extérieurs, on veut leur faire faire en cette saison quelques opérations militaires, cela est bien et peut même être avantageux pour leur santé; mais de telles opérations ne seront jamais de bien longue durée, et, en cas de temps par trop mauvais, elles ne pourraient même s'exécuter. Autre chose est, en effet, de faire marcher les troupes, de les cantonner, au besoin camper même pendant quelques jours, ou de les maintenir tout un hiver sur un sol durci par la gelée ou défoncé par les pluies. Bientôt on verrait des maladies de différentes natures, de forme rhumatismale et même de nature infectieuse, résulter de l'action combinée du froid, de l'humidité et de l'encombrement dans les tentes ou baraques, encombrement que les troupes rechercheraient pour échapper au froid.

Le printemps, l'été et l'automne sont des saisons utilisables au point de vue de l'instruction extérieure des troupes, mais les deux premières ne sauraient convenir, en général, parce que les moissons sont alors sur pied et que les manœuvres ne peuvent s'exécuter en pleins champs, sans donner lieu à d'énormes indemnités allouables aux propriétaires. S'il ne s'agit que de manœuvres partielles, de tirs ou d'instruction de détail, et que l'on ait à portée quelques champs dégagés de cultures, des prairies ou des landes, on peut cependant envoyer des troupes au camp pendant ces saisons. Mais de toutes, l'automne est celle qui convient le mieux, parce que les récoltes sont faites et que la douceur de la température, l'absence de la chaleur torride des mois de juin et juillet, permettent de manœuvrer à toute heure du jour, de camper ou de bivouaquer sans dangers pour les troupes. Les mois d'août, septembre et octobre sont donc particulièrement indiqués pour les troupes de l'Europe centale; en Espagne ou en Italie, on pourrait prolonger leur séjour au camp jusqu'en novembre, de même que dans l'Europe septentrionale les mois de juin et de juillet offriraient, au point de vue climatérique, peu d'inconvénients.

IV. *Influences morbides locales.* — Sans imiter les augures romains en ouvrant le corps des victimes, les médecins, que le commandement ne saurait tenir à l'écart des questions relatives à l'installation des camps, devront s'enquérir avec soin des influences morbides régnant dans le pays, qu'elles soient fixes ou accidentelles. Ils auront donc à parcourir la région et à provoquer, s'il se peut, une enquête sur les maladies les plus communément observées dans les cantons voisins de ceux où l'on doit établir le camp.

Généralement ils acquerront ainsi la conviction que ces maladies sont la résultante combinée de la climatologie de la région, de la constitution du sol et de l'hygiène suivie par les habitants; ils pourraient donc, à la rigueur, formuler une opinion sur ces données seules, mais, comme complément d'instruction, on ne saurait non plus négliger d'apprécier l'influence locale sur son réactif toujours fidèle, sur l'homme lui-même. Après avoir fait la part des causes morbides auxquelles il serait facile de soustraire le soldat, on doit considérer sérieusement celles qui sont permanentes et ne sont pas modifiables dans leur ensemble; dans le groupe des causes modifiables, on peut ranger beaucoup d'infractions à l'hygiène, l'encombrement et la malpropreté des villages, les habitudes d'alcoolisme ou au contraire l'effet des privations; dans le second, on placera au contraire toutes les influences pathologiques provenant du sol et du climat.

Enfin, il y aura lieu de tenir grand compte des situations pathologiques passagères, telles qu'épidémies de fièvres éruptives, de fièvres typhoïdes, de choléra, etc. On ne doit point oublier ce principe essentie d'épidémiologie: alors même que ces maladies ne se manifesteraient dans la population que par un nombre de cas assez restreint, l'arrivée seule d'un grand nombre d'hommes fournirait un nouvel élément à l'influence épidémique, peut-être épuisée sur place. Les exemples de ce genre sont trop connus des épidémiologistes pour qu'il soit nécessaire de s'appesantir sur ces indications.

L'étude pathologique de la région doit donc être entreprise, au même titre que son étude tellurique et climatérique ; elle est le plus souvent intimement liée à ces dernières; aussi semblerait-il logique d'attacher un médecin, particulièrement expert de ces recherches, à la station militaire chargée d'apprécier sur place les conditions de l'emplacement d'un camp.

§ II. — Constitution du sol au point de vue du campement.

L'importance qu'exerce le sol lui-même sur la salubrité des emplacements choisis pour établir un camp ou un bivonac, nous engage à rappeler ici les principales conditions telluriques, en tant qu'elles peuvent affecter la santé de l'homme ; cet ensemble de conditions est désigné par les hygiénistes sous le nom de modificateurs géologiques.

On peut considérer le sol comme un composé de substances minérales, et de substances organiques, entre les interstices desquelles de l'air et de l'eau viennent se loger. Chacune de ces parties constituantes doit être envisagée dans ses rapports avec la salubrité.

I. *L'air dans le sol.* — Seules les roches les plus denses ne contiennent point d'air; les sables légers en renferment 40 à 50 pour 100, les sables compacts 20 à 40, les terres végétales en présentent de 2 à 10 fois leur propre volnme; cet air est, en grande partie, composé d'acide carbonique, ainsi que l'ont prouvé les recherches de Corenwinder (1); cet observateur a démontré que le sol exhale cet acide spontanément, et Boussingault a fait voir, qu'outre l'acide carbonique, le sol laisse encore

(1) Corenwinder, *Comptes rendus de l'Académie des sciences*, 30 juillet 1855.

dégager de l'oxyde de carbone et une minime quantité d'hydrogène carboné ; dans les sols humides, lorsque les eaux contiennent des sulfates, on peut également rencontrer une certaine proportion d'acide sulfhydrique. Le dosage de l'air, l'analyse de ces gaz constituent une opération de laboratoire, trop spéciale pour être décrite et appréciée dans cet ouvrage.

L'air contenu dans les sols friables est en mouvement continuel, surtout lorsque le terrain est sec; la température ambiante et les pluies sont les principales causes de ces déplacements, ces dernières, en déplaçant l'air des couches supérieures, puis en élevant sensiblement le niveau de la nappe d'eau souterraine. Plusieurs causes accidentelles peuvent augmenter encore ces déplacements, en particulier la présence d'habitations chauffées artificiellement qui exercent un appel direct sur les gaz du sol; de là, l'indication d'imperméabiliser le terrain sur lequel on veut élever des constructions, fait que nous avons déjà signalé en traitant des casernes. Si l'on ne peut toujours disposer un pavage ou une couche de béton, du moins est-il possible d'élever l'habitation de quelques pieds au-dessus du sol, afin d'interposer une couche d'air renouvable ; ce principe s'applique d'une façon toute particulière à la construction des baraques. — Les parties du sol voisines des habitations et, en particulier, les camps peuvent être assainis par la présence de couches de gazon, semé et entretenu avec soin; ces végétaux absorbent les gaz du sol, par leurs racines, et préviennent leur dispersion dans l'atmosphère.

II. *L'eau dans le sol.* — L'eau contenue dans le sol peut y être mélangée en d'assez faibles proportions, et s'y trouver conjointement avec l'air ou des gaz; dans ce cas, le sol est dit simplement humide; elle peut constituer une nappe continue dans laquelle les matériaux du sol sont pour ainsi dire en suspension, c'est ce que l'on nomme la nappe d'eau souterraine.

Humidité du sol. — L'humidité du sol dépend du pouvoir que possèdent ses éléments constitutifs d'absorber et de retenir l'eau; elle est, de plus, influencée par la présence de la nappe d'eau sous-jacente et par l'intensité des pluies. Tous les éléments géologiques peuvent retenir l'eau en plus ou moins grande proportion. Suivant les expériences de Pfaff (1), du sable de quartz placé sur un filtre retient jusqu'à 20 pour 100 d'eau;

(1) Pfaff, *Zeitschrift für Biologie*, München, Band IV, p. 249.

il est vrai que les conditions de cette expérience ne sont pas absolument identiques avec celles où se trouvent les terrains, néanmoins il y a là une indication précieuse. Dans les circonstances ordinaires, la marne retient 13 à 17 pour 100 d'eau; l'argile, si elle n'est pas très dense, 20 pour 100; l'humus et les marbres en retiennent encore de 0,4 à 4 pour 100.

On peut, néanmoins, au point de vue pratique, diviser les terrains en sols non perméables et en sols perméables. Dans la première catégorie, il faut ranger les granits, les roches métamorphiques, les schistes ardoisiers, les argiles maigres, les argiles grasses, les oolithes durs, les calcaires durs, les dolomites, etc.; dans la seconde catégorie se trouvent les marnes, les sables, les pierres à sablon, les sols arables, etc. La quantité de pluie qui traverse le sol varie naturellement suivant sa constitution géologique, mais aussi suivant la déclivité du terrain, suivant l'évaporation déterminée par la température et le vent, enfin suivant la rapidité avec laquelle la pluie se répand sur le sol. En moyenne, dans nos contrées, la pluie pénètre suivant une proportion de 25 pour 100 dans les terrains granitiques de 42 pour 100 dans les terrains marneux, de 60 à 96 pour 100 dans les terrains sablonneux; le reste s'évapore ou coule à la surface du sol.

L'humidité du sol est, on le voit, directement influencée par l'action des pluies, mais la nappe d'eau souterraine, dans ses mouvements alternatifs d'élévation et d'abaissement, ne laisse pas que d'y jouer un rôle, en augmentant ou en diminuant la quantité d'eau qui remonte, par la capillarité, entre les éléments constitutifs du terrain pour venir s'évaporer à la surface.

La quantité d'eau contenue dans le sol peut être facilement déterminée, en pesant un certain volume de terre avant et après un dessèchement complet à l'étuve.

Nappe d'eau souterraine. — On rencontre la nappe d'eau souterraine à des hauteurs singulièrement variables, suivant que le sol est plus ou moins compact, plus ou moins perméable, suivant la facilité plus ou moins grande de l'écoulement, enfin suivant la présence ou l'absence d'une couche absolument imperméable, à quelque distance de la surface; parfois on rencontre la nappe à 1 mètre de la surface, parfois à 50 mètres seulement. La surface de cette couche d'eau n'est pas toujours horizontale, elle peut au contraire, en certains points, être plus rapprochée de la surface du sol qu'en d'autres ; elle subit un mouvement continuel et, le plus souvent, se dirige vers les courants d'eau voisins. La présence de racines de grands arbres, si elles sont du reste abondantes, entrave plus ou moins son écoulement; son niveau varie quelquefois avec rapidité, la différence entre les points extrêmes de l'année pouvant atteindre de quelques centimètres à plusieurs mètres. Les principales causes de ces variations de niveau sont constituées par les pluies et par l'action des cours d'eau voisins, action qui peut s'étendre dans un vaste rayon; de même, en un point donné, le niveau de la masse souterraine peut être influencé par des pluies tombées à de grandes distances.

L'humidité du sol se traduit, au point de vue de la salubrité, par deux ordres de phénomènes : 1° par l'action de l'eau elle-même, en rendant le sol plus froid, en augmentant l'humidité de l'air ; 2° par l'action chimique de l'eau, comme favorisant l'évolution des ferments.

Il est, tout d'abord, incontestable que l'humidité du sol joue un rôle primordial dans l'évolution du microbe producteur des fièvres dites *de malaria*, quel que soit cet agent ; les facteurs qui favorisent sa prolifération paraissent être : un certain degré de chaleur du sol, de l'air, de l'eau, et la présence de substances organiques, vraisemblablement végétales dans le terrain. Il est donc naturel que les variations de niveau de la nappe souterraine, en modifiant l'humidité du sol, coïncident avec les explosions ou les accalmies de l'endémo-épidémie malarienne.

Le développement de la fièvre typhoïde, d'après Pettenkofer, est également influencé par l'humidité du sol. Il a remarqué qu'à Munich les explosions de cette épidémie coïncident avec les chutes brusques de la nappe souterraine, succédant à une ascension inusitée (1); les mêmes observations ont été faites par Seidel à Liepzig (2), par Buxbaum pour la caserne de Neustift (3). D'autres fois, son développement succède au contraire à une évaluation de la nappe d'eau souterraine, parce que, dans ce cas, les puits et fontaines peuvent recevoir par le moyen de cette nappe d'eau, des produits infectieux qui sont ensuite absorbés par l'homme avec les boissons; dans ce cas, la nappe d'eau jouerait le rôle de disséminateur des principes typhigènes.

(1) Pettenkofer, *Zeitschrift für Biologie*, Band I, p. 1.

(2) Seidel, *Id.*, Band I, p. 221, et Band II, p. 145.

(3) Buxbaum, *Der typhus in der Kaserne zu Neustift (Zeitschrift für Biologie*, München, Band VI, p. 1.)

Les évolutions des manifestations cholériques, de la dysenterie seraient, dans les théories de l'école de Munich très positivement influencées par les variations du niveau de la nappe d'eau souterraine. — Les nouvelles recherches sur la pathogénie de ces maladies infectieuses semblent ne pas concorder avec cette manière de voir.

La hauteur du niveau de la nappe souterraine peut être évaluée par la seule inspection des puits; il suffit de mesurer à quelle distance du sol on trouve l'eau; Pettenkofer s'est servi pour ses recherches d'un petit appareil fort simple, consistant en une corde à laquelle sont fixés de distance en distance quelques petits récipients; en faisant descendre cette corde dans un puits, puis en la remontant, on note le premier récipient trouvé plein d'eau, et la quantité de corde filée pour y arriver, donne la distance entre la nappe d'eau et le sol, avec une approximation égale à la distance qui sépare deux récipients voisins. Il est très facile de diminuer sensiblement cette approximation en rapprochant les récipients, car il est inutile d'en disposer sur une trop grande étendue de corde, mais par exemple de 5 centimètres en 5 centimètres, sur une longeur de 1 mètre à peu près.

Nous conseillerons un système plus simple encore, celui d'un flotteur entraînant dans ses mouvements une cordelette, enroulée autour d'un cylindre; on descendra le flotteur dans le puits jusqu'à ce que l'on perçoive la sensation de flottement, décelée par une diminution subite de la résistance et alors, en tendant légèrement la corde, on pourra noter exactement combien il a fallu en filer pour atteindre le niveau de l'eau.

Dans l'étude de la nappe d'eau souterraine d'une région, il est bon de faire simultanément des observations sur un grand nombre de points; à l'aide d'une carte à vaste échelle de la région, comme en France celle d'état-major au 80 millièmes, ou mieux les cartes locales des administrations; on déterminera la côte de hauteur de chaque point d'observation, ce qui ne laisse pas que d'être fort important, comme il est facile de le comprendre. Pour recueillir des données exactes, il est bon de prendre des observations sinon quotidiennes, au moins bi-hebdomadaires et de les multiplier après les pluies ou les crues des cours d'eau; sans ces précautions on s'exposerait à n'émettre que des données plus que douteuses.

III. *Éléments constitutifs du sol.* — Le sol, avons-nous déjà dit, est un composé de matières organiques et minérales, plus de l'eau et de l'air, ou des gaz. Il vient d'être qnestion de l'air et de l'eau, restent les autres principes, qui forment pour ainsi dire le stroma du sol.

Matières organiques. — Presque tout les sols contiennent des matières végétales sous trois formes principales: en dépôts, en débris et en incrustations. On rencontre des dépôts de végétaux dans les portions de territoires qui ont été recouvertes par des inondations ou déluges partiels, dont les eaux charriaient des amas de végétaux, ou bien encore dans le sol d'anciennes forêts submergées par affaissements, puis remontées après de longues périodes de séjour sous l'eau. Dans les marais de la Toscane, en particulier, on retrouve sans difficultés des formations végétales, encore très reconnaissables dans leur structure, jusqu'à une grande profondeur. Les débris de végétaux sont dus à la dissociation des espèces végétales encore existantes sur le terrain; ils sont si intimement mélangés au sol qu'ils y sont comme dissous. Dans quelques cas, les pluies les entraînent jusqu'à de grandes profondeurs, et chaque particule minérale du terrain semble alors s'entourer d'une gangue végétale en forme d'incrustation. Un tel sol, souvent sablonneux à la surface, et fort salubre en apparence, peut, on le conçoit, laisser dégager des émanations fébrigènes, pour peu qu'il soit soumis à des alternatives de sécheresse et d'humidité.

Les matières animales se rencontrent dans presque tous les terrains, alors même que les espèces animales semblent avoir disparu de leur surface, à plus forte raison lorsqu'elles y existent encore. Elles sont dues à la décomposition des organismes animaux et aux déjections de ceux qui y vivent. On les retrouve naturellement, en proportions beaucoup plus considérables, aux environs des agglomérations humaines, qui groupent autour d'elles un grand nombre d'animaux. Pettenkofer admet que, à Munich, 90 pour 100 des excreta de population passent directement dans le sol.

Les germes organiques rudimentaires, les infiniment petits, les microbes de toute nature et de toute origine, trouvent dans les éléments du sol le milieu nécessaire à leur évolution, tantôt retardée, tantôt précipitée suivant que l'eau et la chaleur se succèdent ou s'éloignent; c'est là que les organismes supérieurs, les hommes et les animaux les trouvent et s'en emparent par divers procédés, pour en retirer les éléments de leur propre existence ou ceux de sa destruction.

Matières minérales. — La croûte terrestre renferme une grande variété de substances minérales, mais quelques-unes d'entre elles se présentent plus communément que les autres, tels sont les composés de silice, d'alumine, de chaux, de fer, de carbone, de chlore, de phosphore, de potasse et de soude. Au point de vue hygiénique, il faut attacher plus d'importance à la constitution locale du sol d'un lieu qu'à la nature des grandes formations géologiques ; ces dernières ne laissent pas cependant que de jouer un certain rôle sur les mouvements des eaux et les conditions climatériques.

Les roches ganitiques et métamorphiques fournissent d'ordinaire un sol salubre, les pentes y sont rapides, l'eau s'écoule facilement, l'air y est relativement sec et la végétation de moyenne abondance. Rarement on y trouve de malaria. Cependant, lorsque ces roches ont été désagrégées, elles passent pour devenir malsaines, car alors elles absorbent l'eau plus facilement. Les schistes ardoisiers se rapprochent sensiblement des roches granitiques ; les terrains y ont une forte pente et sont assez imperméables, la végétation est pauvre, mais l'eau rare et, après les pluies, elle s'écoule rapidement sous forme de torrents; en revanche, elle est potable, car elle n'a pu se charger de substances solubles.

Les calcaires et calcaires magnésiens ressemblent aux formations granitiques comme pentes générales et écoulement rapide des eaux ; néanmoins les marais n'y sont point rares, car de grands amas d'eau peuvent se former dans des cavités, creusées peu à peu dans le calcaire sous l'action de l'acide carbonique contenu dans l'eau des pluies. Les eaux potables sont transparentes, mais dures et chargées de sels de chaux.

Parmi les terrains calcaires, les oolithes sont les plus salubres ; les calcaires magnésiens, au contraire, conviennent infiniment moins, et les terrains de cette classe doivent, s'il se peut, être évités au point de vue d'établissements à demeure.

Les terrains crayeux, s'il ne sont point mêlés d'argile, sont particulièrement avantageux et salubres, à conditions d'être perméables. Les eaux, quoique chargées de carbonate de chaux, sont claires et agréables au goût. Lorsque la marne se concrète, elle devient imperméable, retient l'humidité et donne des terrains froids ; les terrains crayeux, mélangés d'argile, situés en contre-bas, recevant l'eau des terrains plus élevés, se transforment assez facilement en marécages et deviennent alors particulièrement insalubres.

Les sables agglomérés sous forme de cailloux forment des terrains perméables, secs, salubres; s'ils sont au contraire mélangés d'argile, il existe souvent une stratification, formant couche imperméable à petite distance de la surface. Le terrain retient alors l'humidité et perd ses qualités avantageuses.

Les sables peuvent constituer des terrains fort salubres, s'ils ne contiennent point de matières organiques et s'ils ont une grande profondeur; l'air y est pur et de bonne qualité; quelquefois les sables renferment une forte proportion de sels ferrugineux; au contraire, les terrains sablonneux peuvent être dangereux s'ils sont constitués, comme ceux des Landes, par des parties de silice, entourées d'une gangue de matière végétale. L'insalubrité des terrains sablonneux peut tenir à la présence de couches argileuses sous-jacentes, formant stratification; les sables retiennent alors les eaux et laissent passer des effluves fébrigènes; enfin, ils peuvent contenir des substances minérales solubles, comme des carbonates de magnésie et de chaux, les eaux deviennent alors impropres à servir de boissons.

Les terrains argileux, les marnes agglomérées, les terrains d'alluvion, doivent à priori être regardés comme insalubres. Les eaux s'écoulent difficilement à leur surface et n'y pénètrent point, les marais s'y forment facilement. Dans les terrains d'alluvion, on rencontre fréquemment des couches alternantes de sables agglomérés et d'argiles, avec de fortes proportions de matières organiques. Les deltas des rivières et des fleuves présentent, en général cet aspect, aussi doit-on les éviter comme lieu d'habitation permanente. Leurs dangers peuvent être diminués par des travaux de drainage; des établissements, élevés sur ces terrains, ont pu, par ce moyen, se transformer du tout en tout au point de vue de leur salubrité.

IV. *Surface du sol.* — *Plantations.* — Les sols en culture sont souvnet très sains, car les principes organiques nuisibles et l'excès d'humidité sont alors entraînés par la végétation. Certaines cultures, néanmoins, exigeant une quantité d'eau, comme celle du riz dans le nord de l'Italie, deviennent dangereuses; on doit en éloigner les habitations.

Les plantations arborescentes exercent une influence sensible sur la salubrité du sol; dans les pays froids, elles interceptent les rayons solaires calorifiques ainsi que les courants d'air et s'opposent à l'assèchement : aussi, les terrains boisés sont-ils froids et humides. Dans les pays chauds, les plantations rendent également le sol plus frais, mais ici ce défaut devient qualité.

Au point de vue hygiénique, les végétations peuvent se diviser en herbages, broussailles et plantations d'arbres. Les herbages sont en général salubres; dans les pays chauds ils rafraîchissent le sol en le protégeant des rayons du soleil, et l'on ne saurait trop chercher à multiplier ces plantations dans les terrains sablonneux. Les broussailles sont en général nuisibles et deviennent un obstacle au campement, on est donc obligé de les enlever; leur destruction a souvent coïncidé avec une aggravation des fièvres dans les régions à malaria, soit que ces broussailles constituent une voie d'élimination ou d'absorption des effluves fébrigènes, soit que le fait de leur arrachement mette le sol en mouvement et active le dégagement des mêmes principes.

Sur un terrain destiné à un campement, les arbres ne doivent être enlevés qu'avec circonspection. Dans les pays froids, ils préservent du vent, dans les pays chauds, ils rafraîchissent le sol; dans les deux, ils peuvent être un obstacle à la propagation des courants atmosphériques chargés de principes fébrigènes. On ne sacrifiera ces plantations qu'à bon escient et dans les limites variables suivant les circonstances locales.

Absorption de la chaleur par le sol. — Les terrains ne sont pas, tous au même degré, conducteurs du calorique; cette propriété varie suivant leur constitution géologique, leur couleur, leur agrégation; de plus, leur pouvoir d'absorption du calorique n'est pas toujours égal à leur pouvoir de radiation, aussi certains terrains se refroidissent-ils beaucoup plus vite qu'ils ne s'échauffent. Les terrains peuvent, d'après les expériences de Schübler, se ranger dans l'ordre suivant :

Désignation des terrains.	Faculté de retenir la chaleur, celle du sable étant de 100.
Sable calcaire	100,00
Sable siliceux	95,60
Argile maigre	76,90
Gypse	73,20
Argile grasse	71,10
Terre argileuse	68,40
Argile pure	66,70
Calcaire en poudre fine	61,80
Humus	49,00

On le voit, les terrains sablonneux ont un pouvoir d'absorption calorifique considérable, les argiles et l'humus, au contraire, le possèdent à un degré beaucoup moindre. Dans les pays froids, par conséquent, les terrains argileux sont froids, et comme ils sont également humides, ils favorisent le développement de toute la série des affections rhumatismales; les sables sont, au contraire, les terrains les plus salubres. Dans les pays chauds, au contraire, ces derniers sont dangereux, car ils conservent une température élevée, même pendant la nuit.

Les rayons du soleil déterminent dans le sol un double mouvement calorifique : 1° un mouvement calorifique diurne, la chaleur solaire pénétrant à une profondeur variable suivant les saisons et la nature du sol, mais ne dépassant guère $1^m,30$, et disparaissant pendant la nuit par voie de radiation; 2° un mouvement annuel ayant son maximum en été, son minimum en hiver; son action se fait sentir dans les climats tempérés jusqu'à 20 ou 30 mètres de la surface.

Au reste, l'échauffement du sol dépend, outre sa composition, de l'état de sa surface, de la proportion d'eau qu'il retient et de l'incidence des rayons solaires; pour la même incidence solaire, ce sont la couleur et l'humidité qui influent le plus sur la quantité de chaleur acquise par les terres dans un temps donné; les différences qu'elles entraînent vont jusqu'à 14 ou 15 degrés; l'état de la surface et la composition des terres influent beaucoup moins; l'obliquité des rayons solaires produit des différences qui, entre des sols de même nature, s'élèvent à 25 degrés centigrades.

§ III. — Résumé de l'examen d'une localité en vue d'établissements militaires à y établir.

En résumant les conditions de salubrité résultant des faits étudiés dans les paragraphes précédents, on peut rapidement formuler les points principaux, sur lesquels doivent porter les rapports des officiers ou des médecins, chargés d'étudier une localité en vue d'établissements militaires temporaires ou relativement durables.

I. *Conformation du terrain et climatologie.* — Rechercher la hauteur du lieu au-dessus du niveau de la mer et la hauteur relative des collines environnantes, déterminer leur inclinaison et celle du terrain en général, constater la direction et la profondeur des vallées ou des ravins, celle des torrents; noter l'exposition du terrain par rapport aux vents régnants, les étudier dans leur direction et leur intensité; préciser l'action des rayons solaires calorifiques, les températures moyennes et extrêmes, la quantité et la fréquence des pluies.

II. *Constitution du sol.* — Rechercher la composition géologique du sol; apprécier son degré d'humidité, la hauteur de la nappe d'eau souterraine, ses changements de niveau suivant les saisons et après les pluies. Présence ou absence de cours d'eaux.

Distance des marais les plus voisins, leur situation par rapport aux vents régnants.

Noter l'état de la surface du sol par rapport aux plantations qui s'y trouvent, préciser les espèces végétales qui y croissent.

Rechercher la quantité des eaux qui peuvent servir à l'alimentation; spécifier leur provenance, cours d'eaux, sources, puits, etc.; analyser chimiquement ces eaux, ou déterminer, au moins succinctement, leurs qualités alimentaires. (Cette question sera traitée dans ce même ouvrage au chapitre : Boissons.)

Étendue du terrain qui peut être occupé par les troupes; en déduire approximativement le nombre d'hommes à y établir.

III. *Constitution médicale de la région.* — Nombre des habitants par kilomètre carré. État sanitaire de la population. Mortalité moyenne relevée sur les registres d'état civil des localités, causes ordinaires de décès. Résultats de l'enquête entreprise auprès des médecins et des autorités municipales. Endémies ou endémo-épidémies annuelles. Existence d'influences épidémiques passagères dans la localité ou les localités environnantes.

Causes probables de ces épidémies accidentelles ou permanentes.

IV. *Travaux à entreprendre.* — Travaux de drainage à entreprendre avant d'établir les troupes. Percements de tranchées. Canalisation des cours d'eau existants.

Appropriation de la surface, défrichement, déboisement, ensemencement de certains points pouvant servir de pâturages.

Nature des habitations qui conviennent le mieux à la région : tentes ou baraques. Condition dans lesquelles celles-ci doivent s'élever, étant donné la nature du sol.

ARTICLE II. — HABITATIONS OU ABRIS DES TROUPES DANS LES CAMPS

Dans les campements, c'est-à-dire dans leur installation en pleins champs, en dehors des autres habitations, les troupes peuvent faire usage de différents abris; suivant leur nature, le camp devient alors : 1° un bivouac, si les abris manquent absolument ou sont représentés par quelques constructions très légères et peu durables de branchages; 2° un camp sous tentes, si ces abris, facilement transportables, sont faits de toile ou d'autres tissus analogues; 3° un camp sous baraques, lorsque l'habitation devient plus stable et tend à se composer de constructions moins transportables, que ces baraques soient du reste en bois, en briques ou toute autre matière. Le camp sous baraques, devenant de plus en plus stable et permanent, tend à se rapprocher des constructions définitives et des casernes.

§ I. — Les bivouacs.

I. *Circonstances imposant le bivouac.* — Le bivouac, c'est-à-dire l'établissement des troupes sur un terrain à ciel ouvert, est une des plus fâcheuses nécessités qu'impose le service en campagne, et si les armées ont dû de tous temps y recourir, personne ne s'en est jamais dissimulé les dangers.

Le mécanisme de la guerre, dit de Brack, se borne à deux choses : se battre et dormir, user et réparer ses forces; conserver l'équilibre indispensable de cette balance, c'est la science, et il faut souvent à un chef plus d'habileté pour rendre des forces à sa troupe que pour les user. Évidemment deux indications sont ici en présence, entre lesquelles le commandant demeure en suspens : l'indication militaire pure, qui réclame surtout la mobilité des troupes; l'indication hygiénique, qui voudrait leur assurer, même en campagne, le repos dans les conditions les plus salubres.

En principe, on ne fait bivouaquer les troupes que lorsque les circonstances l'exigent absolument, lorsqu'on veut les concentrer et les tenir prêtes à être sous les armes au premier signal; cela arrive dans le voisinage d'un ennemi très actif ou lorsqu'on veut livrer un combat, quand on poursuit l'ennemi ou que l'on est en retraite, lorsqu'il n'y a que peu de lieux habités et très éloignés de la station de marche. Autant que possible, les troupes chargées de la sûreté de l'armée doivent seules rester au bivouac. *Règlement sur le service des armées en campagne* (26 octobre 1883). *A. 62.*

La question du climat et de la saison est un élément qui doit compter pour fort important dans la détermination à prendre. On conçoit sans peine qu'en été, dans les pays tempérés, quelques nuits de bivouac peuvent être imposées aux troupes sans grands dangers; il n'en est pas toujours de même dans certains pays chauds, où des nuits très froides succèdent à des journées particulièrement chaudes; le sol est alors recouvert d'une rosée abondante et, comme l'observait Desgenettes en Égypte, « ceux qui bivouaquent, quand ils s'éveillent, se trouvent contraints de prendre toutes les précautions nécessaires pour se réchauffer (1) ». — A plus forte raison, le bivouac est-il dangereux dans les pays froids ou même dans les pays tempérés, en hiver. Les feux que l'on allume alors, lorsque le voisinage de l'ennemi ne s'y oppose pas, sont insuffisants, et l'on voit les soldats, endormis ou plutôt engourdis auprès d'un grand feu, se réveiller avec des brûlures d'un côté, tandis que d'autres parties du corps, les orteils en particulier, sont congelés.

Dans les pays tempérés, même en été, le bivouac fréquemment répété constitue un danger sérieux; pendant les mois de juillet et d'août 1812, au début de la campagne de Russie, les journées étant excessivement chaudes, les troupes faisaient néanmoins des marches excessives et arrivaient au bivouac harassées de fatigue; les soldats se trouvaient alors exposés, sans abri, à l'influence de nuits froides et humides, n'ayant souvent même pas de paille à étendre sur le sol et ne possédant pour se couvrir que leurs capotes, aussi les entérites et la dysenterie firent-elles de cruels ravages dans les rangs de l'armée. Nous reproduisons textuellement à ce sujet l'opinion d'un écrivain militaire des plus autorisés, le général Rogniat, qui s'exprime ainsi : « Qu'il me soit permis de réclamer contre un usage très pernicieux à la santé et à la conservation des troupes, introduit parmi nous par la guerre de la Révolution : c'est de faire camper le soldat sans tentes. C'est une des principales causes de cette affreuse consommation d'hommes qui s'est faite dans le cours des dernières guerres, où l'on peut calculer, terme moyen, que les hommes ne duraient pas plus de deux campagnes (2). »

Très souvent les soldats, après avoir fait une marche pénible, souvent

(1) Baron Desgenettes, *Histoire médicale de l'armée d'Orient*, p. 303, 3e édit. Paris, 1835.

(2) Général Rogniat, *Considérations sur l'art de la guerre*, p. 264. Paris, 1830.

dans la boue et par un temps de pluie, arrivent sur un terrain détrempé d'eau, qui ne leur offre aucun abri. Ils n'ont alors ni le temps, ni les matériaux nécessaires pour se faire des abris, et passent la nuit sous un ciel froid et pluvieux, sans dormir complètement, exposés à toutes les causes de refroidissement ; aussi, bientôt tombent-ils malades en grand nombre, atteints d'affections rhumatismales et surtout d'entérites, de dysenterie, fléaux qui déciment les armées bien plus encore que le feu de l'ennemi.

Toutes ces considérations sont absolument vraies, et cependant il est impossible de repousser le bivouac de la castramétation et de la stratégie modernes. Avec les effectifs énormes qu'atteignent aujourd'hui les armées, on ne peut toujours les cantonner dans les villages ou les habitations, surtout lorsqu'elles sont concentrées en vue d'une opération militaire.

En principe, les troupes sont cantonnées dans les villages ou lieux habités, et une portion seulement, celle qui est destinée à former les grand'gardes ou les petits postes, bivouaque, ces fractions de troupe étant naturellement relevées tous les jours. Dans des circonstances spéciales, le bivouac pourra être imposé à toute la troupe, mais, à tout prix, cette situation ne doit pas se prolonger au delà de deux ou trois jours au plus.

Du reste, l'exemple de la campagne 1870-1871 nous montre les troupes allemandes agissant d'après ces principes, textuellement inscrits dans leur règlement en campagne, qui s'exprime ainsi qu'il suit : « On ne doit établir des bivouacs en dehors des villages que lorsque les circonstances exigent que les troupes se tiennent toujours prêtes à combattre. Dans les autres cas, *même quand on doit garder les troupes réunies et sous la main*, on doit les placer de manière qu'elles puissent profiter des abris offerts par les villages environnants (1). » Grâce à ces précautions, les troupes allemandes ont conservé un état sanitaire des plus remarquables, même dans les mois de décembre et de janvier, tandis que les maladies de toutes sortes sévissaient sur nos troupes campées sous les tentes-abris.

En résumé, le bivouac est une nécessité fâcheuse, dont on ne doit ignorer aucun des dangers ; il faut en user aussi rarement que possible,

(1) Ch. de Savoye, *Règlement sur le service des armées en campagne, annoté*, p. 116, 3e édit. Paris, 1873.

mais il paraît cependant moins dangereux, lorsqu'on en use accidentellement, que la permanence du campement sous des abris aussi illusoires *dans nos régions*, que ne le sont les huttes en feuillage ou même la tente-abri, supprimée dans l'armée française pour les campagnes d'Europe, mais maintenue pour les campagnes exotiques, où faute d'habitations, le cantonnement est impossible.

II. *Établissement du bivouac.* — Les bivouacs, dit l'art. 63 du *Service en campagne*, sont établis sur des terrains secs, abrités et à portée de ressources de vivres et de fourrages; le règlement prussien reproduit ces dispositions et ajoute que l'on parvient à mettre les troupes à l'abri des intempéries, en les plaçant sur les lisières des villages et des forêts et en reléguant l'infanterie sous bois.

Ces indications sont exactes; il est manifeste que, lorsqu'il ne s'agit que d'un bivouac pour une nuit, on ne peut toujours trouver un terrain réunissant toutes les conditions possibles de salubrité, on se contente donc de choisir un terrain aussi peu humide que possible, en pente, s'il se peut, et abrité du vent par les crêtes des collines; on s'établit naturellement de préférence sur le versant opposé au vent. Le voisinage des bois et les bois eux-mêmes sont précieux, mais à condition que le terrain ne soit pas trop détrempé ; du reste, par les temps de pluie, c'est encore dans les bois touffus que l'on a chance de trouver des sols relativement plus secs que dans les terrains découverts.

Le voisinage des bois est encore fort utile pour fournir le combustible aux feux du camp, ainsi que des matériaux et des branchages pour la construction des abris.

Ces abris consistent en sortes de murailles légères élevées au moyen de branchages, réunis par des tortillons de paille, en foin ou en menues branches, de façon à former par leur ensemble une sorte de clayonnage. La base de ce *brise-vent* est légèrement enfoncée dans le sol et maintenue par de petits talus de gazon ; les hommes se mettent ainsi à l'abri du vent et plus ou moins même à l'abri de la pluie ; on peut, du reste, donner aux brise-vent une légère inclinaison, en les maintenant alors au moyen de branches plus longues en forme de perche.

En appuyant l'un contre l'autre deux *brise-vent*, de façon à les faire rencontrer sous un angle de 80 à 90° environ, on constitue une sorte de hutte fort utile, car, en se couchant dans l'intérieur, les hommes sont efficacement protégés contre le rayonnement nocturne et les courants atmosphériques. Les conditions du terrain, le temps dont on dispose, l'habileté des hommes, font naturellement beaucoup varier la construction de ces abris, dont les troupes apprécient bien vite les avantages ; en souvenir des campagnes d'Algérie, ils ont pris dans l'armée française le nom générique de *gourbis*, ce terme s'appliquant aussi bien à des abris très légers et peu durables, qu'à d'autres beaucoup plus complets, que l'on utilise dans des campements ordinaires, à côté et comme complément des tentes ou des baraques.

Ces gourbis sont également avantageux dans les pays chauds, en protégeant, pendant le jour, de l'ardeur des rayons solaires; ils donnent à un campement un air de gaieté champêtre que le commandement ne saurait trop encourager, pour le bien-être physique et même moral des soldats.

Au bivouac, les hommes doivent coucher sur le terrain lui-même ; dans ces conditions, le sol étant toujours à une température plus basse que le corps, ce dernier tend à se mettre en équilibre avec lui, et par conséquent à se refroidir ; aussi doit-on chercher à interposer entre le corps et le sol une couche isolante; la plus avantageuse serait un tissu imperméable, recouvert au besoin d'une couverture de laine ou d'une peau garnie de poils; mais généralement les officiers seuls peuvent être si bien pourvus.

Le simple soldat n'a que sa couverture, or ceci ne suffit pas. Autrefois le matériel de campement de chaque soldat comprenait un *sac de campement* dans lequel on introduisait de la paille, l'homme se glissait alors par l'ouverture supérieure et se trouvait *dans l'intérieur* d'une sorte de paillasse rudimentaire. En traitant plus loin la question de l'équipement du soldat en campagne, nous étudierons l'utilité d'une pièce d'étoffe imperméable, en caoutchouc, de $1^{m},50$ sur 1 mètre environ, servant au besoin de manteau. Le soldat l'étendrait sur le sol, avant de s'y coucher, en laissant déborder environ $0^{m},50$ par en bas, cette portion serait relevée pour couvrir les pieds; l'autre portion, longue de 1 mètre, remonterait jusqu'au-dessus des hanches, et les épaules ainsi que la tête reposeraient sur le sac. Enroulé dans sa couverture, le soldat serait donc assez complètement protégé.

Cette toile imperméable a été utilisée dans l'armée américaine pendant la guerre de la sécession, et semble avoir donné de bons résultats.

En tout état de cause, on doit se garder d'enlever l'herbe ou le gazon qui, s'il est sec, forme un matelas naturel, et autant que possible, le commandement fera distribuer aux hommes de la paille, saisie par voie de réquisition dans les fermes voisines. Avec une grande quantité de paille et par les temps secs, le bivouac perd beaucoup de ses dangers.

Des *feux de bivouac* sont allumés, indépendamment de ceux qui doivent servir à la cuisson des aliments, et sont entretenus toute la nuit, à moins que le voisinage de l'ennemi n'oblige à dissimuler la présence des troupes, ou que certaines autres conditions de guerre ne forcent également à n'en point allumer.

Les hommes se groupent auprès de ces feux, et disposent leurs abris aux alentours. Les feux de bivouac ne sont pas seulement utiles par leur chaleur même, mais encore par la lumière qu'ils répandent et la gaieté qu'ils font naître dans le cœur des soldats; assis en rond ou couchés près des feux, ceux-ci se laissent aller aux conversations animées, ils chantent des refrains, les uns empreints d'une réelle poésie, d'autres d'une crudité quelquefois un peu gauloise, mais rarement immoraux; les officiers ne peuvent qu'encourager ces chants, car, lorsque le soldat, le Français surtout, ne chante pas, il tombe bientôt dans la tristesse et le découragement; de la mélancolie à la maladie, il n'y a qu'un pas.

Dans les bivouacs, les cuisines et les fosses à matières fécales ou feuillées sont établis ainsi qu'il sera dit ultérieurement. Du reste, en règle générale, le bivouac doit être organisé comme un camp ordinaire, en tenant compte seulement de la courte durée qu'il doit avoir. La discipline la plus stricte y doit être observée, et, pour ménager les habitants, pour empêcher les soldats de se livrer à des actes de brutalité et d'intempérance, les chefs militaires doivent, s'il se peut, envoyer à l'avance, ou au moment de l'arrivée des troupes, des officiers vers les autorités des villages avec l'injonction de faire immédiatement apporter sur le terrain la paille, le bois et les vivres nécessaires. L'entrée des villages demeurera absolument interdit au gros de la troupe, et les réquisitions seront régulièrement exécutées comme contributions de guerre; en faisant une juste balance entre les besoins de l'armée et les ressources des localités.

§ II. — Les tentes et leur utilisation.

Napoléon formulait ainsi qu'il suit son opinion sur les tentes : « Les tentes ne sont point saines, il vaut mieux que le soldat bivaque, parce qu'il dort les pieds au feu, dont le voisinage sèche promptement le terrain sur lequel il se couche; quelques planches et un peu de paille l'abritent du vent. Cependant la tente est nécessaire pour les chefs, qui ont besoin d'écrire et de consulter la carte; il faut donc en donner aux officiers supérieurs, et leur ordonner de ne jamais coucher dans les maisons. Les tentes sont un objet d'observation pour l'état-major ennemi, elles lui donnent des renseignements sur votre nombre et la position que vous occupez (1). »

Quelque précieuse que soit l'opinion d'un aussi grand tacticien, elle ne saurait faire loi absolue, surtout en ce qui concerne le mérite hygiénique du bivouac comparé à la tente, mais cette citation explique en partie l'absence de tentes dans les armées impériales. Cependant un règlement du 6 prairial an IV avait fourni quelques conseils, au sujet de leur établissement, et notamment celui de les orienter de façon à les ouvrir au levant, de les couvrir de feuillage en été, etc.

Il exista longtemps dans notre législation militaire une réelle incertitude au sujet du campement sous tentes et des modèles à mettre en usage, dont le nombre ne s'élevait pas à moins de six, dans un tarif du 3 mai 1831. Les guerres d'Algérie devaient du reste bientôt modifier profondément le système du campement, et amener une transformation sensible dans le matériel réglementaire des tentes.

I. *Tentes de l'armée française.* — Au début des expéditions en Algérie, les soldats recevaient le sac de campement dont il a été question déjà, mais bientôt ils eurent l'idée de s'en servir en manière de tente; en décousant d'un côté le sac de campement, ils obtenaient un carré de toile qui, joint à celui d'un camarade et soulevé par le moyen des fusils, constituait une petite tente très basse, sous laquelle l'homme pouvait se glisser, s'abriter du soleil, de la pluie, et surtout se protéger contre la réverbération nocturne, si intense dans les régions où le ciel est toujours clair.

La tente-abri devint réglementaire pour les troupes d'Afrique à partir de 1850, et pour les troupes de toutes armes, entrant en campagne, à partir de 1854. Au lieu de donner un sac de campement aux soldats, on leur remettait une pièce de toile de 1m,70 sur 1m,60, pouvant se réunir à celle d'un camarade au moyen de boutonnières et de boutons. Par déci-

(1) Napoléon, *Maximes de guerre*, cité par Ch. de Savoye, *loc. cit.*, p. 116.

sion du 22 février 1855, le fusil employé pour dresser la tente-abri a été remplacé par un support de bois arrondi de $1^m,20$ de hauteur, divisé en deux morceaux réunis par un ajutage cylindrique en fer-blanc; de plus, chaque soldat reçoit deux piquets pour fixer au sol les bords de la tente, garnis à cet effet d'une œillère en corde. Le poids de la pièce de toile parfaitement sèche est de $1^k,260$, celui des accessoires de $0^k,560$, ce qui donne $1^k,820$ pour le poids total. La tente doit être portée sur le sac; à cet effet, on l'enroule par-dessus la couverture de façon que le tout forme un gros cylindre, que l'on aplatit légèrement pour le fixer sur les côtés verticaux et le côté supérieur du sac, où il est maintenu à l'aide de courroies; les piquets et les montants de tente sont fixés sur le côté gauche du sac.

Pour dresser la tente-abri, il suffit de réunir deux carrés de toile au moyen des boutons, de passer les extrémités des montants dans des œillères métalliques, puis de tendre la toile aux quatre angles avec les piquets enfoncés dans le sol. Une cordelette, partant du sommet de chacun des montants et allant s'attacher à un piquet éloigné de 1 ou 2 mètres, augmente la stabilité de l'édifice, mais ce complément n'est point indispensable. Deux hommes, en réunissant leurs morceaux de toile ont donc une tente de $1^m,60$ à $1^m,70$ de long, sur $1^m,60$ de large, cubant $2^{m3},140$, soit $1^{m3},070$ par homme; les extrémités restent ouvertes, à moins qu'on ne les ferme avec une couverture. Quatre hommes, réunissant leurs toiles, forment une tente de $3^m,20$ à $3^m,40$ de long, dont les extrémités restent encore ouvertes, mais que l'on peut fermer avec les deux morceaux de toile de deux autres hommes, lorsque six soldats s'associent en *tribu*, ce qui a lieu communément; la tente ainsi constituée cube $4^{m3},080$ et, à six hommes, chacun d'eux n'a que $0^{m3},713$ d'espace à sa disposition. Dans ce cas, leur abri est relativement complet, mais la place de couchage réservée à chaque individu est fort minime. En supposant qu'ils puissent se coucher dans le sens de la largeur, chaque homme disposerait d'un espace de $0^m,50$ à $0^m,55$ de large sur $1^m,60$ de long, ce qui est d'autant plus insuffisant que l'on perd toujours quelques centimètres au sommet de l'angle formé par la jonction de la tente avec le sol. En se couchant dans l'autre sens, les conditions sont à peu près les mêmes. Un meilleur système consiste à réunir les six pièces de toile pour former une longue tente de $4^m,80$ à $5^m,10$ de long, sur $1^m,60$ de large; on ferme alors les extrémités avec deux des six couvertures et les hommes s'arrangent pour se suffire avec quatre. D'autres fois, si l'on est dans les pays chauds, les ceintures de flanelle comme celles des zouaves ou des tirailleurs, sont avantageusement employées comme rideaux. La tente faite de la sorte cube 6^{m3},420, soit 1^{m3},070 par homme. Huit hommes, en réunissant leurs toiles, peuvent construire des tentes encore plus grandes; mais en leur donnant trop de longueur, on en rend l'entrée et la sortie plus difficiles, et en cas d'alerte, il est quelquefois difficile d'en sortir rapidement.

Différentes propositions ont été faites en vue de modifier la tente-abri, qui, fait assez remarquable, était déjà en usage dans l'armée anglaise vers 1750 (1). On a, par exemple, substitué des lacets aux boutons pour rapprocher les pièces de toile; ce système offre l'avantage de les réunir plus parfaitement, et permettrait à la rigueur d'utiliser les tentes-abris comme fonds de brancards, mais il a été repoussé, à tort peut-être, comme moins pratique que les boutons.

Le lieutenant-colonel Melley, de l'armée helvétique, présentait à l'Exposition de 1867 une tente-abri destinée à quatre hommes; formée d'éléments triangulaires réunis par des boutons, elle constituait une pyramide à base quadrangulaire de 2 mètres de hauteur, mais elle avait l'inconvénient capital d'être beaucoup plus lourde que la tente-abri française. Un officier français, M. Waldéjo, proposait en 1869 un modèle de tente qui semblait, à cette époque, devoir être adopté; la pièce de toile losangique, délivrée à chaque homme, était un peu plus large que dans le modèle réglementaire, mais aussi deux hommes possédaient une tente de 1^m,41 de hauteur sur 2 mètres de côté; quatre hommes se dressaient une tente de 4 mètres de long sur 2 de large; les losanges de toile, les boutons et les boutonnières étaient disposés de façon à former toutes les combinaisons de nombres pairs, tout en donnant une fermeture complète. On n'a point pris de parti au sujet de cette tente, qui, cependant, a été sérieusement expérimentée au camp de Châlons.

La tente-abri peut servir à abriter, sous une autre forme, contre le soleil seulement. On détache deux piquets du même côté et la toile correspondante est alors maintenue horizontalement, au moyen de deux fusils, ou deux montants quelconques, et de cordelettes allant se fixer à une certaine distance. Les hommes possèdent alors un abri sous lequel

(1) Rhodes (G.), *Tents and tent-life from the earliest ages to the present time*. London, 1855.

l'air circule largement, ce qui ne laisse pas que d'être avantageux, surtout dans les climats chauds.

La tente-abri offre donc de sérieux avantages, nous sommes loin de le nier, elle est portative et le soldat, s'il garde son sac, conserve toujours un abri assuré, mais cet abri est-il en tous temps efficace? Imposée par les guerres d'Algérie et parfaitement comprise pour un pays généralement chaud et sec, dans lequel on a rarement à se défendre du froid et de la pluie, la tente-abri remplissait à peu près ses indications; transportée en Europe, elle ne répond point aux nécessités du climat, car elle se laisse facilement pénétrer par l'humidité, lorsque même l'eau ne filtre pas à travers la toile; en tous cas, elle n'empêche pas l'eau de couler en dessous de ses bords, pour peu que le terrain soit en pente; par les temps froids, par la neige, elle est singulièrement froide. Sans doute, on peut la perfectionner à bien des points de vue, et en particulier la rendre absolument imperméable, mais on ne pourra jamais lui enlever ses autres défauts, qui sont d'être trop basse, trop étroite, de ne pas donner à l'homme une surface de couchage et un cubage suffisants, de laisser passer les courants d'air entre ses bords et le sol, enfin de ne pas protéger, et toutes les tentes présentent malheureusement ce défaut, contre l'humidité du sol.

En revanche, la tente-abri pèse $1^k,820$ et mouillée $2^k,500$ à $2^k,820$ au moins; on surcharge ainsi le soldat d'une façon permanente, pour ne lui donner qu'un abri le plus souvent illusoire; la vulgarisation de la tente-abri dans l'armée française a longtemps entraîné à sa suite le campement indéfiniment imposé aux troupes, avec tout le cortège de maladies dont il est cause directe. Aussi ne pouvons-nous qu'enregistrer avec satisfaction la mesure prescrite par la *Circulaire ministérielle* du *15 juillet 1878*, qui supprime en principe la tente-abri et ne la comprend plus dans le matériel dont le soldat est chargé en campagne.

Cependant, ainsi que nous le demandions il y a douze ans (1), les troupes opérant hors d'Europe, en Algérie, Tunisie, au Tonkin, à Madagascar, au Sénégal, ont continué à en être pourvues.

L'armée française possède deux modèles principaux de tentes, plus spécialement destinées à des camps relativement permanents ou pouvant servir aux ambulances. L'ancien modèle (fig. 76), de forme elliptique ou

(1) G. Morache, *Hygiène militaire*, 1re édition, 1874, p. 474.

tente Taconnet, a pour charpente deux montants verticaux de 2 mètres, réunis par une traverse horizontale du 2 mètres environ; l'espace elliptique circonscrit sur le sol mesure 6 mètres de long sur $4^{m},30$ de large; la tente est percée de deux portes opposées pouvant être maintenues relevées au moyen de piquets, de façon à figurer un auvent.

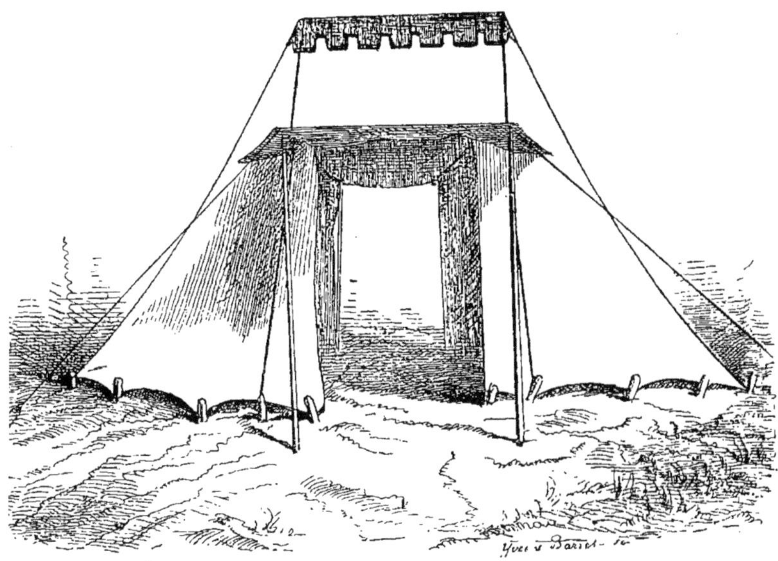

Fig. 76. — Tente elliptique à deux mâts.

Cette tente est assez grande, spacieuse; le peu d'inclinaison de ses parois permet de se tenir debout, même très près de la toile, elle pèse 30 kilogrammes et mesure 24 mètres cubes: réglementairement elle doit contenir seize hommes, qui se couchent alors en dirigeant les pieds du côté du centre de la tente; à chaque homme correspond $1^{m3},590$; cette tente convient particulièrement pour les ambulances temporaires, à condition de n'y point mettre plus de deux ou au plus trois malades. Malheureusement elle est encombrante et peu stable. Ces défauts l'ont fait abandonner malgré ses avantages, et l'administration n'en paraît pas vouloir construire de nouvelles.

On lui préfère la tente conique, dite aussi *tente turque* ou *à marabout*, qui naturellement prête moins de prise au vent, mais est aussi beaucoup plus lourde. Elle mesure 6 mètres de diamètre à la base et 3 mètres de hauteur. Un seul mât la soutient et deux rangées de piquets la fixent au sol (fig. 77). Elle pèse 38k,50, sa capacité est de 30 mètres cubes et, comme elle doit contenir seize hommes, assure près de 2 mètres cubes à chacun d'eux; son inconvénient capital est l'excessive inclinaison de ses parois, qui ne permet pas de se tenir debout dans tous les emplacements

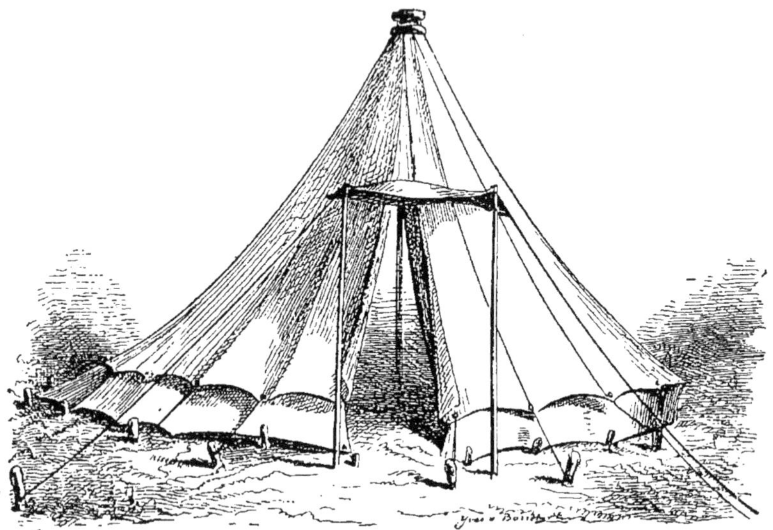

Fig. 77. — Tente conique et à murailles, à un mât.

de la tente. Le renouvellement de l'air s'y fait par deux portes opposées et par le chapiteau, largement ouvert à son centre et que l'on peut baisser ou élever à volonté; inférieurement la toile de la tente s'arrête à un pied du sol environ et se continue avec une pièce de toile, nommée *toile à pourrir*, que l'on laisse tomber plus ou moins verticalement, comme on le voit dans la partie droite de la figure 77, ou obliquement et suivant la direction générale de la tente, ainsi que le représente la partie gauche de la même planche. Si l'on relève complètement la toile à pourrir, la tente reste encore assez solidement fixée par la deuxième rangée de piquets, et l'on établit ainsi un courant d'air balayant la surface même du sol et aérant suffisamment l'intérieur.

En étudiant au livre V et au livre VI de cet ouvrage les conditions de la vie militaire en campagne, nous aurons à faire ressortir les avantages des modèles de tente présentés par C. Tollet, établis sur les mêmes principes que ses baraques et ses habitations collectives. Elles sont principalement destinées aux hôpitaux temporaires et aux ambulances.

L'administration délivre, dans certains cas, des tentes dites *de conseil* pour les quartiers généraux ; l'ancien modèle du genre représentait une tente elliptique de grandes dimensions, le nouveau modèle consiste en une tente conique de 6 mètres de diamètre à la base, soutenue par un montant vertical de 3^{m},50, recevant à mi-hauteur huit rayons de 1^{m},75, qui s'appuient sur la toile et en augmentent l'écartement ; la forme générale de la tente n'est donc pas absolument conique, mais affecte celle d'un tronc de cône jusqu'au niveau des rayons divergents, pour devenir conique au-dessus. Cette disposition augmente singulièrement l'espace intérieur.

Dans les campagnes hors d'Europe où la troupe est pourvue de tentes-abris, l'administration fournit généralement aux officiers, moyennant remboursement, des tentes, dites *tentes de marche*, de forme bonnet de police, mesurant 2 mètres de longueur sur 1 mètre de largeur et 1^{m},70 de hauteur ; la toile est soutenue par une traverse horizontale, à la partie centrale de laquelle viennent se fixer, au moyen d'un ajutage en cuivre, deux montants inclinés qui maintiennent ainsi les parois de la tente. Cette tente est percée d'une seule porte, elle n'est ni spacieuse, ni solide et n'offre point d'autres avantages sérieux que d'être relativement légère (1).

II. *Conditions hygiéniques du campement sous tentes. — Matières premières.* — Les tentes sont, en général, faites de tissus de coton ou de toile. La toile a l'avantage d'être sensiblement plus épaisse que le coton, mais elle se laisse pénétrer par l'humidité et même quelquefois se transforme en un véritable filtre ; elle est, plus que le coton, bonne conductrice du calorique et, par conséquent, permet à l'intérieur de la tente de se mettre rapidement en équilibre de température avec l'extérieur, de s'échauffer lorsqu'il fait chaud, de se refroidir au contraire lorsqu'il fait froid ; ce sont là des conditions défavorables, aussi doit-on, pour la confection des tentes, préférer le coton qui, de plus, est moins cher que la toile, moins perméable et plus mauvais conducteur.

En se basant sur les propriétés physiques seules, il est évident que les

(1) Dans la première édition de cet ouvrage, après avoir étudié les différents modèles de tentes françaises, nous avons étudié les tentes des armées étrangères. Le lecteur pourra consulter ce document en se reportant à G. Morache, *Traité d'Hygiène militaire*, 1re édition, 1874, p. 477.

tentes de laine seraient préférables dans les pays où la saison froide l'emporte en durée sur la saison chaude, car le pouvoir émissif de la laine est beaucoup moindre que celui du coton ou de la toile. D'un autre côté, les tentes de laine ou de drap peuvent acquérir une grande épaisseur, leur tissu peut subir une sorte de feutrage qui le rend à peu près imperméable; le seul inconvénient de ces tentes est de coûter cher et d'être fort lourdes.

L'imperméabilisation de l'étoffe des tentes peut être obtenue par l'interposition de caoutchouc ou de gutta-percha entre les fibres de l'étoffe, ou par l'adjonction d'une couche de ces substances sur sa partie extérieure. Ce procédé, recommandé en Amérique, ne laisse pas que d'avoir ses inconvénients, car la ventilation, déjà si difficile à obtenir sous la tente, ne bénéficie pas de l'échange atmosphérique s'opérant entre les mailles du tissu. Nous préférerions voir imperméabiliser les étoffes pour tentes au moyen d'un composé, comme l'acétate d'alumine, par exemple, qui s'oppose à l'action de l'eau sur le tissu végétal, mais laisse cependant entre ses mailles quelques espaces libres, au travers desquels l'air peut se tamiser.

Couleur de la tente. — Non moins importante est la couleur dont ces étoffes doivent être teintes. En prenant pour base la puissance absorbante des différentes couleurs relativement au calorique, question dont nous parlerons plus en détail en traitant du vêtement, on serait conduit à choisir le blanc pour les tentes des pays chauds, le noir ou toute autre couleur foncée dans les pays froids. En pratique, le blanc est remplacé par la couleur écrue naturelle du coton ou de la toile, et si l'on avait à faire campagne dans un pays froid, il serait logique de donner aux tentes une couleur brune ou noire qui les rendrait sensiblement plus chaudes, à condition de se trouver exposées aux rayons du soleil; telle est, par exemple, la tente-abri de l'armée hollandaise. Une excellente méthode, mais qui augmente singulièrement le poids des tentes et n'est guère applicable qu'à celle des officiers, consiste à doubler la tente d'une étoffe de laine de couleur foncée, bleue, par exemple. En agissant ainsi, on utilise la propriété de la couleur blanche pour l'extérieur de la tente, celle de la laine comme protection pour le refroidissement, on interpose entre les deux parties de la tente une couche d'air, c'est-à-dire l'un des corps les plus mauvais conducteurs du calorique; enfin, la lumière ainsi tamisée et les rayons solaires trop intenses ne pénètrent point dans l'intérieur, le bleu, comme on sait, s'opposant au passage des rayons calorifiques de la lumière. Cette disposition est donc fort avantageuse pour les pays chauds. Par contre, dans les pays froids, il serait peut-être logique de la doubler en jaune, couleur qui laisse passer les rayons calorifiques, mais arrête les rayons chimiques.

Préparation du sol. — Le sol sur lequel doit s'élever une tente devrait pouvoir être imperméabilisé; nous avons dit plus haut les dangers que causent les émanations telluriques, il est donc indispensable d'y soustraire autant que possible l'intérieur de la tente; aussi, loin de creuser ce sol, doit-on au contraire le battre et le tasser de manière à le recouvrir d'une croûte plus ou moins dure; s'il se peut, on y jettera du sable siliceux ou de petits cailloux que l'on fera pénétrer dans le sol aussi profondément que possible; cette opération représente en petit l'imperméabilisation du sol des habitations par le pavage ou le béton; on assécherait le sol, sur une assez grande profondeur, en établissant un large feu sur l'emplacement que doit occuper la tente, mais cette pratique est loin d'être toujours possible.

Si l'on ne doit pas creuser l'intérieur de la tente, il faut au contraire tracer sur sa périphérie une rigole plus ou moins profonde, suivant les dimensions de l'habitation, rigole à pente uniforme, venant fournir sur un point, le plus souvent du côté de l'entrée, un petit ruisseau qui va se déverser dans les tranchées de drainage existantes dans les rues du camp. Ces rigoles sont destinées à recevoir l'eau découlant des parois de la tente et à l'entraîner au loin; sans cette précaution, elle séjournerait sur les bords du petit édifice, détremperait le sol et transmettrait à l'habitation une humidité des plus funestes; aussi, les piquets de la tente doivent-ils venir se fixer sur le bord interne, l'*escarpe*, du fossé ; lorsque le modèle employé possède deux séries de piquets, comme par exemple la tente conique française, la deuxième rangée vient se fixer à 30 ou 40 centimètres de la paroi externe du fossé, de la *contre-escarpe*. On comprend que, grâce à cette disposition, l'eau s'écoule tout entière dans le fossé et que l'intérieur de la tente reste sur une sorte d'ilot relativement sec.

Dressage de la tente. — Le dressage de la tente constitue une opération fort simple, mais à laquelle les hommes doivent être accoutumés, pour apprendre à la faire rapidement et à ne pas y consacrer un temps, toujours précieux en campagne. Il est bon de ne pas trop tendre la toile si elle est sèche, sans quoi, à la première pluie, ou simplement sous l'influence de la rosée nocturne elle arrachera ses piquets en se rétrécissant. La terre qui a été enlevée des fossés, doit être rassemblée tout autour de la tente, sur les bords de la toile à pourrir, de façon à les maintenir, en rendant ainsi l'oblitération plus complète.

Le sol de la tente, asséché et plus ou moins tassé, comme il a été dit, serait avec avantage recouvert d'une pièce d'étoffe imperméable, ainsi que l'on en trouve dans la tente-abri hollandaise ; à défaut, ne doit-on pas y épargner la paille, et en faire, dans ce but, de larges distributions aux soldats. Lorsque l'on a le temps, les hommes tresseront cette paille en nattes grossières, en réunissant de petits tortillons, au moyen de ficelles légères. Quelques tortillons plus gros seront disposés dans l'intérieur de la tente, de façon à obturer plus complètement les interstices, entre son bord et le sol. A défaut de paille, les soldats pourront faire usage de foin ou de broussailles, de menus branchages récoltés dans les bois ou les prairies voisines, que l'on asséchera en les laissant au soleil pendant tout le jour ; le soir ils serviront de couche isolante entre le sol et l'individu.

Ventilation de la tente. — La ventilation de la tente s'exécute essentiellement par les portes ; dans les tentes de grande dimension, ces portes sont au nombre de deux et se font vis-à-vis ; à moins de temps particulièrement défavorable, elles doivent être toutes les deux maintenues ouvertes ; s'il pleut ou si le vent est trop froid, on fermera celle qui est tournée du côté du vent. Les portes peuvent, en général, se relever et, à l'aide de deux piquets former un auvent (voy. fig. 76 et 77) sous lequel on peut se tenir assis ; en abaissant plus ou moins cet auvent, on arrête les rayons du soleil tout en permettant à l'air de pénétrer à l'intérieur.

Dans les grandes tentes, comme les tentes à muraille, la ventilation s'effectuer puissamment en relevant la partie inférieure de la paroi ou toile à pourrir, le sol est alors parfaitement balayé par l'air atmosphérique. Dans les tentes-abris françaises, tout un côté de la tente se relève comme il a été dit plus haut. Des fenêtres garnies de toile existent dans plusieurs modèles de tentes, on peut les maintenir ouvertes, ou simplement entre-bâillées, au moyen d'un petit morceau de bois qui tend la toile. Enfin, dans d'autres systèmes, un orifice largement ouvert au sommet de la tente donne issue à l'air de l'intérieur, en créant ainsi un véritable appel. Quoi qu'il en soit du modèle en usage, il convient de ne pas oublier que les tentes s'infectent beaucoup plus rapidement que les habitations ordinaires, parce que le sol y est relativement meuble, que tous les objets d'équipement et d'armement s'y accumulent, enfin que la capacité cubique, dévolue à chaque individu, est au-dessous des fixations les plus parcimonieuses. Il n'existe point de tente, en service dans les armées, assurant un cubage de 2 mètres à chaque homme, la plupart donnent $1^{mc},300$ à $1^{mc},500$, desquels il faut encore déduire l'espace occupé par les hommes et les effets. On peut juger à quel degré de viciation l'atmosphère ambiante arriverait, si tous les orifices étaient parfaitement oblitérés ; fort heureusement il n'en est pas ainsi, mais encore faut-il prévoir le danger et y porter remède en ménageant des orifices d'évacuation au sommet de la tente; ceux de la tente Sibley paraissent suffisants, nous n'en dirons pas autant des orifices situés au-dessous du chapiteau des tentes coniques françaises.

Lorsque les tentes ont été maintenues au même endroit, pendant un temps variable suivant la saison et le terrain, et que Baudens ne croit pas devoir dépasser quatre jours (1), il convient de les abattre et de laisser pendant plusieurs heures le sol au contact de l'air ambiant et du soleil; s'il se peut, elles ne se dresseront plus exactement au même endroit, mais quelques mètres plus en avant, ou plus en arrière. Dans tous les cas, qu'il s'agisse d'un emplacement nouveau ou d'un ancien, on prendra les précautions d'assèchement et de tassement, comme s'il s'agissait de camper pour la première fois.

Protection contre la chaleur. — Dans l'intérieur des tentes, le soldat peut avoir, et parfois dans l'espace de quelques heures, à se protéger successivement contre la chaleur et contre le froid.

La température, en effet, atteint souvent un degré excessif sous la tente, lorsque les rayons solaires la frappent directement ; en Algérie, nous avons vu le thermomètre y monter à 62° ; dans ces conditions, le séjour y devient impossible. On peut chercher à arrêter les rayons solaires en couvrant la tente avec des branchages et des couvertures, et mieux encore en l'arrosant, surtout du côté exposé au soleil; sous l'influence de cette humectation, Michel Lévy et Boisseau ont pu constater en douze à quinze minutes une diminution d'une dizaine de degrés (2). Malheureusement, en campagne, et dans ces conditions de climat, l'eau

(1) Baudens, *La guerre de Crimée, les campements, les abris, les ambulances, les hôpitaux*, 1 vol. in-8. Paris, 1857.

(2) Michel Lévy et Boisseau, *Dict. encyclop. de Sc. méd., loc. cit.*, p. 358.

manque souvent, ou si l'on en possède, on la conserve pour l'alimentation ; c'est alors que l'on est heureux de pouvoir relever tout un côté de la tente pour s'opposer à la stagnation de l'air.

Protection contre le froid. — En cherchant à se protéger sous la tente contre le froid, il est difficile de ne point s'opposer aussi à la ventilation ; le plus souvent, lorsque le froid dépend d'un abaissement réel de la température et non pas seulement de l'irradiation sidérale, si marquée dans les pays chauds pendant la nuit, il est difficile de parvenir à s'en abriter suffisamment. Au contraire, les tentes protègent fort bien contre le rayonnement nocturne et c'est dans ce rôle que les tentes-abris sont particulièrement précieuses.

Lorsque la saison est rigoureuse ou que le vent est particulièrement violent, on a souvent cherché à protéger les tentes-abris, en élevant autour d'elles une sorte de mur en pierres sèches, ou un abri en paille tressée, soutenue par des piquets. Cette disposition est avantageuse, mais cet abri ne doit guère dépasser la hauteur de la tente, soit 1m,20 à peu près.

Souvent, dans les camps permanents, on a introduit sous les tentes le chauffage à l'aide de foyers artificiels, de poêles ou de cheminées quelconques ; il est difficile d'y parvenir sans creuser le sol, pour former la base d'une habitation, dont la toile ne forme plus que la toiture. Cette façon de procéder n'est pas hygiénique, cependant, en cas d'absolue nécessité, on pourrait l'autoriser en ayant soin de garnir les parois et le sol lui-même d'un clayonnage en planchettes, ou tout au moins en nattes aussi serrées que possible. Il sera toujours fort difficile d'obtenir alors un logis salubre et ventilé ; l'atmosphère y sera bientôt saturée de miasmes, provenant tant du sol que des hommes eux-mêmes, et l'on ne tardera pas à voir éclater les maladies de l'encombrement et du méphitisme.

En Crimée, nos soldats creusaient le sol de leurs tentes-abris pour se former des *taupinières*, qui bientôt devinrent des réceptacles d'immondices et des foyers de typhus. Nous avons souvenir de deux régiments campés l'un auprès de l'autre, dans l'un desquels les hommes restaient confinés au fond de leurs taupinières ; dans l'autre, grâce à un commandement plus énergique et sans contredit plus intelligent, les taupinières étaient sévèrement proscrites, on abattait fréquemment les tentes, quelle que fût la rigueur de la température. Le premier régiment fournit un nombre considérable de décès par typhus, le second fut presque épargné.

Les officiers veilleront particulièrement à ce que, en dehors des heures de repos, les hommes ne séjournent point sous la tente; celle-ci doit être absolument vidée le matin au réveil, et, à moins de pluie, les effets resteront au grand air pendant toute la journée. Mieux vaut pour les hommes vivre au froid en plein air, en se réchauffant par la marche, les exercices et l'exposition au grand feu clair du bivouac, que de croupir sous la tente dans une atmosphère confinée, où le moral s'énerve dans l'inaction, où la santé se délabre sous l'influence du méphitisme et de l'humidité.

Couchage. — Le couchage des hommes sous la tente n'est pas la partie la moins dangereuse de ce mode de campement, nous l'avons déjà fait pressentir. Lorsque la paille est sèche, abondante, fréquemment renouvelée, si la saison est favorable, la santé n'en est pas ébranlée, car, avec la paille et l'aide de sa couverture, le soldat peut se mettre relativement à l'abri. Dans ce cas, il est bon de rassembler la paille et de la maintenir avec des planchettes pour former des lits de camp rudimentaires. Si même les planches ne manquent pas, on pourrait construire à la hâte de véritables lits de camp. Ces heureuses circonstances ne sont point communes en campagne et, dans les conditions ordinaires, dans les camps de marche en particulier, l'homme n'a guère que le sol et sa couverture. Généralement, dans les troupes habituées au service en campagne, on voit les soldats doubler leur couverture pour l'étendre sur le sol et se coucher, la tête appuyée sur le sac, le corps recouvert par la capote dont ils ont fait une couverture supplémentaire. Ces dispositions instinctives sont les meilleures, car le véritable danger réside dans l'humidité du sol et les refroidissements qu'il détermine. Dans les pays chauds, en Europe pendant la saison d'été, le campement sous tentes peut se prolonger quelque temps sans grand danger, mais, pour peu que les pluies arrivent, les tentes et surtout les tentes-abris ne constituent qu'un abri illusoire ; aussi doit-on chercher le plus possible à substituer au campement le procédé du cantonnement et, si la nécessité absolue du camp s'impose, remplacer les tentes par des constructions plus résistantes, par des baraques, qui constituent la transition entre le campement et l'habitation véritable.

§ III. — Les baraques et leur utilisation.

Les baraques, en tant que constructions définies, prévues par les règles de la castramétation, ne sont pas de date aussi ancienne que les tentes;

on ne saurait réellement considérer comme des baraques les huttes, en partie faites de branchages, sous lesquelles les anciens s'abritèrent à l'occasion et qui répondent aux termes de *tigellum* ou de *scena* de la castramétation romaine.

Jusqu'à la fin du XVIIe siècle, en France, le terme de *baraque* servit à désigner les abris destinés à la cavalerie, tandis que ceux de l'infanterie portaient de préférence celui de *huttes*. A partir de cette époque, le mot s'appliqua, comme aujourd'hui, aux constructions militaires plus permanentes et moins mobiles que les tentes, mais cependant moins durables et moins solides que les casernes.

1. *Le campement sous baraques dans l'armée française.* — A la fin du XVIIe siècle, les baraques étaient généralement construites sur un modèle uniforme, qui nous a été décrit par Guillet (1696). On plantait quatre fourches aux coins d'un parallélogramme tracé sur un terrain, de 7 à 8 pieds de long, sur 6 à 7 pieds de large; les fourches supportaient des traverses ou des perches, le tout s'abritait par une toiture de branchages ou de chaume. Au XVIIIe siècle, ces baraques, conformes aux anciennes *huttes*, étaient encore les seules qu'on connût, ainsi que le témoigne Dubousquet (1769) (1).

Dans son Traité d'hygiène militaire, ouvrage fort remarquable pour l'époque où il a été écrit (1775), Colombier conseille de faire usage des baraques lorsque l'armée campe pendant l'hiver et dans une position stable, mais sous ce nom, il décrit plutôt des abris destinés à préserver les *tentes canonnières* du froid et de l'intempérie des saisons; en effet, « cet arrangement, dit-il, consiste à pratiquer avec des branches d'arbre, de la paille, de la terre et du fumier, des espaces de haies qui entourent les tentes et les trous souterrains pour la cuisine, et pour se chauffer. Une espèce de toit couvre ceux-ci et quelquefois aussi les tentes. Il y a des cheminées dans les trous souterrains et il arrive quelquefois qu'en en faisant plusieurs qui se touchent, on les fait communiquer ensemble par des portes percées dans les cloisons de la terre qui les séparent (2) ». Ces baraques n'étaient donc en réalité que des taupinières, établies dans des conditions d'insalubrité exceptionnelles, aussi Colombier ne laisse-t-il pas que d'en signaler les inconvénients et les dangers, en conseillant de

(1) Général Bardin, *Dictionnaire de l'armée de terre*. Paris. 1851.

(2) C. Colombier, *Préceptes sur la santé des gens de guerre, ou Hygiène militaire*. Paris. 1775.

n'autoriser les soldats à s'y tenir que pendant le jour, et la nuit de les faire coucher sous la tente.

Ce fut en 1794, à Dunkerque, que l'on établit le premier camp baraqué moderne, mais, comme au camp de Boulogne (1803-1805), les baraques furent construites sans idée d'ensemble. A Tilsitt (1807), les troupes impériales furent concentrées dans un vaste camp de baraques, ainsi qu'en Silésie (1809). Une instruction, promulguée à cette époque (11 octobre 1809), règle la construction de ces baraques, qui devaient contenir seize à dix-huit hommes, mais elle ne fut jamais complètement observée.

Vaidy se borne à recommander l'usage de baraques, préférablement aux tentes, lorsque l'on doit séjourner longtemps au camp; elles sont, dit-il, « d'un meilleur usage, plus spacieuses, plus élevées, percées d'une fenêtre opposée à la porte; on peut y former des sortes de lits de camp, afin que les soldats ne couchent pas par terre (1) ». Une aussi courte mention d'un sujet, regardé aujourd'hui comme l'un des plus importants de l'hygiène militaire, prouve que l'emploi des baraques était loin d'avoir été vulgarisé dans les armées de la République et de l'Empire, dans lesquelles Vaidy avait servi, car les autres parties de son travail sont traitées avec une science remarquable et une compétence sans égal.

Il faut en venir au second camp de Boulogne (1853-1856) pour trouver une expérience faite en grand du baraquement pour les troupes. Le camp de Châlons lui succéda bientôt, et l'on fut amené à y construire des baraques pour les troupes chargées de la garde du camp pendant l'hiver. Depuis 1870 et l'incendie du camp qui eût lieu lorsque l'armée dut l'évacuer au mois d'août, la plupart de ces baraques ont disparu. Il en reste cependant un certain nombre et de nouvelles ont succédé aux anciennes.

Les baraques y sont de deux ordres : les unes en briques, les autres en pisé; mais, sauf ce revêtement, elles sont identiques quant à leurs dimensions. Elles sont assises sur une fondation en pierre meulière, surmontée d'un soubassement en briques, sur lequel reposent des poteaux surmontés de fermes en charpente. L'intervalle des poteaux a été garni, pour une moitié environ du camp, par des murs d'une demi-brique ($0^m,15$ environ) d'épaisseur, mais pour le reste on a fait usage d'un pisé composé de carreaux de terre de $0^m,45$ d'épaisseur, ce qui met l'intérieur

(1) Vaidy, article HYGIÈNE MILITAIRE, in *Dictionn. des Sciences médicales*, t. XXIII, p. 65. Paris, 1818.

des baraques plus à l'abri des brusques variations de la température extérieure. Les baraques sont couvertes en ardoise, plafonnées et planchéiées en sapin posé sur gîtes en chêne. Le plancher est élevé de deux marches au-dessus du sol extérieur, ce dernier étant relevé, du reste, de $0^m,30$ environ à l'emplacement de chaque baraque, de manière à les mettre complètement à l'abri de l'humidité.

La longueur dans œuvre est de 30 mètres, sur 6 mètres de largeur et $3^m,25$ de hauteur sous plafond (1). Vers l'un de leurs pignons, on a isolé, par une cloison, un compartiment de $3^m,60$ pris sur la longueur de la baraque, et destiné à recevoir soit les quatre sergents, soit les sous-officiers comptables de la compagnie. Le reste est affecté au logement de cinquante soldats. Le compartiment qui leur est destiné mesure 514 mètres cubes, ce qui donne environ 10 mètres cubes par homme. Le compartiment des sous-officiers renferme 70 mètres cubes, dimensions qui assure 23 mètres cubes par individu, dans le cas où il est habité par les trois sous-officiers comptables, et 17 mètres cubes si ce sont les quatre sergents de la compagnie.

Le renouvellement de l'air se fait, dans la chambre des sous-officiers, par la porte qui est ouverte au sud ou au nord et par quatre fenêtres dont deux de chaque côté de la porte, une à l'est et l'autre à l'ouest. Dans le logement des hommes, il existe une seule porte à l'est ou à l'ouest et six fenêtres sur la façade où est la porte, sept sur l'autre; les fenêtres sont séparées par un intervalle moyen de 3 mètres. En outre, il existe de distance en distance des ventouses d'admission au bas de la muraille.

Au camp de Sathonay on a longtemps utilisé des baraques en bois, recouvertes en zinc, excessivement froides pendant l'hiver et intolérables en été, par suite de l'échauffement de cette toiture métallique; mais ces constructions ont disparu et la plus grande partie des baraques sont actuellement en pisé avec sol bitumé; elles mesurent 15 mètres de long, sur 6 mètres de large et 8 mètres de haut; leur capacité cubique est de 270 mètres.

Pendant la guerre 1870-71, dans les camps formés pour la réunion et l'instruction des gardes mobiles et des mobilisés, on a construit de nombreuses baraques, mais sur des plans sensiblement différents les uns des

(1) *Rapport de la haute commission militaire à l'Exposition universelle* de 1867, p. 303. Paris, 1869.

autres et, en général, fort défectueux; on allait, pour employer l'expression du moment, « au plus pressé », et ce n'était point le bien-être des hommes qui importait beaucoup, mais leur armement et leur instruction militaire. Nous n'avons pas à discuter ici cette façon de voir, mais simplement à constater un fait.

Après la guerre, et à l'occasion des événements dont Paris fut le théâtre en avril et mai 1871, le gouvernement dut concentrer et maintenir autour de cette ville des forces considérables que l'on répartit, nous l'avons déjà dit, dans six camps principaux : à Satory, Villeneuve-l'Étang, Rocquencourt, Saint-Germain, Saint-Maur et Meudon. On eut ainsi l'occasion d'étudier en grand l'application du campement sous baraques, comme séjour permanent pour les troupes. Aussi cette expérience méritait-elle d'être suivie avec intérêt ; le médecin-principal Marvaud en a fait une étude particulière fort complète sur laquelle nous aurons l'occasion de revenir (1).

II. *Conditions hygiéniques du campement sous baraques* (2). — La valeur hygiénique des baraques dépend d'un ensemble de conditions qu'il importe de préciser et de comparer entre elles. Les matériaux même dont on doit les construire ne laissent pas que d'y jouer un rôle capital.

Matériaux de construction des baraques. — Les baraques construites en branchages ou en clayonnage ne sont, à proprement parler, que des huttes et des abris tout provisoires, auxiliaires du bivouac ou du campement sous tente ; les règles qui doivent présider à leur construction sont donc imposées en général par les circonstances de temps et de lieu. Il n'en est pas de même des baraques en planches, que l'on élève généralement sur un terrain choisi à l'avance, pour y établir un camp d'une certaine durée.

Le bois constitue l'un des meilleurs matériaux de construction pour les baraques ; on sait que, dans beaucoup de pays, il en est fait usage pour

(1) A. Marvaud, *Étude sur les casernes et les camps permanents* (in *Ann. d'hyg. et de méd. légale*, 2e série, t. XXXVII, 1872 et t. XXXIX, 1873).

(2) Dans la première édition de cet ouvrage nous avons donné une description très complète des camps établis sous Paris en 1871 et 1872, ainsi que sur les baraquements établis pour l'armée prussienne d'occupation dans l'est de la Fran cependant les mêmes années. Cette description est suivie de celle des baraquements de l'armée américaine, établis, soit pendant la guerre de sécession, soit postérieurement dans les États du Far-West. Nous engageons le lecteur à consulter ces documents d'un réel intérêt historique, dans G. Morache, *Traité d'hygiène militaire*, 1re édition, 1874, p. 493 à 527.

les habitations permanentes; les bois utilisables dans l'érection des baraques doivent être choisis parmi les espèces légères, et de toutes, le pin et le sapin réunissent les meilleures conditions de durée et de salubrité. Généralement il est bon de faire subir aux bois une préparation conservatrice par l'injection de substances antifermentescibles, mais si l'on emploie du sapin ou du pin très résineux, cette précaution n'est pas indispensable. Les baraques construites avec du bois de cette espèce conservent longtemps une odeur agréable, due à la volatilisation d'une partie des huiles essentielles de la résine et même à la formation dans le bois de pin d'une certaine quantité de vanilline.

Lorsque l'on n'a pas à sa disposition de bois en suffisante quantité, on peut monter la toiture de la baraque sur des poteaux surmontés de fermes de charpente, mais garnir l'intervalle des poteaux avec de larges parallélipipèdes de pisé, c'est-à-dire d'un mélange de terre franche plus ou moins argileuse, bien corroyée et refoulée dans des moules en bois, où elle prend la forme convenable et que l'on fait ensuite sécher au soleil. Au lieu de pisé, on peut également employer le torchis, ou mélange de terre grasse et de paille hachée que l'on applique encore humide et qui se manie très facilement. Le pisé ou le torchis doivent former une couche épaisse; ils sont mauvais conducteurs du calorique et conviennent pour les baraques destinées à abriter les troupes pendant l'hiver; malheureusement, comme ils n'ont pas subi de cuisson, ils sont singulièrement hygrométriques, absorbent une grande quantité d'eau par les temps de pluie, se dissocient même, si celle-ci les frappe directement, et, une fois détrempés, ne se dessèchent jamais complètement en maintenant le froid et l'humidité dans l'intérieur de la baraque.

Les briques sont infiniment préférables (voy. p. 199), en particulier les briques tubulaires vitrifiées et pour des baraquements destinés à une longue durée, rien ne peut les remplacer sous le rapport de l'économie et de la salubrité. Parfois on revêt de plâtre l'intérieur des baraques ou les plafonds lorsqu'il en est établi. Nous avons déjà parlé de cette matière et de son usage dans les habitations (voy. p. 200).

Le fer peut entrer dans la construction des baraques sous forme de montants ou de fermes, et l'on sait déjà que tel est en effet l'un des principes des constructions Tollet (voy. p. 189), lesquelles, à vrai dire, ne peuvent plus être considérées comme des baraques.

En étudiant dans le cours de cet ouvrage l'établissement des hôpitaux provisoires de campagne, nous reviendrons sur ce mode particulier de construction que l'avenir fera sans doute préférer à tout autre.

En intercalant, de distance en distance, entre les baraques de bois, des baraques-magasin entièrement montées en tôle, on peut arrêter la propagation des incendies alors que, sous l'influence du vent, les flammes se communiquent de proche en proche à ces constructions éminemment combustibles. De semblables dispositions existent dans les camps anglais.

Sol des baraques. — Une fois fixé sur les matériaux que l'on veut employer, il faut, avant de commencer la construction, préparer le sol sur lequel elle doit s'élever. Le terrain général du campement ayant été drainé, s'il se peut, on n'a plus qu'à imperméabiliser le sol même de la baraque, soit par un tassage énergique du terrain, et mieux encore en y coulant une couche de cailloutis agglomérés par du béton, en y disposant un pavage rudimentaire, en un mot en interposant entre le sol et la baraque une couche isolante quelconque. Entre cette couche et le plancher lui-même, il faut, dans tous les cas, ménager un intervalle de $0^m,30$ à 1 mètre environ; cet espace peut être maintenu vide et communiquant largement avec l'air extérieur; on peut également le remplir, soit avec des cailloux bien secs, soit avec du charbon, des cendres, des escarbilles mélangées de résidus de combustion comme il en existe dans les grandes industries. A tout prendre, peut-être vaut-il encore mieux laisser cet espace complètement vide, afin de pouvoir le nettoyer au besoin.

Les circonstances imposeront souvent un dispositif moins avantageux, et les baraques n'auront alors point de planchers, le terrain lui-même en tenant lieu; plus que jamais alors, il sera nécessaire de le bien tasser et d'y répandre des cailloux et du sable bien sec. Acceptable en été, un pareil arrangement est dangereux en hiver, car l'humidité extérieure et le va-et-vient des hommes ne tardent pas à transformer le sol de la baraque en un véritable marais boueux, où les matières organiques provenant des habitants, de leurs aliments, etc., se fixent et fermentent sous l'action de la chaleur et de l'humidité.

Les planchers en bois conviennent mieux que tous les autres; les planches sont le plus souvent simplement juxtaposées, mieux vaudrait les relier entre elles comme celles des parquets; dans tous les cas, il est bon de les revêtir d'une couche imperméable, comme l'huile de lin bouillante dont il a été déjà parlé page 208. Si les planches sont simplement posées sur les solives, un certain nombre d'entre elles, sinon toutes, doivent être vissées et non clouées, afin que l'on puisse les enlever facilement pour balayer et nettoyer le sous-sol.

Parois des baraques. — Les parois extérieures en briques ne donnent point lieu à des indications spéciales, non plus que celles en pisé ou torchis; les parois de bois peuvent consister en simples planches juxtaposées et, dans ce cas, on doit recouvrir, avec des planchettes plus minces ou des lattes, l'intervalle qui les sépare, et qui existe toujours, quelque précaution que l'on prenne. Mieux vaut les imbriquer à la façon d'écailles, la planche supérieure débordant l'inférieure; on emploie alors un peu plus de bois, mais aussi la pluie glisse sans pouvoir pénétrer, non plus que le vent. Pour des baraquements d'une certaine durée, il serait bon de peindre les parois extérieures avec une couleur minérale à l'huile, à défaut de les enduire d'huile de lin bouillante. Il va de soi que cette couleur devrait, théoriquement, être de nuance claire, afin de ne pas trop absorber les rayons solaires calorifiques. A ce titre, le badigeonnage extérieur des baraques avec du goudron de houille pourrait avoir des inconvénients, mais dans un pays tempéré, où les rayons solaires atteignent rarement une intensité trop vive, le badigeonnage au goudron convient au contraire parfaitement, au triple point de vue de l'économie, de la solidité et de la salubrité.

On comprend les avantages que l'on obtiendrait, en doublant la paroi de la baraque et en maintenant entre les deux parties une couche d'air formant matelas et pouvant même jouer un rôle dans la ventilation. Ce dispositif est applicable, quelle que soit la matière première de la paroi, et devient indispensable, si l'on fait uniquement usage du bois. Cet intervalle pourrait, très avantageusement, être rempli de débris de charbons, d'escarbilles. Ce charbon, parfaitement sec et mauvais conducteur de la chaleur, ferait un excellent matelas isolant, dans lequel l'air pourrait cependant circuler, avant d'être appelé dans l'intérieur de la baraque; peut-être même ce tamisage, au contact du charbon, ne laisserait-il pas que de le purifier en lui enlevant une partie des substances organiques qu'il pourrait tenir en suspension. Dans certaines baraques américaines, on a disposé l'imbriquement des planches de haut en bas pour la surface extérieure, de bas en haut à l'intérieur afin de faire, entre les joints, des lavages avec une substance antiseptique, en vue de la destruction des ferments ou tout au moins des insectes parasites.

A la partie inférieure de la paroi extérieure de la baraque, dans l'angle que celle-ci forme avec le sol, il est bon de placer une ou plusieurs planches imbriquées, sous un angle de 45° environ, en sorte que la pluie, après avoir balayé la paroi, ne s'infiltre pas dans le sol au contact des planches, mais soit rejetée à $0^m,50$ ou $0^m,60$ en dehors. On creuse en ce point une rigole à pente continue pour entraîner cette eau. Cette disposition est analogue à celle que l'on conseille pour les tentes de campement (voy. p. 383).

Toiture des baraques. — La toiture des baraques, toujours disposée sous un angle très oblique, autant pour augmenter le cubage intérieur que pour faciliter l'écoulement de la pluie, peut être faite de simples planches imbriquées, mais, dans ce cas, il est nécessaire de les imperméabiliser avec de la peinture ou tout au moins une bonne couche de goudron. Le carton et le feutre bituminés, dont l'industrie moderne cherche à vulgariser l'application, sont évidemment fort avantageux, mais ils ne durent pas longtemps, et dès qu'ils se crevassent, l'eau pénètre entre cette couche et le bois, la toiture devient alors humide et ne tarde pas à s'altérer. Néanmoins leur application et leur réparation, très facilement exécutables par les soldats eux-mêmes, autorisent leur emploi si les baraques ne sont pas destinées à durer plusieurs années. Le carton et le feutre bituminés sont livrés par l'industrie sous forme de rouleaux, de 1 mètre environ de large, que l'on doit clouer sur les planches, en ayant soin de les imbriquer comme on le fait des planches ou les tuiles. On peut terminer l'opération, en passant sur toute la toiture une couche de goudron ou d'un bitume bouillant, dans lequel on a projeté une certaine quantité de sable siliceux, qui en augmente la cohésion.

Pour les baraquements d'une certaine durée, les ardoises ou la tuile sont de beaucoup préférables à tout autre système ; ces toitures rentrent dans la catégorie de celles dont il a été fait mention (p. 210) en traitant des casernes ou autres habitations permanentes. Comme ces dernières, elles doivent être garnies de gouttières venant se déverser dans un tuyau commun.

Dans les pays chauds, on ne saurait trop conseiller l'usage de *vérandahs,* c'est-à-dire d'auvents ou de galeries couvertes, formées par un prolongement de la toiture sur l'une ou les deux faces de la baraque, les bords extérieurs étant maintenus par des montants ou des colonnettes. Ces vérandahs doivent mesurer au moins $1^m,50$ de large; elles offrent l'avantage de fournir aux hommes un abri aéré, leur permettent de se tenir à l'extérieur; de plus, elles empêchent les rayons solaires ou la pluie de venir frapper directement les parois de la baraque.

Dans les constructions d'un caractère absolument temporaire, la vérandah peut être disposée d'un seul côté seulement (fig. 78), sur la façade principale de l'habitation, à savoir, dans les pays chauds, du côté où le soleil frappe de préférence, et dans les pays froids, sur la face la plus exposée aux vents régnants.

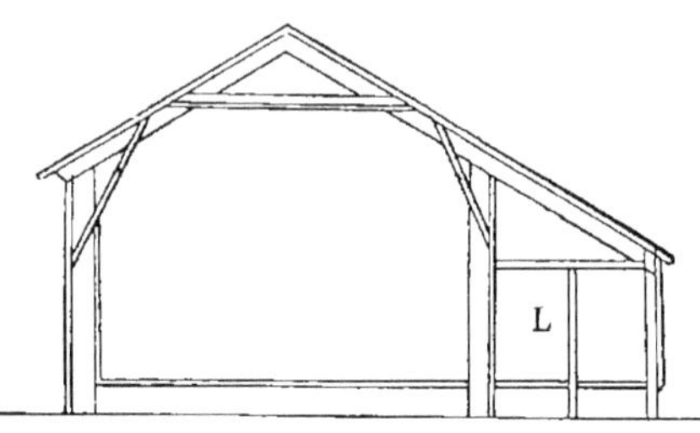

Fig. 78. — Baraques de troupes avec vérandah sur l'une des faces. — La vérandah formée par le prolongement du toit.

Lorsque le baraquement tend à prendre un caractère définitif, et en particulier lorsqu'il est destiné à recevoir des malades, il est préférable d'établir la vérandah sur les deux côtés (fig. 79). On dispose ainsi d'un double promenoir couvert qui se transforme en un véritable balcon, lorsque le baraquement se trouve placé à une certaine distance du sol. Le modèle de baraque représenté fig. 79 réunit toutes les conditions de salubrité désirables à ce point de vue, comme à celui de la ventilation.

Dimensions intérieures des baraques. — Les principes que nous avons énoncés (p. 168 et suivantes) sur les dimensions des habitations sont également vrais, qu'ils s'appliquent à des constructions permanentes ou à des constructions temporaires. On a malheureusement une propension naturelle à ne pas en agir ainsi et à considérer, qu'en tant que temporaires, les baraques n'ont pas besoin de remplir toutes les conditions hygiéniques des casernes. C'est là une profonde erreur, singulièrement préjudiciable aux intérêts du soldat. Évidemment le séjour au milieu de l'air pur des champs est de beaucoup préférable à l'atmosphère méphitique des casernes et des villes, mais encore ne faut-il pas, sous prétexte que le soldat vit en plein champ, lui imposer, pendant sept ou huit heures de la nuit et durant les longues heures des journées froides ou pluvieuses, le séjour dans une atmosphère confinée, et dans un milieu souvent plus défavorable qu'une caserne bien construite et bien aménagée.

Il est difficile de fixer la quantité d'hommes pouvant être réunis dans une même baraque, car les conditions économiques doivent être prises en considération; cependant, en supposant un maximum de 25 hommes dans chacune d'elles, ayant à leur disposition un cubage de 500^{m3}, on remplirait la plupart des *desiderata* réclamés par l'hygiène, sans excéder des dimensions réellement pratiques.

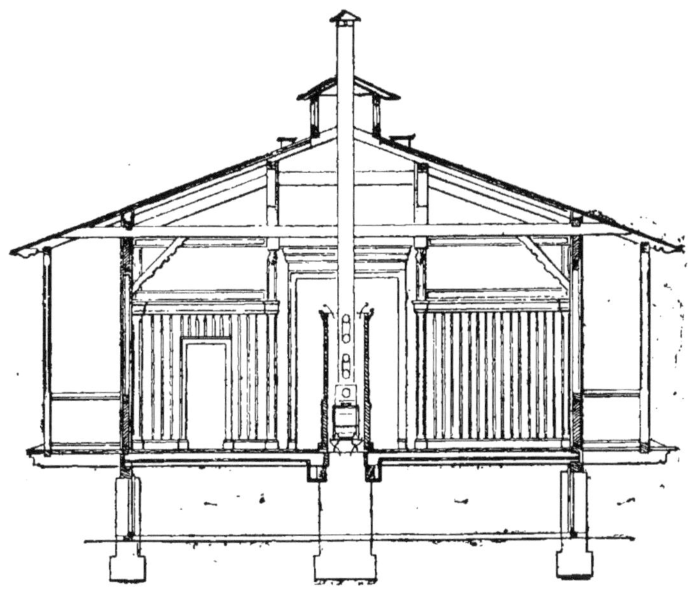

Fig. 79. — Baraque à double toit, avec vérandah sur les deux faces, pouvant servir pour le logement de la troupe ou pour hôpital.

On objectera, sans aucun doute, que les nécessités de la guerre, les considérations budgétaires imposent souvent des conditions moins favorables; devant de tels arguments l'hygiéniste ne peut que formuler une protestation: nous l'avons dit maintes fois : à la guerre tout doit être subordonné au but définitif, mais ces principes ne s'appliquent en aucune façon aux camps sous baraques, qui, généralement, sont plutôt destinés à servir pour l'instruction pratique des troupes, ou pour leur maintien sur un point donné du territoire ami ou ennemi; cette permanence de séjour permet d'agir avec discernement. La question de dépense, tout enétant respectable, ne doit venir qu'en second ordre, lorsqu'il s'agit de la santé; nous avons trop souvent développé cette idée pour qu'il soit nécessaire de la reproduire encore.

Ventilation, éclairage et chauffage des baraques. — De larges fenêtres disposées sur les parois des baraques assurent le meilleur mode d'éclairage et de ventilation naturelles. Ces fenêtres doivent être multipliées, mais il est avantageux de ne point les faire descendre trop bas, car le courant d'air viendrait alors frapper directement les hommes pendant la nuit, aussi semble-t-il préférable de leur donner plus de longueur que de hauteur. Si la baraque est de celles qui doivent durer, on garnit les fenêtres de vitrages et, sauf leur forme, elles deviennent en tout semblables à celles des casernes; dans les baraques provisoires, un certain nombre d'entre elles peuvent s'oblitérer au moyen de volets pleins, en bois, articulés au moyen de charnières placées le long de leur bord supérieur; une corde communiquant avec l'intérieur de la baraque permet de les abaisser plus ou moins, afin de modérer l'entrée de l'air ou d'intercepter en partie les rayons du soleil. On peut aussi prendre modèle sur les fenêtres à châssis mobile, d'origine anglaise, représentées fig. 39 (p. 248). La ventilation naturelle utilise également des ventouses dont les parois des baraques doivent être percées, non pas à la partie inférieure, mais mieux dans les parties plus élevées, au voisinage du plafond.

Il est évident que ces différents modes de ventilation ne peuvent réellement fonctionner avec avantage s'il n'existe point d'orifices de sortie pour l'air intérieur. De tous les systèmes, on ne saurait en adopter un meilleur que celui d'une baie, protégée par un petit toit, qui est connu sous le nom de *reiterdach,* à pentes parallèles au toit principal. L'ouverture longitudinale est en partie fermée, mais il s'y trouve de nombreuses fenêtres à châssis mobile que l'on fait mouvoir facilement de l'intérieur (fig. 80). Ce dispositif a été appliqué dans un grand nombre de baraques à l'étranger et même en France, mais plus souvent, il est vrai, dans celles qui sont destinées aux malades. Il n'existe pas de motif qui s'oppose à son emploi dans les baraques d'habitation. Il avait été appliqué dans les baraquements construits à Paris, au jardin du Luxembourg, pendant la guerre 1870-71, sous la direction de Michel Lévy.

On peut appliquer à la ventilation des baraques les différents systèmes d'appareils, destinés à utiliser la force de propulsion du vent, pour faire pénétrer l'air dans l'intérieur; tels sont les manches à vent ou ventilateurs dont il a été déjà parlé et, parmi lesquels, on peut signaler le ventilateur de Muir (voy. fig. 53, p. 259).

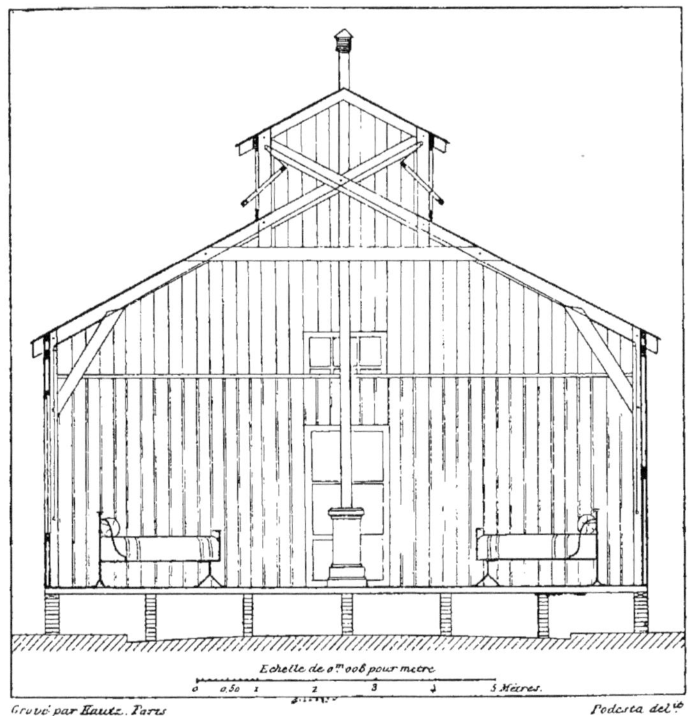

Fig. 80. — Baraque avec double toit à châssis mobiles (baraquements du Luxembourg. — Paris, 1870-71.)

Lorsque l'on veut combiner le chauffage avec la ventilation, cette dernière peut s'exécuter dans des conditions favorables : à ce titre, les cheminées Douglas-Galton (fig. 41, p. 231) doivent être avantageusement recommandées, comme fournissant une ventilation abondante. A défaut de ces dernières, toutes espèces de poêles peuvent être utilisées et devenir de puissants appareils de ventilation. Pour y arriver, il suffit de disposer autour d'eux un manchon métallique, en communication directe avec le sous-sol de la baraque, c'est-à-dire avec l'extérieur (fig. 79, p. 397), l'évacuation de l'air vicié se fait par les ouvertures du reiterdach. A défaut de ce dernier dispositif, on peut s'inspirer du procédé très élémentaire utilisé dans certaines baraques américaines (fig. 81 et 82); l'air est introduit par des orifices existant autour du bâtiment, à hauteur du plancher, qui est double; l'air vicié est évacué par une cheminée d'appel formée de quatre planches formant enveloppe autour du conduit de fumée. Il y aurait avantage à placer le poêle à l'une des extrémités de la baraque, en faisant sortir le conduit de fumée au milieu, ou même à l'autre extrémité, lorsque la baraque n'est pas trop grande; la portion horizontale du tuyau est ainsi singulièrement allongée, sa chaleur se répand dans toute la baraque, et la presque totalité du calorique rayonnant se trouve utilisée.

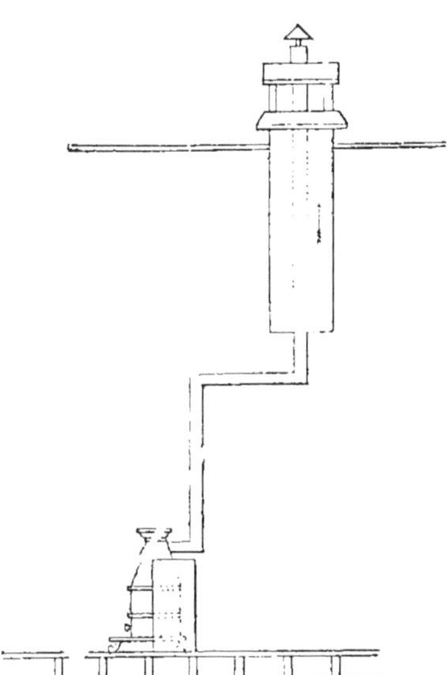

Fig. 81. — Baraques américaines, disposition des poêles des prises et des manches à air, vue de profil.

Pendant le jour, la ventilation des baraques est assez facile à obtenir si les ouvertures d'entrée, les fenêtres, sont nombreuses, mais, pendant la nuit, les hommes ont une tendance naturelle à fermer toutes ces prises d'air pour se mettre à l'abri du froid. Aussi, des règlements très sévères doivent-ils laisser aux sous-officiers ou caporaux seuls la manœuvre des châssis mobiles ou autres orifices d'évacuation. Même la nuit et par les temps les plus rigoureux, un certain nombre de ces ouvertures ne devront jamais être absolument oblitérées; les officiers de compagnie et les médecins devront calculer approximativement, eu égard au cubage de la baraque, au nombre d'hommes qui l'habitent, et à la vitesse présumée du courant d'évacuation, la surface d'ouvertures à maintenir en permanence, en se rapportant aux indications formulées dans une autre partie de cet ouvrage (p. 243 et suivantes).

L'éclairage artificiel des baraques peut être obtenu par tous les appareils mis en usage dans les casernes ou habitations permanentes (voy. p. 265); c'est ainsi que les lampes à huile non volatiles, les lampes à pétrole, le gaz lui-même si l'on se trouve au voisinage d'une usine à gaz, trouveront leur application, le choix du système devant être principalement subordonné aux conditions économiques. Dans les baraques les plus élémentaires, cet éclairage consistera en simples fanaux d'applique, à l'huile, à la bougie, au pétrole; en raison de la viciation de l'air, il sera toujours préférable de placer ces appareils lumineux au-dessous d'un petit tuyau d'évacuation, en bois, sinon en métal, destiné à conduire au dehors les gaz et les matières solides dégagés par la combustion.

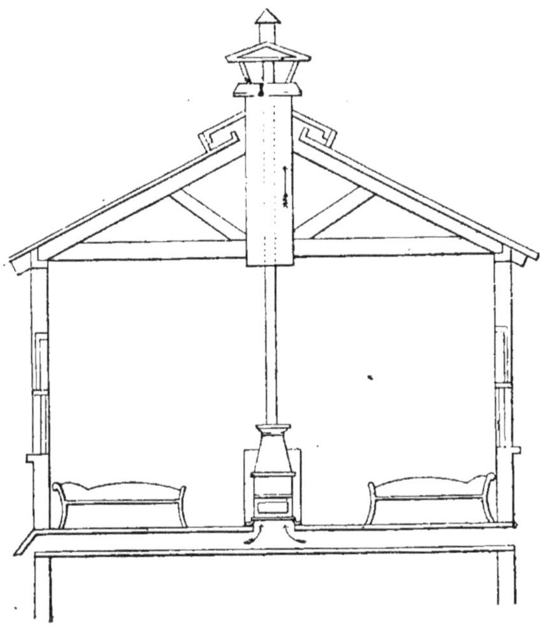

Fig. 82. — Baraques américaines, disposition des poêles, des prises d'air et des manches à air, vue de face.

Mobilier des baraques. — La partie la plus importante du mobilier des baraques est évidemment constituée par le matériel destiné au couchage des hommes. Il est, sans contredit, beaucoup plus facile de leur en assurer un salubre, que sous les tentes où le sol lui-même en constitue la partie essentielle. Dans les baraques avec plancher surélevé au sol, il y a moins à craindre l'action directe de l'humidité, aussi peut-on déjà obtenir un couchage relativement sain avec de la paille, pourvu qu'elle soit abondante. En France, la ration réglementaire s'élève à 5 kilogrammes pour quinze jours; en Prusse, le soldat reçoit une première fourniture de

5 kilogrammes, puis $2^k,5$ de cinq jours en cinq jours. Il va de soi que cette paille doit être brassée tous les jours, portée à l'extérieur au soleil et complètement asséchée.

On doit remarquer que la paille, après avoir servi quelque temps au couchage des hommes, ne saurait, sans inconvénients, être employée pour la litière des animaux. Vaidy (1) affirme que le typhus épizootique de 1814 et 1815 a été propagé, en partie, par une pratique de ce genre, les paysans se servant dans leurs étables de la paille sur laquelle les hommes avaient bivouaqué. Cette opinion est fort admissible, car on n'ignore point l'influence exercée sur la santé des animaux par la qualité des pailles employées pour leurs litières; dans tous les cas, le typhus leur est-il transmissible par les litières sur lesquelles ont séjourné des animaux typhiques; or, dans un camp, on doit toujours être sur la défensive vis-à-vis des influences épidémiques, tant pour les hommes que pour les animaux.

Dans les baraques, on pourra toujours assembler la paille et la réunir sous forme de paillasses grossières, en utilisant les tentes-abris des hommes, s'ils en possèdent, ou des toiles fournies par voie de réquisition. A défaut, on établira, comme sous les tentes, un petit cloisonnement de $0^m,20$ à $0^m,30$ de hauteur pour retenir la paille et l'empêcher d'être souillée sous les pieds des hommes. Mieux vaut encore construire des lits de camp en bois comme ceux des corps de garde, ou en clayonnage d'osier. Ces lits de camp seront eux-mêmes recouverts de paille, de paillasses ou de paillassons épais, tressés par les hommes eux-mêmes.

Dans les baraquements destinés à subsister un certain temps, on peut et l'on doit assurer aux hommes un couchage moins primitif. Il serait à peu près impossible d'y transporter les lits en usage dans les casernes; en revanche, nulle part les hamacs ne trouveraient une plus heureuse application.

En campagne, les officiers doivent savoir se contenter au besoin d'un couchage semblable à celui du soldat; néanmoins l'usage des lits portatifs, des lits de cantines ou autres, est acceptable, lorsque les moyens de transport permettent aux bagages de suivre la troupe.

Les autres objets mobiliers, tels que tables, bancs, armoires pour les effets, doivent être identiques avec ceux que l'on admettra pour les

(1) Vaidy, *Dictionn. des Sc. médic.*, t. XXIII, p. 65. Paris, 1818.

casernes en général, mais on comprend que, dans les camps non permanents, on puisse néanmoins se passer d'un certain nombre de ces ustensiles et qu'il ne soit même pas possible d'en pourvoir toujours les baraquements; nous renvoyons, pour ce sujet, aux considérations formulées à propos du mobilier des habitations permanentes (voy. p. 278).

Entretien de la propreté dans les baraques. — L'entretien de la propreté la plus rigoureuse est indispensable pour l'hygiène de l'habitation, en général, et déjà nous avons vivement insisté sur ce sujet (voy. p. 281); il semble donc inutile d'y revenir à propos des baraques. Elles doivent, à ce point de vue, être l'objet d'une sollicitude non moins grande que les chambres de casernes et même être entretenues avec plus de soin peut-être, car les causes de méphitisme y peuvent acquérir encore plus d'intensité. Le badigeonnage intérieur des baraques, à la chaux légèrement teinté en vert ou jaune clair, est une mesure de première nécessité; elle sera faite avec non moins d'attention que dans les casernes (voy. p. 282), ainsi que les nettoyages à fond et les balayages, desquels les sous-officiers seront rendus particulièrement responsables, sous le contrôle de leurs officiers. Les baraques sont, à ce point de vue, comparables aux navires; si l'on n'y fait pas régner une propreté poussée jusqu'au fétichisme, on tombe bientôt dans l'excès contraire; elles ne tardent pas à s'infecter, et cette habitation, qui, par elle-même, peut réaliser de grandes conditions de salubrité, se transforme en un foyer de méphitisme où la fièvre typhoïde et toute la nombreuse classe des maladies infectieuses viennent élire domicile, en frappant sur les soldats les coups les plus cruels et les plus multiples.

Jusqu'à présent nous avons envisagé les habitations des camps, tentes ou baraques en elles-mêmes; cette étude terminée, il reste à grouper les habitations pour en former des camps, et à y appliquer les règles pratiques et précises d'une hygiène rationnelle et scientifique.

ARTICLE III. — DISPOSITIONS GÉNÉRALES DES CAMPS, LEUR ENTRETIEN HYGIÉNIQUE

Le terrain du campement une fois choisi d'après les principes énoncés ci-dessus (p. 352), préparé en vue de la salubrité, et drainé s'il y a lieu, la nature des constructions à élever étant arrêtée, il n'est pas indifférent de disposer arbitrairement les tentes ou les baraques; en dehors même des points de vue militaires, les nécessités hygiéniques exigeraient encore que cette répartition se fît avec méthode et suivant certaines règles pratiques.

§ I. — Disposition des tentes ou des baraques sur le terrain.

A certains moments de la campagne la question stratégique peut primer toutes les autres; dans ce cas, l'hygiène doit s'incliner; elle reprend tous ses droits aussitôt que les circonstances sont moins impérieuses. Dès lors le point capital de la répartition des troupes sur un terrain consiste à prévenir l'encombrement; il ne faut point perdre de vue que cet encombrement peut se produire aussi bien à l'air libre que dans l'intérieur des habitations; sans doute, dans le premier cas, l'air étant incessamment renouvelé, les dangers sont moindres, mais aussi le sol, souillé par des détritus de toute nature, s'infecte beaucoup plus vite et naturellement en proportion directe du nombre d'hommes qui stationnent; enfin, lorsqu'il s'agit d'un camp sous baraques, il importe d'espacer suffisamment ces dernières, pour que l'air circule facilement autour d'elles et qu'elles ne se fassent point ombre les unes aux autres; il faut alors que l'intervalle qui les sépare soit égal, au minimum, à deux fois et demie leur hauteur; l'orientation des baraques serait autant que possible dirigée de façon à ce que leur façade principale soit tournée du côté de l'est, pour les régions tempérées, et que le soleil frappe toujours un de leurs grands côtés, aux différentes heures de la journée; au contraire, dans les pays chauds, une orientation contraire peut devenir indispensable, la façade principale étant alors tournée vers le nord.

Toutes les fois qu'on s'est écarté des principes sus-énoncés, lorsque l'on a campé les troupes en les resserrant entre elles de façon à obtenir une densité de population égale ou supérieure à celle des villes les plus populeuses, pour peu que ces conditions défavorables aient eu quelque durée, on n'a pas tardé à voir éclater parmi elles les maladies de l'encombrement. En Crimée, en particulier, l'énorme accumulation d'hommes sur le plateau de la Chersonèse, cependant largement ventilé et dans une situation géographique favorable, a produit les désastreux résultats que l'on sait.

Pour les camps d'instruction ou d'occupation, dans lesquels la question militaire pure peut être reléguée sur un plan secondaire, on ne saurait apporter une trop rigoureuse attention à choisir une disposition favorable du campement, à répartir les troupes sur de grands espaces, en s'écartant des fixations réglementaires, infiniment trop exclusives. Quant à la forme à donner à ces campements, aux groupements des divers services entre eux, on se laissera guider par les indications essentiellement variables des circonstances, du terrain, de la saison, etc.

§ II. — Services divers d'hygiène dans les camps.

I. *Terrain du camp.* — Nous avons déjà dit quelles sont les conditions qui doivent présider au choix du terrain et à son drainage s'il est humide. Ces précautions étant prises en ce qui concerne sa texture même, il convient de s'occuper de sa surface, et de tracer les voies de communication qui doivent relier entre eux les baraquements ou les groupes de tentes. Ces routes, ou rues du camp, sont incessamment parcourues par les hommes, les animaux et les voitures : aussi ne tarderaient-elles pas à se défoncer, surtout sous l'action de ces dernières, si l'on n'avait soin de les garnir, comme les routes ordinaires, d'empierrements en cailloutis et de sable, qui, tassés par le passage continuel des voitures, ou mieux encore par celui des rouleaux, se transforment en un macadam plus ou moins résistant. Lorsque le sol est particulièrement meublé, il devient nécessaire de construire la route en remblais, en disposant même des troncs d'arbres, des poutres ou des planches pour le soutenir ; quelquefois même la voie doit être faite entièrement en bois. Le génie militaire saura toujours apprécier les nécessités de la situation et, suivant le cas, adopter tel système qui paraîtra le plus favorable. On doit remarquer que le bon entretien des voies est indispensable même comme hygiène, car si les hommes rentrent sous leurs tentes ou leurs baraques complètement souillés de boue, le sol ne tarde pas à en être également recouvert, à conserver l'humidité et à la communiquer à la baraque tout entière.

Les groupes d'arbres espacés sur la surface du terrain doivent être ménagés avec soin, mais cependant ils ne doivent point être placés au contact même des baraques, car ils y maintiendraient un ombrage constant, par suite le froid et l'humidité. Il va de soi que, dans les pays chauds, cet inconvénient se transformerait au contraire en avantage ; dans tous les cas, la forme même des arbres et leur essence serait un nouvel élément à prendre en considération.

A propos du bivouac, il a été déjà parlé du campement sous bois, qui peut avoir des avantages, mais qui ne conviendrait pas pour une installation de longue durée. Au contraire, le voisinage d'un bois est particulièrement avantageux, comme fournissant des ressources de combustible, comme donnant un abri pour les heures chaudes de la journée et procurant un élément de distraction utile pour les hommes.

Le sol du camp doit être entretenu dans un état de propreté aussi rigoureux que celui des cours dans les casernes, chaque corps de troupe étant particulièrement responsable du bon entretien de son propre terrain. Toutes les souillures, les débris et, à fortiori, les matières animales seront chaque matin enlevés et transportés au loin par des voitures spéciales, passant à une heure réglementaire dans les principales rues du camp. Ces débris seront rassemblés dans des fosses placées sous le vent et fréquemment recouvertes d'une épaisse couche de terre. Les débris qui, par leur nature, peuvent être incinérés seront détruits par ce procédé radical de désinfection; à cet effet, lorsqu'une des fosses devra être comblée, on allumera, sur sa surface, un grand feu que l'on alimentera en partie avec les détritus; lorsque le feu aura cessé, faute de combustible, la fosse sera recouverte immédiatement et la terre tassée par-dessus. Dans ces débris à incinérer, il convient de ranger la paille ayant servi de couchage pour les hommes et même la litière des animaux. Peut-être perdra-t-on de la sorte une bonne partie du fumier, dont la vente constitue quelquefois une certaine source de profit, mais la salubrité doit passer avant toutes les considérations d'ordre administratif.

II. *Cuisines et locaux accessoires.* — Dans les bivouacs ou camps sous tentes, et même quelquefois dans les camps de baraques, les hommes doivent faire leur cuisine en plein air. L'emplacement de ces cuisines doit être choisi de telle façon que la fumée des foyers ne pénètre pas dans l'intérieur des tentes ou des baraques; hors de ce fait, il importe peu qu'elles soient en avant ou en arrière des baraques; généralement on les place cependant en avant.

Pour établir ces cuisines, les hommes creusent le sol, de manière à faire un petit fossé de 20 à 25 centimètres de profondeur sur 15 à 20 centimètres de largeur, garni s'il se peut avec quelques pierres pour éviter les éboulements; l'ouverture de ce fossé étant dirigée du côté du vent, on pose la dernière marmite à une petite distance du bout de ce fossé, pour figurer une cheminée et établir un courant d'air sous les marmites, afin que le bois qui y est allumé ne s'éteigne point (1). Les hommes savent toujours perfectionner plus ou moins ces installations culinaires, qui varient suivant les lieux, la saison, la durée du séjour au camp, qui se transforment en petits fours, avec une maçonnerie ou des briques rudimentaires, et, de transition en transition, deviennent une manière de cuisine-chauffoir, possédant toiture et sièges pour les hommes.

Dans les camps permanents, on établit des baraques-cuisines, avec fourneaux en briques, pour l'organisation desquelles il convient de se reporter aux indications fournies au sujet des cuisines dans les casernes (voy. p. 288). Lorsque ces baraques ne sont point dallées, ou tout au moins planchéiées, il est fort difficile d'y maintenir une propreté rigoureuse, car le sol ne tarde pas à s'imprégner de liquides et de substances organiques qui entrent en fermentation et dégagent des odeurs repoussantes. En conséquence, il est indispensable de revêtir ces baraques-cuisines d'une couche de béton ou de bitume.

Dans ces mêmes camps, on ne saurait toujours appliquer la création de baraques-réfectoires pour les hommes; néanmoins cette innovation, que l'on retrouve dans les campements américains et anglais, ne laisse pas que de présenter des avantages sérieux.

III. *Distribution des eaux, fontaines, lavoirs, bains.* — Le voisinage de rivières, de fontaines ou autres sources, pouvant fournir de l'eau en abondance pour les serviees d'alimentation et de propreté, est un des premiers *desiderata* qui influent sur le choix du lieu de campement. La qualité, non moins que la quantité des eaux, doivent faire l'objet d'études et de recherches sérieuses pour tous ceux que leur position appelle à donner un avis sur l'emplacement du camp. Nous envisagerons plus loin les conditions d'une eau potable; pour le moment, nous supposons qu'elle existe dans le camp, et qu'il ne s'agit plus que de la distribuer aux hommes.

Les sources ou fontaines ne tarderaient pas être complètement mises hors d'usage si l'on en permettait l'accès aux soldats sans avoir pris certaines précautions, et si l'on n'y maintenait une surveillance rigoureuse. Par les soins du génie militaire, les bords des cours d'eau ou rivières seront disposés en forme de quai, soutenus par des madriers et des poutres, à défaut par des troncs d'arbre ou des planches, afin d'en empêcher

(1) Charles de Savoye, *loc. cit.*, p. 131.

le dégradement et l'éboulement, la longueur de ce quai étant proportionnelle à l'effectif du camp. Les eaux de sources ou fontaines seront captées, et conduites, au moyen de tuyaux, dans de petits réservoirs où les hommes seront autorisés à puiser. Ces constructions auront un caractère plus ou moins définitif, suivant la durée du camp, mais il importe de les établir, même pour un bivouac d'une seule journée.

S'il y a lieu, on placera même des factionnaires auprès des sources, pour maintenir la régularité du service et faire exécuter rigoureusement la consigne établie.

Dans les camps permanents, en disposant le terrain, en établissant les tranchées, le génie ne saurait apporter trop de soin à la canalisation de l'eau potable, que des tuyaux de conduite amèneront à différents points du camp. Alors même que les prises d'eau sont abondantes, on doit cependant conserver des réserves d'eau dans des citernes ou dans des caisses à eau métalliques, en vue du danger d'incendies, qui, dans les camps sous baraques, peuvent prendre en quelques instants une intensité singulière. Ces réserves d'eau, alimentées par des sources placées sur un point un peu plus élevé, peuvent assurer le fonctionnement de bornes-fontaines à robinet, des abreuvoirs, des lavoirs. A défaut de pentes assez marquées, on devrait élever l'eau jusqu'à une certaine hauteur, au moyen de machines fixes, dont celles des gares de chemin de fer peuvent fournir un bon modèle. L'eau régulièrement captée constitue un des éléments essentiels de la salubrité d'un camp ; on ne doit donc rien épargner pour la distribuer largement à tous les services.

Dans les camps temporaires, les hommes lavent leur linge sur le bord des ruisseaux ou rivières ; on doit leur faciliter ces soins de propreté en leur permettant de s'établir, pour ce fait, sur des quais ou des planches préparés à cet effet, mais en leur imposant de stationner en aval du point où l'on puise l'eau pour les aliments et de celui qui sert d'abreuvoir pour les chevaux. Dans les camps où il n'existe point de cours d'eau, des bailles ou même des lavoirs en pierre seront préparés pour ce service, mais les eaux devront s'écouler rapidement au travers des conduites communiquant avec les tranchées ; l'eau des buanderies chargée de savon et de matières animales est particulièrement dangereuse, en ce qu'elle forme, par sa stagnation, des marécages, où des fermentations se produisent avec une grande activité.

L'installation de bains ou de bains-douches dans les camps permanents est aussi désirable que dans les casernes, car si la propreté est partout une condition de santé, c'est surtout lorsque, comme dans les camps, l'homme se trouve soumis à l'obligation de ne pas se devêtir pour se coucher. Dans les camps américains, lorsqu'il n'existe point de bains organisés ou que le voisinage de la mer ou de rivières, ainsi que la saison, ne permettent pas les bains en pleine eau, les soldats trouvent sous des hangars d'immenses réservoirs pleins d'une eau fréquemment renouvelée. Au camp de Krasnoë-Selo, le soldat peut faire usage de bains de vapeur qui, comme on le sait, font partie de l'hygiène habituelle dans l'armée russe en garnison.

IV. *Locaux d'instruction.* — La vie du camp ne doit point se borner uniquement à la pratique des exercices militaires, mais l'instruction théorique doit s'y continuer comme dans les casernes, surtout lorsque la troupe séjourne plusieurs mois Les hommes trouveront, dans ces travaux intellectuels, un repos aux fatigues corporelles qu'entraînent les manœuvres, et un puissant préservatif contre le désœuvrement et l'ennui qui, trop souvent, accompagnent le séjour dans les camps. Des baraques spéciales, rappelant par leurs dispositions celles des locaux d'instruction dans les casernes (voy. p. 300), doivent donc être établies et pourvues des objets matériels et des livres destinés à l'instruction et à la distraction.

V. *Écuries et installations des chevaux.* — Dans les bivouacs et camps sous tentes, les chevaux sont laissés en plein air et attachés par les pieds de devant à des cordes ou piquets. En dehors de l'influence que ce séjour peut avoir sur la santé des animaux, le maintien des litières et fumiers à quelques pas des tentes ne laisse pas que d'être assez nuisible pour les hommes eux-mêmes. Aussi doit-on procéder, au moins une fois par jour, au nettoyage complet du sol et à l'enlèvement des fumiers par le service de la voirie du camp. Si l'on séjourne quelque temps, les chevaux devront même être déplacés, car le sol ne tarde pas à se détremper en s'infiltrant de l'urine des animaux; la santé de ces derniers, non moins que celle des hommes, est intéressée à ce qu'il ne se forme point, de la sorte, des marécages imprégnés de matières organiques.

Le mode d'attache des animaux laisse quelquefois à désirer ; les chevaux s'échappent à travers le camp, en renversant les tentes, en produisant partout du désordre et blessant même ceux qui les veulent reprendre.

Dans les camps permanents, particulièrement en hiver, les chevaux doivent être placés sous des baraques maintenues ouvertes sur celle de leurs faces qui se trouve protégée contre les vents régnants. Sous ces baraques, le sol, tassé ou mieux imperméabilisé, devra être fréquemment nettoyé, et des ruisseaux d'écoulement entraîneront au loin les urines des animaux. Ces ruisseaux eux-mêmes seront fréquemment lavés avec une substance désinfectante, solution de sulfate de fer, de chlorure de chaux ou autre.

Pendant le jour, les animaux seront, si le temps le permet, maintenus en plein air, au piquet, et ne rentreront sous les baraques que pendant la nuit. Celles-ci, n'étant point toujours occupées, s'infecteront d'autant moins vite, et, pendant leur état de vacuité, on pourra procéder à un nettoyage beaucoup plus complet.

Les baraques-écuries des camps américains sont établies avec un soin particulier, aérées par le faîte et pourvues de cloisons formant stalles pour les chevaux.

Le parc aux bestiaux, relégué à l'une des extrémités et en dehors même du camp, doit, on le comprend, changer fréquemment de place, sous peine de se transformer rapidement en un véritable marécage et devenir un foyer d'émanations méphitiques.

VI. *Locaux disciplinaires.* — Dans les camps de bivouac ou de tentes, on ne saurait imposer aux hommes une réclusion semblable à celle des salles de police ou prisons ; aussi les hommes punis sont-ils simplement isolés des autres et placés sous la surveillance de factionnaires ; d'autres fois, on les emploie, hors leur tour, au service de la garde du camp. Dans les camps permanents, on peut les renfermer dans des locaux disciplinaires qui ne doivent pas être différents des autres baraques, le but étant de punir les hommes par la réclusion et l'isolement, et non de les faire souffrir matériellement.

VII. *Latrines.* — Les produits de déjection des hommes et des animaux constituent, sans contredit, une des causes les plus sérieuses d'infection des camps. Contre l'insalubrité causée par les déjections des animaux, on ne saurait employer d'autre moyen que l'enlèvement et le transport dans des fosses éloignées, mais pour les hommes il en est autrement. Tous les écrivains qui se sont occupés de castramétation ont insisté sur les soins que l'on doit apporter à l'établissement des latrines ; le plus ancien d'entre eux, Moïse, s'exprime ainsi qu'il suit à ce sujet : « Vous aurez un lieu hors du camp où vous irez pour vos besoins naturels. — Et portant un bâton pointu à votre ceinture, lorsque vous voudrez vous soulager, vous ferez un trou en rond, que vous recouvrirez de la terre sortie du trou, après vous avoir soulagé... Ainsi vous aurez soin que votre camp soit pur et sain et qu'il n'y paraisse rien qui le souille, de peur que le Seigneur vous abandonne (1). » Dans ses institutions militaires, l'empereur Léon recommande également de ne pas placer les latrines dans l'intérieur du camp.

Le danger de la présence des latrines dans l'intérieur du camp est de plusieurs ordres : tout d'abord les émanations d'une quantité considérable de matières fécales, mélangées à de l'urine, fermentant avec d'autant plus d'activité que la température est plus élevée, donnent déjà lieu à des accidents, alors même que la santé générale est parfaite ; mais pour peu qu'il règne une affection épidémique, comme la dysenterie, la fièvre typhoïde, le typhus, le choléra, la propagation de la maladie tend à s'établir par la diffusion des germes infectieux contenus dans les matières fécales ; ces germes sont des éléments figurés sans doute, mais que leur ténuité les rend très facilement transportables par l'atmosphère, surtout à de courtes distances. Enfin, la permanence de ces matières sur le sol du camp, et leur infiltration dans le terrain sous-jacent, amènent à coup sûr l'infection de la nappe d'eau souterraine et celle des puits, sources, ou autres prises de l'eau destinée aux usages alimentaires. Or, il est absolument démontré aujourd'hui que c'est principalement par la voie des boissons, plus encore que par l'air inspirable, que pénètrent dans l'organisme les éléments infectieux ; on ne sera donc pas surpris qu'une nappe d'eau, s'étendant sous une surface de terre considérable, puisse être infectée par son contact avec les produits organiques suspects, existant sur un seul point de ce territoire et devenir alors un puissant moyen de propagation épidémique.

L'hygiène doit, par tous les moyens, chercher à annuler ou à diminuer les dangers provenant du voisinage des matières fécales dans les camps. Elle peut y parvenir par deux ordres de procédés : en isolant ces matières et en les soustrayant au contact de l'air ambiant, en retardant ou détruisant en eux toute fermentation par le moyen d'agents chimiques, dits désinfectants. Enfin, la décence exige encore certaines précautions qu'il importe de maintenir avec rigueur.

Les latrines dans les camps ou *feuillées*, établies à 100 mètres au moins de la ligne des baraques ou des tentes sont en général constituées

(1) *Deutéronome*, ch. XXIII, v. 12, 13, 14 (traduct. Lemaistre de Sacy).

par de simples excavations de 1 mètre de profondeur; on couronne de branchages les terres du déblai, jetées sur les trois bords extérieurs, et le talus du côté du camp est coupé fort roide; on en prévient la dégradation au moyen d'un revêtement en planches soutenues par de forts piquets, qu'on chasse avec une masse en bois dans le fond de la fosse; leur tête doit s'élever de $0^m,40$ à $0^m,50$ du terrain naturel. D'autres piquets, de $1^m,50$ de longueur hors de terre, croisent les premiers à $0^m,30$ de hauteur et soutiennent, à $0^m,75$, une traverse ou siège horizontal contre lequel les hommes s'appuient, tandis qu'ils ont les pieds à sec sur un seuil ou marchepied, composé d'un madrier et de deux traverses placées sur le sol entre les piquets recroisés.

Cette disposition, proposée par les colonels Fallot et Lagrange (1), se rapproche beaucoup de celle qu'indiquait d'Arcet en 1834; ce dernier commence par établir un siège et un dossier au moyen de deux poteaux fichés dans le sol et de traverses en planche, puis il fait creuser la fosse en contenant les terres, s'il est besoin, par quelques planches étrésillonnées. On abat ensuite le bord du fossé dans toute sa longueur du côté des deux poteaux et l'on pose quelques planches en avant de ce siège pour assurer le sol (2).

Ce système, destiné simplement à contenir les matières et à donner à l'homme une certaine assurance, en lui facilitant l'accès du bord même de la fosse et en lui enlevant la crainte d'y tomber, a l'inconvénient de laisser librement les gaz se répandre dans l'atmosphère. Il conviendrait mieux de disposer une fosse moins perfectionnée, moins longue à établir, mais de la renouveler tous les jours, en comblant celle de la veille au moyen des terres de déblais, fortement piétinées et tassées par-dessus. Du reste, en se tenant assis ou appuyés sur la barre de bois formant siège, les hommes projettent les urines en dehors de la fosse, et les bords, bientôt détrempés, deviennent dégoûtants et inaccessibles; les hommes prennent alors l'habitude de déposer les matières en dehors de la fosse, et l'on voit reparaître tous les inconvénients dus à la dissémination de ces produits d'excrétion.

Si le camp est un simple bivouac d'un jour, ces inconvénients sont peu sensibles; ils sont considérables, au contraire, lorsque le camp persiste quelque

(1) Fallot et Lagrange, colonels du génie, *Cours d'art militaire*. Bruxelles, 1857.

(2) D'Arcet, *Latrines à l'usage des camps et des réunions temporaires d'un grand nombre d'hommes (Ann. d'hyg. et de médec. légale,* 1re série, t. XII, p. 380, 1834.)

temps, et ce système n'est point acceptable dans les camps permanents.

Il faut, de toute nécessité, arriver à des moyens plus complets d'isolement des matières fécales. Le procédé le plus simple est évidemment l'enfouissement quotidien des matières excrétées pendant les dernières vingt-quatre heures, mais il faut le combiner avec des procédés de désinfection, car on doit toujours craindre que les gaz ne percent la terre qui les recouvre, ou que les matières liquides ne filtrent dans les sous-sols et de là dans la nappe d'eau. On sait que la terre, et en particulier l'argile, la marne et la terre végétale, desséchées et réduites en poudre, ont la propriété d'absorber des liquides organiques en détruisant absolument toute odeur, et même en arrêtant vraisemblablement la fermentation putride. Cette propriété a été utilisée pour la désinfection des latrines dans les habitations (voy. p. 317) ; elle paraît également applicable aux latrines des camps, dans lesquels la terre ne manque pas; lorsqu'il en est de même du combustible, on pourra toujours dessécher une portion de terre en creusant des fours dans l'intérieur du sol. On pourrait de même, après avoir, chaque matin, creusé la fosse destinée à servir pendant le jour, y allumer un grand feu, que l'on entretiendrait pendant peu de temps, une heure au plus ; les cendres, abandonnées sur place et la terre desséchée recevraient les déjections qui, le lendemain, seraient recouvertes au moyen de la terre des parois de la fosse, également desséchées par le feu de la veille. On pourrait y joindre les cendres ramassées dans les divers foyers du camp, cuisines ou feux de bivouac.

M. A. Chevalier a proposé, pour les établissements publics, un système de latrines qui pourrait être introduit dans les camps permanents; il consiste à monter sur roues une sorte de bâtis contenant plusieurs sièges avec lunettes, en plaçant cet appareil au-dessus d'une fosse de dimensions convenables; le lendemain, ou seulement lorsque la fosse est pleine, on fait avancer l'appareil de quelques mètres, au-dessus d'une nouvelle fosse. L'ancienne est alors immédiatement comblée. Ce système mobilise l'appareil des latrines, en permettant de faire disparaître et de désinfecter les matières excrétées; il constitue, pour ainsi dire, un système de fosses mobiles, en sens inverse, mais le résultat hygiénique est à peu près le même (1).

Du reste, on doit autant que possible accepter, pour les camps, le sys-

(1) Alph. Chevalier, *De l'établissement des latrines mobiles (Ann. d'hyg. et de médec. lég.*, 2e série, t. XXVII).

tème des fosses mobiles. Déjà, dans l'ancien camp de Châlons, les latrines des officiers étaient pourvues de tinettes mobiles, et dans les camps sous Paris, en 1871-72, ces appareils ont été universellement adoptés, en imitation des installations analogues aux camps anglais d'Alderschott et de Colchester. Dans les camps sous Paris, les latrines étaient établies dans de petites baraques ou cabinets en planches, isolés les uns des autres, élevés à 0m,60 au-dessus du sol, avec porte d'entrée et plancher recouvert de zinc, percé d'une lunette. Les matières étaient reçues dans des tinettes mobiles, remplacées dès qu'elles étaient pleines.

Nous avons déjà parlé (p. 319) du système Goux-Thulasne qui, proposé à l'origine pour les camps sous Paris, y a fait ses preuves et a mérité d'être appliqué plus tard aux habitations permanentes. Ce n'est donc point le lieu d'insister à nouveau sur sa parfaite convenance pour les latrines des camps devant durer un certain temps.

Plus le camp se rapproche de l'habitation permanente, et plus, on le voit, les services hygiéniques y doivent acquérir de l'importance. Nous renvoyons donc, pour plus de détails, au chapitre de ce livre (p. 312) où il est traité de l'installation des latrines dans les casernes.

VIII. *Abattoirs, cimetières.* — Les abattoirs constituent dans les camps un service important, nécessitant certaines précautions hygiéniques si l'on ne veut les voir se transformer en sources puissantes de méphitisme. Aussi, le sang nécessairement répandu sur le sol, les différents déchets de boucherie en décomposition putride, doivent-ils être enfouis comme le sont les matières fécales. Les animaux seront abattus auprès de fosses que l'on recouvrira tous les jours, après y avoir projeté tous les déchets, non utilisables pour l'alimentation ou dont l'industrie ne s'empare pas; si les peaux, les cornes, etc., sont vendues, il faut stipuler que l'enlèvement en sera quotidien et qu'ils seront transportés à grande distance. Les abattoirs seront eux-mêmes situés à grande distance du camp, sous le vent et en aval sur le bord des cours d'eau.

Les autres parties non utilisables, tels qu'ossements, les corps entiers d'animaux reconnus malades, devront être enfouis à de grandes profondeurs, à 2 mètres au minimum, et, s'il se peut, recouverts de chaux vive. Ces précautions acquerraient une nouvelle importance dans les cas d'épizootie, de typhus contagieux en particulier.

Les cimetières, destinés à recevoir les dépouilles mortelles des soldats, doivent être également placés à grande distance du camp; les inhumaions auront lieu, en prenant les précautions qui seront indiquées dans une autre partie de cet ouvrage, relative à l'hygiène des champs de bataille. La plus importante de ces précautions consiste à creuser des fosses très profondes, suffisamment espacées les unes des autres, et sur lesquelles on aura soin de planter des végétaux, fleurs ou arbrisseaux, dont la piété entoure d'ordinaire les tombes, et que l'hygiène conseille comme moyen de désinfection du sol.

III. — Locaux affectés au service sanitaire dans les camps, infirmeries.

Le soldat doit trouver dans le camp toutes les institutions sanitaires nécessaires à lui assurer les soins dont, malade, il peut avoir besoin ; ces soins varient naturellement suivant qu'il est sérieusement atteint ou, qu'au contraire, sa maladie ne constitue qu'une indisposition. Dans le premier cas, il est accueilli dans les établissements hospitaliers, chargés du service du camp, établis à son voisinage ; dans le second, il reçoit des soins médicaux, sans quitter son corps de troupe, soit qu'il demeure dans sa tente ou sa baraque, soit qu'il entre à l'infirmerie du régiment.

Les établissements hospitaliers des camps feront l'objet d'une étude spéciale, dans la partie de cet ouvrage où il sera traité des établissements sanitaires de l'armée; les infirmeries des corps de troupes doivent donc seules nous occuper, et seulement au point de vue des locaux qui leur sont affectés.

Si, pour des troupes casernées, il est avantageux de posséder quelques locaux destinés à recevoir les hommes trop légèrement malades pour ne pas entrer à l'hôpital, et assez indisposés cependant pour avoir besoin de calme et d'isolement, ces mêmes indications sont bien plus absolues encore pour les troupes campées sous tente ou sous baraques.

Aussi, tout corps de troupe placé dans cette situation doit-il se pourvoir d'un local transformable en infirmerie. Lorsqu'il existe, dans le voisinage, quelque maison, ferme ou château disponible, il est parfois possible d'y disposer quelques pièces, en tenant compte des indications formulées à propos des infirmeries dans les casernes (p. 298) et de celles que nous indiquerons plus tard pour les ambulances.

Si l'on a à sa disposition des tentes de campement, ou mieux des tentes C. Tollet à charpente métallique, en nombre suffisant pour ne point encombrer les malades, lorsque la saison est telle que le sol ne soit pas humide, on pourra établir, sous ces tentes, une excellente infirmerie régimentaire, en se pourvoyant, en vue du couchage des malades, de tous les moyens matériels dont on peut disposer.

Dans les camps baraqués, l'infirmerie doit toujours être installée sous une ou plusieurs baraques, choisies parmi les plus grandes et les plus saines, les mieux aérées, les plus ventilées; on y organise les différents services comme dans une infirmerie de caserne.

Il n'y a pas lieu d'insister ici davantage sur les infirmeries des camps, dont l'hygiène ressort à la fois de celle du campement sous tentes ou sous baraques en général, et de celle des hôpitaux baraqués. Il sera fait plus loin, dans ce même ouvrage, une étude spéciale de cette dernière question.

ARTICLE IV. — INFLUENCE DES CAMPS SUR LA SANTÉ DES TROUPES

La mortalité du soldat est, en thèse générale, influencée par le fait de l'encombrement et de la vie en commun; cette influence se traduit par une fréquence, plus grande dans l'armée que dans la population civile, des maladies infectieuses, fièvre typhoïde, fièvres éruptives, etc., de la tuberculose ; nous avons déjà posé ces principes en parlant des casernes et nous y reviendrons plus tard encore, en parlant de la mortalité militaire en général; on ne saurait trop y insister. Théoriquement, il doit donc résulter un bénéfice immédiat de la suppression de cet encombrement, par la vie en plein air, dans les camps. La pratique répond à cette donnée théorique ; lorsque les conditions générales, locales et météorologiques d'un camp sont bonnes, lorsque le matériel de campement a été choisi avec discernement, que toutes les données hygiéniques sont respectées, la santé des hommes s'améliore en général de ce changement de milieu.

L'expérience de ces faits s'est trop fréquemment réalisée et dans l'armée française pour qu'il y ait lieu d'en citer les nombreux exemples. Il en est de même dans les armées étrangères et le résultat en lui-même est trop logique pour être surprenant.

L'influence heureuse du campement sur les troupes doit être presque exclusivement attribuée à cette vie en plein air, à ce bain atmosphérique auquel les hommes se trouvent soumis. Pendant les mois passés dans les camps d'instruction, on a pu constater que les soldats prennent un aspect extérieur infiniment plus florissant qu'à leur rentrée dans les garnisons; ils ont un air de vigueur et de santé remarquable. Lorsqu'ils rentrent ensuite dans les casernements ordinaires, ils conservent pendant un certain temps cet habitus spécial de validité; la morbidité ne dépasse pas sensiblement celle de la période passée au camp. Puis, peu à peu, l'influence heureuse s'efface, les conditions de la vie ordinaire se font de nouveau sentir et la situation sanitaire revient à ses conditions premières.

C'est ainsi que les choses se passent dans presque tous les corps pendant la période des manœuvres d'automne, à la condition que l'on ne fatigue point les hommes outre mesure, circonstances que l'hygiéniste regrette d'avoir quelquefois à constater. Dans cette occurrence les phénomènes morbides du surmenage ne tardent point à se montrer et annihilent l'influence bienfaisante du grand air.

Le moral lui-même du soldat est heureusement influencé par un séjour de durée modérée dans les camps ou aux manœuvres d'automne; la distraction, le changement de milieux, les exercices plus répétés et plus intéressants, l'alimentation elle-même, souvent plus soignée au camp que dans les garnisons, ne laissent pas que d'agir aussi dans un sens favorable.

L'éloignement des causes d'infection qui pèsent sur le soldat dans les casernes et dans les villes amène un changement notable dans la nature des maladies ou même des indispositions que l'on observe au camp. Alors que dans la ville les dominantes sont les maladies infectieuses, fièvre typhoïde, fièvres éruptives, tuberculose, l'on ne rencontre plus alors que les manifestations morbides dues aux influences atmosphériques et quelquefois au sol; on observe des catarrhes des muqueuses, des diarrhées légères dues au refroidissement, quelques insolations d'autre part et parfois du paludisme.

Le bain d'air, la soustraction du milieu infectieux font du campement le moyen le plus puissant pour arrêter dans un corps de troupes certaines manifestations épidémiques, en particulier la fièvre typhoïde. Il n'est pas, on peut le dire, de moyen plus héroïque de couper court à l'évolution de cette maladie infectieuse que de vider la caserne et de faire camper les troupes. On n'en est plus à compter dans l'armée française les exemples de cette méthode. Pendant l'absence des troupes, on désinfecte les locaux suspects, et au bout d'un certain temps ils peuvent être à nouveau occupés sans danger. Trop souvent, il est vrai, les causes originelles se reproduisant, la maladie reparaît après quelques mois de répit.

Ce n'est point à la fièvre typhoïde seule que le campement peut couper court. Nous l'avons appliqué avec le même succès pour arrêter des manifestations épidémiques de fièvres éruptives, rougeole et scarlatine. Il en serait de même dans certains cas spéciaux de dysenterie infectieuse, toutes les fois en un mot où il est prouvé que le milieu urbain et l'habitation collective sont incriminables. Mais la question est complexe et la ressource du campement destiné à soustraire les troupes à une influence morbide, demeure toujours subordonnée aux conditions de la saison, du lieu du campement, de toutes les circonstances nouvelles au contact desquelles on va placer le soldat. Le campement est un moyen souvent héroïque, à condition de l'appliquer avec discernement et de ne pas exposer les troupes à des dangers réels, quoique d'une autre nature, pour les soustraire à une influence morbide positive, sans doute, mais que d'autres moyens peuvent parfois faire disparaître ou tout au moins atténuer.

Nous venons de voir la vie au camp sous le jour le plus favorable, et nous avons cherché à montrer que l'influence heureuse du campement est due, presque exclusivement, à la suppression du plus grand des dangers de la vie militaire, à savoir la vie en commun ou l'encombrement. Mais cette influence n'a pas une puissance suffisante pour mettre toujours à l'abri d'autres causes morbifiques, et transformer les camps en un séjour absolument et définitivement salubre.

Tout d'abord, l'encombrement peut s'y reproduire lorsqu'un trop grand nombre d'hommes sont réunis et *maintenus* sur un territoire disproportionné avec l'effectif des troupes. Dans ces conditions, le confinement reparaît avec tous ses dangers, parce que les soldats se trouvent agglomérés sous les tentes ou les baraques, dans lesquelles l'espace cubique a été trop parcimonieusement calculé, où l'air n'est point suffisamment renouvelé. En second lieu, la présence d'un grand nombre d'individus entraîne fatalement une infection du sol d'autant plus rapide que l'agglomération est plus grande et que les services de voierie sont moins bien exécutés.

L'action de l'encombrement se surajoute alors à celle de l'infection du sol, et les maladies spécifiques, que l'on n'observait pas pendant les premiers temps du séjour, apparaissent alors avec une intensité proportionnelle à cette viciation du sol, qui, elle-même, suit fatalement une progression croissante.

L'infection du terrain est manifeste; quelque précaution que l'on prenne, une grande proportion des matières organiques sont abandonnées sur le sol; celui-ci, incessamment piétiné, labouré sous les pieds des hommes et des animaux, sous les roues des voitures, perd sa cohésion ; en même temps, il absorbe une certaine proportion de l'eau rejetée par les soldats, et le terrain, primitivement le plus salubre, devient bientôt un véritable marais de détritus organiques, un foyer de fermentations, dont les produits sont incessamment disséminés dans l'atmosphère et absorbés par les hommes.

Lorsque les influences météorologiques fâcheuses joignent leur action à ces causes déjà fort nuisibles, lorsque des chaleurs excessives activent la décomposition de tous les détritus organiques, ou que des pluies abondantes transforment le terrain en boues et marécages, lorsqu'au contraire le froid ajoute son action dépressive à celle des autres causes morbigènes, on conçoit sans peine que la résultante de toutes ces influences soit une insalubrité excessive, insalubrité que des millions de mètres cubes d'air sont impuissants à combattre.

Les exemples ne manquent point pour prouver la réalité de ces indications théoriques, celui des camps français de Crimée est trop complet pour qu'il soit besoin d'en fournir un autre. Là, sur le plateau de la Chersonèse, se trouvaient réunis tous les facteurs morbides ci-dessus indiqués; l'encombrement fut poussé à ses dernières limites; les hommes, pour échapper au froid, se confinaient dans des taupinières étroites et humides; le sol, incessamment souillé par les excreta de quelque cent mille hommes, exhalait en certains points une odeur repoussante; en outre, l'hiver de 1855-1856 fut long et rigoureux, et le moral même des troupes ne laissait pas que d'être assez déprimé, car les grandes actions de guerre avaient pris fin; toutes ces influences mauvaises, concentrées sur des hommes déjà fatigués par la campagne, et auxquels une alimentation insuffisamment réparatrice ne donnait point d'éléments de réaction, se combinèrent pour donner une effrayante activité au fléau par excellence des camps, au typhus, qui sévissait déjà depuis près d'un an ; dans les seuls mois de janvier, février et mars 1856, le typhus causa 10 277 décès sur 130 000 hommes d'effectif.

L'infection du sol, à elle seule, même sans l'action de toutes les causes adjuvantes ci-dessus énoncées, suffit pour faire naître une autre épidémie, quelquefois aussi désastreuse que le typhus lui-même, la dysenterie, et non point une dysenterie bénigne, comme le sont les entéro-colites d'automne dans nos pays tempérés, mais la dysenterie infectieuse, celle qui se propage dans les armées avec une rapidité extrême et y cause plus de ravages que les boulets de l'ennemi. Sans aucun doute, la dysenterie des armées n'est pas toujours attribuable à la seule infection des camps, car elle sévit parfois sur des troupes en marche, mais jamais elle n'y atteint alors ce degré d'intensité que l'on observe dans les camps trop longtemps occupés, ou dans ceux qui ne sont point maintenus en rigoureux état de salubrité.

Pendant la campagne 1870-71, ces conditions se produisirent, à la fois sur les troupes françaises campées autour de Metz et sur les troupes allemandes qui les investissaient. Dans l'une et l'autre armée, la fièvre typhoïde et la dysenterie sévirent avec une intensité exceptionnelle ; si l'armée allemande n'en fut pas atteinte au même degré que l'armée française, on doit l'attribuer sans doute à ce que les services administratifs de la première furent toujours assurés, tandis que la seconde dut, au contraire, supporter des privations excessives, mais aussi a ce que l'armée française dut séjourner pendant près de trois mois sur le même terrain, alors que l'armée allemande pouvait, dans de certaines limites, varier ses cantonnements. De tous temps, du reste, les médecins des armées ont été unanimes pour voir dans la permanence des troupes sur le même terrain la cause capitale de leur mortalité en campagne, et Pringle, en particulier, dans son admirable ouvrage sur les maladies des armées, y insiste d'une façon toute spéciale, en citant à l'appui de son opinion des exemples qu'il serait malheureusement trop long de reproduire ici (1).

A côté de ces grands facteurs morbides, l'encombrement et, comme conséquence immédiate, l'infection du sol, d'autres causes peuvent agir encore d'une façon très directe sur la santé des troupes, en rendant les camps dangereux et nuisibles. Tels sont en particulier les miasmes telluriques ou maremmatiques, se traduisant par des fièvres d'accès et des dysenteries, l'action des influences météréologiques, froid, chaleur, humidité, les influences morales dépressives, la nostalgie, etc. ; la plupart de ces éléments morbigènes dépendent du choix fâcheux qui a été fait de l'emplacement du camp, ou bien elles peuvent être combattues avec

(1) Pringle, *Observations sur les maladies des armées dans les camps et les garnisons.* Édition française avec étude complémentaire et critique par J. Périer. Paris, 1863. Voyez en particulier sur les rapports entre la dysenterie et la permanence des camps, II• partie, ch. III, § 3, p. 47.

succès, tandis que l'infection du sol, résultat direct de la présence des hommes, se produit fatalement sur les terrains les plus salubres ; elle peut être sensiblement diminuée par la stricte observation des principes hygiéniques, mais elle n'est efficacement combattue que par le déplacement même du camp.

Il est une autre indication que l'on doit envisager lorsqu'il s'agit de faire camper des troupes, de former un camp d'attente ou de concentration, c'est celle qui procède de l'état sanitaire des troupes à y amener. Si à leur point de départ, dans leurs casernes, dans la ville qu'elles quittent existe une influence épidémique de nature infectieuse, il est à craindre que le corps de troupes, qui en provient, n'apporte le germe morbide dans le camp et ne le transmette d'abord à celui dont il est le plus voisin et de proche en proche à tous les autres. C'est ainsi que tout récemment se sont produites les épidémies de fièvre typhoïde pendant l'expédition de Tunisie en 1882 et 1883, celle du camp du Pas-des-Lanciers en 1885 ; d'autres fois, et par suite de circonstances analogues, les fièvres éruptives, le choléra lui-même sont venus frapper sur des camps jusque-là indemnes. L'épidémie cholérique du camp de Boulogne en 1853-1854, celle de Kelung et des Pescadores en 1884-1885 ne procèdent pas d'autres causes.

Qu'il nous soit aussi permis de formuler une opinion, pour répondre à la question, récemment soulevée en France, sur l'avantage qu'il y aurait à grouper des troupes dans des camps permanents, au lieu de les maintenir dans les villes et les casernes.

La question est complexe. Il faut tout d'abord distinguer les campements, tels qu'on les comprend encore en France, et le système des casernes baraquées comme nous en voyons en Angleterre et aux États-Unis. Si dans l'installation du camp, des logements et dans leur aménagement intérieur si dans la vie quotidienne des troupes on tient compte de toutes les données de l'hygiène, il est évident que souvent il vaut mieux pour elles vivre, pendant un certain temps, hors de l'agglomération des villes. Ceci est incontestable ; mais maintenir la troupe dans des cantonnements à peine salubres, lui faire habiter des baraques étroites, et très froides en hiver, la maintenir indéfiniment sur un même sol, où l'on n'a point procédé à des travaux de drainage et de voieries comme il en existe dans les villes, et cela sous le prétexte que le camp vaut mieux que la caserne, voilà où est l'erreur et l'erreur absolue dans laquelle on a tombé longtemps. On ne se rend pas assez compte que l'habitation rurale, dont le campement se rapproche, n'est salubre qu'à la condition de n'y point violer les règles de l'hygiène le plus élémentaire. On ne saurait oublier que la fièvre typhoïde, le choléra, la diphtérie et toutes les maladies infectieuses sont toujours très meurtrières dans les villages et les hameaux, quelle que soit l'aération apparente de leur site, parce que les habitations y sont trop souvent humides, malpropres, encombrées, entourées de causes multiples de méphitisme et d'infection.

D'un autre côté, des militaires très impartiaux voient à ce campement longtemps prolongé d'autres désavantages; l'instruction générale et spéciale des hommes ne peut être entreprise au camp que dans la belle saison; mieux vaudrait donc ne les y envoyer qu'à cette époque, et pendant l'hiver les garder dans les villes, mais s'ingénier alors pour employer presque tout leur temps à une instruction de détail bien dirigée. Puis, il n'y a pas que des soldats dans l'armée, il y a les officiers et les sous-officiers; croit-on que dans les camps permanents les premiers se perfectionneront beaucoup, les seconds élaboreront leur instruction générale et même l'instruction militaire théorique? On peut leur donner des livres, organiser des bibliothèques; mais officiers et sous-officiers seront pris de la nostalgie de la ville, de la civilisation; dans les camps autour ces grands centres, dès que l'on a une après-midi de liberté, on vient la passer en ville, et le temps se perd sans profit.

En résumé, il paraît peu logique de considérer, à aucun point de vue, le camp comme le lieu d'habitation normale du soldat. Aucune considération hygiénique ou militaire ne conseille ce système et ce serait une erreur manifeste que de croire, par ce séjour, l'*endurcir* et l'*entraîner* pour le service de guerre.

Le camp et le campement sont utiles et hygiéniquement avantageux pour des périodes d'instruction et de manœuvres; ils constituent une ressource hygiénique précieuse pour soustraire les troupes à une influence épidémique et l'isoler, mais le campement ne doit jamais fournir qu'un mode d'habitation transitoire. Le camp le mieux aménagé, s'il dure un certain temps, est toujours inférieur comme salubrité à une caserne hygiéniquement construite et hygiéniquement entretenue.

CHAPITRE IV

DÉSINFECTION DES HABITATIONS MILITAIRES ET DE LEURS ACCESSOIRES

I. *Indications de la désinfection.* — Un milieu servant d'habitation à l'homme, comme à tout être organisé, est fatalement, au bout d'un temps, plus ou moins long suivant les circonstances, rendu insalubre par le seul fait que les déchets de la vie organique, ceux de la vie matérielle de l'habitant, les germes ou éléments figurés qu'il apporte de l'extérieur sur sa personne et sur les objets à son usage, ceux que l'atmosphère charrie perpétuellement, s'immobilisent et se fixent sur les parois de l'habitation.

Ces germes sont dangereux parfois par leur seule présence s'ils sont de la catégorie de ceux qui sont *pathogènes;* ils le deviennent toujours par les fermentations qu'ils provoquent ou dont ils sont eux-mêmes le siège et qui déversent dans le milieu ambiant les produits gazeux ou solides de cette évolution organique.

La présence de ces éléments et les modifications histo-chimiques dont ils sont les facteurs ou le siège constituent un danger pour l'habitant, nous avons déjà eu l'occasion de le dire dans d'autres parties de cet ouvrage. Absolument vrai pour l'habitation privée, même la plus hygiéniquement comprise, ce principe l'est bien plus encore pour l'habitation collective, pour la caserne, en particulier, où les causes de viciation du milieu sont plus nombreuses et plus actives, où, pour une même proportion de surface absorbante, existent plus d'individus ou d'objets matériels.

En appliquant le terme d'*infectée* à la situation du milieu devenu insalubre par ces conditions, l'hygiéniste n'emploie pas cette locution d'une façon exagérée. Il n'est pas besoin d'attendre que des phénomènes pathologiques graves se soient manifestés pour certifier que l'infection existe; telle circonstance extérieure ou une plus grande somme de résistance chez l'habitant peuvent en retarder l'explosion, mais l'élément pathogène n'en est pas moins présent, il subit silencieusement les modifications qui doivent l'amener à maturité; le grain de blé jeté en automne dans la terre y demeure jusqu'au printemps dans une apparente inertie; le sol ne paraît pas extérieurement modifié, il porte cependant une semence qui évoluera lorsque les conditions favorables à sa prolifération se seront produites.

La *désinfection* peut être définie, au point de vue hygiénique : la destruction des éléments pathogènes qui peuvent exister dans un milieu, soit que ces éléments aient déjà fructifié en y déterminant une manifestation morbide, soit qu'on puisse les supposer en état d'attente organique.

La désinfection doit être tout d'abord *préventive*; plus les locaux d'habitation réaliseront les indications de l'hygiène, moins ils auront chance de s'infecter. A ce titre, le cubage atmosphérique, la diminution de la la surface enveloppante ou masse infectable, l'imperméabilisation des parois et du plancher, la ventilation ont déjà été appréciés, il n'y a donc pas lieu de revenir sur ce point. Par une ventilation puissante on introduit des masses d'air qui entraînent au dehors les germes diffusés dans l'atmosphère, alors que l'oxygène de cet air, incessamment renouvelé, agit lui-même comme oxydant et par conséquent comme destructeur des matières organiques. L'introduction de la lumière solaire, et surtout de ses rayons directs, favorise singulièrement ces oxydations et contribue puissamment à purifier un milieu d'habitation.

Par ces procédés, qui doivent être continuellement appliqués, on retarde et parfois l'on empêche même la fixation des germes morbides sur les parois, car on les chasse ou on les annihile avant qu'ils aient pu s'immobiliser. En même temps le nettoyage quotidien des planchers et des parois, agissant dans le même sens, doivent être appliqués avec une grande rigueur.

Mais l'habitation est mal construite, peut-être, l'aération et l'insolation sont incomplètes, et tel est le cas de beaucoup de casernes; les sources de méphitisme sont trop nombreuses et trop actives, et l'on craint, à juste tite, que peu à peu l'infection ne s'établisse; peut-être même a-t-on pu constater chez les habitants des modifications pathologiques d'abord discrètes, mais qu'un observateur toujours en éveil ne doit pas méconnaître. Ce n'est point, en effet, par de grandes secousses morbides que se traduit immédiatement l'insalubrité d'une habitation, mais par un ensemble de phénomènes insidieux et légers au début; ce n'est point encore la maladie, alors que la santé n'est déjà plus normale. Chez les soldats on observe de l'inappétence, des embarras gastriques dont on ne trouve la cause ni dans l'alimentation, ni dans les autres facteurs de la vie matérielle. D'autres fois ce seront des troubles fonctionnels de l'innervation, des manifestations fébriles accompagnées d'érupions ou d'exanthèmes légers, des angines survenant sans influence xtérieure appréciable.

Devant une pareille situation sanitaire dont la physionomie est parfois rès variable, le médecin ne doit pas hésiter et en chercher la cause ans l'habitation elle-même; dans le plus grand nombre des cas il l'y rouvera et en aura la démonstration par ce seul fait que l'éloignement es hommes de leur milieu habituel suffit pour les ramener à l'état de anté parfaite.

A ce moment, l'indication de la désinfection *effective* est absolue t il y a lieu d'y procéder sans retard. A plus forte raison s'impose-t-elle orsque des phénomènes pathologiques graves se sont montrés sous orme de fièvre typhoïde, de fièvres éruptives, d'angine maligne, de iphtérie, d'érysipèle ou autres endémo-épidémies manifestement infecieuses. Qu'elles soient nées sur place ou qu'elles aient été importées de 'extérieur, la situation est la même, et il faut bien établir que ces cironstances se renouvellent très fréquemment dans la vie militaire moerne, avec le va-et-vient incessant des hommes qui obtiennent des perissions ou des congés, des recrues, des réservistes, des hommes des orps territoriaux. Constamment on peut signaler dans les casernes 'explosion de maladies infectieuses, ainsi apportées du dehors, et souent d'un point fort éloigné du territoire. Si l'hygiéniste n'intervient actiement, la propagation ne tarde pas à se faire dans un milieu qui, trop ouvent, s'y prête singulièrement.

Il serait véritablement indispensable, dans l'état actuel des choses, de onsidérer les casernes comme toujours *suspectes* et, en plus d'un ntretien hygiénique rigoureux et permanent, de les désinfecter *effectiement* tous les ans, en profitant des moments où, entre le départ d'une lasse et l'arrivée d'une autre, le nombre des hommes présents atteint on minimum annuel. Cette période correspond, en France, aux mois l'octobre et de novembre, et commence immédiatement après la fin des grandes manœuvres.

L'on ne saurait regarder cette mesure radicale comme excessive et nutile; alors même qu'il n'y a pas eu de manifestation endémique — et elles sont bien rares les casernes ainsi favorisées — alors que pas un seul cas de fièvre typhoïde ne se sera montré, il y a toujours présente et menaçante l'intoxication spécifique de l'habitation collective et de la caserne, la tuberculose. — Dans les villes elle est partout, on peut le dire, et les procédés de diffusion du micro-organisme, qui paraît être la cause ou le témoin de ses processus, sont trop multipliés pour que l'on puisse espérer s'y soustraire. Les faits sont du reste indéniables; aussi bien en France que dans les autres pays d'Europe, le tiers des décès militaires et le tiers au moins des réformes sont un témoignage éclatant du danger.

II. *Procédés de désinfection effective.* — On ne peut considérer comme *désinfectants* que les agents à l'aide desquels l'agent infectieux est absolument détruit ou tout au moins annihilé. Ce n'est point ici le lieu de discuter d'une façon générale la question des substances désinfectantes et du procédé de désinfection qui a fait l'objet de recherches nombreuses et de travaux d'ensemble (1). Dans le cas particulier, il faut se placer au point de vue tout spécial de la désinfection des casernes ou autres locaux d'habitation militaire.

Les agents infectieux se fixant sur les parois et les planchers, sur les meubles et autres objets matériels, il est logique de chercher à les détruire sur place, soit en enlevant la couche superficielle qui peut être souillée, soit tout au moins en passant à leur surface un désinfectant actif dissous. Le dépiquage des murailles, c'est-à-dire l'enlèvement de la couche qui a pu être pénétrée par les germes, doit, autant que possible, précéder toute désinfection radicale. Le lavage peut suffire s'ils ont été revêtus d'une couche imperméable, enduit ou peinture. Ce lavage se fait avec une solution d'une substance assez énergique pour détruire le germe organique, sans laisser en place, après la dessiccation, un élément plus tard nuisible aux habitants. A ce titre les sels de mercure, et en particulier le bi-chlorure ne peuvent être admis, malgré leur puissance incontestable. — Les sels de zinc, le chlorure en particulier, en dilution à 1 pour 100, l'acide phénique à 5 pour 100, sont au contraire spécialement indiqués, si même l'on ne se contente pas d'une forte lessive bouillante de soude ou de potasse qui saponifie toutes les matières grasses. — Les lavages avec une solution de chlorure de chaux à 1 pour 100 constituent un moyen énergique, mais ils ont l'inconvénient de maintenir l'humidité par la formation d'un sel déliquescent, le chlorure de calcium

(1) E. Vallin, *Traité des désinfectants et de la désinfection*. Paris, 1882. — Grandjux, *De la désinfection dans les quartiers militaires (Revue militaire de médecine et de chirurgie*, janvier 1882). — Sternberg, *Experiments designed to test the value of certain Gazeous and volatile desinfectants (National Board of Health. Bulletin*, t. I, p. 219. Washington, 1881).

›y. p. 332). — Il vaut mieux employer les solutions d'hypoclhorite de tasse dont le type est l'eau de Javelle. — Un premier lavage de cette pèce peut précéder un moyen plus actif, dans le cas où l'on croit voir y recourir, car il va de soi que l'on doit proportionner l'intensité l'action désinfectante au but que l'on se propose. — L'assainissement ın local d'habitation ordinaire ne nécessite évidemment pas une désintion aussi rigoureuse que la salle d'hôpital, ou le logement, où se sont ›duits et où ont évolué des manifestations infectieuses intenses comme choléra ou la fièvre jaune, par exemple.

Ɛn ce qui concerne les planchers, il a été dit (p. 207) quels sont les ›cédés journellement utilisables; dans un cas de désinfection radicale, a lieu d'appliquer les lavages plus énergiques décrits ci-dessus. — en est de même des tables, tablettes et autres meubles de bois ou de étal, des lits en fer en particulier.

Le procédé du flambage dans lequel on projette sur la surface infectée e flamme, à l'aide de la lampe spéciale dont se servent les peintres ur enlever les vieilles couches de peinture, réussit parfaitement sur murailles et surtout sur les parois en bois des baraques. On carbo-e ainsi la couche la plus superficielle et tout germe organique est alement détruit. — Le flambage a été également et victorieusement lisé pour les parois en fer des navires, mais rarement les locaux milires en présentent de cette nature.

La projection de vapeur surchauffée agit dans le même ordre dées, de destruction par la chaleur au-dessus de 100 à 120 degrés, ıis elle nécessite un matériel spécial difficile à trouver au voisinage ıne caserne; en revanche, elle constitue un moyen des plus précieux ur la désinfection des wagons de chemins de fer qui, en campagne, viennent un milieu d'habitation nosocomiale pour les blessés et les ılades.

Après avoir procédé à la désinfection directe des parois et des planchers, pération doit, ou peut, se continuer en répandant dans l'atmosphère ıbiante des locaux un désinfectant volatil qui pénètre dans les interses les plus anfractueux et va continuer l'action *germicide* déjà entamée. Le chlore, l'acide hypo-azotique, l'acide azoteux, l'éther azoteux, les des en général sont incontestablement des agents chimiques, radicanent destructeurs de toute vie organique et par conséquent de puisıts désinfectants; dans certains cas de désinfection nosocomiale l'on en a obtenu des résultats positifs ; pour les locaux d'habitation ils on l'inconvénient d'altérer trop profondément tous les effets à usage qu'il y a tout avantage à maintenir au milieu des chambres où ils sont placés d'ordinaire afin d'atteindre et de détruire les éléments nocibles qui s'y sont certainement fixés. Tel est le cas en particulier de la literie, des matelas, couvertures, etc... Sauf exception, l'on doit donc employer un agent qui, assez énergique pour être absolument *germicide* par son mélange à l'air ambiant dans une proportion déterminée, ne désorganise cependant pas les tissus de laine, de coton utilisés dans l'habitation.

III. *Désinfection par l'acide sulfureux.* — De très nombreuses expériences permettent d'attribuer ces qualités à l'acide sulfureux, et à l'heure présente, on peut le regarder comme le plus précieux des désinfectants volatils applicables dans les locaux journellement habités. Son action germicide est positive, il stérilise les liquides contenant les virus les plus actifs : morve, charbon, vaccine, il arrête toutes les fermentations, il asphyxie tous les organismes aérobies.

Nous ne reproduirons pas ici les résultats de toutes les expériences entreprises pour la désinfection, avec l'acide sulfureux, de locaux infectés. Elles sont nombreuses et catégoriques (1) ; toutes les fois que l'on a traité de la sorte des casernes ou autres milieux dans lesquels s'étaient manifestées des explosions épidémiques, l'on a pu réoccuper impunément les chambres dans lesquelles des cas successifs s'étaient produits. Comme type du genre, à la caserne du Palais, à Avignon, Czernicki a constaté que la salubrité persistait encore deux ans après la sulfuration et que dans la même caserne, siège d'épidémies de variole, rougeole, scarlatine et fièvre typhoïde de 1874 à 1880, aucune explosion ne se montrait pendant les années 1881 et 1882, alors qu'une sulfuration très énergique avait été faite en 1880. De plus, fait capital, pendant ces deux

(1) Voy. spécialement Czernicki. *Notes sur l'assainissement du quartier du Palais, à Avignon, au moyen de l'acide sulfureux.* (*Rec. des Mém. de méd. mil.*, 3e s., t. XXXVI, p. 513, 1880). — Du même, *Note complémentaire sur le même sujet* (*Arch. de méd. mil.*, t. IV, p. 301, 1884). — Geschwind, *Notes sur l'assainissement au moyen de l'acide sulfureux* (*Rec. Mém. méd. mil.*, 3e série, t. XXXVII, p. 107, 1881). — André, *De l'assainissement, par l'acide sulfureux, des baraques occupées par le 7e dragons* (*Recueil*, même volume, p. 110.) — A. Laillier, *Du gaz acide sulfureux comme insecticide et assainissant* (*Ann. d'hyg. publ. et de méd. lég.*, 3e série, t. IX, p. 97, 1883). — *Discussion sur les procédés de désinfection* (*Acad. de médecine*, séance du 9 septembre 1884). — Schotte et Gaertner. *Wie viel Carbolsaüre oder wie viel Schweflige Saüre in Gasform ist noethig zur Toedtung kleinsten Lebens?* (*Deut. Vierteljarschrift f. oeff. Gesundheistspflege*, t. XII, p. 337, 1880).

nnées la mortalité du 141e de ligne, caserné dans ce milieu, a été des eux tiers inférieure à celle des années précédentes.

La production de l'acide sulfureux peut être obtenue de trois manières rincipales : 1° par la combustion du soufre; 2° par celle du sulfure de ırbone; 3° par la projection de l'acide sulfureux passant de l'état quide à l'état gazeux. Les deux derniers procédés sont fort ingénieux, n réalité peu applicables sur une très grande échelle.

On brûle le sulfure de carbone dans une lampe spéciale, construite 'après le système de M. Ckiandi, et l'acide se produit au fur et à mesure e la combustion du sulfure, elle est lente par conséquent. L'acide sulfureux liquide est préparé d'après les procédés de Raoul Pictet, et l'on btient le dégagement à l'état gazeux en faisant communiquer le flacon écepteur avec la pièce à désinfecter à l'aide d'un tube de caoutchouc. e l'une et l'autre façon on reste ainsi à l'abri de toute chance d'inendie.

Pratiquement, c'est à la combustion du soufre en fleurs ou en bâtons ue l'on a recours, et l'on évite les accidents en isolant le soufre dans n récipient de terre placé sur un petit tas de cendres ou de sable. La ombustion du soufre est obtenue très rapidement en l'arrosant de quelues gouttes d'alcool que l'on enflamme. On a également utilisé les nèches soufrées dont font usage les tonneliers, pour stériliser les fernents dans les barriques avant d'y introduire le vin, mais il est alors ssez difficile de doser la quantité de soufre à faire brûler.

Quelques précautions sont nécessaires encore pour obtenir un bon ésultat; afin d'obtenir une plus rapide diffusion du gaz acide, on doit nultiplier le nombre des récipients et de plus les élever très sensiblement u-dessus du plancher. En effet, le gaz acide sulfureux est beaucoup lus lourd que l'air; à mesure qu'il se forme par l'oxydation du soufre, l se dépose en couches successives dans les parties inférieures de l'atnosphère; lorsque de proche en proche le gaz arrive au niveau du récilient où se combure le soufre, la proportion d'oxygène diminue dans 'air et, finalement quand il n'y a plus que de l'acide sulfureux, le foyer 'éteint. A ce moment, les couches supérieures sont loin d'être encore saurées et, par suite, la désinfection ne peut être complète. On s'explique insi les différences très notables relevées, dans les diverses expériences, ur la quantité de soufre qui peut être brûlée dans un milieu d'un cubage lonné.

Théoriquement, l'oxygène de un mètre cube pourrait suffire à la transformation en acide sulfureux de 300 grammes de soufre, pratiquement il en brûle beaucoup moins; Marty l'évalue au maximum à 68 grammes, mais il semble que cette proportion est sujette à discussion et nous estimons, d'après l'observation de quelques faits particuliers, qu'elle peut être sensiblement dépassée. Il ne s'agit naturellement pas des cas, où les expérimentateurs ont fait brûler des 150 grammes ou plus de soufre par mètre cube, alors que des obturations mal faites aux ouvertures de la pièce, des fissures des parois permettaient une certaine introduction d'air extérieur.

L'on a apprécié diversement aussi la quantité de soufre à faire brûler pour obtenir la stérilisation de tous les germes et la neutralisation des virus, par suite la désinfection. Dans l'expérience des casernes d'Avignon, Czernicki avait employé 300 grammes de soufre par mètre cube, il en retrouvait naturellement beaucoup sous forme de fleurs de soufre, passé ainsi en distillation; il faut constater aussi que la désinfection a été plus radicale peut-être que dans tous les autres cas cités.

L'on s'est arrêté, en général, à la fixation un peu arbitraire de 35 à 40 grammes par mètre cube, nous préfèrerions un minimum de 50 grammes, sauf à le dépasser si l'on veut obtenir une désinfection très énergique. La question économique mise de côté, qu'importe qu'une partie de soufre se dépose sous forme de poussières ténues sur tous les objets, c'est une simple affaire de balayage et il semble qu'en pareille matière, comme pour la ventilation, « il faut qu'il y en ait un peu trop pour qu'il y en ait assez ».

On objectera sans doute qu'en déterminant une saturation du milieu par l'acide sulfureux, on risque d'altérer assez profondément les objets matériels que l'on désinfecte, en particulier la couleur dont ils peuvent être teints. La *notice n° 7 sur la désinfection par l'acide sulfureux*, annexée au *règlement sur le service de santé de l'armée* (28 décembre 1883) en indiquant la quantité de 30 grammes de soufre par mètre cube, fait remarquer que, dans ces conditions, les fils *non teints* de laine, de crins, etc..., ne sont altérés en aucune façon au point de vue de leur résistance; en ce qui concerne la teinture l'on peut être aussi affirmatif. Depuis près de trois ans, nous avons fait construire à l'hôpital militaire de Bordeaux une chambre spéciale, isolée, sans autre issue ni ouverture qu'une porte parfaitement calfatée, dont les parois intérieures sont cimentées et fréquemment passées au goudron de houille pour les imperméabiliser, la chambre est donc absolument étanche. Tous les vêtements et effets à usage, la literie et autres objets de malades atteints d'une maladie même soupçonnée infectieuse, ceux des tuberculeux notamment, les vêtements et bagages de tous les malades militaires arrivant du Sénégal et des Antilles, et l'hôpital de Bordeaux en reçoit un grand nombre par chaque paquebot, sont désinfectés, alors même que la direction du service sanitaire les a admis en libre pratique. On emploie pour ces désinfections 30 grammes par mètre cube; or parmi le nombre considérable d'effets séjournant pendant vingt-quatre heures dans ce milieu, une fois seulement nous avons pu constater une légère altération de couleur sur un pantalon garance; dans un second cas il y a eu modification très sensible pour des vêtements civils, de couleur noire, et certainement de très médiocre qualité comme texture et coloration.

Ces deux accidents se sont produits à une époque où, pour activer la formation de l'acide sulfureux en faisant un apport d'oxygène, nous ajoutions à la fleur de soufre une petite proportion de nitrate de potasse. Cette addition a été conseillée, en effet, et l'on comprend qu'elle soit utile, mais elle peut avoir ses inconvénients, comme on le voit.

Du reste, une portion de l'acide sulfureux continuant à s'oxyder passe à l'état d'acide sulfurique et certainement en devient encore plus microbicide. On recherche même cette transformation, lorsque l'on engage à saturer de vapeur d'eau l'atmosphère de la pièce à sulfurer, en arrosant les planchers, en humectant les murailles. Dans nos recherches spéciales sur ce procédé de désinfection, nous avons maintes fois constaté que des gouttelettes d'eau recueillies sur les murailles, après sulfuration très énergique, que de petites quantités de ce liquide, placées dans des cupules, contiennent une proportion sensible d'acide sulfurique. La désinfection par l'acide sulfureux offre donc ce double avantage, de décomposer les éléments organiques en leur enlevant de l'oxygène, puis d'agir ensuite comme caustique par l'acide sulfurique qui se forme.

C'est également à la présence de l'acide sulfurique qu'il faut rapporter l'altération superficielle, sous forme d'un léger bronzage, des surfaces métalliques, cuivre et fer en particulier, laissées au contact des vapeurs sulfureuses. Pour les en garantir, il suffit de les enduire légèrement d'un corps gras.

Ces petits inconvénients n'ont en réalité de l'importance que pour la désinfection des effets à usage ; en ce qui concerne l'habitation elle-même, il n'importent en aucune façon, car les seuls effets qui doivent absolument rester en pareil cas dans la pièce sont ceux de literie. La désinfection des pièces d'habillement doit s'effectuer en même temps, ou par d'autres procédés ; nous en parlerons plus en détail à propos des vêtements eux-mêmes et de la désinfection nosocomiale.

En ce qui concerne les matelas, la sulfuration est un procédé de désinfection qui mérite d'être employé a défaut d'autre, en particulier à défaut de l'action de la chaleur sèche ou humide dans des étuves. Un matelas, dont la toile a été ouverte, laisse pénétrer l'acide sulfureux jusqu'à son centre, ainsi que l'indique le virage au rouge du papier tournesol, lorsqu'il a été brûlé au moins, et mieux plus de, 30 grammes de soufre par mètre cube. Le virus vaccinal placé dans un récipient, au milieu de ce matelas, est stérilisé ainsi qu'une aiguille à inoculation chargée. La stérilisation paraît plus complète lorsque le milieu virulent est liquide que lorsqu'il est desséché, probablement par suite de l'action ci-dessus indiquée de l'acide sulfurique.

Les pièces destinées à être sulfurées doivent être rendues absolument étanches afin que l'air ne puisse y pénétrer. Pratiquement on y arrive en collant avec soin des bandes de papier sur toutes les fentes des portes ou fenêtres, sur les fissures des murs, planchers et plafonds. — On obstrue également par l'extérieur la dernière porte par laquelle est sortie la personne chargée de l'allumage des foyers.

La réouverture ne doit être permise, au minimum, qu'après vingt-quatre heures et mieux après quarante-huit. — Elle doit être faite avec précaution en laissant d'abord ouvertes une ou plusieurs portes, puis en envoyant rapidement un homme un peu alerte ouvrir les fenêtres les plus voisines de l'entrée. — Il est bon de laisser toutes les prises d'air largement béantes pendant vingt-quatre heures, afin de balayer les dernières traces de vapeurs sulfureuses. Il persiste pendant quelques temps une odeur spéciale qui n'est pas très désagréable et qui n'est pas un obstacle à la réhabitation des locaux. Cependant, lorsque la sulfuration a été très énergique, lorsque l'on a brûlé plus de 30 grammes de soufre par mètre, mieux vaut attendre quelques jours en ventilant abondamment dans l'intervalle. Quelques bronchites d'irritation, quelques phlegmasies oculaires superficielles ont été parfois notées lorsque les locaux sulfurés ont été réoccupés trop rapidement.

De tout ce qui précède il résulte donc que ce procédé de désinfection par les vapeurs sulfureuses est *à l'heure présente* le moyen le plus pratique qui puisse être conseillé pour les locaux d'habitation, les logements collectifs et les casernes en particulier. Il est peu coûteux, il est actif à la condition que l'on emploie assez de soufre, en proportionnant naturellement sa quantité par mètre cube à l'intensité de la désinfection à obtenir. Pour les chambres de casernes, la proportion de 30 grammes est un minimum; il est plus prudent d'en employer 50 à 60 grammes, quitte à retrouver une partie du soufre non comburé. Enfin, dans ces conditions, l'addition d'une petite proportion de nitrate de potasse au soufre n'a pas d'inconvénients et, au contraire, permet d'obtenir la *saturation par les vapeurs d'acide sulfureux* du milieu à désinfecter, but que l'on doit rechercher et atteindre. Dans les casernes, nous le répétons, cette opération, radicalement conduite, devrait être pratiquée chaque année.

La désinfection des locaux des casernes autres que les chambres, en particulier les prisons, magasins d'effets ou de vivres, etc., ne représente rien de spécial et s'exécute dans les mêmes conditions que celles-ci. Grâce à la diffusion et à la puissante asphyxiante de l'acide sulfureux, on obtient du même coup la destruction de tous les parasites, punaises, pédiculi, cancrelas, etc., des petits rongeurs, souris et autres, dont les cadavres se trouvent en grand nombre sur les planchers, dans les fissures des murailles et quelquefois entre les planchers et les plafonds, où leur putréfaction peut devenir une cause de méphitisme, à rechercher au besoin pour la supprimer.

En dehors de la question de la désinfection des locaux dans les casernes, nous aurons encore à étudier les procédés à l'aide desquels on poursuit les éléments pathogènes sur l'habitant lui-même, sur ses vêtements et effets à usage et à rechercher s'il n'y aurait pas lieu d'établir dans chaque grande habitation collective militaire, aussi bien que dans les milieux nosocomiaux, une chambre, une étuve, ou tout autre moyen pratique de désinfecter les objets matériels. — Pour le moment, la question de l'habitation seule devait être envisagée à cette place.

LIVRE III

VÊTEMENT ET ÉQUIPEMENT DU SOLDAT

Dans toutes les armées régulières modernes, les soldats portent un vêtement identique pour chaque catégorie ou spécialité militaire; l'uniformité de ce vêtement est indispensable tant au point de vue de la discipline qu'à celui d'une économie bien entendue. Introduit depuis Louvois dans l'armée française, l'uniforme fut, au début. variable dans chaque régiment, abandonné aux caprices ou au goût du colonel-propriétaire, qui généralement adoptait pour son régiment les couleurs de son blason. Plus tard, avec les progrès de la centralisation, il fut admis que les mêmes spécialités militaires porteraient la même tenue, mais cependant avec certaines marques distinctives; aujourd'hui, l'idée prédominante dans l'armée française parait être de diminuer de plus en plus la diversité des types dans l'uniforme, en vue de permettre la constitution de grandes réserves d'habillements pouvant servir indifféremment à tels ou tels corps de troupes de la même arme.

Ces réserves sont rendues nécessaires par la constitution même des armées actuelles qui doivent toujours être prêtes pour une mobilisation. Avec les effectifs énormes qui existent de nos jours chez toutes les puissances militaires, la raison d'économie intervient enfin, plus puissamment peut-être qu'autrefois, pour conseiller un vêtement où les accessoires inutiles sont impitoyablement supprimés.

Cela est vrai et juste; il est incontestable que les anciens uniformes offraient une bigarrure plus pittoresque que vraiment utile. Peut-être cependant les costumes avec certains signes, spéciaux à chaque régiment, ont-ils leurs avantages moraux en contribuant à y maintenir l'esprit de corps qui, à un moment donné, devient un levier puissant. Dans telle couleur de collet ou de parement, dans telle inscription sur un casque, dans un petit objet propre à son régiment, le soldat allemand ou russe retrouve le fait glorieux qui en a motivé la concession à ses anciens; au moment critique ce souvenir matérialisé ne lui devient pas indifférent, et il prend sa place dans l'ensemble des grands mobiles d'ordre moral qui élèvent le courage au niveau de grands efforts que le soldat doit accomplir. — Quelques militaires pensent que, en France, on fait trop bon marché de ces idées et qu'elles seraient cependant compatibles avec les principes d'ordre économique qui les ont fait écarter.

Nous n'avons pas, nous-même, eu toujours cette même opinion, et c'est en vivant plus longtemps dans l'armée, en étudiant plus profondément les questions militaires en France et à l'étranger que nous avons été amené à modifier celles que nous défendions il y a quelques années (1). Du reste, ce sont là des sujets qui ne rentrent qu'indirectement dans nos études, et nous ne voulons pas y insister davantage.

CHAPITRE PREMIER

LE VÊTEMENT DU SOLDAT

L'étude pratique du vêtement doit comprendre deux ordres de recherches :

1° La détermination de la matière première à accepter comme matière vestimentaire, en se basant sur les propriétés physiques de ces substances ;

2° La forme à donner à ces matières pour les transformer en vêtements, et l'usage de chacun d'entre eux, dans les différentes conditions de la vie militaire.

ARTICLE I. — MATIÈRES VESTIMENTAIRES UTILISABLES POUR L'ARMÉE.

Le vêtement du soldat doit répondre aux mêmes indications que celui des autres classes de la société ; il doit en outre présenter certaines conditions spéciales, qu'il est important de ne point passer sous silence. Enfin, tandis que l'individu, livré à lui-même, peut modifier la forme de son vêtement et sa texture même suivant la saison, le vêtement principal du militaire doit suffire en toutes saisons et à peu près en tous lieux. Il convient donc de fixer, d'après des règles scientifiques précises, les matières que l'on doit mettre en usage pour vêtir le soldat, et leur nuance même.

§ 1. — Propriétés physiques des différentes matières vestimentaires.

Les matières vestimentaires *militaires*, fournies par les animaux et les

(1) Voy. *Traité d'hygiène militaire*, 1re édit., p. 559, 1874.

plantes, peuvent être appréciées : 1° au point de vue de leurs rapports avec le calorique, suivant qu'elles présentent un pouvoir absorbant ou un pouvoir émissif plus ou moins prononcé ; 2° au point de vue de leurs rapports avec l'eau, suivant qu'elles sont plus ou moins hygrométriques ; 3° au point de vue de leur utilisation dans le service militaire, en raison de leur plus ou moins grande appréciation aux grandes distances ; 4° au point de vue de leurs rapports avec l'électricité, suivant qu'elles sont idio-électriques ou anélectriques.

I. *Rapports des matières vestimentaires avec le calorique.* — Dans leur rapport avec le calorique, les vêtements sont destinés à protéger le corps contre les abaissements ou les élèvements de température, quelquefois très considérables dans certains climats et certaines saisons, à l'empêcher d'absorber par sa surface extérieure une trop grande quantité de calorique, ou au contraire à en émettre rapidement une forte proportion. Les matières vestimentaires jouent donc le rôle d'un écran placé entre le corps et l'extérieur, écran dont la puissance variera suivant ses propriétés émissives ou absorbantes, et aussi suivant sa texture.

Pour arriver à déterminer le pouvoir *émissif* et le pouvoir *absorbant* des principales matières vestimentaires, un physicien éminent, le professeur Coulier, a entrepris une série d'expériences qui présentent le plus haut intérêt (1). Il prend un récipient de laiton, mince, cylindrique, de 500 centimètres cubes, le remplit d'eau à une température n, supérieure à + 50°, et le suspend au moyen de cordons de soie dans un air tranquille ; un thermomètre très sensible, fixé au bouchon qui ferme l'appareil et plongeant dans le liquide, lui permet de constater les moindres variations de température. L'appareil étant laissé à lui-même, on note exactement le nombre de minutes et de secondes nécessaires pour obtenir une diminution de 5° ; on a soin, du reste, de ne commencer l'expérience qu'à partir d'un point, fixe, + 40° par exemple. Appliquant ensuite sur le vase des chemises faites des différentes matières en expérience, on note également avec précision le temps nécessaire pour amener, avec chacune d'elles, la chute thermométrique de + 40 à° + 35°.

(1) Coulier, *Expériences sur les étoffes qui servent à confectionner les vêtements militaires.* (*Journal de la physiologie de l'homme et des animaux*, t. I, p. 122, 1858.)

Résultat de l'expérience relative au pouvoir émissif des matières vestimentaires militaires (Coulier).

		Durée du refroidissement de + 40° à + 35°.
Récipient en laiton non recouvert		18′ 12″
Même récipient recouvert avec	A. Toile de coton pour chemises	11′ 39″
	B. Toile de coton pour doublures	11′ 15″
	C. Toile de chanvre pour doublures	11′ 25″
	D. Drap bleu foncé	14′ 45″
	E. Drap garance	14′ 50″
	F. Drap bleu gris pour capotes	15′ 5″

Le récipient nu se refroidit moins vite que revêtu d'une enveloppe; cela tient au très faible pouvoir émissif du laiton, mais le drap, c'est-à-dire la laine est, de toutes les enveloppes, celle qui s'oppose le plus à la diminution de la température, celle qui, par conséquent, a le moindre pouvoir émissif.

Hammond, reproduisant ces mêmes expériences en Amérique, est arrivé à des conclusions analogues; dans ses expériences (1), il a obtenu les résultats suivants :

Même expérience (Hammond).

		Durée du refroidissement de 150° Fahrenheit à 140° (65°,4 à 60°,0 centigr.)
Récipient de cuivre non recouvert		15′ 11″
Même récipient recouvert avec	A. Coton pour chemises	9′ 42″
	B. Toile de chanvre pour chemises	7′ 24″
	C. Flanelle blanche	12′ 35″
	D. Drap bleu foncé	14′ 5″
	E. Drap bleu clair	13′ 50″

Le pouvoir absorbant des mêmes étoffes a été déterminé par une expérience analogue. Prenant un certain nombre de tubes de verre, à parois minces et à diamètre sensiblement uniforme, Coulier les garnit des différentes enveloppes, à soumettre à l'expertise, et les expose, sur un châssis de bois, à l'action des rayons solaires; l'expérience, commencée et suspendue en même temps pour tous les tubes, permet de constater les indications suivantes :

(1) W.-A. Hammond, *Treatise on Hygiene, with special reference to the military service* p. 583. Philadelphia, 1863.

Résultat de l'expérience relative au pouvoir absorbant des matières vestimentaires militaires (Coulier).

Thermomètre à l'ombre............... 27°
Thermomètre exposé au soleil......... 36°

	Température du tube	Différence avec la température du tube nu.
Tube non recouvert d'étoffe...............	37°,5	
Étoffe A. Coton pour chemises............	35°,1	— 2°,4
— B. Coton pour doublures............	35°,5	— 2°
— C. Chanvre écru....................	39°,6	+ 2°,1
— D. Drap bleu foncé pour soldats......	42°	+ 4°,5
— E. Drap garance pour soldats........	42°	+ 4°,3
— F. Drap gris de fer bleuté pour capote.	52°,5	+ 5°,
— H. Drap garance pour sous-officiers..	41°,4	+ 3°,9
— K. Drap bleu foncé pour sous-officiers.	43°	+ 5°,5

Il est évident, d'après ces expériences, que les tissus blancs de coton protègent très efficacement contre l'échauffement produit par les rayons solaires; leur effet se traduit par 7°,9 de chaleur de moins que sous un vêtement de drap bleu foncé, de 7° de moins que sous un vêtement de drap gris de fer. La superposition des étoffes a donné les résultats suivants :

1° Tube et coton seul......	42°	différence .... 9° (1° et 2°)
2° Tube et drap seul........	51°	différence....... 7° (2° et 3°)
3° Tube et coton sur drap...	44°	différence...... 6°,5 (3° et 4°)
4° Tube et drap sur coton...	50°,5	

D'où l'on voit que, en superposant une étoffe de coton à mailles serrées sur un vêtement de drap, on obtient une différence au moins de 7°. « Je ne crains pas de trop m'avancer, ajoute le professeur Coulier, en disant qu'en Algérie, dans les fortes chaleurs, la différence aurait été de 10 à 12°, puisque cette différence augmente avec la température. »

Il est donc bien évident, d'après ceci, que, d'une part, la laine jouit d'un pouvoir émissif beaucoup moindre que le coton ou la toile, ce qui la rend mauvaise conductrice de la chaleur, que, d'un autre côté, elle a le privilège d'absorber les rayons solaires calorifiques beaucoup plus vite que la toile ou le coton : mais cette puissance d'absorption et d'émission varie essentiellement pour la même étoffe avec la couleur dont elle est teinte.

Le comte Rumford, en 1792; puis Franklin, sir Humphrey Davy, en

1799, et enfin Stark, d'Édimbourg (1), ont recherché la puissance absorbante des différentes couleurs, que l'on peut ranger, d'après l'intensité de cette puissance, dans l'ordre suivant :

Pouvoir absorbant des différentes couleurs.

	FRANKLIN.	DAVY	STARK.	
			LAINE TEINTE EN	BOULE DU THERMOMÈTRE TEINTE EN
1e..........	Noir.	Noir.	Noir.	Noir.
2e..........	Bleu foncé.	Bleu.	»	Bleu foncé.
3e..........	Bleu tendre.	»	»	Brun.
4e..........	Vert.	Vert.	Vert foncé.	Vert.
5e..........	Pourpre.	»	»	»
6e..........	Rouge.	Rouge.	Écarlate.	Rouge foncé.
7e..........	Jaune.	Jaune.	»	Jaune.
8e..........	Blanc.	Blanc.	Blanc.	Blanc.

Suivant Coulier et le professeur Bache (2), les différences de température ne sont véritablement appréciables que lorsque les étoffes sont exposées directement aux rayons solaires; à l'ombre, les variations thermométriques sont à peu près nulles, quelle que soit la couleur.

On peut déjà tirer de ces faits la conclusion évidente que, dans nos climats où le soldat est plus exposé à souffrir du froid que de la chaleur, où les rayons solaires sont plus recherchés pour leur influence calorifique que craints par le soldat, le vêtement militaire doit être de laine, afin d'entraver autant que possible la déperdition de la chaleur humaine par voie de rayonnement, et, d'un autre côté, rester dans les couleurs très foncées, noir, bleu ou gris, afin de permettre le réchauffement du corps par ces mêmes rayons solaires lorsque le soldat peut s'y exposer. Quelques exceptions pourraient être faites au point de vue de la coiffure; nous y reviendrons plus tard.

D'autres considérations plaident encore en faveur de la laine et des couleurs foncées.

II. *Propriétés hygrométriques des matières vestimentaires.* — Le vêtement doit jouer entre le corps et l'air extérieur un rôle d'écran relativement à la chaleur, il doit le jouer également au point de vue de la vapeur d'eau,

(1) *Philosophical Transactions, for 1855.*
(2) *Journal of the Franklin Institute*, nov. 1853.

dont la présence est une source de refroidissement. Si le corps, échauffé et couvert d'une sudation abondante, n'est point protégé contre une évaporation trop rapide de cette sécrétion, il s'ensuit un refroidissement dangereux; d'un autre côté, si l'air extérieur est saturé d'humidité et que le tégument soit mis en contact avec cette humidité, il tendra à se mettre en équilibre de température avec l'air extérieur, d'où encore source de refroidissement. Plus que tout autre tissu, la laine a le privilège de modérer cette mise en équilibre de température, par la propriété qu'elle possède d'avoir vis-à-vis de l'eau un pouvoir absorbant considérable. La laine peut en effet, plus que tout autre tissu, absorber une grande quantité d'eau hygrométrique; à poids égal, elle a un pouvoir absorbant double de celui du coton; à surface égale, pour le drap, ce pouvoir est environ quadruple. Nous empruntons à Coulier le tableau suivant, où l'on constate le résultat de ses expériences à ce sujet :

Expériences relatives à la quantité d'eau absorbée par les matières vestimentaires (Coulier)

DÉSIGNATION DES ÉTOFFES.	POIDS après 24 heures de séjour dans l'eau.	POIDS après 24 heures de séjour sur l'eau.	POIDS après 24 h. d'immersion et 24 h. de séjour sur l'eau.	EAU hygrométrique	EAU d'interposition.	EAU hygrométrique par 1 gramme d'étoffe.	EAU d'interposition par 1 gramme d'étoffe.
A. Toile de coton pour chemises	7,55	8,50	14,40	0,95	5,90	0,125	0,781
B. Toile de coton pour doublures	7,55	8,10	15,10	0,61	7,00	0,083	0,903
C. Toile de lin pour doublures	11,19	12,90	19,40	1,71	6,50	0,153	0,580
D. Drap bleu foncé pour soldat	19,75	23,12	51,40	3,37	28,28	0,171	1,432
E. Drap garance pour soldat	19,58	23,28	55,40	3,70	32,12	0,188	1,064
F. Drap gris fer bleuté	20,80	24,15	52,30	3,35	28,15	0,161	1,402
H. Drap garance pour sous-officier	19,52	22,85	54,20	3,33	31,35	0,171	1,600
K. Drap bleu foncé pour sous-officier	17,66	20,20	47,30	2,55	27,10	0,200	1,540
L. Belle toile de chanvre pour chemises	9,67	11,00	15,75	1,33	4,75	0,142	0,490

D'après ce tableau, on peut voir que le coton est, de toutes les étoffes, elle qui a le moindre pouvoir absorbant; la toile de chanvre vient nsuite, son pouvoir absorbant est intermédiaire à celui du coton et celui e la laine, il s'ensuit naturellement que si le corps en sueur n'est séparé e l'air ambiant que par une étoffe de coton ou de toile, cette dernière ne ouvant absorber une quantité suffisante de liquide, l'évaporation sera apide, surtout si l'air est agité; au contraire, si une étoffe de laine est isposée de façon à servir d'écran, elle absorbera une grande partie de a sueur, et l'évaporation sera beaucoup moins rapide. Cette eau hygro-nétrique, qu'elle absorbe, finit cependant par disparaître, mais lentement t sans produire par conséquent de refroidissement.

Les expériences de Coulier sont confirmées par celles de Petten-coffer (1). En plongeant dans l'eau, puis pressant entre les mains des toffes de lin et de flanelle, il constate que pour 1000 parties d'étoffe èche, le lin retient 740 d'eau et la flanelle 913. Par évaporation 1000 de in abandonnant en 75 minutes 511 d'eau, la laine 456. Cette rapidité l'assèchement de l'étoffe de lin rend bien compte du refroidissement apide qu'elle détermine sur le corps lorsqu'elle est maintenue mouillée à son contact.

L'emploi de tissus de laine pour le vêtement du soldat n'exclut certaine-nent pas l'usage de linge de corps en toile ou en coton, pourvu que celui-ci ne soit pas en contact direct avec l'atmosphère. Le linge de corps est indispensable, au contraire, ainsi que nous le verrons plus loin.

III. *Influence de la couleur des étoffes sur leur perception à grande distance.* — La couleur dont les étoffes doivent être teintes doit être égale-nent fixée, au point de vue de leur plus ou moins grande faculté de perception aux grandes distances. Alors que l'on engageait l'action à courte distance, que l'infanterie combattait à 100 ou 150 mètres au plus, il était assez indifférent de donner au soldat des habits de telle ou telle nuance; l'ennemi les distinguait toujours fort bien. Mais depuis que l'infanterie, pourvue d'armes à longue portée, ouvre le feu à 800 mètres, que l'artillerie de campagne envoie ses projectiles à 6000 mètres avec la plus parfaite précision, il n'est pas inutile de donner au soldat un vêtement de la couleur la moins apparente; dans le combat de tirailleurs,

(1) Cité par Arnould, *Nouveaux éléments d'hygiène*, p. 663. Paris, 1881. — Voyez M. V. Pettenkofer, *Ueber die Function des Kleider (Zeitschrift für Biologie*, I, 1865, et *Beziehungen der Luft zur Kleidung (Braunschneig*, 1872).

chaque individu sera isolément moins nettement perçu, et les masses d'infanterie, se fondant avec la teinte générale du terrain, il deviendra beaucoup plus difficile aux artilleurs ennemis de bien apprécier les distances, et par suite de donner à leur feu une plus grande efficacité.

Les tableaux suivants, dressés par Jules Gérard et l'armurier Devismes, après de longues expériences faites sur des cibles de différentes couleurs, établissent que le gris et le brun sont les couleurs les moins facilement perçues aux grandes distances.

Résultat des experiences relatives à l'appréciation des couleurs aux grandes distances.

COULEURS.	A 300 MÈTRES.						A 300 MÈTRES.											
							PAR JOUR CLAIR.				PAR JOUR SOMBRE.							
	Pays découvert.	Terrain rocheux.	Au bord de la mer.	Sur l'eau.	Contre des ouvrages de terre.	Contre des fortifications en pierre.	A l'aurore.	Au lever du soleil.	A midi.	Au coucher du soleil.	A l'aurore.	Au lever du soleil.	A midi.	Au coucher du soleil.	Pluie.	Pluie et brouillard.	Clair de lune.	Lueur des étoiles.
Écarlate...	1	4	3		5	4	4	3	3	4	4	3	4	6	3	3	4	5
Vert	3	5	4		4	3	3	4	4	3	5	7	3	8	4	4	3	4
Bleu de roi.	2	4	3	7	3	2	2	5	3	2	6	6	3	8	4	4	3	4
Blanc	4	1	2	1	1	2	1	1	2	1	8	8	1	8	2	2	8	8
Gris.......	7	7	7	5	6	7	7	6	7	5	8	8	5	8	6	6	8	8
Brun feuille-morte	7	7	6	6	7	6	6	7	6	6	8	8	6	8	6	7	8	8
	A 600 MÈTRES.																	
Écarlate...	4	5	3	5	5	4												
Vert	3	4	5	4	4	3												
Bleu de roi.	2	3	4	5	3	2												
Blanc	1	1	1	1	1	2												
Gris	6	8	7	8	8	7												
Brun feuille-morte.	7	8	6	8	8	6												

Le numéro 1 désigne la couleur qui se voit le plus, le numéro 7 celle qui se voit le moins, le numéro 8 celle qui ne se voit pas du tout.

D'après ces données, le gris et le brun doivent être préférés à toute autre nuance dans l'habillement du soldat; le bleu foncé vient ensuite; le rouge et le blanc doivent être proscrits comme très visibles à toutes les distances et dans presque toutes les conditions. La plupart des armées de l'Europe sont habillées d'après ces principes; le marron, le gris et le bleu dominent chez les troupes allemandes, italiennes, espagnoles, autrichiennes; cette dernière vient d'abandonner récemment la couleur blanche, pendant longtemps dévolue à son infanterie; les couleurs oyantes sont encore conservées à quelques troupes de cavalerie légère, ù l'esprit de tradition l'emporte sur celui de progrès ; seules, la France t l'Angleterre ont persisté jusqu'à présent, la première, à conserver la arance pour les pantalons et les coiffures, la seconde, l'écarlate, pour ı tunique de l'infanterie et d'une partie de la cavalerie. Chez nous, on ent au pantalon rouge comme souvenir, comme encouragement à l'in-ustrie de la garance alors que cependant, la teinture à la garance a resque disparu pour faire place aux teintures beaucoup plus économi-ues des dérivés de l'aniline. On ajoute enfin, ce qui est exact, que le ouge est une couleur très tenace, peu salissante. Néanmoins, il paraî-rait logique de se baser uniquement en pareilles matières sur l'intérêt ien entendu soldat ; nos képis, nos épaulettes, nos pantalons rouges, ranchant avec le jaune du collet, infligent à nos soldats une bigarrure ue l'habitude seule nous rend acceptable, et surtout ils les rendent isibles à de grandes distances. La raison d'économie milite en faveur du rap gris, le prix de revient d'un pantalon garance dépassant de 1 fr. 88 elui d'un pantalon gris de fer bleuté.

Il peut donc être admis que le vêtement extérieur du soldat doit être n laine et être teint d'une couleur sombre, bleu, gris ou marron.

VI. *Propriétés électriques des matières vestimentaires.* — Certaines sub-tances jouissent, comme chacun sait, de la propriété de développer et de etenir le fluide électrique, d'être idio-électriques, telles sont la laine, les ourrures, la soie ; le chanvre, le lin et le coton, au contraire, sont ané-ectriques, c'est-à-dire bons conducteurs de l'électricité, à cause de leur lus grande hygroscopicité. Or, la peau humaine étant propre à l'élec-risation, le frottement sur sa surface de tissus idio-électriques peut lonner lieu au dégagement de l'électricité. Ce phénomène est favorisé ar la superposition des vêtements et leur glissement dans les actes de a locomotion.

Deux étoffes ou deux portions d'une même étoffe, frottées l'une contre 'autre, peuvent contracter des états électriques très prononcés d'un signe contraire. Que les fluides développés de cette manière se distri-buent à la périphérie du corps, et lui impriment un certain degré de ten-sion, ou qu'ils réagissent en se recomposant, ils exercent une influence peu marquée, mais réelle, qui fait partie des mérites ou des inconvénients des vêtements de laine ou des fourrures, et qui se traduit par des stimulations circonscrites et répétées sur l'élément vasculaire et nerveux de la peau.

§ II. — Expertises auxquelles peuvent donner lieu les matières vestimentaires présentées pour l'armée.

Les médecins ou les officiers de divers services sont fréquemment appelés à vérifier la qualité des étoffes destinées à servir pour la confection des vêtements militaires; en dehors des conditions de métrage, de poids, d'épaisseur, qui sont facilement appréciées, de la résistance que l'on mesure au moyen d'un dynamomètre spécial, l'expertise peut avoir pour but de vérifier la nature même de la matière employée.

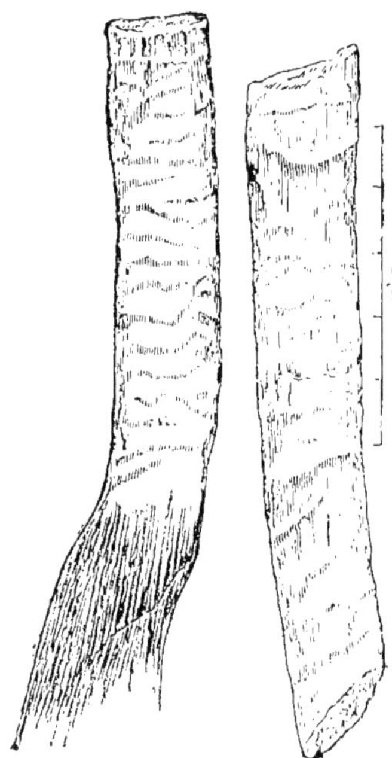

Fig. 83. — Fibres de laine, vues à un grossissement de 285 diamètres. (E. Parkes.)

Les prix, éminemments différents des matières textiles, amènent les fabricants à les mélanger entre elles, dans le but de combiner un tissu peu estimé ou à bon marché, avec une matière plus estimée ou plus chère, de manière que le premier soit aussi peu apparent que possible, et que, de cette façon, l'étoffe soit, à l'œil, semblable à un autre tissu confectionné avec une substance supérieure. Dans l'industrie et le commerce libres, ces procédés sont parfaitement autorisés, lorsque l'acheteur est prévenu de la qualité de l'étoffe, mais au point de vue des fournitures militaires, elles constituent un délit doublement criminel. En présentant une étoffe différente de celle que lui impose son cahier des charges, le fournisseur commet un vol, avec abus de confiance, au préjudice de l'État, et de plus, il compromet la santé et la vie des soldats eux-mêmes, qui ne trouvent plus dans leur vêtement les qualités protectrices qu'ils sont en droit d'en attendre.

I. *Examen des tissus de laine.* — Au microscope, la laine se présente sous la forme de fibres, rondes, transparentes ou légèrement opaques, et semble constituée par une série de cornets s'emboîtant les uns dans les autres (fig. 83), dont la base est figurée par de petites stries transversales ; à leur niveau la fibre elle-même est un peu plus large ; d'autres stries, beaucoup moins prononcées, existent encore dans le sens longitudinal. Au centre de la fibre se trouve un canal, le plus souvent oblitéré. Lorsque la laine vieillie est usée par les frottements, les stries transversales, la forme en cornets, disparaissent presque complètement et la laine se présente alors sous forme de fibrilles, sans texture régulière, comme on peut le voir dans la partie gauche de la figure 83.

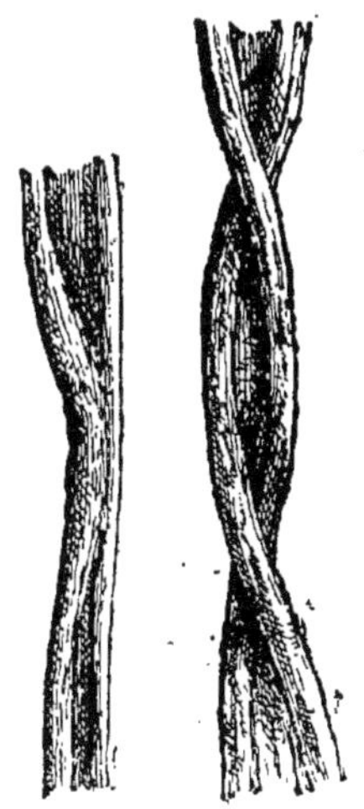

Fig. 84. — Fibres de coton (1).

La fibre de laine brûle au contact de la flamme, en répandant une odeur spéciale bien connue, mais elle ne continue pas à brûler lorsqu'on l'enlève de la flamme ; elle s'éteint immédiatement et il reste, à l'extrémité brûlée, une masse charbonneuse noire, plus épaisse que la fibre elle-même.

II. *Examen des tissus de coton.* — Le coton se présente sous la forme de fibres longitudinales, diaphanes, rubanées, légèrement aplaties et un peu plus épaisses sur leurs bords qu'au centre (fig. 84), fréquemment enroulées les unes sur les autres en forme de tire-bouchon ; elles sont percées d'un canal central, quelquefois rempli de matières extractives, mais généralement oblitéré. Quand on présente une fibre de coton à la flamme, elle brûle sans dégager d'odeur désagréable ; en la retirant de la flamme, elle continue à brûler quelque temps et ne présente pas à son extrémité la masse charbonneuse que l'on trouve dans la laine.

III. *Examen des tissus de lin.* — Au microscope la fibre de lin se présente sous la forme de cylindre (fig. 85 A'), non aplati ; elle est caractérisée par une cavité intérieure et demeure plus droite et plus raide que la fibre de coton ; elle est marquée, à intervalles réguliers, d'étranglements et de manières de nœuds. Lorsqu'elle a été tissée et qu'on l'examine en la développant, elle conserve en partie la disposition à s'enrouler, surtout lorsqu'on l'examine sous l'eau (fig. 85 A). Au contact

(1) Les figures 84 et 85 sont empruntées à M. Vétillart. — *Études sur les fibres végétales textiles employées dans l'industrie*, 1876, in-8°.

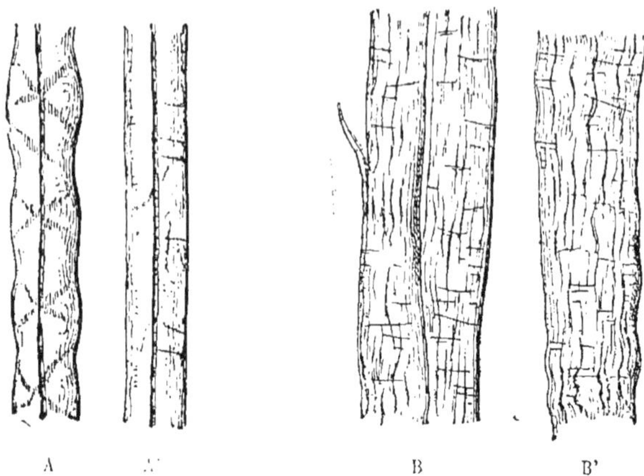

Fig. 85. — Fibres de lin et de chanvre. — A, A', lin; B, B', chanvre.

de la flamme, la fibre de lin présente les mêmes phénomènes que la fibre de coton.

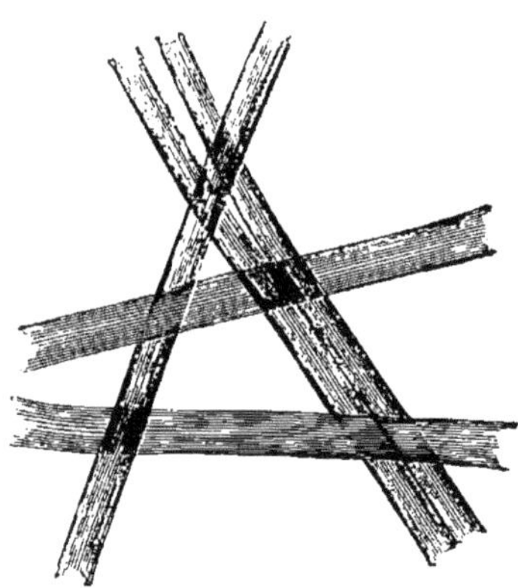

Fig. 86. — Fibres de soie 1/300 (Roth et Lex) (1).

IV. *Examen des tissus de soie.* — Dans l'industrie et la pratique générale, la soie prend une importance de plus en plus grande, mais comme elle n'entre dans aucune partie du vêtement militaire, il semblerait inutile de s'y arrêter spécialement dans cet ouvrage. Disons cependant que la fibre de soie est lisse, cylindrique, amorphe, de diamètre uniforme, sans cavité intérieure et sans rétrécissement ; elle se distingue facilement du fil de laine d'un diamètre inégal, recouvert d'écailles, et de la fibre de coton, qui est aplatie, rubanée et tordue (fig. 86). La fibre de soie brûle en dégageant son odeur spéciale, connue, et, retirée de la flamme, présente une petite masse charbonneuse comme la laine.

Déjà, on le voit, par la seule inspection microscopique et sans réactifs

(1) Roth und Lex. *Handbuch der Militaer-Gesundheitspflege.* T. III, 1876, p. 35.

spéciaux, on peut résoudre le problème qui se pose à chaque instant dans les commissions militaires : tel tissu est-il uniquement composé de laine, n'offre-t-il pas de fibres de coton, ou tel tissu présenté, comme de la toile, n'est-il pas mélangé de coton ou d'autres fibres végétales ? On peut, au moyen de quelques procédés fort simples, acquérir un complément de certitude qu'il ne faut jamais négliger.

V. *Mélange de laine et de coton.* — Supposons d'abord un tissu de laine, suspect de mélange avec des fibres végétales. L'ébullition dans une solution de potasse donne un résultat décisif : la laine se dissout, le coton et le lin, c'est-à-dire la cellulose, ne se dissolvent pas. En plongeant le tissu dans de l'acide azotique de 1,2 à 1,3 de densité, la fibre de laine se teint en jaune, mais non le lin ou le coton; la solution aqueuse d'acide picrique donne également une coloration jaune à la laine et n'altère pas la fibre végétale. En faisant bouillir une dissolution de fuschine dans une lessive alcaline, on obtient un liquide qui d'abord laisse incolore le tissu de laine et de coton que l'on y plonge, mais si l'on met ensuite l'échantillon dans l'eau froide et si on le lave bien, la laine prend une couleur rouge intense et le coton reste absolument incolore. L'azotate de protoxyde de mercure donne, avec les fibres animales, une couleur rouge intense, qui passe au noir par l'addition d'un sulfure alcalin métallique ; le lin et le coton ne sont pas altérés par ces réactifs.

En combinant ces expertises avec l'examen microscopique, pratiqué avant et après l'emploi des réactifs, on pourra donc arriver à se prononcer sur la qualité d'une étoffe de laine suspecte. Nous engageons cependant les experts à pratiquer toujours une contre-expertise, destinée à rendre encore plus évidents, à eux-mêmes et à ceux qui les consultent, les phénomènes caractéristiques qu'ils ont pu découvrir.

VI. *Mélange de coton et de lin.* — Les fibres de coton et de lin, fréquemment mélangées entre elles dans les tissus fournis par l'industrie, peuvent être différenciées les unes des autres par les caractères microscopiques ci-dessus énoncés; il convient cependant de recourir à quelques expertises destinées à fournir un complément de certitude. Cette question, en fait assez délicate, a fait l'objet de recherches nombreuses, dont la variété même indique que l'on ne semble pas être arrivé de prime abord à une solution très satisfaisante. Aussi, voulant demeurer sur le terrain exclusif de la pratique, n'envisagerons-nous ici qu'un seul procédé, le dernier en date et le plus précis; il est actuellement connu dans l'industrie sous le nom de *procédé Vétillart*, du nom de son inventeur (1).

Le procédé de M. Vétillart est basé sur l'examen microscopique, combiné avec la coloration obtenue par l'acide sulfurique et l'iode, coloration bleue (iodure d'amidon), ou jaune, due simplement à l'iode, suivant les différents tissus.

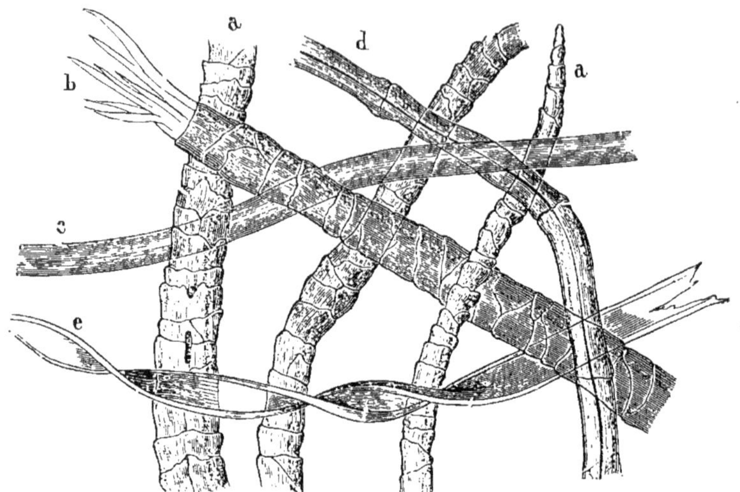

Fig. 87. — Mélanges de fibres textiles animales et végétales. *a* laine neuve; *b* laine qui a été portée; *c* soie; *d* lin; *e* coton. (Roth et Lex.)

Avant de procéder à l'expertise, les fibres *écrues* doivent être préalablement tenues pendant une demi-heure dans une dissolution faible de carbonate de soude, puis séchées; les fibres *apprêtées* sont traitées par une eau bouillante légèrement alcaline; les fibres *teintes* doivent être décolorées autant que possible. On dispose alors sur le porte-objet du microscope quelques fibres de 6 à 8 millimètres de longueur, en les imbibant de glycérine pour les rendre plus transparentes, et on les recouvre du verre mince.

Si l'on veut essayer la réaction à l'iode, on a, au préalable, plongé les filaments dans une solution d'iodure de potassium au 1/100, légèrement

(1) Consultez, à ce sujet, Vétillart. *Loc. cit.* et l'instruction publiée par le ministère de la marine, sous le titre de *Manuel ou exposé de la méthode pratique à suivre dans l'examen des matières textiles d'origine végétale, procédé Vétillart.* Paris, 1872; — C. Roucher, *Des filaments végétaux employés dans l'industrie, procédé de M. Vétillart.* (Ann. d'hygiène et de méd. légale, 2e série, t. XL, p. 64. 1873).

additionnée d'iode; après quelques minutes d'imbibition, les filaments ont été un peu desséchés sur du papier à filtre, et enfin placés sur le porte-objet et recouverts avec le verre mince.

L'acide sulfurique est alors mis en contact avec les filaments, en en déposant quelques gouttes sur l'un des côtés du verre; trop concentré, cet acide décomposerait la cellulose en la gonflant, il faut donc l'étendre d'eau ou de glycérine. M. Vétillart propose un mélange de 2 volumes de glycérine, 1 volume d'eau distillée et 3 volumes d'acide sulfurique à 66°.

Si l'on veut examiner les coupes transversales des fibres, on solidifie ces dernières en les plongeant dans une colle liquide à base de gélatine, et lorsqu'elles sont assez résistantes, on les enchâsse dans le coupe-objet, puis l'on pratique des sections aussi fines que possible.

Les caractères fournis par les différentes fibres apparaissent alors avec une précision remarquable, et permettent de les distinguer facilement entre elles. Voici quels sont ces principaux caractères : il s'entend que les colorations sont toujours obtenues par l'iode et l'acide sulfurique.

Lin. — Filaments formés de fibres de 1 à 6 centimètres, lisses, réunis en faisceau, faciles à séparer au moyen d'une aiguille. Diamètre uniforme, colorés en bleu, quelquefois en lie de vin. Canal fin au centre, coloré en jaune.

Coupes transversales polygonales, colorées en jaune au centre, en bleu sur les bords.

Chanvre. — Fibres fortement agrégées, de même longueur que celles du lin, mais plus grosses et moins lisses. Extrémités grosses et courtes en forme de spatule. Coloration bleue ou bleu verdâtre.

Coupes transversales sous forme de fibres enchevêtrées, très adhérentes. Chaque fibre colorée en jaune près du bord, le reste en bleu.

Coton. — Fibres isolées, tortillées, rubanées, plissées au milieu, extrémités larges. Coloration bleue. Coton longue soie, fibres de 25 à 40 millimètres, courte soie de 10 à 20 millimètres.

Coupes transversales isolées, arrondies, forme de rognon. Coloration bleue avec teinte jaune à l'intérieur et à l'extérieur.

Jute. — Fibres adhérentes, bords ondulés, difficiles à séparer, de 1,5 à 5 millimètres. Canal central, large, inégal, vide, extrémités plates. Coloration jaune.

Coupes transversales adhérentes, polygonales, coloration jaune, plus foncée sur les bords du polygone.

China-grass. — Fibres longitudinales isolées, de 5 à 12 centimètres, grosseur variable, canal central souvent rempli d'une matière jaune, grenue. Coloration bleue.

Coupes transversales irrégulières, à angles rentrants, coloration bleue, la matière en jaune.

Phormium tenax. — Faisceaux vasculaires des feuilles, divisibles à l'aiguille en fibres raides, régulières, de 5 à 12 millimètres, bords enroulés, extrémités fines, s'amincissant. Coloration jaune.

Coupes transversales comme celles du jute, à angles un peu arrondis. Cavité large, arrondie. Coloration jaune.

Malgré la précision de ces indications, nous engageons cependant le lecteur à étudier lui-même ces différentes réactions par des essais personnels, et à consulter les planches très remarquables que l'on trouvera dans le manuel précité, publié par le ministre de la marine, et qui sont reproduites dans les *Annales d'hygiène* (1).

ARTICLE II. — FORME ET DISPOSITION DU VÊTEMENT DU SOLDAT.

§ I. — Coiffure.

Les différents types de coiffures militaires adoptées dans les armées ont varié à l'infini; jadis elle était uniquement considérée comme arme défensive, car les Grecs et les Romains ne se couvraient guère la tête qu'à la guerre et, même en marche, ils portaient leur casque suspendu, par sa jugulaire, à leur épaule gauche. En France, jusqu'à Charles VII, le haume de fer et le casque à cimier furent seuls en honneur; puis plus tard vint le chapeau de feutre, qui resta longtemps la seule coiffure militaire aux XVIIe et XVIIIe siècles; depuis on a multiplié les essais sans arriver jamais à une solution satisfaisante, car un modèle était à peine adopté que l'on s'empressait d'en étudier un autre. La véritable raison de ces changements réside en grande partie dans ce fait indiscutable que l'on n'a jamais procédé par principes et qu'on s'est laissé déterminer, pour le choix de la coiffure, par la mode du jour ou par un engouement absolument irréfléchi.

La coiffure militaire type est celle qui, aussi légère que possible, em-

(1) C. Roucher, Mém. précité.

boîte bien la tête du soldat, dont le centre de gravité se trouve sur la même verticale que celle du crâne, et dont le poids se répartit bien sur la circonférence et non en avant, comme dans les shakos inclinés sur le front ou en arrière, comme dans les anciens casques de cuirassier ; elle doit le protéger du soleil et de la pluie, garantir de l'un et de l'autre son visage en avant, son cou en arrière, ses oreilles sur le côté, et cependant ne pas être trop large pour ne pas donner prise au vent. Jadis elle devait encore lui servir d arme défensive ; mais actuellement, au moins pour l'infanterie, cette indication peut être négligée, car on ne s'abordera guère à l'arme blanche ; la cavalerie, en particulier, ne peut que rarement s'approcher de fantassins armés de fusil à tir rapide. Dans ces conditions, on arrive à construire une coiffure de forme à peu près hémisphérique, comme celle de la tête, avec un prolongement en avant sous forme de visière, un couvre-nuque en arrière, reliés entre eux par une aile latérale ; la forme fatalement imposée à la logique est donc celle d'un casque assez bas. L'armée allemande et l'armée anglaise possèdent seules ce modèle de coiffure pour l'infanterie ; si l'armée russe qui, longtemps a porté le casque, l'a récemment abandonné, c'est que cédant à des considérations de sentiment national, elle a repris le bonnet de fourrure des paysans moscovites.

I. *Coiffure de l'infanterie.* — Le casque porté par presque tous les corps de l'armée allemande est en cuir et de forme légèrement ovoïde ; les derniers modèles se rapprochent de plus en plus de la forme sphérique ; il pèse 500 grammes, est muni de jugulaires métalliques, sa visière et son couvre-nuque descendent assez bas.

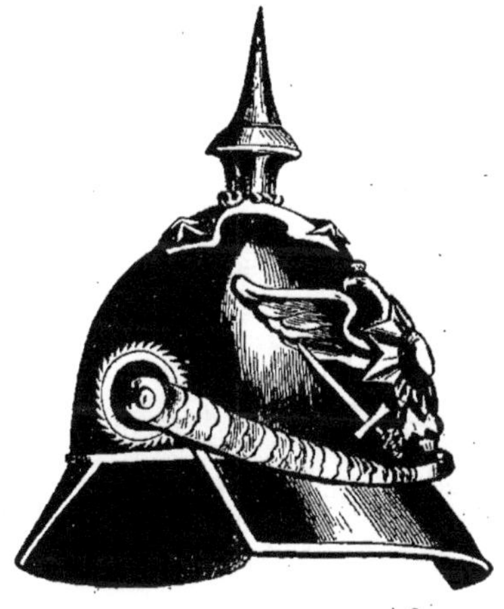

Fig. 88. — Casque en cuir de l'armée allemande (modèle général).

Le type reproduit par la figure 88 représente un modèle déjà un peu ancien ; actuellement le casque est plus bas, plus léger, quoique toujours en cuir, et des études permanentes sont entreprises afin de le débarrasser de tous les poids inutiles, tout en conservant cependant sa forme. Peut-être en réduisant un peu trop les dimensions de la visière et du couvre-nuque lui enlève-t-on beaucoup de ses qualités. A ce titre, le casque de l'infanterie anglaise, un peu plus ample et très léger cependant, car il est en carton recouvert de drap, semble répondre davantage aux exigences hygiéniques.

Il a été fait, en France, essai d'un casque assez semblable à celui de l'armée anglaise, mais certainement moins gracieux, abritant moins la tête en avant et en arrière. Malheureusement l'on n'a pas jusqu'à aujourd'hui pris de décision et les essais ont été suspendus. On est entravé, semble-t-il, par l'opinion bruyante d'un certain nombre de personnes, la plupart étrangères à l'armée et de journalistes qui ne veulent pas comprendre que la forme sphérique avec visière et couvre-nuque est la seule logique pour une coiffure militaire et que, si certaines armées étrangères ont le casque, ce n'est pas une raison pour que l'armée française n'en soit pas pourvue. Un sentimentalisme inconscient ne devrait pas primer les indications qui tendent au bien-être et à la santé du soldat

La coiffure sphérique s'impose tellement que presque toutes les armées abandonnent les coiffures cylindriques ou *shakos* dont elles étaient pourvues. L'armée anglaise lui a substitué le casque, l'infanterie autrichienne, dont les tenues peuvent être en général signalées comme réalisant de grands progrès, porte pour le moment une casquette très pratique à visière ; l'infanterie belge et l'infanterie italienne portent encore des shakos bas et légers qui, chez la dernière, est recouvert en campagne d'une toile blanche.

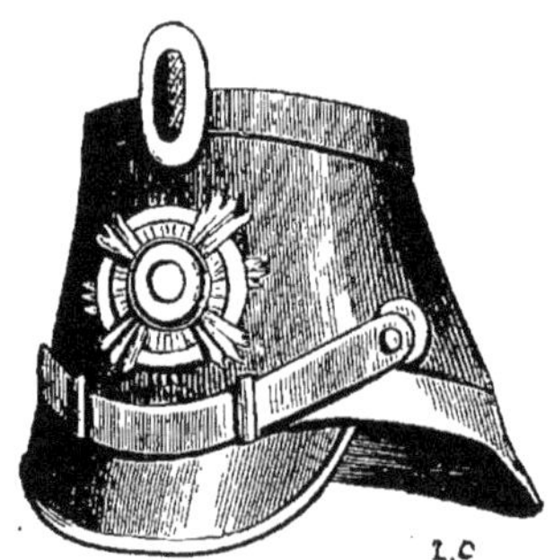

Fig. 89. — Shako de l'armée prussienne (landwehr, train, chasseurs, etc.

L'infanterie et l'artillerie française qui avaient le shako, l'ont vu récemment supprimer, sans qu'il soit remplacé par un autre type mieux conçu.

La landwehr prussienne, les chasseurs, le train et quelques autres corps portent un shako qui, en fait, réalise presque tous les avantages du casque, sauf qu'il est un peu lourd (575 gr.). Il est en cuir, garni d'une visière très inclinée et d'un large couvre-nuque, prolongeant la coiffure en arrière (fig. 89).

Le carton, le drap, le cuir, ont été employés pour la confection de la coiffure militaire; la seule indication que l'hygiéniste réclame est la légèreté, jointe à l'imperméabilité ; il y aurait lieu de rechercher si le feutre imperméable et suffisamment foulé ne saurait être convenablement employé, car le carton et le drap, collés l'un sur l'autre, finissent à la longue par se désunir ; l'humidité pénètre bientôt entre les deux couches, la légèreté et l'imperméabilité sont alors compromises. Une autre indication hygiénique indispensable est la ventilation de la tête, que l'on obtient en donnant à la coiffure une forme telle qu'il existe un matelas d'air entre la voûte cranienne et celle du casque ou du shako, et en disposant sur les parties latérales et supérieures deux orifices garantis au moyen d'un petit grillage sous forme de bouton. — Le casque allemand est également ventilé au moyen d'un dispositif assez ingénieux ; à cet effet, la pointe du casque (fig. 94) est formée à sa base de deux cylindres, s'emboîtant à frottement dur, et présentant latéralement des ouvertures qui peuvent être mises en rapport, entre elles ou avec le plein du cylindre. En faisant tourner plus ou moins ces deux cylindres l'un dans l'autre, on ouvre ou l'on ferme a volonté les bouches d'appel.

L'armée espagnole porte un petit shako assez léger, le *Ross*, de forme du reste peu logique, car le centre de gravité est trop en avant, mais qu'en Espagne on considère un peu comme coiffure nationale.

La coiffure militaire doit varier avec le climat, sinon même avec la saison, et ce serait une erreur manifeste que de vouloir doter une armée d'une coiffure qui pût être toujours et partout utilisée. Cela est si vrai, que les corps de troupe de toutes les armées, tenant garnison dans les colonies tropicales, abandonnent les shakos qu'ils possèdent dans la métropole. En Algérie, les troupes françaises n'ont, depuis les premières campagnes, porté que le képi, quelque insuffisant qu'il soit. De plus, l'ingéniosité du soldat lui a ajouté un couvre-nuque, en interposant entre le képi et la tête un mouchoir, dont l'extrémité flottante forme couvre-nuque et protège le cou des rayons directs du soleil. Récemment la coiffe et le couvre-nuque blancs sont enfin devenus réglementaires, mais cette heureuse addition ne suffit pas.

L'armée anglaise a, la première, introduit dans ses uniformes le casque léger en moelle d'aloès avec large visière et couvre-nuque, garni d'étoffe blanche, autour duquel s'enroule au niveau du crâne un voile léger ; les circonvolutions de cet appendice augmentent l'épaisseur de la portion de la coiffure qui abrite des rayons calorifiques et ses bouts flottants forment un supplément au couvre-nuque. A l'intérieur existe un disque s'emboîtant sur le crâne, espacé de la paroi mince du casque de un demi-centimètre environ. L'air circule donc librement autour de la tête et, après échauffement, peut s'échapper par les orifices d'aération placés à la voûte de la bombe. Ce dispositif est très précieux; la ventilation est parfois si active que l'on doit fermer les orifices pour ne pas trop refroidir le crâne en transpiration. Le *casque indien*, un peu transformé, est devenu celui des troupes métropolitaines.

L'infanterie de marine française a depuis quelques années été pourvue de ce casque pour toutes les colonies, nos troupes au Tonkin en ont été également approvisionnées. On se demande pour quelle raison cette coiffure légère, hygiénique, n'est pas réglementaire pour nos troupes d'Algérie et de Tunisie; avec quelques modifications, recouvert de drap foncé, il deviendrait en outre une excellente coiffure pour les troupes de garnison en France.

On pourrait, pendant l'été, le recouvrir d'une coiffe blanche et pendant les saisons rigoureuses d'une autre en étoffe imperméable. On réaliserait de la sorte le *desideratum* d'une coiffure militaire hygiénique, élégante, se prêtant à recevoir des emblèmes variables suivant les armes et relativement peu coûteuse.

L'armée italienne a adopté pour ses bersaglieri une coiffure qui, très populaire en Italie, est à la fois assez gracieuse et pratique; c'est par le fait un chapeau analogue à ceux que l'on portait au XVIe siècle, à ceux de beaucoup de paysans français, les bretons notamment. Un peu rigide, pourvu d'un large bord légèrement relevé à gauche, il protège incontestablement du soleil et certainement de la pluie. Les bataillons alpins ont également un chapeau, mais un peu plus haut, aux bords moins larges, se rapprochant du petit chapeau de voyage actuellement en usage. Ces coiffures qui, aux yeux de certains militaires, paraissent un peu singulières, n'empêchent pas les soldats italiens d'avoir fort belle mine; ils ont en plus l'avantage d'avoir une coiffure sensée et commode.

On comprend que dans les pays à climats rigoureux comme la Russie, on peut adopter une coiffure de fourrure, surtout lorsqu'elle est relativement légère et peu élevée; mais l'absence de visière et de couvre-nuque est un réel inconvénient pour les temps de pluie. De plus la fourleur ne semble pas convenir absolument, même en Russie, pour la saison d'été.

Le bonnet de laine ou *chechia* des zouaves et des tirailleurs algériens n'est une coiffure protectrice à aucun titre. Elle n'a pas même le mérite d'avoir réellement de la couleur locale, car elle est celle des Maures des villes et non celle des Arabes ni des Kabyles, qui tous portent le turban, formé par l'enroulement de la corde en poil de chameau, par-dessus le capuchon du haïck. On ne peut que souhaiter sa complète disparition.

En dehors de la coiffure permanente, il est généralement admis que le soldat doit en posséder une seconde, plus légère, beaucoup plus souple, qui lui serve aussi bien la nuit pour se garantir du froid, que le jour pour faire les corvées. Primitivement, cette seconde coiffure n'était en France autre chose que le classique bonnet de coton, devenu bonnet de laine sous la République et l'Empire ; il enveloppait la tête entière pendant la nuit, le jour on le repliait d'une certaine façon ; il devint, par transformation, le classique bonnet de police aplati, coiffure presque ridicule qui ne tient pas sur la tête, ne la garantit ni du soleil, ni de la pluie, ni du froid, qui n'est bonne ni le jour ni la nuit. Nos guerres d'Afrique ont introduit l'usage de la casquette, que l'on a encore nommée bonnet de police, à visière et actuellement *képi* (fig. 90). Il a été adopté par quelques autres pays qui l'ont perfectionné ou transformé par diverses additions d'emblèmes et d'ornements. Quelques armées l'ont adopté pour coiffure presque unique, et beaucoup de militaires estiment qu'il en pourrait être ainsi dans l'armée française. Sans doute le modèle actuel, qui a déjà douze ans (24 décembre 1873), ancienneté bien rare en France pour un objet d'habillement militaire, est supérieur à l'ancien ; la visière est inclinée à 30°, et peut ainsi protéger la vue beaucoup plus efficacement que la visière horizontale (fig. 90) ; deux orifices de ventilation existent à la partie supérieure : enfin le calot, ou surface supérieure, est ovalaire au lieu de circulaire. Les critiques que l'on doit adresser au képi se résument ainsi qu'il suit : comme coiffure unique, il ne protège pas de la pluie et du soleil la partie postérieure de la tête et la nuque ; en été, à plus forte raison dans les climats chauds, il colle trop à la tête et le

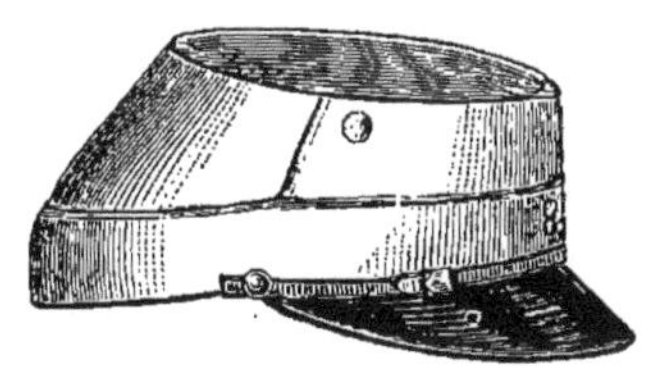

Fig. 90. — Képy de l'armée française (modèle 1873).

matelas d'air au-dessus d'elle n'est pas assez haut. Comme coiffure du matin et de la nuit il ne permet pas à l'homme de se coucher sans se décoiffer et de se recouvrir les oreilles, indication absolue d'une coiffure de bivouac. Il ne se plie pas facilement et n'est guère transportable sous la courroie du sac. — Sans attacher une importance exagérée au côté décoratif, on peut trouver que, dès qu'il n'est plus absolument neuf, il se déforme et prend un aspect malséant, incompatible avec la correction d'un uniforme.

Ses défenseurs affirment qu'on pourrait lui donner une certaine élégance en le rendant rigide, mais alors on revient au shako et à ses inconvénients, ou en adaptant pour la grande tenue une plaque ou un emblème; au besoin il pourrait être dans ce cas surmonté d'un plumet, comme cela existe, par exemple, dans l'armée danoise.

On retombe, on le voit, dans la fantaisie et on s'éloigne du but pratique, de l'indication hygiénique. Il faut au soldat une coiffure de bivouac et le képi n'en est pas une; il n'est pas non plus, pour toutes les circonstances une vraie coiffure de jour.

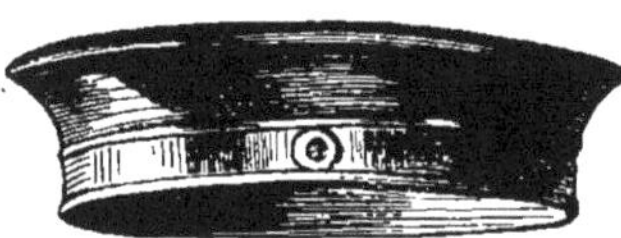

Fig. 91. — Bonnet de l'armée allemande.

L'armée prussienne et quelques corps belges ont pour seconde coiffure un bonnet sans visière, analogue au bonnet de travail du marin; il a l'avantage d'être très portatif et de pouvoir s'enfoncer pendant la nuit sur les oreilles; on pourrait l'employer avec grand avantage (fig. 91). Un essai d'un béret sans visière a été fait dans l'armée française et l'on semble y avoir renoncé sans motifs plausibles. Il est à craindre que le sentiment soit encore intervenu comme pour le casque. On peut citer avantageusement comme type de coiffure de repos le « glengarry cap », en usage d'abord dans les seuls régiments écossais, puis adopté ensuite dans toute l'armée de l'empire britannique.

II. *Coiffure du cavalier.* — Jusqu'à présent il n'a été question que de la coiffure du fantassin, celle du cavalier doit répondre naturellement aux mêmes indications. Aussi constate-t-on avec surprise la variété des types adoptés dans les régiments de cette arme. Les uns portent des bonnets de fourrures, explicables et utiles dans les climats très froids, mais parfaitement désagréables et plus qu'illogiques dans nos climats; d'autres ont en partage la coiffure d'origine polonaise, le czapska, qui ne se maintient sur la tête qu'au prix des plus grands efforts, et suivant un équilibre perpétuellement instable ; d'autres, enfin, ont des casques de modèles différents. Cette critique s'adresse, actuellement, bien plus aux armées étrangères qu'à l'armée française, où l'on est entré dans une voie de progrès incontestable.

Dans une certaine mesure, la cavalerie est en droit d'exiger une coiffure qui soit en même temps une arme défensive; elle peut, en effet, aborder la cavalerie ennemie; c'est à ce titre que les dragons et les cuirassiers, destinés à ce rôle, possèdent un casque. Depuis 1874, l'on a adopté en France pour les chasseurs et les hussards un shako très bas, léger, quoique pourvu à l'intérieur de lames métalliques qui sont destinées à protéger le crâne, en amortissant les chocs directs. Certes, il est de beaucoup ce que l'on a fait de mieux comme shako et cependant pour les raisons hygiéniques que l'on sait, mieux vaudrait pour ces armes, et même pour les dragons un casque très léger, en feutre ou en cuir, analogue à celui que l'on donnerait à l'infanterie. Quant aux cuirassiers, la logique exige pour eux un casque de métal, le moins lourd possible, mais capable cependant d'offrir une résistance suffisante pour parer un coup de sabre. Pendant longtemps l'armée française faisait usage d'un casque en acier pour les cuirassiers, en cuivre pour les dragons, surmonté d'un cimier très élevé, et garni, en arrière, d'une queue de cheval pour protéger la nuque. Le casque était très lourd, la hauteur de la bombe et surtout celle du cimier lui donnait peu de stabilité; son emploi déterminait des névralgies souvent rebelles et amenait une calvitie prématurée. En 1872, on lui a substitué un casque, unique, pour dragons et cuirassiers, à bombe plus basse, en acier, de forme sphérique et non plus ovoïde (fig. 92); le cimier est également beaucoup plus bas, le couvre-

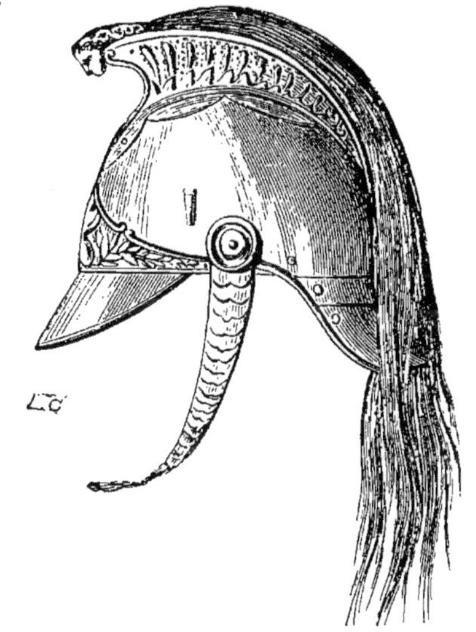

Fig. 92. — Casque de l'armée française (dragons et cuirassiers). Modèle 1872.

nuque très allongé ; ce casque pèse 600 grammes environ de moins que l'ancien, dont le poids s'élevait à plus de 1500 grammes ; il constitue donc un progrès considérable.

Très bien équilibré, il ne fatigue pas sensiblement le cavalier, il protège complètement le cou, le front et les yeux. Artistiquement il est très heureusement dessiné et constitue à tous les points de vue la coiffure la plus réussie de l'armée française.

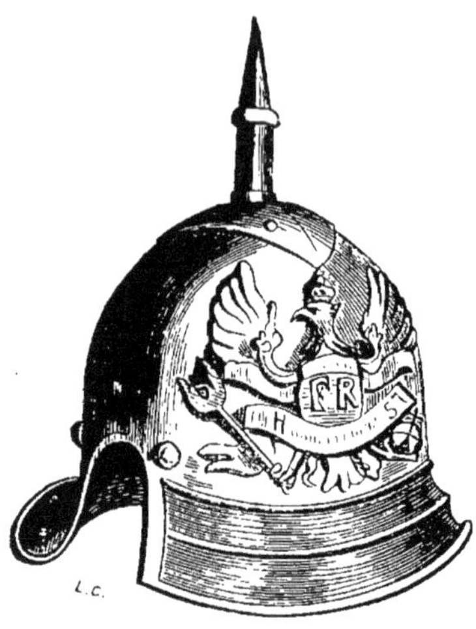

Fig. 93. — Casque des cuirassiers de l'armée prussienne.

La grosse cavalerie anglaise fait usage d'un casque métallique, pesant : celui des horse-guards, 1560 grammes ; celui des dragons, 1105 grammes ; le czapska des lanciers, beaucoup moins élevé que celui en usage dans l'armée française jusqu'à la suppression de cette arme en 1871, pèse 963 grammes, tandis que le czapska allemand n'en pèse que 675. Le casque des cuirassiers prussiens pèse environ 1440 grammes ; il est remarquablement bien conçu au point de vue de la stabilité et de la protection de la tête (fig. 93).

Certains régiments, les chevaliers gardes russes, les cuirassiers de la garde prussienne, ont un casque de métal surmonté d'un aigle héraldique. Cet *adjutorium* est martial sans doute et fort imposant, mais il élève la hauteur du casque de 25 centimètres et son poids de 150 grammes.

Certains vêtements militaires sont pourvus de capuchons qui, relevés, constituent une excellente protection pour les oreilles, la nuque et une partie de la face ; leur emploi est parfaitement rationnel, ils servent aussi bien à l'homme en faction que pendant la nuit : nos troupes l'ont porté en Crimée, adapté au vêtement dit *criméenne ;* elles en possèdent encore comme appendice du grand manteau que l'on donne aux factionnaires ; la capote des officiers de toute arme (modèle 1872) en est pourvue ; il serait désirable qu'on en donnât également aux simples soldats. Pendant la guerre de 1864, au siège de Düppel, puis en 1870-71 les Prussiens firent usage d'un capuchon mobile adapté au collet de la capote (fig. 94); ne pouvant le faire passer par-dessus le casque à pointe, ils durent le modifier de forme pour qu'il pût se loger en dessous; la tête du soldat n'en était que mieux protégée. D'une façon générale on reproche aux capuchons d'empêcher les hommes d'entendre, alors que, en grand'garde surtout, la faculté d'une audition complète est indispensable.

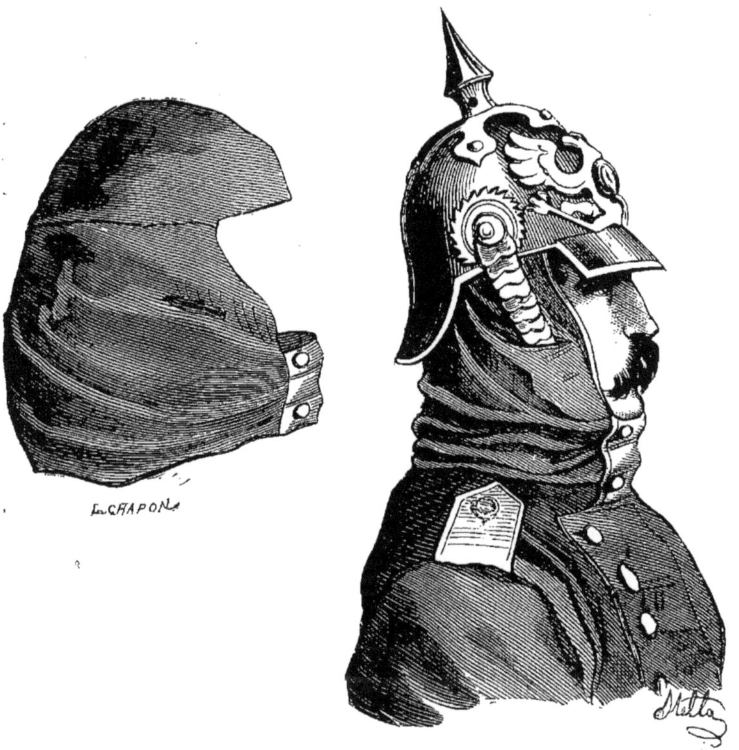

Fig. 94. — Capuchon mobile en usage dans l'armée prussienne pour les campagnes d'hiver.

§ II. — Vêtement du cou, du tronc et des membres.

1. *Vêtements du cou.* — Longtemps une mode inexplicable avait imposé à l'armée un col en cuir, puis en crin, dur, haut, pénible à mettre et plus encore à supporter. La constriction permanente qu'il maintenait autour du cou déterminait la congestion de la face, quelquefois même des saignements de nez; son usage prolongé, surtout dans les temps chauds et pendant la marche, amenait des congestions cérébrales quel-

fois sérieuses, prédisposait aux ophtalmies. Plusieurs médecins militaires l'ont accusé d'être la cause déterminante des adénites cervicales, il y a quelques années encore si fréquentes chez les jeunes soldats. Il n'est pas surprenant en effet de voir, sous cette influence, des manifestations ganglionnaires se développer chez les hommes de constitution un peu scrofulo-tuberculeuse, par suite de stases circulatoires dans la région cervicale. L'armée d'Afrique, la première, dut abandonner le col, pour adopter une cravate de coton bleue, assez épaisse, mais suffisamment souple. Une décision du 30 mars 1868 en a d'abord prescrit l'usage pour toute l'infanterie, et l'expérience de la guerre de 1870-1871 l'a fait définitivement adopter pour toute l'armée (décision du 20 avril 1872). Néanmoins, l'usage de la cravate de coton bleu, ayant été reconnu incompatible avec le port de la cuirasse, un nouveau col, haut de 5 centimètres seulement et confectionné en tissu-crinoline, recouvert de satin turc et bordé d'un bourrelet blanc, a été adopté pour les régiments de cette arme (décision du 9 mai 1873). Une innovation très heureuse lui a encore été apportée : ce col est garni, en dedans, d'une bande mobile en calicot blanc, que l'on remplace dès qu'elle est salie, chaque homme devant toujours en posséder trois ou quatre de rechange. On remédie ainsi à l'un des inconvénients de l'ancien col qui, sans cesse en contact avec la peau, ne tardait pas à devenir gras, malpropre et irritant pour la peau.

On peut se demander s'il ne vaudrait pas mieux supprimer tout à fait la cravate ou le col, et habituer le soldat à conserver le cou découvert : les zouaves, les marins en prennent vite l'habitude, et, même dans nos climats, sont loin d'en éprouver des inconvénients ; il est d'expérience qu'en s'habituant à rester le cou découvert, on rend cette région bien moins sensible aux refroidissements ; on évite ainsi bien des maux de gorge. Le collet du vêtement est, par lui-même assez épais, pour qu'il ne soit pas nécessaire d'augmenter encore la chaleur et la constriction d'une région aussi importante que la région cervicale.

Les troupes allemandes font, encore actuellement, usage de cols assez semblables à l'ancien col français ; ils ne sont généralement pas approuvés des hygiénistes militaires et ne tarderont probablement pas à disparaître.

II. *Vêtements du tronc.* — La forme générale du vêtement a subi, dans ses variations, tous les caprices de la mode : aux justaucorps, aux vêtements à basques de nos pères, nous avons vu succéder les habits-vestes, puis les habits à pans des armées de l'Empire et de la Restauration. L'introduction de la redingote dans les vêtements de la population a déterminé l'adoption de la tunique, dont la forme, la longueur et la coupe ont singulièrement varié depuis vingt ans. Les vêtements de la cavalerie n'ont pas subi moins de variations : certains régiments conservaient l'habit français à basques, tandis que d'autres adoptaient les vestes, spencers ou dolmans d'origine étrangère. Les pantalons, succédant à la culotte avec guêtres, ont un peu moins varié; mais, si l'on ne pouvait les transformer radicalement, du moins on les modifiait de coupe, on les basanait de cuir pour la cavalerie, ou bien on les garnissait de fausses bottes à leur extrémité inférieure. En un mot, dans la question du vêtement, comme dans celle de la coiffure, on a obéi aux caprices, au goût du moment, sans paraître prendre en considération suffisante les indications qu'il doit remplir, au point de vue de l'hygiène, comme à celui de la commodité du soldat destiné à le porter,

Ces indications sont cependant faciles à établir. La matière première et la couleur du vêtement étant précisées, d'après les lois que nous avons précédemment établies, il reste à en déterminer la coupe. Le vêtement principal, celui qui garnit le tronc, le ventre et les bras, doit être suffisamment large pour permettre la plus grande mobilité aux articulations; les mouvements de l'épaule et du bras doivent, en particulier, s'exécuter sans que le soldat perçoive aucune gêne; la poitrine et la taille ne sauraient être comprimées sans que l'individu, qui se trouve ainsi emprisonné dans une sorte de carapace, en ressente bientôt de sérieux inconvénients; c'est dire que le vêtement, suffisamment ample, du reste, ne saurait être garni de toiles dures; de ces énormes plastronnages que les tailleurs militaires introduisaient autrefois sous la doublure, pour avantager le soldat, pour donner à sa poitrine cet aspect rebondi que l'on jugeait *très militaire*. Que le vêtement soit fermé par une simple ou par une double rangée de boutons, ceux-ci ne doivent pas être en grand nombre, car ils constituent alors une véritable colonne rigide, grâce à laquelle l'homme ne peut se baisser sans difficulté. Il semble que la fermeture à deux rangs, donnant une épaisseur double au vêtement, précisément au niveau de la poitrine et de l'estomac, régions qu'il importe de soustraire aux refroidissements, soit particulièrement avantageuse, mais à la condition que le vêtement ne perde par là rien en souplesse. Les entournures des manches sont taillées avec le plus grand soin, garnies de pièces de toile destinées à absorber la transpiration, et suffisamment larges pour ne point irriter par le frottement les parois de l'aisselle. L'oubli de ces précautions est une cause fréquente d'adénites axillaires, affection assez commune dans l'armée et dont personne n'ignore la gravité.

Le vêtement militaire doit dépasser la ceinture, afin de protéger le ventre, mais ne pas atteindre la partie moyenne des cuisses, sans quoi le fantassin en serait notablement gêné, dans la manœuvre du tir couché ou à genou, et bien plus encore le cavalier ; chez lui les basques s'engageraient, en faisant des plis, entre la selle et les cuisses.

Dans ces conditions, il n'est pas difficile d'établir un vêtement pouvant servir aux fantassins de toute arme et même aux cavaliers, ce qui simplifierait très notablement les approvisionnements. Il est remarquable, en effet, que, dans le cours des campagnes, où l'on est obligé de laisser aux officiers une certaine tolérance, ceux-ci se hâtent d'abandonner leurs vêtements réglementaires pour adopter toujours le même type de vêtement, celui d'un veston plus ou moins long, plus ou moins large, mais dont il serait facile de faire un vêtement définitif et réglementaire. Il semble que rien ne devrait être plus logique que d'accepter, pour la guerre, le vêtement que tout le monde prend pour la chasse ou la marche à pied ; malheureusement, on semble tomber toujours dans les mêmes errements en sacrifiant la pratique à la tradition et le commode à une prétendue élégance.

Sous ce rapport, l'armée française est en progrès véritable ; il n'y a plus dans ses rangs que deux formes principales de vêtements : la tunique pour les armes à pied et les cuirassiers, le veston militaire, sous le nom de dolman, pour les officiers d'infanterie, l'artillerie, le train, les dragons, chasseurs, hussards et les officiers sans troupe. On peut se demander pourquoi, dans les armes à pied, les officiers ont un vêtement différent de la troupe, et si cette dissemblance ne constitue pas, pour eux, un inutile danger en campagne. Il est à désirer que l'uniformisation se complète à ce point de vue.

Le fantassin, en raison du port du sac, doit avoir les épaules protégées par une patte semi-rigide, un peu épaisse ; tel était le rôle de la patte des épaulettes, supprimées récemment dans l'armée française et avec raison, car leur partie flottante n'avait aucune raison d'être. Vestige déformé du nœud de ruban que portaient les officiers au XVIIIe siècle, elles avaient été illustrées par la légende militaire, surtout en France. On doit saluer d'un souvenir leur disparition, mais on ne saurait les regretter. Du reste la plupart des armées européennes les ont abandonnées.

L'armée allemande, presque tout entière, porte la tunique; les hussards ont un dolman ou *attila*, analogue à celui de notre cavalerie; les hulans possèdent une petite tunique à courtes basques dans le genre de celle des lanciers français en 1870, mais sensiblement plus ample. Les Autrichiens ont adopté pour toute l'armée en campagne une blouse excessivement pratique et bien conçue; elle est en drap, un peu ajustée, pourvue de nombreuses poches, chaude, souple, agréable à porter; quelques armées commencent à l'adopter. L'infanterie russe a reçu récemment un vêtement calqué sur la blouse de laine des paysans russes : c'est un costume également pratique et éminemment national. L'infanterie italienne porte un dolman-veste. L'infanterie espagnole a la tunique; mais, pour le service de marche et en campagne, les officiers ont un veston, la *guerrera*, très commode à tous les titres (1). En France, la garde mobile avait reçu, lors de son organisation, en 1868, une tunique calquée sur le modèle de la blouse autrichienne; il est fort regrettable qu'elle n'ait pas été conservée pour l'infanterie, car jamais on n'avait connu vêtement plus commode. En Angleterre, l'infanterie, gardant toujours sa couleur nationale, possède encore une tunique écarlate, admirable cible offerte aux coups de l'ennemi; mais, malgré le respect du passé, qui fait souvent loi en Angleterre, tout fait supposer que l'on en viendra prochainement à une nuance moins dangereuse et que les *reds coats* ne seront bientôt plus qu'un souvenir.

Le vêtement du soldat et de l'officier, quel qu'il soit, ne peut être le même pour le service métropolitain et pour le service colonial, les expéditions entreprises dans les pays chauds. Les indications résultant du milieu extérieur étant différentes, les moyens qui protègent l'homme contre ses influences ne sauraient rester les mêmes. La protection contre la chaleur et le rayonnement solaire, puis d'autre part contre l'humidité des soirées et des nuits, contre le rayonnement nocturne, souvent intense sous les latitudes tropicales, imposent un vêtement particulièrement ample, souple, assez léger, mais de *laine;* la laine blanche, la flanelle de

(1) Pour les différents détails de l'uniforme dans les armées étrangères, le lecteur voudra bien consulter les figures insérées aux quelques pages plus loin au chapitre, ÉQUIPEMENT DU SOLDAT.

même nuance conviennent donc parfaitement, en raison de la très faible puissance émissive du blanc (voy. p. 437 et suiv.) et de sa mauvaise conductibilité du calorique.

L'armée anglaise, pour ses expéditions tropicales et même pour la guerre d'Égypte, a su donner à ses troupes un costume approprié au climat. C'est un desideratum absolu pour nos troupes d'Algérie et pour celles qui séjournent ou expéditionnent aux colonies.

III. *Vêtement des membres inférieurs.* — Le pantalon doit présenter les mêmes conditions de souplesse que le vêtement du tronc; comme lui, il doit laisser aux articulations toute leur mobilité, en particulier ne pas être trop adhérent au périnée, ni trop bas cependant de la fourchette, sous peine de gêner pendant la marche. Le pantalon demi-collant paraît convenir spécialement au fantassin; mais, pour ce dernier comme pour le cavalier, l'extrémité inférieure doit pouvoir être enfermée dans la chaussure ou dans la guêtre; sans cette disposition, l'air pénètre trop facilement entre le drap et la peau et vient refroidir cette dernière; en été, ce serait sans inconvénient; pour la marche, et toujours en campagne, le pantalon flottant sur la chaussure doit être proscrit, ne fût-ce que pour le soustraire à la boue qui le ronge.

Le pantalon du cavalier pourrait être en tout semblable à celui du fantassin, s'il était porté dans la botte; s'il est, au contraire, garni de tiges de cuir, et retombe sur la chaussure, il devient nécessaire de lui donner un peu plus de longueur et de le garnir de sous-pieds. En France, nous avons renoncé aux pantalons garnis de cuir dans toute leur partie interne; avantageuse peut-être au point de vue de l'économie, cette disposition était nuisible au soldat lui-même : le cuir, incessamment ciré, ne tardait pas à perdre sa souplesse, et déterminait des excoriations, des furoncles; plus encore que le drap, il s'imprégnait des produits de la transpiration et exhalait une odeur repoussante. En le lavant, le soldat ne faisait encore que le durcir davantage, tandis que le drap ne perd pas beaucoup de sa souplesse. Cet inconvénient n'existe pas au même titre lorsque, comme dans le pantalon actuel, le cuir ne commence qu'au-dessous du genou. Les armées allemande et anglaise ont encore des pantalons avec garniture de cuir remontant jusqu'au bassin; d'autres corps sont pourvus de grandes bottes en cuir gras, pouvant remonter jusqu'au tiers supérieur de la cuisse : nous en parlerons à l'article CHAUSSURE.

Les pantalons de toile ou de coton n'offrent pas d'inconvénients sérieux pendant la saison chaude; de plus, ils sont, en tout temps, indispensables au cavalier pour le service d'écurie, et, à ce titre, doivent figurer dans sa garde-robe; ils ne répondent à aucune indication suffisante pour le fantassin. Si, pendant quelques mois, leur usage offre certains agréments, ils exposent aussi aux dangers du refroidissement après le coucher du seleil; il serait impossible de faire changer toute la troupe de pantalons à cette heure de la journée, aussi l'hygiéniste doit-il applaudir à leur suppression pour les armes à pied, suppression prescrite par la décision du 24 mars 1860. Exceptionnellement, dans les pays chauds et en Afrique, les pantalons de coutil sont utilisables; aussi les zouaves et les tirailleurs indigènes en sont-ils officiellement pourvus; tenant compte de la nécessité de modifier le vêtement de la troupe suivant le climat, nous acceptons cette mesure; il paraîtrait néanmoins plus hygiénique de remplacer le coutil par la serge, tissu frais et léger, mais sûr protecteur contre le rayonnement: quelques régiments anglais de l'armée des Indes possèdent des vêtements de cette nature.

Le pantalon peut être maintenu par des bretelles ou par une ceinture adaptée au vêtement lui-même, et prenant point d'appui sur les hanches. Si ce dernier système a l'avantage de laisser plus de liberté aux mouvements des membres supérieurs, il a l'inconvénient de nécessiter une assez forte constriction, précisément au niveau de l'abdomen, constriction que les militaires ont une funeste tendance à augmenter pour faire valoir la *finesse* de leur taille. L'usage des bretelles élastiques semble, en définitive, très avantageux; elles permettent de faire remonter le pantalon un peu plus haut, de protéger davantage la région abdominale et d'éviter l'entre-bâillement, qui se produit très facilement entre la ceinture du pantalon et celle du vêtement.

L'usage des bretelles est réglementaire dans les armées française, anglaise et allemande.

IV. *Vêtement de dessous ou de corvée.* — Outre la tunique et le pantalon, les soldats doivent posséder un vêtement plus léger, destiné soit à être porté seul pour les corvées, exercices ou dans certains services spéciaux, soit à pouvoir être mis en dessous du vêtement principal, en hiver, et pour les factions de nuit. Dans l'armée française, ce vêtement est représenté par une veste, de coupe à peu près identique dans toutes les armes; elle s'arrête à la taille et ne protège que la poitrine et les bras : c'est un défaut capital que l'on corrigerait facilement en prolongeant le vêtement, sous forme de basque de 10 centimètres au plus; l'artillerie française vient, du reste, de recevoir des vestes taillées sur ce modèle. L'armée anglaise possède des vestes analogues; l'armée allemande n'a pas un modèle uniforme de vêtement de corvée pour toutes les armes.

Il semble que la veste, destinée à être à la fois le vêtement de corvée et le vêtement de dessous, pourrait être avantageusement remplacé par la chemise de laine. Les marins de tous les pays en font un usage constant, l'armée américaine l'avait adoptée pendant la guerre de sécession, l'infanterie de marine française en est pourvue pour le service colonial et à bord de navires. La chemise de laine, vêtement chaud et souple, se lavant facilement, d'un prix moins élevé que la veste, en ce qu'elle exige moins de façon, pouvant se porter en dedans du pantalon ou par-dessus sous forme de blouse, serait éminemment utile comme vêtement d'intérieur pour la caserne, et serait précieuse en campagne. Le soldat la mettrait sous la tunique ou la capote, vêtement dont il nous reste à parler.

V. *Vêtement de par-dessus. Capote-manteau.* — Dans presque toutes les armées, on a reconnu la nécessité d'un vêtement plus chaud et plus ample que l'habit ordinaire, pour servir de pardessus. La plupart des armées ont adopté un vêtement à peu près identique, la capote plus ou moins longue, plus ou moins ample, destinée à être portée par-dessus les autres vêtements. La nécessité a forcé de modifier légèrement les formes de ce vêtement pour les cavaliers; cependant, en Allemagne et en Autriche, les cavaliers font usage d'une capote très voisine de celle des fantassins; en France, au contraire, la capote ne ressemble guère au manteau des cavaliers; ce dernier est à pèlerine et à manches, tandis que la capote, toujours de forme un peu étriquée, ne possède ni grand collet, ni capuchon, ni pèlerine. On a donné aux officiers de toutes armes un pardessus-capote très bien conçu; il serait à désirer que l'on n'eût également qu'un seul modèle pour toute la troupe, qui fut aussi celui des officiers; la facilité des approvisionnements gagnerait beaucoup à cette simplification. Nous avons un peu perdu de vue en France les indications du vêtement de par-dessus en diminuant son ampleur, en l'ajustant à la taille; il s'est peu à peu transformé en vêtement pour tout faire; en Crimée, en Italie, les troupes ont laissé leurs tuniques en magasin et fait campagne avec la veste et la capote. Si la tunique est jugée superflue pour le service de guerre, elle doit disparaître comme inutile, car on ne saurait admettre que le soldat possède des vêtements de garnison et d'autres de campagne. En remplaçant la veste actuelle par la chemise de laine, en transformant la tunique en vareuse-tunique d'une ampleur suffisante pour que cette chemise pût être portée en dessus, on pourrait emporter le tout en campagne. Pour les marches et lorsqu'il ferait beau, le soldat porterait la tunique-vareuse et la chemise de laine, ou la vareuse-tunique seule; la capote, redevenue véritablement vêtement de par-dessus, ne serait mise qu'en cas de pluie, de froid ou pour les services de nuit; en route, le soldat la porterait roulée autour du sac ou en bandoulière.

Dès qu'il fait froid ou qu'il pleut, le soldat n'est pas suffisamment protégé, lorsqu'il n'a pour tout vêtement que la veste et la capote; il ne possède aucun vêtement de rechange, c'est un *desideratum* qu'il faut corriger, sans cependant augmenter la charge, déjà excessive, comme nous le verrons plus loin. En Crimée, la troupe et les officiers ont reçu de vastes capotes à capuchon dites des *criméennes*, des gilets et des caleçons de flanelle, de grandes guêtres en feutre d'origine bulgare; pendant la dernière guerre, les troupes de tranchée recevaient des justaucorps en peau garnie de poils, dont l'usage ne laisse pas que d'être assez antihygiénique. Ces fourrures, souvent mal préparées, contiennent encore de nombreux produits graisseux, odorants; elles maintiennent autour du corps une chaleur excessive, à laquelle le soldat s'habitue et dont il ne peut plus se passer: de là des rhumatismes ou même des affections plus graves, lorsqu'il quitte accidentellement cette cuirasse.

D'une façon générale, les peaux d'animaux et fourrures ne sauraient entrer dans le vêtement du soldat, dont la laine doit faire tous les frais.

En temps ordinaire et en garnison, que l'on donne aux factionnaires ou aux autres individus exposés au froid et à l'immobilité, un vêtement supplémentaire comme le grand manteau réglementaire, rien de mieux; mais il faut que ce vêtement soit porté seulement pendant la durée de la faction ou du service extraordinaire, car sans cela l'homme ne le quitte plus et en retire plus d'inconvénients que d'avantages.

§ III. — Chaussure du soldat.

1. *Chaussure de l'infanterie.* — « Les souliers ont pour l'infanterie l'importance que les chevaux ont pour la cavalerie », disait le maréchal Niel en 1868, dans un discours au Corps législatif; il résumait ainsi l'opinion formulée de tous temps par les militaires et les hygiénistes; le

maréchal de Saxe ajoutait même, avec raison, que l'armée, qui aurait donné à ses troupes la meilleure chaussure, posséderait sur ses ennemis un immense avantage, celui de toujours conserver ses hommes disponibles pour la marche.

La chaussure du soldat doit répondre à des conditions multiples; plus encore que pour tous les autres individus, il importe qu'elle soit souple, légère et solide, facile à mettre et à ôter, appropriée à tous les climats et à toutes les saisons, confectionnée de manière à laisser le pied sec et sain, à ne contrarier le jeu d'aucune de ses nombreuses articulations, à empêcher l'entrée du sable et de la boue. A toutes ces conditions, elle doit joindre l'avantage d'être peu coûteuse et de longue durée, enfin de pouvoir, par sa nature, être confectionnée à l'avance en grandes provisions, conservés dans les magasins de l'État, au même titre que le matériel de guerre, pour être distribuées, au moment de l'entrée en campagne, aux soldats que l'appel des réserves fait affluer en grand nombre dans les corps de troupe.

Dans la vie civile, chaque individu peut, en général, se faire confectionner des chaussures sur mesure, et, dans ce cas, il a des chances pour qu'elles s'adaptent à peu près à son pied; dans l'armée, il ne saurait malheureusement en être ainsi; en temps de paix, les maîtres ouvriers des régiments peuvent, dans certaines limites, satisfaire à ces indications, quoique les ateliers des corps n'aient jamais pu suffire aux besoins instantanés qui se produisent lors de l'incorporation des jeunes soldats. Mais comment admettre qu'au moment des grandes mobilisations de troupes, il soit possible de confectionner sur mesure le nombre considérable des chaussures nécessaires? Aussi toutes les armées doivent-elles posséder des approvisionnements suffisants pour ces éventualités, et en tout temps pour les demandes des corps de troupe. Sans doute, les chaussures faites à l'avance sont établies d'après un assez grand nombre de types différents, mais on trouve de ces pieds qui semblent ne rentrer dans aucun des types admis, leurs dimensions ne conservent pas entre elles les proportions ordinaires, ceux-là sont toujours mal chaussés et condamnés à des souffrances permanentes.

Voilà donc une première difficulté à laquelle il est bien difficile de parer. La seconde réside dans la forme la plus avantageuse à donner au soulier, en laissant en dehors la question, purement d'ordre économique, de la qualité même du cuir, qui doit réunir la souplesse et la résistance.

La question de la chaussure militaire est, on le voit, excessivement difficile, car l'on ne peut espérer pouvoir fournir chaque homme de souliers ou de brodequins faits sur mesure, ce qui serait l'idéal ; aussi est-ce pour parer à ces inconvénients que les réservistes, lors des appels annuels ou d'un appel de mobilisation, sont invités à apporter avec eux une paire de chaussure faite à leur pied, mais à peu près neuve et dans de bonnes conditions ; le prix leur en est remboursé d'après le tarif des chaussures de leur arme. — Sans doute c'est là une excellente mesure, mais outre qu'elle n'est que facultative, il reste encore à pourvoir les hommes du service actif, pendant toute la durée de leur service, et à posséder dans les magasins des approvisionnements d'une chaussure aussi bonne, à tous les points de vue, qu'il sera possible.

Sans sortir un seul instant de l'hygiène, il convient donc d'étudier en premier lieu la forme que doit posséder le vêtement du pied. Cet organe de sustentation et de locomotion repose sur le sol par sa face plantaire (fig. 95), à l'aide d'une surface irrégulière représentée par la pulpe des doigts, le bourrelet graisseux correspondant à la tête des métartasiens, le bord externe du pied et le talon.

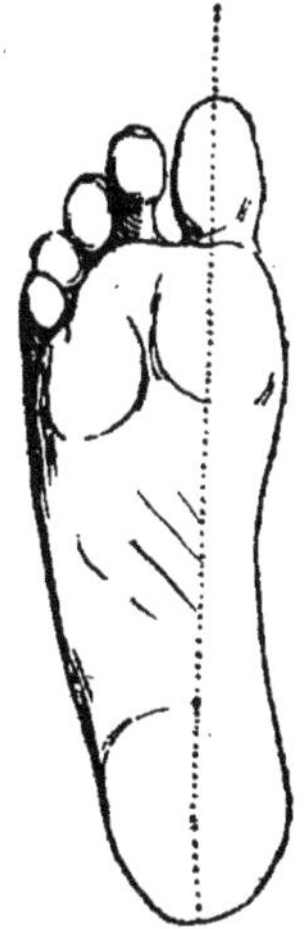

Fig. 95. — Face plantaire du pied normal. (Du Cazal.)

Lorsque l'organe n'a pas été déformé par la chaussure, les extrémités pulpaires des doigts forment une ligne à peu près droite d'abord, en partant du côté interne, et qui s'infléchit un peu pour les trois derniers doigts ; le bord interne ne repose point sur le sol, il forme la voûte plantaire qui fournit aux mouvements d'élasticité nécessaires et caractéristiques de la marche. La ligne normale de sustentation peut être représentée par une ligne droite passant par le centre du talon et le centre de la pulpe du gros orteil. En examinant la peau de la plante d'un pied non déformé par la chaussure, on voit parfaitement bien la ligne des callosités et d'épaississement de l'épiderme qui correspondent aux parties portant sur le sol et supportant le poids du corps : la base des orteils, le bord externe et le talon.

Une chaussure *rationnelle* est donc celle qui, s'inspirant de ces données, les utilise et ne modifie en rien la forme physiologique du pied. Malheureusement il n'en est point ainsi dans la pratique ; la routine et les modes se donnent la main pour imposer des chaussures infiniment trop étroites à leur extrémité antérieure, généralement trop serrées et dont la semelle ne reproduit pas la forme de la base plantaire; en effet cette semelle, comprise entre deux lignes presque droites, forme presque une figure symétrique par rapport à la ligne qui passerait par son axe et le centre du talon. Il résulte de ces dispositions et, en particulier, du rétrécissement exagéré de l'extrémité antérieure que les orteils sont violemment pressés les uns contre les autres (fig. 96), déformés, presque luxés (1). Tantôt le gros orteil fait presque seul les frais de ce déplacement; rejeté en dehors il soulève le second doigt et le fait chevaucher sur le troisième, tandis que la tête de sa première phalange forme une saillie proéminante en dedans et se trouve constamment foulée par le cuir de la chaussure.

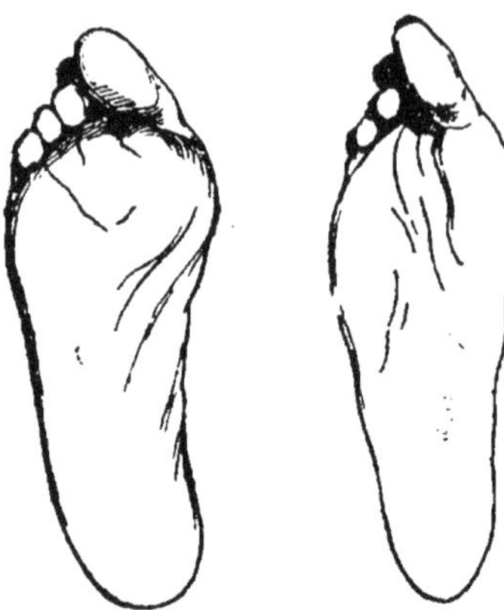

Fig. 96. — Pieds déformés par la chaussure (Du Cazal.)

Des arthrites graves de l'articulation métatarso-phalangienne peuvent résulter de cette compression permanente, tout au moins douloureuse. D'autres fois les quatrième et cinquième doigts sont, comme le pouce, rejetés vers l'axe du pied, se rapprochent du pouce et, de cette déformation, résulte une extrémité plantaire de forme angulaire, dans laquelle les pulpes des deuxième et troisième doigts ne peuvent plus porter sur le sol. Dans l'un et l'autre cas, la ligne droite passant par le centre du talon ne correspond plus au centre de la pulpe du gros orteil.

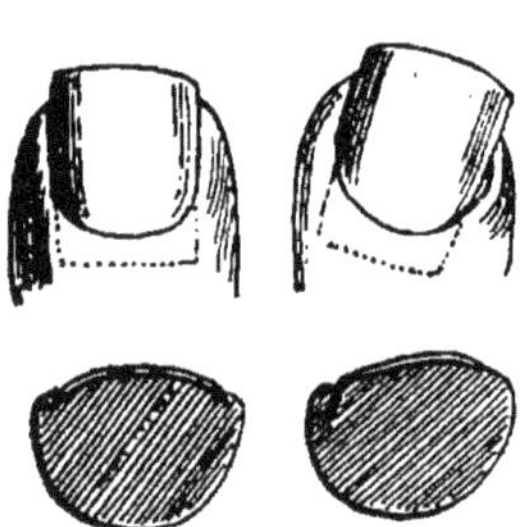

Fig. 97. — Extrémité unguéale du gros orteil. — Disposition normale et modification amenée par le refoulement du pouce en dehors. (Du Cazal.)

L'accident si commun dans l'armée, l'*ongle incarné*, est la conséquence directe du refoulement du pouce dehors. La fig. 97, empruntée au travail

(1) Voy. Broca. *Des difformités des orteils produites par l'action des chaussures (Bull. de Chirurgie*, 1852-1853).

de Meyer (1), rend parfaitement compte de cette disposition. Tous les médecins d'armée ont pu apprécier combien cette infirmité est longue, rebelle, et quelle somme d'invalidité elle entraîne dans les corps de troupes, combien, dans les marches et en campagne, elle annihile de soldats. Il y a donc de ce chef une *indication militaire* à la voir disparaître en supprimant sa cause efficiente.

La forme symétrique de la chaussure amène une autre déformation. Normalement, la ligne de sustentation passe un peu en dedans du milieu du pied (fig. 95) lorsque celui-ci est normal, mais s'il est déformé, cette ligne passe au contraire par le centre (fig. 96) ; sous l'influence du poids du corps portant sur un point qui n'est pas destiné à y résister, la voûte plantaire s'affaisse, le pied tend à devenir plat, en entraînant la saillie du calcanéum et la déviation de la jambe en dedans, parce que le pied est rejeté en dehors (2).

Toutes ces déformations ne sont pas compatibles avec une marche physiologique et si l'habitude en atténue l'effet, dans une certaine proportion pour la vie ordinaire, elles reprennent toute leur influence dans les marches prolongées comme celles que la vie militaire impose au soldat. C'est pour les faire disparaître que plusieurs hygiénistes, et Meyer en particulier, ont proposé des modifications radicales dans les procédés de mensuration et de coupe de la chaussure. La *chaussure rationnelle* est devenue un sujet d'études et d'essais multipliés en Suisse (3), en Allemagne, en Belgique ; les diverses expositions de ces dernières années offraient toutes des modèles et des types de chaussures militaires conçues sur ces données.

En France, un médecin de l'armée, le Dr Tourraine, a également entrepris des recherches sur ce même sujet et, très compétent en pareille matière, a proposé, comme Meyer l'avait fait avant lui, de prendre la mesure en se guidant sur le tracé du pied appliqué sur le cuir ou sur un papier (4). Déjà les cordonniers un peu intelligents ont adopté ce procédé, mais ignorants de la structure anatomique du pied, ils ont maintenu à peu de

(1) Hermann Meyer, *Die richtige Gestalt der Schuhe*, Zürich, 1858, et du même, *Die richtige Gestalt des menschlichen Korpers in ihrer Erhaltung und Ausbildung für das algemeine Verstaendniss dargestellt*, *Stuttgart*, 1874.

(2) Du Cazal, *La chaussure du soldat*, Paris, Berger-Levrault, 1881.

(3) Capitaine Salquin, *La chaussure du système rationnel*. — *Berne*, 1878.

(4) Tourraine, *Note sur la chaussure du fantassin*. (*Rec. des Mém. de méd. mil.*, 3e S., t. XVIII. p. 66, 1872.)

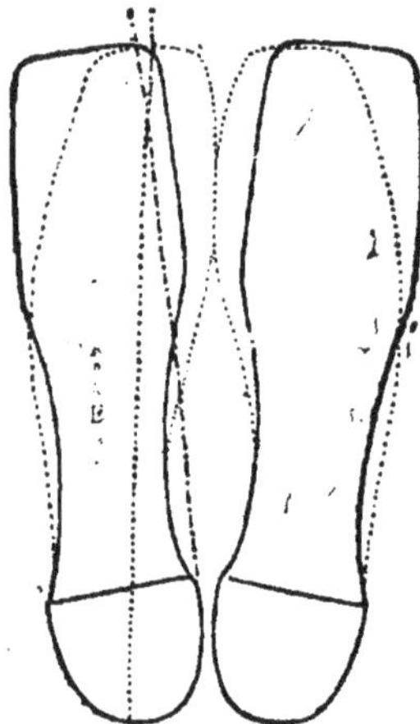

Fig. 98. — Semelles à extrémités carrées, mais à forme symétrique entraînant le refoulement du gros orteil en dehors.

chose près la rectitude des bords de la chaussure et ont abouti à faire des semelles à extrémité carrée, préférables et de beaucoup aux extrémités ridicules des souliers pointus que la mode a imposés un certain temps, mais ne remédiant pas au refoulement du gros orteil en dehors, ainsi que le démontre la fig. 98.

Meyer conseille de prendre la mesure de la semelle par un procédé un peu géométrique, mais avec lequel on aboutit à la forme dont il s'est fait le promoteur. Pour plus de précision, voici textuellement comment il s'exprime :

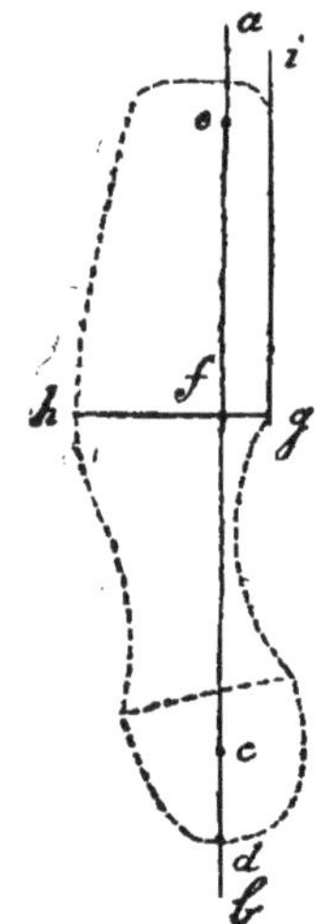

Fig. 99.— Semelle de la chaussure rationnelle. (Meyer.)

« La ligne fondamentale est *a b* (fig. 99), celle qui passe en droite ligne au milieu du gros orteil et au centre du talon. Sur cette ligne on porte *e d*, la longueur du pied, en ayant soin de donner d'abord au gros orteil sa position régulière. On prend ensuite la demi-largeur du talon et on la porte en *c d* sur la ligne *a b;* c'est le centre du talon. On mesure alors la longueur depuis la pointe jusqu'au commencement du creux du pied (bord postérieur de la tête du premier métatarsien). Cette longueur *e f*, à peu près les deux cinquièmes de la longueur totale du pied, est encore portée sur *a b*. Le point *f* est l'endroit de la plus grande largeur du pied. On y fait passer une perpendiculaire à *a b*. On mesure ensuite *g h*, la plus grande largeur du pied, depuis la racine du petit doigt qu'au bord interne de la tubérosité du gros orteil, et on porte cette mesure sur la perpendiculaire à *a b*, de telle façon cependant que la *bonne moitié* de la largeur, spécialement mesurée, du gros orteil, soit en dedans de la ligne *a b*. On augmente un peu la longueur afin de tenir compte des nécessités de la marche et l'on trace *i g*, parallèle à *a b*, bort interne de la semelle.

« Avec ces mesures, il ne sera pas difficile à un cordonnier sérieux de tracer le modèle d'une chaussure confortable et élégante (1). »

Starke (2) a proposé une modification à ces mesures. La ligne *h g*, plus grande largeur du pied, au lieu d'être perpendiculaire à l'axe *g i*, doit former avec lui un angle de 60° environ, de façon à devenir *m n* parallèle à la ligne formée par la tête des cinq métatarsiens qui, en effet, n'est pas perpendiculaire à l'axe de la plante, mais est obliquement dirigée en avant et en dedans (fig. 100). On vérifie la bonne coupe des semelles rationnellement taillées en retournant la chaussure. Les deux semelles droite et gauche doivent s'accoler dans toute l'étendue du bord interne (fig. 101) et la ligne passant par l'axe du gros orteil doit passer également par le centre du talon (fig. 100).

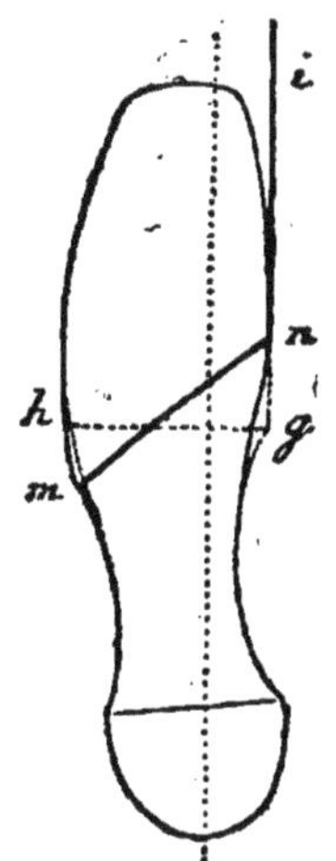

Fig. 100. — Modification de Starke pour la mesure en vue de la chaussure rationnelle.

La symétrie de la forme de la semelle est la première cause des altérations de la forme du pied, nous l'avons dit plus haut ; cette symétrie se retrouve encore dans la forme de l'empeigne, en sorte que la voûte régulière que forme le cuir au-dessus du pied présente sa plus grande élévation en dehors de la plus grande élévation de l'extrémité du pied, qui correspond au gros orteil. De là pour le pied l'obligation de *faire* peu à peu la chaussure et, si elle résiste, d'être indéfiniment comprimé. Il est donc nécessaire de tailler l'empeigne d'une façon asymétrique, de telle façon que le sommet de la voûte ne corresponde pas au milieu de la base et qu'ainsi le pied et la chaussure soient en harmonie de forme (fig. 102).

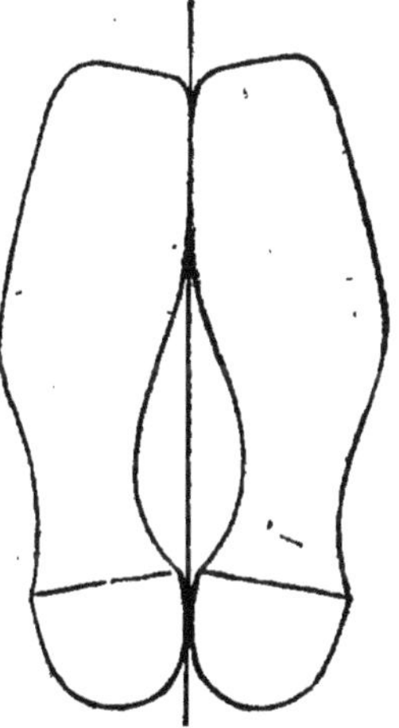
Fig. 101. — Vérification de la coupe des semelles dans la chaussure rationnelle.

La semelle de la chaussure militaire doit être très résistante, en raison de diminuer pour la plante du pied la sensation des aspérités du

(1) Meyer, *loc. cit.* p. 133. *In* du Cazal, *La chaussure du soldat.*

(2) Starke, *Der Militair-Stiefel auf Grund anatomisch-physiologischer Betrachtungen*. *Deutsche Militairaerztliche Zeitschrift*, 1880, n° 3 et 4.

sol, afin d'éviter la propagation de l'humidité et aussi pour offrir plus de durée. Les semelles uniformément épaisses perdent en souplesse ce qu'elles gagnent en résistance, aussi est-il logique de ne donner une forte dimension qu'aux portions qui reposent sur le sol. On y arrive en adoptant le système des *patins*, faciles à remplacer sans ressemeler en entier la chaussure et laissant à la partie intermédiaire, entre eux et le talon, toute la souplesse nécessaire aux mouvements de la voûte plantaire pendant la marche.

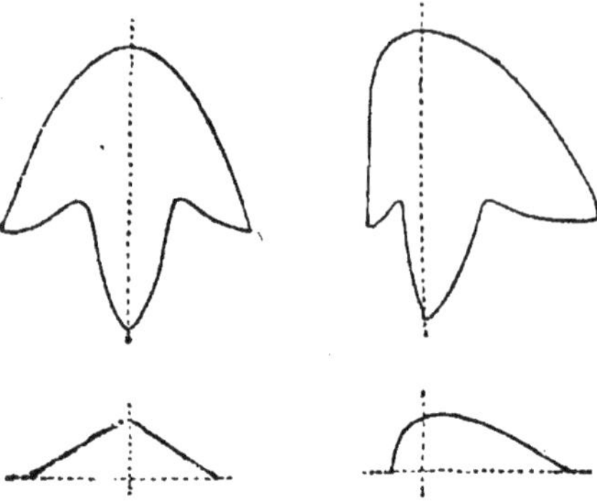

Fig. 102. — Coupe symétrique d'une empeigne défectueuse et coupe asymétrique faite dans le but d'éviter la compression du gros orteil.

Le talon, partie essentielle de la chaussure, qui correspond à la ligne verticale passant par le centre du membre inférieur, a besoin d'être particulièrement résistant, très large, afin d'augmenter la stabilité, mais peu élevé, ne dépassant pas deux centimètres. Un talon trop élevé tend à porter l'axe du corps en avant du centre de la base de sustentation; par suite, il nécessite chez l'homme des efforts musculaires continuels, en vue de conserver l'équilibre.

On augmente la résistance des semelles en les garnissant de clous ou de fer. Une trop grande quantité de clous alourdissent la chaussure et enlèvent à la semelle la souplesse qu'elle doit acquérir par l'usage; de plus, en tant que bons conducteurs du calorique, ils transmettent au pied la chaleur du sol, lors des marches d'été, ce qui facilite les blessures (1).

La chaussure du soldat pourrait, avec avantage, être garnie de fers légers pour les talons, comme le sont en général les bottines des touristes. Suivant que l'homme use le bord externe ou le bord interne, il est bon de renforcer ce point de quelques clous supplémentaires ou d'un fer de 4 ou 5 centimètres de long. Les clous ne doivent, dans aucun cas, dépasser l'épaisseur de la semelle et leurs pointes faire saillie à l'intérieur de la chaussure, ainsi qu'il arrive fréquemment par la négli-

(1) Weinmann. *Principes d'hygiène militaire pour officiers et soldats*. Lausanne. 1873. p. 18.

gence de l'ouvrier. Beaucoup de blessures sont dues à l'inobservation de ce principe, élémentaire cependant.

Après avoir recherché quels sont les *desiderata* d'une chaussure réellement faite pour le pied humain, il convient d'apprécier encore quel est le modèle convenant le plus au soldat, d'infanterie d'abord, puis à celui de cavalerie.

II. *Chaussure de l'infanterie.* — Trois types principaux sont en présence : le soulier, la bottine, la botte.

Le soulier a longtemps été la chaussure unique des soldats d'infanterie en France, à ce point qu'on a voulu l'ériger presque en chaussure *nationale*. Certes il a servi à nos soldats pour parcourir des étapes glorieuses, mais il n'en a pas moins de sérieux inconvénients ; les principaux sont de ne pas soutenir l'articulation tibio-tarsienne, puisqu'il ne monte pas au-dessus de la cheville, de blesser souvent la peau de cette région contre laquelle il frotte facilement, de nécessiter l'emploi de guêtres, car, par lui-même, il ne tient pas suffisamment au pied. Les guêtres sont de deux sortes, en toile pour l'été, en cuir pour l'hiver. Cette dernière, ouverte à sa partie interne, se trouve maintenue en place au moyen d'un lacet unique passant au travers d'œillets : le sous-pied est également fixé à la guêtre au moyen d'un lacet. En général, les guêtres sont confectionnées avec un cuir mal tanné, devenu très dur en magasin, en sorte que le modelage de la guêtre sur le pied se fait seulement à la longue, au prix de douleurs intolérables et souvent d'écorchures. De plus, cette guêtre ne maintient pas le pied d'une façon convenable ; pendant la marche, l'effort se porte principalement sur la partie antérieure du cou-de-pied, le lacet cède en ce point, et s'étend, mais en se resserrant d'autant en haut, en sorte que la partie inférieure de la jambe se trouve étranglée. Cette compression est encore augmentée lorsque les hommes engagent le pantalon dans les guêtres afin de le préserver de la boue : dans ces conditions, le pied se congestionne et se fatigue avec la plus grande rapidité. La guêtre de toile a beaucoup moins d'inconvénients que la guêtre de cuir ; mais elle ne prête pas beaucoup, surtout lorsqu'elle est mouillée, et ne peut même être ajustée à la demande du moment, car elle se trouve fixée au moyen de boutons. Enfin, les sous-pieds de toile se déchirent très facilement, la couture qui les réunit à la guêtre se brise et le soulier ne se trouve plus maintenu.

Tous ces inconvénients, que les médecins militaires ont maintes fois signalés, ont amené l'abandon officiel du soulier pour un type de brodequin remontant au-dessus de la cheville, lacé en avant et dispensant de l'emploi de la guêtre. Mais les magasins d'habillement des corps et les magasins régionaux de corps d'armée contenant d'immenses quantités de souliers, leur écoulement sera fort long. On peut à la rigueur transformer le soulier en brodequin, mais le résultat est assez médiocre. En fait, pendant longtemps encore le soldat français fera campagne avec le soulier et la guêtre.

L'armée prussienne et l'armée anglaise font usage de demi-bottes, assez lourdes, solides, il est vrai, et qui, plus ou moins imperméabilisées par la graisse, garantissent le pied de l'eau et de la boue; elles semblent avoir d'autres inconvénients, tenant soit à leur prix plus élevé, soit surtout à la difficulté de trouver, pour chaque individu, une paire de bottes lui allant parfaitement; puis, une fois mouillées, elles deviennent beaucoup trop étroites, sont très difficiles à ôter, plus encore à remettre. Si, dès l'abord, on prend, au contraire, une botte trop large, le pied ballottera de haut en bas et d'arrière en avant, d'où ampoules et excoriations. Quelques bottiers ont eu l'idée, pour empêcher ce ballottement, de placer au-dessus du cou-de-pied, une courroie, cousue à la partie interne de la botte et venant se fixer à une bande située à la partie externe. Théoriquement cette disposition paraît avoir des avantages ; mais, à l'usage, on a remarqué que la courroie plisse le cuir, qui blesse alors le cou-de-pied ; la bande se remplit de boue et il devient très difficile de la faire mouvoir ; enfin, entre la courroie et la botte, se forment à la longue des amas de boue et de gravier, qui, se desséchant, deviennent très durs et finissent par blesser le pied. Malgré ces inconvénients, l'emploi de la botte offrirait de réels avantages si elle n'était fatalement lourde et très chaude en été ; elle constitue réellement la chaussure des armées pour les pays froids : aussi, la voyons-nous adoptée en Allemagne et en Russie.

A la question de chaussures doit se rattacher celle des chaussettes, qu'il est malheureusement difficile d'introduire dans l'équipement ordinaire des soldats, en raison de leur détérioration très prompte, de la nécessité des lavages fréquents ; deux paires de chaussettes ne suffiraient évidemment pas à chaque homme, un plus grand nombre augmenterait le poids dont il est chargé. Néanmoins, il y aurait de grands avantages à pouvoir lui en donner; la question de la chaussure elle-même serait, à certains points, simplifiée. Dans certains cas, lors d'une expédition d'hiver, d'un siège pendant la mauvaise saison, des bas ou chaussettes de laine paraissent absolument indispensables.

En tout temps, la protection du pied contre le froid et l'humidité exige l'emploi de chaussures, rendues imperméables et assouplies par le graissage du cuir, obtenu au moyen de l'introduction, dans les pores mêmes du tissu, des substances grasses, ou mieux de cire dissoute dans un mélange de suif de mouton, d'huile d'olive et de térébenthine. Tourraine formule le composé suivant, dont il a pu constater les avantages : suif de mouton, 120 grammes; axonge, 60 grammes; cire jaune, huile d'olive et térébenthine, de chacune 30 grammes (1). Pour l'employer, il faut commencer par laver la chaussure, puis l'essuyer et l'enduire d'une couche de 1 millimètre d'épaisseur avec le mélange précédent; on l'expose ensuite au soleil ou, à défaut, à la chaleur d'un foyer, mais en prenant des précautions pour que le cuir ne se brûle pas, même légèrement. On frotte ensuite vigoureusement le cuir avec un tampon de flanelle, l'excédent de graisse se trouve absorbé, et, l'opération une fois terminée, il ne reste presque plus dans le cuir que la cire qui l'imperméabilise complètement en lui conservant toute sa souplesse. Le procédé ne peut être employé que pour les cuirs fauves; ceux-ci prennent, par ce moyen, une couleur grise qui n'a rien de désagréable à l'œil. Le mélange de Tourraine imperméabilise certainement fort bien, mais il durcit la chaussure, ce qui est un gros inconvénient. On peut lui substituer l'huile de pied de bœuf, et mieux encore, un mélange à parties égales de graisse de mouton et d'huile de foie de morue. Il est grand temps que l'on renonce du reste, dans l'armée, à l'usage du cirage ordinaire, aussi bien pour la chaussure que pour les ceinturons, bretelles de sac, etc. On fait ainsi perdre au soldat un temps précieux, qui serait beaucoup mieux employé pour son instruction; en outre, ces cirages prolongés rendent le cuir dur et cassant, sont, en somme, fort peu économiques, le tout pour arriver à une propreté extérieure que la moindre poussière fait bien vite disparaître et qu'il est impossible d'exiger en campagne.

Les cuirs employés dans l'armée doivent tous être simplement graissés; ils conservent leur teinte naturelle, au moins aussi élégante que la couleur noire, et sont d'un entretien beaucoup plus facile.

(1) Tourraine, *loc. cit.*, p. 66.

Le soldat doit porter avec lui deux paires de chaussures, l'une aux pieds, l'autre dans le sac; sans doute il se trouve ainsi chargé d'un poids très appréciable, mais comment en agir autrement si on ne veut l'exposer à se trouver absolument arrêté à un moment donné? Quelque bien construite que serait son unique paire, elle peut néanmoins se couper, se déchirer; le talon peut se trouver arraché; elle finit du reste par s'user et rien n'affirme que les magasins seront toujours assez à portée pour permettre le renouvellement immédiat. Enfin, lorsque le soldat a marché pendant plusieurs heures dans la boue et la neige, quel immense soulagement n'est-ce pas pour lui que de chausser une nouvelle paire de souliers secs et par conséquent moins étroits! M. Lewal ne donne à chaque soldat qu'une paire de bottes, mais il lui accorde une paire de sandales, légères à porter, et permettant cependant à l'homme de faire accidentellement une route avec elles, s'il est excorié. Les sandales seraient acceptables dans un pays chaud, par les temps secs; elles seraient impossibles en hiver, par les temps froids et humides. La double paire de chaussures doit être conservée, au moins pour le fantassin, qui naturellement use beaucoup plus que le cavalier (1).

(1) En dehors des travaux déjà indiqués et relatifs au vêtement ainsi qu'à la chaussure du soldat, on peut citer spécialement les mémoires suivants :

Wial. *De l'influence des coiffures militaires sur le développement de l'ophtalmie* (*Recueil des Mém. de méd. milit.*, 2e série, t. XVII, p. 281, 1856). — Dr Scoutetten. *De l'insolation, de ses dangers et de la nécessité, en Afrique, d'adopter un couvre-nuque pour garantir le soldat de l'action du soleil*, in-8o de 30 pages, Metz, 1857. — Dr Lèques. *Notes sur quelques lésions produites par la chaussure sur le fantassin, et sur les modifications qu'il importerait d'y apporter pour les prévenir* (*Recueil des Mém. de méd. milit.*, 3e série, t. VIII, p. 175, 1863). — Dr Judée. *De la coiffure militaire* (*Spectateur militaire*, 15 octobre 1863). — Du même. *Recherches sur un nouveau système d'équipement* (*Spectateur militaire*, 15 février 1863). — Du même. *Des modifications à apporter à l'habit en vue d'améliorations* (*Spectateur militaire*, 15 octobre 1867). — Du même. *De la chaussure militaire* (*Spectateur militaire*, 15 octobre 1868). — Du même. *De la coiffure militaire dans les pays chauds* (*Spectateur militaire*, 15 mai 1869). — Du même. *Applications des notions physiologiques à l'équipement militaire* (*Spectateur militaire*, 15 juin 1868). — J. Aronsshon. *De l'habillement et de l'équipement du soldat* (*Rec. de Mém. de méd. milit.*, 3e série, t. XIX, p. 495, 1869). — E.-F. Ravenez. *De l'habillement du soldat*. Th. de Paris, 1874. — Ch. de Dartein. *De l'équipement des troupes* (*Journ. des sciences milit.*, t. XXI, 1878, p. 395). — Général Prudhomme. *Étude sur la tenue de l'infanterie* (*Journ. des sciences milit.*, t. XXVII, 1680, p. 5.) — *Medical report upon the clothing and uniforme of the soldiers of the U. S. Army* (*Surgeon's général office*, 15 avril 1868). — Corban. *on the dress of the British army* (*Army médical Report*; 1869, p. 300 Londres, 1871). — Massey. *On the dress of the army in India* (*Army medical Report*; 1869, p. 262, London, 1871.) — Bluhme. *Abnorme Fassformen und ihren Einfluss auf die Taulichkeit Zum Militairdienst* (*Deutche militairaerztliche Z. schrift*, 1875, p. 575 et 615). — Reder. *Uber die mechanischen Verhaeltnisse im Baue des Fussgelenkes* (*Allgemeine militairaerztliche Zeitung*), Vienne, 1874. — Zuber. *Le nouvel uniforme de l'armée russe.* (*Arch. de Méd. mil.*, t. 1, p. 287, 1883). — Da Gunha Bellem. *Calçado da tropa* (*Gazeta dos Hospitaes militares*).

III. *Chaussure de la cavalerie.* — Le cavalier ne peut porter de souliers, la botte lui est indispensable ; elle doit être munie d'éperons fixes, assez solides pour ne se point détacher facilement, assez courts cependant pour ne pas empêcher l'homme de faire des routes à pied, ainsi qu'il y est parfois obligé. Des écrivains militaires d'un haut mérite, le général Lewal en particulier (1), étudiant à tous les points de vue la question des chaussures militaires, pensent qu'il serait possible de donner à l'armée une botte identique dans toutes les armes ; elle serait assez haute et assez large pour que le soldat pût y faire entrer l'extrémité inférieure du pantalon. Sans être absolument de cette opinion, nous admettons volontiers que cette mesure aurait des avantages, au point de vue de la facilité des approvisionnements, mais il est à craindre, ainsi qu'il a été dit plus haut, que la botte ne soit incommode au fantassin.

Différents corps de cavalerie, les horse-guards et dragons anglais, les chevaliers-gardes russes (et naguère les cuirassiers et carabiniers de la garde française) portent encore la botte forte remontant jusqu'au niveau du jarret et le dépassant en avant ; si cette mode a des partisans, plus amateurs du pittoresque que de la pratique, elle ne saurait être conservée cependant, car le cavalier, ainsi alourdi, est absolument incapable de faire une route à pied, le cheval est inutilement surchargé ; en somme, la botte forte ne constitue qu'une chaussure de parade. La botte souple, celle dite à l'écuyère, n'a point de tels inconvénients ; elle ne gêne point la marche et suffit pour donner au cavalier une meilleure assiette et augmenter l'action de ses jambes sur les flancs du cheval ; aussi doit-on applaudir à la récente mesure qui la donne à notre gendarmerie, en remplacement de la botte forte. Les cuirassiers prussiens portent une grande botte de cuir très souple, que l'on peut faire remonter et fixer jusqu'au niveau du tiers supérieur de la cuisse. Suffisamment large pour ne point gêner beaucoup les mouvements du genou, elle met le membre inférieur complètement à l'abri de l'humidité et constitue même une véritable arme défensive. Ses avantages tendent à diminuer les inconvénients qui résulteraient de son poids.

Lisbonne, 1881, p. 2. — J.-A. Benoit, *La chaussure des troupes à pied. (Ann. d'hyg. publ. et de méd. lég.*, 1881, t. V, p. 505.) — Et un assez grand nombre de travaux publiés, souvent sans signature, dans les journaux militaires de France et de l'étranger. Consultez en outre les chapitres spéciaux consacrés à ce sujet, *in* général Lewal, *La réforme de l'armée*, 1871. Roth und Lex, *Handbuch der militair Gesundheits pflege*, t. III, p. 1. Berlin, 1877.

(1) Général Lewal, *La réforme de l'armée*, p. 328. Paris, 1871. Dumaine.

§ IV. — Linge et effets accessoires.

I. *Chemises, caleçons.* — L'usage du linge de corps est absolument exigé par l'hygiène; il est représenté, dans l'équipement du soldat français, par trois chemises et deux caleçons. C'est une erreur que de persister à prendre une grande partie de chemises de toile au lieu de coton ; on en agit ainsi, dit-on, pour favoriser l'industrie des plantes textiles nationales, mais cet avantage, fait à la population, se traduit pour le soldat par de graves inconvénients. Lorsque le corps, en transpiration, est exposé au refroidissement, celui-ci se produit beaucoup plus rapidement si la chemise est en toile, meilleure conductrice du calorique, que si elle est en coton. Ce qui est vrai pour la chemise l'est également pour le caleçon, dont l'usage n'est pas moins indispensable. Le soldat prussien possède trois chemises de coton bleu ou rouge et deux paires de caleçons de calicot gris. Dans l'armée anglaise, l'homme est tenu d'avoir trois chemises de calicot ou deux de flanelle, et, comme celles-ci sont plus coûteuses, il préfère en général les premières. Les hygiénistes militaires anciens et modernes sont généralement d'accord pour conseiller à l'armée l'usage des chemises de flanelle. Sans doute elles sont coûteuses, se salissent facilement, s'imprègnent des produits de sécrétion, et, ne trahissant pas par un changement de couleur leur état de malpropreté, surtout si elles sont teintes, exigent une surveillance très attentive. Mais, à côté de ces défauts, quels avantages n'ont-elles pas pour le soldat! que de pleurésies, de rhumatismes seraient évités s'il avait toujours sur la peau cette couche protectrice que constituent les tissus de laine ! En Amérique, chaque militaire reçoit annuellement trois chemises et trois caleçons de flanelle.

En acceptant l'introduction de la chemise de laine, même unique, dans l'habillement du soldat, il serait inutile de lui donner en dessous une chemise de flanelle, le coton suffirait parfaitement. De son côté, la chemise de laine, ne se trouvant point en contact avec la peau, se salirait plus lentement et n'exigerait ainsi que des lavages assez rares. On pourrait également supprimer le port permanent de la ceinture de flanelle, par les troupes d'Afrique. En Europe, nos soldats n'en possèdent point réglementairement; ils en reçoivent en campagne et dans certaines conditions spéciales. Il appartient au médecin de prescrire à quels moments la ceinture de flanelle doit être prise par la troupe comme tenue générale, et à l'autorité militaire de tenir la main à ce que les hommes n'en fassent usage qu'en cas de service exceptionnel, de garde de nuit, de corvées, ou enfin en cas d'indisposition.

II. *Mouchoirs, gants.* — Le mouchoir est exigé par la propreté aussi bien que par la décence : nos soldats en possèdent deux, ce qui est suffisant. Les gants ne doivent point être considérés comme un objet de luxe, mais comme un objet de nécessité; dans ces conditions, nous ne voyons pas l'utilité absolue des deux paires de gants que possède le fantassin et dont il fait usage seulement le dimanche; une seule suffirait pour satisfaire à cette élégance d'habitude. En revanche, le gant de peau est nécessaire au cavalier, dont la main s'échaufferait peut-être par le frottement continuel de la bride. Dans tous les cas, des gants de laine bien épais et bien chauds devraient être distribués aux hommes, en hiver, pour les factions en tous temps et plus encore en campagne. Les armées russe et allemande, habitant des climats plus rigoureux que le nôtre, n'ont eu garde d'y manquer, mais en France cette mesure n'a point encore été adoptée, à titre régulier; c'est un *desideratum* facile à combler.

Nos troupes possèdent une petite calotte de coton pour dormir la nuit : c'est une véritable superfluité; l'homme doit être habitué à coucher tête nue dans les casernes. Si la température s'abaisse exceptionnellement, comme dans les baraques, sous la tente ou surtout au bivouac, il peut trouver dans son mouchoir, et mieux encore dans sa coiffure de corvée et de nuit, le moyen d'abriter son crâne contre le refroidissement.

III. *Blanchissage du linge.* — Le nettoyage du linge de la troupe doit être l'objet des plus sérieuses exigences de la part des officiers et des médecins. En campagne, chaque homme doit recevoir du savon dans les distributions réglementaires, et saisir toutes les occasions pour opérer un petit savonnage et faire sécher son linge au grand air. Dans la marine de l'État, des règlements très précis fixent cette branche du service; dans l'armée, elle est un peu abandonnée à la sollicitude des chefs. Il importe que les officiers de compagnie se persuadent bien que nul détail n'est au-dessous de leur dignité, lorsqu'il s'agit de l'intérêt de la santé de leurs hommes. Du reste, en temps de paix, le blanchissage du linge de la troupe s'exécute en grand, par abonnement avec un entrepreneur. Les allocations sont minimes ; elles n'assurent pas, en général, une propreté suffisante, car les chemises ne peuvent être lavées que tous les huit jours. Les hommes, soigneux de leur personne, sont obligés de donner à laver à leurs propres frais, et malheureusement la faible quotité de leur solde ne leur permet pas de bien grandes dépenses sur ce chapitre. Il y a évidemment lieu de faire à ce sujet de nouvelles études.

CHAPITRE II

ÉQUIPEMENT ET CHARGE DU SOLDAT

L'étude de l'équipement du soldat présente une importance non moins grande que celle du vêtement. C'est dans son équipement qu'il doit trouver les objets matériels destinés à assurer à la fois et sa défense et sa propre conservation; de plus, le poids de cet équipement, constituant la charge du soldat, doit être pris en sérieuse considération, car de cette charge et de la manière de la transporter dépendra, en grande partie, l'aptitude à la marche, l'une des exigences les plus urgentes de la vie militaire.

ARTICLE I. — OBJETS CONSTITUANT L'ÉQUIPEMENT DU SOLDAT.

Le soldat en campagne ou en marche doit porter : 1° les objets nécessaires à son entretien personnel, vêtements et autres ; 2° les objets destinés à son couchage et à la préparation de ses aliments (effets de campement); 3° une réserve de vivres; 4° ses armes et ses munitions.

Le fantassin nous préoccupera tout d'abord, car lui seul doit fournir le travail nécessaire au transport de tout ce matériel, que le cavalier, au contraire, surajoute naturellement à sa monture.

§ I. — Équipement et charge du soldat d'infanterie.

I. *Vêtements.* — Les vêtements ayant été étudiés au point de vue de leur forme et de leur nature dans le chapitre précédent, il est inutile d'y revenir ici, si ce n'est pour indiquer leur poids, que l'on trouvera reporté plus loin.

II. *Campement.* — D'après l'instruction du 19 mars 1879 sur la tenue et l'équipement des troupes en campagne, le matériel de campement comprend une couverture dont on expérimente actuellement un modèle caoutchouté et imperméable, une petite gamelle et un petit bidon, le sachet à vivres, objets individuels; une hachette (2 par escouade), une marmite, une grande gamelle, un sac à distribution, un seau en toile, de ces trois derniers objets, 4 par escouade.

La tente-abri est supprimée pour les campagnes d'Europe. Pour les campagnes exotiques, son poids vient s'ajouter à celui des autres objets de campement. Or, elle pèse 1^{k},820 sèche et au minimum 2^{k},500 quanp elle est mouillée.

Les ustensiles destinés à la préparation des vivres sont actuellement constitués par la grande gamelle (fig. 103-A) et la marmite (103-B) dont le couvercle muni d'une poignée peut former une casserole; ce matériel, construit en fer battu étamé, est très solide, mais aussi fort lourd. Ce système a été conçu pour les guerres d'Afrique, où il remplit fort bien ses indications, les troupes devant expéditionner dans des régions, où souvent on ne trouve aucun établissement stable, où il faut camper pendant des mois; elles doivent donc être munies d'appareils complets, destinés à subvenir à tous les besoins. Ce matériel, en dehors même de son poids, a des inconvénients sérieux pour la guerre d'Europe. Les corps de troupes opérant dans ces régions doivent, sans doute, pouvoir se suffire, camper sans que leur alimentation en souffre, mais il ne s'agit pas, comme en Afrique, de camper indéfiniment. On finit toujours par être cantonné dans quelque village, où l'on peut faire la cuisine avec les ustensiles pris sur place. Enfin et surtout, le mode de distribution de ce matériel est mauvais.

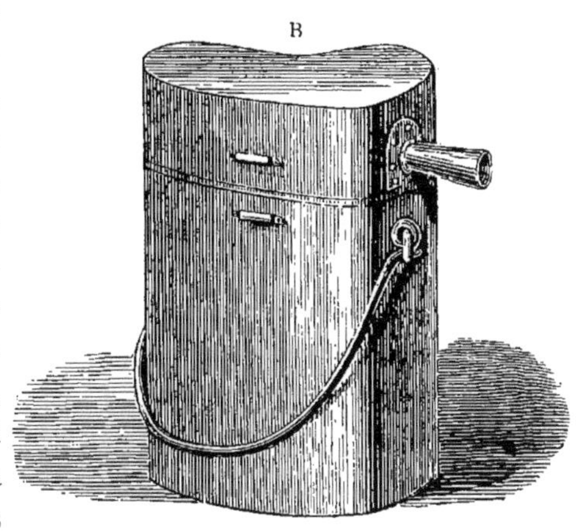

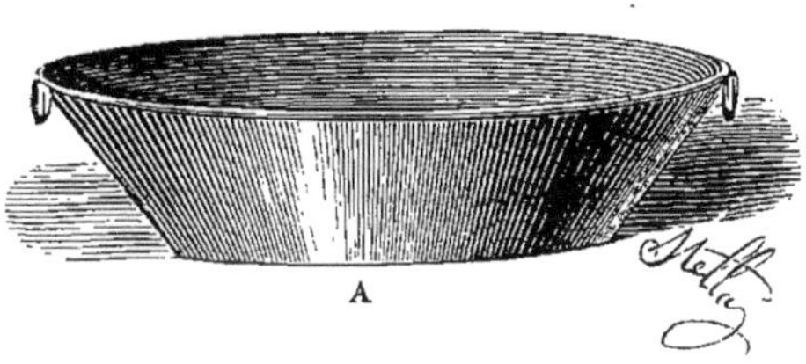

Fig. 103. — A. Grande gamelle et B marmite en usage dans l'armée française.

Si, après un combat, celui des hommes qui porte la marmite vient à manquer, ou que simplement il soit en retard pour un motif quelconque, c'est à peine si l'on peut préparer un aliment avec la gamelle; lorsque la gamelle et la marmite, ou plutôt les soldats qui la portent, manquent, les autres hommes doivent se priver d'aliments chauds. Il serait peut-être plus pratique d'individualiser davantage le matériel de campement, en rendant les hommes presque indépendants les uns des autres. A la rigueur, la petite gamelle individuelle, un peu agrandie, pourrait servir à faire cuire un aliment quelconque. On donnerait une marmite très réduite pour deux hommes qui ne se quitteraient jamais; si l'un venait à être tué, son camarade serait tenu de prendre la marmite. Dans l'intérieur de cette marmite, on logerait un double fond pouvant servir de casserole. — Des modèles très nombreux de ce genre ont été déjà présentés, et rien ne serait plus simple que de faire établir un modèle répondant à toutes les indications.

Dans l'armée allemande et l'armée anglaise, chaque soldat porte une petite marmite à peu près analogue à celle que nous avons proposée ci-dessus.

Il y aurait lieu de rechercher si le principe appliqué dans les marmites dites norvégiennes, c'est-à-dire celui du maintien de la chaleur, au moyen de tissus de feutre entourant la marmite, ne pourrait être également appliqué aux marmites transportables. Quelques modèles de ce genre ont déjà été mis en expérience, mais ils paraissent encore un peu lourds. La question mérite d'être approfondie, car il y aurait un grand avantage à ce que la cuisson des aliments commencée sur le foyer, pût se continuer pendant la marche, sur le dos même de l'homme.

Le petit bidon, que l'homme porte toujours avec un gobelet, même en temps de paix, est excellent; il est garni d'une enveloppe de drap qui mouillée, tend à rafraîchir le contenu; les hommes savent fort bien activer cette évaporation, et avec elle le refroidissement de l'eau, en lui imprimant un rapide mouvement de rotation.

Les vivres de campagne sont, en général, distribués aux soldats de façon qu'ils aient, en principe, une réserve dans le sac. Ceci mérite d'être étudié plus complètement avec l'alimentation; constatons pour le moment que le poids moyen des vivres de réserve (2 jours de biscuit, 2 jours de petits vivres (sucre et café) et 1 boîte de conserves de cinq rations est d'environ $2^k,700$.

III. *Armement.*—L'armement du soldat d'infanterie consiste en France dans le fusil modèle 1874, ou fusil *Gras*, du nom de son inventeur, et qui comporte une petite épée-baïonnette.—Il paraît infiniment probable que le fusil 1874 sera lui-même remplacé, sinon dans tous les corps, au moins dans un certain nombre par un fusil à répétition, qui sera probablement plus lourd. Le fusil à magasin Kropatcheck, que possède la marine, pèse 4k,940, tandis que le modèle 1874 (Gras) ne pèse que 4k,200, sans aucun accessoire.

Comme véritables armes, on peut encore comprendre les outils, pelles, pioches, haches, qui sont indispensables; ils servent à la construction des travaux de défense, des tranchées-abris. Des études ont été entreprises pour modifier la forme ordinaire de ces outils, les rendre plus légers, tout en leur conservant cependant une résistance suffisante. Un progrès notable consisterait à les faire porter suspendus à la ceinture comme ils le sont dans l'armée russe depuis l'adoption des nouvelles tenues (Ukase du 14-26 novembre 1881), et à diminuer ainsi la charge du sac.

Le génie possède l'équipement et l'armement de l'infanterie, en outre chaque homme doit transporter un outil, pelle, pioche ou hache; les recrues destinées à cette arme sont, du reste, choisis avec beaucoup de soin, au point de vue physique comme au point de vue intellectuel : aussi constitue-t-elle une arme d'élite; toujours en tête des divisions et déblayant le terrain pour faciliter leur marche, souvent les compagnies du génie travaillent alors que l'infanterie peut se reposer, réparent une route, construisent un pont ou dirigent des travaux de fortification passagère. Pour le service de sape, les soldats du génie reçoivent un armement défensif, spécial, constitué par une cuirasse et un casque dit *pot-en-tête*, dont le poids est considérable; en effet :

Le plastron de la cuirasse pèse de..........	6k,20	à	7k,15
Le dos....................................	5 ,80	à	6 ,55
La cuirasse totale	12k,00	à	13k,70
Le casque (pot-en-tête)....................	4 ,90		

Bien souvent les sapeurs du génie ont préféré s'exposer aux coups presque certains des tirailleurs ennemis, plutôt que de revêtir cet armement dont le poids les empêche presque de travailler. Les circonstances où ils peuvent en faire usage sont du reste fort rares et n'appartiennent qu'à la guerre des sièges réguliers, avec ouverture de tranchée sous le feu de l'ennemi.

IV. *Charge du soldat.* — Étant donné tous ces éléments sus-indiqués, nous pouvons calculer actuellement la charge du fantassin français. En suivant exactement les indications fournies par la décision du 19 mars 1879 :

OBJETS QUE PORTE LE SOLDAT D'INFANTERIE FRANÇAIS. — 1° *L'homme a sur lui en campagne (1885)* : une veste 0gr,880, — une ceinture de flanelle 0.200, — un pantalon de drap 1,060, — un képi 0,180, — une paire de bretelles 0,100, — 1 caleçon 0,280, — une chemise 0,410, — 1 cravate 0,040, — un mouchoir 0,060, — une paire de souliers 1,020, — une paire de guêtres de cuir 0,240. — En totalité un poids de : 4k,470.

2° *Charge des épaules (dans le sac ou sur le sac).* — *a habillement,* — une capote 2gr,080; — *b grand équipement,* — bretelle de fusil 0,090, — havre-sac 1,900; — *c* petit équipement, — bouchon de fusil 0,010, — caleçon 0,280, — calotte de coton 0,050, — chemise 0,410, — courroie de capote 0,030, — effet de petite monture, environ 0,400, — étui-musette 0,200, — gamelle individuelle 0,410, — guêtres de toile 0,130, — livret individuel 0,050, — morceau de savon 0,080, — mouchoir 0,060, — gobelet 0,090, — une paire de souliers 1,020, — trousse garnie 0,150; — *c campement,* — marmite 1,200, — gamelle 0,850, — sac à distribution 0,300, — seau en toile 0,410 (à raison de 4 de ces objets par escouade de 15 hommes, soit au poids moyen de 0,750 environ par homme). — une hachette de campement 0,950 à raison de 2 par escouade, soit 0,135 environ par homme, — un petit bidon individuel et sa courroie 0,400, — 2 sachets à vivres 0,100, — une couverture caoutchoutée 1,600; — *d armement,* — un fusil modèle 1874 4,200, — un nécessaire d'armes 0,125, — sept paquets de cartouches de 290 le paquet, 2,030; — *e* vivres de réserve, — deux jours de biscuit 1,470, — deux jours de petits vivres 0,75, — 1 boîte de conserves 1,100.

Poids total de la charge des épaules, 19k,425.

3° *Charge des hanches.* — 2 cartouchières 0gr,600, — ceinturon et accessoires 0,950 — épée-baïonnette et fourreau métallique 0,825, — 6 paquets de cartouches dans les cartouchières 1,740.

Total de la charge des hanches, 4gr,115, et en récapitulant :

Sur l'homme................	4k,470
Charge des épaules..........	19 ,425
Charge des hanches..........	4 ,115
Total de la charge.......	28k,010

Il faut remarquer qu'à ce poids de la charge il y a lieu d'ajouter environ et en moyenne : 1 1/2 litre de liquide dans le petit bidon, 0g,500. — Le poids des vivres du jour que l'homme porte souvent en route, tout au moins le pain, le biscuit, le sel et le café, au bas mot, 1 kil. — Une cuiller, un couteau, un portefeuille, un livre religieux, quelques objets personnels, en moyenne, 0g,750. En fait le poids réglementaire de 28 kil. doit s'augmenter de plus de 2k,250 pour atteindre *un peu plus de 30 kil.*

Si l'on ajoute quelques outils comme pelle ou pioche à répartir dans les escouades, la charge montera encore très facilement de 0k,800 à 1 kil. par homme.

A côté de ces données il est intéressant de placer les poids similaires du chargement du soldat dans les grandes armées européennes.

ÉNUMÉRATION ET POIDS DES OBJETS QUI CONSTITUENT LE CHARGEMENT DU SOLDAT D'INFANTERIE ALLEMANDE (1). — *Habillement.* — Bonnet, 0k,150. — Tunique, 1,300. — Veste de toile, 0,845. — Col, 0,60. — Pantalon de drap, 0,960. — Pantalon de toile, 0,420. — Manteau-capote, 2,550. — 1 paire de bottes, 1,140. — Sandales à talon, 0,258. — 1 paire de souliers, 0,780. — 2 chemises, 0,690. — 9 paires de caleçons, 0,690. — 2 paires de bas, 0,240. — Bretelles, 0,070. — Gants (en peau pour sous-officiers), 0,60. — Gants de fil, 0,150. — Total, 10k,662.

Équipement. — Casque et accessoires, 0k,600. — Sac et ses courroies, 1,900. — Courroies de manteau, 0,040. — Sac à pain, 0,270. — Bidon de campagne (rempli) et ses courroies, 1,050. — 2 cartouchières, 0,850. — Dragonne, 0,030. — Bretelle du fusil, 0,140. — Étuis pour la batterie, 0,035. — Étui de la hausse, 0,070. — 2 boites à cartouches, 0,270. — Nécessaire d'armes, 0,110. — Boîte à graisse, 0,050. — Hachette de campagne avec sa garniture de cuir, 1,950. — Pelle de campagne, 1,200. — Gamelle et ses courroies, 0,920. — Moulin à café, 0,550. — Total, 10k,375.

Armement. — Fusil (Mauser 1871), 4k,515. — Sabre-baïonnette et fourreau, 0,910. — 80 cartouches dont 40 dans le sac et 10 dans les cartouchières, 3,440. — Total, 8k,865.

Divers. — Livret, 0,020. — Livre de cantiques, 0,058. — Sachet à pansement, 0,076. — 2 mouchoirs, 0,100. — Ustensiles de propreté, 0,385. — Ustensiles pour nettoyage des armes, 0,054. — Peigne, couteau et cuiller, 0,140. — Total, 0k,833.

(1) Roth und Lex, *loc. cit.*, t. III, p. 110.

Vivres de campagne pour 3 jours. — 2k,250 de pain ou 1,500 de biscuit. — 0,375 de riz ou légumes secs. — 0,075 de café. — 0,075 de sucre. — 0,510 de lard ou 1,125 de viande salée. — Total, 3k,285.

Total de la charge : 34k,020.

En décomposant ces indications d'après le mode de chargement, on trouve :

Habillement..................	4k,900
Équipement et armement	14 ,230
Sac chargé..........	9 ,025
Manteau et ses courroies.....	2 ,590
Vivres........................	3 ,285
Total égal.......	34k,020

ÉNUMÉRATION ET POIDS DES OBJETS QUI CONSTITUENT LE CHARGEMENT DU SOLDAT D'INFANTERIE ANGLAIS (1). — Poids des effets que l'homme porte sur lui, y compris le casque, des pantalons d'hiver, etc., 3k,732. — Contenu du sac-valise, 2,705. — Capote, 2,113. — Équipement (sac-valise, courroies, 2 gibernes, etc.), 2,175. — Havre-sac, 0,248. — Marmite, 0,652. — Armement (fusil et bandoulière, 3,605. — Baïonnette, 0,373. — Munitions, 60 cartouches, 2,238. — Bidon, rempli d'eau, 1,429. — Total, 19k,270.

Auxquels il faut ajouter, en campagne, couvertures et vivres, 2k,984.

Total général : 22k,254.

Les objets que l'homme porte dans la valise, comme vêtements, consistent en : une chemise (0k,372 si elle est en coton, 0,589 si elle est en flanelle), une paire de chaussures (0,124), une paire de pantalons (0,713 à 0,992, suivant l'espèce), une paire de bottes (1,272), une serviette (0,248), fourchette, cuiller, couteau (0,075), deux brosses (0,186), une boîte de cirage (0,201), bonnet de police (0,124). — Ces objets sont contenus dans le chargement sus-indiqué.

ÉQUIPEMENT ET POIDS DES OBJETS QUI CONSTITUENT LE CHARGEMENT DU SOLDAT D'INFANTERIE AUSTRO-HONGROIS (2). — Casquette de campagne, 0k,188. — Veste, 0,538. — Blouse, 0,778. — Manteau, 2,547. — Pantalon, 0,879. — 2 chemises, 0,638. — 2 paires de caleçons, 0,481. — 2 paires de chaussettes, 0,114. — 1 col, 0,029. — 1 paire de souliers, 1,440. — 1 paire de demi-bottes, 1,680. — 1 sac à pain, 0,175. — 1 fusil 4,515. — Sabre-baïonnette, 0,630. — Son fourreau, 0,333. — Sac, 1,217. — Courroies

(1) Parkes. *Hygiène*, 4 th. édit., 1873, p. 542.

(2) Roth et Lex, *loc. cit.*, t. III, p. 112 (Communication personnelle du médecin de régiment Dr Stawa).

0,197. — Courroies du sabre, 0,087. — 2 cartouchières, 0,823. — Cartouches, 2,415. — Bretelle de fusil, 0,114. — Courroies de manteau, 0,034. — Bidon, ses courroies, 0,656. — Son contenu, 0,450. — Gobelet, 0,380. — Ceinturon, 0,114. — Capuchon, 0,254. — Pain, 1,750. — Riz, 0,210. — Café, 0,023. — Sucre, 0,026. — Sel, 0,035. — Tabac, 0,057. — Total, 24k,005.

Vivres de campagne. — Biscuit, 0,250. — Conserve de viande, 7,245. — Riz, 0,052. — Sel, 0,009. — Total, 0k,556.

Outils de campagne. — En moyenne par homme, 3k,658.

*Total de la charge : **28k,219**.*

Énumération et poids des objets qui constituent le chargement du soldat de l'infanterie russe. — Bonnet ou képi, 0k,205. — Giberne avec 60 cartouches, 3,070. — Baudrier de la giberne et du sabre, 0,614. — Courroies du sac, 0,546. — Sabre avec fourreau, 1,430. — Fusil et baïonnette, 4,914. — Sac, 3,074. — Gamelle, 0,614. — Capote, 4,098. — 2 chemises de toile, 0,820. — 1 paire de pantalons de drap 1,434. — 2 paires de bottes, 3,549. — Caleçons et chaussettes, 0,614. — Brosses, 0,410. — Uniforme avec pantalon d'été, 1,776. — Couteau et ciseaux, 0,307. — Peigne et miroir, 0,307. — Nécessaire d'armes, 0,137. — Baschlik, 0,410. — Pain pour 3 jours, 3,687.

*Total : **31k,612**.*

Ces données datent de plusieurs années et sont modifiées par le nouvel équipement de l'armée russe prescrit par l'ukase du 14/26 novembre 1881. — Le vêtement a été profondément modifié ainsi que nous l'avons dit (p. 463). — Le havre-sac a été remplacé par deux sacs portés en bandoulière, l'un pour les vivres, l'autre pour les effets ; 2 paires de bottes se trouvent dans un fourreau spécial accroché au manteau enroulé ; le poids total de la charge avec ce nouvel équipement ne serait plus que de *29 kil.;* mais il n'est pas encore absolument en usage dans tous les corps de la ligne.

Le soldat d'infanterie italienne porte environ 32 kil.

En fait, on peut le voir, d'après les indications ci-dessus. Le poids du chargement des soldats d'infanterie dans les différentes armées s'élève en moyenne à 30 kil.

§ II. — Équipement et charge du cavalier.

L'équipement et la charge du cavalier intéressent plutôt l'hygiène hippique que l'hygiène humaine, puisque le cheval est en définitive celui qui supporte le tout. Mais le cavalier doit pouvoir combattre et marcher à pied. Dans ce cas, du reste, on doit reconnaître qu'il a, sur le fantassin, l'avantage de ne point porter le sac, sauf dans certains cas exceptionnels où il porte sa valise et son manteau en bandoulière; d'un autre côté, il était jusqu'à ces derniers temps singulièrement gêné pour la marche par son sabre, par de lourdes bottes à éperons, par un pantalon généralement assez long et à fausses bottes de cuir. On semble aujourd'hui revenir à l'idée primitive qui avait amené la création des dragons, et vouloir transformer une partie de la cavalerie en une véritable infanterie montée, pouvant se transporter très rapidement d'un point à un autre, se servant plus du cheval comme véhicule que comme arme. C'est dans ce but que, en France, on a imité les cavaliers arabes en fixant le sabre du cavalier à la selle, afin qu'il n'en soit pas embarrassé lorsqu'il met pied à terre. Mais, pour être logique, il faudrait peut-être modifier plus profondément encore l'équipement, surtout le pantalon et la chaussure des cavaliers destinés à ce service. La botte demi molle est tout indiquée en pareil cas, car elle se prête parfaitement à la marche et, pour l'équitation, donne plus de stabilité que le pantalon basané. L'armement du cavalier consiste, pour les dragons, chasseurs et hussards, en un sabre et une carabine, pour les cuirassiers, en un sabre et un revolver. Dans toutes les armes les officiers et sous-officiers sont pourvus du revolver. Les vivres et le matériel de campement sont portés sur la selle ou dans le bissac.

Énumération et poids des effets d'habillement et d'équipement du cavalier français en campagne (dragons, 1885). — *Charge de l'homme.* — 1 ceinture de flanelle, 0^{k},210. — Paire d'épaulettes (supprimées en principe), 0,275. — Pantalon de cheval, 2,600. — Tunique, 2,500. — Casque, 1,250. — Bretelle de carabine, 0,095. — Ceinturon, 0,485. — Giberne et banderolle, 0,900. — Bretelles, 0,100. — Sous-pieds, 0,025. — Paquets de cartouches, 0,580. — Caleçon, 0,460. — Chemise, 0,515. — Cravate, 0,090. — Bottes, 1,540. — Mouchoir, 0,050. — Gobelet, 0,095. — Petit bidon, 0,440. — Carabine, 3,300, — Total, 15^{k},710.

Sacoche de droite. — Calotte d'écurie, 0,070. — Brosses et cirage, 0,217. Courroie de manteau, 0,040. — Sous-pieds, 0,025. — Bottes, 1,540. — Cache-éperons, 0,060. — Étrille, 0,380. — Éponge, 0,050. — Outils et pétards de dynamite, 1,141. — Total, 3^{k},513.

Sacoche de gauche. — Sachet à cartouches, 0,022. — 4 paquets de cartouches, 1,160. — 2 serviettes, 0,270. — 1 chemise, 0,515. — Trousse garnie, 0,215. — 1 cuiller, 0,065. — 1 ration de biscuit, 0,750. — Petits vivres, 0,143. — Surfaix, 0,230. — Étui-musette, 0,145, — Total, 3k,513.

Devant la selle. — 1 étui porte-avoine, 0,400. — 1/2 ration d'avoine, 2,025. — 1 musette de pansage, 0,165. — 1 musette-mangeoire, 0,160. Total, 2k,750.

Sur la sacoche gauche. — 1 seau en toile de 0,370.

Sur la sacoche droite. — 1 gamelle, 0,540. — 1 boîte de conserves (pour 5 cavaliers), en moyenne par homme, 0,250. — Total, 0,790.

En arrière du troussequin. — 1 sac à avoine, 0k,500. — 1 bourgeron, 0,700. — 1 pantalon de treillis, 0,840. — 1 manteau, 3,500. — Total, 5k,540.

Poches à fer (à droite). — 2 fers et les clous, 1k,270. — Les clous à glace, 0,115. — Total, 1k,385.

A droite de la selle. — 1 corde à fourrage, 0k,225.

A gauche de la selle. — 1 bélière, 0k,035. — Sabre, 1 kil. — Dragonne, 0,100. — Total, 1k,135.

Harnachement. — 1 selle et ses accessoires, 14 kil. — 1 bride, 2,300. — 1 couverture, 2,500. — Total, 18k,800.

Récapitulation.

Sur le cavalier........	15k,710
Paquetage..........	19k,221
Harnachement..........	18k,800
Total.	53k,731
Et pour avoir la charge totale du cheval, ajouter le poids moyen du cavalier.	65k
Total de la charge du cheval	118k,73

Ce chiffre de 118 kil. comme charge du cheval réalise un progrès très considérable sur les modèles anciens de paquetage et de sellerie qui le dépassaient de 18 kil. Jusqu'à ces dernières années le cheval de troupe français devait porter près de 136 kil., ce qui évidemment l'usait très rapidement et, en tout état de causes, diminuait dans une grande proportion la vitesse qu'il pouvait fournir. Or, celle-ci devient une arme essentielle pour la cavalerie.

Actuellement le cavalier français, son équipement et son harnachement paraissent réaliser pour le cheval un poids sensiblement moins lourd que les similaires des armées étrangères; jadis c'était l'inverse.

Les cuirassiers doivent à leur cuirasse une surcharge très considérable; le poids de cette arme (modèle 1845, actuellement en usage) varie un peu suivant les tailles.

	1re taille.	2e taille.	3e taille.
	—	—	—
Plastron	6k,06	5k,90	5k,71
Dos	1 ,80	1 ,75	1 ,70
Cuirasse complète et garnie	1 ,53	8 ,33	8 ,15

En dessous de la cuirasse, les hommes revêtent une sorte de justaucorps matelassé, destiné à protéger les vêtements et leur personne elle-même. Le port prolongé de la cuirasse, surtout dans les temps chauds et lorsque le soleil les frappe de ses rayons, ne laisse pas que de fatiguer le soldat, et pour résister à cette influence, il faut véritablement ne choisir pour cette arme que des hommes vigoureux, de forte charpente et de puissante musculature. Les cuirasses de l'armée allemande pèsent de 7 kil. 953 (cuirasses blanches) à 8 kil. 416 (cuirasses jaunes) (1). — La cuirasse des régiments cuirassés de la garde anglaise pèse 5 kil. 526.

L'artillerie participe de la cavalerie et de l'infanterie au point de vue de son équipement; les hommes à cheval, les conducteurs, les sous-officiers sont de véritables cavaliers; les servants, dans les batteries à pied, portent le sac d'infanterie, mais ont un armement plus léger, la carabine au lieu du fusil; de plus, dans certains cas, ils trouvent place sur les caissons; dans les bataillons d'artillerie de forteresse, les hommes ont le même équipement que les servants des batteries montées, mais en fait ils sont une véritable infanterie et portent à peu près le même poids que cette dernière, à l'exception du nombre de cartouches qui en principe est moins considérable.

Comme comparaison, l'énumération et le poids de l'équipement de quelques cavaleries étrangères fournissent les données qui suivent :

Poids des effets d'habillement et d'équipement des dragons allemands.

Habillement et charge de l'homme	14k,581
Sacoches de droite	4 ,963
» de gauche	6 ,134
Valise	2 ,795
Harnachement	21 ,283
A reporter	49,756

(1) Roth et Lex, *loc. cit.*, p. 138 *et suiv.*

Report	49 ,756
Manteau et marmite	4 ,870
Vivres du cavalier et du cheval	7 ,650
Total	62k,276
Poids moyen du cavalier	65
Total de la charge du cheval	127k,276

Poids des effets d'habillement et d'équipement des cuirassiers allemands.

Habillement et charge de l'homme	24k,915
Sacoche de droite	6 ,240
« de gauche	6 ,962
Harnachement	21 ,245
Manteau, courroies et bonnet	3 ,130
Marmite	1 ,870
Vivres du cavalier et du cheval	7 ,650
Total	72k,012
Poids du cavalier	75
Total de la charge du cheval	147k,012

Les hulans et les hussards allemands représentent une charge un peu moins considérable que celles qui sont ci-dessus indiquées. D'après les études faites à l'École de cavalerie de Hanovre, le poids supporté par le cheval ne serait que de 118 kilogrammes environ, en comptant toujours le cavalier pour 65.

Poids des effets d'habillement et d'équipement des hussards anglais (1).

Vêtement et équipement du cavalier	20k,581
Harnachement	24 ,296
Total	44k,877
Poids du cavalier	62 ,454
Total de la charge du cheval	107k,331

Poids des effets d'habillement et d'équipement des cavaliers autrichiens (2).

Hulans.	Pied de paix	116k,980
	Pied de guerre	128 ,250
Hussards.	Pied de paix	118 ,000
	Pied de guerre	129 ,300

(1) Parkes, *loc. cit.*, p. 541.
(2) Communication du médecin de régiment, Dr Stawa, *in* Roth et Lex, *loc. cit.*, t. III, p. 143.

ARTICLE II. — RÉPARTITION DE L'ÉQUIPEMENT ET DE LA CHARGE DU SOLDAT.

§ I. — Répartition de la charge chez le fantassin.

Au point de vue de l'hygiène, il y a une importance capitale non seulement à diminuer le poids total de la charge du soldat, mais aussi à la répartir suivant les lois de l'équilibre et celles du fonctionnement musculaire, de sorte qu'en dehors des efforts nécessaires pour enlever tout le poids pendant la marche, il n'en soit pas encore besoin d'autres pour le maintenir. Il faut enfin que les objets constituant le chargement, les liens ou courroies qui servent à les fixer ne portent pas de gêne aux libres mouvements d'ampliation de la poitrine, ne compriment ni l'abdomen, ni les gros vaisseaux superficiels de la région du cou ou des aisselles.

Les armes, representées par le fusil, le sabre, les cartouchières, sont de tous les objets de chargement les plus indispensables; le fusil, placé dans les mains de l'homme, repose pendant la marche sur l'une ou l'autre épaule. Tandis que, dans toutes les armées européennes, la position réglementaire du fusil sur l'épaule est calculée de façon à l'y maintenir à peu près en équilibre, l'arme reposant horizontalement par un point situé au voisinage de la capucine, l'ordonnance française oblige le fantassin à renverser le fusil, l'appuyer sur l'épaule du côté du canon, en un point tel que le centre de gravité ne correspond pas au point d'appui; l'homme est forcé, dès lors, de faire un effort musculaire avec la main pour l'empêcher de basculer. Lorsque l'homme n'a pas de sac, la bretelle du fusil permet d'accrocher le fusil à l'épaule ou de le placer en bandoulière.

Les fusils actuellement en usage dans les armées européennes pèsent beaucoup moins que les anciens, mais d'autre part le soldat porte en général beaucoup plus de cartouches et celles-ci étant à enveloppe métallique ont aussi plus de poids. Le projectile toutefois étant de plus petit calibre est sensiblement plus léger. Le poids des fusils en usage dans les principales armées est à peu près partout le même, avec le principe de la diminution du calibre, il tendra encore à baisser et il en sera de même pour celui des cartouches. Il est vrai que, par contre, l'adoption des armes à répétition l'augmentera de celui du magasin.

Fusils en usage dans les principales armées (1885).

	Modèle.	Poids sans baïonnette.	Poids avec baïonnette.	Poids de la cartouche.	Poids du projectile.
France......	Gras, m. 1874	4 200 g.	4 760 g.	43 g.	25 g.
id.	Marine, m. 1878.....	4 940	5 500	43 5	25
Allemagne...	Mauser, m. 1871.....	4 515	5 215	43	25
Russie.	Berdan, nº 2, m. 1871.	4 308	4 710	42 5	24 1
Italie..	Wetterli, 1870.........	4 400	4 650	35 8	20
Autriche.....	Werndl, m. 1867.....	4 515	5 145	32 4	24
Angleterre... Turquie. ...	Martini Henry, m. 1874..............	3 970	4 423	48	31 1
Espagne... Suède...... Danemark... États-Unis...	Remington, m. 1871..	4 075	4 475	42	25
Hollande	Beaumont, m. 1871..	4 800	4 350	39	21 8
Belgique....	Albini complain......	4 500	4 840	40	

Pendant longtemps la giberne, le sabre et la baïonnette se trouvaient suspendus à de larges baudriers s'entre-croisant sur la poitrine; ces baudriers étaient fort lourds, comprimaient le thorax, servaient de cible à l'ennemi; ils sont, partout aujourd'hui, remplacés, avec avantage, par le ceinturon fixé autour de la taille et prenant point d'appui sur les hanches. Il y a progrès, mais progrès relatif seulement, car lorsque les deux cartouchières sont pleines, que de plus le sabre-baïonnette pend sur le côté, l'homme doit serrer son ceinturon outre mesure, et l'abdomen peut s'en trouver comprimé. On a cherché à combattre cet inconvénient en reliant le ceinturon aux bretelles du sac au moyen de courroies dites contre-sanglons (voy. fig. 104).

Le sac constitue, en effet, la partie capitale du chargement du soldat; c'est celle où l'on doit s'efforcer d'apporter le plus d'améliorations. Qui ne se souvient, en effet, d'avoir vu de pauvres petits fantassins, chargés de cet immense attirail, pliant sous le poids du fardeau, obligés de marcher constamment courbés en avant, afin de conserver un semblant d'équilibre! Comment un homme, ainsi chargé, peut-il faire de longues étapes et quelquefois combattre une journée durant? Aussi arrive-t-il trop souvent qu'on est obligé, pendant le combat, de laisser les sacs à terre, avec l'espoir de les reprendre après l'action; mais si le régiment, entraîné par le combat, s'éloigne beaucoup de ses sacs, à plus forte raison s'il est obligé de battre en retraite, ces derniers sont perdus à tout

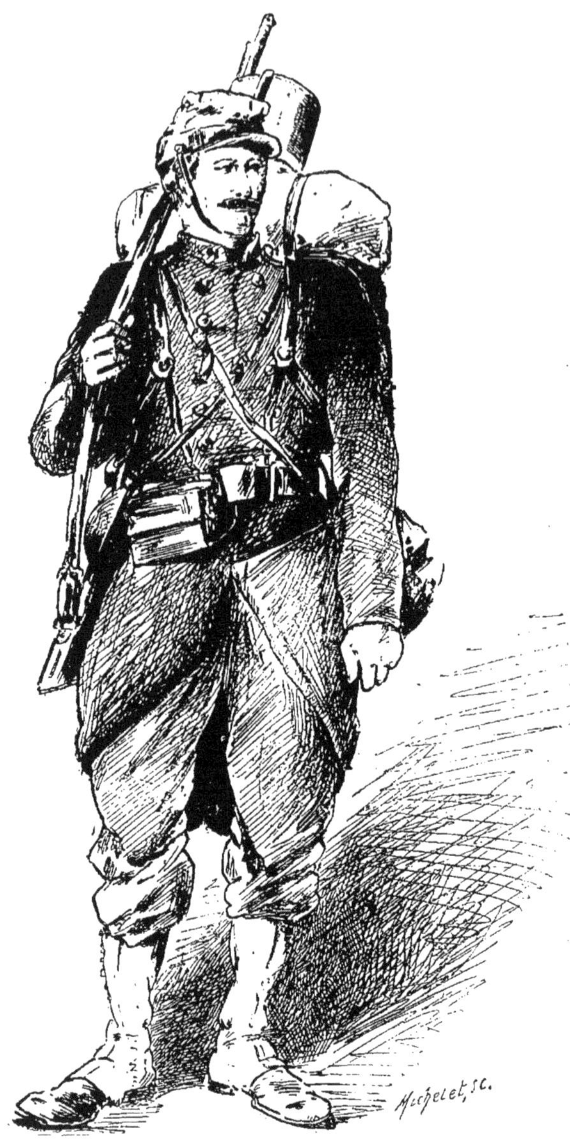

Fig. 101. — Soldat d'infanterie français en tenue de campagne.
Charge de l'homme, environ 30 kilog.

jamais. Or, sans les objets contenus dans le sac, il n'y a plus de campement possible, plus de moyens de préparer les vivres ; c'est un véritable désastre, que les officiers expérimentés cherchent à empêcher en forçant les hommes à ne jamais quitter ce précieux, mais bien lourd compagnon. La fig. 104 permet de se rendre compte de la disposition de la charge dans l'infanterie.

Presque toutes les armées européennes possèdent un sac de forme carrée, en peau de vache garnie de poils, ou en toile imperméable, fixé sur les épaules au moyen de fortes bretelles. Cette disposition, consacrée par une longue expérience, est-elle avantageuse ?

Si l'on considère un adulte immobile dans la station debout, on voit que la verticale passant par le centre de gravité, situé, comme on le sait, à peu près au milieu du corps, entre le pubis et l'ombilic, tombe en avant de la tête du calcanéum. Le sac, porté sur le dos, se trouve donc bien en arrière de cette ligne et tendrait à renverser la colonne vertébrale en arrière, si celle-ci ne se trouvait maintenue par la contraction des muscles thoraciques, venant prendre point d'appui sur le bassin, par les grands droits de l'abdomen en particulier. Lorsque le poids du sac n'est pas trop grand, que l'individu est robuste, qu'il reste immobile, l'effort musculaire suffit ; mais, dans le cas inverse, l'homme est obligé de porter le haut du corps en avant, pour rapprocher le chargement de la verticale passant par le centre de gravité. Les soldats, habitués à la marche, obéiront à cette indication en élevant constamment leur sac par un mouvement de secousse, afin de le faire porter sur la partie supérieure des omoplates et diminuer ainsi la pression des courroies sur la poitrine.

Il y a donc une véritable erreur de statique à ajouter au poids naturel du sac en y plaçant la tente-abri, la couverture, la capote, en le surmontant de cet échafaudage, qui a fait longtemps l'orgueil de nos soldats d'Afrique. Les Allemands, les Autrichiens et les Russes, au lieu de rouler la couverture autour du sac, portent leur capote en bandoulière (fig. 105, 106 pages 498 et 501, 107 page 499) ; son poids est ainsi beaucoup mieux réparti et le centre de gravité abaissé d'autant.

Les courroies du sac venant passer en avant, à peu près sur le tiers externe de la clavicule, compriment donc sérieusement cette région et tendent à écarter les deux épaules : aussi le soldat doit-il constamment maintenir les muscles pectoraux en contraction pour chercher, au con-

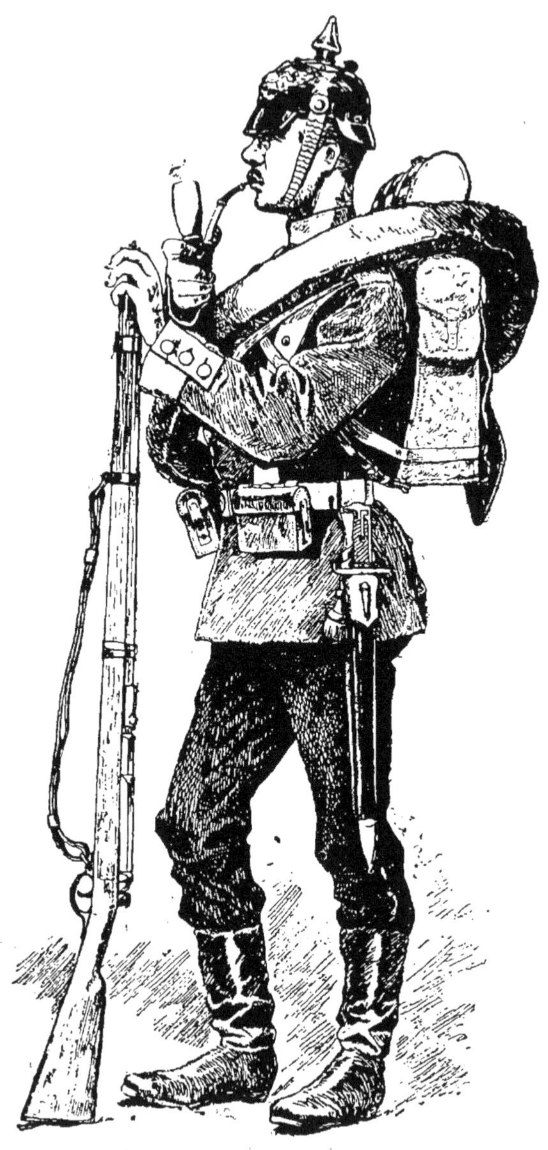

Fig. 105. — Soldat d'infanterie allemand en tenue de campagne. Charge de l'homme, 34 kilog. (Voy. p. 497 et 500.)

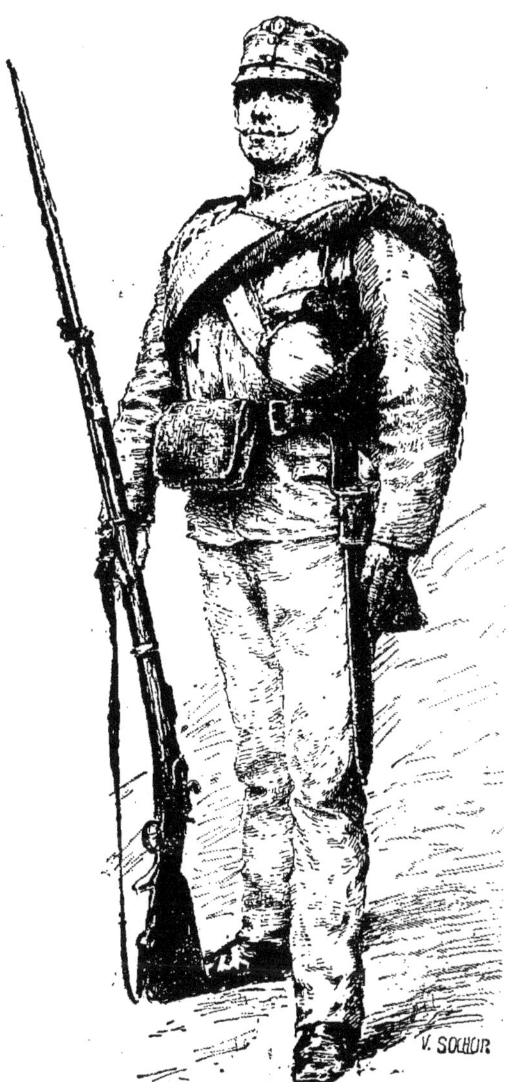

Fig. 107. — Soldat du 21e régiment d'infanterie autrichienne en tenue de campagne. Charge de l'homme, 28 kilog. 250. (Voy. p. 497.)

traire, à résister à cet effort. C'est aussi pour diminuer cette pression qu'on a relié les courroies du sac au ceinturon au moyen de contre-sanglons. Dans l'équipement allemand, il existe un véritable équilibre entre le sac, d'une part, et les deux gibernes dont le fantassin est pourvu ; chacune d'elles est fixée en avant au ceinturon, précisément au point où s'accroche le contre-sanglon ; lorsqu'elles renferment quelques paquets de cartouches à balle, leur poids est assez considérable. L'équipement français actuel reproduit les mêmes dispositions par la suppression récente de la giberne postérieure et l'adoption de deux cartouchières antérieures.

En considérant les figures 104 p. 496 et 105 p. 498, il est facile de remarquer, au premier coup d'œil, la différence qui existe entre le mode de chargement du fantassin français et du fantassin allemand (1).

Nous avons signalé, page 489, les modifications très radicales apportées dans l'équipement du soldat russe par l'ukase du 14/26 novembre 1881, modifications qui tendent à la suppression totale du havre-sac actuel. Jusqu'à présent (1886), ce nouveau système paraît donner de bons résultats ; il lui faut peut-être encore la sanction d'une campagne de guerre.

D'assez nombreux essais ont été tentés à l'étranger pour substituer, au sac ancien, un modèle plus rationnel, tout au moins pour mieux répartir la charge conformément aux lois de la statique. En Angleterre, le colonel O'Halloran, perfectionnant un modèle déjà préconisé par Berrington et par le colonel Spiller, a présenté un sac dont la partie inférieure est éloignée du tronc au moyen de deux tiges rigides venant s'adapter sur une large bande de cuir reposant sur les reins au-dessus du ceinturon ; il en résulte que l'effort porte surtout sur la partie supérieure des omoplates et sur la colonne vertébrale, sans que les épaules soient attirées en dehors. Il en est à peu près de même dans un autre modèle, proposé par le colonel Carter et dans celui du docteur Parkes ; tous ont pour but de dégager autant que possible la poitrine et de faciliter la respiration ; ils y réussissent assez bien, et le prix seul de cet équipement s'est vraisemblablement opposé à son adoption en Angleterre.

Partant d'un autre point de vue, sir T. Trowbridge a proposé de remplacer le sac par une sorte de valise portée sur les reins et venant, au

(1) Nous empruntons au livre de M. A. Dally, *Les Armées Européennes en campagne*, 1 vol. in-8°, Paris, 1885 (Imprimerie de la Société de typographie, Noizette, directeur), plusieurs dessins dus parfois au crayon de nos artistes les plus célèbres.

moyen de larges courroies, prendre point d'appui sur une manière de joug porté en travers des épaules, et semblable à celui qu'ont adopté dans beaucoup de pays les portefaix ou les laitières; le poids est alors exclusivement supporté par les omoplates et la nuque. Le système T. Trowbridge a été sérieusement pris en considération et expérimenté par une commission, présidée par le lieutenant général H. Eyre et dont E. Parkes faisait partie; en dernier lieu, de toutes ces recherches est sorti le système récemment adopté par l'armée anglaise.

Cet équipement (fig. 108) se compose essentiellement d'un sac-valise en peau, assez souple, contenant les objets les plus indispensables au soldat. Il est fixé au niveau des reins et prend point d'appui sur la courbure du sacrum; il se trouve maintenu au moyen de bretelles, s'entre-croisant en arrière, passant au-dessus des épaules où elles s'élargissent notablement en venant enfin se fixer au ceinturon; de petites courroies horizontales partant du sac viennent se boucler en avant aux bretelles et l'empêchent, par conséquent, de ballot-

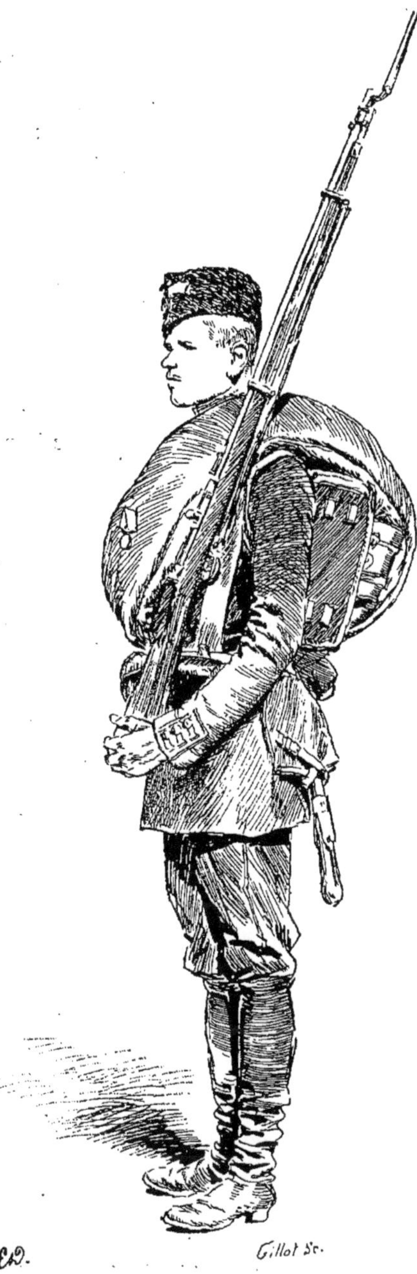

Fig. 106. — Soldat de la garde russe (régiment de Preobrajenski), équipement comportant encore le havre-sac. Poids de la charge de l'homme, 29 kilog. (Voy. p. 497.)

ter. La capote, pliée en forme de paquet rectangulaire et entourée d'une toile imperméable, est placée au-dessus du sac, sans prendre point d'appui sur ce dernier, elle se boucle sur les bretelles; la gamelle de l'homme est accrochée sur le dos du sac-valise. Si l'homme ne doit pas emporter le sac, mais qu'il ait besoin de sa capote seule et de sa gamelle, comme pour une expédition ou une marche de quelques heures, ces derniers objets peuvent être fixés isolément. Le grand avantage de ce système consiste essentiellement dans ce fait, que le poids de la charge est placé très bas, qu'on utilise autant que possible la forme concave de la région sacro-lombaire pour y prendre un point d'appui, qu'enfin l'effort porte uniquement sur les omoplates, en laissant le jeu de la poitrine parfaitement libre. En débouclant son ceinturon, auquel sont, du reste, adaptées deux cartouchières, comme dans l'équipement prussien, l'homme peut quitter tout son équipement comme on ôte un habit, sans avoir une courroie à défaire; il le remet aussi facilement.

La pratique a répondu aux avantages que la théorie accordait à ce système, les différents corps de l'armée anglaise sont unanimes pour le préférer à tout ce qui avait été essayé jusqu'à ce jour, et l'expérience des expéditions récemment entreprises par l'armée anglaise confirment ces prévisions. Des expériences avaient été faites en France, il y a près de dix ans, pour constater *de visu* la valeur du sac-valise anglais : elles ont été concluantes; après une marche de 32 kilomètres, la plupart des soldats ne ressentaient aucune fatigue, ils étaient d'accord avec les officiers chargés de diriger l'expérience pour dire que « la poitrine se trouve complètement dégagée, qu'ils ne trouvaient point au sac-valise cette adhérence du sac au corps qui fatigue, harasse l'homme et l'empêche de respirer, qu'enfin l'équilibre est parfaitement maintenu au moyen de deux cartouchières et du sac à cartouches, en sorte que l'homme peut conserver la station verticale, le centre de gravité se trouvant toujours sur la verticale passant par le centre. »

Il y a lieu d'espérer que les modifications introduites dans le mode de chargement des troupes russes et des troupes anglaises seront suivies avec soin dans l'armée française, et que l'on n'hésitera pas à modifier profondément le système actuel de l'équipement, dont, sans parti pris, on a pu constater les réels désavantages.

En raison de la grande mobilité que doivent posséder les troupes et de la nécessité de laisser les bagages tout à fait en arrière des colonnes, il

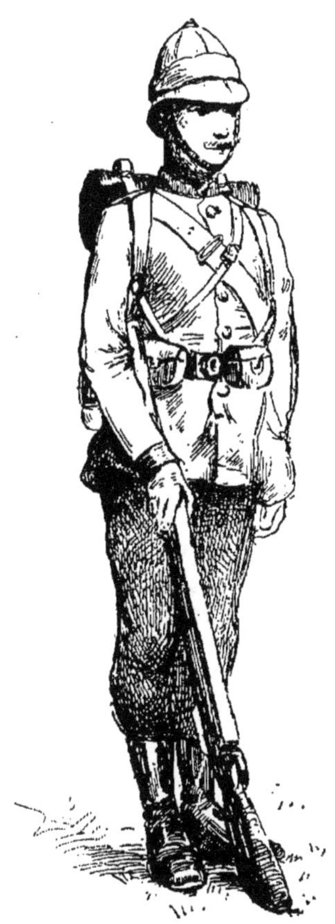

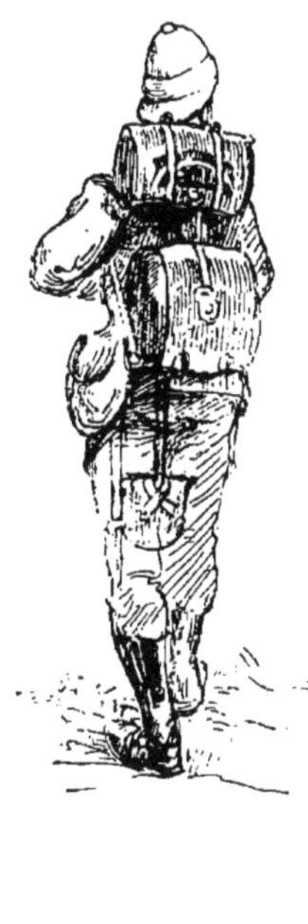

Fig. 108. — Grenadier-guard anglais en tenue de campagne.
Charge de l'homme, 22 kilog. 250.

paraîtrait logique de donner aux officiers un sac, plus léger peut-être que celui des soldats, mais suffisant pour contenir les objets de toilette ou de rechange les plus indispensables. Les officiers de la république et du premier empire portaient toujours un sac en campagne ; il en est encore de même aujourd'hui dans les armées prussienne, suisse et italienne.

Il est évident qu'avec l'allongement énorme que prennent les convois en campagne, par l'effet même de l'augmentation des effectifs combattants, les voitures à bagages ne rejoindront pas toujours les corps de troupes. Ce fait se produira surtout lors des concentrations en vue des opérations tactiques. Les officiers pourront être entièrement privés de leurs effets les plus indispensables, et se trouveront dans une situation

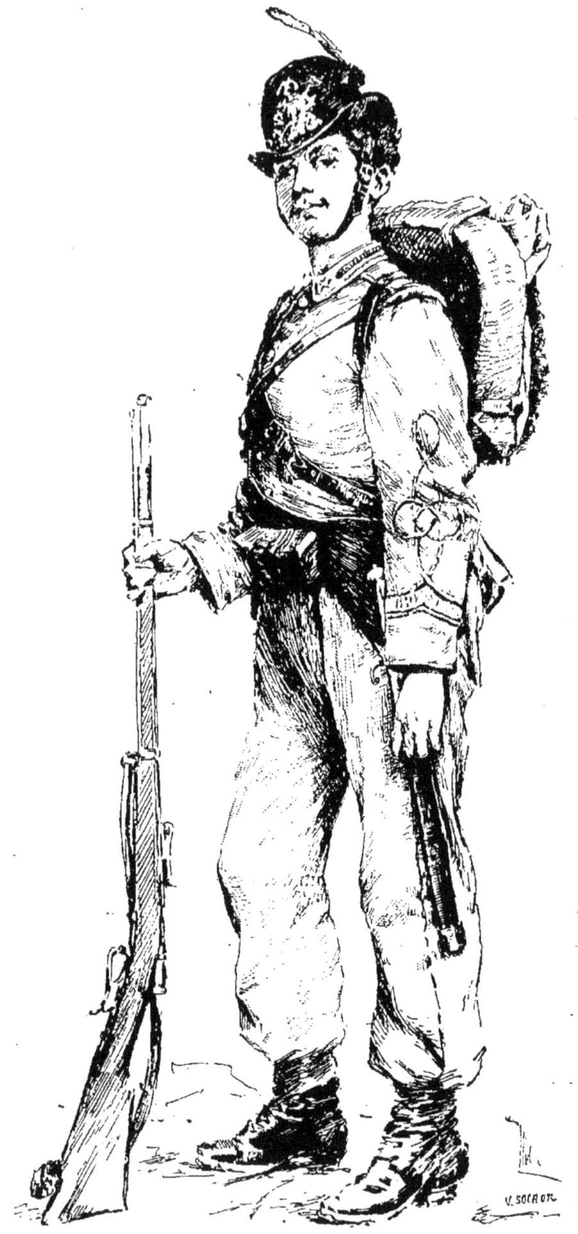

Fig. 109. — Soldat d'infanterie italien du 4e régiment d'alpins en tenue de campagne. Charge de l'homme environ 32 kilog.

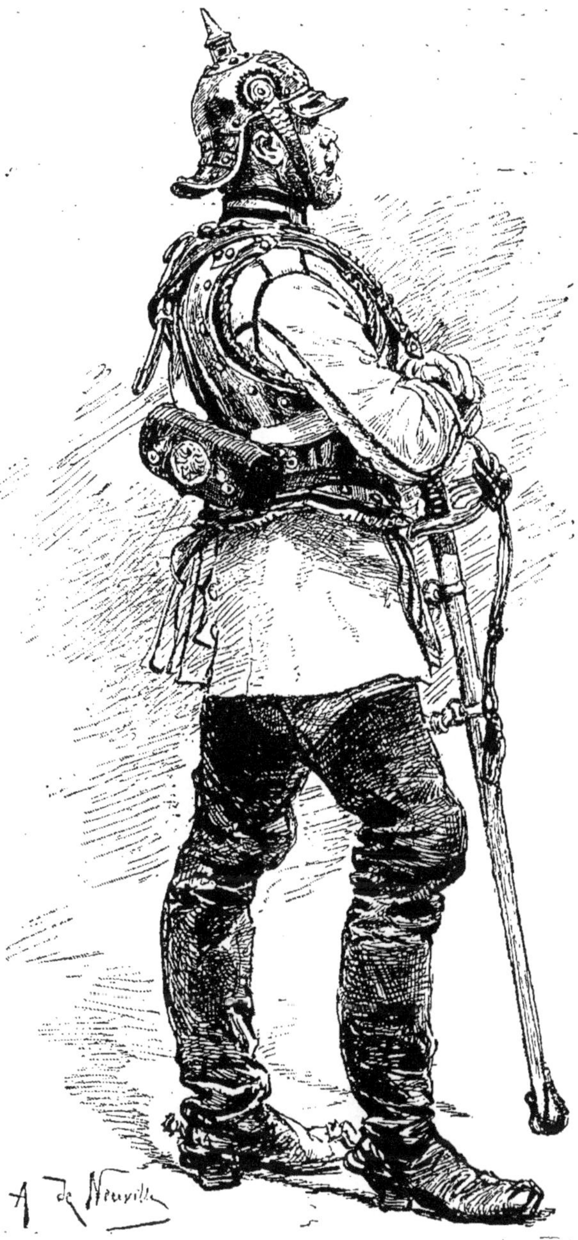

Fig. 111. — Cuirassier (armée allemande). (Voy. p. 507.)

inférieure à celle de leurs hommes. Les capitaines étant montés, le port du sac ne serait donc imposé qu'aux lieutenants, jeunes et vigoureux. Il est vrai que le port d'un sac est *facultatif* dans l'armée française ; il semblerait préférable, dans l'intérêt même des officiers, de l'*imposer*.

§ II. — Répartition de la charge chez le cavalier.

Il y a peu d'observations à faire sur l'équipement du cavalier lui-même. L'un des points intéressants à signaler consiste dans le mode de

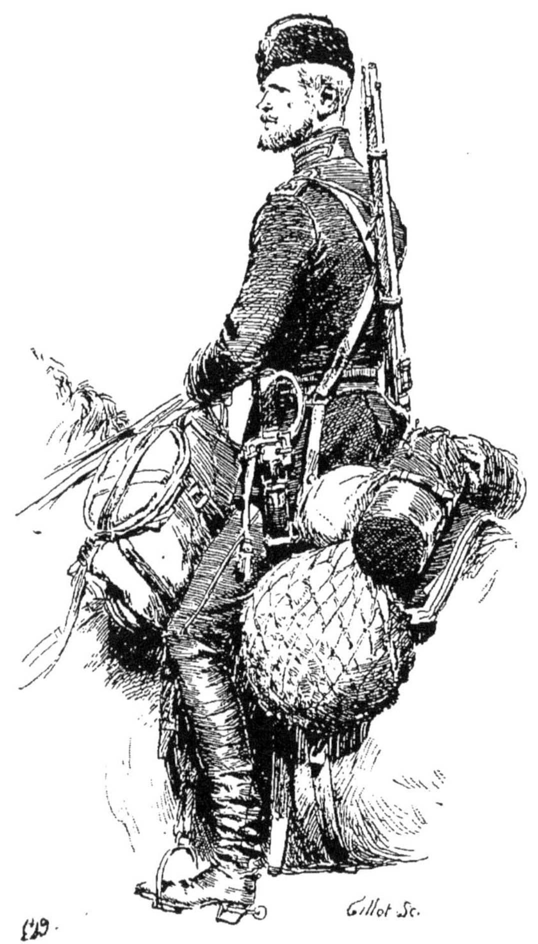

Fig. 110. — Cavalier russe (dragon de la garde, nouvelle tenue), équipement et armement disposé pour combattre à cheval ou à pied.

suspension des armes; le sabre, dans l'armée française, dorénavant fixé à la selle, ne gêne plus, par son poids et par la constriction du ceinturon, les mouvements des bras. Du reste, le ceinturon lui-même est remplacé par une courroie bouclée par-dessus le pantalon et toujours au-dessous du vêtement, tunique ou dolman. C'est là un progrès très important. Dans la cavalerie russe, le sabre est porté à la *cosaque*, au moyen d'un large baudrier passant sur l'épaule droite ; même l'homme étant à pied, il ne gêne la marche en aucune façon (fig. 110), car le sabre ne ballotte pas. La carabine portée à la grenadière (en bandoulière), est parfois gênante; en effet, aux allures vives, l'arme ballotte dans le dos, frappe sur la giberne et cause d'assez vives douleurs, tout au moins de la fatigue. En route, la carabine est souvent portée de la façon dite *à la botte*, c'est-à-dire le long de la cuisse droite. La giberne elle-même pourrait être remplacée par une cartouchière portée à la ceinture ; lorsqu'elle est remplie de cartouches, elle fatigue l'épaule de l'homme, qui se trouve très incommodément placé pour chercher les cartouches. En fait, la plupart des cavaliers en campagne laissent leurs gibernes vides et placent leurs cartouches partout ailleurs, dans leurs poches, où ils peuvent : c'est la preuve de son inutilité.

Le matériel de campement, tente-abri, piquets, gamelles, etc., les effets personnels, sont répartis dans les sacoches, sur le paquetage devant et derrière; le fourrage est porté dans deux filets ballottant sur les flancs du cheval. Presque toutes les cavaleries ont adopté le même mode de harnachement. Le dragon russe représenté fig. 110 réalise presque l'expression la plus parfaite de ce que doit être le cavalier des armées modernes, tandis que le superbe cuirassier allemand (fig. 111 p. 505) est peut-être le dernier vestige des hommes d'armes du moyen âge. Ces questions, quoique fort importantes, ne doivent pas, du reste, nous retenir trop longtemps ; elles font plutôt partie de l'hygiène hippique que de l'hygiène du soldat, puisque, en fait, le poids total est supporté par le cheval et non par l'homme.

APPENDICE AU LIVRE III

DÉSINFECTION DES VÊTEMENTS ET DES EFFETS A USAGE

De toute ancienneté, on peut le dire, on a cru à la possibilité de la transmission des maladies, dites alors contagieuses, par la voie des vêtements ayant appartenu à des personnes qui en étaient atteintes, de leur effets à usage, de leur literie, etc...

Les nouvelles données fournies par la physiologie pathologique, en démontrant que, dans un grand nombre de maladies transmissibles, l'élément dangereux est représenté par des éléments figurés, rendent infiniment probable, sinon certain, qu'il en est de même pour celles dans lesquelles cet élément n'a pas encore été isolé.

Lors donc que l'on supposait que les *miasmes*, pour employer l'expression de l'époque, pouvaient se fixer sur les objets matériels, et en particulier sur des vêtements, on émettait une idée vraie, basée sur des faits d'observation positive et la démonstration s'en renouvelle tous les jours; l'interprétation s'est seule modifiée.

D'autre part, avec le va-et-vient permanent d'hommes arrivant dans les casernes, recrues, permissionnaires, réservistes, soldats des corps territoriaux, les relations entre le milieu civil et le milieu militaire sont de plus en plus fréquentes et les germes mobides sont à tout instant importés du dehors, nous avons déjà eu l'occasion de le dire (voy. p. 425). Si la désinfection des locaux d'habitation s'impose à l'hygiéniste, celle des vêtements, comme celle des individus eux-mêmes qui en ont été revêtus, n'est pas moins indiquée.

Il pourrait paraître excessif de soumettre ainsi à une désinfection préventive tout ce qui entre dans une caserne, on se heurterait peut-être à certaines difficultés d'application qui rendraient la mesure difficile, mais elle n'en constitue pas moins un *desideratum* de l'hygiène militaire. — Le commandement, conseillé par le médecin du corps, peut tout au moins prescrire et faire exécuter l'opération suivant certaines circonstances et dans les cas particuliers.

Alors par exemple que l'homme arrivant de congé ou de permission vient d'une ville ou d'un centre manifestement contaminé, alors qu'il a, pendant son absence, été atteint d'une maladie transmissible ou qu'il a séjourné dans une maison où des cas se sont produits, la désinfection doit être absolument obligatoire. Il en est de même lorsqu'un cas de cette nature s'est produit dans l'intérieur de la caserne. La prudence la plus élémentaire conseille alors de désinfecter tous les vêtements, objets à usage et la literie du malade, celle même des hommes qui étaient ses voisins immédiats et cela sans préjudice de la désinfection de la chambre elle-même.

En agissant ainsi, on peut être certain que l'on empêchera l'invasion dans les casernes ou que l'on arrêtera la propagation sur place de toutes les fièvres éruptives, si communes dans l'armée, très souvent aussi de la fièvre typhoïde importée, et peut-être aussi du choléra ; enfin l'on combattra certainement la propagation de la tuberculose, cette grande ennemie des armées et des races latines.

Il est une autre circonstance où la désinfection s'impose absolument. Le *décret* du 2 octobre 1885 prescrit de conserver, dans les magasins du corps, les effets des recrues arrivant par voie d'appel ou d'engagement, de les nettoyer, de les entretenir pour les leur rendre et les en revêtir au moment de la libération. Il n'est fait d'exception que pour les sous-officiers et les rengagés qui seront libérés en emportant une partie de leur uniforme. — En cas de changement de corps, les effets civils seront versés dans les magasins du régiment où va servir le militaire.

Or, il est incontestable qu'admettre et maintenir dans les magasins des compagnies, pour ne parler que de l'infanterie, 1500 paquets de vêtements provenant de toutes sortes de gens et de bien des milieux suspects, c'est introduire fatalement des germes morbides dans les casernes et infecter les effets de réserve conservés dans les mêmes magasins.

Le décret du 2 octobre 1885 dit fort bien de *nettoyer* ces effets; ce nettoyage est, au point de vue hygiénique, une *désinfection* véritable et c'est rester dans l'esprit de la Circulaire que de la prescrire et de l'appliquer.

Enfin, à côté de la désinfection préventive au point de vue pathologique, il y a également lieu de détruire les parasites de toute nature dont les vêtements venus de l'extérieur ou ceux des soldats peuvent être porteurs. Sur notre proposition, le général commandant en chef le XVIIIe corps a prescrit l'exécution rigoureuse de cette désinfection dans tous les corps de troupes de son commandement, à l'occasion de l'arrivée des jeunes soldats de la classe 1884 (décembre 1885). Faute d'étuves dans les casernes, elle a été opérée au moyen des vapeurs d'acide sulfureux. Il serait à désirer que cet exemple fut suivi dans les autres corps d'armée.

Etant admise la nécessité de la désinfection dans toutes ces circonstances, il reste à l'appliquer. Ce n'est point trop demander que de montrer la nécessité d'avoir, dans chaque habitation collective militaire, un local spécial où cette désinfection puisse être effectuée à l'acide sulfureux et peut-être même l'installation d'une étuve à air et vapeurs au-dessus de 110°.

L'étude des méthodes de la désinfection des effets et de la literie, celle des appareils qui permettent de la réaliser, dans des conditions de sécurité hygiénique, sera reprise dans le cours de ce même ouvrage à propos des hôpitaux ou autres formations sanitaires, de paix ou de campagne ; là elle s'impose d'une façon plus impérieuse encore et doit être des plus rigoureuse, car il ne s'agit plus alors de germes morbides possibles, mais de germes certains.

Nous prions donc le lecteur de se reporter au livre V pour les moyens de pratiquer scientifiquement la désinfection des vêtements. Il suffit, pour le moment, d'avoir prouvé qu'elle est indispensable dans les casernes et dans tous les autres milieux de la collectivité militaire.

LIVRE IV

ALIMENTATION DU SOLDAT

L'étude de l'alimentation du soldat constitue l'un des points les plus importants, les plus difficiles de l'hygiène militaire qui doit en tracer les règles, de l'administration qui les doit appliquer. Frédéric le Grand, dans ses instructions à ses généraux, disait avec raison : « Quand on veut avoir une armée il faut commencer par s'occuper de son estomac » et, à bien des années de distance, un autre militaire, écrivain distingué lui aussi, le maréchal de Moltke, formulait une opinion semblable en ces termes : « En campagne aucun régime alimentaire n'est trop coûteux, à l'exception de celui qui est mauvais. »

L'insuffisance ou la mauvaise qualité des vivres fournies aux armées sont l'une des principales causes des maladies qui les frappent, et de grands désastres militaires n'ont parfois d'autre origine.

Rechercher la quantité et la qualité des aliments à donner au soldat, les varier suivant les circonstances, appartient au domaine de l'hygiène; mettre à exécution ces données scientifiques est celui de l'administration. Le commandement et le service de santé militaire doivent être pénétrés de tous les termes du problème à résoudre. Si le chef militaire a seul qualité pour ordonner et prescrire, le médecin doit être toujours prêt à l'éclairer de ses conseils et à provoquer au besoin telle mesure que les intérêts sanitaires de l'armée lui semblent nécessiter.

Les indications physiologiques sur lesquelles se fonde en hygiène la théorie de l'alimentation ne peuvent être étudiées dans cet ouvrage, nous ne les rappellerons donc que très succinctement, sans les discuter, et cela simplement afin de posséder une base solide sur laquelle puissent s'étayer des déductions pratiques.

CHAPITRE PREMIER

L'ALIMENTATION ET LES SUBSTANCES ALIMENTAIRES

La nature fournit à l'homme un nombre considérable de substances utilisables, soit pour réparer les pertes incessantes qu'occasionne l'activité vitale, soit pour fournir des éléments transformables en force, en vue du travail que ses organes doivent produire. Mais, pour agir avec discernement dans le choix de ces substances alimentaires, pour évaluer la proportion de celles qu'il doit consommer, ainsi que les rapports à maintenir dans leur choix, il est indispensable de fixer, d'une part, la quantité de matière nécessaire à l'entretien de l'homme, de l'autre, les propriétés réparatrices des différentes substances alimentaires.

ARTICLE PREMIER. — CONSIDÉRATIONS GÉNÉRALES SUR LA NUTRITION ET LES ALIMENTS.

La chaleur paraît être la source unique du mouvement dans la nature; elle est elle-même le mouvement puisque ces deux termes peuvent se substituer l'un à l'autre. Dans l'organisme animal, les lois de transformation des forces sont identiques à celles que la machine industrielle cherche à appliquer. Dans l'une et dans l'autre, *les forces de tension* sont introduites sous forme de combustible ou d'aliments et sous celui d'oxygène; par leur combinaison, c'est-à-dire par oxydation, se dégagent les *forces vives* qui produisent le travail, chaleur ou mouvement, fonctions splanchniques ou fonctions intellectuelles.

Après utilisation des parties transformables, les résidus des forces de tension sont rejetés au dehors avec ceux qu'occasionne l'usure des appareils eux-mêmes, ce sont les *excreta*.

§ I. — Bases de la nutrition.

L'oxydation des hydrocarbures dans l'organisme animal, c'est-à-dire la combinaison de C avec O, est certainement la cause principale de la production de chaleur; mais l'organisme animal en possède d'autres moins bien connues. Certaines transformations, oxydations encore, mais plus complexes, celles des substances azotées, en produisent également; à ce point de vue la machine animale est infiniment supérieure à la machine industrielle la plus perfectionnée, car elle utilise plusieurs natures de transformations et fournit un rendement de forces beaucoup plus complet.

L'introduction de C sous forme d'hydrocarbures s'impose comme première indication de l'alimentation.

D'un autre côté les tissus organiques étant formés en grande partie de substances albuminoïdes dans lesquelles Az entre pour une forte part, c'est sur elles que portent les déperditions par usure et les substances albuminoïdes non fixées, celles qui, restant en circulation dans le sang, servent non seulement à la réparation des tissus, mais encore à la production du travail, s'épuisent également. L'introduction d'éléments albuminoïdes ou de Az devient la seconde indication de l'alimentation.

D'autres principes encore, Ca, Na, Ph, S, font partie intégrante des tissus et, quoique ayant une importance moins considérable que les premiers, sont également consommés en même temps que les éléments hydrocarbonés ou azotés. Il y a également lieu de les remplacer.

Deux méthodes sont en présence pour fixer le rationnement de l'organisme; l'une est fondée sur la quantité de matériaux excrétés journellement ou dépensés sous l'influence de circonstances spéciales; l'autre est basée sur l'expérience acquise par l'évaluation des quantités habituelles de nourriture consommées dans une population déterminée. Elles se combinent de la façon la plus satisfaisante et l'expérience confirme généralement les vues de la théorie.

I. *Évaluation analytique des pertes de l'organisme.* — Les sources de déperditions de l'organisme humain sont : d'une part, l'exhalation incessamment active sur la muqueuse pulmonaire; de l'autre les excrétions urinaires, fécales, celles qui se produisent à la surface de la peau.

La quantité de CO^2 exhalée en vingt-quatre heures par la surface pulmonaire, traduisant la proportion de C consommée par la respiration, a été évaluée ainsi qu'il suit par les travaux d'Andral et Gavarret (1) :

	Age.	Poids.	Carbone en 24 heures.
Soldat	28 ans.	82k,00	239,71
Jeune homme	16	57 ,75	224,37
Homme	35	65 ,50	219,47
Femme	19	55 ,75	165,88

D'un autre côté, Payen, analysant les *excreta* d'un homme qui accomplit un travail également très modéré, est arrivé aux résultats suivants (2) :

Urine excrétée en 24 heures, 1450 grammes, contenant sous forme d'urates et de sels..	14g,5 Az.	et 45 gr. de C.
Excréments solides, 160 grammes, *idem*.... Mucus divers, exhalaisons cutanées, *idem*...	5 ,5 —	et 15
Total	20g,0 Az.	et 60 gr. de C.

(1) Andral et Gavarret, *Recherches sur la quantité d'acide carbonique exhalée par le poumon dans l'espèce humaine (Ann. de chimie et de physique*, 1843, 3e série, t. VIII, p. 129).

(2) A. Payen, *Précis théorique et pratique des substances alimentaires*, p. 482, 2e édit., Paris, 1865.

En ajoutant à ces 60 grammes de C une moyenne de 250 grammes au titre de déchets de la combustion active résultant d'un travail mécanique, Payen fixe la dépense quotidienne d'un adulte exécutant un travail même modéré, à 20 *grammes d'Az* et 310 *grammes de C.*

Les recherches entreprises par d'autres physiologistes permettent d'arriver à des conclusions sinon identiques, au moins très voisines.

Smith (1), s'attachant à calculer la quantité de C consommée dans les différentes circonstances de repos et de travail, l'évalue à :

222g,5 par jour quand le corps est en repos;
258 ,3 — avec un exercice modéré;
365 ,7 — avec un travail considérable.

Ces recherches mettent nettement en lumière le fait, prévu par la théorie, de l'augmentation de C nécessitée par la production de chaleur en vue d'un travail effectivement produit.

II. *Évaluation expérimentale des pertes de l'organisme.* — L'évaluation des pertes de l'organisme peut se déduire de l'observation des faits, en constatant quelle est la somme des réparations fournies par l'alimentation dans différentes classes de la société. C'est ainsi que M. de Gasparin (2), se basant sur de nombreuses observations faites sur des ouvriers des campagnes, propose de diviser la ration alimentaire de l'homme en deux sections : la ration d'entretien destinée à subvenir seulement aux déperditions naturelles de l'organisme, et la ration de travail destinée à remplacer les principes transformés en force utile, et par conséquent consommés. Il arrive par ce raisonnement à établir les proportions suivantes :

	Ration d'entretien.	Ration de travail.	Total.
Az..........	12g,51	12g,50	25g,01
C...........	264,00	45 ,00	309 ,00

Suivant Edward Smith, les agriculteurs anglais absorbent journellement dans leurs aliments, de 14gr,8 à 22gr,5 d'Az et 382gr3 à 447gr,2 de C, suivant les provinces; la moyenne générale serait de 19gr,4 d'Az et 425gr,2 de C. — Mais ces fixations sont, de l'aveu même de E. Smith, un

(1) E. Smith, *Practical deductions from an experimental inquiry into the influence of food (Proceedings of the R. Med. and Chir. Soc.*, t. III, p. 82, 1859, et *Journ. de physiologie* de Brown-Séquard, t. III, p. 506, 632. 1860.

(2) De Gasparin, *Cours d'agriculture.*

peu au-dessus des moyennes variables; aussi Lethéby (1) conclut-il d'une longue suite d'observations et de moyennes établies d'après les déductions de Lyon Playfair (2), de Pettenkofer et Voit (3), que les besoins d'un homme adulte peuvent se chiffrer dans la proportion suivante :

	Régime quotidien.	Matière albuminoïde		Az.	Hydrocarbonés.		C.
Pour	désœuvrement.......	74g,7	=	12g,1	477g,1	=	249g,7
	travail ordinaire......	129 ,3	=	20 ,7	694 ,0	=	373 ,0
	travail actif.........	164 ,7	=	25 ,9	689 ,2	=	378 ,2

Le besoin d'une augmentation de la nourriture chez les individus qui fournissent une forte proportion de force utilisable est démontrée, pour ainsi dire, par les faits aussi bien que par l'instinct. Elle l'est aussi par l'expérimentation. Hirn (4) soumit un même individu à une période de repos, puis à un travail mécanique, et constata que, tandis que, pendant la période du repos, il absorbait 27 grammes de O et exhalait 42gr,6 de CO^2 par heure, pendant la période de travail il absorbait 113 grammes de O et exhalait 156gr,4 de CO^2. La chaleur animale produite par l'oxydation des substances alimentaires est donc manifestement transformée en force, et chaque manifestation extérieure de cette force fait disparaître une partie de la chaleur. Dans une expérience demeurée célèbre, Béclard (5) place un fort poids à l'extrémité du bras d'un homme vigoureux et prend la température du biceps, puis il fait soulever ce poids et constate que, pendant l'effort produit, la température du muscle a baissé sensiblement. Une partie de la chaleur s'est donc transformée en force.

D'un autre côté, si le travail mécanique a pour effet d'augmenter les oxydations, en même temps que les muscles transforment la chaleur en force, ils consomment, c'est-à-dire ils usent une partie de la substance azotée, que l'on retrouve ensuite sous forme d'urates dans les urines; dans des travaux récents, Parkes (6) a démontré que chez un individu

(1) H. Letheby, *Les aliments, quatre conférences faites devant la Société des Arts de Londres*, traduites par l'abbé Moigno (*Collection des actualités scientifiques*. Paris, 1869).

(2) Lyon Playfair, *On the food of man in relation to his useful work* (*Méd. Times and Gazette*, 1865, t. I, p. 459, 485, 511).

(3) Pettenkofer et Voit, *Zeitschrift für Biologie*, vol. II, p. 457, 571.

(4) Hirn, *Esquisse élémentaire de la théorie mécanique de la chaleur* (*Bulletin de la Société des sciences naturelles de Colmar*, 1864).

(5) Béclard, *De la contraction musculaire dans ses rapports avec la température animale* (*Arch. gén. de médecine*, 2e sér., 1861, t., XVII).

(6) *Ann. des sciences naturelles*, 1868.

soumis alternativement au repos, puis au travail, l'urée augmente sensiblement dans les urines après cette période d'exercices.

L'activité cérébrale elle-même, le fonctionnement de l'intelligence ont des résultats analogues. D'après les expériences de Byasson, il est manifeste que sous l'influence du travail intellectuel, on voit augmenter dans l'urine la quantité d'urée, c'est-à-dire l'azote, et de plus les phosphates; ainsi l'aphorisme si controversé de Moleschott « Point de pensée sans phosphore » serait démontrée par l'analyse (1).

Le travail mécanique produit n'est pas le seul facteur qui influe sur les dépenses organiques. Il faut aussi tenir grand compte des conditions de milieu où se trouve l'organisme et des pertes qu'il subit pour se maintenir en état de résistance physique contre les modifications thermiques ou électriques.

L'homme perd beaucoup moins dans les pays chauds que dans les pays froids, et la sobriété des habitants des régions méridionales est plus nécessité de nature que vertu ; l'homme des pays méridionaux consomme moins d'Az et de C que celui du Nord. Par contre, dans les pays froids, la quantité de C consommé est plus élevée; dans nos climats, on a pu constater une différence de 1 cinquième entre les proportions de C, brûlées par notre organisme en été et en hiver. De là des indications très précises pour l'hygiéniste militaire, qui doit faire varier la ration du soldat suivant les lieux où l'armée est cantonnée, suivant la latitude, suivant la saison. Tandis qu'en Algérie ou dans les pays chauds il supprimera ou diminuera sensiblement les graisses, les huiles, les amylacés, pour ne pas fatiguer l'estomac par un travail sans but utile, il les augmentera au contraire dans les régions froides, en hiver, rapprochant autant que possible le régime des militaires de celui que les habitants du pays ont adopté. Sans même changer de latitude, un régime véritablement hygiénique doit subir certaines modifications suivant les saisons, en partant des indications ci-dessus formulées sur les différences de consommation en C pendant l'hiver et pendant l'été.

Toutes ces données physiologiques, dont nous venons de rappeler les principes, sont incontestablement vraies, mais on le sait, dans le domaine des sciences naturelles l'on ne saurait se renfermer dans un absolutisme mathématique. La chimie biologique fournit des données, il est

(1) Byasson, Thèse de doctorat. Paris, 1880.

des faits qu'elle n'explique pas encore. Les réactions histo-chimiques qui aboutissent, dans l'organisme animal, à la transformation des forces de tension en forces vives obéissent parfois à des règles et suivent des modes que le laboratoire n'a pu jusqu'à présent toujours expliquer ni reproduire.

Les conceptions des Lavoisier, Boussingault, Magendie et Liebig restent vraies dans leur ensemble, mais il appartenait à Claude Bernard de montrer que, si elles expliquent beaucoup, elles ne sauraient tout démontrer; le problème de la nutrition animale n'est point encore absolument résolu. Il est donc sage de faire des réserves prudentes sur le choix des éléments nutritifs à fournir à l'organisme, sur leur proportionnalité.

Cependant, pour fixer les idées, on peut proposer les bases suivantes, qui résultent à la fois des faits expérimentaux et de l'analyse.

1° L'adulte a besoin, en moyenne et pour subvenir aux évolutions organiques, d'assimiler, par la voie de la nutrition et au moyen de substances alimentaires, d'un minimum de 20 gr. de Az sous forme de matières albuminoïdes et de 310 gr. de C sous forme de matériaux hydrocarbonés.

2° Le travail mécanique, entraînant une plus grande transformation de chaleur en force, nécessite une augmentation de nutrition. Cette augmentation porte sur les substances hydrocarbonées; elle s'applique aussi aux substances albuminoïdes afin de parer aux déchets qu'entraîne l'usure des organes et à des transformations probables des matériaux albuminoïdes en chaleur et travail.

3° Le travail intellectuel doit entraîner, comme le travail musculaire, une augmentation dans les quantités de C et d'Az fournis à l'organisme; il y a lieu de penser que les proportions de *phosphore* même, contenu et combiné dans les aliments, devraient subir une légère augmentation.

4° Les proportions sus-indiquées d'Az et de C sont exactes pour les climats tempérés seulement; dans les climats froids l'élément C en particulier doit être augmenté.

5° La quantité de sels minéraux à introduire dans l'organisme par l'alimentation n'est pas absolument évaluable; en général, ces derniers sont contenus, en suffisante quantité, dans les aliments. Néanmoins on peut dire que l'organisme exige environ 12 gr. de sel marin *en plus* de celui qui existe dans les matériaux nutritifs.

§ II. — Les aliments en général.

Les substances pouvant servir à l'alimentation de l'homme sont répandues dans les trois règnes de la nature et peuvent être envisagées sous différents aspects. On peut les classer en aliments végétaux, animaux, minéraux, suivant leur origine; on peut aussi, mais avec toutes les restrictions déjà formulées sur le non-absolu de ces indications, les diviser en *aliments azotés, albuminoïdes* ou *protéiques*, contenant de l'*azote* comme principe essentiel; et *aliments hydrocarbonés*, dont le *carbone* est l'élément principal. Cette division se place sous l'autorité des noms de Lavoisier, Boussingault, Liebig; on doit remarquer cependant que tous les aliments sont plastiques dans le sens propre du mot. La cellule osseuse, la cellule nerveuse, contiennent l'une la matière minérale, l'autre la matière grasse, au même titre que la fibre musculaire contient la matière azotée. — Il convient donc de diviser les aliments d'après leur nature propre, plutôt que d'après leurs fonctions dans l'organisme. A ce titre, on peut dresser le tableau suivant :

Classification des aliments.

<table>
<tr><td>A. Aliments azotés ou albuminoïdes.</td><td>Chair musculaire et tissus des animaux (albumine, fibrine, musculine, caséine, gélatine, chondrine, etc.);
Produits des végétaux, où ils se trouvent associés aux éléments carbonés (fibrine, albumine, caséine et glutine végétales).</td></tr>
<tr><td>B. Aliments hydrocarbonés.</td><td>Fournis par les végétaux, ou par des produits de composition analogue des animaux :
Matières grasses (beurre, huile fixe, graisses, etc.);
Matières amylacées (amidon, cellulose, gomme, etc.);
Matières sucrées (glycose, sucre de canne, lactose, etc.).</td></tr>
<tr><td>C. Aliments minéraux.</td><td>Introduits sous forme de combinaisons solubles avec les aliments précédents, ou deviennent solubles dans l'organisme par leurs combinaisons avec les acides.
Sels à base de fer, soufre, chaux, soude, phosphore, etc.</td></tr>
</table>

Aux aliments, il faut joindre l'*eau*, qui forme les 75 centièmes de l'organisme; chaque jour, il en est expulsé environ $2^{k},500$ par les excrétions et par l'exhalaison pulmonaire. L'alimentation doit donc en restituer la même quantité, soit en *boissons*, soit par celle que renferment tous les aliments, même les plus consistants.

Il n'y a pas lieu de s'occuper ici du mode suivant lequel ces différentes substances sont transformées et absorbées par nos organes; remarquons seulement que ces transformations constituent une activité matérielle, ne se produisant point sans une notable dépense de force organique; dans le choix à faire des aliments, on devra dès lors tenir grand compte de leur digestibilité plus ou moins grande, et de la force organique que nécessite leur assimilation.

Comme origine première, la majorité des aliments est fournie par le règne végétal; les animaux dont nous faisons notre nourriture sont herbivores, ou tout au moins se nourrissent d'herbivores; ils ont transformé les matériaux qu'ils avaient retirés des plantes et les présentent déjà préparés, plus parfaitement assimilables; il s'ensuit que l'alimentation doit utiliser de préférence ceux des animaux que l'expérience ou l'analyse chimique a démontrés être les plus riches en matériaux azotés, ceux aussi dont les tissus se laisseront plus facilement attaquer par l'acte de la digestion.

On a souvent recherché et l'on cherche parfois encore à préparer un composé albuminoïde pouvant tenir lieu de tous les autres et qui, joint à un composé hydrocarboné très simple, contiendrait sous un petit volume les principes que fournissent souvent à grands frais les tissus animaux ou végétaux. Un instant, il y a quelque vingt ans, on crut avoir résolu le problème; on confectionna des soupes économiques à base de gélatine; on y joignit une certaine quantité de pain pour jouer le rôle d'éléments carbonés. Ce régime fut essayé, d'abord avec modération sur des hommes, qui s'en plaignirent vivement, puis d'une façon absolue sur des chiens qui en moururent. Leur répulsion pour ces soupes merveilleuses était telle que les malheureux animaux, dégoûtés en quelques jours de ce produit, succombaient de faim à côté de leurs gamelles intactes. Ces tentatives, patronnées cependant par des noms illustres, paraissaient ne devoir point être reprises, lorsque l'insuffisance des aliments pendant le siège de Paris (1870-71) vint forcer à recourir de nouveau à la gélatine. Nous aurons l'occasion de revenir sur les services qu'elle peut rendre en pareille circonstance et en particulier sur certains produits qu'une industrie trop ingénieuse peut-être voudrait imposer aux soldats, en particulier dans les périodes de campagne (1).

Jusqu'à preuve absolue du contraire, on doit établir qu'il faut à l'homme une série de substances alimentaires simples, naturelles, celles

(1) Voy. A. Guérard, *Sur la gélatine et les tissus d'origine animale qui peuvent servir à la préparer (Ann. d'hygiène et de méd. lég.*, 2e série, t. XXXVI, p. 5 et p. 315. 1871).

que la nature a mises à sa disposition, qui ont été créées pour lui et pour lesquelles aussi son système digestif a été disposé.

Les travaux des trente dernières années, et en particulier ceux de Magendie, de Dumas, de Boussingault, de Payen, de Liebig, de Moleschott, de Lethéby, ont porté dans cette question une vive lumière, en indiquant en particulier quelle est la composition intime des divers produits que l'homme peut employer dans son alimentation. Des analyses de substances alimentaires, au point de vue de leur richesse en albuminoïdes, en hydrocarbonés, en graisse et en sels, tous matériaux utilisables, ont été faites par un assez grand nombre de chimistes et l'on peut regretter de trouver de notables différences entre les résultats que traduisent leurs expériences. Voici, avec le nom des auteurs, la composition d'un certain nombre de substances alimentaires (1).

Tableau comparatif de la composition chimique de quelques substances alimentaires utilisables pour le soldat.

100 parties de	Albuminoïdes.	Hydrocarbonés.	Graisse.	Sels.	Eau.	D'après.
Viande de bœuf sans os.	21,2	»	2,0	1,6	75 à 78	Petersen.
» de porc........	14.0	»	17,0	»	64	Wolff.
» de mouton.....	20,3	»	2.8	»	76	Petersen.
» de veau.	20,5	»	0,8	»	79	Id.
» de cheval......	22,4	»	1.4	»	75	Id.
Bœuf salé.............	25,5	»	0,2	21.0	49	Id.
Lard fumé............	1,7	»	94.5	»	3.7	Voit.
Hareng salé.	17.5	»	12,7	»	48,9	Wolff.
OEuf de poule.........	13,4	»	12.5	0,8	72.5	Moleschott.
Lait............	5,0	4	4,3	0,5	85,7	Id.
Fromage de Chester....	33,5	»	24,3	5.4	56,8	Parkes.
Fèves....	24,5	55,6	2,0	»	17,5	Voit.
Haricots..............	22,5	54,0	2,0	2,4	16.0	Beaunis.
Lentilles..............	26.0	55,0	2.0	»	14,5	Wolff.
Pois secs..............	22,5	58,2	2,5	2	14,3	Id.
Farine de blé..........	13,0	61,0	1,0	1,0	13,0	Beaunis.
Pomme de terre.......	2,0	21,8	0,16	1.05	74,4	Moleschott.
Riz....................	6,7	77.0	0,5	0,5	13,3	Wolff.
Châtaignes............	4,5	39,5	1,0	1,5	53,5	Beaunis.
Beurre................	1,5	»	77,0	»	21,5	Id.

(1) Voy. également, Constantin de Nedats. *Aliments et boissons. Tableaux comparatifs de leur composition chimique*, in. *Ann. d'hyg. et de méd. lég.*, 2e sér., t. XLVIII, p. 65, 1877. Et du même. — *Tableaux comparatifs de la composition chimique des différents aliments et des boissons les plus usuels*, Paris, J.-B. Baillière et fils, 1876.

Payen, de son côté, au lieu de fournir le résultat brut en albuminoïdes ou hydrocarbonés, a réduit l'expression en Az et C, termes définitifs de leur composition chimique; avec cette formule, qui en fait est identique à la précédente, les calculs d'équivalence alimentaire paraissent plus simples; voici également un extrait de ses tableaux.

Tableau, d'après Payen, des quantités d'azote, de carbone, de matières grasses et d'eau dans 100 parties de différentes substances alimentaires utilisables pour le soldat.

DÉSIGNATION.	AZOTE *(a)*.	CARBONE.	GRAISSE.	EAU.	OBSERVATIONS.
Viande de bœuf sans os *(b)*	3,00	11,00	2,00	78,00	*(a)*. Les nombres de cette colonne, multipliés par 6 à 6,5, donnent le poids de la substance azotée. *(b)*. Dans la belle viande, les os forment un cinquième du poids total; il faut compter 125 grammes de viande avec les os pour 100 grammes de viande désossée. *(c)*. Avec le blutage à 20 pour 100. *(d)*. Infusion de 100 grammes de café torréfié à la couleur blonde.
Morue salée	5,02	16,00	0,38	47,02	
Sardines à l'huile	6,00	29,00	9,36	46,04	
Harengs salés	3,11	23,00	12,72	49,00	
Œufs de poule	1,90	13,50	7,00	80,00	
Lait de vache	0,66	8,00	3,70	86,50	
Fromage de Hollande	4,80	43,54	27,54	36,10	
Fèves	4,50	42,00	2,50	15,00	
Haricots	3,92	43,00	2,80	9,90	
Lentilles	3,87	43,00	2,60	11,50	
Pois secs ordinaires	3,66	44,00	2,10	8,30	
Farine blanche de Paris	1,64	38,50	1,80	15,00	
Farine de seigle	1,75	41,00	2,27	15,00	
Orge	1,90	40,00	2,20	13,00	
Maïs	1,70	44,00	8,80	12,00	
Sarrasin	2,20	42,50	2,84	12,00	
Riz	1,80	41,00	0,80	13,00	
Pain de munition *(c)*	1,20	30,00	1,50	35,00	
Pommes de terre	0,33	11,00	0,10	74,00	
Carottes	0,31	5,50	0,15	88,00	
Châtaignes ordinaires	0,64	35,00	4,10	26,00	
Café (infusion de 100 grammes) *(d)*	1,10	9,00	0,50	975,00	
Thé (infusion de 20 grammes)	0,20	2,10	0,04	995,00	
Chocolat (100 grammes)	1,52	58,00	26,00	8,00	
Bière forte	0,08	4,50	»	90,00	
Alcool pur à 100 degrés	»	52,00	»	»	
Eau-de-vie commune	»	27,00	»	49,00	
Vin	0,015	4,00	»	90,00	
Couscous des Arabes	3,00	42,00	2,00	12,00	
Beurre ordinaire	0,64	83,00	82,00	14,00	
Huiles d'olives	traces.	98,00	96,00	2,00	
Lard	1,18	71,14	71,00	20,00	

En présence de ces analyses il se présente ici une question importante: entre deux aliments contenant pour 100 la même quantité d'azote et de carbone, l'équivalence est-elle absolue? Sera-t-il indifférent de les remplacer l'un par l'autre dans notre alimentation? Serait-il bon, par exemple, de remplacer 100 gr. de bœuf par 100 gr. de haricots, sous prétexte que ces derniers contiennent 0gr,92 d'azote et 32 de carbone en plus; ou bien pourra-t-on substituer à 100 gr. de bœuf une ration de 200 gr. de riz en disant que ces 200 gr. de riz contiennent 3 gr. d'azote et 82 de carbone, que par conséquent ils sont plus nutritifs? Non certainement; pour que les aliments reconnus équivalents par la chimie le soient en réalité, il faut qu'ils aient le même degré de digestibilité; toutes les substances alimentaires ne cèdent pas avec la même facilité leur matière alibile, les unes sont moins assimilables, laissent moins de déchets que les autres. M. Boussingault, dans ses expériences suivie sur des animaux, fut conduit à reconnaître que le degré d'hydratation, la dose de matière réfractaire, le degré de cohésion, influent sur la valeur nutritive, en dehors du poids de l'azote et du carbone.

Le problème n'est donc pas aussi simple qu'il paraît au premier abord; cependant ces données n'en sont pas moins précieuses, parce qu'elles permettent d'évaluer approximativement les quantités relatives des aliments les plus usuels, qu'on doit employer pour subvenir à la dépense physiologique de l'homme, au repos et au travail.

Des différentes substances qui peuvent servir à l'alimentation, bien peu seraient efficacement livrées à l'appareil digestif dans l'état où nous les rencontrons; pour être facilement transformées par les sucs digestifs, elles ont besoin d'être modifiées par la cuisson. Celle-ci agit de deux façons : physiquement, elle diminue la cohésion des substances, en les dissociant par l'intermédiaire de l'eau qui les pénètre, de la chaleur qui les ramollit; chimiquement, elle transforme certains principes, les rend plus solubles, partant plus assimilables. Enfin, elle développe des aromes particuliers qui flattent le goût, sollicitent l'appétit et font digérer avec plus de rapidité. Tout le monde sait, par expérience, que des mets bien préparés passent facilement, ne restent pas sur l'estomac, tandis que celui-ci se révolte contre les plats répugnants ou simplement trop fades.

Ainsi donc, la cuisson est nécessaire, et même la cuisine, et c'est une grande vérité hygiénique que de dire avec Brillat-Savarin : « *Une bonne digestion commence dans la cuisine* ».

ARTICLE II. — DÉTERMINATION DES RÉGIMES ALIMENTAIRES.

Un régime alimentaire satisfaisant absolument aux lois de la physiologie et, par suite de l'hygiène, est celui qui, non seulement assure à 'homme le parfait entretien de sa substance organique, mais lui permet aussi de la faire fonctionner pour produire un travail utile, d'ordre nécanique et d'ordre intellectuel.

Ce serait une grave erreur que de vouloir imposer un même régime à ous les individus adultes sans tenir compte du milieu où ils se trouvent. l est logique d'admettre, par exemple, que tous les actes thermogènes rocédant d'oxydations, plus l'homme se trouve abondamment fourni l'oxygène et plus ces transformations se feront facilement, en supposant ien entendu, les organes fonctionnant avec une complète intégrité.

Et ceci amène à expliquer ce problème si souvent discuté de l'aliment ui convient le plus au travailleur. Travail c'est chaleur, les matières ydrocarbonées sont celles dont l'oxydation fournit la plus grande omme du calorique animal, donc il faut au travailleur mécanique un égime très riche en hydrocarbonés. Le paysan qui laboure en pleins hamps, respirant à pleins poumons une atmosphère toujours riche en xygène, privée des mille causes de viciations qui affluent dans les villes, s ateliers, les habitations collectives, peut fournir un travail mécanique onsidérable au moyen d'une alimentation pauvre en albuminoïdes mais nfermant beaucoup d'hydrocarbonés. Par contre, le citadin, l'ouvrier acés dans des conditions opposées doivent emprunter des sources de lorique à des transformations moins laborieuses pour l'économie. — s matières albuminoïdes non fixées, dont il était question plus haut mblent remplir en partie ce but. Si, en tout état de cause, il lui faut ie certaine proportion d'hydrocarbonés, il ne saurait en oxyder aunt que le paysan, dans son milieu suroxygéné, et l'alimentation doit, our lui, être plus abondante en principes albuminoïdes.

On pourrait donc regarder ces derniers comme représentant de la rce de tension ayant déjà subi un commencement de transformation, sont au point de vue dynamogène des matériaux plus facilement assiilables.

Ce n'est point à dire non plus que l'on pourrait substituer toujours les lbuminoïdes aux hydrocarbonés pour produire du travail mécanique. n touche là à l'une des parties encore à l'étude du problème de la nuition et les proportions de ces deux éléments doivent varier suivant la ce, le climat, le milieu, les habitudes et bien d'autres circonstances core propres à l'homme qu'il faut alimenter.

L'expérience et les faits établissent qu'il faut à l'homme adulte un minimum de 20 gr. de Az et de 310 de C, ou si l'on veut de 120 gr. environ d'albuminoïdes et de 420 à 450 d'hydrocarbonés ; ces quantités, il doit non pas seulement les recevoir, mais les *assimiler ;* or, en composant un régime avec des aliments contenant exactement ces proportions de matériaux assimilables, on restera fatalement en dessous des besoins physiologiques, car la totalité des parties assimilables des substances alimentaires n'est jamais absorbée, il y a fatalement un déchet.

La ration hygiénique doit donc être un peu supérieure à celles qu'indique le calcul chimique.

Parmi les hydrocarbonés, une partie provient des substances amylacées, une autre des corps gras proprement dits, il y a lieu de rechercher dans quelle proportion on doit puiser ces deux sources. Voit (1) qui estime la ration d'entretien à 118 gr. d'albuminoïdes et 328 de carbone, établit que dans les 118 gr. d'albuminoïdes on trouve déjà 63 gr. de C et qu'il n'en reste plus à trouver que 265 dans les hydrocarbonés ; or pour avoir 265 de C il faut ou 597 d'amidon ou 346 de graisse. Or 500 gr. d'amidon sont déjà un maximum que l'organisme peut difficilement transformer, mieux vaut s'arrêter à 350 gr. d'amidon et chercher le restant du C dans 86 grammes de graisse.

La ration d'entretien suivant Voit serait donc de :

118 gr. d'albuminoïdes.
350 gr. d'hydrocarbonés fournis par les amylacés.
86 gr. » par les graisses.

Beaunis (2) propose 120 gr. d'albuminoïdes, 330 gr. d'hydro-carbonés et 90 gr. de graisse.

On le voit, la composition d'un régime alimentaire est chose complexe et singulièrement difficile. En ce qui concerne spécialement le régime militaire, celui que l'armée doit fournir au soldat, on peut le considérer comme devant tenir de ceux dans lesquels, tout en fournissant une bonne proportion d'hydrocarbonés, en augmentant ceux-ci lorsque l'on veut obtenir une somme de travail intense, on compte beaucoup sur

(1) Voit, *Ueber die Theorie der Ernaehrung des thierischen Orgdnismus.* München. 1868. — Du même, *Ueber die Fettbildung in Thierkoerper. (Zeitschrift für Biologie*, V. 1869. — Du même, *Ueber den Einfluss der Kohlehydrate auf den Eiweissverbrauch in Thierkorper*, ibid., 1869. — Voit et Pettenkofer, *Ueber die Zersetzungsvorgaenge im Thierkorper bei Fütterung mit Fleisch und mit Fett.* Zeitschrift fur Biologie. IX, 1873).

(2) Beaunis, *Nouveaux éléments de physiologie humaine*, 2e éd., Paris, 1882.

es albuminoïdes pour donner l'élément *force* ou *résistance* sous une orme plus concrète, plus transformable.

C'est dire que la viande doit entrer pour une très forte part dans alimentation du soldat et l'on peut poser en principe que, toutes hoses égales d'ailleurs : *Le meilleur régime militaire est celui où la viande ntre pour une plus forte part.*

§ I. — Régimes du soldat français.

La ration journalière du soldat français ne semble pas avoir subi de pien grandes améliorations quantitatives dans les dernières périodes de notre histoire militaire, car dans une ordonnance du 13 juillet 1727, eproduisant en partie une ordonnance du 14 juin 1701, elle était fixée sur le tarif suivant dont on ne peut assez approuver les dispositions :

RATION DU SOLDAT FRANÇAIS (ORDONNANCE DU 13 JUILLET 1727). — *Ration de fantassin.* — Pain de munition (24 onces), $0^k,750$. — Viande (bœuf, mouton ou veau) (1 livre), 0,500. — Vin (1 pinte), $0^{lit},931$. — *Ou* Bière *ou* Cidre 1 pot), 0,500.

Ration de cavalier. — Pain (36 onces), $1^k,250$. — Viande (2 livres), 1,000. — Vin (1 pinte 1/2), $1^{lit},396$. — *Ou* Bière *ou* Cidre (1 pot 1/2), 2,250.

Ration de dragon. — Pain (24 onces), $0^k,750$. — Viande (1 livre 1/2), 0,750. — Vin (1 pinte), $0^{lit},931$. — *Ou* Bière *ou* Cidre (1 pot), 1,500.

Ration de gendarmerie (Gardes du corps, gendarmes, chevau-légers ou mousquetaires de la garde, gendarmes ou chevau-légers des compagnies d'ordonnance, grenadiers à cheval). — Pain (48 onces), $1^k,500$. — Viande (2 livres), 1 kil. — Vin (2 pintes), $1^{lit},862$. — *Ou* Bière *ou* Cidre (2 pots), 3 litres.

ALLOCATIONS SUIVANT LES GRADES. — *Gardes françaises et gardes suisses.* — Lieutenant-colonel, 22 rations. — Major, 12. — Capitaines, 12. — Lieutenants, 10. — Enseignes ou sous-lieutenants, 6. — Aumôniers, 3. — Médecins, 2. — Sergents, 2. — Caporaux, anspessades, soldats et tambours, 1

Infanterie française et étrangère. — Mestre de camp, 12 rations. — Lieutenant-colonel, 10. — Major, 6. — Capitaines, 6. — Lieutenants, 4. — Enseignes ou sous-lieutenants, 3. — Aumôniers, 2. — Médecins, 2. — Sergents, 2. — Caporaux, anspessades, tambours et soldats, 1.

Gardes du corps. — Lieutenants, 8 rations. — Enseignes, 6. — Exempts,

3. — Aumôniers, 2. — Chirurgiens, 1. — Gardes, timballiers et trompettes, 1.

Gendarmes, chevau-légers et mousquetaires, compagnie d'ordonnance, grenadiers à cheval. — Capitaines-lieutenants, 8 rations. — Lieutenants, 6. — Enseignes, guidons, cornettes et sous-lieutenants, 4. — Chirurgiens, 1. — Maréchaux des logis, 2. — Sergents, brigadiers, trompettes, tambours et soldats, 1.

Cavalerie légère, hussards et dragons. — Mestre de camp, 12 rations. — Lieutenant-colonel, 10. — Major, 6. — Capitaines, 6. — Lieutenants, 4. — Cornettes, 3. — Maréchal des logis, 2. — Brigadiers, trompettes et cavaliers, 1 (1).

Sous le rapport de la quantité, les soldats étaient, on le voit, traités avec une véritable largesse, surtout si l'on compare ces tarifs aux fixations actuelles; quant aux officiers, on doit remarquer que les rations, qui leur étaient attribuées, devaient également suffire à la nourriture des domestiques, qu'ils devaient posséder pour leur service personnel, et dont le nombre était parfois assez considérable.

Si les fixations quantitatives étaient ainsi fort larges, la qualité même ne laissait pas que d'être assez favorable, surtout pour le pain, qui dans l'ordonnance précitée doit être *entre bis et blanc et rassis*. Néanmoins, le pain de munition ne répondait vraisemblablement pas à ces indications officielles, car, à partir de 1788, on dut s'occuper spécialement de la question des farines destinées à sa fabrication.

En 1792, l'Assemblée nationale éleva le taux du blutage à 15 pour 100, et en l'an V de la République (1797), le ministre de la guerre demandait à l'Institut un rapport sur cette question. Parmentier, qui fut chargé de la rédaction du rapport, conclut à l'élévation du taux de blutage à 18 pour 100. Sous l'Empire, le service des vivres fut abandonné aux fournisseurs généraux, et l'armée eut souvent à se plaindre, à moins qu'elle ne se trouvât dans des pays assez riches pour que les entrepreneurs pussent facilement satisfaire leur cupidité.

En 1822, une ordonnance décida que le pain de munition serait fait avec de la farine de pur froment blutée à 10 pour 100. La farine de méteil (trois quarts de froment pour un quart de seigle) devait être blutée à 15 pour 100. En 1833, on établit pour la première fois une distinction

(1) Extrait de l'*Ordonnance du Roy, du 13 juillet 1727* (de Briquet, *Code militaire ou Compilation des Ordonnances des Roys de France*, t. I, p. 8. Paris, Imprimerie royale, 1728).

entre les blés tendres et les blés durs : le blutage des premiers fut fixé à 10 pour 100, et celui des seconds à 2 pour 100. En 1845, le blutage des blés tendres fut porté à 15 pour 100, et celui des blés durs à 5 pour 100. De nouvelles améliorations furent encore apportées en 1851 et 1852 ; et enfin, en 1853, le blutage des blés tendres fut élevé à 20 pour 100, et celui des blés durs à 12 pour 100.

I. *Ration actuelle du soldat français sur le pied de paix.* — Depuis le 1er juillet 1873, la ration du soldat français est composée ainsi qu'il suit :

Ration journalière du soldat français, en garnison et à l'intérieur.

	Poids.	Az.	C.	Graisse
Pain, 1 kilogr. (750 gr. de pain de munition et 250 gr. de pain de soupe.	1k,000g.	12g,00	300g,00	15,0
Viande, 300 gr. (désossée, 180 gr.)......	300	5 ,40	19 , 8	3,6
Légumes frais (carottes pris comme type), environ 100 grammes.........	100	0 ,31	5 , 5	»
Légumes secs (haricots pris comme type.), 30 gr.....................	30	1 ,17	12 , 9	0,8
Totaux.........................	1,k430	18g,88(1)	338g, 2	19,4

Ces fixations varient un peu en raison de la nature des légumes fournis, qui constituent la partie variable, ce qui explique les très minimes différences indiquées par d'autres observateurs, Kirn en particulier (2).

En s'en rapportant aux fixations physiologiques que nous avons indiquées plus haut, la ration du soldat semble à peu près suffisante comme ration d'entretien, elle n'offre que 18,9 environ d'Az, au lieu de 20 qui paraissent nécessaires. En revanche, à quelques grammes de C en plus, on pourrait la rapprocher assez de la ration demandée, par Voit (118 gr. d'albuminoïdes et 328 de C), puisqu'elle contient à peu près 116 gr. d'albuminoïdes et 338 de C, sans compter le C fourni par la graisse.

Toutefois si la ration réglementaire parait suffisante, en *quantité*, pour

(1) Il existe une légère différence entre la décomposition de la ration du soldat ci-dessus indiquée, et celle que donnait la 1re édition de cet ouvrage. (1874.) — Cette différence porte principalement sur la quantité d'Az, que nous évaluions à 20 gr. 81 et qui n'est réellement que de 18 gr. 88, soit 2 gr. en moins. Elle tient à ce que nous avions autrefois évalué le déchet par désossement pour les 300 gr. de viande à 20 pour 100 seulement, ce qui est exact pour la viande de 1re qualité, tandis que celle qui est fournie au soldat, tout en étant bonne, donne un déchet de 40 pour 100.

(2) Capitaine Léon Kirn, *L'Alimentation du soldat*, in *Revue des sciences militaires*, 1884, et broch. in-8°. Paris, 1885.

le soldat livré à un travail très modéré, elle ne semble plus du tout suffisante lorsque l'on exige de lui un travail plus actif. L'homme qui *travaille*, avons-nous dit, a besoin d'une plus grande proportion de matériaux transformables en force ; il faut lui fournir un supplément de substances hydrocarbonées, en tant que thermogènes et dynamogènes, de substances albuminoïdes, surtout en tant que représentant la force sous une forme plus concrète, plus assimilable dans les conditions de la vie militaire. La ration ordinaire n'est donc plus applicable dès que le soldat est envoyé dans les camps d'instruction, ou simplement lorsqu'il manœuvre d'une façon suivie, lorsqu'il consacre sept ou huit heures par jour à des exercices, sinon fatigants, au moins assez énergiques pour exiger une suractivité mécanique. Dans certains corps, on a l'habitude d'augmenter la ration de viande pour les hommes de garde ; c'est là une excellente mesure à généraliser, si faire se peut. Le service de garde ne paraît pas, à tout prendre, bien pénible, mais comme les tours se multiplient encore assez fréquemment et que, dans la cavalerie, ils viennent s'ajouter aux gardes d'écuries, on doit admettre qu'il y a, dans ce fait, une cause réelle de fatigues et un ensemble de conditions dépressives.

Un autre point de vue à considérer dans la composition de la ration est la proportion existante entre le pain et la viande, 1 kil. de l'un et 300 gr. de l'autre. Il est certain que, pour beaucoup d'hommes, c'est une quantité de pain un peu forte, ils le gaspillent ou en vendent une partie. On a dit, à ce sujet, que la plupart des jeunes soldats sortent des populations rurales, que, habitués à manger beaucoup de pain, ils ont besoin d'une alimentation volumineuse qui remplisse et occupe leur estomac. Cela est vrai mais à la campagne ils respiraient un air beaucoup plus pur qu'à la ville et surtout à la caserne ; s'il y avait, dans leur alimentation un excès d'aliments hydrocarbonés, l'oxygène destiné à les brûler ne leur manquait pas. Transportés brusquement dans un milieu tout autre, la digestion de ces principes carbonés leur est moins facile, nécessite une dépense de force organique plus grande et se fait incomplètement ; il en résulte une accumulation d'aliments hydrocarbonés sous forme de graisse, mais cet engraissement est, pour ainsi dire, de mauvais aloi, il ne constitue pas une caractéristique de la santé.

Il y a donc lieu de rechercher s'il ne serait pas possible de diminuer la ration de pain, pour augmenter proportionnellement la ration de viande, ou mieux encore de ne point diminuer le pain, mais d'augmenter encore la viande de 50 grammes environ. Il convient aussi de remarquer que, dans l'état de choses actuel, la ration est la même pour tous dans l'armée; elle est indépendante de la taille et du poids des hommes; elle ne tient pas compte de certaines organisations qui ont un besoin réel de consommer plus que d'autres. Pour les chevaux, le principe est admis, les quantités d'avoine et de foin varient avec la taille de l'animal, en sorte que le cheval de grosse cavalerie consomme une ration supérieure à celle du cheval de cavalerie légère. On conçoit, sans peine, combien il serait logique d'appliquer ce principe aux hommes eux-mêmes, soit en fixant une ration spéciale, par armes, soit, dans un même corps, en tenant compte des besoins individuels. Dans la marine de l'État, on a remarqué que beaucoup d'hommes gaspillent leur biscuit parce qu'ils en ont de trop, que d'autres au contraire se plaignent d'insuffisance de la ration, et le médecin, consulté à ce sujet, leur prescrit, s'il y a lieu, une ration supplémentaire. Pour obvier à cet inconvénient, on donne généralement ce que l'on nomme la *liberté du biscuit;* dans ces conditions, il n'y a plus de ration individuelle et chaque homme peut puiser à volonté dans un caisson toujours rempli; comme correctif à cette mesure, on punit très sévèrement les hommes convaincus de gaspillage. Il est d'observation que les navires sur lesquels cette mesure est appliquée, pendant un espace de temps suffisant, finissent par avoir des économies de biscuit, que l'on peut ensuite transformer en achat de légumes frais ou d'autres aliments (1). Il serait peut-être avantageux de tenter, dans l'armée, une mesure analogue, en distribuant le pain par rations collectives de compagnie au lieu de le distribuer par homme; les sous-officiers tiendraient la main à ce que des abus ne se produisent pas et toute vente de pain à l'extérieur pouvant alors être punie, comme « détournement au préjudice d'un camarade », il est à supposer que bientôt l'habitude serait prise et qu'il en résulterait des avantages pour les hommes aussi bien que pour l'État lui-même.

La ration du soldat s'augmente d'une allocation de 5 gr. de sucre et 5 gr. de café fournie par l'administration; l'*ordinaire* y ajoute ce qu'il peut, soit avec des économies réalisées de bien des manières, soit en été avec l'allocation fournie à titre de boisson hygiénique. On cherche à se rapprocher du taux 21 gr. de sucre et 16 gr. de café, représentant envi-

(1) Voyez, sur cette question, J. B. Fonssagrives, *Traité d'hygiène navale*, p. 785, 2e édit., p. 785, 2e édit., Paris, 1877.

ron 0,2 en Az et 10 à 11 en C. — Ce n'est pas beaucoup, mais c'est quelque chose et l'avantage de ce premier repas est considérable.

II. *Rations sur le pied de guerre.* — Si le régime alimentaire du soldat, en temps de paix, est à peine assez élevé pour réparer les pertes d'un homme travaillant modérément, à plus forte raison, sera-t-il tout à fait insuffisant, quand il s'agira du soldat en campagne. En effet, à ce moment le soldat va être soumis à des fatigues incessantes : il n'a plus de repos, il exécute tous les jours des marches très longues, il essuie toutes les intempéries des saisons, campe dehors, quelquefois ne se couche pas du tout, soutient des combats; qu'il soit en rase campagne, ou derrière les murailles d'une place forte, il doit toujours fournir une somme de travail bien plus considérable que celle qu'il donnait en temps de paix et en garnison; par conséquent ses pertes sont bien plus fortes, et, pour que l'équilibre se maintienne, les recettes doivent augmenter dans les mêmes proportions.

En se plaçant en dehors du point de vue humanitaire, et en ne considérant la question que sous le rapport militaire, on sent encore la nécessité de fournir non pas une bonne, mais *une excellente* alimentation au soldat en campagne. Qu'on nourrisse bien le soldat, et l'on obtiendra de lui des efforts surprenants. Qu'on le nourrisse mal, on le verra se décourager, s'affaiblir; il restera en arrière et quittera son régiment pour entrer à l'hôpital. C'est là précisément ce que doit éviter un bon chef d'armée; en fait, tout homme qui reste en arrière est perdu pour son corps, car il ne parvient plus à le rejoindre. C'est un combattant de moins qui, après sa guérison, va grossir le nombre des isolés restés en arrière de l'armée.

Or, en France, la ration réglementaire en campagne est à peine supérieure à celle du temps de paix, la différence ne porte que sur la quantité de légumes secs, 60 gr. au lieu de 30 gr. Alors qu'en demandant à l'organisme une augmentation de travail on devrait lui fournir une plus forte proportion d'hydrocarbonés et aussi d'albuminoïdes, comme nous l'indiquions page 517, on ne trouve dans la ration française de guerre que 1gr,07 d'Az et 18gr,4 de C en plus.

Voici du reste la ration de campagne.

Ancienne ration du soldat français sur le pied de guerre.

	Poids.	Az.	C.	Graisse.
Pain	1000g	12g	300g	15
Ou Biscuit	750			
Viande fraîche (désossée, 180 gr.)	300	5 ,40	19 ,8	3 ,6
Légumes secs, haricots	60	2 ,35	25 ,8	1 ,6
Sucre	21	»	9	»
Café	16	0 ,2	2 ,0	»
Totaux	1397g	19g,95	356g,6	20g,2

Si aux haricots secs, on substitue le riz en même quantité (60 gr.), la valeur alimentaire de la ration touche à 18.68 en Az, 355,4 en C et 19,08 en G. Il est vrai qu'il faut alors tenir compte de la très grande digestibilité du riz, tandis qu'une très forte proportion des albuminoïdes et des hydrocarbonés des haricots ne sont point digérés, partant pas assimilés.

L'augmentation en Az et C si faible qu'elle soit est moins prononcée encore si l'on tient compte que la ration sucre et café est, par le fait, donnée en temps de paix. On est donc forcé à dire que, réellement, il n'y a pas de différence sensible entre la ration de paix et celle de guerre.

Lorsqu'on substituait autrefois une ration de 200 gr. de lard aux 300 gr. de viande fraîche, on diminuait la ration de 4g,84 en Az, mais on augmentait celle de C de plus de 100 gr. Chimiquement, et au point de vue théorique, la production de chaleur eut pu se trouver favorisée par cette surcharge d'hydrocarbonés, mais pratiquement le tout étant de digestion très difficile, l'équivalence n'existait pas.

Actuellement, à défaut de viande fraîche, il est alloué 200 gr. de viande conservée qui, théoriquement, a le même rendement que 300 gr. de viande fraîche; reste la question de facile assimilation qui sera traitée en parlant des viandes de conserve.

Quelquefois la ration *sucre et café* est remplacée par une allocation de 25 centilitres de vin ou de 6 centilitres 1/4 d'eau-de-vie; cette substitution est fâcheuse, car le café et le sucre sont de véritables aliments, tandis que les boissons alcooliques ne méritent point cette appellation; nous reviendrons sur cette question en parlant des boissons du soldat.

La ration dont il vient d'être question date de 1867, à une époque où l'on ne donnait au soldat que 250 gr. de viande sur le pied de paix (1).

(1) Voy. G. Morache. *Considérations sur l'alimentation du soldat* (Conférences faites au ministère de la guerre en janvier et mars 1870. Brochure in-8, 88 p. Paris, 1870).

Pour rester dans la vraie logique, il y a donc lieu d'augmenter très sensiblement la ration de campagne, et en particulier la proportion de viande fraîche ou conservée.

Du reste si cette mesure n'est pas encore officiellement inscrite dans les tarifs alimentaires, elle est décidée en principe par le *Décret du 26 octobre 1883 sur le service en campagne* qui contient heureusement un *article 95* ainsi conçu :

« Lorsqu'une armée doit entrer en campagne, le ministre de la guerre détermine le tarif ou rations qui devra lui être appliqué ; il fixe le nombre et la *composition des rations* affectées à chaque grade.

« Le général en chef peut apporter des *modifications à ce tarif* et autoriser les *substitutions* que les ressources du pays rendent nécessaires. Il peut aussi ordonner des distributions extraordinaires lorsque l'état de fatigue des troupes l'exigent. »

Cet article est excellent, il abroge par le fait le tarif réglementaire dont l'insuffisance a été démontrée, il ouvre la porte à toutes les améliorations que le commandement décidera certainement, et pour lesquelles les chefs de services médicaux donneront une opinion motivée.

Malheureusement, ce tarif insuffisant n'est pas abrogé, c'est sur ses bases que l'administration calcule ses approvisionnements pour les troupes en campagne, pour les places fortes, les forts détachés, etc... Il arrivera dès lors fatalement que, bien souvent, toute la bonne volonté du commandement se heurtera aux difficultés, aux impossibilités même d'ordre administratif. Le système des réquisitions est bien aléatoire, il n'est pas toujours applicable ni pratique.

On ne saurait donc réclamer trop énergiquement l'abrogation du tarif actuel de campagne.

On pourrait proposer la ration suivante :

Ration proposée pour le pied de guerre.

		Az.	C.	Graisse.
Pain	1k,000	12	300	15
ou Biscuit	750g			
Viande fraîche	500 (0,300)	9	33	6
ou Viande de conserves	300			
Légumes secs	60	2,35	25,8	1,6
Sucre	40	»	18	»
Café	32	0,4	4	»
		23,75	380,8	22,6

Dans cette ration, qui ne doit être considérée que comme un type absolument modifiable, on trouve 4 gr. de Az et 24 gr. de C en plus de l'ancienne ration de guerre et près de 5 g. de Az et 42 gr. de C en plus de la ration actuelle de paix.

III. *Ration du soldat embarqué.* — Les circonstances de guerre ou d'expéditions amènent souvent les troupes de terre à prendre passage sur les navires de l'État; dans ces conditions, elles reçoivent les allocations réglementaires de la marine. En les indiquant à cette place, nous avons du reste l'opportunité de montrer aussi avec quelles largesses de vues le département de la marine fournit aux besoins des marins ou des militaires qu'il emploie. *(Décret du 16 décembre 1874.)*

Ration du marin et du soldat embarqué (1885.)

			Az.	C.	Graisse.
	Pain	750g	9g	225g	10g,25
	ou Biscuit	550			
Ration-viande.	Viande fraîche	300	5 ,40	19 ,8	3 ,6
	ou Viande de conserve.	200			
	ou Viande salée	200			
	ou Fromage de Hollande	100	4 ,80	43 ,54	27 ,54
	Sardines à l'huile	100	6 ,00	29 ,00	9 ,36
Légumes.	Haricots	120	4 ,70	51 ,6	3 ,2
	ou Riz	80	1 ,44	32 ,80	0 ,7
Sucre et café.	Café	20	0 ,25	1 ,80	»
	Sucre	50	»	20	»
Boisson.	Vin	46 ctil.	0 ,72	19	»
	Eau-de-vie	6 ctil.	»	15	»
Assaisonnements.	Choucroute	20g	»	»	»
	ou Oseille confite	10	»	»	»
	Anchois	7 ,50	»	»	»
	Beurre	15	»	»	»
	Huile	8	»	»	»
	Moutarde, sel, poivre	27	»	»	»

Cette ration n'est pas la même chaque jour; c'est ainsi que les rations-viande sont distribuées six jours par semaine en viande ou conserves et un jour en fromages ou sardines; le pain, est, en général, alloué pour un repas, celui de midi, au déjeuner et au souper il est remplacé par son équivalent en biscuit. Les autres aliments sont donnés journellement en totalité.

La ration alimentaire du marin représente, en moyenne, 23 à 24 gr. en Az, 350 à 380 gr. en C et 17 à 18 gr. en graisse; elle est supérieure à celle du soldat en campagne et atteint la valeur alimentaire de celle que nous proposions.

En outre les hommes pourvus d'emplois spéciaux exigeant une grande dépense de force et une forte perte en calorique, les mécaniciens en particulier, reçoivent un supplément de 250 gr. de pain ou 183 gr. de biscuit, 60 gr. de lard ou 80 gr. de viande fraîche ou 50 gr. de viande conservée et 63 centilitres de vin par quart fait dans la machine (1). Cet exemple est instructif et bon à suivre dans l'armée, car si elle n'emploie pas de mécaniciens, elle demande souvent aux soldats un supplément de dépenses en forces, que ne compense pas une allocation de la ration-vin ou de la ration-sucre et café.

Au reste, les principaux avantages des rations de la marine ne consistent pas seulement dans la somme de matière assimilable qu'elles contiennent, mais dans la variété des aliments qui les constituent et qui sont encore plus nombreux que ne le porte le précédent tarif. La répartition des repas est parfaitement calculée; à chacun d'eux le marin reçoit une ration de boisson alcoolique, l'eau-de-vie le matin, le vin au repas de midi et au souper. Enfin, en dehors de celle des mécaniciens, des rations supplémentaires de vin et d'eau-de-vie sont encore allouées à titre de récompense et toutes les fois où les hommes, astreints à un travail plus pénible que de coutume, se trouvent soumis à quelque cause de débilitation.

§ II. — Régime alimentaire des principales armées.

I. Armée de l'empire allemand. — En temps de paix, et dans les garnisons, le soldat allemand touche le pain en nature et il est fait sur sa solde une retenue de 15 centimes (1 silbergroschen 3 pfenig) qui est versée à la *menagen-commission.* En outre une indemnité spéciale, variable suivant les villes, est allouée à chaque homme pour augmenter le fonds de la *menagen-commission* ; cette indemnité varie de 9 à 20 pfe-

(1) Fonssagrives, *loc. cit.*, p. 787.

nig (0f,1125 à 0f,25); à Berlin elle est de 0f,1875, à Mayence, de 0f,20. Avec ces ressources il est fourni, par les soins de la Commission, le déjeuner, le dîner et le souper, mais il arrive souvent que, dans certaines garnisons et dans certains corps, la Commission se désintéresse du repas du soir et que le soldat le prend à sa guise, sur son prêt ou ses ressources personnelles.

Aussi les soldats sont-ils autorisés à recevoir de leurs familles tous les produits alimentaires qui leur conviennent, et ils leur sont envoyés par les soins de la poste dans des conditions d'extrême bon marché.

L'ordinaire du soldat allemand est donc excessivement variable suivant les corps. La Commission placée, dans chaque bataillon, sous la direction du commandant (major) est composée de deux officiers et du médecin du bataillon. Elle fonctionne avec une grande régularité, beaucoup d'attention, d'économie et s'attache à donner aux hommes une alimentation variée et bien préparée. *(Instruction du 9 septembre 1878.)*

La quantité de pain, étant fournie par l'administration, est toujours de 750 gr. d'un pain de seigle bluté à 1/10; la quantité de viande est en général de 65 gr. (cuite) par repas ; le matin le soldat reçoit généralement un demi-litre de café au lait, à midi un plat de viande et un plat de légumes; le soir, si le souper est fourni en nature, il peut se composer de soupe, de café au lait, de fromage ou de charcuterie; on le règle d'après les économies de la journée.

Il existe cependant dans les tarifs alimentaires une ration de paix, *(Frieden-portion)* que l'administration alloue pendant les grandes manœuvres. Elle se compose ainsi qu'il suit :

Grosse Frieden portion. — Pain, 750g. — Viande, 250. — Riz, 120, ou orge perlé, 150, ou légumes secs, 300, ou pommes de terre, 2k.

Son rendement varie de 109 gr. à 176 gr. en albuminoïdes, moyenne 155 gr. (22g,5 de Az), de 430 gr. à 774 gr., moyenne 538 gr. en hydrocarbonés et de 36 gr. à 42 gr. en graisse (1).

En temps de guerre, est allouée la *kriegs-portion*, pour laquelle existent deux tarifs, la petite ration ou ration ordinaire et la grande ration.

Kleine (gewœhnliche) Kriegs-portion. — Pain, 750g, ou biscuit 500. — Viande fraîche, 375, ou viande fumée, 250, ou lard salé, 170. — Riz, 125,

(1) Roth und Lex, *Handbuch der militair gesundheitspflege*, t. II, p. 583.

ou orge perlé, 125, ou légumes secs, 250, ou pommes de terre 1,500, ou farine, 250. — Café vert, 30, ou brûlé, 25. — Sel 25.

D'après Roth, cette ration représente de 123 gr. à 183 gr., en moyenne 141 gr. d'abuminoïdes (23,6 en Az), 353 à 665, en moyenne 458 d'hydrocarbonés, 51 gr. de graisse.

La *grosse Kriegs-portion* diffère de la précédente en ce que la viande est portée à 500 gr., le riz à 170, l'orge perlé à 160, les légumes secs à 320, les pommes de terre à 2 kilog. — Le sel et le café sont fixés comme ci-dessus, et en plus, 10 centilitres d'eau-de-vie. — Cette ration représente en moyenne 181 gr. en albuminoïdes (30 gr. en Az), 558 en hydrocarbonés, 64 en graisse.

En pays ennemi, la grosse kriegs-portion peut s'augmenter de 1 litre de bière, 1/2 litre de vin, 50 gr. de beurre, 50 gr. de café et 40 gr. de tabac.

En campagne, le soldat porte, dans certaines conditions, trois journées de vivres, comprenant chacune : biscuit, 500g. — Riz, 125. — Viande fumée ou salée, ou conservée 250, ou lard, 170. — Café brûlé, 25 (1).

Ces fixations peuvent être modifiées suivant les ordres du commandement en chef; pendant la campagne de 1870-71, la ration de l'armée allemande s'est élevée parfois à un taux supérieur à ces données ; c'est certainement en partie à ce fait que sont dus les efforts et en particulier les marches qu'elle a pu fournir.

II. Armée anglaise. — En temps de paix et en garnison, le soldat anglais reçoit en nature 1 livre de pain (453gr.), et 3/4 de viande (339gr.) et en argent, pour sa nourriture, 3 deniers 1/2 (0f,37), avec lesquels il achète des vivres supplémentaires. La quantité de ces aliments varie naturellement suivant les corps de troupes et les garnisons. Voici, d'après Gordon, le tarif alimentaire de quelques régiments, fournis comme exemple.

Ration alimentaire dans le 2e bataillon de la « rifle-brigade » (2). — *Ration du gouvernement* (prix approximatif, 4 deniers 1/2 = 0f,47). Pain, 1 livre, 453g. — Viande, 339.

Ration supplémentaire (extra-provisions achetées avec les 3 deniers 1/2 = 0f,37). Pain, 1/2 livre, 226g. — Farine (tous les 3 jours, jour de soupe),

(1) Meinert, *Armee und Volksnaehrung*, Berlin, 1880.

(2) C.-A. Gordon, *The soldiers manual of sanitation, and of first help in sickness and when wounded*, p. 56. London. 1873.

1/2 once, 14g. — Orge (tous les 3 jours, jour de soupe), 1/2 once, 14g. — Pommes de terre, 1/2 livre 1/4, 566g. — Autres légumes, 1 once 3/4, 49g. — Beurre, 3/14 d'once, 6g. — Sucre, 2 onces, 56. — Thé, 1/6 d'once, 4,5. — Café, 1/3 d'once, 9. — Moutarde, 1/12, 2,2. — Poivre, 1/36 d'once, 0,7. — Sel, 1/2 once, 14. — Lait, 1/8 de pinte, 8 centilitres.

Dans ce corps de troupes, on peut évaluer à 22 gr. environ la quantité d'azote et à 340 gr. celle du carbone, quotidiennement consommés par les hommes.

Ration alimentaire dans le 3e dragons (garde royale). — Ration du gouvernement (prix approximatif, 4 deniers 1/2 = 0f,47, — Pain, 1 livre, 453g. — Viande, 3/4 de livre, 339.

Ration supplémentaire (extra provisions achetées avec les 3 deniers 1/2 = 0f,37.) — Pain, 8 onces, 226g. — Pommes de terre, 1 livre 1/4, 566. — Autres légumes, 2 onces, 56. — Sucre, 2 onces, 56. — Thé, 1/5 d'once, 5,6. — Café, 1/3 d'once, 9. — Moutarde, 1/8 d'once. — 3,5. — Poivre, 1/24 d'once. — 1,2. — Sel, 1/2 once, 14. — Lait, 2 onces 1/2, 70.

Cette ration contient, approximativement, 22 gr. d'azote et 330 gr. de carbone.

Ration alimentaire dans la 1re brigade d'artillerie. — Ration du gouvernement (prix approximatif, 4 deniers 1/2 = 0f,47). — Pain, 1 livre, 453g. — Viande, 3/4 de livre, 339. — (Rôtie, 3 fois la semaine ; à la casserole, 3 fois, en soupe, 1 fois).

Ration supplémentaire (extra-provisions, 4 deniers 1/2 = 0f,47.) — Farine, 4 onces, 112g. — Orge, 1 once, 28. — Pommes de terre, 1 livre, 453. — Autres végétaux, 8 onces, 226. — Sucre, 3 onces. — Thé, 1/4 d'once, 7. — Café, 1/3 d'once, 9. — Moutarde, 1/32 d'once, 0,8. — Poivre, 1/32 d'once, 0,8. — Sel, 1/16 d'once, 1/8. — Lait, 4 onces, 112. — Bière, 1 pinte, 56 centilitres.

Dans cette ration, la quantité d'azote est un peu plus élevée que dans la précédente, de 1 gr. environ, et celle de carbone de 8 à 10 gr.

En campagne, toute la ration est distribuée en nature, elle est ainsi constituée.

Ration du soldat anglais en campagne. — Pain, 680g ou Biscuit 453. — Viande fraîche ou salée, 340. — Pommes de terre, 453. — Légumes secs, 226. — Sucre, 37,77. — Café, 9,4. — Thé, 4,6. — Sel, 7. — Lait conservé, 92.

Cette ration contient environ 130 gr. d'albuminoïdes (22 à 23 de Az), 481 gr. de C et 46 gr. de graisse.

On ne doit pas regarder cette ration comme absolument réglementaire; la ration est, le plus souvent fixée pour chaque campagne en particulier; la proportion de viande peut être augmentée sensiblement ainsi que celle des végétaux frais ou en conserve.

En Crimée, les proportions de sucre, de café, étaient plus fortes, et l'on délivrait en outre 28 gr. de *lime-juice* (jus de citron conservé), plus une ration de rhum.

Dans l'Inde, la ration quotidienne consiste en : Pain 1 livre (453g). — Viandes de bœuf ou de mouton, 1 livre (453). — Pommes de terre ou autres légumes, 1 livre (453). — Riz, 4 onces (112), — Sel, 2/3 d'once (18). — Café, 1 once 3/7 (40). — Sucre, 2 onces (56). — Thé, 5/7 d'once (20).

III. Armée austro-hongroise. — Dans l'armée austro-hongroise, la ration du soldat est fixée d'après le tarif suivant (1) :

Ration du soldat austro-hongrois en campagne. — Biscuit, 100g ou pain, 150. — Farine, 714. — Bœuf, 280, ou viande salée, 170. — Pommes de terre, 220. — Gruau, 140. — Choucroute, 150. — Graisse, 30.

Cette ration correspond environ à 146 gr. d'albuminoïdes (22 à 23 d'Az), 545 gr. de matières hydrocarbonés et 47 gr. de graisse.

Le soldat porte dans ou sur le sac pour trois jours les aliments de réserve : Pain, 175g. — Biscuit, 250. — Poudre de viande, 245. — Riz, 585. — Sel, 8,75. — Café et sucre, 84. — Tabac, 57. — En totalité : 2k,445.

IV. Armée belge. — Les rations de l'armée sont fixées ainsi qu'il suit :

Ration du soldat belge (2). — Pain de munition, 750g. — Pain de soupe, 20. — Viande de bœuf, 250. — Pommes de terre, 1000. — Beurre, 20. — Lard, 10. — Sel, 30. — Café, 25 centilitres.

Le soldat reçoit le pain en nature et achète le reste sur sa solde qui est de 49 centimes. — Le rendement alimentaire de la ration est d'environ 17,39 en Az, 382 en C et 39,10 en graisse.

V. Armée danoise. — Dans son étude sur l'alimentation comparée des diverses armées européennes, Douillot fixe, d'après des renseignements officiels, le tarif alimentaire de l'armée danoise ainsi qu'il suit :

(1) Meinert, *Armee und Volksnaekrung*, Berlin, 1880.
(2) Janssens, *Arch. méd. belges.*, p. 331, 1868.

Ration du soldat danois (1).

	En garnison.	Dans les camps ou en campagne.	Dans les forts maritimes de Copenhague.
Pain de seigle	750g	750g	750g
Viande	Le soldat se nourrit à sa guise avec sa solde.	248	323
Légumes (orge mondé)		37 centilitres.	50 centilitres.
Sel		12g	16g
Eau-de-vie		25 centilitres.	33 centilitres.

En garnison, le soldat reçoit le pain en nature et achète les autres aliments avec sa solde qui est de 69 centimes. — Sur le pied de guerre ou dans les camps, la solde s'élève à 75 centimes. mais on retient 40 centimes pour les vivres perçus en nature. Dans des cas de fatigues exceptionnels, il est alloué des rations supplémentaires, variant entre 30 gr. et 250 gr. de lard fumé et 12 centilitres d'eau-de-vie. On doit remarquer que, dans cette ration, les boissons alcooliques occupent une très forte part. La ration de campagne contient 18 gr. d'azote et 380 de carbone.

VI. Armée espagnole. — En temps de paix, le soldat espagnol reçoit une allocation de solde de 2 réaux (46 centimes par jour), dont il consacre 36 centimes à sa nourriture ; en plus, l'État fournit en nature 700 gr. de pain. Sur le pied de guerre, un supplément de solde, variant entre 12 et 24 centimes, est accordé ou remplacé par des aliments, fournis sous le titre de *ration d'étape*. — Cette ration d'étape qui vient s'ajouter aux 700 gr. de pain ou aux 517 de biscuit est choisie dans un des types suivants.

1° Viande, 500g.— 2° Viande, 250, riz ou pois chiches, 150.— 3° Viande, 250, lard 50, pommes de terre, 450. — 4° Morue 250, riz 100, huile 5 centilitres. — 5° Morue 250, haricots 150, huile 5 centilitres. — 6° Morue 150, riz 150, huile 5 centilitres. — 7° Morue 150, haricots 250, huile 5 centilitres. — 8° Lard 100, haricots ou fèves 250. — 9° Lard 100, et riz 150. — 10° Morue 250, pommes de terre 450, huile 10 ; en plus, le soldat reçoit la ration : sucre 21, café 16, ou la ration de vin de 50 centilitres.

Lorsque l'homme touche, avec son pain, la ration n° 1, il absorbe 23 gr. d'azote et environ 300 gr. de carbone ; le plus souvent on distribue une ration où figure la morue, qui est fort en faveur auprès du soldat espagnol; elle jouit, du reste, de grandes propriétés nutritives. — Avec la

(1) Douillot, *Aperçu comparatif du régime alimentaire dans les armées d'Europe*, Paris, 1860.

ration n° 4, il absorbe un peu plus de 23 gr. d'azote et près de 330 de carbone; la ration n° 10 représente 22g,70 d'azote et 325 de carbone. — On les a calculées, comme on le voit, de telle façon que les principes alimentaires y soient à peu de choses près dans les mêmes proportions.

VII. Armée des États-Unis d'Amérique. — Pendant la guerre de la sécession américaine, les allocations alimentaires varièrent assez fréquemment, mais furent toujours largement calculées. La ration suivante, indiquée par Hammond peut en être prise comme type.

Ration du soldat américain (armée fédérale) (1). — Pain, 625g. — Viande fraiche *ou* salée, 566. — *Ou* Porc *ou* Jambon, 870. — Pommes de terre, 413. — Riz, 47. — Café, 47. — Thé, 7. — Sucre, 60. — Fèves, 85. — Vinaigre, 42. — Sel, 21. — Poivre, 9.

Le rendement alimentaire de cette ration se chiffre par près de 25 gr. d'azote, 370 gr. de carbone et 41 de graisse.

VIII. Armée hollandaise. — En temps de paix, le soldat reçoit le pain en nature et achète les autres aliments sur sa solde, mais lorsque, pour se procurer les vivres d'après les quantités fixées ci-dessous, il ne peut conserver, comme argent de poche, un minimum de 25 centimes par jour, l'État fournit une allocation supplémentaire.

Ration du soldat hollandais (2). — Pain, 750g. — Viande, 250. — Riz, 50. — Pommes de terre, 2 lit. — Légumes frais, pour une valeur de 0f,025. — Sel, 20. Graisse, 25. — Café sucré, 25 centilitres.

Pendant l'hiver, les légumes sont remplacés par de la soupe au pois et au lard fumé, à raison de 40 gr. de lard fumé par homme, mais la viande est alors diminuée de moitié. — Cette ration renferme environ 9 gr. d'azote et 320 gr. de carbone.

IX. Armée italienne. — Les rations de l'armée italienne sont basées sur le tarif suivant :

Ration du soldat italien (3). — A. *Pied de paix.* — Pain, 918g. — Viande, 180 (et 220 pour les grenadiers, bersagliers, régiments alpins et compagnies de santé). — Pâtes ou riz, 150. — Sel, 15. — Café, 15. — Sucre, 20. Vin, 25 centilitres. — Légumes frais, 0f,10.

Le café et le sucre ne sont distribués qu'environ 100 jours par an.

(1) Hammond, *loc. cit.*, p. 563.

(2) Douillot, *loc. cit.*, p. 151.

(3) A. Laveran, *Rapport sur l'état sanitaire de l'armée italienne*, in *Arch., de méd. milit.*, t. I., p. 204, 1883.

Cette ration correspond à environ 17g,47 en Az, 363 en C et 16,42 en graisse.

B. *Pied de guerre.* — Pain, 750g ou biscuit 550. — Viande fraîche, 300 ou de conserve, 200. — Riz ou pâtes, 120. — Lard, 15. — Vin, 21 centilitres ou eau-de-vie, 6 centilitres. — Sucre, 20g. — Café, 16.

Cette ration correspond à environ 29g,75 en Az, 372 en C et 19 en graisse.

La *ration sèche* que le soldat porte sur le sac comprend : biscuit, 660g. — Fromage, 75. — Lard, 75. — Café, 9,3. — Thé, 3,6.

X. Armée portugaise. — En temps de paix, le soldat portugais touche en nature le pain, et acquiert le reste des aliments sur sa solde, fixée à 0f,405 dont 0f,305 sont destinés à ces achats. — Le pain est, en général, de froment, la ration étant alors de 700g, mais 900 de pain de seigle ou 1350 de pain de maïs peuvent le remplacer. En temps de guerre, outre le pain, le soldat reçoit une ration de 250g de viande et de 40 centilitres de vin; la viande de bœuf peut être remplacée par 250g de morue, ou 350 de mouton, ou 200 de riz et 100 de lard.

La ration de guerre représente à peu près 18g en Az, 326 en C et 14 en graisse.

XI. Armée russe. — En général, le soldat russe ne touche pas le pain manutentionné, mais reçoit une ration de 990g de farine avec laquelle il prépare son pain dans les fours existant dans les casernes; l'excédent de farine est employé à la préparation d'une liqueur fermentée, le *kwass;* s'il fait un travail pénible, cette ration de farine s'élève à 1113. En temps de paix, la viande est achetée directement par les corps, au moyen d'une allocation, variable suivant les régions et s'élevant à 0f,195 dans la garde et à Saint-Pétersbourg, à 0f,24 à Varsovie, à 0f,20 ou 0f,16 dans le reste de la Pologne, à 0f,10 à 0f,18 en Sibérie, à 0f,06 à 0f,08 au Caucase.

En principe, on doit acheter, au minimum, 200g de viande par homme et, pour y arriver, on fait des économies sur les jours maigres, rigoureusement observés dans l'armée, comme en général par tous les chrétiens orthodoxes; le nombre des jours maigres s'élève à 159 pendant l'année, les hommes reçoivent alors du poisson frais ou fumé et des légumes secs, aliments d'un prix peu élevé.

Chaque régiment possède des jardins militaires où les soldats cultivent des légumes, notamment des choux qui servent à préparer une soupe particulière, le *schtchi.*

Les ordinaires bénéficient encore d'allocations distribuées dans quelques cas particuliers ; c'est ainsi que lorsque l'empereur passe une revue, il fait donner 1 à 3 roubles (4 à 12 francs) par sous-officier et 25 kopecks à 1 rouble (1 à 4 francs) par soldat. Dans les régiments dont il est le chef, l'empereur donne annuellement 1,660 roubles (6,640 francs) par bataillon, 440 roubles (1,760 francs) par escadron, 1,600 roubles (6,400 francs) par brigade d'artillerie. Cet argent est réparti en allocations distribuées le jour de la fête de l'empereur ou de quelque autre événement solennel.

Une autre source de bénéfices pour les ordinaires consiste dans la faculté laissée aux soldats de travailler chez les particuliers, lorsque la saison des manœuvres est terminée; enfin, après la préparation du pain et du kwass, il reste parfois des excédents de farine qui sont vendus au profit des hommes. A Saint-Pétersbourg, ces excédents se montent à près de 20 francs par an et par homme.

Des les cantonnements resserrés, les hommes vivent à l'ordinaire de la compagnie, mais dans les cantonnements élargis, c'est-à-dire lorsque les soldats sont disséminés dans les villages, ils sont nourris par l'habitant, qui perçoit en principe, le gruau et la farine de l'homme, et bénéficie de l'assistance qu'il peut en recevoir pour le travail des champs.

En campagne, les vivres sont distribués en nature, suivant des tarifs variables, mais qui assurent, en général, un rendement moyen de 25 à 28g en Az et 350 à 400 en C. — Dans l'expédition de Khiva en 1873, la ration allouée représentait près de 30 en Az et 100 en C. — On comprend qu'avec un tel soutien un soldat, naturellement aussi vigoureux que le soldat russe, puisse accomplir des prodiges de marche.

XII. Armée suédoise. — Le régime alimentaire de l'armée suédoise est assez varié, en ce sens que les commissions d'approvisionnements des corps sont autorisées à varier autant qu'elles le jugeront, et surtout la nature des différents aliments, en restant toutefois dans les limites réglementaires de dépenses, et en maintenant aux hommes les mêmes ressources nutritives. La distribution des vivres est faite pour une semaine; en la décomposant pour obtenir la ration quotidienne, on peut l'évaluer ainsi qu'il suit :

Ration du soldat suédois (1). — Pain, 850g. — Viande fraîche, 136. —

(1) Douillot, *loc. cit.*, p. 103.

Viande salée, 91. — Porc frais, 25. — Porc salé, 25. — Cabillaud, 40. — Harengs, 74. — Pommes de terre, 80 centilitres. —Pois verts, 20 centilitres. — Pois jaunes, 10 centilitres. — Légumes frais, pour 0f,02. — Orge, 149g. — Orge mondé, 10. — Farine, 7. — Beurre, 32. — Sel, 2 1/2 centilitres. — Gingembre, 9 centigrammes. — Marjolaine, pour 0f,05 par 100 hommes.

Il est assez difficile de chiffrer exactement cette ration en azote et carbone, mais on peut remarquer à la fois la richesse des aliments azotés, et la quantité des aliments gras ; enfin sa variété même est une excellente condition de digestibité.

XIII. Armée suisse. — Le soldat de l'armée helvétique touche en nature le pain et la viande, soit par les soins de l'administration militaire lorsqu'il est sur le pied de rassemblement, soit par les habitants chez lesquels il est cantonné, et qui reçoivent pour son logement et sa nourriture une indemnité de 1 franc par jour. — Sur la solde de 45 centimes qui lui est allouée, le soldat consacre 15 centimes à l'achat de sucre, café, lait et condiments. — Il peut être fait des distributions extraordinaires de vin ou d'eau-de-vie ; — Les légumes, le sel et le bois sont achetés au moyen d'une indemnité spéciale de 10 centimes.

Sur ces bases, la ration du soldat suisse peut être évaluée ainsi qu'il suit :

Ration du soldat suisse.

	En garnison, en rassemblement et dans les camps.	En campagne.
Pain de froment ou d'épeautre.	750g	750g
Viande	312	500
Légumes	Indemnité de 0f,10.	Indemnité de 0f,10.
Café au lait sucré	75 centilitres.	75 centilitres.
Pain de soupe, épiceries	Pr une valeur de 0f,05	Pr une valeur de 0f,05.
Vin (rations supplémentaires)	38 centilitres.	38 centilitres.

Cette ration correspond à environ 20g en Az (123 d'albuminoïdes) et 290 en C; le colonel fédéral, Dr L. A. Weinmann (1), trouve cette ration critiquable ; il lui fait le reproche d'être insuffisante et trop uniforme. Dans le service d'instruction, le soldat a toujours quelques ressources

(1) Albert Weinmann, Lieutenant-colonel fédéral, médecin de division, *Principe d'hygiène militaire pour officiers et soldats de l'armée suisse,* Lausanne, 1873.

personnelles qui lui permettent d'ajouter à sa ration ; en campagne, il n'en serait plus de même.

XIII. Armée ottomane. — Le soldat turc touche sa ration de paix en nature, mais en campagne le gouvernement ne fournit, en principe, qu'une ration de 644 gr. de biscuit, les hommes achètent les autres aliments au moyen d'une indemnité variable suivant les circonstances. Cependant, quand la chose est possible, l'administration fournit les vivres en nature. Une particularité de la ration militaire turque est constituée par l'allocation de rations supplémentaires pendant le Ramadan, époque où les musulmans jeûnent pendant le jour et se nourrissent, au contraire, avec abondance pendant la nuit.

Ration du soldat turc (1).

	En temps ordinaire.	Pendant le Ramadan.
Pain	966g	966g
Viande	257	257
Riz	85	325
Pois chiches	22	22
Oignon	21	21
Sel	21	21
Beurre	9,5	9,5
Blé	»	24
Olives	»	13
Sucre	»	74
Confitures	»	13
Fromage	»	13

Cette ration représente une valeur alimentaire de près de 22 gr. en Az et 360 gr. en C; pendant le Ramadan, ces quantités s'élèvent à 29 gr. en Az et 480 gr. en C.

(1) Douillot, *loc. cit.*, p. 181.

CHAPITRE II

LES SUBSTANCES ALIMENTAIRES UTILISABLES POUR LE SOLDAT

ARTICLE PREMIER. — SUBSTANCES ALIMENTAIRES FOURNIES AU SOLDAT PAR LE RÈGNE ANIMAL.

§ I. — Animaux utilisables pour l'alimentation du soldat.

Mammifères. — *a. Espèce bovine.* — Le bœuf, ou taureau châtré, est, de tous les mammifères de l'ordre des ruminants, celui qui fournit à l'homme la chair la plus nutritive, qui représente l'aliment plastique le plus réparateur, et dont on peut obtenir le bouillon le plus sapide, doué de l'arome le plus délicat; la vache elle-même, lorsqu'elle a été engraissée à temps, et qu'elle n'a pas été épuisée par une lactation prolongée, ne le cède en rien au bœuf pour ses qualités comestibles. Aussi, depuis que l'on a reconnu les véritables causes de l'infériorité de la viande de vache, est-on parvenu à les modifier par un engraissement méthodiquement dirigé, en sorte que l'on peut, hygiéniquement, ne faire aucune différence entre la viande de vache, et à plus forte raison de génisse engraissée, et celle du bœuf placé dans les mêmes conditions. Les bœufs qui approvisionnent les marchés français, celui de Paris en particulier, proviennent de la Normandie, du Charolais, du Limousin, de l'Auvergne, du Nivernais et de la Saintonge; les bœufs normands sont, en général, un peu plus forts que les autres, leur graisse est jaunâtre, différente de celle des autres variétés, qui est blanche.

Suivant que l'animal se trouve dans un état d'engraissement plus ou moins parfait, il est dit *en chair*, *gras* ou *fin gras*. Dans le premier cas, il doit donner de 50 à 55 pour 100 de son poids en chair nette, et 4 à 5 de suif; dans le second, 55 à 60 pour 100 de viande et 5 à 8 de suif; dans le troisième, de 60 à 65 pour 100 de viande et 8 à 12 de suif. — D'après le cahier des charges du 20 février 1873, relatif à la fourniture de la viande dans l'armée, les animaux faisant partie des approvisionnements militaires doivent peser au minimum : les bœufs, 250 kilog.; les vaches, 140 kilog.

Au point de vue du rendement alimentaire, toutes les parties de l'animal sont loin d'avoir la même qualité. Le syndicat de la boucherie parisienne les a classés en trois catégories qui se répartissent en :

1re *catégorie.* — Environ 30 pour 100 du poids de l'animal : les reins et quartiers postérieurs, tende de tranche, pointe de culotte, tranche grasse, aloyau, filet, gîte à la noix.

2e *catégorie.* — 25 pour 100 du poids : les muscles de l'épaule et de la région costale, paleron, talon de collier, côtes et plats de côte.

3e *catégorie.* — 45 pour 100 du poids : les muscles des régions thoraciques et abdominales, jambes, cou, tête et garrot, collier, pis, gîte, tête ou joue, surlonge.

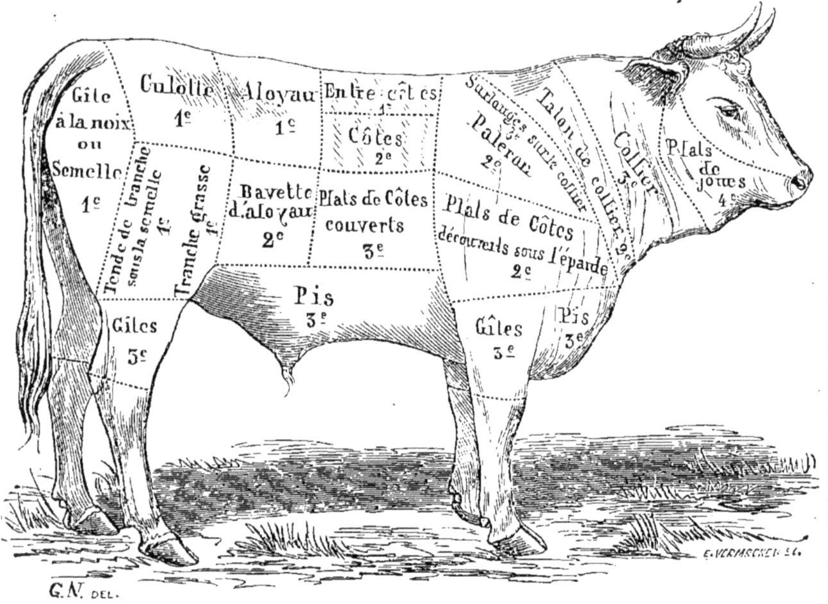

Fig. 112. — Débit détaillé du bœuf au point de vue de la boucherie.

La figure 112 représente, mieux que ne peut le faire la description, l'emplacement relatif des différentes parties du bœuf importantes à connaître (1).

En temps de paix et en garnison, les *ordinaires* des compagnies achètent chacuns pour leur compte dans le commerce les viandes de bœuf

(1) Voy. L. H. J. Hurtrel d'Arboval, *Dict., de méd., de chir. et d'hyg. vétérinaire*, édit. entièrement refondue par A. Zundel. Paris, 1874.

destinées à leurs hommes. Ce système paraît préférable à celui qui avait été essayé pendant quelque temps de traiter avec des entrepreneurs pour la fourniture d'animaux sur pied. En raison du prix très modéré qui leur était alloué, les entrepreneurs ne fournissaient que des animaux inférieurs, tandis qu'avec le système actuel, en s'adressant à un assez grand nombre de bouchers d'une grande ville, on peut avoir les morceaux de catégories au-dessous de la première, mais provenant d'animaux en parfait état. Ce système n'est pas aussi avantageux dans les petites villes, où il y a moins de bouchers, par suite un petit nombre de bœufs abattus et aussi moindre concurrence.

En campagne, un entrepreneur est généralement chargé de la fourniture des viandes de boucherie ; à défaut, l'administration assure ce service par des achats sur pied ; les animaux, confiés à un officier comptable qui prend le nom de *garde-parc,* assisté de *bouviers* ou *toucheurs,* sont, au fur et à mesure des besoins, livrés à celui de ses collègues qui, plus spécialement chargé de l'abatage, porte le nom de *manutentionnaire.*

Avant d'être achetés, les animaux doivent, en principe, être soumis à l'examen d'une commission d'achat, dans laquelle un médecin et un vétérinaire devraient figurer au premier titre, mais, le plus souvent, ces précautions sont malheureusement négligées. Lorsque les animaux sont réunis en troupeaux, un ou plusieurs vétérinaires sont chargés de donner des indications sur l'hygiène générale à y maintenir, sur l'alimentation la plus convenable. Autant que possible, les animaux doivent être nourris au pâturage, sinon avec les fourrages secs des magasins de l'armée. Lorsque cette dernière fait des mouvements, le troupeau suit en arrière et campe dans des conditions que nous avons étudiées page 410. En campagne, l'abatage a lieu par les soins des comptables manutentionnaires, mais quelquefois les circonstances obligent à livrer aux troupes les animaux sur pied. Dans ce cas, on évalue le déchet d'abatage à 40 pour 100 pour les bœufs, à 44 pour 100 pour les vaches, à 47 pour 100 pour les moutons.

b. Espèce ovine. — De nombreuses variétés du genre *ovis* peuvent être utilisées pour l'alimentation normale. Sevré à deux mois, châtré à six, l'agneau engraisse rapidement et fournit, sous le nom de mouton, une chair tendre, nutritive et saine. On estime surtout, en France, les moutons du Berry, de la Bourgogne, et ceux des côtes sablonneuses de nos contrées maritimes. Le bélier, ou mouton non châtré, n'est guère comestible, en raison de la dureté de sa chair et de son odeur désagréable; il en est de même du bouc, qui, cependant, est quelquefois utilisé pour le fumage. Le chevreau présente une chair assez voisine de celle de l'agneau, surtout lorsqu'il a été châtré.

c. Pachydermes. — Le sanglier, ou cochon sauvage, existant encore dans un grand nombre de forêts, devient, par la domestication, l'un des animaux les plus faciles à multiplier et à nourrir; le cochon, qui fournit une chair un peu difficile à digérer peut-être, mais se prêtant parfaitement à la conservation par salaison ou par fumage. A ce titre, elle est particulièrement importante pour l'armée. Le porc est sujet à diverses maladies parasitaires dont nous parlerons plus loin, et qui doivent imposer une certaine circonspection dans l'emploi de sa viande.

Le cheval, animal de guerre par excellence, a de tous temps été employé pour les besoins alimentaires des peuples, à titre d'exception, il est vrai, si ce n'est chez les nomades du plateau de l'Asie centrale. Depuis les Germains, qui avaient vraisemblablement gardé cette coutume de leur ancienne vie errante, l'usage de la viande de cheval s'était perdu en Europe, lorsqu'il y a quelques années, en Allemagne et en France, des naturalistes, Isidore Geoffroy Saint-Hilaire en particulier, et des philanthropes, cherchèrent à l'introduire dans l'alimentation régulière des populations. La croisade, entreprise dans ce but, n'avait abouti, on doit l'avouer, qu'à un médiocre résultat, en France du moins, lorsque la guerre de 1870-71 est venue fournir la preuve expérimentale des qualités alimentaires de cette viande trop méprisée.

La viande de cheval est comestible, au même titre que celle du bœuf; si, généralement, elle n'est pas aussi savoureuse, on doit l'attribuer au régime spécial auquel ont été soumis les chevaux, régime d'entraînement et non d'engraissement. Dans les circonstances de guerre, le cheval fournira une précieuse ressource à l'alimentation des armées, soit que l'on utilise les animaux devenus impropres au service actif, par suite de blessures ou d'accidents, soit que, dans des périodes de disette, on se décide à sacrifier les animaux valides. Il serait cependant imprudent de livrer à la consommation des chevaux atteints d'affections internes, parce que la maladie même a profondément modifié la composition de la viande et diminué ses propriétés assimilables.

En temps de paix, la question de l'hippophagie est d'ordre purement économique; elle réside tout entière dans le fait de savoir si l'on a plus d'avantages à élever les chevaux, en vue de la boucherie, plutôt que des bœufs ou des vaches, ou bien s'il vaut mieux enlever de bonne heure le cheval à son travail productif, pour l'engraisser et le représenter ensuite sur le marché comme animal comestible. Dans ces conditions, la viande de cheval est plus coûteuse que celle du bœuf; aussi, dans les boucheries de cheval qui existent dans quelques villes, ne fournit-on qu'une viande de qualité inférieure, qui répugne aussi à nos habitudes. C'est la raison du peu de succès que rencontre en France l'hippophagie, malgré tous les efforts tentés (1).

Le mulet et l'âne, voisins du cheval par leur constitution physique, offrent une viande qui se rapproche beaucoup de la sienne; elle donne lieu aux mêmes observations, elle est cependant un peu plus coriace et de digestion plus laborieuse.

d. Genre cervus. — Ce genre comprend plusieurs animaux comestibles; à vrai dire, ils le sont tous, mais à titre d'exception, car, dans nos climats, il n'a point fourni d'espèces à la domestication : le cerf, le daim, le chevreuil peuvent devenir, à un moment donné, une ressource pour l'alimentation des soldats. Il en est de même des animaux du genre *camelus;* le chameau et le dromadaire, compagnons de nos soldats d'Afrique, ont pu leur être doublement précieux, en fournissant d'une façon permanente un lait nutritif et savoureux et, par circonstance, une chair comestible, surtout lorsque l'animal est jeune.

e. La classe des *rongeurs* contient plusieurs espèces et races distinctes, qui fournissent des viandes comestibles plus ou moins estimées. Le lièvre et le lapin, ce dernier si facilement élevable en domesticité, sont trop connus pour qu'il soit nécessaire de les rappeler; la chair, à la fois savoureuse et tendre du premier, est universellement appréciée des chasseurs et bien souvent elle a transformé le maigre repas du camp en un véritable festin; les autres rongeurs, à l'exception du cabiaï pour quelques parties du nouveau monde, doivent être considérés comme des aliments d'exception; malgré les exemples du siège de Paris, nous doutons fort que l'art des Vatel, aussi bien que l'hygiène, s'accommodent des

(1) Payen, *Des subsistances pendant le siège de Paris, 1870. Hippophagie. (Comptes rendus de l'Acad. des sciences*, t. LXI et LXII, 1870-1881.) — E. Decroix. *Les Armées en campagne. (Considérations relatives aux hommes et aux chevaux*, Paris, 1870.) — O. Du Mesnil, *Viande de cheval, ses propriétés alimentaires et hygiéniques. (Ann. d'hyg. et de méd. légale*, 2e sér. t. XXXIX, 1873.) — E. Decroix, *Recherches expérimentales sur la viande de cheval. (Ann. d'hyg.*, 3e sér., t. XIII, p. 1, 1885.)

rats, souris ou mulots, que nous avons vu figurer pendant cette période, plutôt, il faut le dire, à titre de curiosité que d'aliments sérieux.

Oiseaux. — Les oiseaux fournissent à l'homme des substances animales riches en principes réparateurs. Les espèces domestiques : oie, canard, pigeon, poule, entrent pour une forte part dans l'alimentation de nos pays d'Europe; tandis que les espèces sauvages : faisan, caille, perdrix, grive, bécasse, pluvier, macreuse, poule d'eau, canard sauvage, demeurent un aliment de luxe et diminuent dans une proportion malheureusement de plus en plus marquée. Les oiseaux, même des espèces domestiques, n'entrent point à titre régulier dans les rations distribuées aux soldats; à titre d'exception, de ressource éventuelle, ils peuvent cependant y figurer avantageusement, de même qu'ils deviennent le premier aliment permis aux convalescents. La composition de leur chair est de même nature que celle des mammifères. Enfin, les oiseaux fournissent l'un des produits alimentaires les plus précieux, les œufs, dont il sera fait ultérieurement une mention spéciale.

Poissons. — La chair des poissons, très alimentaire du reste, à peu près autant que celle des animaux, contient une grande quantité de corps gras, formés, en proportions variables, d'oléine, de stéarine et de margarine, mais elle en contient un spécial, décomposable au moyen de l'acide sulfurique en sulfate de soude et en un acide spécial, l'acide oléophosphorique; cette *graisse phosphorée*, voisine de la graisse cérébrale, augmente chez les poissons avec l'âge; elle est en général peu abondante chez les poissons d'eau douce à viande blanche et légère, elle l'est bien davantage dans les poissons à chair dense, colorée, sapide, comme le saumon, le maquereau, l'alose, le thon.

Au point de vue économique, il faut évaluer la quantité de chair nette que les différentes espèces de poissons peuvent fournir à la consommation; les déchets comprennent les parties non comestibles, telles que têtes, nageoires, queues, etc. Ces évaluations sont indispensables, pour le cas où l'on voudrait doser une ration alimentaire, en substituant par exemple le poisson à la viande.

Dans les mers tropicales, il existe des poissons vénéneux; quelques accidents, survenus en particulier sur des marins ou des soldats d'infanterie de marine, doivent mettre en garde contre de pareils empoisonnements, d'autant plus à craindre que certaines espèces de poissons, ordinairement comestibles, acquièrent, par moments, des propriétés toxiques, sous l'influence de causes ordinairement peu connues. On ne possède, en réalité, qu'un seul moyen de reconnaître l'innocuité d'un poisson inconnu, c'est d'en faire l'essai sur les animaux et c'est ce qu'il conviendra toujours de tenter lorsque l'on se trouvera en présence de poissons, sur les qualités desquels on ne sera pas absolument édifié (1).

Les *reptiles*, les *crustacés*, les *mollusques* et les *insectes* fournissent à l'alimentation de l'homme un assez grand nombre de produits, qui par le fait ne sont que des aliments exceptionnels, ou des condiments. Dans tous les cas ils n'ont point à figurer parmi ceux que le soldat est appelé à consommer en temps normal.

§ II. — Parties comestibles des animaux. — La viande et ses qualités.

La plupart des mammifères sont ou peuvent être employés, dans un grand nombre de leurs parties, quoique l'expérience ait appris à estimer, dans chacun d'eux, certaines régions plus nutritives ou délicates; la partie comestible par excellence est, sans contredit, la viande ou tissu musculaire.

I. *Viandes en général.* — Les viandes comestibles des divers animaux diffèrent très peu entre elles, quant à leur composition chimique élémentaire; on les distingue d'une façon générale en viandes rouges, blanches ou noires. Les viandes rouges appartiennent aux mammifères; les variétés de ces viandes sont dues, en grande partie, à la cohésion et à la présence de matières extractives, variables avec l'espèce d'animal; leur composition chimique est presque identique.

Les viandes blanches sont fournies par les oiseaux de basse-cour et certains gibiers, par les poissons: les viandes noires sont celles de la plupart des animaux sauvages.

Le médecin militaire et l'officier peuvent être fréquemment appelés à constater l'état d'une viande destinée à figurer dans les distributions; il importe que ses caractères leur soient parfaitement connus.

II. *Viande de boucherie.* — L'inspection d'une viande de boucherie doit porter sur quatre points principaux : *a* reconnaître la qualité de la viande; *b* constater son bon état de conservation ; *c* constater son état sanitaire; *d* savoir à quelle espèce animale appartient la viande.

a. *Qualité de la viande.* — La qualité de la viande dépend, d'une part,

(1) Voyez, à ce sujet, J. B. Fonssagrives, *Traité d'hyg. navale*, Paris, 2e édit., 1877.

de l'individu qui l'a fournie, de son âge, de son état d'engraissement; de l'autre de la région du corps où on l'a choisie. Sous le premier rapport, on peut établir trois catégories : la *première* comprend la viande de couleur vive, bien entrelardée de graisse blanche, de bonne consistance et d'odeur agréable; elle provient de bœufs engraissés de quatre à huit ans d'âge, castrés en leur jeune âge; exceptionnellement, elle pourrait provenir de vaches grasses castrées et âgées de moins de six ans; pour le veau, il faut exiger l'âge de quatre à six semaines; pour les moutons, deux à quatre ans. La viande de *seconde* qualité doit être aussi rouge, mais elle peut être moins riche en graisse; elle provient de bœufs enlevés depuis peu au travail, de vaches au-dessous de dix ans, souvent pleines, de taureaux engraissés, de moutons non engraissés. de porcs ayant servi à la reproduction. La viande de *troisième* qualité est de couleur plus foncée, quelquefois cependant plus pâle, molle, pauvre en graisse et très aqueuse. Au bout de quelques heures de dessiccation, le tissu cellulaire devient jaunâtre. Cette viande provient d'animaux trop jeunes ou trop vieux, mais insuffisamment nourris. Sur les animaux jeunes, la viande est pâle, une couleur brun foncé doit faire soupçonner de la viande de taureau ou celle d'un animal surmené.

Cette viande de troisième qualité n'est pas insalubre, mais elle est moins nutritive, aussi proposons-nous de la refuser absolument dans les distributions militaires.

La viande présentée pour les distributions doit, outre les qualités susindiquées, être ferme, élastique au toucher, ne laisser suinter aucune sérosité sur sa tranche fraîche; la moelle des os longs doit être ferme, solide, d'un blanc mat, légèrement rosé. Chez le veau, la chair doit être blanche, avec une bonne couche de graisse dans la région des reins; les surfaces articulaires, surtout celle du carpe doit avoir une teinte bleue plombée. La viande grasse contient moins d'eau que la viande maigre; d'après les expériences de Breulin, citées par Wagner, 1000 gr. de viande renferment 390 d'eau dans un bœuf gras et 597 dans le bœuf maigre, soit 20 pour 100 de moins; il y a donc économie bien entendue à se fournir de viande grasse, même à un prix supérieur. L'engraissement ne fait pas, du reste, augmenter dans les mêmes proportions la qualité de la viande dans différentes régions de l'animal; nous avons indiqué quelles sont, à ce point de vue, les divisions à établir dans la viande de bœuf; ces divisions sont les mêmes dans le veau; pour le mouton, on range dans une première catégorie, le gigot, le filet et les côtelettes; dans une seconde, l'épaule; dans une troisième, la poitrine et le collet. Dans le porc, le jambon ou partie postérieure de l'animal est particulièrement estimé, l'épaule donne une viande passable, les côtelettes et le filet sont recherchés pour la cuisson immédiate, le ventre fournit de la viande à saler.

Toutes choses égales d'ailleurs, la viande ne doit être acceptée que vingt-quatre heures au moins après l'abatage, car alors elle a perdu près de 7 pour 100 de son poids.

b. *État de conservation de la viande.* — Matière essentiellement fermentescible, la viande ne peut se conserver longtemps dès que la vie l'a quittée ; elle éprouve rapidement les phénomènes de décomposition ammoniacale, et, seulement dans des cas de sécheresse tout particuliers, ceux de la putréfaction sèche. Elle prend, en se décomposant, une odeur caractéristique, sa couleur devient verdâtre, sa consistance plus molle, elle garde l'empreinte des doigts; souvent, à sa surface, on observe des viscosités brunâtres. — Quelquefois, pour restituer à la viande un semblant d'élasticité et de couleur, les bouchers l'insufflent en même temps qu'ils la colorent, en la frottant de sang. Ces supercheries doivent être connues et l'on doit refuser impitoyablement toute viande qui n'a plus le premier degré de fraîcheur, non pas qu'elle soit, en elle-même, toxique, mais elle est indigeste et détermine des accidents d'embarras gastriques aigus, que l'on a pu confondre avec de véritables empoisonnements.

On fait remarquer que la viande complètement dégorgée de sang se conserve plus longtemps que celle des animaux incomplètement saignés, aussi le procédé judaïque d'abatage, suivi de la section des carotides est-il particulièrement avantageux, en ce qu'il procure un dégorgement complet des vaisseaux.

Dans les viandes conservées par le salage et le fumage, les charcuteries en particulier, les phénomènes de décomposition putride sont un peu plus difficiles à reconnaître ; les industriels cherchent à masquer la mauvaise odeur en arrosant la viande d'acide pyroligneux, d'eau créosotée ou phéniquée, en la fumant fortement. La charcuterie corrompue se reconnaît à la coloration rouge grisâtre des parties internes, à la mauvaise odeur qu'elles exhalent, aux moisissures qui couvrent la peau. Le lard gâté devient jaunâtre et prend une odeur de rance, en même temps qu'un mauvais goût, la graisse altérée devient également jaunâtre, puis verdâtre.

Un genre d'altération très fréquent des viandes consiste à être imprégnées de larves de divers insectes; ces larves peuvent pénétrer dans les viscères de l'homme, peut-être s'y développer et y déterminer des accidents. Parmi ces insectes, on rencontre plus particulièrement diverses espèces de mouches, la *grosse mousse grise* ou *carnassière* (fig. 113), qui dépose ses larves par vingtaines de mille dans la viande; la *mouche bleue* ou *mouche à viande;* elle dégorge sur la viande une liqueur qui en active la décomposition, puis y dépose ses œufs. — Une viande salie de larves de mouches doit être rejetée de la consommation, mais il est facile de l'en préserver en la recouvrant d'une simple gaze.

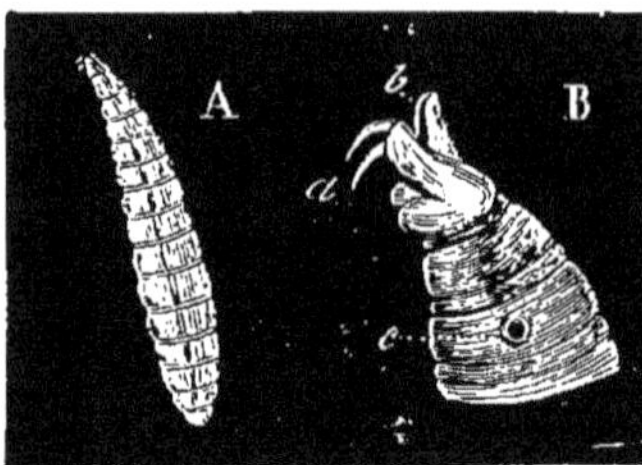

Fig. 113. — Larve de mouche carnassière. — A. Larve. — B. Son extrémité céphalique grossie. — *a*. Crochets. — *b*. Cornes charnues. — *c*. Stigmate.

En dehors de toutes ces conditions, la saison, la température extérieure, l'état électrique de l'atmosphère, influent singulièrement sur la rapidité de la décomposition de la viande: aussi doit-on la conserver dans un endroit frais, aéré, exposé au nord, ainsi que nous l'avons indiqué en parlant des magasins de vivres (pag. 291). — D'une façon générale, la viande d'agneau est celle qui se corrompt le plus facilement, vient ensuite celle du veau, surtout lorsqu'elle provient d'un animal engraissé; la viande de bœuf est celle qui se conserve le mieux lorsqu'elle est de première qualité, il en est presque de même du mouton. Le porc se place entre le veau et le mouton.

c. *État sanitaire de la viande.* — L'examen de l'état sanitaire d'une viande, sur la seule inspection d'un quartier, est quelquefois un problème des plus difficiles; de là, nécessité de visiter la viande sur l'animal entier, d'abord lorsqu'il a encore vie, puis immédiatement après l'abatage. Les règlements défendent, avec raison, d'admettre, en campagne, aucun mammifère malade dans les parcs de l'administration des subsistances militaires. Il est, en général, facile de reconnaître les animaux malades : ils refusent de marcher ou se traînent avec nonchalance et gardent la tête pendante; leur respiration est fréquente, laborieuse; le battement des flancs est accéléré, même au repos; ils ont les poils hérissés, les veines superficielles saillantes, l'œil triste et anxieux; la gueule, les narines, les oreilles et les cornes sont froides; l'air expiré est chaud; il s'écoule une bave gluante de la gueule et des narines, et un liquide muqueux des yeux; autant ils ont de dégoût pour les aliments, aussi vif est leur désir de boire; ils ne ruminent plus, et la sécrétion du lait est suspendue; enfin ils ont de la diarrhée.

Parmi les maladies qui peuvent influer sur la valeur d'une viande de boucherie, il en est de générales et de locales; dans les premières, certaines d'entre elles, *parasitaires*, peuvent même se communiquer à l'homme qui fait usage de ces viandes, aussi méritent-elles une mention toute spéciale.

Trichinose. — Cette maladie parasitaire est caractérisée par la présence, dans les muscles du porc, d'un nombre plus ou moins considérable de trichines *(trichina spiralis)*. Pour les reconnaître, il est nécessaire de procéder à un examen microscopique avec un grossissement de 50 à

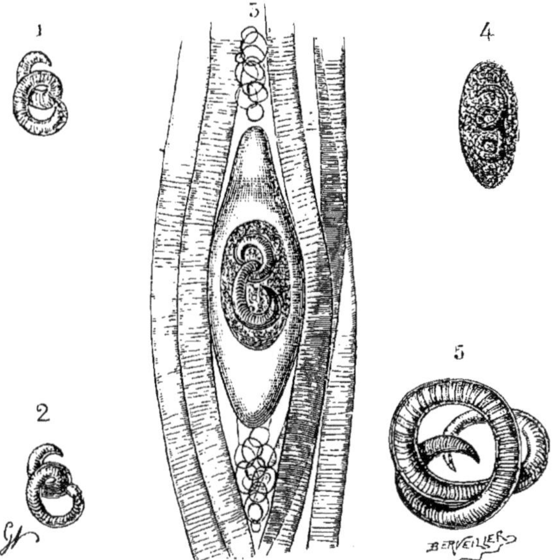

Fig. 114. — Trichines. 1 et 2, trichines parvenues dans le tissu musculaire mais non encore enkystées. — 3. Trichine enkystée dans le tissu musculaire. Le kyste est limité par une membrane qui montre par transparence la masse granuleuse interne et la trichine. — 4. Kyste dépouillé de son enveloppe et réduit à la masse granuleuse interne dans laquelle la trichine se trouve incluse. — 5. Trichine extraite du kyste et très grossie. (Joannès Chatin.)

60 diamètres au plus. Au delà la portion du tissu observable est trop peu étendue et l'on ne se rend pas suffisamment compte du nombre des

trichines par unité carrée. Longtemps on a cru que la trichine ne se rencontrait que dans les muscles. J. Chatin l'a signalée également dans le tissu adipeux.

La trichine introduite dans le tube digestif de l'animal gagne peu à peu les plans musculaires (fig. 114, 1 et 2), et se présente alors sous forme d'un filament de 1/10 de millimètres à 1 millimètre environ, enroulée; mais au bout d'un certain temps elle s'enkyste (fig. 114, 3 et 4) et demeure en cet état jusqu'à ce qu'elle parvienne à nouveau dans l'appareil digestif d'un nouvel animal où elle abandonne son kyste, prolifère, et que de nouvelles générations reprennent la même évolution.

On estime que 1 kilogramme de muscle peut contenir 5 millions de trichine.

La trichine ne résiste pas à une température de 70 degrés, par conséquent la viande cuite qui a atteint ce degré de chaleur peut être consommée sans danger. La fumure et la salaison ne la détruisent pas à coup sûr, et l'on a pu communiquer la trichinose à des animaux en les nourrissant de viandes salées depuis plusieurs mois et trichinées.

Chez l'homme, l'évolution de la trichine se produit dans les mêmes conditions que chez l'animal, et par sa multiplication dans les appareils musculaires détermine une série d'accidents, primitivement réflexes et qui aboutissent à la forme typhique. — Dans un certain nombre de cas chez l'homme, la trichinose a pu déterminer des accidents mortels. La dernière épidémie grave observée en Allemagne, à Emersleben et aux environs, a frappé 247 personnes et déterminé 42 décès (1 sur 6); la seule épidémie observée en France est celle de Crespy, en Valois, qui ne fournit que 16 malades et 1 décès. La trichinose s'est surtout manifestée en Allemagne et en Italie parce que l'on y fait grand usage de charcuterie ou de lard fumé et non ou à peine cuit. En France, au contaire, les habitudes culinaires sont différentes; telle est certainement la cause de l'innocuité relative des lards américains qui ont été longtemps importés, quoique beaucoup fussent certainement trichinés. Néanmoins, un décret du 18 février 1881 a suspendu, pour le moment, l'importation des viandes salées américaines.

Si la cuisson de la viande détruit la trichine en élevant la température à 70 degrés, il faut que cette cuisson soit effective et assez prolongée pour que les parties centrales de la viande atteignent ce même degré; or, la chose est difficile avec le rôtissage, car la couche superficielle coagulée, puis durcie, forme corps mauvais conducteur, et c'est à peine si les portions centrales arrivent à 45 degrés. — La cuisson par ébullition, si elle est prolongée, y parvient plus sûrement.

La trichinose animale doit être recherchée certainement avec beaucoup d'attention, et la viande reconnue trichinée ne doit pas être livrée à la consommation. Sans doute, elle pourrait n'amener aucun accident dans les conditions de cuisson parfaite, mieux vaut s'abstenir (1).

La véritable prophylaxie de la trichinose consiste donc dans l'examen histologique des viandes de porc, du lard et du jambon destinés à la consommation. En Allemagne, tous les porcs sont soumis à l'examen d'experts désignés par l'autorité. Récemment on vient de signaler la trichinose dans la viande de bœuf.

Ladrerie. — Cette affection parasitaire est due à la présence, dans la trame des organes, du *cysticerque* qui n'est autre chose que la larve ou scolex du ver solitaire, le *Tænia solium*, lequel ne se développe dans les voies digestives de l'homme que par l'introduction de cette larve.

De tout temps, on considérait la viande ladre comme viande de très mauvaise qualité, mais on ne la considérait pas comme dangereuse à l'homme, tout au plus la croyait-on de difficile digestion, fade et désagréable. Les travaux modernes ont démontré que

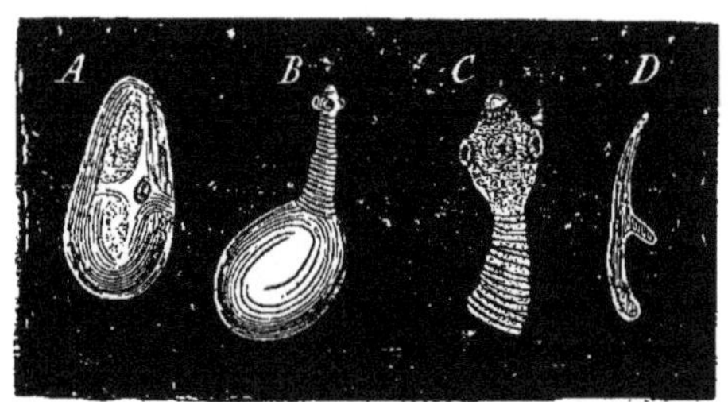

Fig. 115. — Cysticerque. — A. Animal retiré dans son ampoule. — B. Animal développé. — C. Tête et cou isolés. — D. Un des crochets.

(1) Voy. Delpech, *Les trichines et la trichinose chez l'homme et chez les animaux.* (*Ann. d'hyg. publique et de méd. légale,* 2e sér., t. XXVI, p. 21, 1866.) — Laboulbène, *La première épidémie de trichinose observée en France.* (*Ann. d'hyg.,* 3e sér., t. I, p. 472, 1879. — E.-M.-M. Lévy, *Les trichines et la trichinose, Revue critique.* (*Ann. d'hyg.,* 1879, 3e sér., t. II, p. 497, 1879.) — O. du Mesnil, *Les mesures administratives prises contre la trichinose.* (*Ann. d'hyg.* 3e sér., t. V, p. 238, 1881.) — Seriziat, *L'examen au microscope des viandes trichinées,* même vol., p. 330. — Laboulbène *De l'infection par les trichines et des moyens de les reconnaître,* même vol., p. 401. — Comité consultatif d'hygiène de France, *Rapport sur les échantillons de lard américain.* (*Recueil des travaux du Comité, etc.,* t, X, p. 303, 1881.) — E. Vallin, *De la résistance des trichines à la chaleur.* (*Revue d'hyg.,* 1881, p. 177.) — J. Chatin, *Présence de la trichine dans le tissu adipeux.* (*Acad. des sciences,* 1881, p. 737.) — Du même, *Le danger des viandes trichinées* (même vol., p. 1). *La trichine et la trichinose,* Paris, 1883, avec 11 planches dessinées d'après nature. — P. Brouardel, *L'épidémie de trichinose d'Emersleben en septembre, octobre et novembre 1883.* (*Ann. d'hyg,* 3e sér., t. XI, p. 121, 1884.) — Grancher, *L'épidémie de trichinose d'Emersleben,* même vol., p. 143. — *Soc. de méd. pub., Discussion sur la trichinose et l'épidémie d'Emersleben,* même vol., p. 255, 461 et 527, t. XII, p. 63. — R. Virchow, *Contribution à l'histoire de la trichinose chez les porcs américains.* (*Revue d'hyg.,* 1884, p. 297.)

l'ingestion des cysticerques détermine chez l'homme le développement du tænia solium et celui des kystes hydatiques à échinocoques. Dans certaines conditions, ces accidents peuvent se généraliser sur un grand nombre d'individus; c'est ainsi qu'après l'expédition de Syrie, en 1861, des corps de troupe presque entiers furent atteints de tænia solium, à la suite de l'usage de la viande de bœufs et de porcs, animaux qui, en Orient, sont fréquemment atteints de ladrerie (1).

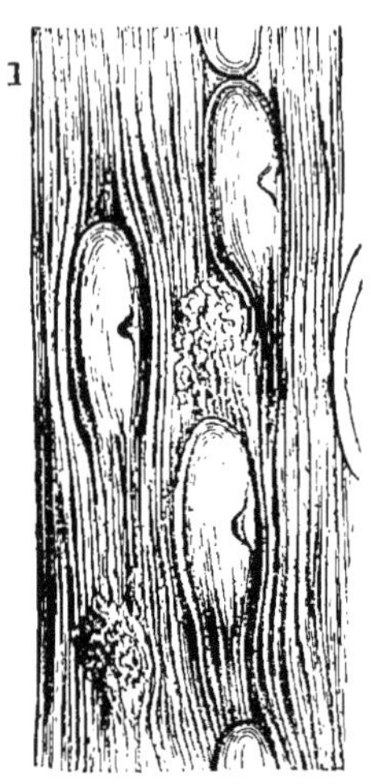

Fig. 116. — Cysticerque dans les muscles de l'homme.

La ladrerie peut quelquefois se reconnaître sur l'animal vivant; en examinant le dessous de la langue et les parties latérales, on y aperçoit des vésicules opalines, globuleuses, soulevant la muqueuse, mais elle se reconnaît surtout par l'examen de la viande, où l'on trouve dans les muscles, surtout dans ceux du cou ou de la région dorso-lombaire, dans la langue, les muscles (fig. 116), dans le cœur (fig. 117), le foie, le tissu cellulaire, le lard, les cysticerques, sous forme de vésicules, logées dans un kyste où elles sont tout à fait indépendantes: ces kystes ont la grosseur d'un petit pois (12 à 20 millimètres de longueur, 5 à 12 millimètres de largeur); ils sont un peu translucides, opalins, contiennent un liquide albumineux au milieu duquel nage un point blanc de la grosseur d'une tête d'épingle et qui est la tête du ver; cette tête est constituée par quatre tubercules, entourés d'un cercle de 18 à 24 crochets (fig. 115).

La ladrerie existe aussi chez le bœuf et le veau; elle est caractérisée par la présence dans les muscles, le cœur, la péritoine, etc., de l'animal, d'un cysticerque, qui reproduit chez l'homme le *Tænia mediocanellata* ou *Tænia inerme*.

La cuisson à 70 ou 75 degrés détruit les cysticerques comme elle détruit les trichines, mais on conçoit sans peine que, malgré cette possibilité, on

(1) Voy. Chevassu, *Note sur le Tænia solium en Syrie* (*Rec. de mém. de méd. milit.*, 3e sér., t. VII. p. 422, 1862). — Dénoyer, *Le tænia épidémique en Syrie* (même recueil, même vol., p. 407).

doit refuser absolument, pour la consommation des troupes, la viande reconnue ladre (1).

Cachexie aqueuse. — Cette maladie des espèces ovine et bovine est caractérisée par la présence dans les voies biliaires des animaux, de nombreuses douves de distomes *(distoma hepaticum* et *lanceolatum)*. Les conduits hépatiques sont quelquefois bourrés de ces entozoaires, mais il ne semble point établi que l'ingestion de ces animalcules soit l'origine des distomes que l'on rencontre parfois chez l'homme; chez lui, les distomes ont vraisemblablement la même source que chez le mouton; ils lui viennent, sans doute, par certains mollusques qu'il déglutit, et où cet helminthe passe sa vie à l'état de larve, comme cercaire. Ce n'est donc point, comme maladie parasitaire, que la cachexie aqueuse peut influer sur la viande à consommer, mais elle entraîne des désordres graves dans l'économie des animaux; leur viande est molle, pâle, infiltrée, se décompose facilement; elle est peu nutritive et même laxative, elle doit être rejetée de la consommation (2).

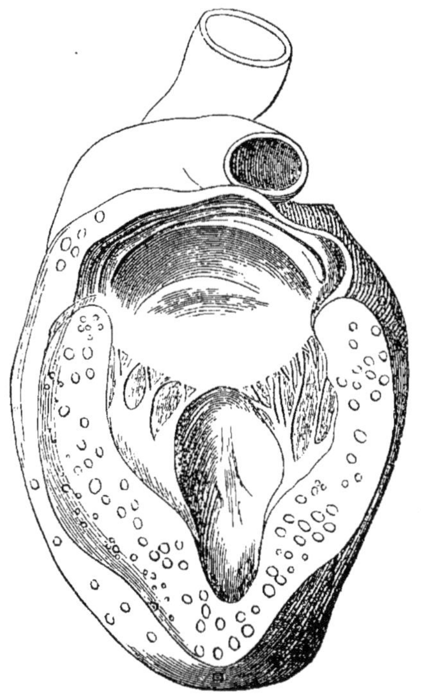

Fig. 117. — Ladrerie du porc. — Cysticerque du cœur.

Le tournis. — On désigne sous le nom de tournis une maladie des espèces ovine et bovine due à la présence, dans les enveloppes du cerveau, d'hydatides ou cœnures *(Cœnurus cerebralis)*, qui sont la larve d'un

(1) A. Delpech, *De la ladrerie du porc au point de vue de l'hygiène privée et publique (Ann. d'hyg. publ. et de méd. légale*, 2e sér., t. XXI, 1864); — du même, art. Ladrerie. *(Dict. encycl. des sciences médic.*, 2e sér., t. I, 1868.)

(2) J.-B. Fonssagrives, *De la cachexie aqueuse du mouton au point de vue de l'hygiène publique (Ann. d'hyg. et de méd. légale*, t. XXIX, 1868).

tænia, le *Tænia cænurus* du chien. La maladie ne paraît pas transmissible à l'homme, mais, comme elle a entraîné chez l'animal des altérations fonctionnelles de nutrition, elle déprécie notablement la viande. En tout cas, ne faut-il pas laisser manger le cerveau par les chiens.

La *pneumonie* ou *bronchite vermineuse*, assez commune chez le bœuf et le mouton, est due à la présence de strongles et d'échinocoques dans les organes de la respiration ; l'animal qui en est atteint ne peut fournir qu'une viande de très mauvaise qualité, peu propre à l'alimentation de l'homme. Il en est de même des animaux atteints de *gale*, ou autres maladies de la peau dues à des *parasites*.

Maladies virulentes. — Dans ce cadre on peut ranger la péripneumonie typhoïde, le typhus des ruminants, la clavelée, la morve, la fièvre aphteuse, le charbon.

Il est encore douteux que la transmission de ces maladies infectieuses puisse se produire de l'animal à l'homme par la voie de l'alimentation ; dans un grand nombre de circonstances, des individus, et même des populations entières, ont pu faire usage de viandes provenant de bœufs typhiques, comme en 1815 à Strasbourg; de tout temps, les employés des ateliers d'équarrissage ont consommé de la viande provenant d'animaux charbonneux, et des faits analogues se reproduisent dans les régions où le charbon est fréquent. D'autre part, en Allemagne, il semblerait que l'innocuité ait été moins complète et que des faits de transmission aient eu lieu par voie gastrique, en sorte qu'il vaut mieux s'abstenir absolument de faire usage de ces viandes et en particulier des viandes charbonneuses. Si la cuisson à une température très élevée paraît détruire les germes infectieux, l'on ne sait jamais absolument quel est le degré qui convient pour chacun d'eux ; dans tous les cas, la manipulation d'une viande charbonneuse peut entraîner l'inoculation.

La viande des animaux atteints de *clavelée* serait difficilement présentée si la maladie était très avancée ; des taches ecchymotiques, correspondant aux pustules, donneraient à la viande un si fâcheux aspect, qu'elle serait rejetée par le consommateur le plus ignorant.

La *peste bovine* ou *typhus contagieux* est, par excellence, l'épizootie des armées en campagne; elle a sévi avec vigueur de 1812 à 1815 et pendant la guerre de 1870-71, vraisemblablement amenée, dans les deux cas, par des troupeaux provenant des régions sud-orientales de l'Europe où elle règne en permanence. La viande d'animaux typhiques est suspecte au point de vue de l'alimentation, et, d'autre part, son colportage déterminerait la propagation de l'élément infectieux et pourrait propager l'épizootie, aussi doit-il être absolument interdit; les animaux abattus dès le début de l'affection seront profondément enfouis.

Si la transmission du charbon de l'animal à l'homme par la voie gastrique n'est pas absolument certaine, le maniement des viandes charbonneuses est absolument dangereux et l'on doit les détruire par incinération complète et non par enfouissement. On sait en effet que Pasteur, dont les travaux sur le charbon ont été l'un des premiers termes de ses éminentes recherches sur la cause, l'évolution et l'atténuation des virus, a démontré la propagation du charbon par le sol sus-jacent aux cadavres d'animaux charbonnés (1).

Le charbon est assez facile à reconnaître quand l'animal est entier, avec tous ses organes. Le cadavre est tuméfié par des infiltrations gazeuses dans le tissu cellulaire; un sang noir et épais s'écoule par les incisions que l'on pratique, et, la peau enlevée, on constate des infiltrations sanguines dans les muscles et la profondeur des organes. Dans toute l'économie, le sang est noir, poisseux, incoagulé. Il colore fortement la main et se putréfie rapidement. La rate, triple ou quadruple de volume, laisse écouler à l'incision une grande quantité de sang; le péritoine, l'épiploon, les mésenteres sont recouverts de taches ecchymotiques; quelquefois il y a des tumeurs charbonneuses colloïdes dans les lames mésentériques. Lorsque, pour l'inspection, on n'a plus les organes internes, on reconnaîtra cependant la maladie à l'aspect de la viande, qui, déjà rouge foncé, brunit de plus en plus après son exposition à l'air; en outre, elle est molle, sans consistance, friable, comme cuite, elle se réduit en une sorte de hachis, quand on la malaxe dans les doigts. Dans les interstices musculaires, surtout dans ceux de la région lombaire, il y a souvent des taches ecchymotiques; à la surface des muscles, le tissu cellulaire est infiltré de sérosité citrine. Cette viande se corrompt très rapidement. Un dernier caractère précieux est fourni par l'examen microscopique du sang, où l'on constate la présence de la bactéridie charbonneuse.

Le *sang-de-rate* des moutons doit être considéré comme affection charbonneuse et l'usage de la viande d'animaux atteints de cette maladie,

(1) Pasteur, Chamberland et Roux, *Sur l'étiologie du charbon. (Bul. acad. méd.*, 1880, n° 28.)

sévèrement interdit. Il en est de même de la viande de cheval atteint de *morve* ou de *farcin*.

Tuberculose. — Très commune chez les animaux de l'espèce bovine, cette maladie infectieuse est démontrée transmissible d'animal à animal, aussi bien par la voie de l'inoculation que par celle de l'ingestion dans les voies gastriques. Les noms de Villemin et de Chauveau (1) se rattachent à ces premiers faits, désormais incontestables, depuis les travaux, identiques comme résultat, de Toussaint et de Gerlach. D'animal à homme il n'y a aucune raison qui semble empêcher la propagation, l'élément pathogène de la tuberbulose animale étant aussi celui de la tuberculose humaine ; la maladie est identique.

Si la transmission n'est pas encore absolument démontrée cela peut tenir à plusieurs raisons : Tout d'abord à ce que l'homme ne fait généralement pas usage pour son alimentation des parties où la tuberculose se localise au début, appareil pulmonaire, séreuse péritonéale, ganglions, etc. La présence du baccille tuberculeux n'a été constatée dans le sang qu'à un degré plus avancé de la maladie, lorsqu'il y a généralisation. En second lieu l'homme ne consomme d'ordinaire que la viande cuite et, à une haute température, le baccille tuberculeux est détruit.

Incontestablement le mieux serait de s'abstenir absolument de l'ingestion de viande provenant d'animaux tuberculeux ; pratiquement cela peut paraître difficile en raison du grand nombre de bœufs et surtout de vaches atteints de tuberculose à un degré plus ou moins avancé. Si donc, après inspection, on accepte la viande d'animaux chez lesquels la lésion tuberculeuse est peu avancée, localisée dans quelques points de l'appareil aérien, qui sont bien en chair et pas encore phtisiques, encore faut-il inviter le consommateur à la faire cuire longtemps, complètement (2).

Dans les autres maladies des animaux de boucherie, on se rapportera principalement à l'état général du sujet, à la durée de l'affection, aux qualités extérieures et à l'aspect de la viande, pour savoir s'il faut absolument rejeter toutes les parties, ou simplement celles qui sont en situation de voisinage avec le siège de l'affection.

(1) Chauveau, *Application de la connaissance des conditions de l'infection à l'étude de la contagion de la phtisie pulmonaire (Bull. Acad. médec.*. 1868. t. XXXIII, p. 1007).

(2) Voy. Vallin, *La viande et le lait des animaux tuberculeux*. *(Revue d'hyg.*, 1884, p. 265.) — Du même, *Le danger de l'alimentation avec la viande et le lait des animaux tuberculeux*. Congrès d'hyg. de la Haye, 1884. *(Revue d'hyg.*, 1884, p. 737.)

C'est ainsi que dans les cas de *traumatismes*, de *fractures*, de *luxations*, etc., l'animal, étant sacrifié immédiatement après l'accident, pourra être livré en entier à la consommation, sauf les régions avoisinant la blessure, qui sont fréquemment le siège d'épanchements sanguinolents, avec déchirures et malaxations des tissus. — Il en résulte que l'on utilisera, pour les distributions, la viande des chevaux atteints de fractures ou de plaies, ainsi qu'il s'en produit fréquemment en route ou en campagne. Après les combats, les chevaux blessés seront sacrifiés et serviront à assurer, en partie, le service des vivres, toujours fort difficile dans les quelques heures qui suivent un engagement général.

d. Espèce animale de laquelle provient la viande. — Sur la viande en quartier, la distinction de l'espèce est facile, il ne peut y avoir d'incertitude que quant au sexe. Le bœuf se distingue de la vache par une côte moins courte et plus large et par une excavation plus prononcée du bord postérieur de chaque côté, qu'on voit surtout à la partie interne. Le bassin du bœuf est plus étroit, plus court, les os pubiens plus forts, plus durs, mieux soudés. Chez la vache, on trouve toujours la trace des ligaments suspenseurs des mamelles et l'excavation qu'a faite le boucher pour enlever ces organes; chez le bœuf, on trouve des traces de pénis. Le taureau se distingue du bœuf et de la vache par la rotondité des régions musculaires des quartiers antérieurs et postérieurs, une encolure plus volumineuse, plus courte, plus cylindrique, un bassin plus étroit et plus court. Les parties sexuelles sont moins garnies de graisse, les traces du pénis sont plus accusées que celles du bœuf; chez celui-ci, le pénis est intentionnellement conservé par le boucher, mais toujours enlevé chez le taureau. La chair de ce dernier est plus rouge, plus dure, d'un grain plus gros, ordinairement un peu marbrée, elle exhale une odeur *sui generis*, qu'on a dit spermatique, et qui est surtout sensible dans les muscles de la cuisse fraîchement incisés.

Pour les morceaux, on reconnaîtra l'espèce animale, surtout à la consistance de la graisse et à la disposition qu'elle a prise autour des muscles; tandis que dans l'espèce bovine elle est blanche et dure et a pénétré jusque dans la trame des muscles qui sont bien entrelardés, elle est jaune et molle chez le cheval et laisse la trame musculaire libre; chez le porc, elle est encore molle, mais très blanche, et tout en entrelardant bien la viande, elle forme aussi, à sa surface, des couches plus ou moins épaisses; le mouton est facile à reconnaître à sa graisse blanche et très dure. — On a proposé de hacher la viande à examiner et de la mettre en contact avec de l'acide sulfurique concentré ; en agitant le mélange avec une baguette de verre, on peut percevoir une odeur rappelant celle de l'animal, pour le bœuf celle des étables, celle qui s'attache aux habits des vachers, pour le cheval celle des écuries ou des habits de palefreniers ; il en est de même pour le mouton ou le porc, dont l'odeur caractéristique est cependant moins connue (1).

e. Altérations spontanées des viandes ou produits analogues. — Ptomaïnes. — Lorsque les matières albuminoïdes se putréfient dans certaines conditions, non encore absolument déterminées, elles sont le siège de réactions et de transformations chimiques dont la résultante aboutit à la présence d'un principe toxique particulier. Depuis longtemps l'on avait constaté que, dans beaucoup de cas, l'ingestion de viande, de charcuterie en particulier, de poissons, de conserves visiblement altérées, mais quelquefois aussi d'apparence à peu près saine, déterminait des accidents graves, parfois mortels. La plus grande fréquence des empoisonnements par les saucisses, en Allemagne, avait fait donner à ce toxique inconnu le nom de *Wurstgift* ou *Shinkengift*, de *poisons des viandes*, de *sepsine* en France.

Les travaux de Selmi (de Bologne) et à sa suite d'un grand nombre de chimistes et d'hygiénistes (2) ont démontré que la toxicité de ces produits albuminoïdes est due au développement d'alcaloïdes particuliers, les *ptomaïnes*, ayant avec les alcaloïdes d'origine végétale les analogies les plus grandes et pouvant donner lieu à des phénomènes physiologiques ou pathologiques identiques à ceux de la brucine, la vératrine, la strychnine, l'aconitine, etc...

(1) Voyez Boucherie dans le *Dictionnaire de médecine, de chirurgie et d'hygiène vétérinaires*, par L.-H.-J. Hurtrel d'Arboval, édition refondue par A. Zundel. Paris, 1874.

(2) Voy. en particulier, Brouardel et Boutmy, *Sur le développement des alcaloïdes cadavériques. (Ann. d'hyg.*, 3e sér., t. IV, p. 344, 1880.) — Robert, *Contribution à l'étude des ptomaïnes*, même vol., p. 480. — Brouardel et Boutmy, *Notes sur les réactions des ptomaïnes et sur quelques-unes des conditions de leur développement. (Ann. d'hyg.*, 3e sér., t. VI, p. 9, 1881.) — Flinzer, *Die Massenerkrankungen in Chemnitz. (Vierteljarschrift f. gerichtliche Médicin.* t. XXXIV, p. 254, 1880.) — Du même. *Eine Fleischvergiftung*, même recueil, t. XL. p. 318, 1884. et t. XLI, p. 97. 1884. — Edward Ballard et E. Klein. *On the distinctives characteristics of an acute specific disease produced by the eating of pork infected witn a species bacillus. (Sanitary record 289*, octobre 1881.) — Justus Andeer, *Resorcin bei acuter Fleischvergiftung. Berliner klin. Woschenschrift*, n° 33, p. 504, 1883. — Hermann Cohn, *Vergiftung durch Fleisch und Fish (Vierteljarschrift für guidetliche medicin*, t. XXXVIII, p. 190, 1883. — Darnet, *Note sur un empoisonnement par un confit de dinde avariée. (Revue sanitaire de Bordeaux*, p. 23 1884). — Netter, *Des poisons chimiques qui apparaissent dans les matières organiques en voie de décomposition. (Arch. gén. de médecine* 7e sér., t, XIII, p. 720, 1884.)

Ces alcaloïdes semblent se former plus spécialement lorsque les matières albuminoïdes ont été pendant longtemps soustraites au contact de l'oxygène puis remises brusquement en sa présence, comme dans le cas d'immersion puis d'exposition à l'air, de boîtes de conserves gardées ouvertes un certain temps, dans le cas encore où les phénomènes de décomposition ont été arrêtés par la congélation et où les viandes ainsi conservées ont été dégelées. D'autrefois les ptomaïnes se produisent sans causes encore bien déterminées.

La chair des poissons frais, celle des poissons salés ou séchés sont le siège de modifications chimiques de même nature et la morue en particulier a donné lieu à plusieurs empoisonnements, souvent très graves et s'étendant à un grand nombre de personnes ; on peut citer spécialement les phénomènes de cette nature constatés sur les hommes du Régiment Étranger à Sidi-Bel-Abbès en 1878 (1), celui de la division des équipages de la flotte en 1884 à Lorient (2), ceux de Bordeaux (3) et bien d'autres encore dans la flotte et dans les armées étrangères.

La morue, dans différents cas, offrait, surtout dans les parties centrales, au voisinage de la colonne vertébrale, une altération très sensible, une sorte de désagrégation moléculaire, une teinte verdâtre et de nombreux points d'un rouge vif dus à un champignon spécial. — Les champignons ou moisissures ont été trouvés également sur des sardines de conserve abandonnées plusieurs jours à l'air libre.

L'empoisonnement par les ptomaïnes affecte fréquemment la forme d'une gastro-entérite suraiguë avec tous les symptômes du véritable choléra, avec ses variétés de cas légers, graves et presque foudroyants. — D'autrefois les phénomènes cliniques se rapprochent de ceux de la fièvre typhoïde, avec laquelle on l'a souvent confondu; enfin, étant donné l'analogie de composition et d'action des ptomaïnes avec les alcaloïdes végétaux, l'on ne doit pas être surpris de retrouver aussi dans quelques exemples les phénomènes caractéristiques d'excitation ou de paralysie du système nerveux médullaire, tétanisme, convulsions, ou du système ner-

(1) Schaumont, *Relation d'un empoisonnement par la morue avariée. (Rec. mém. méd. mil.*, t. XXXIV, 3e sér. p. 504, 1878.)

(2) Bérenger-Féraud, *Recherches sur les accidents que produit la morue altérée. (Ann. d'hyg. et de méd. légale*, 3e sér., t. XIV, p. 331, 427 et 516, 1885.)

(3) Bertherand, *Le champignon toxique de la morue sèche. (Revue sanitaire de Bordeaux*, p. 51, 1884.)

veux ganglionnaire, troubles vasomoteurs, pétéchies, hémorragies, éruptions simulant les fièvres éruptives, etc...

Il résulte de tous ces faits que l'on ne saurait être trop rigoureux pour éloigner de la consommation les viandes ou produits similaires offrant le moindre commencement de fermentation.

§ III. — Produits comestibles dérivés des animaux.

I. *Œufs.* — L'œuf, considéré comme substance alimentaire, contient tous les éléments indispensables à la formation des tissus animaux, puisqu'il suffit à lui seul à l'évolution du germe qui, par degrés, se transforme en un petit animal constitué par des appareils, des muscles, des tendons, des os, de la peau et des plumes. — Envisagé dans ses différentes parties, l'œuf présente la coquille, enveloppe poreuse et tapissée à l'intérieur d'une membrane, le blanc et le jaune. La coquille se compose de 89,6 de carbonate de chaux, de 5,7 de phosphate de chaux avec un peu de magnésie et de 4,7 d'une matière animale contenant du soufre. La membrane d'enveloppe donne à l'analyse du carbone, de l'oxygène, de l'hydrogène, de l'azote, du soufre et, par son incinération, du phosphate de chaux. Le blanc représente une solution assez concentrée d'albumine (albumine, 12 à 15, matière incoagulable 5, eau 80), contenue dans des cellules très minces, qui lui donnent un aspect gélatineux particulier. L'albumine des œufs des gallinacés se coagule toujours entre + 60° + 70°, quand les œufs sont fraîchement pondus; après un certain temps de conservation, elle perd cette propriété. Le jaune, séparé du blanc par une membrane, représente une émulsion, formée par une dissolution aqueuse de vitelline, tenant en suspension une huile particulière.

L'œuf entier pesant 100, le poids de la coquille et de la membrane est représenté par 10, celui du jaune par 30, celui du blanc par 60; le poids moyen d'un œuf de poule est de 55 à 60 gr. décomposables en : coquille, 6; blanc, 36; jaune, 18. On peut approximativement juger du degré de fraîcheur des œufs, en comparant leur densité à celle d'une solution au 1/10 de sel marin. L'expérience a démontré que les œufs très frais tombent au fond d'un vase rempli de ce liquide, les œufs de deux jours flottent incertains dans le liquide, les œufs de plus de cinq jours flottent à la surface et leur coque ressort d'autant plus qu'ils sont plus âgés. — Les connaisseurs peuvent encore apprécier l'état de conservation des œufs en les *mirant*, pour s'assurer si leur contenu est clair, ou trouble comme lorsque l'œuf commence à s'altérer.

II. *Lait*. — Le lait est un des aliments des plus précieux que le règne animal puisse fournir à l'homme ; il constitue un aliment complet, puisqu'il suffit à la nutrition des jeunes animaux ; consommé en nature, sa digestion est toujours facile et, par divers procédés assez simples on le transforme en différents aliments, non moins utiles qu'agréables.

Le lait peut être considéré comme une dissolution légèrement alcaline de matières albumineuses, de sucre de lait, et de sels, tenant en suspension des globules de beurre.

Le lait de vache contient en moyenne; pour 100 : Eau, 86,40. — Matières albuminoïdes, 4,30. — Sucre de lait 5,20. — Beurre, 3,70. — Sels, 0,40. — Le lait de chèvre renferme 4,50 de matières albuminoïdes et 5,20 de sucre; celui d'ânesse 1,70 seulement des premières et 6,40 de sucre; celui de jument 1,62 de principes azotés et 8,75 de lactose.

Dans une même espèce animale, suivant la nourriture, l'âge, l'état de santé, l'ancienneté de la lactation et les influences de climat, les quantités et la qualité du lait offrent de grandes variations.

La durée du séjour du lait dans les mamelles peut également modifier sa composition, surtout chez la vache, le lait s'appauvrissant par un séjour de plus de quatre heures dans son réservoir naturel; mais, plus que toutes autres causes, le régime de l'animal tend à transformer profondément la quantité et la qualité du lait qu'il fournit.

Les éleveurs savent parfaitement pousser les vaches à une sécrétion lactée, exagérée en quantité, au détriment des qualités plastiques du lait et de la santé même des animaux, qui, bientôt épuisés par cette suractivité fonctionnelle, par le confinement dans les écuries sombres et mal aérées, deviennent phtisiques. Des éleveurs prétendent même que cet état morbide constitue, pour un certain temps, une condition favorable à la *quantité* de la production du lait, ils assurent rendre *intentionnellement* leurs vaches phtisiques pour en tirer de meilleurs bénéfices. Il est hors de doute que le lait provenant d'animaux malades ne peut être un aliment sain et réparateur, il peut même servir de véhicule à la transmission de la tuberculose, ainsi que le constatent de nombreuses recherches modernes (1); de plus il est hors de doute que le lait amené

(1) Voy. L. Richard, *De la transmission de la tuberculose par le lait*. (*Revue d'hyg.*, 1884, p. 35.) — Vallin, *La viande et le lait des animaux tuberculeux*, même vol. p. 265.

dans les grandes villes étant en général étendu d'eau, emprunte à cette eau, à celle avec laquelle on a lavé les récipients, les germes morbides qui s'y trouvent en suspension. La fièvre typhoïde, les fièvres éruptives ont été communiquées dans ces conditions.

On est ainsi amené soit à ne faire usage que d'un lait sur la provenance duquel on est absolument fixé, ce qui est à peu près impossible dans les circonstances ordinaires, soit à ne jamais utiliser le lait qu'après l'avoir fait bouillir pour détruire ainsi tous les germes pathogènes qui peuvent s'y rencontrer.

Abandonné à lui-même, le lait ne tarde pas à se modifier sensiblement dans ses qualités extérieures ; les parties grasses, plus légères, viennent nager à la surface en entraînant avec elles une partie de la caséine, c'est ce qu'on nomme la crème ; puis, par suite d'une fermentation spéciale, l'acide lactique ne tarde pas à se former, avec d'autant plus de rapidité que la température est plus élevée et aussi sous l'influence électrique de l'atmosphère ; parvenue à un certain point, cette acidité entraîne la coagulation de la caséine. Le coagulum, ou *caillé*, renferme toutes les matières en suspension ; le sérum, ou *petit-lait*, ne contient plus que de l'eau, un peu de sucre et beaucoup d'acide lactique. Cette opération est obtenue artificiellement dans la préparation des fromages.

On peut retarder la coagulation spontanée du lait en le faisant bouillir, pour le priver d'air, ou mieux en lui ajoutant quelques sels alcalins, comme du carbonate ou du bi-carbonate de soude (0,50 à 1 gr. par litre), qui fixent l'acide lactique dès qu'il se forme, ou simplement en le laissant bouillir.

Le lait attaque assez rapidement certains métaux, le plomb en particulier en se chargeant ainsi de sels toxiques ; aussi, l'ordonnance de police du 28 février 1853 interdit-elle aux commerçants de conserver le lait dans des vases de plomb, zinc, fer galvanisé, cuivre et alliages de cuivre ; pour ces derniers cependant, les vases et ustentiles de cuivre étamés *à l'étain pur* pourront être utilisés.

On a signalé un grand nombre de falsifications du lait ; c'est ainsi que l'on a saisi dans quelques grandes villes des laits, faits de toute pièce ou singulièrement étendus, avec un mélange d'eau de riz, d'eau de son, d'eau de gomme, ou d'eau et de cervelle de mouton. En thèse générale, deux falsifications sont surtout pratiquées, mais elles le sont sur une grande échelle : ce sont l'écrémage et l'addition d'eau. Le lait, ainsi appauvri, paraît bleuâtre, surtout sur les bords du vase, aussi les fraudeurs le colorent-ils avec quelques substances inoffensives en elles-mêmes, le rocou, les carottes cuites au feu, l'oignon brûlé, etc.; ils remplacent le sucre, enlevé avec la crème, par de la mélasse, de la dextrine, des cassonades, ils ajoutent une certaine quantité de blancs d'œufs pour rendre le lait mousseux.

Il existe un assez grand nombre d'instruments destinés à servir aux essais du lait, basés, les uns sur la recherche de la densité (*lactomètres, lacto-densimètres*), les autres sur la détermination de la crème ou du beurre, *crémomètres*, *butyromètres*.

La densité normale du lait varie de 10 28 à 10 36, par exception de 10 28 à 10 38. — Le lactomètre de Quevenne fournit des renseignements exacts à la température de + 15°; au-dessous ou au-dessus, il faut diminuer ou augmenter d'une unité la densité trouvée, pour 5° de température. Les essais analytiques du lait demandent une expérimentation rigoureuse pour laquelle on consultera les traités spéciaux (1).

Depuis quelques années on vend dans le commerce des *laits artificiels* dont le moindre inconvénient est d'être toute autre chose que du lait et de n'avoir avec ce produit qu'une vague analogie au point de vue chimique. Ces produits affectant essentiellement l'hygiène de la première enfance, il n'y a point lieu d'y insister ici. Les *laits condensés* ou *concentrés* sont des conserves de lait, plus ou moins modifié, il en sera parlé avec les autres conserves des substances alimentaires.

III. *Beurre.* — Le battage de la crème dans des vases appelés barattes détermine l'agglomération des globules gras qui forment, en se soudant, la pelote de beurre. Une partie du liquide, nommée *lait de beurre*, est retenue dans la pelote et on l'enlève incomplètement par le malaxage dans l'eau. La matière caséeuse qui s'y trouve est prompte à s'altérer, elle communique au beurre un goût spécial et le porte à rancir; aussi cherche-t-on à enlever complètement l'eau à la matière caséeuse, en faisant fondre le beurre pour le conserver. Outre le lait de beurre, qui y reste en proportions variables, le beurre est constitué par un mélange de butyrine, d'élaïne et de stéarine; ces deux derniers principes en forment la presque totalité.

(1) Voy. l'article LAIT in *Formulaire des hôpitaux militaires*, Paris, 1884. — Et *Documents sur les falsifications des matières alimentaires* in *Travaux du laboratoire municipal*, Paris, 1885.

Comme aliment, le beurre participe aux propriétés des graisses, mais son arome le rend plus digestible. On sale le beurre pour la conservation, en y incorporant 30 à 40 gr. de sel marin par kilogramme, quelquefois avec addition de 1/6 de salpêtre et 1,6 de sucre ; le beurre salé est moins adoucissant et convient mieux aux estomacs coutumiers de stimulation alimentaire.

D'après Boussingault, 100 kil. de lait donnent 3,33 de beurre, 8,93 de fromage blanc, 12,27 de lait de beurre et 75,47 de petit-lait.

Le beurre est fraudé d'un grand nombre de façons, par l'addition de substances minérales pour retenir une plus grande proportion d'eau, de substances organiques (amidon, farine, pomme de terre en poudre), de matières colorantes et surtout par celles de corps gras, naturels comme le suif et l'axonge, artificiels comme la *margarine*. — Ce n'est point que la margarine en elle-même soit insalubre, mais son addition est une fraude et diminue tout au moins les qualités analeptiques du produit. Le *beurre de margarine*, vendu sous son propre nom, peut être introduit à défaut d'un autre dans l'alimentation, mais il est lui-même l'objet de fraudes et de sophistications (1).

IV. *Fromages*. — Les fromages sont formés de crème et de caséum en proportions diverses. Ils appartiennent à deux grandes classes, les *fromages cuits*, tels que gruyère, hollande, chester, et les *fromages non cuits* ou *fermentés*.

Les fromages n'entrent malheureusement pas dans la constitution de la ration militaire française, mais bien dans celle de la marine. Il est à remarquer cependant que les fromages cuits, comme le hollande, le gruyère, sont très riches en azote et en matières grasses, 28 à 30 pour 100 d'albuminoïdes (caséine), et à peu près la même proportion d'hydrocarbonés ; sous un petit volume, ils contiennent donc une grande somme d'éléments nutritifs, de plus, ils se conservent et se transportent facilement. Ils conviendraient donc parfaitement pour l'alimentation du soldat en campagne, non pas d'une façon permanente, mais à titre d'aliment de circonstance. En temps ordinaire, ils pourraient, sans inconvénient, constituer un repas par semaine.

Les falsifications du fromage consistent en additions de substances

(1) Voy., *Formulaire des hôpitaux militaires*, et *Travaux du laboratoire municipal*. *Loc. cit.*, p. 375.

minérales afin d'en augmenter le poids, de fécules d'amidon et de matières végétales, de graisses diverses.

On a constaté des cas d'empoisonnements à la suite de l'ingestion de fromages altérés, l'agent toxique est certainement une ptomaïne. Le fromage enveloppé d'un papier métallique peut contenir un sel toxique formé par les acides gras et le plomb ; Jaillard a constaté des accidents saturnins survenus dans ces conditions.

§ IV. — Préparations culinaires subies par les substances alimentaires d'origine animale.

A l'exception d'un très petit nombre de substances, les matières alimentaires d'origine animale ont besoin, avant d'être consommées, de subir certaines préparations, ayant pour but de modifier leurs propriétés physiques ou leur composition.

Les unes ont simplement pour effet de disposer les aliments aux opérations définitives, qui les rendent immédiatement digestibles, comme la salaison, la fumaison, la fermentation dont nous parlerons plus loin ; les autres, précédées ou non de ce premier ordre de préparations, surtout nécessaires à la conservation, les mettent en état de provoquer et de subir l'élaboration régulière des organes digestifs. Tel est le but que remplit la cuisson, appliquée en particulier à la viande des animaux.

I. *Cuisson de la viande.* — Avant de procéder à la cuisson de la viande, il convient d'attendre un temps, variable suivant la température, plus long en hiver (2 à 4 jours), plus court en été (12 à 14 heures), afin que les réactions spontanées, qui s'opèrent dans les tissus, y déterminent une première désagrégation. Lorsque, comme dans les pays très froids, les viandes ont été gelées, les fibrilles ont déjà été dissociées par la solidification des liquides, en sorte que la décomposition se produirait très rapidement après le dégel ; aussi les viandes congelées doivent-elles être dégelées lentement, par une immersion dans l'eau à 0° par exemple, et être livrées à la cuisson immédiatement après cette opération.

La chaleur peut être appliquée aux viandes, soit directement en utilisant le calorique rayonnant fourni par un foyer incandescent ou les parois d'un four fortement chauffé, soit en plongeant les viandes dans l'eau élevée à une température voisine de 100 degrés, soit enfin en les enrobant, pour ainsi dire, de graisse portée et maintenue à une température élevée.

Dans le rôtissage, les couches extérieures de la viande, saisies et coagulées par l'action du calorique, forment bientôt une couche à peu près imperméable, qui s'oppose à la sortie des liquides de la viande. Le jus qui découle des pièces mises à rôtir provient de la fonte des graisses superficielles, mais il n'est pas suffisant, en général, pour empêcher la carbonisation des couches extérieures, aussi est-on obligé d'arroser les pièces rôties. Ce procédé de cuisson est avantageux, car il conserve à la viande tous ses principes nutritifs, pendant que, sous l'influence des hautes températures, se développent des principes aromatiques qui flattent le goût, et, stimulant légèrement l'estomac, le rendent plus apte à fournir une digestion rapide et régulière. Le rôtissage convient à presque toutes les viandes, et le rôti est d'autant plus savoureux que la pièce est plus volumineuse ; on évite alors cette dessiccation presque fatale dans les rôtis de petite dimension.

Les parties profondes d'un rôti sont loin d'atteindre la température des couches superficielles. C'est à peine si, dans le centre de la pièce, la température atteint 30 degrés, tandis qu'elle dépasse facilement 120 et 150 degrés à la surface ; aussi, dans le centre de la pièce, l'albumine n'est-elle point coagulée.

Le procédé de rôtissage au four, plus commode que le rôtissage à la broche, tend à dessécher la viande, lorsque la température du four n'a pas été suffisamment élevée pour que les couches superficielles soient saisies. Le grillage des viandes et des poissons constitue un véritable rôtissage, le mode de procéder est seul différent.

Quand le feu est appliqué médiatement à la cuisson des matières animales, tantôt celle-ci a lieu en vase clos (à l'étuvée), où les chairs sont pénétrées et ramollies par la vapeur de leurs propres sucs, tantôt elle a lieu dans l'huile ou dans la graisse (friture, roux), lesquelles communiquent toujours un peu d'âcreté aux aliments, en dégageant une certaine proportion d'empyreume.

II. *Bouillon et bouilli. Soupe.* — Le bouillon, ou décoction de viande, est un liquide légèrement ambré ; sa surface est parsemée d'yeux formés par de la graisse liquéfiée ; par le refroidissement, cette graisse se concrète et forme sur la soupe une couche qui généralement s'oppose à ce qu'elle soit mangée froide. La densité du bouillon varie suivant la quantité des sels minéraux que l'on y ajoute ; elle doit atteindre de 1012 (Fonssagrives) à 1013,6 (Chevreul) ; préparé sans sel, le bouillon n'atteint qu'une densité de 1004,4, ce qui prouve que, à eux seuls, les principes extraits de la viande n'augmenteraient guère le poids spécifique de l'eau. — Le bouillon exhale une odeur aromatique spéciale, connue de tous; sa saveur est complexe et varie avec les légumes que l'on y a introduits.

Par la décoction, la viande cède à l'eau certains principes solubles : la créatine, la créatinine, la sarcine, l'acide inosique, l'acide lactique, l'inosite, divers sels minéraux et, de plus, de la gélatine, formée aux dépens des os et des tendons.

La richesse du bouillon, en matières organiques, varie suivant le mode de préparation et suivant le rapport maintenu entre l'eau et la viande, ce qui est naturel. Dans des bouillons excellents, la proportion de matières organiques s'élève à 28gr,39 (Coulier), à 16gr,91 (Chevreul) pour 1000; dans les autres, elle descend jusqu'à 10,32 (Val-de-Grâce) et même 5,5 (hôpital Saint-Louis, expériences de la Commission de la gélatine) (1).

Les matières organiques, ainsi existantes dans le bouillon et dont nous avons fourni plus haut l'énumération, n'appartiennent point au groupe essentiellement nutritif des matières protéiques, à l'exception des substances gélatinisables. — La créatine et la créatinine sont des produits excrémentitiels des muscles et du tissu nerveux ; elles ne sont pas alimentaires, car, injectées dans les veines, elles se retrouvent dans les urines à l'état de créatinine; ingérées, elles augmentent le poids des matières extractives de l'urine, sans diminuer la quantité d'urée (2). La créatine et la créatinine ne seraient donc ni des aliments proprement dits, ni des agents enrayant indirectement le mouvement de désassimilation. L'acide inosique, qui donne au bouillon son fumet, n'est pas une matière plastique plus que les précédentes; les faibles quantités d'inosite contenue dans le bouillon ne peuvent guère augmenter sa valeur nutritive; seule, une petite proportion (un millième) de matières albuminoïdes, formées par la réaction des acides de la viande sur la musculine pourrait être regardée comme plastique.

Il est, on le voit, difficile de regarder le bouillon ni comme un aliment réparateur, ni comme un aliment d'épargne; il joue cependant un rôle

(1) Coulier, art. BOUILLON. (*Dict. encycl. des sciences médicales*, 1re sér., t. X, 1869.)

(2) Voy. Müller, *Thèse de Paris*, 1870, cité par A. Gautier in *Chimie appliquée à la physiologie, à la pathologie et à l'hygiène*, t. I, p. 114, Paris, 1874.

dans la nutrition, en contribuant à refaire du sang et des tissus, grâce à l'eau et aux sels qu'il renferme; il active les phénomènes digestifs, en excitant légèrement les appareils glandulaires annexes de l'appareil digestif.

Dans la préparation de la soupe, outre le bouillon, il faut considérer également la viande résultant de la coction, c'est-à-dire le *bouilli;* or, si l'on veut diriger la cuisson de façon à obtenir un bouillon relativement riche et sapide, le bouilli en souffrira d'autant, perdra son arome, et ne consistera plus qu'en une sorte de hachis de viande, contenant sans doute les mêmes matières plastiques qu'avant la cuisson, puisqu'elles ne sont point passées dans l'eau, mais les contenant modifiées, transformées et sensiblement moins digestives. Tout le monde connaît ce principe élémentaire des cuisines : ou du bon bouilli et du mauvais bouillon, ou du bouillon parfumé et un bouilli immangeable. Par une cuisson prolongée dans l'eau, la viande perd 40 à 50 pour 100 de son poids, elle se dessèche et se concrète, se racornit et devient coriace.

La quantité d'eau à mettre à la marmite ne devant pas s'élever à plus du double du poids de la viande, les autres conditions de la préparation d'une bonne soupe et d'un bouilli relativement alimentaire se résument ainsi qu'il suit : plonger la viande dans l'eau, sinon déjà bouillante, du moins échauffée, et pousser rapidement jusqu'à ébullition, pour coaguler la surface extérieure de la viande, maintenir une température voisine de 100 degrés pendant cinq ou six heures, mais sans fournir plus de chaleur qu'il ne s'en perd par le refroidissement de la surface du vase, exposée à l'air, de manière qu'il se forme peu ou point de vapeurs, enfin n'opérer que dans les vases en terre, d'une contenance maximum de 50 à 60 litres.

L'addition de légumes, carottes, navets, poireaux, riches en principes aromatiques, augmente le parfum du bouillon et du bouilli, aussi bien que ses propriétés excitantes sur les glandes de l'appareil digestif, et en favorise par conséquent la digestion.

Bouillon d'os, de gélatine. — L'idée d'utiliser les os pour l'alimentation de l'homme ou des animaux remonte à Denis Papin qui, après avoir inventé le digesteur connu sous son nom (1681), proposa au roi d'Angleterre Charles II, de préparer, grâce à son appareil, une gelée ou bouillon d'os, destinée à nourrir les indigents dans les hôpitaux.

Repoussée en Angleterre, cette idée fut reprise en France par l'abbé Changneux, par Grenet, Cadet de Vaux, à la fin du XVIIIe siècle, enfin par d'Arcet, qui obtint en 1813 un brevet pour un procédé d'extraction de la gélatine des os, basé sur la solubilisation des parties minérales de l'os, au moyen de l'acide chlorhydrique. Quelques années après, il revint à un procédé, déjà indiqué par Baumé en 1790, et traita les os par la vapeur à une faible tension, dans des cylindres de fonte. La *question de la gélatine* s'empara bientôt de l'opinion publique; on fabriqua des bouillons, des gelées, des tablettes de bouillon, des biscuits animalisés; d'Arcet et ses partisans crurent avoir trouvé le moyen « d'animaliser le régime du peuple ». Malheureusement les nombreuses expériences entreprises à l'Académie des sciences et à l'Académie de médecine, par des commissions nommées à cet effet, ne permirent pas de réaliser les espérances du début et arrivèrent au contraire aux conclusions suivantes : 1° la gélatine, à l'état pur, ne nourrit pas; 2° la gélatine, associée avec d'autres aliments, n'acquiert pas, de ce fait, des propriétés nutritives; 3° l'introduction de la gélatine dans le régime ne permet pas de diminuer sensiblement la quantité d'aliments dont on fait usage, et à ce titre n'offre aucun avantage économique; 4° l'addition de la gélatine aux aliments dérange les fonctions digestives d'un grand nombre de personnes (1).

Si, à l'aide des os seuls, on ne peut obtenir un bouillon alimentaire, ceux-ci n'ont-ils cependant aucune influence sur sa composition? Payen ne leur en accorde qu'une bien faible, celle de fournir une certaine quantité de graisse, venant s'ajouter à celle des tissus adipeux de la viande et celle d'agir mécaniquement, en soutenant la viande dans les parties centrales de la marmite, de manière que le liquide agisse mieux sur les surfaces charnues. Ces conclusions, sensiblement différentes de celles auxquelles semblerait conduire la tradition culinaire, paraissent cependant assez justifiées, pour permettre d'établir que la quantité d'os à ajouter à la viande, destinée à la fabrication de la soupe, ne doit jamais dépasser le 1/5 du poids de cette dernière. On doit s'opposer, par conséquent, aux tendances qu'ont les bouchers à fournir, sous le nom de *réjouissance*, une quantité considérable d'os et de débris, en substituant ainsi des éléments anatomiques à peu près inertes à la chair musculaire qui, seule, possède de sérieuses qualités nutritives.

(1) Voy. le Rapport de M. P. Bérard *sur la gélatine considérée comme aliment (Bull. Acad. de méd.*, t. XV, p. 367. 1850). — Et A. Guérard, *Observations sur la gélatine. (Ann. d'hyg. publiq. et de méd. lég.*, 2e ser., t. XXXVI, p. 1 et p. 315, 1871.)

La présence d'os dans le bouillon entraine la nécessité de le filtrer avant de le livrer à la consommation. Sans cette précaution, quelques fragments peuvent être ingurgités, s'arrêter dans l'œsophage ou les voies digestives et y causer des accidents fort graves, ainsi qu'il n'est point rare d'en observer dans l'armée.

Bouillons spéciaux. — On a recommandé certains modes de préparations destinés, soit à préparer le bouillon très rapidement, soit à épuiser la viande plus complètement; c'est ainsi que Liebig recommande de traiter la viande crue, préalablement hachée par son poids d'eau froide, de la porter lentement à l'ébullition, puis de filtrer et d'exprimer au travers d'une serviette, en ajoutant les condiments. On augmente même le rendement en laissant la viande digérer à froid, dans l'eau additionnée de quelques gouttes d'acide chlorhydrique. Ce dernier procédé, dans lequel la cuisson n'est même pas employée, tend à augmenter la quantité d'albuminose formée aux dépens de la chair musculaire, mais le bouillon conserve une saveur de viande crue et une couleur rougeâtre qui déplaisent généralement. Le bouillon ainsi obtenu est plus riche que le bouillon ordinaire, mais il est loin d'avoir les qualités véritablement nutritives, plastiques qu'on voudrait lui attribuer.

Le *beef-tea*, d'origine anglaise et américaine, est un bouillon concentré préparé, en vase clos et au bain-marie, en faisant bouillir une quantité donnée de viande crue hachée avec son 1/2 poids d'eau, ou mieux en l'additionnant d'une certaine quantité de légumes (carottes, navets, cœur de laitue), qui fournissent l'eau nécessaire et communiquent au bouillon leur goût aromatique. L'addition d'une certaine quantité de sel est également nécessaire.

Cette préparation, agréable au goût, n'est pas fort nutritive, beaucoup plus cependant que le bouillon ordinaire; elle est en général appréciée des malades, auxquels elle peut rendre de réels services.

Le *bouillon de mouton* est assez semblable à celui de bœuf, il possède un arome peu agréable; le *bouillon de veau* est regardé comme légèrement laxatif, il constitue presque un médicament; le *bouillon de poulet*, léger, parfumé, peut être légèrement aromatisé et servir de base à des soupes pour les convalescents.

Le *bouillon de cheval*, dont l'armée et la population ont fait un si grand usage en 1870-71, est de même aspect et sensiblement de même goût que le bouillon de bœuf. Un litre de bon bouillon de cheval, analysé par

Coulier, a fourni 41g,23 d'extrait, dont 22g,45 de matières organiques et 18g,78 de matières fixes.

III. *La soupe du soldat.* — La soupe est le plat fondamental du soldat français, et, étant donné les habitudes d'une grande partie de la population française, il est bien difficile de ne point la conserver, pour une grande proportion, dans la carte du régime des troupes. C'est là une circonstance regrettable, car ce mode de préparation tend à diminuer le rendement alimentaire de la viande. Étant donné un certain nombre de kilogrammes de viande, de légumes et de pain, l'on en tirerait plus d'avantages en les faisant cuire séparément ou même en les associant, mais sans cette coction prolongée de cinq ou six heures, qui peu à peu transforme la meilleure viande ; les éléments réparateurs plastiques ne passent pas dans le bouillon, et cependant le bouilli est appauvri parce qu'il a subi des modifications chimiques que Malagutti regarde comme dues à une transformation de la musculine, en sorte que la viande est plus difficilement modifiable par les sucs actifs de l'appareil digestif (1).

On se trouve toujours placé entre ce dilemme : ou bien obtenir du bon bouilli et le bouillon n'acquiert plus aucun parfum, ou bien le bouillon a un aspect et un goût plus flatteurs, mais le bouilli ne constitue plus qu'un tissu lourd, compact et indigeste.

Enfin il n'est pas sans inconvénient de présenter à l'appareil digestif un aliment toujours noyé dans 1 ou 2 litres d'un liquide, dont les cuisiniers militaires cherchent à corriger la fadeur, en le relevant outre mesure avec du poivre et des épices. L'estomac acquiert une sorte d'indifférence vis-à-vis de ce mélange, toujours identique avec lui-même.

La soupe répond cependant aux habitudes d'une grande partie de la nation française, et, comme le dit fort bien J. Arnould, il est probable que la soupe qui renferme de la graisse et du pain rend plus facilement assimilables les principes hydrocarbonés et azotés de ceux-ci (2). — La soupe existe dans la ration du soldat, il est bon de la conserver comme l'un des aliments à lui offrir, non pas toujours, mais souvent, en la préparant du reste dans les meilleures conditions.

Dans son *instruction du 5 mars 1850,* portée à la connaissance de l'armée par la *circulaire ministérielle du 7 mars 1850*, le conseil de santé avait formulé une série de recommandations relatives à la proportion à garder

(1) Malaguti, *Leçons de chimie élémentaire*, 2e édit., t. II, p. 218.
(2) J. Arnould, *Nouveaux éléments d'hygiène*, p. 859, 1881.

entre la viande et l'eau, à la conduite et à la durée de la cuisson. Il conseille, entre autres choses, de ne pas ajouter trop de légumes, parce qu'ils altèrent profondément le bouillon et lui font perdre son goût spécial. En effet, les légumes placés dans l'eau y déposent leur principe acide qui neutralise en partie les qualités nutritives de la soupe, et l'aigrit rapidement dès qu'elle se refroidit. Pour éviter cet inconvénient, il suffirait d'isoler la masse des légumes et d'empêcher son contact avec l'eau. Pour cela, le général Lewal (1) propose de remplacer le couvercle des marmites par une boîte à légumes percée de trous à sa base et sur ses flancs. Les légumes se cuisent alors à la vapeur, s'imprègnent de l'osmazôme de la viande, acquièrent du goût et perdent leur acidité. La confection de la soupe serait ainsi meilleure et plus économique ; en effet, une marmite ne contenant pas les légumes sert pour 133 hommes au lieu de 100 ; elle renfermera 20 litres de viande et d'os, 10 litres de vide et 70 litres de bouillon ; c'est plus d'un demi-litre par homme. De cette façon, on supprime un fourneau sur quatre.

Il importe que la soupe soit mangée chaude ; refroidie, la graisse se fige, et, par un contact prolongé du bouillon sur le pain, la soupe s'aigrit, l'homme la mange sans plaisir, en laisse une partie et se trouve moins nourri. Tel est, en particulier, le cas de la soupe portée aux hommes de garde dans les postes éloignés, à l'aide de cette tige de fer qui relie les gamelles et que tout le monde connaît. Actuellement, dans un grand nombre de places, des gamelles, d'une forme un peu aplatie, sont introduites dans un manchon en fer-blanc, doublé de fonte, et, grâce à la propriété que possède ce métal de s'opposer à la dispersion de la chaleur, c'est à peine si la température baisse de 10 degrés, après une heure de transport par un temps ordinaire. Mieux vaudrait encore doubler la fonte ou le fer-blanc d'une épaisse couche de laine feutrée, ou même adopter un type de récipient analogue à la marmite norwégienne. On sait que cet appareil ingénieux, basé sur la faible conductibilité de la laine pour le calorique, consiste en une boîte fortement rembourrée de laine tassée, au centre de laquelle est placée une marmite fermée et de métal. Elle permet non seulement de maintenir la soupe chaude, mais de continuer la cuisson commencée au contact du foyer. Si on place dans la marmite une soupe portée à 100 degrés, on peut, après avoir fermé la

(1) Général Lewal, *La réforme de l'armée*, p. 450. Paris, 1871.

boîte, l'abandonner pendant cinq à six heures sans que la température baisse de plus de 10 degrés. Or il est reconnu que la soupe *se fait* mieux à une température voisine de 90 degrés qu'à 100 degrés.

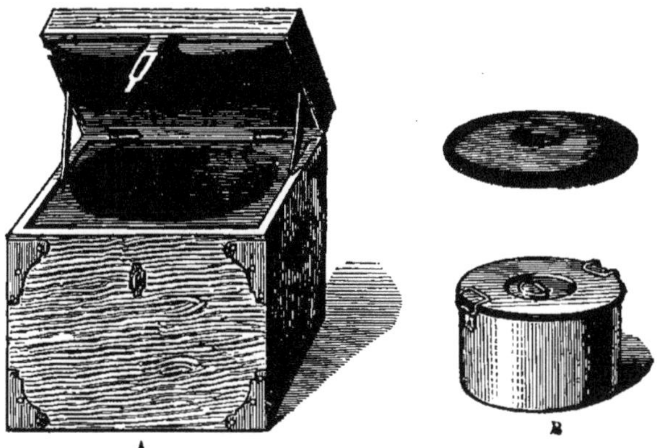

Fig. 118. — Marmite norwégienne. — A Boîte d'enveloppe feutrée de laine. B Récipient métallique.

Le principe de la marmite norwégienne serait fructueusement appliqué à la confection de la soupe du soldat, en paix ou en campagne.

Ce procédé pourrait avantageusement se combiner avec le système employé dans la garde de Paris pour le transport de leurs aliments aux gardes employés à l'extérieur, et qui sont en moyenne au nombre de 360 à pied et 110 à cheval. Dans ce corps spécial où, grâce à une excellente direction et, il faut aussi le reconnaître, à une solde supérieure, le régime de la troupe est excellent, on utilise pour ce service des voitures à bras (1); rien ne serait plus simple que de les transformer en récipients analogues aux marmites norwégiennes et pourvus d'autant de compartiments qu'il existe de gamelles individuelles.

§ V. — Conservation des substances alimentaires d'origine animale.

La conservation des substances alimentaires, en général, celle des viandes en particulier, est un problème dont on poursuit depuis longtemps la solution; les découvertes récentes, relatives aux fermentations

(1) C. Schindler, *L'alimentation variée dans l'armée. (Archives de méd. et de chir. milit.,* et broch. in-8°, Paris, 1885.)

et aux ferments, auront, sans nul doute, pour effet de faire accomplir des progrès dans cette section importante de l'hygiène alimentaire; mais l'on n'est encore arrivé qu'à des résultats satisfaisants dans une certaine limite seulement. Un procédé de conservation, réellement complet, devrait permettre d'obtenir au bout de plusieurs mois, sinon de plusieurs années, une viande dont l'aspect, le goût, le parfum et les propriétés alibiles n'auraient été modifiés en rien. Dans ces conditions seulement, on pourra, en ce qui concerne l'armée, préparer des approvisionnements de viande en vue des éventualités de guerre, les garder en magasin, comme l'on conserve les munitions, et, le moment arrivé, les faire voyager à grandes distances, pour fournir aux troupes, tous les jours et en abondance, des rations réellement alimentaires. Parvenus à ce degré de perfection, qui est peut-être un idéal, les procédés de conservation auront définitivement tranché la grave question de la subsistance des troupes en campagne et rendu, de la sorte, un incommensurable service aux armées mobilisées.

Pour le moment, la science et l'industrie ne peuvent fournir que des conserves comestibles relativement; telles qu'elles sont cependant, elles ne laissent pas que d'avoir une grande valeur.

Les substances animales, abandonnées à elles-mêmes, deviennent le siège d'une fermentation, pour la production de laquelle il faut, de toute nécessité, que des ferments soient mis au contact de la matière fermentescible. L'air en est le principal véhicule, aussi l'on pensait autrefois que l'air déterminait la putréfaction, en raison de l'oxygène qu'il contient; on s'attachait dès lors à isoler les produits à conserver de la présence de l'air. Les travaux de Pasteur ont démontré que, le fait étant vrai en lui-même, l'explication l'était moins; en faisant arriver directement de l'urine ou du sang d'un animal (produits animaux fermentescibles par excellence) dans des ballons stérilisés, on peut conserver ces produits animaux sans aucune espèce d'altération, il ne s'y est développé aucun gaz et même une grande partie de l'oxygène a été absorbé (1). L'oxygène seul ne peut donc déterminer la fermentation, il faut le ferment, auquel l'air sert de véhicule.

Les procédés de conservation actuels, basés sur l'exclusion des ferments, peuvent scientifiquement se diviser en deux catégories : 1° ceux où l'on

(1) Voy. Pasteur. *Comptes rendus de l'Académie des sciences*, t. LXI, p. 738.

prive la substance fermentescible de tous germes étrangers, en détruisant ceux qui existent au moment où la préparation s'exécute, et en s'opposant à l'arrivée de germes nouveaux ; 2° ceux où l'on place la substance fermentescible dans des conditions telles, que les ferments n'y trouvent plus les conditions nécessaires à leur développement, et par suite se trouvent enrayés, tout au moins retardés dans leur évolution.

I. *Procédés de conservation par destruction des ferments et isolement.* — La viande, ou autre substance à conserver, étant introduite dans les boîtes de fer-blanc, on soude le couvercle, en ménageant un petit orifice, par lequel on introduit de la sauce pour remplir les interstices, on soude et l'on place les boîtes dans des chaudières très plates, où la température doit être portée à l'ebullition et même au delà, car certains ferments ne sont détruits qu'à 100 et quelques degrés; pour obtenir cette température, il faut ajouter, à l'eau des chaudières, une certaine quantité de sel marin ou de chlorure de calcium qui porte le point d'ébullition jusqu'à 105 ou 110°. — Lorsque le mélange arrive à l'ébullition, la vapeur s'échappe par l'orifice de la boîte, en entraînant l'air, et l'on ferme avec une goutte de soudure avant le commencement du refroidissement.

Ce procédé est celui d'Appert ; il a reçu de Martin de Lignac un perfectionnement qui consiste à souder entièrement la boîte, à la faire bouillir à 108° ; lorsque le couvercle bombe sous la pression intérieure de la vapeur, d'un coup de poinçon on pratique une petite ouverture d'où la vapeur s'échappe en sifflant et on ferme aussitôt avec un peu de soudure.

Les conserves de viande, ainsi préparées, ne devraient, théoriquement, subir aucune altération pendant plusieurs années ; on peut, plus ou moins, vérifier l'état de la conservation en examinant les surfaces représentées par les deux extrémités des boîtes cylindriques. Après la préparation, comme il existe dans les boîtes un vide à peu près parfait, la pression atmosphérique tend à leur imprimer une direction concave, mais si, au bout d'un certain temps, des fermentations se développent à l'intérieur, les gaz qui en résultent changent le sens de la pression et font au contraire bomber le couvercle. Dans ce cas, si l'on donne un coup de poinçon dans ce couvercle, le gaz s'en échappe en exhalant une odeur putride; au contraire, lorsque le couvercle reste concave, le petit trou fait avec le poinçon permet à l'air de rentrer en sifflant et sans exhalation d'odeur désagréable. Il est à noter que ce sifflement se produirait dans l'autre sens si des gaz de décomposition s'étaient formés dans la boîte en très grande abondance.

Les boîtes de conserves, largement ouvertes, ne doivent exhaler qu'une odeur de viande cuite, mais, lorsqu'elles sont préparées depuis longtemps, elles subissent cependant une transformation sur la nature de laquelle on n'est point absolument fixé ; elle tient vraisemblablement à l'hypercoction qu'a subie la viande et qui peut changer une portion de la fibre musculaire en un corps dérivé de la gélatine. Il nous a paru, de plus, que, dans quelques cas, l'on constate une sorte de dégénérescence amyloïde qui aboutirait à la formation d'un corps gras voisin de l'adipocire. Ces changements, d'après nos observations personnelles, ne se produisent qu'après un assez long espace de temps, quelques années peut-être.

Avant d'en arriver là, les conserves de viande prennent un goût spécial, commun à toutes les conserves de substances albuminoïdes, *le goût de conserve*, bien connu des marins et qui les fait prendre à la longue en répulsion.

Du reste, il est également d'observation que les conserves de viande sont moins faciles à digérer que la viande crue, elles donnent lieu, au bout d'un certain temps d'usage, à des renvois mésodorants, elles pèsent sur l'estomac; il semble impossible que, dans ces conditions, elles soient réellement alimentaires.

Les conserves de viandes, une fois ouvertes, s'altèrent très rapidement au contact de l'air; il se forme en particulier des ptomaïnes toxiques et l'ingestion des produits, ainsi altérés, donne lieu à des accidents graves et même mortels, de la nature de ceux qui ont été signalés page 565.

Quelquefois les accidents paraissent dus également à la présence d'une certaine quantité de plomb provenant des soudures, faites à l'alliage de plomb et d'étain, au lieu d'étain pur. Il est possible que l'on ait quelquefois pris pour une intoxication saturnine aiguë l'action peu connue (1) encore d'un des alcaloïdes organiques.

Malgré ces conditions peu favorables, les conserves de viande peuvent être fort utiles en campagne, surtout lorsqu'elles sont relativement récentes, car pour 1000, elles renferment en moyenne 293 de substance albuminoïde et 121 de graisse (Meinert) (2).

(1) Schutzenberger et Boutmy, *Les boites de conserves alimentaires*, (*Ann. d'hyg. et de méd. lég.*, 3e sér., t. V, p. 209, 1881.)

(2) Meinert, *Armee und Volksernaehrung*, Berlin, 1880.

L'industrie de la conservation des viandes par les procédés Fastier et de Lignac a fait depuis quelques années des progrès considérables. Les viandes fournies par les troupeaux innombrables élevés au Texas, dans la République Argentine, en Australie, pourraient compenser en partie, sur le marché européen, la pénurie des produits similaires, rendus de plus en plus rares et coûteux par suite des frais d'élevage (1). La marine et l'armée ont largement recours à ces viandes conservées exotiques, que produisent actuellement de puissants établissements organisés aux lieux mêmes de production.

Les conserves de viandes de l'armée française sont, en général, renfermées dans des boîtes cylindriques pesant 1230 gr. et contenant 1 kilog. de viande désossée, soit 5 rations de 200 gr. Peut-être serait-il bon d'avoir des boîtes de moindre poids, ne contenant, par exemple, que deux rations, afin de diminuer un peu la charge de l'homme qui porte la boîte et de ne pas rendre cinq individualités solidaires d'une seule.

Les viandes de conserves sont également destinées à rendre de grands services dans les places fortes et les forts d'arrêt. La Circulaire ministérielle du 18 mars 1881 a prescrit de prévoir leur approvisionnement au taux de 1/3 de viande fraîche et 2/3 de viande de conserve pour la durée présumée du siège.

Le procédé de conservation par *enrobement* consiste à plonger la substance à conserver dans un milieu qui empêche la pénétration des ferments, après l'en avoir privée elle-même. Tel est le procédé de conservation de la viande dans la graisse fondue, appliquée dans le midi de la France ; il ne permet pas de conserver la viande plus de quelques mois, car la graisse finit par s'altérer ; tel est encore le procédé, utilisé en Amérique, en plongeant des lanières de viande dans de la glycose ou de la cassonade fondue, qui se dessèche et forme à la surface un vernis que l'humidité altérerait rapidement ; on a essayé et appliqué, avec des succès variables, des enrobements à l'aide de la paraffine *(procédé de Redwood)*, de la gélatine pure ou mélangée de sucre et d'alcool, de l'albumine coagulée, etc.

L'emploi des *antiseptiques* chimiques aboutirait au même but, la destruction des ferments, s'il était réellement pratique. Mais, quels que soient les antiseptiques employés jusqu'à présent dans ce but, les hypo-

(1) Voy. J. Arnould, *La pénurie de viande en Europe. (Ann. d'hyg. et de méd. lég.*, 3e sér., t. VII, p. 396, 1882.)

sulfites, les sulfures, l'acide borique, l'acide salicylique, tous sont de nature à être pour le moins suspectés, sinon absolument condamnés par une hygiène scientifique. Il ne peut être indifférent pour l'organisme d'ingérer chaque jour une dose, même minime, d'un produit chimique dont l'action est loin d'être déterminée. L'acide salicylique et les salicylates étant plus spécialement utilisés pour la conservation d'autres substances alimentaires seront étudiés en parlant des boissons, du vin en particulier.

Le *fumage* des viandes est une variété de la conservation par les antiseptiques. Il agit en saturant les éléments anatomiques des principes contenus dans la fumée, la créosote, les phénols, mais il s'allie au procédé par dessiccation et salaison.

On peut conserver la viande en la plongeant dans un gaz qui enraye pour un temps la putréfaction, comme l'acide carbonique *(procédé de Shaler)*, dans l'acide sulfureux *(procédé Lamy)*, le bioxyde d'azote, l'oxyde de carbone. Ces derniers systèmes, déjà douteux en eux-mêmes, ne paraissent guère applicables à la conservation des viandes pour les armées, en particulier pour le service en campagne.

II. *Procédés de conservation basés sur le placement de la substance fermentescible dans des conditions où l'évolution des ferments est retardée.*

En desséchant la viande, soit par l'action des rayons du soleil, soit par la chaleur artificielle, on peut arriver à la rendre pour un temps imputrescible, car, pour que la fermentation se produise, il faut, outre la présence de l'air chargé de ferments, celle d'un certain degré d'humidité. — Tels sont les procédés usités dans l'Amérique du Sud pour la préparation des lanières de *tassajo* ou de *carne secca*, que les gauchos emportent dans leurs pérégrinations, de la *biltongue* de l'Afrique méridionale, de la *keléa* des Arabes, du *pemmican* dans l'Amérique du Nord; 100 parties de viande donnent en moyenne 26 de tassajo ou de pemmican. Toutes ces viandes séchées s'altèrent assez rapidement à l'air; la surface prend une couleur verte, se couvre de moisissures microscopiques, en un mot se putréfie et il faut un estomac un peu primitif pour ne pas y répugner.

On trouve actuellement dans le commerce une préparation de viande américaine, le *corned beef*, qui n'est autre chose que du bœuf bouilli, soumis à une très forte pression, pour en réduire le volume et la dessécher. Il est ensuite introduit dans des boîtes de fer-blanc. C'est une variété du bœuf bouilli de conserve, qui semble résister davantage à la décomposition spontanée. Son goût est agréable, ne rappelle pas celui de *conserve;* de plus, elle s'altère beaucoup moins vite lorsque la boîte est ouverte et on peut la débiter par tranches pour la consommer froide. Certains régiments en ont fait usage et en ont obtenu de bons résultats. D'après Meinert, le *pressed corned beef* contient pour 1000: 338 d'albuminoïdes et 64 de graisses.

La *salaison* de la viande a pour effet de la déshydrater, en lui enlevant le tiers ou même la moitié des liquides qu'elle possédait; en même temps, une certaine proportion de sel marin, soit 6 à 10 pour 100, pénètre entre les fibres de la viande, et y agit sans doute comme antiseptique. Quelquefois on ajoute au sel marin une petite quantité de sucre et de salpêtre, dans le but de conserver à la viande une couleur rouge, assez flatteuse à l'œil. On ne doit pas se dissimuler que la viande salée, privée d'une grande partie de ses principes solubles, tels que matières extractives, créatine, créatinine, albumine, sels divers, qui se retrouvent dans la saumure, est beaucoup moins digestive et moins réparatrice que la viande fraîche. — De tous temps, on a attribué à l'usage exclusif des viandes salées, et aussi il est vrai à l'absence des végétaux, le scorbut qui sévissait si cruellement autrefois sur les équipages embarqués. La question de l'étiologie du scorbut est loin d'être résolue, mais il est manifeste que les salaisons peuvent y jouer un rôle, en tant qu'aliments insuffisamment réparateurs. Leur usage prolongé équivaudrait à la privation relative d'aliments.

Pour obtenir une équivalence alimentaire, il serait donc nécessaire de donner des rations de viandes salées supérieures *en poids* à celle des viandes fraîches, tandis que, par suite d'un raisonnement vicieux, l'inverse a lieu généralement; on aurait alors à craindre de surcharger les organes digestifs, en leur imposant un travail exagéré, et de produire des accidents, par suite de l'introduction d'une trop forte proportion de sel marin ou autre.

La saumure qui a servi à contenir les aliments acquiert quelquefois des propriétés toxiques, dont la nature, encore mal déterminée, se relie évidemment à la formation d'alcaloïdes septiques provenant des principes albuminoïdes qui lui ont été fournis par la viande. Les accidents, relativement fréquents, qui succèdent à l'ingestion de viandes salées mal conservées n'ont pas d'autre origine. Il est dès lors indiqué, même pour une salaison en apparence saine, de la laver à plusieurs eaux, de l'y faire séjourner afin d'enlever autant que possible l'excès de sel et toute trace de saumure.

La salaison s'applique aux viandes riches en graisse, comme le porc, dont l'Amérique nous envoie des quantités considérables, à la viande de bœuf, aux poissons (morue, saumons, harengs, sardines, maquereaux, etc.); le mouton salé est loin de valoir le bœuf ou le porc, il est plus sec et peu comestible.

Dans l'armée, les salaisons entrent pour une part dans les approvisionnements de campagne, en raison de leur facilité de conservation, de transport et de distribution. Délivrés par alternance, ou mieux conjointement à la viande fraîche, leur usage est acceptable, si les rations sont suffisamment abondantes et *égales en poids à celle de viande fraîche*. Le lard ranci ou altéré doit être rejeté et n'être distribué sous aucun prétexte. La morue salée est un excellent aliment, riche en azote, largement employé dans l'armée espagnole; il devrait figurer dans nos approvisionnements.

Dans le *fumage*, avons-nous dit, on unit les propriétés antiseptiques de la créosote à celle de la dessiccation et du salage, mais il est alors possible de pousser la salaison beaucoup moins. Les viandes fumées avec soin comme les jambons, le bœuf de Hambourg, certains poissons, constituent un aliment sain, facile à digérer, réparateur; il serait avantageux d'en distribuer aux troupes en campagne, par alternance avec la viande simplement salée.

Les saucissons ordinaires, produits souvent douteux d'une charcuterie non moins suspecte, sont des conserves de viande, où le salage, la dessiccation et le fumage se combinent. Préparés dans de bonnes conditions avec des viandes saines, ils ne constituent qu'un condiment, agréable au goût, ou un aliment de circonstance que son prix ne permet pas de donner aux troupes en distributions régulières.

Le froid constitue un procédé de conservation temporaire des produits animaux, que l'on a appliqué de tous temps en Russie et dans les autres contrées septentrionales. Il est possible que l'importation en Europe de viandes congelées, provenant de l'Amérique du Sud ou de l'Australie, atteigne un jour des proportions considérables; pour le moment elle n'est pas réalisée. Étant donnés les prix de revient de la glace préparée artificiellement, ou de la glace naturelle provenant du nord de l'Amérique, on ne peut songer à l'employer. Le froid doit donc être obtenu par des procédés industriels et l'on sait qu'il en existe plusieurs à la fois simples, pratiques et peu coûteux.

Un essai a été tenté récemment pour importer en France des viandes de la Plata, sur un navire dont la cale était disposée en milieu réfrigérant. En fait, l'expérience a réussi, mais l'entreprise industrielle n'ayant pas été heureuse le *Frigorifique* a cessé ses voyages.

Il a semblé, en particulier, plus difficile de conserver, de faire voyager la viande congelée sur les chemins de fer et de la faire accepter du public que de lui faire traverser les mers.

Il y a là certainement une question à reprendre, car elle intéresse au plus haut degré l'hygiène alimentaire de l'Europe et de ses armées.

III. *Extraits et poudres de viande.* — Déjà au XVIIe siècle, les tablettes de bouillon et la poudre de viande furent introduites dans l'alimentation de l'armée française ; voici ce qu'en dit Colombier : « M. de Feuquières rapporte que feu M. de Louvois, pendant son ministère, a voulu, à l'exemple des Orientaux, faire distribuer aux troupes de la poudre de viande ; et il ajoute que, comme dans les pays chauds, c'est le soleil qui fait cette poudre, et qu'il n'a pas assez de force dans nos contrées pour opérer le même effet, le ministre avait fait construire de grands fours de cuivre, capables de contenir huit bœufs, où il en avait fait faire les essais. Cette poudre de viande, continue le même auteur, fait fort bon potage : une once bouillie dans l'eau suffit pour nourrir quatre hommes, et la livre de viande fraîche donne une once de cette poudre. Il paraît évident que c'est d'après ces essais qu'on a imaginé les tablettes de bouillon, qui sont plus faciles à faire et plus utiles... On fait des tablettes d'une once et de deux onces. Les tablettes d'une once serviront pour l'hôpital ambulant et pour ceux des villes assiégées. On fait un bouillon léger avec une de ces tablettes. Celles de deux onces serviraient pour les soldats sains, dans les marches forcées, dans les sièges, et en un mot dans tous les cas où les troupes ne peuvent pas avoir la commodité de faire cuire la marmite, etc., dans ceux où la distribution de la viande est difficile ou impossible, et dans les grandes chaleurs où les viandes se corrompent très facilement. Une tablette suffit pour la soupe d'un soldat, à chaque repas : on fait dissoudre cette gelée dans l'eau, et quand on veut y joindre des légumes, il faut les avoir fait cuire auparavant dans l'eau qui doit servir à la solution de la tablette (1). »

(1) C. Colombier, *Préceptes sur la santé des gens de guerre*, ou *Hygiène militaire*, p. 119, Paris, 1775.

Abandonnées pendant près d'un siècle, les recherches, relatives à la concentration de la substance nutritive de la viande, ont été reprises depuis une vingtaine d'années et abouti à la préparation d'un assez grand nombre de produits dont le plus répandu se vend sous le nom d'*Extrait de viande de Liebig*. On le prépare en grandes quantités dans l'Amérique du Sud avec la viande de bœuf, à laquelle on ajoute aussi du mouton. Il en vient également de l'Australie; mais en ce qui concerne la France en particulier, l'engouement du public semble avoir beaucoup diminué.

Ces extraits fournissent un bouillon peu agréable au goût, assez fade lorsqu'il est peu chargé, très salé au contraire lorsqu'on augmente la proportion, et exhalant même une odeur animale, presque cadavérique, assez prononcée. On corrige plus ou moins ce défaut, en ajoutant au bouillon des *extraits de légumes* vendus conjointement, ou mieux des légumes frais. Un potage, préparé dans ces dernières conditions, peut acquérir un goût et un parfum satisfaisants, surtout si l'on ne s'est servi de l'extrait Liebig que pour relever un bouillon frais, mais un peu plat. La valeur alimentaire des extraits de viande est-elle réelle? Le baron Liebig affirme que 1 livre de son extrait correspond à 32 livres de viande et peut fournir un *bouillon excellent* pour 128 personnes. Cette correspondance est purement théorique, car l'extrait ne contient plus ni graisse ni albumine, mais uniquement des sels, des acides et quelques matières extractives et excrémentitielles, ainsi que l'indique l'analyse suivante, empruntée à Roth et Lex :

100 parties d'extrait de viande renferment 16 à 22 d'eau, 17 à 22 de sels, 56 à 67 de matières organiques.

Les sels renferment pour 100 : potasse, 38 à 46; acide phosphorique, 28 à 35; soude, 10 à 13.

Les matières organiques renferment : acide lactique, 3; créatine, 3 ; substance gélatiniforme, 12 ; graisse, 0 25 à 1 ; albumine ; traces, et 36 d'acides inosique, acétique, butyrique, de créatinine, sarcosine, leucine, inosite, hématine, globuline, urée.

Comme le dit fort bien M. A Gautier (1) : « C'est donc abuser de la bonne foi publique, que de dire ou laisser croire que cet extrait repré-

(1) A. Gautier, *Chimie appliquée à la physiologie, à la pathologie et à l'hygiène*, t. I, p. 116, Paris, 1874.

sente ou puisse remplacer une substance réellement alimentaire, et surtout la moindre quantité de viande bouillie ou rôtie. »

Non seulement l'extrait de viande n'est pas réellement alimentaire, mais pris à fortes doses, il peut devenir toxique. M. Kemmerich a reconnu que le régime exclusif de l'extrait de viande tuait les animaux plus rapidement que la privation totale d'aliments (1); Müller (2) dans des expériences analogues, se contentait d'ajouter 20 à 30 grammes d'extrait par jour au régime ordinaire d'animaux; au bout de vingt-quatre heures, ils étaient pris d'accidents d'intoxication et succombaient en quatre ou cinq jours. Les propriétés toxiques de l'extrait de Liebig paraissent dues à la présence des sels de potasse, existant à la dose de 18^{gr},6 pour 100 grammes d'extrait, suivant Gautier et 15 suivant Parkes, parmi lesquels, en particulier, le chlorure de potassium dont les travaux de Cl. Bernard et Grandeau (3) et ceux de Podcopaew (de Saint-Pétersbourg), ont démontré les effets très rapidement mortels (4).

A côté de l'extrait de Liebig, on peut citer d'autres préparations, celle de M. Martin de Lignac, sorte de bouillon concentré, agréable au goût, mais riche en gélatine et peu nutritif, et celle de M. Bellat. Ces produits n'ont pour ainsi dire pas de valeur alimentaire, ils peuvent cependant être utiles à l'économie, par la légère excitation qu'ils déterminent et l'activité imprimée de la sorte aux fonctions digestives. Ce serait donc une profonde erreur que de faire entrer les extraits de viande dans la ration du soldat en campagne et, séduit par les facilités de transports qu'offrent ces produits, de croire que l'on emporte ainsi, sous un petit volume, une somme considérable de matériaux réparateurs. Les extraits de viande peuvent cependant jouer un rôle d'adjuvants alimentaires, en tant qu'ajoutés à d'autres préparations, à des bouillons plus ou moins fades, à des soupes aux légumes, mais il ne faut point s'exagérer les ressources dont on peut ainsi tirer profit.

Poudres-viandes. — Imitée des Orientaux, essayée un instant par Louvois, la *poudre de viande* est actuellement l'objet d'expérimentations très sérieuses dans toutes les armées européennes et ouvre, à coup sûr, une série de recherches nouvelles sur l'alimentation des troupes en campagne.

(1) Kemmerich. *Wiener medizinische Wochenschrift*, 1869.
(2) Müller, *Thèses de Paris*, 1870.
(3) Voy. *Leçons, Soc. chimique de Paris*, 1863. p. 304.
(4) *Archiv für pathologische Anatomie de Virchow*, t. XXXIII.

Un essai infructueux fait pendant la campagne de Crimée, en 1856, avec une poudre de viande impropre à la conservation, ne semblait pas encourageant; cependant quelques tentatives nouvelles furent plus heureuses. La *farine de viande de Hassall*, en particulier, faite d'un mélange de poudre de viande, d'arrow-root, de sucre et d'épices, mérita l'approbation relative de Parkes.

Depuis la publication des recherches du professeur Hoffmann (de Leipzig) et leur vulgarisation par Meinert, la question a pris une grande extension et les poudres de viande sont largement entrées en expérimentation, soit au point de vue de l'hygiène militaire, soit à celui de l'hygiène des malades et des convalescents.

Un grand nombre d'industriels fabriquent actuellement des poudres de viande dans des conditions différentes, suivant que l'on emploie la dessiccation seule, ou que l'on soumet préalablement la viande au rôtissage, à l'ébullition, qu'on la traite par l'alcool, etc. Pour la pulvériser, il est indispensable de la durcir, et d'autre part, si on la soumet à une température supérieure à + 70° ou + 75°, l'albumine se coagule, la poudre de viande ne sera plus soluble et moins alimentaire. De là, les variétés de préparation, et certainement de grandes différences de qualité, qui aboutissent, dans quelques cas, à lui enlever toute propriété alibile.

En général, les poudres-viandes se présentent sous l'aspect d'une farine gris rougeâtre (*Poudre française d'Adrian*), brun pâle (*Carne-pura d'origine américaine, procédé d'Hoffmann*), grise, ou presque blanche, suivant les producteurs, exhalant une odeur rappelant celle de la viande, mais franche et non putride, si la poudre n'est pas altérée.

Histologiquement, l'on n'y doit trouver que des fibres musculaires striées et quelques cellules adipeuses; la sophistication est donc facile à reconnaître. Chimiquement, la poudre-viande renferme de l'eau, des sels, un peu de graisse et des albuminoïdes.

D'après Kirn, la poudre *Carne-pura* de Hoffmann renferme pour 100 : eau 10, — sels et matières extractives 17, — albuminoïdes 73. — Elle représenterait donc, à poids égal, quatre fois plus de substances protéiques que la viande fraîche.

Placée à l'abri de l'humidité, dans des enveloppes métalliques, elle semble devoir se conserver longtemps, mais ce point fort important ne sera fixé qu'avec le temps, étant donné que les poudres-viandes sont toutes de préparation récente.

Les poudres de viande peuvent être introduites de différentes manières dans le régime; projetées dans de l'eau bouillante, elles produisent un bouillon d'aspect engageant et assez aromatique; elles peuvent être ajoutées à toutes les préparations de légumes, féculents ou autres; on peut les incorporer au beurre et autres matières grasses, etc.

Théoriquement, la *poudre-viande* peut donc être considérée comme un aliment; l'expérimentation, plus précieuse ici que la théorie, ne lui semble pas jusqu'à présent défavorable.

Les convalescents, les émaciés par tuberculose, soumis au régime de la poudre-viande, donnée, il est vrai, en suralimentation, gagnent généralement du poids, engraissent et voient, tout au moins, pour un temps leur état général s'améliorer; ils ont donc digéré la poudre-viande, elle est évidemment nutritive.

A la prison cellulaire de Plotzense, près de Berlin, 15 prisonniers furent soumis au régime de la poudre de viande et de conserves de légumes; après avoir perdu un peu de leur poids, dans les premiers jours, leur santé est restée parfaite et leurs forces ont augmenté. Le Dr Ronnberg, de Rostock, s'est soumis, pendant dix semaines, à une alimentation du taux de la ration du soldat, en remplaçant les albuminoïdes par de la poudre de viande. Pendant les premiers jours, il a perdu environ 1 kilog. en tout de son poids, et a perçu légèrement la sensation de faim, phénomène qu'il explique par la non-accoutumance de l'estomac à une alimentation réduite. Puis, pendant le reste de la période, la santé s'est maintenue excellente, la faculté de travail et le bien-être physique furent augmentés.

D'autres expériences analogues ont été entreprises en substituant la poudre-viande à la viande fraîche, soit en l'associant à des fécules, en préparant ainsi des cartouches alimentaires (Kirn), en l'incorporant dans des biscuits, ainsi qu'il sera dit plus loin. En Allemagne, en particulier, le ministère de la guerre fait tous les jours de nouveaux essais; en Italie, en Belgique et en France, la question est également à l'étude.

Il serait bien vivement à souhaiter que les recherches aboutissent à des résultats absolument incontestables. Pour le moment, sans assimiler les poudres-viandes aux extraits de viande dont l'insuffisance est démontrée, il paraît prudent de formuler des réserves au point de vue hygiénique. L'économie animale peut-elle accepter une alimentation qui, par sa rapidité d'assimilation, semble ne pas concorder avec l'organisation de l'appareil digestif? La lenteur avec laquelle s'accomplissent normalement les phénomènes de la digestion, la multiplicité des actes qu'ils entraînent n'ont-ils pas un but?

Ce ne sont là que quelques-unes des données du problème, mais reçût-il une solution conforme aux espérances présentes, encore paraît-il certain que les poudres de viande ne pourront jamais être qu'un *aliment de circonstance*, un *aliment d'exception*.

Si elles réalisent ce desideratum, ce sera déjà un grand progrès (1).

IV. *Conservation du lait, des œufs, du fromage.* — Le lait se conserve parfaitement par le simple procédé de l'endaubage, appliqué suivant la méthode Appert. Lorsque le procédé a été méthodiquement appliqué, la conservation peut avoir une fort longue durée.

On cherche, en général, à combiner les procédés de conservation avec ceux de réduction. M. Martin de Lignac ajoute 75 gr. de sucre par litre de lait et le fait évaporer au bain-marie, jusqu'à consistance du miel; à ce degré, un litre de lait est réduit à 200 gr.; on le place dans des boîtes de fer-blanc que l'on porte pendant dix minutes à l'ébullition et l'on soude comme dans le procédé ordinaire. On a modifié ce procédé en faisant condenser le lait par évaporation dans le vide, en sorte que l'action de la chaleur étant supprimée, les matières constitutives souffrent moins d'altération, mais il faut toujours ajouter une forte proportion de sucre. Le *lait condensé* suisse, australien, américain ou autre doit, pour l'usage, être étendu de cinq fois son volume d'eau tiède; il reprend la couleur et la saveur du lait frais; la boîte entamée peut se conserver huit à dix jours sans altération.

On a, par différents procédés, cherché à réduire le lait en tablettes ou en poudres; tels sont ceux de Keller, basés sur les mêmes principes que ceux de Martin de Lignac, au moyen desquels on obtient, soit des tablettes, contenant 6 pour 100 d'eau, ou une poudre qui n'en renferme que 3 pour 100; la dissolution de cette poudre ou de ces tablettes ne peut s'effectuer que dans l'eau bouillante; Grimaud a proposé de dessécher le

(1) Voy. sur la question des *Poudres-viandes dans l'armée :* Meinert, *Armee und Volks-Ernaehrung*, Berlin, 1880. — E. Lux, *De l'alimentation rationnelle et pratique des armées en campagne et à l'intérieur. (Broch. pub. par la réunion des officiers).* Paris 1881. — Hentsch, *Zur Verpflegung der Armee im Felde. (Jahrbucher für die deutsche Armee und Marine*, t. XXXIV, 1883.) — Ronnberg. *Versuche ueber den Nachrwerth des Fleichmehl, « Carne pura »* *Deutsche militair aerztlihe Zeitschrift*, 1883. — Hassler, *De l'emploi des poudres-viandes dans l'alimentation du soldat. (Arch. de méd. milit.*, t. IV, p. 193, 1884.) — L. Kiru, *L'alimentation du soldat*, Paris, 1885.

lait en le faisant traverser par un courant d'air froid, il le réduit ainsi en une sorte de pâte sèche. Ces laits desséchés sont loin de valoir le lait frais, ni même le lait conservé liquide, quoique épaissi ; aussi, est-ce au système Martin de Lignac ou autres analogues qu'il convient de recourir.

Les conserves de lait sont entrées dans la consommation du public, et à juste titre, car de toutes les conserves ce sont les plus salubres et les plus nutritives. Elles fournissent d'excellentes ressources pour les approvisionnements des ambulances ou hôpitaux de campagne, car, sous un petit volume, on peut renfermer une grande quantité de matière assimilable et donner aux malades une boisson alimentaire, à la fois agréable et nutritive.

Les meilleurs procédés de conservation des œufs reposent sur l'exclusion de l'air, aussi complète que possible. Il faut donc agir sur des œufs très frais, et, par conséquent, remplis le plus possible du fluide albumineux. On a pu isoler les œufs en les enduisant d'une couche imperméable, comme d'un mélange d'huile et de cire, légèrement chauffé, d'une solution de gélatine, d'un vernis à l'alcool. Ces procédés ne sont pas très pratiques parce qu'ils sont beaucoup trop dispendieux.

Le procédé le plus communément employé consiste à plonger les œufs, peu de temps après qu'ils ont été pondus, dans un lait de chaux, en plaçant les barils ou récipients dans un endroit frais. La chaux se fixe en partie sur la coquille, dont elle obstrue les pores. De plus, l'air ne peut les atteindre et la chaux s'oppose à la putréfaction. Payen suppose que l'on réussirait mieux en ajoutant à l'eau deux ou trois centièmes de sucre; il se formerait alors un sucrate de chaux, un peu plus soluble que la chaux elle-même; A. Gautier conseille d'ajouter à la chaux une certaine proportion de crème de tartre.

On peut conserver les œufs par le salage, en les immergeant pendant quelques heures dans une solution de sel marin au 1/10e; le sel marin pénètre jusqu'à la matière organique et la rend moins altérable. Retirés de la solution, les œufs salés peuvent être laissés au contact de l'air.

La conservation des fromages cuits n'exige que de la sécheresse, et une certaine préservation du contact de l'air; les fromages de Hollande, destinés à voyager, sont maintenus dans du son ou de la sciure de bois et, mieux encore, enveloppés dans une étoffe imperméable. Il s'altèrent cependant au bout d'un certain temps et deviennent le siège d'une fermentation qui développe des produits acides et les rend finalement peu ou point comestibles (1).

ARTICLE II. — SUBSTANCES ALIMENTAIRES FOURNIES AU SOLDAT PAR LE RÈGNE VÉGÉTAL.

§ I. — Les céréales, les farines et les fécules.

1. *Céréales*. — Les grains des céréales contiennent tous, mais en proportions différentes, des éléments nutritifs que l'on peut grouper en : 1° substances organiques azotées, *glutine*, *albumine*, *caséine*, *fibrine*, comparables aux produits similaires fournis par le règne animal ; 2° un principe actif prédominant dans les parties corticales, analogue à la diastase, ayant la propriété de fluidifier l'amidon en contact avec l'eau à 75 ou 80 degrés ; 3° des substances organiques non azotées, *amidon*, *dextrine*, *glycose*, *cellulose* ; 4° des *matières grasses* et une huile essentielle ; 5° des matières minérales, *phosphate de chaux* et de *magnésie*, *sels de potasse* et de *soude*, *silice*.

Nous empruntons à A. Gautier le tableau suivant, qui traduit la composition moyenne des principales céréales :

Tableau de la composition moyenne des céréales (2).

Pour 100.

Espèces.	Amidon.	Substances protéiques	Dextrine et glycose.	Graisses.	Cellulose et congénères.	Mat. minér.	Eau.
Blé (en moyenne) ..	59,70	14,60	7,20	1,20	1,70	1,60	14,00
Blé dur d'Afrique..	52,67	19,50	7,60	2,12	3,00	2,71	12,40
Blé dur de Brie....	56,75	15,25	7,00	1,95	3,00	2,75	13,03
Blé blanc de Tuzelle.	60,51	12,65	6,05	1,87	2,80	2,12	16,00
Seigle.............	37,50	9,00	10,00	2,00	3,00	1,90	16,60
Avoine............	53,60	11,90	7,09	5,50	4,10	3,00	14,00
Riz (en moyenne)..	77,75	6,43	0,60	0,43	0,50	0,68	14,40
Maïs..............	58,40	12,80	1,50	7,00	1,50	1,10	17,70
Sarrasin..........	44,70	6,84	»	1,51	»	1,75	0,18
Orge d'hiver......	54,90	13,40	8,70	2,80	2,60	4,50	0,13

a. Blé. — De toutes les céréales, le *blé* ou *froment* est une des plus riches en matériaux protéiques et en sels minéraux, aussi fournit-il l'aliment par

(1) Jaillard. *Observation de colique de plomb déterminée par l'enveloppe du fromage de Roquefort.* (*Rec. des Mém. de méd. milit.*, 3e sér. t. XXXIII. 1877.)

(2) A. Gautier, *loc. cit.*, p. 15.

excellence, le pain. Le *grain* du blé ne forme qu'une partie peu considérable de la plante, qui se décompose ainsi qu'il suit :

Grains, 22,80 ; balle, 4,00 ; paille, 57,70 ; chaume, 15,50. — Froment dans son entier, 100,00.

Le grain se présente sous la forme d'ellipsoïdes courts, ou plus ou moins allongés, dans la plupart des blés tendres ou demi-durs, très allongés en général dans les blés durs. Un sillon plus ou moins profond partage le blé en deux lobes ; au gros bout du grain on remarque l'embryon, destiné à reproduire la plante, et, à l'extrémité opposée, quelques poils retenant souvent, engagés entre eux, des poussières et des champignons globuliformes microscopiques qui occasionnent certaines maladies, *rouille*, *charbon*, *carie* des grains. Les poussières s'accumulent quelquefois en grandes quantités ; elles communiquent alors au grain une couleur brune (*grains boutés*) qui les déprécie et nécessite un nettoyage énergique, avant d'envoyer les grains à la mouture.

Le grain lui-même est recouvert par un péricarpe très résistant, qui pénètre, des deux côtés du sillon médian, jusque dans l'intérieur du périsperme du blé ; ces portions rentrantes du péricarpe ne peuvent être extraites par les différents procédés de décorticage proposés jusqu'à présent ; la première enveloppe du blé est beaucoup plus épaisse dans les blés tendres que dans les blés durs, ce qui explique la différence du rendement en son de ces deux variétés ; on peut, pour l'étude, enlever complètement ce péricarpe, en plongeant le grain dans l'eau, pendant une minute environ, et en l'essuyant sans le froisser ; on voit alors sa surface se rider, il devient facile de fendre l'enveloppe et de la détacher en deux fragments, qui se séparent dans le repli carpellaire (1).

Au-dessous de cette première enveloppe en existent deux autres entre lesquelles se trouvent des cellules contenant des huiles grasses, des phosphates de magnésie, de chaux, de potasse, de la silice et le principe diastasique. De la troisième enveloppe se détachent les filaments de gluten, entre lesquels les grains d'amidon se trouvent renfermés.

Ces différentes membranes ne sont que de la cellulose ; après la mouture, ils forment le son, qui entraîne toujours avec lui une certaine proportion d'amidon et de filaments de gluten ; le son renferme en outre des substances aromatiques qui, pour la muqueuse digestive, sont une cause

(1) Voy. pour l'étude du grain de blé : Coulier. art. Blé. (*Dict. encyclop. des sciences méd.*, 1re sér., t. IX, 1868.)

de stimulus avantageux. Aussi, le son est-il réellement alimentaire et devrait-il ne pas être séparé de la farine, si l'on voulait sustenter un homme ou un animal exclusivement avec le produit du grain de blé écrasé. La proportion de cellulose, ou ligneux, contenue dans 100 parties de blé, a été estimée à 7,5 pour 100, par Boussingault, à 2,3 à 1,5 pour 100 par Peligot, à 2,38 à 1,25 pour 100 par Millon, les blés durs étant toujours ceux qui en contiennent le moins.

Les enveloppes étant supposées détachées du grain, il reste ce grain lui-même, qui se compose en majeure partie des cellules d'amidon, séparées en groupe par les filaments de gluten, d'autant plus compacts et plus agglomérés que l'on se rapproche davantage du centre. Au gros bout du périsperme, se trouve l'embryon, comprenant la radicule, la gemmule et le cotylédon, dont l'ensemble ne constitue pas le 1/100e du poids du grain; l'embryon se trouve du reste éliminé, avec le son, dans l'opération de la mouture.

La proportion d'amidon varie, comme on a pu le voir dans le tableau reproduit page 594, suivant les différentes espèces de blé; le maximum a été trouvé par Peligot dans le blé Hérisson qui en contient 63 pour 100; le minimum, dans le blé de Pologne très dur qui n'en renferme que 53 pour 100. La dextrine varie de 10 pour 100 (blé Hardy-Withe), à 5 pour 100 (blé de Hongrie), la moyenne est de 7 pour 100.

La proportion des matières azotées varie, non seulement en quantité, mais même en qualité, c'est ainsi qu'il est absolument impossible d'extraire du gluten de la farine du blé d'Égypte, qui contient cependant 20 pour 100 de matières azotées. Le chiffre maximum de matières azotées a été rencontré par Peligot dans du blé de Pologne très dur, à la dose de 21 pour 100; le minimum de la touselle blanche de Provence, à la dose de 9 pour 100. La culture et la nature de l'engrais font varier la quantité de gluten dans un même blé.

La dénomination de *blés durs* et de *blés tendres*, basée sur les propriétés physiques des blés, sert à indiquer aussi leur composition chimique. Sous le nom de *blés tendres*, on entend ceux qui, cultivés d'ordinaire dans les pays tempérés ou septentrionaux, sont opaques, légèrement flexibles sous la dent, de forme bombée et arrondie, à cassure blanche et farineuse, à enveloppe épaisse. Le *blé dur*, provenant des pays chauds, présente une consistance cornée; il est jaune fauve, sa cassure est nette, vitreuse, sa forme est plus allongée. Les *blés demi-durs* ou *blés mitadins*, ont un aspect intermédiaire, se rapprochant tantôt du blé dur, tantôt du blé tendre, suivant la culture. Dans le service des subsistances militaires, le blé demi-dur est classé comme blé tendre.

Pour les adjudications militaires, on stipule toujours un minimum de poids à l'hectolitre, minimum qui varie suivant les récoltes. On l'apprécie à l'aide d'un appareil spécial nommé *trémie conique*, qui a pour but de mesurer un volume exact de blé, sans le tasser, puis de le peser dans des conditions toujours identiques. On conseille de ne jamais descendre au-dessous de 83 kilogrammes pour les blés durs, et 71 pour les blés tendres.

b. Conservation des blés. — Lorsque le blé a été séparé, parfaitement mûr, de la plante qui l'a produit, il peut se conserver fort longtemps, si on le place dans de bonnes conditions, témoin les blés renfermés à côté des momies, dans les pyramides d'Égypte et qui, après quatre mille ans, ont pu donner naissance à des épis fort et vigoureux. Le blé a cependant quelques ennemis à craindre, en particulier les insectes et l'humidité, qui favorisent les développements cryptogamiques et le font fermenter. Les principaux insectes qui attaquent le blé sont : l'*alucite*, ou petit papillon nocturne ; la *teigne*, dont la toile étendue sur les grains les agglutine et sous laquelle les larves rongent les grains ; enfin, le *charançon*, petit coléoptère noir, qui se nourrit aux dépens du grain, pullule avec une activité remarquable et peut détruire d'énormes quantités de blé. Douze paires de charançons, introduit dans un hectolitre de blé, donnent naissance, en un an, à 75,000 individus, qui consomment chacun trois grains pour leur subsistance. Les rongeurs : rats, souris ou mulots, se nourrissent également du blé, aussi dont-on entretenir un certain nombre de chats dans les magasins.

Un grand nombre de procédés ont été employés pour la destruction des insectes, en particulier les *pelletages*, le *tue-teigne* et le *sulfure de carbone*. Par les pelletages, c'est-à-dire par l'agitation fréquemment renouvelée du blé avec des pelles, on s'oppose au développement des larves en modifiant les conditions de température nécessaires à leur incubation, mais on ne détruit pas les insectes qui existent. Le tue-teigne de M. Doyère consiste en deux cylindres concentriques, l'extérieur est immobile et armé, sur sa surface interne, d'arêtes à crémaillères ; l'interne, armé de lamelles parallèles à son axe, nommées percutantes, peut recevoir une vitesse de 800 mètres à la minute. Le grain est introduit entre les deux cylindres et subit, en rejaillissant alternativement sur les arêtes et les lames, une série de chocs qui contusionnent et tuent les insectes. La direction des cylindres étant légèrement oblique, le grain sort par la partie inférieure, animé encore d'une vitesse de 5 à 6 mètres; il est, en même temps, dépouillé des pailles, poussières et autres corps légers, par le vif courant d'air qui se produit.

Pour traiter les grains par le sulfure de carbone, on les place dans des récipients hermétiquement clos, puis on introduit les bouteilles de sulfure de carbone, débouchées, et on les abandonne, le goulot en bas, en les enfonçant dans la masse du grain. Le sulfure de carbone n'attaque pas le grain, l'odeur infecte qu'il lui communique disparaît au bout de quelques heures d'aération. La proportion de ce liquide doit être de 15 à 20 grammes par mètre cube de grain, si l'occlusion du récipient est parfaite; elle doit être portée à 150 grammes, si l'on s'est borné à recouvrir le grain de prélarts. Ce procédé expose à des dangers, car le sulfure de carbone forme avec l'air un mélange détonant, qui fait explosion à l'approche d'un corps en ignition.

Les blés sont conservés dans des magasins parfaitement asséchés, *en couches* d'une épaisseur de $0^m,70$ à $0^m,80$, que l'on agite par le pelletage, une fois par mois en hiver, quatre ou cinq en été, en choisissant un jour parfaitement sec, afin d'empêcher l'action de l'humidité sur le grain. On peut encore conserver le blé *en sacs,* mais pendant un court espace de temps seulement; on dispose les sacs en piles espacées, pour permettre la circulation de l'air ou mieux en les laissant debout sans se toucher. De temps à autre, les blés sont répandus sur le sol et pelletés.

Le procédé de conservation, dit *en silos,* a pour objet de placer le grain à l'abri de l'air et de l'humidité, qui permettent l'évolution des larves et des insectes et favorisent également la fermentation. De plus, on a constaté que le blé, renfermé dans un récipient, dégage de l'acide carbonique, qui bientôt chasse l'air par l'orifice supérieur, en raison de la moindre densité de ce dernier; si donc, à ce moment, on obture le récipient, le blé se trouve placé à l'abri du contact de l'air et dans de l'acide carbonique, gaz impropre à entretenir la vie des insectes. Ce procédé de conservation est fort ancien; il est encore employé par les Arabes, qui se bornent à creuser des trous tronco-coniques dans la terre, en enduisant les parois au moyen de la glume des épis. Aussi, leurs silos laissent-ils pénétrer un peu d'humidité, qui altère les couches extérieures de la masse des grains.

Le procédé des silos a été singulièrement perfectionné par l'industrie moderne; c'est ainsi que M. Doyère a construit des *silos métalliques* de tôle galvanisée, enfouis dans le sol, mais entourés de maçonnerie. On les remplit de grains jusqu'à 10 centimètres de l'ouverture, puis, au bout de dix à quinze jours, nécessaires pour permettre au grain de se bien tasser, on remplit l'espace vide et l'on soude le couvercle avec grand soin. Un petit tube de 10 à 15 centimètres est ménagé dans le couvercle, afin d'introduire du sulfure de carbone, en cas de besoin. Le grain se conserve dans ces conditions presque indéfiniment.

Les *silos Haussmann* sont cylindriques et verticaux, le grain est retenu à 5 ou 6 centimètres du fond par une forte toile métallique; l'obturation de l'appareil est complète, mais un tube de caoutchouc, débouchant dans le couvercle, fait communiquer l'intérieur avec une cornue dans laquelle on produit de l'azote, en faisant passer un courant d'air sur de l'éponge de fer incandescente. A la partie inférieure, se trouve un aspirateur qui, en fonctionnant, extrait l'air contenu dans les interstices du grain et le remplace par de l'azote. Ce procédé de conservation est employé, avec beaucoup de succès, par l'administration de l'assistance publique de Paris.

Le procédé de *conservation Louvel* consiste à faire le vide en produisant un appel, par la condensation de la vapeur d'eau, dans un récipient qui communique avec l'intérieur du silo. En répétant plusieurs fois de suite l'introduction de la vapeur dans l'appareil à condensation, on extrait complètement l'air et, avec lui, l'humidité qui pouvait retenir encore le grain.

Au lieu d'isoler le blé du contact de l'air, ainsi qu'on cherche à le faire dans les procédés précédents, on peut le conserver par l'aération continuelle et le mouvement; tel est le but des *greniers Huart*. Dans ce système, les grains sont successivement conduits dans des compartiments, disposés à différentes hauteurs, au moyen de vis d'Archimède et de chaînes à godets; parvenu aux compartiments supérieurs, le blé retombe, en subissant une série de petits chocs, qui le brossent, pour ainsi dire, et l'aèrent. Une machine à vapeur donne le mouvement à tout l'appareil. Ce système est bon, mais un peu coûteux et sujet à d'assez fréquentes détériorations; il fonctionne cependant, avec succès, à la manutention militaire du quai de Billy, à Paris.

c. Céréales autres que le blé. — Le *seigle*, produit d'une graminée fort répandue dans le nord de l'Europe, ne contient pas de gluten se pouvant extraire directement; il présente une plus forte proportion de substances hygroscopiques solubles, et possède une odeur qui donne un parfum spécial aux aliments dans la composition desquels on le fait entrer.

Le seigle, atteint d'un champignon spécial, l'*ergot (claviceps purpurea)*, peut donner lieu à une intoxication spéciale, l'ergotisme, qui règne parfois sur des populations entières.

L'*orge*, répandue et multipliée dans toute l'Europe, remplace le froment dans les contrées septentrionales et s'accommode à peu près de tous les terrains et de tous les climats. Elle est employée, comme le blé, pour la panification, et pour l'alimentation des chevaux en Espagne, en Orient et en Algérie; elle est fort utilisée pour la fabrication de la bière, boisson alcoolique obtenue par la fermentation de l'amidon de cette céréale.

L'*avoine* est une plante vivace, qui s'accommode de tous les terrains et de toutes les cultures, et sert à la nourriture des hommes dans les pays septentrionaux, et des chevaux dans toute l'Europe. Elle est particulièrement riche en matières grasses; l'avoine de bonne qualité doit peser de 43 à 48 kilogrammes par hectolitre.

Le *maïs*, probablement originaire d'Amérique, ne peut, dans nos régions, être cultivé au delà de la zone de la vigne, mais il rend abondamment dans les régions qui lui sont favorables. Le fruit du maïs possède un arome spécial et renferme une proportion considérable de matières grasses; on l'utilise pour l'alimentation dans un grand nombre de provinces. On sait que le maïs, altéré par la présence d'un parasite fongoïde, le *verderame* ou *verdet*, a été accusé de déterminer la pellagre. Le maïs peut également être atteint d'un ergot, comme le seigle. La dessiccation du grain, au four, suffit pour faire disparaître le danger existant de la présence du verdet.

Le *millet* est cultivé, comme céréale, dans presque toutes les régions de l'Afrique où l'on en possède plusieurs variétés; en Algérie, on le désigne vulgairement sous le nom de sorgho, dérivé de son appellation scientifique *(Holcus sorghum)*. Ses propriétés alimentaires sont fort médiocres. Il en est de même du *sarrasin* ou *blé noir*, qui vient dans les régions où le blé et le seigle ne sauraient réussir et contribue à l'alimentation des populations rurales du Dauphiné, de Bretagne, de Sologne.

Le *riz* est l'une des céréales les plus cultivées; il forme la base de l'alimentation des indigènes dans toute l'Asie intertropicale, et dans le Nouveau-Monde; en Europe, il réussit également sur le littoral de la Méditerranée, en Piémont, etc.

La majeure partie du riz consommé en Europe vient de l'Inde, le meilleur de la Caroline. De toutes les céréales, le riz paraît la plus pauvre, chimiquement, en substances protéiques, en matières grasses et en matières minérales, et néanmoins de nombreuses populations asiatiques en font sinon leur alimentation exclusive, du moins un usage quotidien. Les propriétés alimentaires du riz tiennent sans doute à sa très facile digestion et s'il ne peut remplacer le blé ni la viande, il peut constituer un *adjuvant* très précieux pour l'alimentation des troupes, en paix et en campagne.

II. *Légumes féculents.* — Certaines classes de légumes sont ainsi nommées en raison de la *fécule* qu'ils contiennent en fortes proportions; cette division est fort arbitraire, car il n'y a aucune différence chimique ou physiologique entre la fécule que l'on extrait de leurs cellules et l'amidon qui provient des céréales.

On retire la fécule d'un grand nombre de plantes, d'espèces végétales assez différentes les unes des autres; de quelque origine qu'elle provienne, elle a les mêmes caractères et les mêmes propriétés et varie en proportion de 16 à 55 pour 100, tandis que les substances albuminoïdes y oscillent entre 2 à 30 pour 100.

Un certain nombre de légumes féculents sont ou peuvent être utilisés pour l'alimentation des troupes, en raison de leur facilité de dessiccation, de transport et leur rendement nutritif.

Les *Haricots blancs* et les autres variétés colorées de ce légume constituent une matière alimentaire facile à conserver; ils sont riches en substance azotée (25 pour 100) et en fécule (55,70). Ils prennent le nom de *fayols* dans le vocabulaire du soldat et du marin et forment le type du légume sec des rations militaires. Les fayols exigent un certain temps d'immersion dans l'eau froide et une cuisson assez prolongée, sans quoi leur péricarpe ne se ramollit point et leur fécule n'est pas suffisamment modifiée par la cuisson.

Les *Pois communs*, pois secs, existent dans le commerce sous deux aspects: les uns, égrenés de leurs gousses et desséchés, à l'air, après leur maturation complète, représentent des graines entières d'une nuance jaune grisâtre, souvent en partie perforées par les insectes (albuminoïdes 23,80, fécule 58,70); les autres, séchés avant leur maturité, égrenés après le battage, décortiqués et concassés entre des meules peu écartées, se rencontrent pour la plupart en fragments verts teintés de gris; d'une saveur moins prononcée et plus agréable, ils exigent, avant leur cuisson, une immersion moins prolongée que les pois en graine non décortiqués et sont un peu plus riches en matériaux protéiques (albuminoïdes 25,40. fécule 58,50).

Les *Lentilles* sont comptées parmi les légumes féculents les plus nutritifs et les plus digestibles (albuminoïdes 25,20, fécule 56); leur enveloppe contient un arome fort agréable qui se communique à leur eau de cuisson. Les lentilles mériteraient, à tous les titres, de figurer dans les approvisionnements militaires.

Les *Pommes de terre*, popularisées en France par Parmentier, pharmacien des hôpitaux militaires, sont universellement cultivées et réussissent presque partout, mais en acquérant cependant des propriétés variables suivant les terrains et les engrais. Leur rendement alimentaire est assez faible (albuminoïdes 1,60, fécule 21), aussi s'en exagère-t-on les vertus nutritives. Néanmoins, si les pommes de terre ne peuvent être substituées à tel aliment infiniment plus riche, on doit reconnaître qu'elles se digèrent facilement par les estomacs sains, qu'elles s'associent à la viande et aux autres légumes. Comme pour le riz, on ne peut les juger exclusivement au point de vue chimique, et en réalité elles jouent un rôle très important dans l'alimentation des populations européennes et dans celle du soldat.

Les *patates douces* offrent pour les habitants des régions tropicales et de notre Algérie un succédané de la pomme de terre, encore moins riche en fécule; les patates n'en contiennent que 16 pour 100, mais elles renferment aussi 10 pour 100 de sucre, en sorte que, associées à de la viande ou un autre aliment plastique, elles forment un légume sain et fort agréable. Les *ignames*, originaires des Indes et des Antilles, ont été introduites en Europe et en Algérie; elles contiennent près de deux fois plus de matières azotées que la pomme de terre. Le *Manioc* constitue l'un des tubercules les plus riches en fécule amylacée; il n'a pas été encore introduit en Europe, où il ne réussirait probablement pas; mais il n'en serait peut-être pas de même en Algérie. Le *Topinambour*, ou artichaut de Jérusalem, importé du Brésil, mériterait d'être cultivé en grand, car, outre la richesse relative en albuminoïdes et en matières amylacées de ses tubercules, ses tiges et ses feuilles vertes constituent un fourrage fort utilisable pour les animaux domestiques.

L'*arrow-root*, le *Tapioca*, substances féculentes extraites de plusieurs végétaux exotiques, le *sagou*, moelle d'un palmier, le *salep*, extrait des tubercules d'orchidées, intéressants au point de vue de l'alimentation générale, ne jouent qu'un rôle assez accessoire dans celle des armées.

III. *Extraction des farines.* — Les farines, contenues dans les grains ou les tubercules des végétaux, sont extraites et isolées des tissus ligneux par une série de procédés que l'industrie perfectionne tous les jours davantage. Le moindre progrès accompli, en augmentant la masse générale de substance alimentaire mise à la disposition de l'homme, ou en la rendant plus salubre, doit être considéré comme une conquête à laquelle l'humanité peut applaudir.

Les procédés industriels relatifs à l'extraction des farines prennent le nom de *meunerie* ou *minoterie*, suivant le degré de perfection du travail auquel les produits sont soumis. La meunerie se contente de soumettre le grain à un simple tour de meule et de séparer le son; la minoterie reprend ces produits, les remoud uniformément, pour les amener au même degré de finesse, et fait quelquefois subir au grain jusqu'à sept moutures successives. Ces opérations ne se passent pas sans que les qualités alimentaires de la farine soient altérées; aussi les cahiers des charges des moutures militaires interdisent-ils la minoterie.

Le mélange de farine et de son, au sortir des meules, perte le nom de *boulange;* la séparation des éléments ligneux, du son, constitue le blutage, qui a été réglé depuis 1863, à 12 pour 100 pour la farine de blé dur et 20 pour 100 pour la farine de blé tendre. Cette opération s'exécute dans les *bluteries* ou *blutoirs*, sortes de prismes hexagonaux garnis de gaze, dont les orifices ont un diamètre différent suivant leur emplacement dans le blutoir; généralement les gazes les plus fines sont en tête de l'appareil. La boulange est amenée dans l'intérieur du blutoir auquel on a communiqué un mouvement de trépidation; la séparation de la farine et du son et même celle des différents degrés de farine se fait alors automatiquement. Suivant la grosseur des mailles qui lui ont donné passage, la farine se divise en *fleur de farine* première ou deuxième, *gruaux* blancs ou bis, enfin *recoupettes* petit et gros son. Dans les manutentions militaires, pour arriver au taux de blutage réglementaire, sans rien perdre de la farine, on fait quelquefois repasser sous des meules spéciales les gruaux non effleurés, c'est-à-dire ceux qui n'ont pas été assez broyés au premier tour. Il ne faut pas confondre cette seconde mouture avec les cinq ou six moutures successives, que l'on ne craint pas de pratiquer dans les minoteries où, en parvenant à écraser complètement le son, on obtient une farine chargée de ligneux et, par conséquent, moins nutritive.

Le déchet de fabrication de la farine peut être évalué à 3 pour 100 en moyenne, représenté par un déchet de 1 à 2 pour 100 dans le nettoyage, de 1 à 2 pour 100 dans la mouture, de 1/4 pour 100 dans le blutage ; de la sorte, pour obtenir 100 kilog. de boulange, il faut moudre 103 kilog. de blé, ou autrement : 103 kilog. de blé tendre fournissent 80 kilog. de farine et 20 de son, et 103 kilog. de blé dur, 88 kilog. de farine et 12 de son.

Les opérations de manutention des grains, de mouture et de blutage, pouvant donner lieu à la fraude, sont exécutées, dans les manutentions militaires, par un corps spécial, celui des ouvriers d'administration, boulangers, sous la direction et la surveillance des comptables du service des subsistances et le contrôle des sous-intendants militaires, chargés du service des vivres.

Néanmoins, toute la farine destinée à l'armée n'est pas préparée dans les manutentions militaires, de fortes proportions sont achetées dans le commerce ; aussi le choix de ces farines, la vérification de leurs qualités constituent-elles une opération de la plus haute importance, car la fraude peut s'y exercer sous un grand nombre de formes.

IV. *Examen et vérification des farines.* — Les farines de froment présentent des caractères variables suivant le blé dont elles sont issues. Les farines de blé dur sont d'un blanc jaunâtre, franc et clair ; elles sont rondes et granuleuses au toucher, les piqûres du son y sont peu visibles. Les farines de blé tendre, douces et soyeuses au toucher, sont d'un blanc plus prononcé, à peine y voit-on quelques piqûres de son. Les farines de blé demi-dur participent de ces deux caractères.

L'examen d'une farine doit porter sur trois points principaux : l'examen de ses qualités, la recherche des altérations qu'elle peut présenter, enfin celle des substances étrangères que la fraude peut y avoir introduites.

a. *Qualités de la farine.* — Étendue sur une feuille de papier blanc, unie à sa surface au moyen d'un couteau, la bonne farine doit apparaître avec une belle couleur franche, tirant un peu sur le jaune paille ; la coloration rougeâtre, grise ou une nuance terne provient d'un blé de médiocre qualité, mal nettoyé ; de même, de trop nombreuses piqûres indiquent un blé maigre ou charançonné, une mouture mal exécutée. La farine a *du corps* lorsque, prise à poignée dans la main, elle forme une pelote ; tel est le cas de la farine de blé tendre, qui laisse après elle sur la main une poudre très fine et très blanche ; elle est alors dite *fleurante :* la farine de blé dur s'échappe en partie de la main, la pelote est moins compacte et ne laisse pas de poudre adhérente.

La bonne farine n'a pas d'odeur caractéristique et donne sur la langue un goût franc, rappelant celui de la colle; vieille et moisie, la farine contracte un goût acide, dû à la fermentation acétique, quelquefois putride; c'est ce que l'on nomme le goût de vieux ou de mite.

Au moyen de tamis numérotés de 90 à 120, on juge du degré d'affleurement de la farine; elle doit passer tout entière au tamis 90; au tamis 120, il doit en passer pour 100: en farine dure, 75 au maximum, 65 au minimum; en farine tendre, 80 au maximum, 75 au minimum.

Pour juger des qualités de la farine, on prépare un échantillon de pâte, qui doit être homogène, élastique, susceptible de s'étendre ou de s'allonger; si, au contraire, la pâte s'attache aux doigts et se déchire facilement, la farine provient de qualités inférieures. Le dosage du gluten est de la plus haute importance, car il traduit les véritables qualités alimentaires de la farine; pour l'obtenir, on fait une pâte avec 20 gr. de farine et 10 gr. d'eau, et on l'abandonne à elle-même pendant une demi-heure, afin que l'hydratation soit complète. On malaxe alors la pâte sous un filet d'eau, et au-dessus d'un tamis à mailles de soie serrées, jusqu'à ce que le liquide coule limpide; l'eau qui entraîne les particules d'amidon est reçue dans une terrine, tandis que les particules du gluten adhèrent entre elles et forment une masse grisâtre et élastique.

A l'état frais, le gluten contient environ les deux tiers de son poids d'eau; on ne peut, rigoureusement, en déterminer la quantité qu'en le desséchant dans une étuve à 110°. Les farines de blé tendre et de bonne qualité donnent de 28 à 32 pour 100 de gluten humide et de 9 à 11 pour

100 de gluten desséché ; les farines de blé dur donnent 35 à 47 pour 100 de gluten humide et 12 a 16 pour 100 de gluten sec.

Le gluten provenant des bonnes farines se gonfle considérablement, quand on le dessèche dans un tube; il est très homogène, d'un blanc grisâtre, souple, tenace et très élastique. S'il provient, au contraire, de farines altérées, il ne se boursoufle pas, répand une odeur désagréable et devient visqueux par la chaleur. Il n'est pas élastique, a peu d'adhérence et ses parties, étant désagrégées, s'étendent difficilement en lames minces.

Si l'on veut doser la quantité d'albumine, de sucre et de dextrine, on a pris soin de recueillir, dans une terrine, l'eau ayant servi à laver l'échantillon de pâte ; le liquide, traité par l'ébullition, fournit des flocons d'albumine coagulée, que l'on sépare par filtration, et que l'on pèse après l'avoir lavée. La liqueur, débarrassée de l'albumine, est évaporée au bain-marie et fournit alors un résidu de dextrine et de sucre, que l'on traite par l'alcool pour séparer ce dernier. On peut, du reste, doser le sucre par une liqueur titrée cupro-potassique. L'amidon qui se dépose à la suite des lavages doit être bien desséché et pesé. On reconnait la quantité de son, en le recueillant sur un tamis à mailles serrées et en le lavant à l'eau froide, le résidu est séché et pesé; pour avoir la proportion de son ordinaire, on multiplie par 3 le chiffre obtenu.

Le dosage des matières grasses s'obtient en traitant trois fois la farine desséchée, par l'éther rectifié, dans un appareil à déplacement ; l'éther, évaporé dans une capsule tarée, laisse la matière grasse. On dose la quantité d'eau en desséchant 25 gr. de farine dans une étuve à courant d'air, chauffée à 120°, ou bien dans un tube de verre plongé dans un bain d'huile. La matière doit être pesée jusqu'à ce que son poids reste constant.

Le tableau suivant donne la moyenne des diverses substances qui composent la farine des manutentions militaires blutée à 20 pour 100 pour les blés tendres, à 12 pour 100 pour les blés durs (1).

(1) Voy. l'*Instruction générale du Formulaire pharmaceutique des hôpitaux militaires de France*. Paris. Imprimerie nationale. 1884.

Analyse de la farine sortant des manutentions militaires.

	Farine de	
	Blé tendre.	Blé dur.
Eau (par dessiccation à 110°, 115°)...	14,0	13,0
Gluten desséché à 110°..............	10,0	14,0
Albumine..........................	1,5	3,0
Amidon, dextrine, glucose..........	72,2	66,1
Matières grasses..................	0,8	1,2
Matières minérales................	0,7	1,3
Cellulose.........................	0,8	1,4
Totaux..........................	100,0	100,0
Proportion de matières azotées contenues dans 100 gr. de farine desséchée à 110-115..................	13,4	19,5

b. *Altérations spontanées de la farine.* — La farine s'altère sous l'influence de l'humidité, soit que cette dernière ait été introduite frauduleusement pour en augmenter le poids, soit qu'elle provienne des locaux où l'on a emmagasiné la farine. Dans ces conditions, elle fermente rapidement, prend une coloration rougeâtre, due à un champignon spécial, que nous retrouverons dans le pain moisi, et dégage une certaine quantité d'acide acétique, qui lui donne un goût piquant; d'autres fois elle se tache de noir et exhale une odeur ammoniacale. Il en est de même de la farine de blés germés, moisis, charançonnés, rouillés; vainement on les mélange avec de la farine de bonne qualité, le pain qu'on en retire n'en est pas moins mauvais. Les farines de blé contiennent quelquefois des particules de farine du *mélampyre*, genre de plantes de la famille des scrofulariées qui pousse dans les blés; pour reconnaître ce mélange, dont l'effet n'est cependant pas regardé comme absolument nuisible, on fait un petit pain avec 10 gr. de farine et on le fait cuire dans une cuiller d'argent; le pain de farine mélampyrée prend une teinte rouge violet très foncée.

c. *Adultérations de la farine.* — Les farines sont falsifiées, soit avec des substances nutritives de qualité inférieure, soit avec des matières inassimilables et malsaines, d'origine minérale, de la craie, du gypse, de l'alun, etc. Ces diverses falsifications constituent un vol et, dans le cas de fournitures aux armées, surtout en temps de guerre, doivent être considérées comme crime de la plus haute gravité. Le médecin et l'officier doivent donc pouvoir déceler la fraude, par l'examen des échantillons,

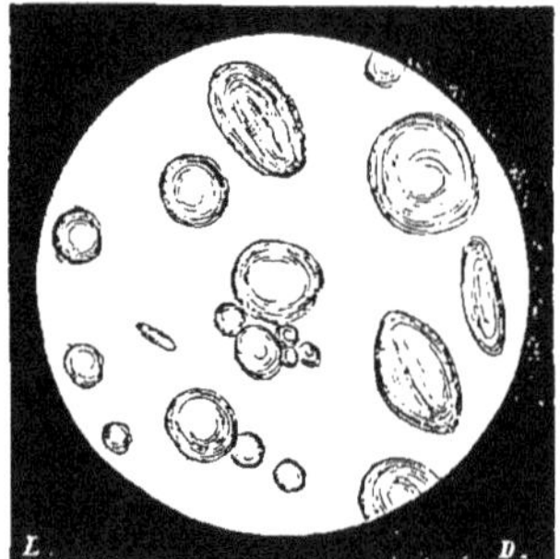

Fig. 119. — Amidon (fécule) de blé.

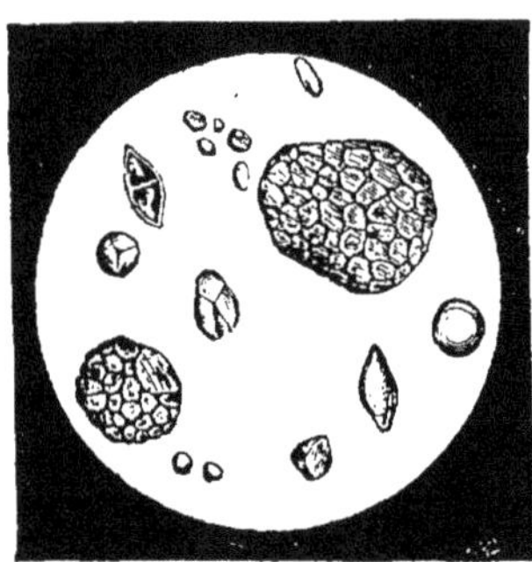

Fig. 120. — Fécule d'avoine.

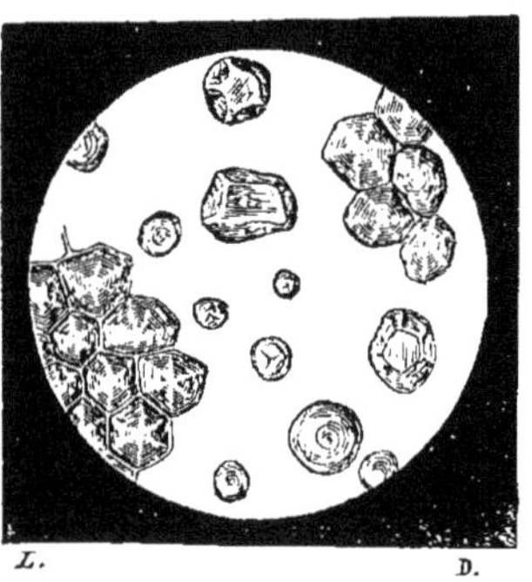

Fig. 121. — Fécule de maïs.

examen dans lequel il est utile de constater les propriétés physiques et les propriétés chimiques de la farine.

L'examen microscopique des farines constitue l'un des principaux moyens de reconnaître leur nature ; il est bon de se servir toujours dans cette expertise du même grossissement, 200 à 250 diamètres, et du même liquide comme véhicule, la glycérine, par exemple, étendue de son volume d'eau distillée (1).

L'amidon de blé se présente sous la forme de granules extrêmement petits; les uns, de forme circulaire, ont un diamètre qui varie de $0^{mm},04$ à $0^{mm},07$ (fig. 119); les autres ont une forme ovoïde, leur grand diamètre ne dépasse pas $0^{mm},07$; d'ordinaire, ils offrent un hile punctiforme et, dans quelques cas, on remarque sur les cellules ovoïdes une ligne médiane obscure dirigée suivant le grand axe. Ces différentes formes tiennent à la position que prennent les cellules sur le porte-objet; aussi, en faisant rouler sous le microscope les grains que l'on examine, voit-on les mêmes cellules prendre plusieurs aspects différents.

Les grains de fécule d'avoine (fig. 120) sont de plusieurs sortes; les uns ovoïdes, arrondis, à contours simples, les autres formés de trois ou quatre ou d'un nombre restreint d'éléments ; d'autres enfin, sphériques ou ovoïdes, atteignent jusqu'à $0^{mm},05$ de diamètre et leur surface paraît comme formée

(1) Voyez A. Moquin-Tandon. *Éléments de botanique médicale*, liv. II. chap. II, FÉCULES p. 302 et suiv.

d'une mosaïque d'éléments polyédriques.

Les cellules de fécule de maïs (fig. 121) varient suivant qu'elles appartiennent à la zone cornée ou à la zone farineuse. Les premières offrent toutes un point plus clair (hile), placé en leur centre de figure; les secondes sont, tantôt homogènes, tantôt pourvues à leur centre d'un petit cercle ou d'une ligne claire.

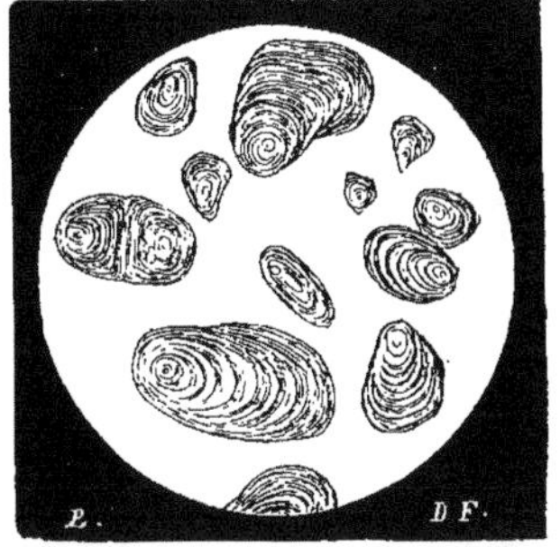
Fig. 122. — Fécule de pomme de terre.

Les granules de fécule de pomme de terre sont beaucoup plus gros que ceux du blé (fig. 122), et présentent toutes les formes; les plus petits sont en général ovoïdes, les plus grands presque triangulaires, mais très irréguliers. Le hile est fort apparent et, autour de cette cicatrice, on remarque des déchirures anguleuses, se continuant en stries concentriques irrégulières.

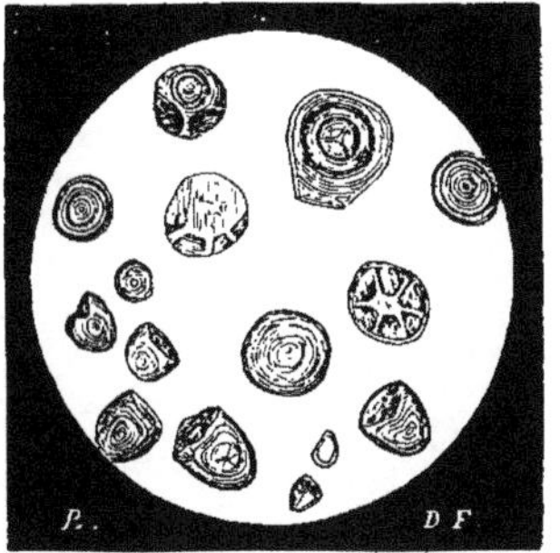
Fig. 123. — Fécule de manioc.

Le produit vendu sous le nom de fécule de Manioc (fig. 123) que nous avons vu constituer le produit commercial dit Tapioca, est constitué par un mélange de fécule proprement dite, dans laquelle on rencontre toujours quelques débris de fibres végétales, où l'on remarque des traces de structure.

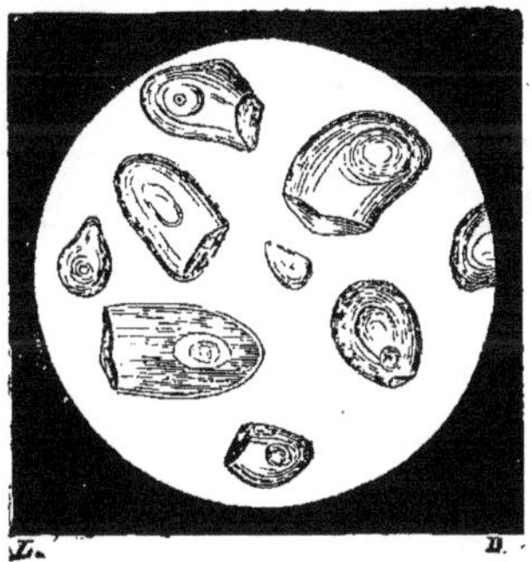
Fig. 124. — Fécule de sagou.

La fécule de Sagou (fig. 124) a la forme de petits grains irréguliers, blanchâtres, grisâtres ou roussâtres, qui, sous le microscope, prennent en général la forme d'un ovoïde irrégulier, tronqué à l'une de ses extrémités, mais dont le hile, toujours fort apparent, est entouré parfois de stries concentriques plus ou moins régulières.

Les grains de fécule d'arrow-root (fig. 125) ont un volume plus gros que celui des grains d'amidon, leur forme est ellipsoïde, leur surface est

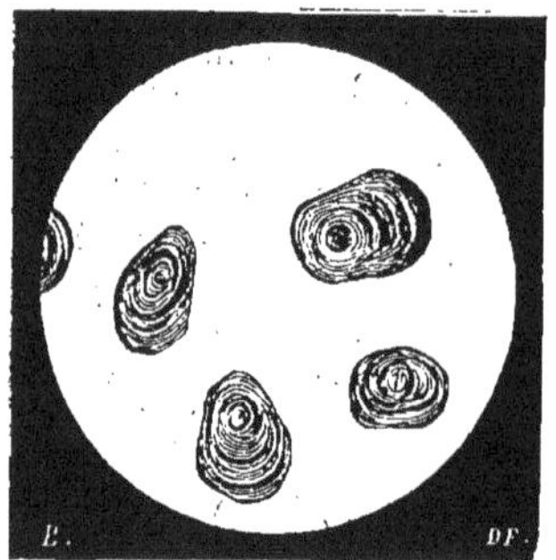

Fig. 125. — Fécule d'arrow-root.

nacrée, brillante ; dans presque tous on voit le hile entouré de zones concentriques. Ils paraissent un peu moins blancs et plus transparents que ceux du blé.

Moitessier a obtenu de remarquables résultats, dans l'examen des farines, par l'emploi de la lumière polarisée (1); c'est ainsi qu'en plaçant sur le porte-objet un mélange de farine de blé et de farine de haricot (fig. 126), on constate des différences très tranchées. A la lumière polarisée, l'amidon des légumineuses offre constamment des points brillants, placés dans les quatre segments d'une croix obscure, quand la lumière du champ est complètement éteinte ; en faisant rouler les grains avec le couvre-objet, les formes des granules se modifient, les bandes obscures changent de direction, mais l'éclat des parties lumineuses reste le même ; dans ces conditions, le grain d'amidon de blé éprouve au contraire de très grandes variations, suivant qu'il est placé de champ ou de face ; dans le premier cas, la lumière le traverse sur une plus grande épaisseur et donne lieu à des phénomènes de polarisation accentués ; dans le second, au contraire, la faible épaisseur du grain rend ces phénomènes insensibles.

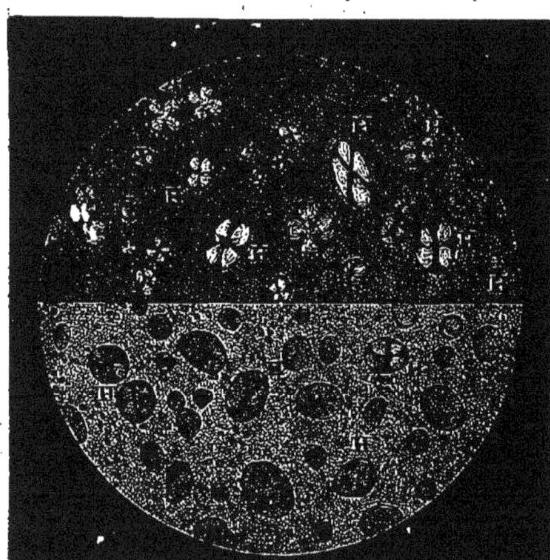

Fig. 126. — Mélange de farine de blé et de farine de haricot. — H Granules de farine de haricot. (Moitessier.)

Dans la figure 119, la partie supérieure du dessin correspond au point d'extinction de la lumière ; dans la partie inférieure, le champ est légèrement éclairé.

(1) A. Moitessier, *De l'emploi de la lumière polarisée dans l'examen microscopique des farines.* (*Ann. d'hyg. pudl..et de méb lég.*, 2e sér., t. XXIX, p. 382, 1868).

Examinés à la lumière polarisée, les grains de fécule de pomme de terre se comportent comme ceux des légumineuses, mais les phénomènes de polarisation y sont beaucoup plus intenses; les grains sont presque toujours vivement éclairés et partagés par une croix noire fort obscure (fig. 127); ces caractères sont d'autant plus prononcés que l'on donne au champ le maximum de lumière. L'emploi d'une lame sensible de gypse, dans l'appareil polarisateur, fait naître sur la fécule une coloration très vive, qui persiste dans toutes les positions que prend l'appareil, tandis que l'amidon de blé n'offre ce phénomène que lorsqu'il est vu de champ, ainsi qu'il a été dit plus haut. La fécule d'arrow-root donne lieu à des caractères voisins de ceux de la fécule de pomme de terre.

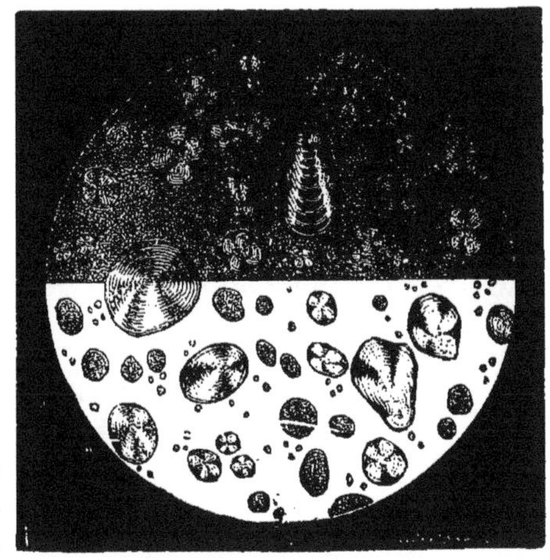

Fig. 127. — Mélange de farine de blé et de fécule de pomme de terre. (Moitessier.)

Lorsqu'il s'agit de distinguer entre elles les différentes familles de graminées, l'emploi de la lumière polarisée présente plus de difficultés, en raison du petit volume de leurs grains; il faut recourir à des objectifs d'un fort pouvoir amplifiant, ce qui diminue, dans une forte proportion, la netteté ; cependant la farine du maïs se prête assez bien à ce procédé de recherches, en vertu de l'aspect spécial

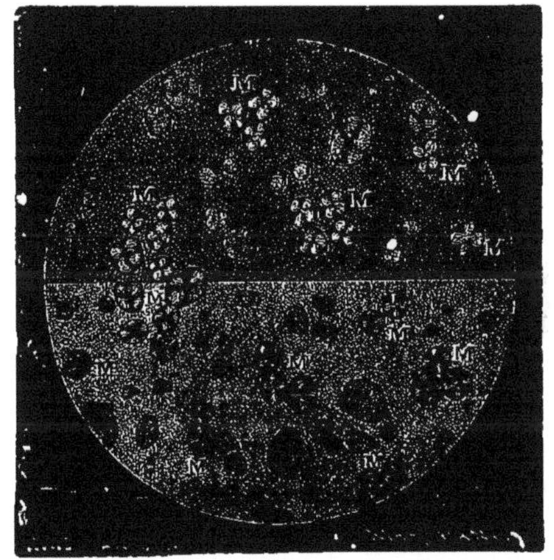

Fig. 128. — Mélange de farine de blé et de farine de haricot. — H Granules de farine de haricot. (Moitessier.)

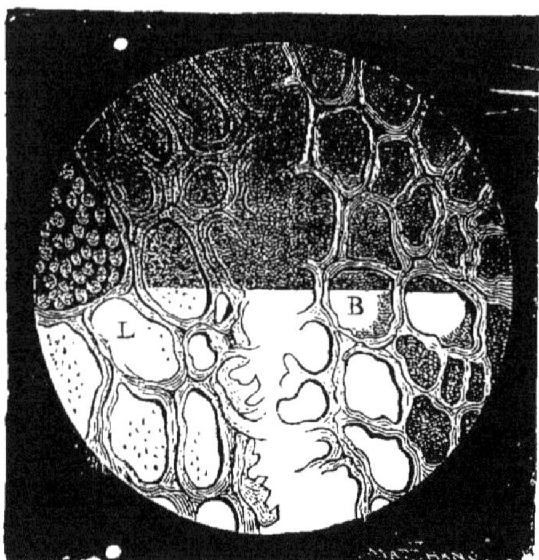

Fig. 129. — Examen à la lumière polarisée du tissu réticulé des légumineuses et des enveloppes du blé. — L Tissu réticulé des légumineuses. — B Quatrième enveloppe du blé. (Moitessier.)

de ses cellules (fig. 128). Sous l'influence de la lumière polarisée, l'amidon du maïs s'éclaire très vivement, et ses grains sont alors traversés par une croix noire fort obscure, dont les branches s'élargissent sur la circonférence. Si l'on éclaire légèrement le champ en faisant tourner l'analyseur, ces phénomènes persistent, tandis que l'amidon de blé cesse de présenter des croix, qui ne sont appréciables que dans l'extinction complète de la lumière.

Très souvent on rencontre dans les farines des débris ou enveloppes du grain de blé, en particulier de la quatrième enveloppe (voy. p. 595), composée de grandes cellules polygonales. Lorsque la farine de blé a été mélangée avec de la farine de légumineuse, on rencontre d'autre part des débris du tissu aréolaire, qui se distingue du tissu des graminées, par la ténuité de ses parois et par l'absence de la matière granuleuse opaque, existant dans les cavités de l'enveloppe interne du froment.

A la lumière polarisée, ces caractères sont encore plus tranchés; le réseau des graminées polarise très vivement la lumière, tandis que celui de légumineuses est, sur elle, d'après A. Moitessier, sans action appréciable. Le réseau des légumineuses disparait alors lorsque le fond est obscur, tandis que celui du blé devient au contraire lumineux. La figure 129 montre ces dispositions avec beaucoup de précision.

La falsification des farines à l'aide de substances minérales, peut être facilement reconnue à l'aide du microscope et de l'analyse chimique. Le mélange, observé au microscope, présente des particules étrangères au milieu des grains d'amidon. Le résidu des farines, calciné dans un creuset en platine, s'élèvera bien au-dessus du chiffre normal, qui est 1 à 1,8 0/0 au grand maximum; c'est dans ce résidu qu'il faudra chercher les substances minérales, d'après les procédés ordinaires d'analyse.

V. *Conservation des farines.* — La farine peut être conservée en couches, en sacs isolés ou en sacs empilés. La conservation en couches ne peut être que temporaire, dans le but de faire ressuer (sécher) les farines rentrant de la mouture, de les soumettre au pelletage ou de les rafraîchir avant la panification. Prolongée, elle exposerait la farine à des détériorations. La conservation en sacs isolés, maintenus debout, constitue le meilleur système; pour les rafraîchir, on fait dans le sac une sorte de cheminée verticale, à l'aide d'un bâton pointu; de temps à autre, on secoue le sac et l'on pratique une nouvelle cheminée.

Faute d'espace, on met les sacs de farine en piles de 4 à 6 de hauteur; on doit, dans ces conditions, craindre les échauffements, la formation de grumeaux et la prise en masse des farines; on devra donc les alterner de position, en plaçant à la partie supérieure les sacs qui étaient en bas, et réciproquement.

La farine peut se conserver sans altération de six mois à un an; la durée de son maintien dépend de la qualité de la farine elle-même, de son état hygrométrique, des locaux où on la loge et des soins qu'on lui donne.

§ II. — Le pain et le biscuit.

I. *Théorie de la panification.* — Le pain est un mélange de farine, d'eau, additionné d'une certaine proportion de sel et cuit, en grande partie, à une température inférieure à 100 degrés; si l'on se contentait de porter au four un pareil mélange, on n'obtiendrait qu'une sorte de gâteau, contenant inaltérés et à l'état insoluble les granules d'amidon; il ne serait que fort difficilement divisé par les dents, imbibé par la salive et, en somme, digéré par les voies digestives. Dans l'opération de la panification, on cherche à désagréger l'amidon en le faisant passer à l'état d'empois, sans que ce dernier prenne en masse et forme une bouillie compacte; de plus, on donne à sa surface extérieure un certain degré de grillage, pour communiquer au pain un goût agréable et lui assurer une conservation de plus longue durée. Pour atteindre ce but, on transforme, grâce à la présence d'un ferment, *levain* ou *levure*, une petite portion de l'amidon en sucre, qui se dédouble lui-même en alcool et acide carbonique. Ce dernier, en se dégageant, boursoufle la pâte, lui donne l'aspect léger que l'on connaît et en favorise la cuisson.

La panification comprend donc plusieurs ordres d'opérations; nous les suivrons dans l'ordre méthodique, en insistant spécialement sur les procédés employés pour la préparation du pain destiné aux soldats ou *pain de munition.*

II. *Fabrication du pain.* a. *Hydratation.* — En mélangeant la farine à l'eau, que l'on prend en général tiède, à une température de 37 degrés, on dissout la dextrine et la glucose, ainsi que quelques corps albuminoïdes, on les désagrège en même temps que le gluten et l'amidon. Abandonnée à elle-même, dans ces conditions, la pâte ne tarderait pas à entrer en fermentation; la dextrine se transformerait en glucose, puis en alcool et acide carbonique, l'amidon se transformerait également en dextrine, en glycose et définitivement en alcool et acide carbonique; cette fermentation serait relativement assez longue à se produire, aussi l'active-t-on en incorporant à la pâte un agent catalytique, sous forme de levure.

b. *Fabrication du levain.* — Le levain n'est autre chose qu'une pâte plus ancienne, déjà en fermentation, que l'on a prélevée sur les panifications antérieures sous le nom de *chef-levain,* et que l'on mélange dans la proportion de 4 à 5 pour 100 à la nouvelle pâte. Cette opération est fort délicate, car de sa bonne conduite et de l'état du levain dépend la réussite de la panification. Dans les manutentions militaires, on prend d'ordinaire un *chef-levain* sous forme de pâte, que l'on laisse aigrir pendant un certain temps, puis que l'on mêle successivement avec de l'eau et de la farine, en opérant ainsi, en terme technique, des *rafraîchissements,* séparés par des intervalles de repos.

L'opération du levage de la pâte, à l'aide de la décomposition d'une partie de l'amidon en acide carbonique et alcool, tend à appauvrir un peu le pain; de plus, le levain, ajouté artificiellement, lui communique quelquefois un goût désagréable. On a cherché à obtenir le même état poreux de la pâte, en la faisant boursoufler par le dégagement de gaz ou de vapeur dans son intérieur. On a proposé le sesquicarbonate d'ammoniaque; l'acide de la pâte, se combinant avec l'ammoniaque, dégage l'acide carbonique, et le carbonate d'ammoniaque lui-même se vaporise sous l'influence de la chaleur.

En Amérique, on utilise beaucoup la *poudre de Horsford,* qui se compose, d'une part de phosphate acide de chaux et de phosphate acide de magnésie, de l'autre d'une poudre alcaline contenant 500 gr. de bicarbonate de soude pour 443 gr. de chlorure de potassium. Pour 100 kilog. de farine, on ajoute 2k,600 de poudre acide et 1k,600 de poudre alcaline. Pendant le pétrissage, le bicarbonate de soude et le chlorure de potassium se transforment d'abord en chlorure de sodium et bicarbonate de potasse, puis ensuite l'acide carbonique se dégage, tandis que l'acide phosphorique se combine avec la potasse et avec la soude.

Ce procédé permet de réduire la panification à deux heures, il augmente de 10 à 12 pour 100 le rendement en pain de la pâte, le levage est plus régulier et l'on incorpore, de la sorte, au pain des matières salines, des phosphates en particulier, qui se trouvaient primitivement dans le blé, mais que le son a entraînés avec lui, pendant la mouture.

c. *Pétrissage.* — Le levain de tous points est mélangé avec de l'eau tiède, dans laquelle on a fait dissoudre le sel marin (pour l'armée 4 kilog. pour 1,000 rations, soit 750 kilog. de pain à obtenir), puis avec de la farine fraiche, et les boulangers procèdent à l'opération du pétrissage, qui a pour but de mélanger activement toutes les parties constituantes de la pâte; les manipulations doivent se prolonger jusqu'à ce que l'on n'aperçoive plus de farine; elles s'exécutent sous différentes formes nommées, en terme de métier, la *frase*, la *contrefrase*, le *découpage*, le *soufflage*, etc... La pâte est ensuite abandonnée dans le pétrin pendant vingt-cinq à trente minutes; la fermentation se généralise, l'acide carbonique se dégage, ainsi que de la vapeur d'eau. On juge que la pâte est au point voulu, par la sensation de gonflement qu'elle donne au toucher, sans conserver l'empreinte de la main.

Il est alors procédé au *tournage*, c'est-à-dire à la formation des pâtons auxquels on donne la forme que doit avoir le pain. Comme la pâte perd beaucoup de son poids pendant la cuisson, par suite de l'évaporation, il faut prendre plus de pâte en poids que l'on ne veut obtenir de pain; cette perte varie avec la grosseur du pain : plus ce dernier est petit, plus il faut proportionnellement de pâte; la perte peut aller jusqu'à 25 pour 100. Les pains du munition français devant peser 1,500 gr., on forme des pâtons de 1,750 gr., de forme ronde, que l'on place dans des panetons, en les saupoudrant de farine, afin d'empêcher l'adhérence, et que l'on abandonne à la fermentation pendant quarante minutes.

Le pétrissage à la main est une opération fort pénible pour le boulanger, dangereuse même, car elle l'expose ensuite à des refroidissements; en fait, elle est assez répugnante pour le consommateur, aussi a-t-on cherché à substituer le travail des machines à celui de l'homme. Les *pétrisseurs mécaniques*, dont il existe un très grand nombre de systèmes, se composent en général d'un cylindre, où se place la pâte, que des lames viennent successivement brasser, en se contrariant mutuellement. Dans les manutentions militaires, on utilise les *pétrisseuses mécaniques Delizy*, avec moteur à vapeur ou à gaz. (Circulaire ministérielle, 17 mai 1881.)

Peut-être la pâte, ainsi travaillée, ne lève-t-elle pas aussi bien que celle qui a été pétrie à bras d'hommes et par une série de mouvements, plus variés et plus intelligents que ceux que peut fournir une machine.

Dauglish et Bonsfield ont combiné le pétrissage mécanique avec l'aération de la pâte, en faisant arriver dans le cylindre pétrisseur de l'acide carbonique sous une forte pression, ce gaz est alors absorbé par l'eau. Lorsque le pétrissage est terminé, on ouvre un tube qui se trouve dans le cylindre, la pâte est chassée par la pression du gaz. On coupe la pâte par morceaux à la sortie du tube, on enfourne, et le dégagement de l'acide suffit pour boursoufler la pâte très suffisamment.

d. *Cuisson.* — La cuisson du pain s'opère dans des *fours*, consistant d'ordinaire en une voûte de briques ou d'argile, recouvrant une surface horizontale, la *sole*, formée d'argile battue ou de carreaux de briques. En avant, existe une ouverture, la *gueule du four*, destinée à introduire d'abord le combustible, puis le pain; elle se ferme au moyen d'une porte de tôle ou de fonte. Indépendamment de la gueule, il y a d'ordinaire deux autres petites ouvertures par lesquelles, au moyen de copeaux enflammés, on éclaire le four pendant l'enfournement du pain. L'air nécessaire pour la combustion arrive par la partie inférieure de la gueule, les gaz de la combustion et la fumée se dégagent par la partie supérieure, ce qui gêne singulièrement les boulangers; aussi a-t-on construit différents modèles de fours, dans lesquels la fumée vient se dégager par des ouvertures, que l'on oblitère avec une clef, au moment opportun.

Au-dessous du four, existe un espace, destiné à recevoir le charbon que l'on enlève de la sole.

Le chauffage est conduit vivement et, pour cela, obtenu par la combustion de bois écorcés, secs et fendus. La température intérieure du four doit être portée à 300 degrés environ; on juge qu'elle est suffisante lorsqu'en frottant un morceau de bois sous la voûte, il se produit des étincelles.

Les charbons rouges sont enlevés, la sole du four étant nettoyée de ses cendres, le pain est alors enfourné sur de longues pelles plates, munies de manches. Pendant ces opérations, la température a nécessairement baissé dans le four, mais 200 à 250 degrés sont suffisants pour la cuisson du pain.

Avant d'enfourner le pain, on a eu soin d'imbiber sa surface avec un mélange d'eau et de farine, afin d'empêcher la croûte de se fendiller sous l'action trop rapide de la haute température. Des vapeurs aqueuses se dégagent en grandes proportions ; elles sont nécessaires pour la transformation chimique de la surface du pain et la formation d'une croûte lisse. Le temps nécessaire à la cuisson varie suivant la grandeur des pains ; pour les pains de munition, elle dure d'ordinaire quarante-cinq minutes. Un four trop chaud carbonise la surface du pain, forme une croûte trop épaisse ; dans ces conditions, la vapeur d'eau ne peut se dégager et la mie ne cuit pas. Un four où la température n'est pas assez élevée, *trop doux,* ne cuit pas la pâte ; celle-ci s'étend, se dessèche et reste lourde, partant indigeste.

III. *Fabrication du pain en campagne.* — Le pain distribué aux troupes en campagne est, s'il se peut, fabriqué dans les manutentions ordinaires, fonctionnant dans les places de guerre, à défaut dans celles que l'administration fait établir en arrière des armées. Ce système est applicable, lorsque la base des opérations militaires n'est pas éloignée des centres de ravitaillement ; il devient au contraire peu praticable, lorsque cette base s'éloigne beaucoup, que les transports sont difficiles et nécessitent un temps assez long. Les chemins de fer ont, sans doute, profondément modifié la mise en œuvre des services administratifs, mais le problème des ravitaillements des armées est loin d'être résolu cependant; les chemins de fer peuvent être coupés, le nombre des lignes conduisant à l'armée fort restreint ; de plus, les armées modernes doivent avancer, dans certains cas, avec une rapidité telle et sur un front si étendu, que les services administratifs, établis en arrière, ne peuvent toujours se maintenir à une même distance des lignes d'opération. Or, le pain est une denrée assez délicate, s'altérant vite, on ne peut donc être assuré d'en fournir l'armée en tous temps et en quantité suffisante. De ces difficultés, a surgi l'idée de créer un matériel de boulangerie mobile ; dans l'armée française il a été représenté d'abord par le *four portatif Espinasse,* introduit en 1844 dans notre matériel de campagne. Ce four, confectionné en tôle et fer, est susceptible de se démonter ; dans les expériences d'école, sur un terrain choisi, avec des hommes habitués à sa manœuvre et reposés, on parvient à l'installer complètement en trois quarts d'heure et à commencer le chauffage ; ce temps est nécessaire, au minimum, pour la préparation toujours lente des levains.

Le four Espinasse a fonctionné en Algérie, au Mexique et pendant la campagne 1870-71 ; il semble que ses avantages sont moins grands qu'on ne le supposait. L'administration de la guerre, sans abandonner absolument le matériel qu'elle possède déjà, vient d'adopter un *four démontable* construit par *MM. Geneste, Herscher et Somasco* (fig. 130) dont les avantages sont les suivants :

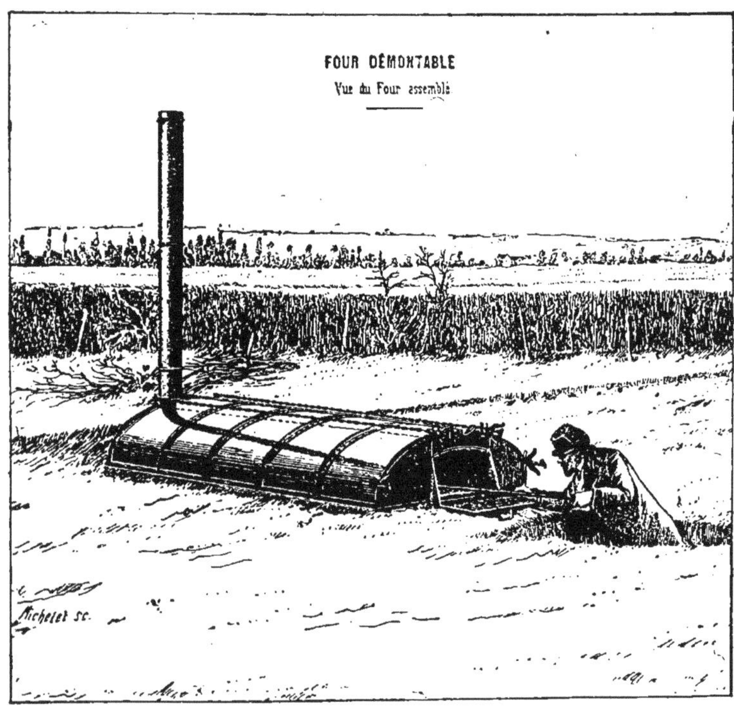

Fig. 130. — Four démontable de campagne, adopté pour l'armée française. (Système Geneste, Herscher et Somasco.) — Appareil monté sur un sol quelconque et prêt à fonctionner.

Composé de travées juxtaposées permettant d'établir des fours de grandeur variable, il peut être monté de façon à produire des quantités de pain variant de 25 à 80 kilog. par fournée, suivant que l'on emploie 2, 3, 4 ou 5 travées pour sa construction. Le point particulier du système est que le four est toujours prêt à fonctionner et ne nécessite aucun préparatif pour être mis en œuvre; il n'est pas nécessaire de le couvrir de terre; il suffit de le poser sur le sol, de l'assujettir par ses chaînes de serrage et il peut en quelques minutes être prêt à recevoir le combustible.

Le seul travail nécessaire pour la mise en service consiste à établir une fosse dite « trou du brigadier » en avant de la bouche d'enfournement.

Le four démontable peut être transporté dans des voitures spéciales, disposées de façon à transporter un four, les boulangers, le matériel et permettant la fabrication des levains pendant la marche, ou sur des voitures légères portant deux fours et le matériel de fabrication. On dispose également son chargement pour le voyage à dos de mulet, en vue de certaines expéditions. Enfin il peut même être transporté à dos d'homme, si l'on admet sa division en un nombre de travées suffisantes pour que le poids de chacune d'elles n'excède pas 20 à 25 kilog.

Quelle que soit la rapidité avec laquelle fonctionnent les fours démontables, ils ne conviennent pas toujours pour les colonnes très mobiles. En route, pour se procurer du pain, il faut avoir recours à des procédés plus expéditifs. La fabrication du pain par les habitants, l'accaparement complet des boulangeries civiles, l'emploi des petits fours des fermes et des châteaux sont autant de procédés dont le commandement pourra prescrire l'emploi, mais sans se dissimuler que la *mise en train* du service, ainsi conçu, nécessite toujours un espace de temps relativement assez long, et que le rendement de tous ces fours n'est pas toujours suffisant pour assurer les distributions, pour peu que l'effectif de la troupe soit considérable.

Plusieurs administrateurs militaires se sont préoccupés de cette question afin d'en chercher la solution. Dans un très intéressant travail, un intendant militaire, M. Baratier, partant de ce principe que le pain, reste, quoi que l'on en dise, une denrée de distribution absolument nécessaire aux troupes en campagne et qu'on ne peut lui substituer, dans une mesure considérable, le biscuit qui ne doit être qu'un aliment de réserve recherche comment on pourrait développer et améliorer les divers procédés par lesquels on se procure le pain en campagne (1).

Cette solution ne peut être obtenue que par des fours roulants dont un type, le *chariot-four Perkins*, figurait déjà à l'exposition universelle de 1867. Le chauffage de cet appareil métallique a lieu au moyen de l'eau surchauffée circulant dans des tuyaux très résistants.

Deux fours conçus dans ce système avaient été expérimentés en 1868 et 1869 à la boulangerie de l'Assistance publique, et, malgré deux accidents, on avait obtenu, pendant la marche de l'expérimentation, une cuisson convenable du pain.

Mais ce système a de sérieux inconvénients : pour résister à l'énorme pression qui se développe à l'intérieur, les tuyaux en fer doivent être fort lourds; en outre, si la soupape de sûreté, évidemment nécessaire, se soulève à la limite de la pression, le liquide s'échappe, et, avec lui, la source de la chaleur disparaît; il n'y a pas d'accidents, mais on perd une fournée. Peut-être pourrait-on faire disparaître cet inconvénient en remplissant les tuyaux d'un liquide dont le point d'ébullition soit plus élevé que celui de l'eau; telle est, par exemple, l'huile, qui, sous la pression normale, peut supporter une température de 260 à 300 degrés, sans dégager de vapeurs.

Après de nombreux essais, l'administration de la guerre s'est arrêtée à un autre type de four roulant et a adopté le *four locomobile* de MM. Geneste, Herscher et Somasco et, en vertu de la décision du 26 juin 1882, chaque corps d'armée doit être pourvu de 18 appareils de ce genre.

Le *four locomobile* se compose de deux fours superposés enveloppés dans un coffre métallique formant le corps d'une voiture (fig. 131 et 132). Ce coffre, suspendu en ressorts, est monté sur deux essieux et quatre roues appartenant au modèle adopté pour l'armée.

Les deux fours ont leur bouche d'enfournement à l'arrière de la voiture; l'intérieur de chaque four se compose d'une sole en carrelage fait de briques spéciales et d'une voûte métallique en tôle. Le dessus de chaque voûte est garni de matière isolante incombustible. Les deux fours sont chauffés à la façon ordinaire, au moyen de bois introduit sur la sole

(1) A. Baratier, *Création des manutentions roulantes pour les quartiers généraux et les divisions en campagne* (Entretien fait à la réunion des officiers), Paris, 1872 ; et du même, *l'Art de ravitailler les grandes armées. (Journal des sciences milit.*, t. IV, V et VI, Paris, 1873.)

même et chauffant directement la voûte. La braise est retirée et le pain prend la place qu'occupait le combustible. Les voûtes et la sole restituent au pain la chaleur qu'elles avaient emmagasinée et la cuisson s'ac-

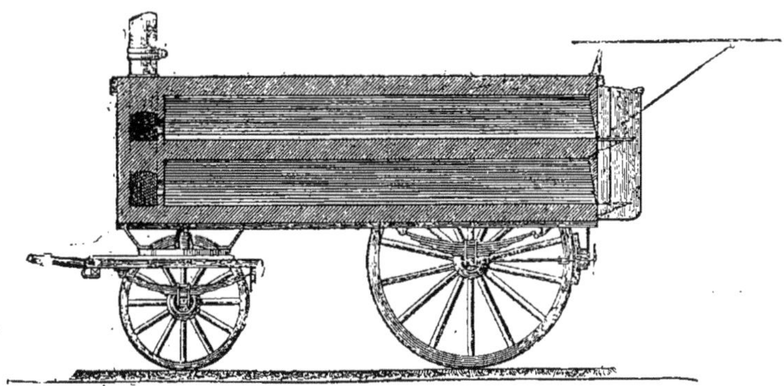

Fig. 131. — Four locomobile de campagne, en usage dans l'armée française (Coupe longitudinale.) Système Geneste, Herscher et Somasco).

complit. Deux cheminées indépendantes (fig. 132) enlèvent la fumée de chaque four.

Le service du four est fait par quatre hommes, un brigadier pour le chauffage, l'enfournement et le défournement, deux pétrisseurs et un *servant*.

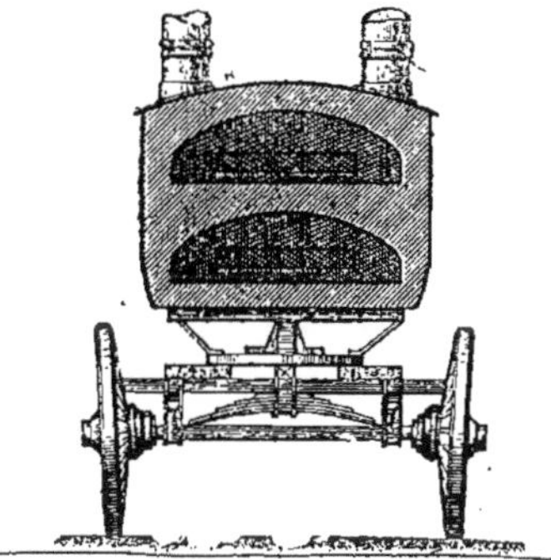

Fig. 132. — Four locomobile de campagne. (Coupe transversale.)

On est unanime, dans l'administration des subsistances, pour déclarer que les résultats obtenus avec le *four locomobile* sont très satisfaisants.

IV. *Qualités du pain.* — Le pain de munition, qu'il convient de signaler ici en premier lieu, doit avoir la forme d'un disque aplati sur une de ses faces et bombé sur l'autre. Il doit être autant que possible sans *baisures*, on nomme ainsi l'empreinte que laissent l'un sur l'autre deux pains qui se sont agglutinés pendant la cuisson; il doit avoir de 25 à 30 centimètres de diamètre sur 8 et 9 d'épaisseur. Lorsqu'il est bien confectionné et qu'on a employé de bonnes farines, blutées à 20 pour 100, ce pain a une couleur jaunâtre, un goût et une saveur agréables; la croûte est bien cuite, unie et adhérente à la mie, qui, pétrie entre les doigts, ne s'y attache pas. Il doit être bien lisse, d'une élasticité convenable, se gonflant dans l'eau, se desséchant parfaitement au contact de l'air chaud. Enfin, la mie est d'un blanc jaunâtre, spongieuse, parsemée de trous de forme inégale et se redressant quand on l'a pressée. Tels sont les caractères *officiels* du pain de munition français, ce sont ceux qu'indique l'*Instruction* annexée au *Formulaire des hôpitaux militaires de 1884*, page 332. Telles sont aussi réellement les qualités du pain journellement délivré aux troupes, dans toutes les villes de garnison. Sauf de bien rares exceptions, généralement attribuables à des cas de force majeure, le service des manutentions militaires ne laisse prise à aucune observation et s'exécute avec une confiance et une loyauté fort naturelles, puisque ce service est placé entre les mains d'un corps militaire régulier.

Le pain de munition pèse 1k,500 vingt-quatre heures après sa sortie du four, il forme deux rations de 0g,750 chacune.

Le rendement, c'est-à-dire la proportion existante entre la quantité de farine utilisée et le poids du pain distribué, est évalué à 186 kilog. de pain de munition pour 100 kilog. de farine de blé tendre et à 200 kilog. de pain pour 100 kilog. de farine de blé dur.

La composition du pain de munition peut être évaluée ainsi qu'il suit :

Composition du pain de munition (1).

	Préparé avec la farine de	
	Blé tendre.	Blé dur.
Eau (par dessiccation à 110°)	36,0	40,0
Albuminoïdes	8,0	10,9
Amidon, dextrine, glucose	53,8	45,7
Matières grasses	0,6	0,8
Matières minérales	1.0	1,5
Cellulose	0,6	1,1
Totaux	100,0	100,0
Proportions de matières azotées pour 100 gr. de pain desséché à 110°	12,5	18,2

(1) *Formulaire des hôp. milit.*, 1884, p. 333.

La composition du pain de troupe donne encore lieu à quelques autres observations; il est de règle que l'on ne distribue pas le pain frais, mais seulement le pain rassis; on a raison d'en agir ainsi, car ce dernier est de digestion plus facile, non pas cependant qu'il contienne moins d'eau, comme on le croit généralement; les expériences de Boussingault ont prouvé que la différence d'aspect entre le pain frais et le pain rassis tient exclusivement à un changement d'état moléculaire. Ce changement a précisément pour effet de rendre le pain plus émiettable, par suite plus facilement divisible par la mastication, imbibable de salive, en somme plus digestible.

Expertise du pain. — L'expertise d'un pain a pour but de constater, outre les caractères physiques sus-indiqués: 1° son degré d'hydratation; 2° la proportion des matières azotées; 3° celle des matières amylacées; 4° du son; 5° des matières grasses; et 6° des matières salines.

La détermination du degré d'hydratation s'opère en prélevant un morceau dans lequel la croûte et la mie conservent le même rapport que dans l'ensemble du pain, sous forme d'un segment de sphère, dont le sommet correspond au centre du pain et pesant de 50 à 80 grammes.

Le pain alors chauffé dans une étuve à courant d'air, d'abord à 50°-60, on élève peu à peu la température à 100°. Après quatre heures de séjour, le pain est divisé en fragments et desséché de nouveau à 110° jusqu'à ce que son poids ne varie plus.

Pour avoir la proportion des matières azotées, on fait digérer 100 grammes de pain avec de la diastase au bain-marie à 60° environ, afin de détruire toute la substance amylacée. Pour cela on doit prolonger le contact jusqu'à ce que la liqueur cesse de se colorer en bleu ou en violet par l'iode. On recueille alors le gluten sur une toile et, après plusieurs lavages, on le sèche. On obtient ainsi une substance translucide, cassante, insoluble dans l'eau, légèrement élastique, soluble dans la potasse et l'acide azotique de laquelle il faut défalquer la quantité de son obtenue par une expérience directe.

Quand on le peut, on applique à cette recherche le procédé de MM. Will et Warentrapp, modifié par Peligot, basé sur la décomposition de la matière organique par la chaleur en présence d'un alcali (1).

L'amidon est dosé à l'état de sucre par la solution titré de tartrate

(1) Voy. *Formulaire des hôp. milit.*, 1884, p. 334.

cupro-potassique. Par une autre expérience, on obtient la quantité de glucose et de dextrine, en faisant macérer dans l'eau fraiche le pain réduit en poudre. On filtre et l'on fait évaporer la liqueur jusqu'à siccité. La séparation de la dextrine et du sucre s'opère par le procédé précédemment indiqué.

V. *Altérations spontanées du pain.* — La principale altération spontanée du pain consiste dans le développement de végétaux cryptogamiques dont l'existence, signalée au commencement de ce siècle, fut scientifiquement établie en 1819 par Sette et par Bartolomeo Bixio. De remarquables travaux ont été depuis lors faits sur cette question, par Gaultier de Claubry, en 1831, à propos de pains confectionnés à Chartres et présentant cette altération, puis en 1842, à propos de pains provenant de la manutention militaire de Paris (1). Il faut néanmoins établir dans ces moisissures deux grandes catégories : lorsqu'on abandonne un pain dans une atmosphère humide et un peu tiède, il se couvre généralement de moisissures d'un gris bleuâtre avec ou sans duvet long : cette forme d'altération est commune et se reproduit tous les jours (2). L'autre forme, observée pour la première fois en 1842 et 1843, caractérisée par la présence de végétations cryptogamiques d'un rouge orangé est beaucoup plus rare, car, depuis cette première apparition, elle n'avait plus été signalée en France, lorsqu'en 1871, de nouveaux cas furent observés par M. Decaisne (3) sur du pain de munition distribué à l'École militaire. Cette apparition de cryptogame devint l'objet de communications académiques de la part de M. Dumas, de M. Poggiale (4), de M. Gaultier de Claubry (5). Quelques mois plus tard, le cryptogame orangé du pain était retrouvé par M. Fonssagrives sur du fromage de Roquefort, saupoudré, comme on sait, de pain moisi pour sa préparation (6). M. Commailles (7) l'avait, quelques années auparavant, rencontré en Afrique sur du pain

(1) Gaultier de Claubry, *Note sur une altération particulière observée sur le pain. (Ann. d'hyg. et de méd. légale*, t. XXIX, p. 347, 1843.)

(2) A. Guérard, *Note sur une altération singulière du pain* (mêmes annales, même vol., p. 35), et Chevalier, *Note sur le pain moisi* (même vol., p. 39).

(3) Decaisne, *Gaz. des hôp.*, n° 73, 1871.

(4) Poggiale, *Sur une altération spéciale et extraordinaire du pain de munition. (Bull. de l'Acad. de méd.*, 1871, t. XXVI, p. 657.)

(5) Gaultier de Claubry. *De l'altération du pain par diverses espèces de champignons* (même volume, p. 729.)

(6) Fonssagrives, *Comptes rendus à l'Académie des sciences*, 25 septembre 1871.

(7) Commailles, *Étude sur les champignons rouges du pain. (Rec. mém. de méd. mil.*, 3e sér., t. VIII, p. 383, 1862.)

de munition; enfin, M. Félix Rochard, réunissant ces documents, a tracé récemment une bonne monographie de ce mode d'altération, qu'il avait observée, pour son propre compte, sur du pain distribué dans les prisons de Paris (1).

Dans les pains, altérés par l'apparition de mucédinées affectant des colorations diverses, noires, vertes, blanches, mais où les couleurs rouge et orange dominaient cependant, le docteur Hubert Krassinski (2) a reconnu la présence d'espèces variées de mucédinées.

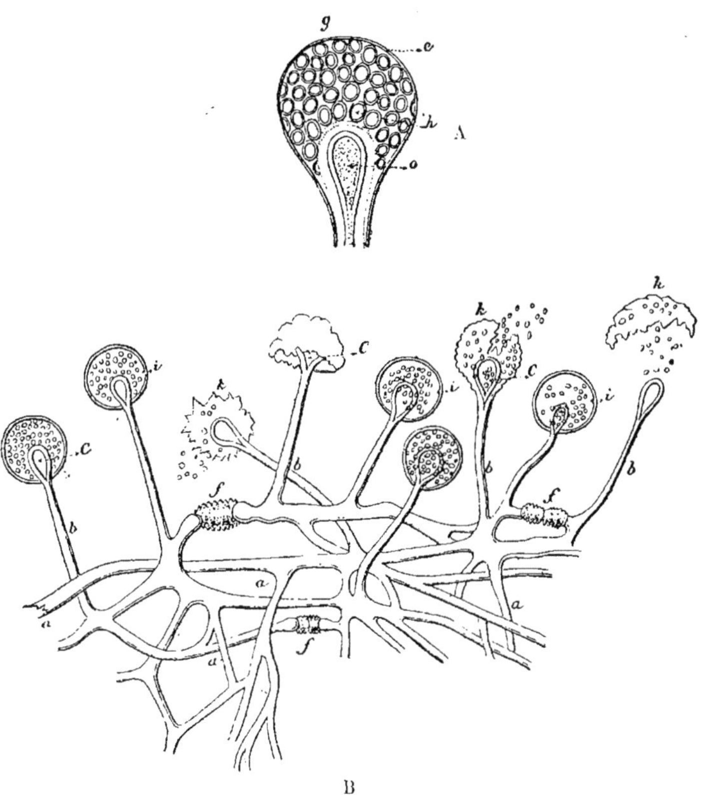

Fig. 133. — Végétations cryptogamiques du pain. — *Taches noires.* — B. *Rhizopus nigricans* (Ehrenbergii), ou *Mucor stolonifer.* — A. Sporange fortement grossi.

(1) Félix Rochard, *Du parasitisme végétal dans les altérations du pain.* (*Ann. d'hyg. et de médec. légale,* 2e série, t. XL, p. 83, 1873.)

(2) Hubert Krassinski, *Note additionnelle au mémoire de Félix Rochard.*

Dans les taches noires, domine le *Rhizopus nigricans* (Ehrenbergii) ou mucor *stolonifer* (fig. 133). On peut voir en B. *a. a. a.* des filaments ram-

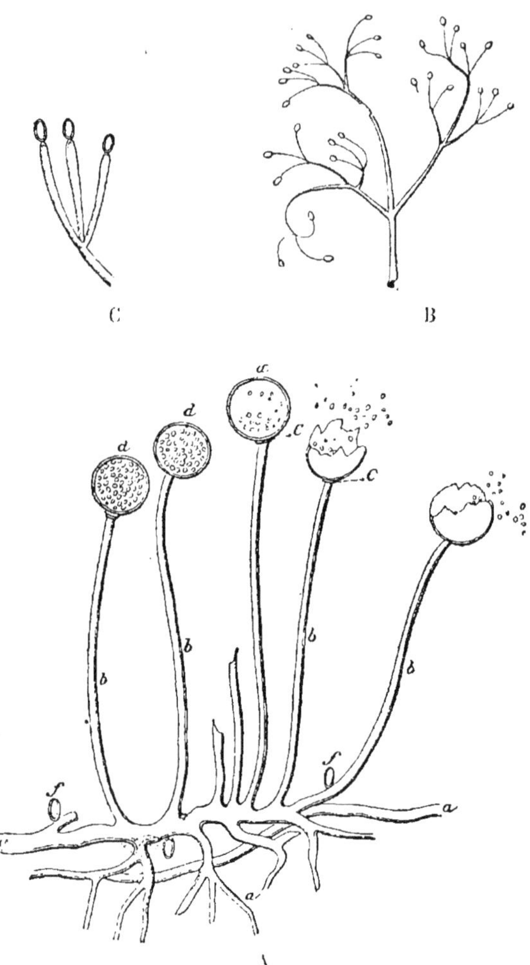

Fig. 134. — Végétations cryptogamiques du pain. — *Taches blanches*. — A. *Mucor mucedo*. — B. *Botritis grisea*. — C. Ramicelle trichotomique du Botritis, fortement grossie.

pants qui se divisent pour constituer un *mycelium filamenteux*, duquel partent des tiges ou hyphes *b. b.* aboutissant à une ampoule, attachée par un petit col au fruit (*sporange e. e.*) rempli de spores (A. *h.*). — Le rhizope paraît être un parasite fort nuisible, son ingestion donne lieu à des accidents de superpurgation aiguë, avec vomissements, crampes, etc. Il est néanmoins difficile de dire si ces accidents sont réellement dus à une intoxication, ou simplement à une forte indigestion, car le pain, profondément altéré par les végétations cryptogamiques, n'est absolument plus digestible; la matière amylacée est détruite, elle se transforme peu à peu en eau et en acide carbonique, tandis que les substances minérales, azotées et grasses, alimentent le végétal. On fournit donc à l'estomac un aliment, qui agit comme corps étranger irritant, en vertu de son acidité.

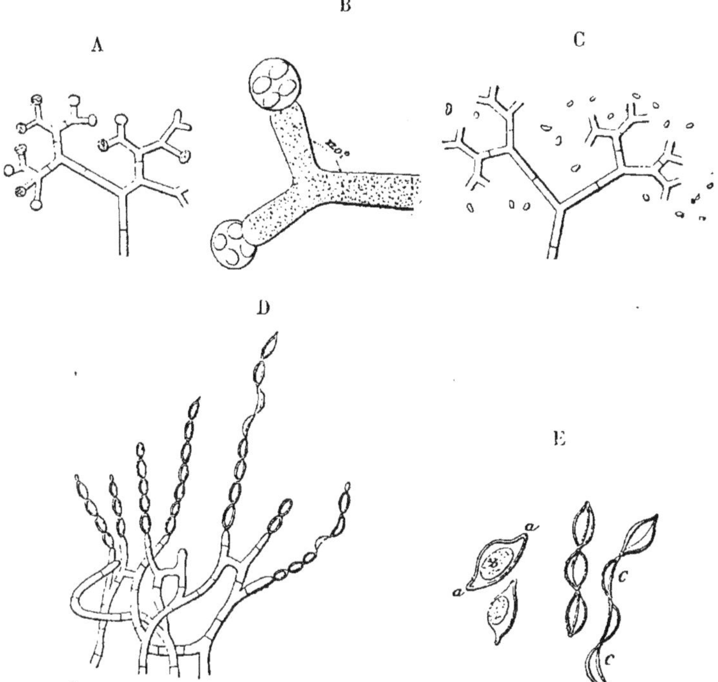

Fig. 135. — Végétations cryptogamiques du pain. *Taches rouge orangé.* A. B. C Tiges du *Thamnidium.* — D. *Oïdium aureum.* — E. Spores de l'*Oïdium aureum.*

Les taches blanches floconneuses, observées tous les jours et constituant ce l'on nomme vulgairement les *moisissures de pain,* se produisent pour peu qu'on en laisse un fragment exposé dans un endroit humide et sombre ; elles sont constituées par le *Mucor mucedo*, qui se présente sous deux formes principales : le mucor proprement dit (fig. 134 A) et le *Botritis grisea* (fig. 134 B). Le mucor mucedo se compose d'un mycelium (A. *a. a. a.*), duquel partent des tiges (A. *b. b. b.*) s'attachant par un col ou columelle (A. *c.*) aux sporanges (A. *d.*) remplies de spores. Il se distingue du rhizope en ce que la tige de ce dernier se termine, ainsi que nous l'avons dit, par une ampoule, tandis que cette disposition n'existe pas dans le *Mucor mucedo*.

Le *Botritis grisea* (fig. 134 B) a une division trichotomique, chaque tige se terminant en trois branches, lesquelles peuvent également se diviser en trois rameaux (fig. 134 C). Le *Botritis grisea* est souvent observé conjointement avec le *Mucor mucedo* et le *Thamnidium*.

L'ingestion du pain garni de moisissures blanches, dues au *Mucor mucedo*, peut donner lieu aux accidents d'embarras gastrique aigu signalés après l'ingestion du rhizope (taches noires).

Les taches rouge orangé présentent un parasite, connu sous le nom de *Thamnidium* (fig. 135 A. B. C.), dont les branches se divisent en deux, quelquefois sous un angle de 120°, se terminant par de petites sporangiolles contenant de deux à quatre spores (fig. 135 B). Ce parasite a reçu le nom générique d'*Oïdium aurantiacum*, mais le docteur Krassinski a constaté que les taches orange ne provenaient point d'une seule espèce de mucédinées, mais bien de deux, le *Thamnidium* et l'*Oïdium aureum* (fig. 135 D), fort différent du précédent. Chez lui, la tige se termine par un cordon de spores, attachées les unes aux autres, en forme de grains de chapelets. Chaque spore est jaune et représente un double contour, ovale, elliptique, aplati. Quand les spores sont contournées, elles ressemblent aux feuilles des plantes (fig. 135 E).

Les expériences de Félix Rochard permettent d'établir que le *Thamnidium* n'est pas vénéneux, que les animaux ont pu en absorber d'assez fortes quantités sans présenter d'accidents, et que si d'autres observateurs ont cru en déterminer, il faut les regarder comme des indigestions produites par l'ingestion de matières non digestibles, autant peut-être que comme le résultat du confinement auquel on soumettait les animaux pendant la durée des expériences.

Les taches vertes ou bleues sont les plus communes ; si on laissait le pain exposé des mois entiers, chaque couleur finirait, dit le docteur Krassinski, par se changer en vert. Cette couleur dépend de l'*Aspergillus* et du *Pennicilium*.

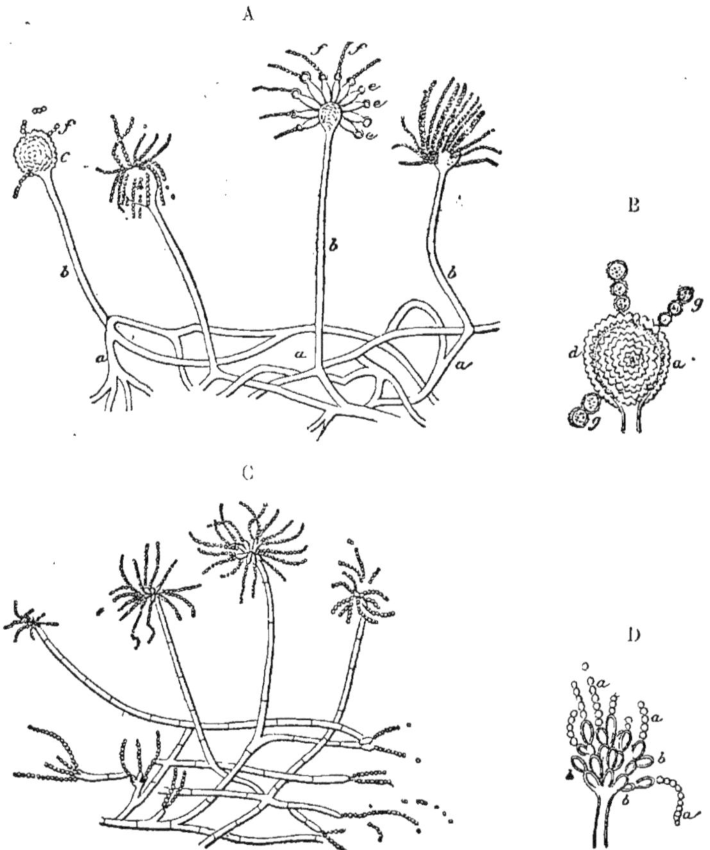

Fig. 136. — Végétations cryptogamiques du pain. — *Tâches vert bleuâtre.* — A. *Aspergillus glaucus.* — B. Éminences de sa tête. — C. *Penicilium glaucum* ou *Corrominum vulgare.* — D. Pinceaux de ses spores, rangées en chapelets.

L'*Aspergillus glaucus* (fig. 136 A) est composé d'un mycélium *a. a. a.*, de tiges *b. b. b.* et de spores. Les tiges sont terminées par une petite tête en forme de vessie, dont la surface est couverte de petites excroissances B, lesquelles rayonnent des chaînes de spores *g. g.*; ces spores offrent une coloration vert bleuâtre. Le *Pennicilium glaucum*, après un certain temps, envahit et chasse toutes les autres formes de mucédinées et se reproduit partout avec une exubérante vitalité; il se compose (fig. 136 C) de filaments transparents, articulés, rameux ou non, qui se terminent en forme de pinceaux, composés de spores se succédant en chapelet.

On doit remarquer que, chez les parasites végétaux, la coloration n'est point un caractère de grande valeur scientifique; pour distinguer les différentes sortes de mucédinées, on doit considérer surtout les formes botaniques, et c'est pourquoi nous avons pensé être utile, en plaçant sous les yeux du lecteur les figures ci-jointes, qui lui serviront de guide pour ses propres recherches.

En dehors des conditions de température, d'humidité et d'obscurité favorables aux mucédinées en général, quelles sont celles qui activent leur développement sur le pain? De tout temps, on a considéré le mélange de la farine de seigle à celle du blé, comme favorisant l'apparition de taches rouge orangé; mais, en dehors de ces circonstances, il est fort probable que la qualité même des blés n'est pas sans influence. Dans les expériences de 1843, on retrouva l'*Oïdium aureum* sur le blé qui avait servi à préparer le pain altéré; l'année 1841, pendant laquelle il avait été récolté, avait été particulièrement humide; il est évident que ces conditions sont simplement des circonstances favorables, mais non la cause première. Dans l'état actuel de la science, on peut dire que l'air atmosphérique, servant de véhicule à des myriades de spores de toute nature, celles-ci se développent dès qu'elles trouvent un milieu favorable; les spores de l'*Aspergillus glaucus* du *Penicilium*, du *Mucor mucedo* sont vraisemblablement les plus communes, elles se développent donc plus fréquemment; peut-être trouvent-elles plus facilement un terrain favorable que celles du *Thamnidium*, de l'*Oidium aureum*, que l'on voit apparaître seulement dans des circonstances rares, comme le sont peut-être les conditions nécessaires à leur évolution.

Quoi qu'il en soit, le pain altéré par des végétations cryptogamiques doit être absolument refusé pour la consommation des troupes. Quant aux moyens de les prévenir, ils sont encore peu déterminés. La commission de 1843 avait proposé de diminuer la quantité d'eau dans le pain et d'augmenter celle du sel. On peut également diminuer l'épaisseur du pain, pour favoriser la cuisson et la pousser jusqu'à ce que la mie arrive à une température supérieure à 120 degrés, car, même à ce degré de chaleur, les spores ne sont pas détruites; il est vrai que le pain serait alors transformé en une sorte de biscuit; enfin, on doit distribuer et faire consommer le pain peu d'heures après sa cuisson.

Poggiale a dû analyser un pain, fabriqué du 7 au 8 avril 1858, à la manutention militaire de Paris, et qui était d'un bleu noirâtre; cette coloration était due à la présence dans le blé de graines de *melampyrum arvense* (scrofulariées). Ces graines, dont le volume se rapproche de celui du blé, ne peuvent être séparées par le criblage. La coloration noire ne se produit qu'après fermentation, cuisson et refroidissement. Les farines, qui avaient donné naissance à ce phénomène, provenaient de blés durs d'Afrique, charançonnés, et de blés de qualités inférieures de Smyrne et de Salonique (1).

VI. *Adultérations du pain.* — Les adultérations les plus communes du pain consistent dans l'augmentation de la quantité d'eau (on la reconnaît d'après le procédé indiqué p. 623) et dans le mélange de la farine de blé avec des farines d'autres espèces végétales, d'un prix moins élevé. D'une façon générale, on aura recours à l'expertise microscopique afin de retrouver les caractères propres à chacune de ces farines (voy. p. 608); il est vrai que, le plus souvent, les caractères propres à chaque amidon ont disparu par la cuisson. Pour reconnaître la farine des légumineuses, le procédé pratique consiste à délayer un peu de mie de pain dans une très petite quantité de solution de potasse à 1/10; on verrait alors apparaître le tissu cellulaire propre aux légumineuses (fig. 129, p. 612), tandis que les grains d'amidon auront disparu.

Le pain contenant, ainsi que l'on en trouve quelquefois, du riz concassé, soumis à la cuisson et transformé en empois, renferme 7 à 8 pour 100 d'eau de plus que le pain ordinaire; en outre, si tous les grains d'amidon ne sont pas déformés par la cuisson, on reconnaît les grains anguleux ou demi-transparents du riz. Le pain contenant du froment ou du seigle ergoté est tacheté ou ponctué de teintes violettes; il a un goût très désagréable de pourri, qui laisse à la gorge une âcreté persistante.

Les sophistications les plus coupables sont celles qui consistent à introduire dans le pain des sels métalliques; c'est ainsi que les boulangers ajoutent fréquemment à la pâte une certaine proportion de sulfate de cuivre, dans le but d'économiser la levure, ou de faire lever un pain fait avec des farines avariées; on obtient ainsi une panification plus rapide,

(1) Poggiale, *Recueil de mém. de médec. militaire*, 2e série. t. XVIII, 1856.

une mie et une croûte beaucoup plus belles. Pour déceler la présence du sulfate de cuivre, on calcine le pain dans un creuset et l'on traite le résidu par l'acide azotique étendu d'eau. La solution, étant filtrée, doit donner un précipité brun marron par le ferrocyanure de potassium, un précipité noir par l'acide sulfhydrique, et un précipité bleuâtre d'abord, puis une liqueur bleue, par l'ammoniaque. Un fil de fer, bien décapé, plongé dans la liqueur, ne tarde pas à se couvrir d'une couche rouge de cuivre métallique.

Les quantités de sulfate de cuivre, ainsi frauduleusement ajoutées, sont en général minimes, 0gr,07 à 0gr,14 par 2 kilog. de pain, sans quoi il acquerrait une couleur bleu verdâtre, ou, par la formation d'un sulfure de cuivre, une teinte d'un gris noirâtre; aussi, rarement constate-t-on des accidents dus à la présence de ce métal, d'autant plus que le cuivre, se combinant avec le gluten et les parties azotées du pain, forme un albuminate de cuivre sans action vomitive (1). Pour pouvoir ajouter une plus forte proportion de sels minéraux, les boulangers remplacent souvent le sulfate de cuivre par le sulfate de zinc et quelquefois par un mélange de ce sel et d'alun. Un pain qui renferme de ces substances ne se distingue ni par la vue, ni par la saveur d'un pain non fasifié, mais il peut, à la longue, produire du malaise et des vomissements.

Le sous-carbonate de magnésie est employé afin de masquer, par la couleur blanc jaunâtre qu'il donne au pain, la teinte sombre des farines sophistiquées. Les carbonates de potasse, de soude et d'ammoniaque, sont ajoutés au pain dans le but d'en retarder la dessiccation, le carbonate et le sulfate de chaux pour en augmenter le poids.

VII. *Conservation et transport du pain.* — En sortant du four, le pain doit être placé sur des étagères, où il se refroidit et perd son excédent d'humidité; il y subit ce que l'on appelle son *ressuage*. Ce n'est qu'après douze à quinze heures de ressuage que l'on doit, d'après le règlement militaire, le soumettre à l'épreuve du pesage; on opère, en calculant la moyenne de vingt-cinq pains, pris au hasard, et rigoureusement pesés.

Le pain doit pouvoir se conserver cinq à six jours en été et huit en hiver, sans aucune altération. Pendant ce temps, il peut voyager et être

(1) H. Eulenberg et H. Vohls. *Sur les falsifications du pain.* (*Ann. d'hyg. et de méd. lég.*, 1873, 2e sér., t. XL, p. 225.) Voy. aussi sur cette question Kuhlmann. *Considérations sur l'emploi du sulfate de cuivre et de diverses matières salines dans la fabrication du pain.* (*Ann. d'hyg.*, 1re sér., t. V, p. 350, 1831.)

ainsi distribué sur des points fort éloignés de son lieu de production. Lorsque l'on veut faire voyager le pain, on doit, autant que possible, éviter de le placer dans les wagons ou dans les caissons en *vrac*, c'est-à-dire sans aucun emballage, mais bien le renfermer dans des *sacs*. Sans cette précaution, il se couvre de poussière, absorbe quelquefois de l'humidité, se salit, se détériore, dégoûte plus ou moins les soldats, qui en jettent une partie, en sorte que, d'une part, ils sont moins nourris et que, de l'autre, il y a gaspillage de denrées alimentaires.

VIII. *Le pain biscuité.* — La conservation du pain dépendant en grande partie de la quantité d'eau qu'il renferme, on a introduit dans les manutentions militaires la fabrication d'un pain biscuité, identique avec le pain ordinaire, sauf en ce que la proportion d'eau de la pâte est moins forte et que la cuisson est plus longue. Au moment de l'enfourner, on fait des trous dans le pâton, pour que la chaleur pénètre plus facilement. La cuisson doit durer une heure trente minutes avec la farine de blé tendre, une heure quarante minutes avec celle de blé dur. Il existait autrefois trois types de pain biscuité suivant le degré de dessiccation. La circulaire ministérielle du 26 avril 1881 n'en admet plus qu'un seul se conservant de quinze à vingt-cinq jours. Le poids de la ration est de 700 gr.

Le pain biscuité doit être tenu dans des locaux d'autant plus secs qu'on a plus d'intérêt à éviter de lui rendre de l'humidité. Quand il commence à se gâter, on peut le faire de nouveau biscuiter, après l'avoir coupé en morceaux (1).

IX. *Le biscuit.* — Le biscuit est une variété de pain, dans laquelle on a cherché à condenser, sous le moindre volume possible, la plus grande somme de matière alimentaire, fournie par la farine de froment, en plaçant également ce produit dans des conditions telles que sa conservation soit presque indéfinie. Primitivement préparé en vue de l'alimentation des marins, le biscuit est rapidement devenu un aliment militaire. Les Romains le désignaient sous le nom de *panis nauticus* (2), mais aussi sous celui de *panis recoctus*. Le pain de munition était, à cet effet, replacé dans des fours lorsqu'il devait servir de pain de campagne, et chaque homme en prenait un approvisionnement de vingt jours; à vrai

(1) Capitaine J. Squillier (de l'armée belge). *Des subsistances militaires, de leurs qualités, de leur manutention et de leur conservation.* Anvers, 1858.

(2) J.-B. Fonssagrives. Art. Biscuit (*Dict. encycl. des sciences médic.*, 1re sér., t. IX, 1868).

dire, le *panis recoctus* romain correspondait plutôt à notre pain biscuité qu'à un véritable biscuit.

Introduit dans les rations nautiques sous le nom de *bequiz*, lors des croisades, le biscuit n'en est plus sorti et, dans différentes circonstances, fit également partie des rations militaires, notamment pendant les campagnes du premier Empire, à titre exceptionnel, il est vrai. Actuellement, il est réglementairement fabriqué dans nos manutentions militaires, et, dans plus d'une circonstance, l'administration a dû faire appel aux manutentions de la marine ou même à des achats, particulièrement de biscuit américain, pour suppléer à l'insuffisance de ses moyens de production.

a. *Fabrication.* — Le biscuit est fabriqué avec les mêmes farines que le pain, blutées à 12 pour 100 si elles proviennent de blés durs, à 20 pour 100 si elles proviennent de blés tendres; jusqu'à ces derniers temps, on n'y introduisait ni levain ni sel; mais de nouvelles expériences semblent établir que la présence de 10 pour 100 de levain n'amène pas trop de boursouflement de la pâte, en la rendant cependant plus digestible par un commencement de transformation de l'amidon en dextrine et en glycose. De même, l'addition d'une petite proportion de sel ne rend point la pâte trop hygrométrique, ne nuit pas à sa conservation et lui donne un goût plus agréable.

La pâte du biscuit, contenant beaucoup moins d'eau que la pâte du pain, exige un pétrissage beaucoup plus laborieux; aussi est-ce pour sa fabrication que, pour la première fois en 1811, on a proposé l'adoption de pétrins mécaniques. Mais la généralisation de ce système ne date, dans la marine, que de 1840; on y emploie la *machine à biscuit Aubouin*, qui frase la pâte pendant une demi-heure environ, la foule sous des rouleaux de fonte, la coupe en carrés et la perce de trous, en vue de faciliter sa dessiccation complète. Des appareils analogues, mus comme ce dernier, par la vapeur, sont actuellement en usage dans les manutentions militaires.

Le four est un peu moins chauffé et la cuisson un peu plus longue que pour le pain; elle dure de cinquante à soixante minutes. Au sortir du four, les biscuits sont placés sur un *lattis* de bois, disposé de façon à être chauffé par les parois supérieures du four; on les fait ressuer ainsi pendant une huitaine de jours. Le rendement de la farine en biscuit varie selon les farines : avec le blé tendre, il doit être de 184 rations de 550 gr.

(101 kilog.); avec le blé dur, de 190 rations (104 kilog.) pour 100 kilog. de farine.

b. *Qualités du biscuit.* — Les galettes de biscuit, de forme carrée, mesurant de 12 à 14 centimètres de côté sur 12 à 13 millimètres d'épaisseur, pèsent de 185 à 215 gr., en moyenne 200. Le poids des galettes étant susceptible de varier suivant la fabrication, la distribution du biscuit est faite aux troupes *par poids* et non *par galettes;* le poids d'une ration est de 550 grammes.

Le biscuit bien préparé doit avoir une couleur jaunâtre, une odeur et une saveur agréables; sa surface présente plusieurs trous, régulièrement disposés, et non des boursouflures; il est sonore, cassant, parfaitement sec et n'attire pas l'humidité de l'air; l'intérieur est d'un blanc jaunâtre, sec, serré et uni; il ne présente pas les cavités que l'on observe dans la mie de pain. Le biscuit de bonne qualité a une cassure nette, ne s'émiette pas et ne se gonfle pas dans l'eau; il est parfaitement cuit dans toute son épaisseur, sans être brûlé.

c. *Altérations spontanées du biscuit.* — Sous l'influence de l'humidité et de la chaleur, conditions fréquentes à bord des navires, plus rares dans les magasins de l'armée, le biscuit s'altère à la fois par la production de végétaux cryptogamiques et de larves d'insectes, qui se creusent des galeries dans l'intérieur du biscuit, y détruisent la matière alimentaire, en infectant de leurs déjections et de leurs cadavres les parties qu'ils ne consomment point eux-mêmes. Les cryptogames paraissent appartenir aux mêmes espèces que celles dont nous avons observé la marche sur le pain.

Le biscuit altéré par les insectes devient pulvérulent et singulièrement répugnant pour les hommes, mais non dangereux. Les moisissures semblent avoir, dans quelques cas, donné lieu à des accidents intestinaux et même à des dysenteries (1). On a conseillé de passer le biscuit au four pour détruire ces parasites; dans des cas extrêmes seulement, la distribution des biscuits, avariés et purifiés de la sorte, pourrait être autorisée.

La plus grande partie du biscuit consommé par l'armée provenant des manutentions militaires, la fraude ne s'y exerce point; le biscuit acheté

(1) Bienvenue, *Rapport sur la campagne des Antilles à bord de la frégate*, l'Aréthuse (cité par Fonssagrives, *loc. cit.*).

dans le commerce doit donner lieu à des expertises analogues à celles que nous avons étudiées pour le pain.

d. *Conservation du biscuit.* — D'après ce qui précède, il est évident que le biscuit doit être conservé dans des lieux secs, à l'abri de toute humidité, visité de temps en temps, au point de vue de ses altérations spontanées. A bord des navires, Fonssagrives conseille de le placer dans des soutes où l'on pratiquerait le vide; cette mesure serait très réalisable dans les manutentions militaires; il serait facile de placer le biscuit dans des caisses métalliques, qu'un ajutage au robinet mettrait en communication avec une pompe d'épuisement. Dans ces conditions le biscuit serait conservé presque indéfiniment; on créerait d'immenses réserves pour le cas de guerre et, au fur et à mesure des besoins, on l'emballerait dans des caisses, pour l'envoyer à destination.

C'est, en effet, dans des caisses, mais non imperméables, qu'on le place aujourd'hui; on leur donne une dimension telle qu'elles puissent être chargées à dos de mulet; elles pèsent de 50 à 60 kilog.

e. *Valeur hygiénique du biscuit.* — Théoriquement, le biscuit doit avoir la même valeur alimentaire que le pain; en fait, il constitue un aliment plus difficile à triturer par la mastication, mal aéré, s'imbibant difficilement de salive, arrivant dans l'estomac en fragments encore secs, durs et anguleux, en somme, de digestion et d'assimilation pénible. Lorsque l'homme qui s'en nourrit ne possède pas un appareil dentaire à toute épreuve et d'une vigueur peu commune, ces défauts acquièrent une importance encore plus grande; il agit alors sur les voies digestives comme irritant mécanique et provoque une diarrhée, que les soldats connaissent tous et qu'ils nomment la *diarrhée du biscuit*. Ils combattent ces inconvénients en triturant le biscuit dans une gamelle et en le faisant tremper dans la soupe ou dans le café. Dans ces dernières conditions, le biscuit est réellement plus utilisable, mais ne doit jamais être considéré que comme un *aliment de nécessité*, qu'une bonne administration militaire doit rendre aussi rare que possible, tandis que l'on a malheureusement une tendance à en exagérer l'emploi.

f. *Biscuit-viande.* — Différents produits, connus sous ce nom, en anglais sous celui de *meat-biscuit*, ont été proposés, dans le but de réunir, dans un même biscuit, les qualités alimentaires de la farine de froment à celles de la viande. Le *meat-biscuit* a été préparé, pour la première fois, en 1850, par l'Américain Gail-Bordeu, qui utilisait de la sorte la viande de bœuf du Texas. — En 1855, M. Callamand présenta à l'Académie des sciences un biscuit-viande, analogue à celui de Gail-Bordeu, préparé avec un bouillon de bœuf très concentré (11 kilog. de bouillon pour 22 kilog. de viande désossée) et de farine blanche pétris ensemble; on ajoutait au bouillon une certaine proportion de sucre et de légumes réduits en purée.

C. Thiel (de Darmstadt) a proposé une méthode, qui consiste à épuiser de la viande fraîche, hachée menu, avec de l'eau froide et à utiliser cette eau pour la préparation de biscuits, que l'on fait ensuite cuire au four à basse température. E. Jacobsen (de Berlin) prépare, sous le nom de *Deutscher Fleichzwieback* ou de *Fleischextract-brod*, un pain de froment avec l'extrait de viande de Liebig. Théoriquement, 1 kilog. de biscuit correspond à 4 kilog. de viande; mais comme il puise ses propriétés plastiques dans l'extrait de Liebig, dont nous avons démontré l'impuissance alimentaire (p. 589), il semble difficile de lui en accorder à lui-même davantage.

Plus récemment les *Biscuits-viandes* sont revenus à l'ordre du jour en même temps que les poudres de viande avec lesquels on les prépare, et telle est vraisemblablement la base du *Kraft-zwieback* que l'armée allemande expérimente actuellement avec des résultats satisfaisants, paraît-il. Des essais analogues sont également entrepris dans certains corps de l'armée française; les résultats définitifs n'en peuvent être encore précisés.

Scheurer-Kestner a présenté en 1880 à l'Académie des sciences un *Pain de viande* qu'il étudie depuis plusieurs années et qui a été expérimenté en 1875 dans un corps de troupes. Ce pain est préparé en mélangeant 550 à 575 grammes de farine, avec 300 grammes de viande hachée fort menu et 50 grammes de levain, plus de l'eau. Par la fermentation, toute trace de viande disparaît, cette digestion artificielle aboutissant évidemment à la formation d'une peptone.

Ce pain est desséché et se conserverait *plusieurs années* sans autre altération qu'un certain goût de rance, dû à la graisse de la viande. — On peut remplacer le bœuf par du lard fumé qui donne au produit un goût plus relevé, par du veau ou du mouton; on y incorpore également quelques condiments.

Avec ce pain on prépare une soupe ou tout autre aliment (1).

(1) Scheurer-Kestner, *Le pain de viande*. (*Comptes rendus Acad. des sciences*, t. LXXXIV, p. 369, 1880.)

On doit attendre des expériences sérieuses, prolongées et complètes avant de se prononcer, mais il paraît prudent de faire au sujet de ces pains ou biscuits-viandes les mêmes réserves que pour les poudres de viande (voy. p. 592).

§ III. — Légumes comestibles.

I. *Différentes classes de légumes.* — Sous le nom de légumes, on doit entendre, en hygiène, toutes les plantes ou herbes cultivées dans les potagers et dont la totalité ou l'une des parties jouissent de propriétés alimentaires. Nous avons envisagé déjà certains légumes au point de vue de leur rendement en fécule, soit que cette substance se rencontre dans leurs fruits (légumineuses), soit qu'on la trouve dans leurs tubercules (tubercules ou racines féculentes).

A côté de la fécule, on rencontre dans les légumes une substance non azotée, le mucilage, matière organique analogue à la gomme, donnant par l'eau une sorte de gelée, formée par le gonflement de cellules contenant un liquide épais, qui se transforme facilement en sucre; les autres propriétés du mucilage sont encore peu connues, mais il paraît cependant jouir de quelques qualités alimentaires. Dans certaines racines féculentes, riches en principes mucilagineux, on trouve, à la place de l'amidon, un principe analogue, l'*inuline*, qui ne peut donner du glycose sous l'influence de la diastase; plusieurs racines contiennent, en outre, du sucre de la mannite, des gommes, de l'acide pectique.

Sous le nom de *légumes herbacés*, on peut comprendre les autres productions végétales, dans lesquelles l'eau entre pour une forte proportion, ainsi que la cellulose et le ligneux. Ils contiennent, en outre, une petite quantité de mucilage, quelques-uns de l'amidon, et en plus de l'inuline, des sucres, des matières pectiques et des sels organiques.

II. *Utilisation alimentaire des légumes.* — Les légumes nourrissent évidemment, en raison des principes azotés ou amylacés qu'ils contiennent; en dehors de cette propriété, on doit reconnaître qu'ils jouent un rôle important dans la digestion de la viande, par suite des acides existant normalement dans leurs tissus, de ceux qu'y développe la fermentation, comme dans les choux fermentés ou choucroute, de ceux que l'on y introduit par les préparations culinaires. Cette action dissolvante est activée par la présence des chlorures alcalins et autres sels de potasse et de soude. On comprend dès lors qu'une alimentation, où les légumes herbacés sont en excès, doive devenir à la longue affaiblissante, tandis que leur association à la viande, en quantité convenable, falicite la digestion de cette dernière et produit d'excellents effets.

On sait que l'on a regardé la privation d'aliments herbacés comme l'une des causes productrices du scorbut; il est incontestable que leur absence, coïncidant avec un excès de viandes salées, peu digestibles, peut entraîner une plus mauvaise digestion de ces derniers et par suite une anémie d'origine dyspeptique.

Les légumes sont généralement soumis à la cuisson avant d'être présentés comme aliments ; elle a pour but de dissocier leurs fibres, de ramollir le tissu ligneux, de coaguler le mucilage et de transformer une partie de l'amidon en dextrine. Cette cuisson s'opère en général par le moyen de l'eau ou de la vapeur; on ajoute souvent aux légumes des matières grasses, beurre, huile, etc., pour en augmenter la valeur alimentaire, et des condiments pour en relever la fadeur. Les légumes très riches en eau, où la cellulose est peu abondante, dont les principes aromatiques disparaîtraient en partie par la cuisson, peuvent être consommés à l'état cru; tels sont les salades, les radis, etc. Un assez grand nombre de légumes sont utilisés comme condiments, nous les retrouverons en traitant ce point général d'hygiène alimentaire.

Il n'existe point une ration définie de légumes frais pour la troupe, ceux-ci sont achetés sur les ressources de l'ordinaire, en quantité variable suivant la cherté des denrées; en moyenne, la quantité fournie est de 100 grammes. De même, quelques légumes secs sont ajoutés à la soupe, ou à la viande lorsqu'elle est cuite à part, dans des proportions de 30 grammes par homme.

Cette partie de la nourriture du soldat offre peu de prise à la sophistication, et il est facile d'avoir des légumes de bonne qualité. Il faut seulement veiller à ce que les légumes secs ne soient pas vieux, ce qu'on peut facilement reconnaître : leur surface est ridée, ils sont durs sous la dent, et cuisent très difficilement. Ces légumes sont sujets à la fermentation acide dont on peut faire disparaître les caractères, par leur dessiccation à l'air, au soleil, ou à l'étuve; mais, à la cuisson, ils dégagent toujours une odeur désagréable.

Les légumes frais sont peu nutritifs, et cependant il est indispensable de les faire figurer dans l'alimentation du soldat et dans les proportions les plus grandes possibles. On pourrait peut-être y arriver en généralisant une mesure inaugurée en 1866, au camp de Châlons, sous l'instigation du baron Larry, la création de jardins potagers militaires. Schindler, qui a étudié cette question avec beaucoup de précision, la recommande très vivement et, de fait, en a obtenu de bons résultat (1). On peut se demander cependant si, quelque avantageuse qu'elle soit au point de vue hygiénique, cette mesure est compatible avec l'emploi militaire de tous les instants, qu'il faut exiger des hommes, pendant leur très court passage dans les classes en service de l'armée active.

III. *Conservation des légumes.* — Un grand nombre de légumes peuvent être conservés pendant plusieurs mois dans des lieux frais, mais non humides, comme dans les bonnes caves, par exemple; tels sont les pommes de terre, les racines en général (carottes, navets, betteraves), les choux eux-mêmes, et on les réserve ainsi pour l'alimentation pendant les mois de l'hiver.

D'autres au contraire, en particulier ceux qui contiennent une forte proportion d'eau, ne peuvent se conserver sans éprouver une dessiccation qui en altère la texture, le goût et la digestibilité; tels sont les haricots, les fèves, les pois, etc. Du reste, desséchés, ils n'en renferment pas moins toute leur fécule, et sont aussi nutritifs, mais n'ont plus sur la digestion cette action spéciale, que nous avons signalée dans les légumes frais. — On les conserve donc à l'état de dessiccation ; dans certaines provinces, on les sale et on les garde dans une sorte de saumure.

Les légumes se prêtent parfaitement aux procédés de conservation par endaubage qui, sur eux, réussit mieux que sur la viande (voy. p. 581); aussi entrent-ils pour une forte part dans la consommation publique.

La conservation des légumes par endaubage a donné lieu à quelques sophistications. Pour leur maintenir une coloration verte, agréable au consommateur, les industriels y ajoutent une petite proportion de *sulfate de cuivre*, dont la proportion très variable a été trouvée de 4 à 6 centigrammes par kilog. (Galippe), 7 à 21 (Carles, de Bordeaux). Théoriquement, cette pratique, défendue du reste par l'ordonnance de police du 18 juillet 1882, est dangereuse, puisqu'elle introduit dans l'aliment un composé toxique. En fait, il ne semble pas que des accidents sérieux en aient résulté et peut-être pourrait-on tolérer la présence du cuivre à un maximum de 4 centigrammes par kilog. (2).

(1) C. Schindler, *L'alimentation variée dans l'armée*, p. 72. 1885.
(2) Voy. A. Gautier, *Des conserves alimentaires reverdies au sulfate de cuivre.* (*Ann. d'hyg.*

D'autres essais, pour le reverdissage des légumes, ont été tentés sans grand succès par la *laque de chlorophylle* extraite des orties ou des épinards, par le *sucrate de chaux*, par le *carbonate de soude et l'alun*, par le *chlorure de zinc*, sel absolument toxique, beaucoup plus à coup sûr que les sels de cuivre employés en proportions minimes.

Il importerait, au point de vue militaire, non seulement de conserver les légumes, mais de les rendre transportables, en diminuant leur poids, leur volume et en supprimant les frais de l'endaubage, toujours considérables lorsqu'on opère sur des masses, comme pour l'armée. Tel est le but du procédé de dessiccation avec compression, particulièrement pratiqué en France sous le nom de procédé Chollet, mais dont l'idée première est due à Masson. Il consiste à dessécher les légumes frais et à les soumettre sous la presse hydraulique, à une très forte pression, qui les réduit en une sorte de magma découpable en tranches et en tablettes. C'est sous cette dernière forme qu'on les livre dans le commerce. Les légumes desséchés et comprimés se conservent presque indéfiniment, lorsqu'on les place à l'abri de l'humidité; au moment de s'en servir, il suffit de les plonger dans l'eau chaude.

Malheureusement, ces légumes semblent avoir perdu toutes leurs propriétés premières; sous la pression énorme qu'ils ont dû supporter, l'albumine, la fécule, les sels, tout a été entraîné par l'eau qui s'en exprime; il ne reste plus que la trame même des tissus, de la cellulose, c'est-à-dire du bois. A la cuisson, les conserves Chollet ont toutes un goût uniforme de foin, que les assaisonnements les mieux dirigés ne parviennent qu'imparfaitement à masquer. Aussi, les troupes de terre et les équipages auxquels on en distribue ne tardent-ils pas à les prendre en dégoût; en fait, elles n'ont aucune valeur alimentaire.

Les légumes simplement desséchés, d'après le procédé Masson primitif, peuvent être sensiblement plus comestibles, car, si par la dessiccation l'eau a été enlevée, on peut supposer que les sels et quelques autres principes sont demeurés sur place, mais en subissant des transforma-

et de méd. légale, 3e sér., t. I, 1879.) — Galippe, *Étude sur les conserves de pois reverdies au sulfate de cuivre. (Soc. de Biologie*, 5 mai, 1877.) — Galippe, *De l'usage des vases culinaires en cuivre. (Ann. d'hyg.*, 2e sér., t. L, 1878.) — Brouardel, *Verdissage des conserves alimentaires au moyen des sels de cuivre.(Ann. d'hyg.*, 3e sér., t. III., 1880.) — Et d'une façon générale pour toutes les sophistications des matières alimentaires. — *Documents sur les falsifications des matières alimentaires*, Laboratoire municipal de Paris, 1885.

tions telles que leur action sur l'économie doit être profondément modifiée.

Dans la campagne de 1870-1871, les Allemands ont fait grand usage d'une conserve alimentaire fort populaire depuis cette époque, le saucisson de pois, ou *Erbswurst*.

Ce saucisson n'est autre chose qu'une conserve de farine de pois, additionnée d'une certaine proportion de viande ou de jambon, de graisse et de condiments. Le tout est renfermé dans une enveloppe imperméable de forme cylindrique.

Pour préparer une soupe à l'erbswurst, il suffit de racler le saucisson au-dessus d'une certaine quantité d'eau, puis de maintenir le mélange à ébullition pendant quelques minutes; on a soin d'agiter l'eau pour faciliter la désagrégation, et on obtient ainsi un potage-purée auquel on peut associer du pain, du biscuit ou même quelque pâte alimentaire, du riz, etc... Le goût de cet aliment est assez agréable; on n'a pas à s'inquiéter des condiments, qui sont déjà mélangés dans la pâte.

Ritter, professeur à la Faculté de Nancy, a recherché en 1872 la valeur nutritive de l'erbswurst tel qu'il existait à cette époque. Les résultats obtenus étaient les suivants (1) :

1 kilog. contient :	1re qualité (Officiers).	2e qualité (Troupe).
Matière albuminoïde	163g15	157g33
Amidon	116 26	122 60
Graisse	297 00	297 00
Sels	142 00	121 72

Dans la proportion des sels, il entre 67,89 de chlorure de sodium pour la première qualité de saucisson, 65,4 pour la seconde.

L'erbswurst renferme donc les trois ordres de matériaux constituant l'aliment complet: inorganiques, albuminoïdes et hydrocarbonés; la proportion de graisse est considérable, ce qui en fait une substance éminemment calorifique. Un apport considérable de matière albuminoïde et de graisse est dû à la viande et au lard; en effet, dans les pois seuls le rapport du principe albuminoïde au principe amylacé est 223,52/576,19 tandis que, dans le saucisson, il est représenté par 163,15/116,26 pour la première qualité, par 157,33/123,60 pour la seconde; dans les pois, la graisse est représentée par 19,66 pour 1000; dans l'erbswurst, par 297 pour 1000.

(1) Maury. *Considérations sur l'alimentation du soldat en campagne*, thèse de Paris, 1872.

Non seulement le saucisson de pois renferme les principes de l'aliment complet, mais encore il les contient dans une proportion telle qu'à lui seul il peut suffire, pendant un certain temps, à l'alimentation. En effet, 1000 grammes d'erbswurst contiennent 486 grammes de carbone et 157,33 de matière azotée neutre, soit environ 25 grammes d'azote. Les substances hydrocarbonées sont donc en assez fortes proportions sur les albuminoïdes, mais il n'y a pas de sérieux inconvénients, car cet aliment est destiné au soldat, dont la vie si active, en campagne, exige une production considérable de chaleur animale. Peut-être aussi les robustes Teutons transforment-ils plus facilement les hydrocarbonés en chaleur et force, que ne peuvent le faire les races latines, habituées à une alimentation moins élémentaire.

1 kilogramme de viande contenant, d'après les analyses de Schoenberger, environ 210 grammes de matériaux protéiques, et l'erbswurst 157,33 seulement, il faudrait 1334 grammes de cet aliment pour obtenir, au point de vue réparateur, l'équivalence théorique de 1000 grammes de viande. Telles sont du moins les indications de la chimie. En pratique, il n'en est pas absolument de même, ainsi que le prouvent les expériences faites par M. Ritter ; les animaux, soumis alternativement à un régime mixte, dans lequel entraient tantôt 50 grammes de viande, tantôt 66g,7 d'erbswurst, perdaient plus de poids dans le second cas que dans le premier ; pour obtenir l'équivalence, il fallait augmenter les proportions d'erbswurst et donner non plus 66g,7, mais 80 grammes.

Admettant ces données, on calcule que 1000 grammes de viande sont remplacés, sans affaiblissement pour l'organisme, par 1600 grammes d'erbswurst et que, par suite, la proportion doit être comme 5 : 8.

Il n'y a là du reste rien qui doive surprendre, toutes les substances protéiques sont loin d'avoir le même pouvoir nutritif ; la matière albuminoïde d'origine animale est bien plus facilement et plus complètement assimilable ; or, dans l'erbswurst, une bonne partie de l'azote est précisément fournie par les pois.

Plus encore que toutes les expériences de laboratoire, les faits de la dernière campagne sont là, pour démontrer les services importants que l'erbswurst a rendus à l'armée allemande, et qui ont valu à son inventeur une gratification de 30 000 thalers (112 500 fr.).

Au lendemain de la guerre, le gouvernement français mit au concours la fabrication d'un saucisson analogue à celui de l'armée allemande, présenté par un industriel de Paris. Ce saucisson, avec lequel nous avons fait personnellement quelques expériences, a été mis en essai dans un corps d'armée pendant une période de grandes manœuvres. Probablement par suite d'une mauvaise conservation, il a déterminé chez plusieurs hommes des accidents d'indigestion. Dans d'autres tentatives, il a été bien supporté, mais les hommes s'en dégoûtaient très rapidement, ce genre d'alimentation s'éloignant un peu de leurs habitudes. Enfin l'on n'a peut-être pas partout poursuivi les essais avec assez de persévérance et de fait, la question n'a pas reçu de solution affirmative.

Pendant ce temps, le gouvernement allemand a procédé à de nombreuses recherches pour perfectionner l'erbswurst; pour cette conserve, comme pour toutes les conserves militaires, les travaux de la grande usine militaire de Mayence ne s'arrêtent point et de grands progrès ont été accomplis dans sa fabrication.

Nous possédons actuellement en France une conserve de *soupe à l'oignon*, sous forme de tablettes, avec lesquelles on peut préparer instantanément un potage assez aromatique, contenant un peu de graisse et dont le liquide sert à détremper le pain que l'on y incorpore. Cette soupe se rapproche de la classique soupe à l'oignon que les soldats apprécient assez, mais, à elle seule, elle ne suffit pas pour faire un repas complet. Elle est un adjuvant d'une ration de viande conservée, rien de plus, mais c'est bien déjà quelque chose, car elle introduit dans le repas l'*aliment chaud,* toujours désiré et même indispensable.

L'administration expérimente journellement d'autres conserves de légumes ; quelques-unes contiennent des substances albuminoïdes sous différentes formes. Nous ne pouvons entrer ici dans plus de détails ni indiquer le nom des fabricants qui les présentent, puisqu'il s'agit de préparations encore à la période d'essai. Il est à souhaiter que l'on arrive promptement à trouver quelques types acceptables, car il faut aux armées des *aliments de circonstance,* à la fois réparateurs, agréables au goût, de facile transport et de conservation certaine. Cette indication sera de nouveau signalée en traitant de l'alimentation des troupes en campagne.

§ IV. — Les fruits.

Les fruits n'entrent jamais dans les rations réglementaires des troupes; néanmoins, il convient d'en signaler très rapidement les principales propriétés, car les soldats doivent en faire usage. Les fruits peuvent, au point de vue de l'hygiène alimentaire, être divisés en fruits sucrés, féculents ou amylacés et huileux.

I. *Fruits sucrés.* — Dans cette catégorie, on doit ranger la plupart des végétaux connus sous le nom générique de fruits : les raisins, cerises, guignes, etc., constituent les fruits aqueux; les pêches, abricots, poires, pommes, oranges, figues, prunes, dattes, etc., sont dénommés fruits charnus; les fruits agglomérés sont les fraises framboises, mûres, ananas, etc. La plupart de ces fruits sont acides, en raison de la présence des acides malique, tartrique, citrique, oxalique, acétique, tannique, suivant les espèces; cette saveur aigre est masquée par celle du sucre. Ils contiennent, avant leur maturité, une petite proportion d'amidon qui se transforme en sucre; les fruits verts renferment, en outre, de la *pectose*, se transformant en *pectine* par la maturation, substance non sucrée, soluble dans l'eau, se gélatinisant par la coction, en se transformant en acide pectique.

Par la maturation, le tannin, l'amidon et la cellulose disparaissent en partie, tandis que du sucre se trouve produit, d'abord sous forme de sucre de canne, pour prendre peu à peu celle de sucre interverti ; plus tard, il est lui-même détruit, ainsi que la matière azotée pendant le blettissement.

Sucre. — Le sucre est un aliment de haute importance, abondamment répandu dans les fruits, figurant dans la composition de nos tissus et de nos humeurs, résultat ultime des transformations que les matières amylacées subissent dans l'appareil digestif avant d'être absorbées. Au point de vue alimentaire, le sucre constitue un hydrocarboné; combiné à d'autres matières alimentaires, il en corrige l'âpreté, en augmente les qualités digestibles, en facilite la conservation.

Le *sucre de raisin* ou *glycose* se trouve tout formé dans les fruites acides, les fruits sucrés, le raisin, dans les pruneaux et les figues qu'il tapisse d'une couche blanche cristalline. On le prépare artificiellement, par la transformation de la fécule contenue dans les végétaux, maïs, pomme de terre, etc., avec le bois même, comme avec tout objet contenant de la cellulose, au moyen de l'acide sulfurique étendu. La fabrication du sucre de fécule prend des proportions de jour en jour plus considérables; il est universellement adopté pour la confiserie, pour la conservation des fruits, pour la préparation des vins artificiels, etc. Son usage n'est pas anti-hygénique, mais il sucre moins que le sucre de canne. Le seul inconvénient qu'il peut présenter est dû à la présence possible d'une certaine proportion d'arsenic, provenant de l'acide sulfurique impur utilisé pour la préparation.

Le *sucre de lait* ou *lactose*, est un analogue de la glycose, il n'est point utilisé directement pour l'alimentation, sinon dans le lait.

Le *sucre de canne* est extrait des cannes à sucre et des betteraves, dont le jus, exprimé par de puissants cylindres compresseurs, passe par une série de cristallisations successives et de raffinages avant d'être livré au consommateur. On trouve dans le commerce des sucres de différentes qualités, suivant le degré de raffinage et le nombre de cristallisations qu'ils ont subis.

Les falsifications du sucre se rencontrent surtout dans le sucre en poudre, la cristallisation étant, en effet, une des meilleures garanties de sa pureté. Lorsqu'il est parfaitement pur, ses cristaux ont une blancheur parfaite; une teinte plus ou moins brune indique un raffinage insuffisant, la présence de mélasse, ou un mélange frauduleux. On trouve quelquefois dans le sucre des matières minérales, qui restent dans les cendres, et qu'on reconnait facilement par les moyens ordinaires, mais il faut remarquer que le meilleur sucre du commerce laisse toujours un résidu de sels terreux.

La craie, le plâtre, les farines, les fécules, etc., sont souvent mélangés aux cassonades ou au sucre en poudre, il suffit de dissoudre ce dernier dans l'eau pour reconnaître la fraude. — Le sucre de lait se reconnaît par son insolubilité dans l'alcool faible, qui dissout au contraire le sucre.

Les fournisseurs livrent souvent le sucre dans un état d'humidité se traduisant par une notable augmentation de poids; pour doser la quantité d'eau qu'il renferme, il suffit de dessécher à 100° degrés un échantillon de poids connu, le sucre ne doit pas contenir plus de 3 pour 100 d'eau.

II. *Fruits acides*. — Les fruits acides contiennent une plus forte proportion d'acide que les fruits sucrés, particulièrement de l'acide citrique, le sucre y est au contraire moins abondant. Dans cette classe, on doit ranger les groseilles, grenades, citrons, etc.

III. *Fruits féculents.* — Ces fruits, dont le type est la châtaigne, contiennent une plus forte proportion de fécule et doivent, comme produits alimentaires, être rangés à côté des légumes de la même composition. On en prépare des farines qui forment la base de l'alimentation publique dans plusieurs provinces et, dans quelques cas, seraient utilisables pour les troupes.

IV. *Fruits huileux.* — L'amande constitue la partie comestible des fruits huileux, elle ne contient point d'amidon, mais elle est riche en graisses et en une matière protéique végétale, — l'*amandine*. — La digestion de ces fruits est assez laborieuse, comme celle des corps gras en général.

V. *Usage hygiénique des fruits.* — Peu de fruits pourraient à eux seuls suffire à une alimentation régulière; quelques amandes seulement, comme le fruit du cocotier et le cacao rempliraient ce rôle pendant un certain temps. On sait que les dattes et les figues, conservées et pressées peuvent suffire aux Arabes pendant de longs voyages; dans les expéditions lointaines, les dattes pourraient devenir une ressource précieuse pour nos troupes. Morin, les ayant étudiées à ce point de vue, y constate la présence de 2,9 pour 100 de matières albuminoïdes et pectiques, de 47,9 pour 100 de glycose et d'acide pectique, elles peuvent donc être rapprochées des aliments féculents, sans constituer cependant un aliment complet (1).

La plupart des fruits acides ou sucrés sont simplement rafraîchissants; en tant que faisant partie d'un régime mixte, ils jouent le même rôle que les végétaux herbacés, celui d'excitants, de solubilisants. En grande quantité, ils deviennent indigestes, surtout lorsqu'ils n'ont pas atteint leur complète maturité; dans ces conditions et pris avec excès, ils peuvent déterminer des entérites, simulant la véritable dysenterie.

VI. *Conservation des fruits.* — Les fruits charnus se conservent pendant un certain temps, à l'abri de l'humidité, mais les fermentations dont ils sont le siège amènent bientôt le blettissement et la transformation du sucre en alcool, puis en acide acétique. Les amandes, plus faciles à conserver, s'altèrent cependant, par la fermentation de leurs matières grasses, qui rancissent. — Quelques fruits très sucrés se prêtent à la

(1) Morin, *Étude sur la composition chimique des dattes et leur valeur alimentaire* (*Mém. de méd. milit.*, 1868, 3e sér., t. XIX, p. 66).

dessiccation, à laquelle on peut joindre la compression, pour obtenir des produits comparables aux légumes Chollet ou Masson.

La conservation des fruits, dans un sirop de sucre, constitue un produit alimentaire qui, sous le nom de confiture, forme un aliment savoureux, utilisable pour les convalescents.

Le *chocolat*. — Il convient de faire ici mention spéciale d'une préparation alimentaire, qui, en réalité, est une sorte de conserve : le chocolat; il n'entre pas dans les distributions ordinaires des armées, mais peut cependant devenir un aliment de circonstance fort utile; il fait du reste partie des approvisionnements des hôpitaux et des ambulances.

Le chocolat est fabriqué avec du sucre, mélangé au cacao, semence décortiquée et torréfiée du cacoyer (*Theobroma cacao*). Le procédé de fabrication est en lui-même assez simple et ne varie que dans les détails; il s'opère à chaud, afin de liquéfier en partie les matières grasses ou *beurre de cacao*, contenues dans le cacao dans une proportion qui varie de 38 à 49 pour 100 suivant les provenances; par le refroidissement, le sucre et la poudre de cacao sont fortement agglomérés et forment cette pâte dure et compacte que tout le monde connaît.

Le cacao contient, d'après les analyses de Boussingault, 11 pour 100 d'eau et 13 pour 100 de cellulose; 76 pour 100 de la substance sont constituées par des matières alimentaires consistant en : beurre de cacao, 44 pour 100, albumine 20 pour 100, gommes 6 pour 100, substance minérale 4 pour 100, et enfin un alcaloïde spécial, à la dose de 2 pour 100, la théobromine, analogue à la caféine, dont nous aurons à parler plus loin. — Associé au sucre, le cacao forme un aliment complet; par le sucre, la gomme, l'amidon, les matières grasses, il fournit une forte proportion de carbone à la combustion organique; par ses matières azotées il est un véritable aliment plastique, enfin la présence de la théobromine peut le faire ranger, à côté du café, dans le groupe des *antidéperditeurs* qui retardent la désassimilation.

Il plaît généralement à tous les estomacs, se digère assez facilement, se prête merveilleusement à un grand nombre de préparations culinaires, peut être conservé sec, pendant un temps assez long, et consommé dans cet état; il peut aussi s'associer au lait ou à l'eau pour donner une boisson chaude, parfumée, réparatrice, convenant à tous et surtout aux malades, aux convalescents.

Malheureusement, le chocolat est l'une des substances alimentaires sur lesquelles la fraude s'exerce avec le plus d'impudeur; les principales falsifications portent sur l'addition à la poudre de cacao, de farine de blé, de fécule de pomme de terre, de fécule de légumineuses, de maïs, etc., d'amandes grillées, de gomme arabique, de débris de fruits de toute espèces torréfiés et broyés; on sophistique le cacao par l'introduction d'ocre rouge ou de cinabre, par la substitution d'huiles ou de graisses au beurre de cacao, de dextérine, de mélasse ou de cassonade au sucre naturel. — Quelques-unes de ces falsifications sont sans danger pour la santé, mais elles diminuent la valeur alimentaire du produit et, en bonne justice constituent une tromperie sur la qualité de la marchandise vendue, car, par *chocolat* on n'entend que le mélange de sucre, de poudre de cacao et d'aromates (1).

§ V. — Le café et le thé.

Le café et le thé, quoique consommés en général à l'état de boissons, méritent cependant d'être considérés comme de véritables aliments, surtout en se plaçant au point de vue de l'alimentation du soldat; toutes les armées modernes donnent au café ou au thé, au premier surtout, une place capitale dans leurs approvisionnements; ces deux produits doivent donc faire l'objet d'une étude sérieuse et pratique.

I. *Le café* (2). — Le café est la graine du *caféier*, originaire de la province de l'Yémen, en Arabie; sa culture réussit actuellement dans un grand nombre de contrées des deux continents. Les grains du café (fig. 137) sont logés, au nombre de deux, dans la baie, fruit du caféier; il sont durs, de forme demi-ovoïde, marqués d'un sillon longitudinal sur leur face plane, convexes de l'autre. On les débarrasse par la dessicca-

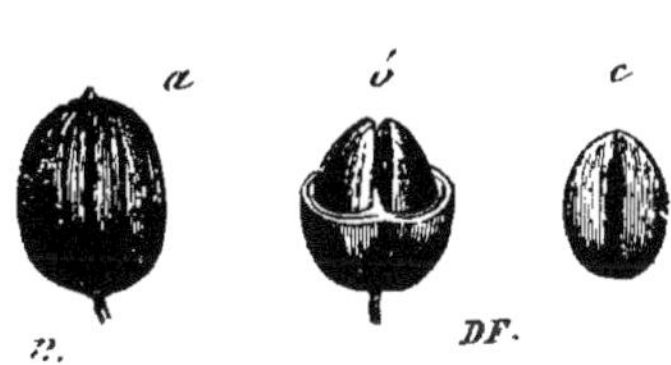

Fig. 137. — Café. — *a*. Baie. — *b*. La partie supérieure enlevée pour montrer les deux graines. — *c*. Une graine isolée.

(1) Voy. sur cette question A. Chevallier, *Mémoire sur le chocolat, sa préparation, ses usages, ses falsifications* (*Ann. d'hyg. publ. et de méd. lég.*, t. XXXVI, 1871, p. 241).

(2) Voy. pour l'étude du café, considéré comme aliment, Chevallier, *Du café* (*Ann. d'hyg. publ. et de méd. lég.*. 2e sér., t, XVII. p. 5, 1862). *Fonssagrives*, article Café (*Diction. encyclop. des sciences méd.*, 1re sér., t. XI, 1870). — A Marvaud, *Les aliments d'épargne ou antidéperditeurs*, 2e édit., Paris, 1874. — G. Morache, *Étude hygiénique sur le café* (*Petit bulletin du soldat et du marin*, 1873), et les traités généraux.

tion et les frottements de la pulpe qui les enveloppe (café en coque); les graines sont elles-mêmes entourées d'une peau (fleurs de café) dont on retrouve les replis dans l'intérieur de la semence. Dans les environs de Moka, et dans quelques localités, on attend que les fruits, parvenus à leur complète maturité, tombent et se dessèchent spontanément; ils ont alors atteint leur maximum de principes immédiats et de force aromatique. Les *cafés Moka* s'exportent décortiqués incomplètement, mélangés avec des grains de sable et de terre; leurs grains, dépouillés des enveloppes, sont gris jaunâtres et d'une grosseur irrégulière. Le café des autres provenances a souvent été cueilli avant sa complète maturité. On distingue les *cafés Martinique*, à la grosseur de leurs grains, qui sont plus allongés, ronds à leurs extrémités, bien plats sur une de leurs faces, à sillon longitudinal large, principalement au milieu, leur couleur est verdâtre. Les *cafés Bourbon* se rapprochent, comme aspect, du café d'Arabie; leurs grains sont petits, déprimés, mais cependant plus réguliers que ces derniers; le *café Haiti* ou *Saint-Domingue* est encore plus gros que le Martinique, il est terminé en pointe à ses deux extrémités. On connaît encore dans le commerce un très grand nombre de cafés, le *Java*, le *Costa-Rica*, le *Zanzibar*, ce dernier se rapprochant beaucoup du café Moka, le *Brésil*, le *Havane*, etc., dont les caractères extérieurs ne sont réellement bien tranchés, que pour l'œil du commerçant, habitué à les manier.

a. *Préparation alimentaire du café.* — La première opération consiste dans la torréfaction, qui donne aux grains de café une couleur roux marron et leur fait perdre de 14 à 17 pour cent de leur poids, tout en gonflant chacun d'eux et en augmentant de plus d'un tiers leur volume total. Si la torréfaction est poussée jusqu'à la couleur brun marron, une notable partie de l'arome s'évapore, en même temps qu'il se dévoloppe une odeur empyreumatique, analogue à celle de la corne brûlée, due à la caramélisation d'une partie de la substance azotée. Cette torréfaction doit se faire en vases clos, mais dès qu'elle a atteint le point voulu, on expose le café et on le vanne à l'air, pour le refroidir et lui faire perdre l'odeur désagréable dont nous avons parlé.

La torréfaction a pour but de faciliter la décomposition de la partie du café qui est soluble dans l'eau et de la transformer très probablement, par décomposition du tannin, en principe amer et en *caféone*, principe aromatique, que l'on peut isoler, sous forme d'une huile, de composition évidemment très complexe; en effet, le café cru n'a qu'une saveur et une odeur herbacées, mais si la torréfaction est poussée trop loin, ces mêmes principes aromatiques se décomposent et l'on n'a plus dans le grain de café que de la cellulose carbonisée.

Le café torréfié est moulu, mais non en poudre trop fine, car pour obtenir cette dernière, il faut évidemment augmenter la quantité de force employée; une partie de cette force se transforme en chaleur et amène la décompostion de la matière aromatique; il se passe un phénomène comparable à celui par lequel se transforme, en amidon, une partie du sucre que l'on pulvérise et diminue ainsi son goût sucré. L'armée française possède un petit moulin à café portatif, fort bien disposé et peu volumineux.

On peut préparer le café par infusion ou par décoction. Le premier mode est généralement usité en France, le second dans quelques pays étrangers. L'infusion fournit un liquide beaucoup plus aromatique et, pour obtenir le meilleur résultat, il convient de n'employer que l'eau exactement en ébullition. Le contact de l'eau avec le café doit être assez prolongé pour donner aux matières solubles le temps de se dissoudre; on y arrive en employant des filtres à orifices très fins et en tassant légèrement le café. Les Orientaux projettent la poudre de café dans l'eau bouillante et laissent le mélange sur le feu quelques instants, les soldats en campagne doivent en agir ainsi, faute de filtres. Du reste, ce procédé n'a point d'inconvénients et l'ingestion du marc, qui en est généralement la conséquence, augmente singulièrement le rendement alimentaire du produit.

Payen a constaté que 1 litre d'eau bouillante dissout 25 gr. de substance, sur 100 gr. de café torréfié à la couleur blonde; ces 25 gr. de substance dissoute contiennent de 10 à 12 gr. de substance azotée. Si l'on emploie 100 gr. de café torréfié au brun marron, l'eau n'entraîne plus que 19 gr. de matière soluble et ces 19 gr. ne contiennent que 9gr,06 de substance azotée.

b. *Valeur nutritive et hygiénique du café.* — Le café cru, de bonne qualité, a fourni aux expériences de Payen la composition suivante :

Composition chimique du café (1)

Cellulose	34,000
Eau hygroscopique	12,000
Substances grasses 10,00 à	13,000
Glycose, dextrine, acide végétal indéterminé	15,500
Légumine, caséine (glutine?)	10,000
Chlorogénate de potasse et de caféine 3,50 à	5,000
Organisme azoté	3,000
Caféine libre	0,800
Huile essentielle, insoluble dans l'eau	0,001
Essence aromatique, soluble dans l'eau	0,002
Sels minéraux	6,697
Total	100,000

La proportion de la caféine varie singulièrement, suvant les différentes espèces de café; elle serait, d'après les expériences de Robiquet et Boutran : pour 500 gr. de Saint-Domingue, de 0,85, et s'élèverait à 1,06 pour la même quantité de Cayenne, à 1,26 pour les Moka et Java, à 1,7 pour le Martinique.

D'après Payen, 100 gr. de café torréfié brun marron, en infusion dans 1000 d'eau contiennent, avons-nous dit, 19 gr. de substances solides dissoutes, elles se décomposeraient en 9^{gr},06 de substance azotée et 9^{gr},94 de matières grasses, salines et sucrées; à ce titre, l'infusion de café est un véritable aliment; nous avons dit (p. 531) que la ration sucre et café du soldat français se compose de 21 gr. de sucre et de 16 gr. de café; en appliquant la proportion, cette ration contient donc 1^{gr},44 de matière azotée ou environ 0^{gr},25 d'azote et à peu près 22^{gr},50 de matières salines ou sucrées; en portant, comme nous le proposons (p. 532), la ration à 32 gr. de café et 40 gr. de sucre, on obtient 1^{gr},85 de matière azotée ou environ 0^{gr},4 d'azote et 22 gr. de matières salines ou sucrées. La ration sucre et café, toute faible qu'elle est, peut donc être regardée comme un aliment réel; on augmenterait beaucoup son rendement en ne torréfiant qu'à la couleur blonde, mais il est difficile d'y persuader les consommateurs.

Si cette ration ne possédait, du reste, que ces proprtétés, elle serait facile à remplacer par telle autre qui, sans nécessiter une préparation relativement aussi compliquée que celle du café, aurait les mêmes pro-

(1) Payen, *loc. cit.*, p. 414.

priétés alimentaires. Mais le café jouit d'autres vertus encore plus précieuses : de tous temps, on l'a considéré comme un excitant cérébral, d'où le nom de boisson intellectuelle qui lui a été donné et l'usage qu'en font les personnes attachées aux travaux de cabinet; il possède, en outre, la faculté de soutenir les forces de l'homme soumis à de rudes travaux; ceci est incontestable et l'observation de tous les jours le démontre surabondamment; Gasparin, qui, l'un des premiers, signalait les merveilleuses propriétés du café, soutenait même que, sous son influence, on pouvait temporairement diminuer de 20 à 30 pour 100 la quantité d'aliments donnés à des hommes, appliqués à un travail mécanique. Les militaires ont pu certainement en faire l'observation sur eux-mêmes; que de fois ne voit-on pas les soldats marcher une partie de la journée, résister à la fatigue, combattre même, en n'étant soutenus que par la ration de café absorbée le matin et par la faible provision conservée dans le petit bidon!

Quelques hygiénistes expliquent cette vertu du café par l'action de la caféine. Sous l'influence de l'ingestion du café, Becker et Lehmann ont vu la quantité d'urée diminuer presque de moitié, toutes choses étant égales d'ailleurs, dans le régime des individus soumis à l'expérience (1). Ce fait mérite d'être vérifié et ne paraît pas assez établi pour faire définitivement ranger le café dans une catégorie de ces substances, auxquelles on assigne le rôle de s'opposer à la dénutrition de l'organisme, la question est donc réservée au point de vue théorique. Que le café se borne, en dehors de ses propriétés alimentaires très réelles, à exciter le système nerveux, à rendre la circulation plus active, à régulariser la digestion, ou qu'il ait une action directe et spéciale sur le mouvement de décomposition de nos tissus eux-mêmes, son utilité pratique n'est pas moins incontestable et incontestée. Tandis que l'alcool et les boissons alcooliques stimulent aussi le système nerveux lorsqu'elles sont prises à doses modérées, le dépriment au contraire quand on les consomme à l'excès, n'ont aucune propriété plastique et amènent dans toutes les fonctions des désordres que nous aurons à rappeler plus tard, le café, au contraire, excite et soutient sans dangers pour la santé générale; de plus, il nourrit en même temps.

L'introduction du café dans l'alimentation du matelot ne date, en

(1) Challou, *Du café au point de vue hygiénique et médical. (Journ. de méd. et de chir. pratiques*, 1862, p. 459.)

France, que de 1823, il fait actuellement partie intégrante de la ration nautique. Ce fut pendant la campagne d'Égypte et sur les conseils de Larrey, que cet aliment fut pour la première fois distribué aux troupes. Le chirurgien en chef de l'armée avait su très bien apprécier les avantages de cette boisson chez les indigènes, et il considérait même le café fait, à la façon de l'Orient, comme un breuvage préventif de la fièvre intermittente. Plus tard, pendant les premières années de l'occupation de l'Algérie, Larrey en recommanda vivement l'usage pour les troupes, et, depuis cette époque seulement, le café commença à faire partie des subsistances militaires. Les services qu'il a rendus sont incontestables : sans lui, on n'aurait certainement pas toujours surmonté les fatigues de ces pénibles campagnes, entreprises dans des pays où les transports et les ravitaillements rencontrent des difficultés immenses.

Depuis lors, l'expérience est devenue encore plus probante : les campagnes de Crimée, d'Italie et du Mexique en font foi. Dans chacune de nos campagnes depuis celle de Crimée jusqu'à celle du Tonkin, on pourrait citer des cas, ou par suite de circonstances graves, nos soldats n'ont eu que du café et du biscuit pour toute alimentation.

Le soldat connaît très bien l'excellence de cette boisson et il la réclame avec instance ; en route, il prend le café vers quatre heures du matin, et, avec du biscuit, en fait une espèce de soupe qui est saine et savoureuse.

En temps de paix, le café ne figure officiellement dans la ration, que par une allocation de 5 gr. de sucre et 5 gr. de café, mais les ordinaires arrivent à doubler ou tripler cette faible ration. De plus, pendant l'été, l'indemnité représentative est transformée en sucre et café.

Il serait absolument désirable que cette ration devint réglementaire, fût fournie directement par les magasins de l'État, et que son achat ne grevât point le budget si minime des compagnies. En outre d'un aliment excellent fourni aux hommes, cette allocation est l'une de celles qui diminuent le plus le nombre des habitués du petit verre du matin. Nous avons vu nous-même, au régiment de lanciers de la garde, dont nous étions le médecin-major, et dans lequel les distributions de café étaient organisées, les hommes se rendre à la cantine, y acheter une tasse de lait chaud pour mélanger à leur café et se constituer un aliment aussi agréable qu'hygiénique. D'après Payen, 1 litre de café au lait, préparé avec parties égales de lait et de café, et contenant 75 grammes de sucre, renferme 154 grammes de substances solides, se décomposant en 49g,53 de substance azotée et 104g,97 de substances grasses, salines et sucrées.

c. *Adultérations du café.* — Le café est l'une des substances sur lesquelles la fraude s'exerce sous le plus de formes différentes; elle s'attaque aussi bien au café en grain, avant et après sa torréfaction, qu'au café torréfié et moulu ; enfin on vend même, sous le nom de café, des substances qui n'ont jamais eu rien de commun avec la plante de l'Yémen.

Le café cru et en grains peut être vendu sous un nom géographique qui ne lui appartient pas, le Bourbon pour du Moka, par exemple; il est facile de se mettre en garde contre cette fraude en s'exerçant à reconnaître les différentes classes de café, en possédant des échantillons-types. Il faut remarquer que, dans un but souvent avouable et pour modifier les aromes, on pratique des mélanges de café, le Moka est associé au Bourbon, le Bourbon au Martinique; un examen attentif suffit pour faire évaluer le rapport existant entre ces divers éléments.

On a vendu des cafés, dont un certain nombre de grains étaient confectionnés avec de l'argile teinte en vert ou avec des pâtes féculentes agglomérées dans des moules; ces faux grains s'écrasent facilement dans un mortier, tandis que le café est élastique; enfin, on ajoute des petits cailloux à teinte grisâtre, dans le Ceylan et surtout dans le Moka, pour en augmenter le poids; il suffit d'examiner le café d'un peu près pour s'en apercevoir.

Les cafés en grains sont fréquemment altérés, avariés par l'humidité, contractée lors de leur transport et particulièrement par le contact de l'eau de mer. Cette forme d'altération, très fréquente, a fait classer commercialement les cafés mouillés en trois catégories : *cafés tachés*, de *petite avarie* et de *grande avarie*. Dans les deux premiers cas, il suffit de faire sécher les grains ; dans le troisième, il faut préalablement les laver à l'eau douce, mais, quelque soin que l'on emploie, il est difficile, sinon impossible, d'enlever aux cafés l'odeur et surtout le goût spécial, mélangé à celui de moisi, que leur communiquent les fermentations dont ils deviennent alors le siège. Les cafés sont une marchandise fort délicate, que l'on ne saurait trop entourer de précautions pendant les manipulations et le transport ; le voisinage de cuirs, de salaisons, le fait que le navire a transporté du guano, à un précédent voyage, suffisent pour modifier le goût, sans que les grains soient altérés physiquement. Chevallier et Fonssagrives estiment que l'on ne doit pas permettre la vente de cafés avariés même à des prix inférieurs, parce que, en réalité, ces cafés serviront à falsifier des cafés de bonne qualité, qu'ils seront ainsi vendus au prix ordinaire, qu'enfin cette mesure, rigoureuse en apparence, a pour effet de forcer les commerçants à veiller davantage sur leurs produits (1).

Le café en grains et torrifié est soumis à un mode de falsification très répandu, l'*enrobage;* il consiste à l'entourer d'une matière soluble, sucre, mélange de glycose, qui se dessèche et lui fait une sorte de vernis; l'enrobage atteint les 5 à 10 centièmes du poids total. — Cet enrobage constitue une tromperie, car il substitue, dans une proportion donnée, une substance étrangère à du café véritable, et de plus il masque généralement un café avarié. On s'assure de la présence et de la proportion de l'enrobage en faisant infuser le café suspect dans l'eau; celui-ci dissout la matière étrangère, dont on n'a plus qu'à prendre le poids, en faisant évaporer. — La fraude consistant à fabriquer du café avec des pâtes de farines de légumineuses, plus ou moins mêlées à du vrai café, le mélange étant moulé en forme de grains, s'exerce sur le café torréfié plus encore que sur le café cru.

Le café vendu torréfié et moulu peut être adultéré par l'addition d'un grand nombre de substances, comme des débris torréfiés de légumineuses, de glands, des substances terreuses, enfin avec du café épuisé par une première infusion; l'addition la plus commune est sans contredit celle de la chicorée, qui augmente la coloration brune de l'infusion et lui donne un peu plus d'amertume, en faisant croire ainsi à la bonne qualité du café. L'examen microscopique peut intervenir fort utilement pour déceler ces fraudes et comme point de départ, il est nécessaire de connaître l'aspect microscopique du café normal.

Cette étude, ainsi que celle des adultérations du café en poudre n'intéresse pas très directement l'hygiène militaire, car, pour les fournitures de l'armée, le café est toujours acheté en grains (2).

II. *Thé.* — A vrai dire, le thé devrait être considéré comme une boisson, mais la transition entre les aliments et les boissons est si peu précise, que nous préférons envisager, immédiatement après le café, une substance qui présente, avec ce dernier, de nombreux rapports.

(1) Fonssagrives, art. CAFÉ, *Dict. encyclop. des sciences nat.*, 1re sér., t. XI, 1874).

(2) Voy. pour les sophistications du café, l'étude qui a été faite dans cette question dans la 1re édit. de cet ouvr., Paris 1874, p. 802 et suivantes.

Le thé, produit alimentaire, est fourni par les feuilles d'une plante de la famille des *Aurantiacées,* originaire de Chine, encore aujourd'hui presque exclusivement culvitée dans les régions centrales et méridionales de cet empire. On le connait, dans le commerce, sous deux grandes catégories : les thés verts et les thés noirs, se subdivisant entre eux en différentes variétés; celles-ci proviennent, moins d'espèces botaniques différentes que de la préparation qu'on leur a fait subir, des crus, qui établissent entre eux des différences aussi tranchées qu'entre les variétés du vin et des mélanges que l'on pratique, soit sur le lieu même de production, soit en Europe avant la vente. Le thé, préparé pour le commerce européen, a subi des manipulations particulières, l'éloignant beaucoup du thé consommé en Chine même, qui est simplement desséché sans avoir fermenté (1). Le thé, destiné à l'exportation, est dit *thé vert* ou *thé noir*, suivant que la fermentation, arrêtée de bonne heure, n'a pas encore complètement oxydé la matière colorante verte, ou qu'au contraire, le thé a pris, sous cette influence, une couloire noire; le thé vert est beaucoup plus aromatique que le thé noir, plus riche en tannin, en matières extractives ; son action sur le système nerveux est sensiblement plus marquée. D'après Mülder (2), la composition du thé est la suivante :

Composition du thé (Mülder).

	Thé vert (Hysson).	Thé noir. (Congo).
Huile essentielle	0,79	1,60
Chlorophylle	2,22	1,84
Cire et résines	2,50	3,64
Gommes, dextrine	8,56	7,28
Tannin	17,80	12,88
Théine *(dosage trop faible)*	0,43	0,46
Matière extractive	22,80	19,88
Dépôt foncé (dû à l'oxydation)	»	1,48
Extrait obtenu par l'acide chlorhydrique	23,60	19,12
Albumine (légumine ?)	3,00	2,80
Fibres ligneuses	17,08	28,32
Cendres	5,56	5,25
Total	104,34	104,04

(1) Voy. G. Morache. *Pékin ses habitants, étude d'hygiène (Ann. d'hyg. publ. et de méd. lég.*, 2e sér., t. XXXI, 1868) et br. in-8 avec plans, Paris, 1869.

(2) *Ann. der Chem. und Pharmacie*, Band XXVIII, p. 314.

L'alcoloïde désigné sous le nom de *Théine*, semble analogue, sinon identique avec la caféine et la théobromine ; il existe en général dans des proportions plus fortes que celles indiquées dans la précédente analyse. Stenhouse l'évalue de 0,98 à 1,27 pour 100 suivant les thés, Péligot de 2,34 à 3 et même à 5,40 dans le thé Hyswen.

D'après Houssaye (1), les quantités d'azote contenues dans 100 parties de thé seraient

Dans le thé Pekoë	6g58
thé perlé ou poudre à canon	6 12
Lon-Chong	6 15
Pekoë d'Assang	5 10

Cette proportion semble un peu élevée, elle serait plus forte que celle qui existe dans aucun des végétaux analysés jusqu'à ce jour.

Le thé est consommé, en Europe, sous forme d'une infusion, qui est aromatique, plaît généralement et, dans beaucoup de contrées du Nord, en Russie et en Angleterre en particulier, fait partie de l'alimentation régulière des populations.

Le thé peut être regardé comme un aliment plastique ; un litre d'infusion, préparée avec 20 grammes de thé, contient 0g3 d'azote et 2g,10 de carbone, c'est à peu de chose près autant qu'il en existe dans le meilleur bouillon. Mais les principales propriétés du thé résultent de son action sur le système nerveux, qu'il stimule à peu près comme le café, peut-même d'une façon plus prononcée. On comprend dès lors le rôle considérable qu'il remplit dans l'hygiène alimentaire des peuples du Nord, dont le système nerveux, relativement moins excitable, a besoin d'être remonté par quelque agent spécial. Lorsqu'une habitude se généralise et se perpétue, au milieu des populations, on peut généralement en déduire qu'elle répond à un besoin réel ; tel est, très probablement, le cas du thé.

Au point de vue militaire, le thé mérite de figurer dans les rations réglementaires, sinon à titre définif, du moins en campagne. Les Anglais, les Américains, les Russes, l'ont adopté ; nous pourrions les imiter, quoique le café semble, à tous les égards, être à même de soutenir la comparaison et paraisse préférable aux personnes peu habituées au thé.

L'armée française gagnerait beaucoup à suivre cet exemple, et déjà

(1) Voy. Houssaye, *Monographie du thé*. Paris, 1843.

pendant l'expédition du Tonkin des distributions régulières de thé ont été faites aux troupes. En dehors des propriétés alimentaires du thé, son infusion employée comme boisson usuelle présente deux avantages essentiels.

Elle nécessite l'emploi d'eau bouillante, et à cette température tous les organismes élémentaires, les ferments sont annihilés, les principes terreux ou minéraux sont en partie précipités. Une eau filtrée et bouillie est, sauf exceptions, une eau salubre. Forcer le soldat à boire du thé, c'est donc lui fournir une boisson qui ne pourra introduire dans son organisme aucun élément morbigène.

Le café a les mêmes avantages, mais à la condition de ne prendre que la seule infusion ou décoction de café et non pas de *couper* une eau quelconque, à priori insalubre, avec le café lui-même. Or c'est ce que fatalement le soldat est conduit à faire. Avec le thé, déjà assez faible et moins sapide que le café, la chose n'est pas possible.

Le second avantage du thé, qui lui est commun avec le café, est de permettre au soldat de se passer de boisson alcoolique pour couper l'eau, et de lui faire perdre peu à peu l'habitude de ces substances qui, pour lui deviennent en tout temps, surtout en campagne, un danger et un poison. Cette idée sera du reste reprise plus loin en parlant de l'alcool et de ses dérivés.

Dans toute l'Asie centrale, en Tartarie, en Mongolie, les nomades préparent une soupe très nourrissante avec du *thé-en-briques*, sorte de conserve de thé desséché et comprimé comme les légumes Chollet, de l'eau, de la farine d'avoine et du beurre. Cet aliment peu appétissant, il faut l'avouer, pour un Européen, restaure cependant admirablement, et par les températures de 30 ou 40 degrés au-dessous de zéro, comme celles que l'on y observe pendant trois mois, ne laisse pas que de constituer un aliment calorifique indispensable.

Nous en avons mangé, sinon avec plaisir, du moins avec assez de confiance, et avons pu en apprécier les effets.

Le thé mérite d'être rangé dans la catégorie des aliments d'épargne ou antidénutriteurs. Il peut être rapproché de la *Coca* et du *Maté*, plantes originaires de l'Amérique méridionale, qui doivent à la présence d'alcaloïdes, vraisemblablement identiques avec la théine et avec la caféine, des vertus très voisines de ces dernières.

ARTICLE III. — CONDIMENTS ET ALIMENTS MINÉRAUX.

Sous le nom de condiments, on désigne des substances alimentaires, de composition et de nature très diverses, ayant pour destination de relever le goût un peu fade de certains aliments, d'inviter l'homme à en faire usage ; en même temps, grâce aux principes qu'ils renferment, ils excitent directement la muqueuse stomacale, augmentent les sécrétions et, de fait, facilitent ainsi la digestion.

Les condiments méritent le titre d'aliments, par ce fait qu'ils concourent à l'alimentation et que quelques-uns d'entre eux apportent même une certaine somme de matériaux réparateurs ; tels sont, par exemple, les caviars, les poissons fumés, les champignons, les truffes, généralement regardés, un peu à tort, comme condiments.

L'histoire de toutes les substances usitées comme condiments ne rentre pas dans le cadre de cet ouvrage, il n'y a donc lieu d'envisager que les plus communes, celles qui réellement figurent ou peuvent figurer dans l'alimentation du soldat.

La plus importante de toutes est le *sel marin,* qui est bien certainement un aliment, puisque son emploi est indispensable à la vie. Les substances alimentaires dont nous faisons usage en contiennent une certaine proportion, mais elle est insuffisante. Dans ses expériences sur les animaux, Boussingault a constaté que les jeunes taureaux, à l'alimentation desquels on ajoutait du sel, mangent et digèrent avec plus d'activité ; l'expérience faite pendant le siège de Metz en 1870, prouve que la privation de sel constitue pour l'homme une souffrance très réelle, souffrance se traduisant par une diminution considérable de la puissance digestive et assimilatrice. Barbier a évalué de 12 à 30 grammes la quantité de sel nécessaire par jour à un homme adulte, c'est en effet dans ces proportions qu'est fixée la ration réglementaire de sel dans presque toutes les armées : en France elle est de 16 grammes, en Angleterre de 14, en Prusse de 22 grammes, etc. (voy. p. 535 et suiv.).

Des approvisionnements de sel doivent, on le comprend, exister dans les magasins militaires et surtout dans ceux des places fortes.

Le sel est fourni, en plus grande partie, par l'évaporation des eaux de la mer, d'où son nom de sel marin, par les résines de sel gemme ou par la cristillisation des eaux de certaines sources. Provenant de l'évaporation des eaux marines, le sel raffiné contient des substances autres que le chlorure de sodium, à savoir : pour 100 grammes de sel non raffiné, environ 29g,5 de sulfate de magnésie, 1 gramme de chlorure de magnésie, 1g,5 de sulfate de chaux, 1 gramme de sulfate de soude et 1g,5 d'argile et de matières insolubles. Le sel raffiné est constitué par le chlorure de sodium à peu près pur; c'est dans cet état seulement qu'il convient de l'employer pour les usages alimentaires.

Le sel marin peut être sophistiqué de différentes façons : par l'addition d'eau pour augmenter son poids; par la présence de salpêtre lorsqu'il provient de l'industrie des salpêtriers; par l'addition des sulfates de soude et de chaux. Ces adultérations sont de peu d'importance ; il n'en est pas de même de celle qui consiste à mélanger au sel marin un sel, résidu du traitement des warechs; il contient alors de la soude, des iodures et même du sulfate de cuivre, provenant des bassines de cuivre, dans lesquelles on l'a fait évaporer. La présence des iodures et du cuivre serait décélée par une analyse chimique, fort simple à exécuter.

Une classe importante des condiments est celle des *condiments acides;* ils empruntent leurs propriétés au *vinaigre,* lui-même un condiment. Le *vinaigre*, comme son nom l'indique, provient de l'acétification de l'alcool, contenu dans le vin, mais la fraude lui substitue une foule de vinaigres de différentes provenances, en particulier du *vinaigre* dit *de bois* ou acide pyroligneux.

Le vinaigre, ou les préparations alimentaires dont il fait partie, agissent sur les muqueuses du tube digestif, depuis la bouche jusqu'à l'estomac, en stimulant les sécrétions et en ajoutant leurs propriétés dissolvantes à celles de ces sucs. Trop peu dilués au contraire, ils retardent ou diminuent leurs sécrétions ; trop longtemps continués, ils finissent par affaiblir les organes digestifs, par altérer leur mode de sensibilité, provoquer de la dyspepsie avec toutes ses conséquences. Le vinaigre et les condiments acides sont souvent combinés avec les condiments âcres, dont nous parlerons plus loin.

Le vinaigre est falsifié de différentes façons, par l'addition d'eau, d'acides minéraux ou végétaux, de substances âcres, de chlorure de sodium (1).

Les condiments âcres et aromatiques sont formés presque exclusivement par la classe des végétaux ; l'ail, le poireau, l'oignon, etc., appar-

(1) Voy. pour les sophistications du vinaigre. *Instruction générale* du *Formulaire des hôpitaux militaires,* 1884, p. 524.

tiennent à la famille des asphodélées; ils contiennent, en plus ou moins grande proportion, un principe âcre, irritant et volatil, qui imprime à l'estomac une stimulation énergique, détermine un mouvement de réaction du centre vers la périphérie et, vraisemblablement, peut ainsi favoriser l'expulsion de principes morbides, de miasmes, en activant les sécrétions; cette propriété a été fréquemment attribuée à l'ail, en particulier; les crucifères fournissent la moutarde, le cresson, le cochléaria, dont l'action doit être rapprochée des asphodélées.

Les condiments absolument âcres, comme les poivres, les piments, etc., sollicitent avec énergie les forces digestives, accélèrent la circulation, augmentent la chaleur à la peau et vers les muqueuses, mais ils peuvent pousser cette action jusqu'à l'irritation morbide des muqueuses digestives et des reins; leur usage est particulièrement indiqué pour toute alimentation lourde, fade, grasse. Beaucoup de cuisiniers militaires ajoutent à la soupe une certaine quantité de poivre, qui, par suite de l'habitude qu'en contractent les hommes, atteint peu à peu des proportions excessives; c'est une pratique à surveiller de près; mieux vaut, en général, laisser à chaque individu la disposition des condiments, qu'il ajoute à ses aliments, suivant ses goûts.

Les condiments gras, huiles, graisses, beurre, etc., sont de véritables aliments, dont la digestibilité est subordonnée à la quantité absorbée, à leur état de pureté, à leur cuisson, etc. Dans l'armée, il est surtout fait usage d'huile d'olives, d'œillette, de pavot ou de noix; rarement on trouve dans le commerce une huile qui soit pure et provienne d'une même espèce végétale. Le mélange le plus commun est celui de l'huile d'olives avec l'huile d'œillette; il est assez facile à reconnaître : agitée dans une fiole, l'huile d'olives reste pure et lisse à sa surface; mélangée à de l'huile d'œillette, elle se couvre de bulles d'air; plongée dans de la glace pilée, l'huile d'olives pure se fige, le mélange des deux huiles ne se fige qu'en partie, et si l'huile d'œillette y entre pour un tiers, la coagulation n'a pas lieu.

ARTICLE IV. — LES BOISSONS DU SOLDAT.

La nature fournit à l'homme une boisson type, l'eau. Le soldat n'en a souvent point d'autre et toujours elle forme la base des boissons artificielles que l'on peut se procurer. On la rencontre partout, l'organisme ne peut s'en passer mais, dans quelques cas, altérée dans sa composition, chargée de matières étrangères, elle devient, elle-même, source de maladies ou véhicule de principes morbides.

§ I. — L'eau considérée comme boisson.

I. *Qualité de l'eau potable.* — Les caractères généraux d'une eau potable peuvent être formulés, en manière de définition, en disant : l'eau est potable lorsqu'elle est limpide, incolore, légère, aérée, sans odeur, fraîche, d'une saveur agréable; elle doit être, le plus possible, exempte de matières organiques, elle doit tenir en dissolution une petite quantité de matières salines, mais ne doit être ni saumâtre, ni salée, ni douceâtre; elle doit cuire parfaitement les légumes et dissoudre le savon sans former de grumeaux.

Ces différents signes se rapportent aux qualités que doit posséder l'eau potable, et sur lesquels il convient de revenir.

a. *Aspect.* — L'eau doit être limpide parce qu'elle est ainsi plus agréable et plus appétissante et que son aspect trouble tient toujours à la présence de matières étrangères, organiques ou terreuses; elle doit être incolore, parce que l'eau pure n'est bleue verdâtre que sous un grand volume; une coloration plus prononcée provient généralement de matières organiques; une eau transparente n'est pas nécessairement une eau pure.

b. *Odeur et saveur.* — Une eau qui, récemment recueillie, exhale une odeur quelconque, la doit à des matières étrangères, minérales ou organiques; néanmoins, à la longue, presque toutes les eaux acquièrent une odeur appréciable par la décomposition de quelques matières animales, que les plus pures mêmes renferment.

La saveur de l'eau distillée est fade, nulle ; la présence de certains sels étant nécessaire à la digestibilité de l'eau, elle doit donc avoir un goût, mais à peine perceptible, indéfinissable; pour peu qu'il soit prononcé, il indiquerait un excès de substances minérales : le goût terreux provient de l'alumine, le goût amer de la magnésie, le goût douceâtre ou saumâtre du sulfate de chaux ou de son mélange avec du sel marin. Les matières organiques, existant dans l'eau en très faible proportion et non putréfiées, ne modifient pas son goût; l'élévation de la température le rendent plus douteux.

c. *Aération.* — Les eaux potables, provenant des plaines basses, dissolvent en général, par litre, 28 à 35 centimètres cubes de gaz dont 13 à

17 d'azote, 7 à 8 d'oxygène et 8 à 10 d'acide carbonique (1). Une eau, ainsi chargée de gaz, est dite *légère* parce qu'elle ne pèse point sur l'estomac et se digère facilement; privée de gaz, comme celle de certaines sources captées au moment de leur sortie du sol, elle pèse au contraire sur l'estomac, elle est *lourde*. L'eau distillée, produite dans les appareils spéciaux à bord des navires, a besoin d'être battue à l'air, elle se charge alors surtout d'oxygène et d'azote; l'absence d'acide carbonique en suffisante quantité la rend toujours un peu fade.

d. *Température*. — L'eau, consommée comme boisson, doit présenter une température différente, suivant la saison où l'on fait usage. En hiver, l'organisme repousse d'instinct les boissons froides, elle augmente les congestions des organes intérieurs, enlèvent du calorique à l'organisme. Pendant la campagne de Russie, Larrey avait remarqué que l'usage d'eau provenant de la neige fondue prédisposait aux congélations mortelles. Au contraire, lorsque la température extérieure est fort élevée, comme en été et dans les régions tropicales, l'ingestion d'une quantité modérée d'eau à une basse température agit non seulement en humectant, mais encore en modifiant l'état de nos organes. La fraîcheur de l'eau potable devient, dans ces climats, une nécessité hygiénique; sa privation engendre des maladies.

e. *Matières dissoutes ou en suspension*. — Les eaux potables doivent être très légèrement minéralisées; dans de bonnes conditions, le poids des sels minéraux dissous oscille entre 0g,15 à 0g,40 par litre, les deux tiers de ces sels étant constitués par du carbonate de chaux; ce carbonate de chaux se trouve dissous à la faveur d'un excès d'acide carbonique; lorsque la proportion dépasse 0g,50, les eaux sont *dures*, en ce que, par l'ébullition et le dégagement de l'acide carbonique, le carbonate de chaux se précipite, incruste les matières que l'on y plonge et s'oppose à leur pénétration par l'eau, à leur cuisson. Ce terme d'eaux *dures* ou *crues* s'applique également aux eaux contenant du sulfate de chaux ou de magnésie, au delà de 0g,50 par litre; ces eaux sont également dites *séléniteuses*, elles cuisent mal les légumes, décomposent le savon. Les eaux séléniteuses et principalement les eaux magnésiennes agissent d'une façon irritante sur le tube digestif et déterminent la diarrhée. On s'accoutume à leur usage, lorsque la minéralisation n'est pas trop prononcée.

(1) A. Gautier, *loc. cit.*, t. I, p. 160.

L'eau potable contient presque toujours des iodures, des bromures, des sels ammoniacaux, des bicarbonates de fer en quantités insignifiantes; une proportion de chlorure de sodium ou d'autres sels de soude, dépassant 0g,50 rend l'eau saumâtre.

L'eau potable devrait être exempte de matières organiques; leur moindre inconvénient est de la désoxygéner, leur décomposition la rend putride. L'eau des grandes villes en contient néanmoins toujours, en proportion plus ou moins forte, et s'en débarrasse plus ou moins par la transformation en nitrates. Les eaux, contenant des principes organiques, peuvent devenir nuisibles par la décomposition des sulfates et la production d'hydrogène sulfuré; elles dégagent ce gaz, pour peu que la température s'y prête et qu'elles reposent sur des couches minérales contenant des sulfates.

Les eaux potables peuvent devenir le véhicule des contages et servir d'agent de propagation aux maladies. Cette question sera spécialement envisagée dans la suite de cette étude.

II. *Provenance des eaux potables.* — Les eaux potables peuvent être fournies par celles que la pluie répand à la surface du sol, par celles des sources, des puits, des rivières, des fleuves, des canaux, des fosses et des marais ou des étangs.

a. *Eau de pluie.* — L'eau de pluie, recueillie avec soin et sans qu'elle ait eu contact avec le sol, est relativement très pure; néanmoins, au commencement de l'ondée, elle contient des matériaux organiques qui se trouvaient en suspension dans l'air; par les temps d'orage, elle renferme une faible proportion d'acide azotique et d'azotate d'ammoniaque, ainsi que des traces d'iode. A 10 degrés de température et sous une pression de 766 millimètres, elle tient en dissolution 25 pour 100 de son volume de gaz. D'après Barral, 1 mètre cube d'eau de pluie, recueillie à l'Observatoire de Paris, fournit en moyenne, par litre, 4g,46 d'azote, 5g,82 d'acide azotique, 1g,08 d'ammoniaque et 2g,43 chaux.

En tant que boisson alimentaire, l'eau de pluie est lourde à digérer, non par l'absence d'air, mais par celle de sels; on corrige cet inconvénient en les ajoutant artificiellement. L'eau de pluie ressemble à l'eau distillée, provenant des appareils de distillation; elle donnerait lieu aux mêmes considérations et, comme elle, doit être battue avec soin pour s'aérer.

b. *Eau de sources.* — Les eaux de sources sont généralement estimées comme les meilleures, mais leurs propriétés varient suivant les terrains au travers desquels elles se sont écoulées : aussi, les qualités et la composition de ces eaux sont-elles variables à l'infini ; dans beaucoup de cas, la connaissance géologique du terrain, l'état de culture ou de boisement de la région peuvent faire préjuger de la qualité des eaux du sol. — En général, les eaux potables se rencontrent surtout dans les terrains secondaires, primaires et de transition; les terrains stratifiés se prêtent facilement aux infiltrations des eaux, sans les surcharger de sels.

Les sources jaillissant des montagnes, provenant des terrains porphyriques quartzeux, sont peu minéralisées; elles contiennent au plus quelques silicates dissous à la faveur de l'acide carbonique, un peu de chlorure, ou de sulfates alcalins.

Ces eaux sont en général très saines et très salubres, leur défaut d'aération se perd quand elles ont été captées et ont subi quelque temps d'exposition à l'air, mais leur faible minéralisation est quelquefois un inconvénient. Il semble établi que l'endémie goîtreuse est due, en partie, à l'usage permanent de l'eau de certaines sources où l'iode fait absolument défaut. Quoi qu'il en soit, les eaux de sources doivent, *à priori*, suivant A. Guérard (1), être préférées pour l'approvisionnement des villes, surtout en raison de la constance de leur température et de leur composition.

Si les eaux de sources ont traversé des terrains calcaires, purs ou entremêlés de silices ou de silicates, elles sont chargées de carbonate de chaux, de quelques parties de silice, de chlorure de sodium ; lorsque ces sels restent dans les proportions que nous avons indiquées ci-dessus, les eaux sont parfaitement bonnes et salubres. — Lorsque au contraire les eaux ont filtré à travers des terrains contenant de la matière végétale, des azotates, des phosphates, elles ont pu se charger d'alumine ou d'autres sels insolubles; de même, en traversant des couches de gypse, elles prennent du sulfate de chaux ; en traversant des bancs de sel gemme elles dissolvent du chlorure de sodium.

Les eaux de sources ne peuvent donc être jugées dans leur ensemble, chacune d'elles mérite une analyse spéciale ; provenant primitivement de l'eau répandue par les pluies et infiltrée dans les couches du sol, elles vont quelquefois jaillir fort loin de leur point de pénétration et,

(1) A. Guérard, *Du choix et de la distribution des eaux dans une ville*, thèse de concours. Paris, 1852.

pendant le parcours, ont contracté des caractères essentiellement variables (1).

c. *Eau de puits.* — Les eaux de puits sont, en réalité, des eaux de même nature que celles des sources, mais auxquelles on a frayé artificiellement un passage ; elles sont ce que les font les couches géologiques où on les rencontre, aussi doit-on, comme pour les eaux de sources, les envisager à ce point de vue et prendre, en grande considération, le sol lui-même, que nous avons étudié dans une autre partie de cet ouvrage (voy. p. 358 et suiv.). — Lorsque les puits ne dépassent pas le niveau de la couche d'eau du sous-sol, leurs eaux participent évidemment à toutes les variations qu'elle présente, et dans les villes, au voisinage des centres de population, elles s'altèrent par le contact de toutes les matières organiques qui, déposées sur le sol, s'infiltrent dans son épaisseur ; elles se chargent, en particulier, de débris de végétaux, deviennent hydrosulfureuses, par la décomposition des sulfates, et servent de milieu au développement de nombreuses espèces infusoires.

d. *Eau de rivières, de fleuves.* — Les eaux de rivières, formées par la réunion des eaux de sources, se purifient en coulant avec vitesse sur un fonds rocailleux et sablonneux qui fait l'office du filtre naturel ; mais les détritus de toute nature qu'elles rencontrent sur leur chemin, ceux que les centres de population, qu'ils arrosent, leur fournissent en abondance, altèrent leur pureté primitive. Les eaux traversant de vastes forêts, principalement dans les pays chauds, où la décomposition des matières organiques est beaucoup plus active, sont généralement hydrosulfurées ; les eaux recueillies dans les villes et surtout en aval des grands centres de population contiennent des débris de toute nature.

D'une façon générale, on peut dire que les eaux de rivières, plus aérées que celles de source, leurs sont préférables lorsqu'elles coulent sur des terrains siliceux et qu'elles ne sont point souillées de détritus végétaux, de matières terreuses ou des excreta des centres de population ; dans ces derniers cas, elles peuvent néanmoins être quelquefois employées en les soumettant à des procédés d'épuration.

e. *Eau des lacs, étangs, marais.* — Les eaux des grands lacs, incessamment battues et brassées par les vents, se rapprochent singulièrement des eaux de rivière ; mais sur leurs bords, mises en général, sans renou-

(1) A. Gautier, *loc. cit.*, t. II, p. 165.

vellement, en contact avec les débris de végétation et de détritus animaux elles acquièrent les propriétés funestes des eaux de marais, qui présentent, réunies à leur maximum, toutes les causes d'insalubrité. Ces dernières doivent cette innocuité, non point à leur minéralisation, qui es faible, ni à la présence d'ammoniaque, rare dans les eaux privées d(végétaux, mais à la quantité de gaz qu'elles tiennent en dissolution, ga; à odeur putride, mélangé d'hydrogène sulfuré, phosphoré dans quelques cas, et surtout aux matières organiques et aux myriades de végétations microscopiques et d'infusoires qui s'y développent. Ces derniers fournissent des générations successives, dont les cadavres tombent au fond du liquide et se putréfient, après avoir vécu au contact des végétaux microscopiques, mucédinées, conferves, palmelles, etc. Les eaux de certains étangs ou lacs renferment quelquefois de petites sangsues, qui se fixent sur les parois du larynx ou de l'arrière-gorge, augmentent bientôt de volume en se gorgeant de sang et peuvent déterminer une asphyxie mécanique. Elles sont surtout à craindre pour les chevaux, car l'homme regarde généralement d'assez près l'eau qu'il va boire.

Les plus nuisibles de ces eaux gisent dans les petits étangs, les mares abandonnées, les fossés de fortification, les drains ; ces dernières sont, en outre, souillées par les détritus provenant de la population.

f. *Eaux des neiges, des glaciers*, etc. — Les eaux provenant de la fonte des neiges ou des glaces ne sont pas chimiquement pures, même au moment de leur formation, car les glaces et neiges des montagnes contiennent quelques matières minérales et même des matières animales, fournies par les *puces des glaciers*. En tous cas, leur minéralisation et leur aération ne sont pas suffisantes pour les rendre salubres ; elles déterminent des troubles intestinaux, et semblent avoir une action positive sur le développement des adénites indolentes, que présentent souvent les montagnards. En roulant sous forme de torrents dans les montagnes, elles se chargent peu à peu des principes salins qui leur manquent, entraînent de l'alumine et, lorsqu'elles arrivent à constituer des lacs ou des étangs dans les vallées, sont parfois, au contraire, beaucoup trop minéralisées, mais en général salubres et utilisables.

III. *L'eau comme boisson hygiénique.* — De tous les liquides, l'eau surtout lorsqu'elle est assez fraîche, est certainement celui qui amortit le mieux la soif; prise en quantité modérée, elle stimule l'estomac, mais si sa température est trop basse, elle agace les dents, détermine dans l'arrière-gorge et à l'épigastre une sensation de froid, se confondant presque avec celle que donnerait une brûlure; la réaction ne se fait pas attendre chez les individus vigoureux, mais chez les malingres, elle provoque des congestions durables dans différents organes et peut déterminer des pleurésies, des pneumonies, des néphrites, etc.

En été, lorsque la température générale est élevée, que les hommes sont en pleine transpiration, l'ingestion d'une certaine quantité d'eau froide ou même relativement tiède détermine une vive irritation de tout l'appareil gastro-intestinal, avec diarrhée, vomissements; souvent même, si les évacuations sont abondantes, on observe la cyanose, les crampes et toute la série des phénomènes cholériformes, quelquefois mortels. Dans l'armée, ces accidents sont excessivement fréquents, ils se produisent pendant les marches, au retour de l'exercice, etc.; les hommes se précipitent sur les pompes, les puits, les mares d'eau saumâtre même, se gorgent d'eau et ne tardent pas à ressentir les effets de leur imprudence. On comprend sans peine que les officiers et sous-officiers doivent veiller attentivement sur leurs hommes, les mettre en garde contre les dangers auxquels ils s'exposent et user de toute leur autorité pour les prévenir.

Lorsque l'estomac contient des aliments, l'ingestion d'eau froide est moins dangereuse; elle agit alors moins directement sur la muqueuse et s'échauffe par son mélange avec la masse chymeuse. Dans tous les cas, il est bon de ne la boire qu'à petits coups et de la conserver un certain temps dans la bouche pour l'échauffer.

L'eau tiède est fade, ne désaltère pas, elle frappe d'atonie la muqueuse gastrique, ralentit la digestion et, par son usage prolongé, détériore tout le tube digestif. Il est vraisemblable que beaucoup de diarrhées, d'embarras gastriques, observés chez les militaires, sont causés par l'ingestion de l'eau conservée dans les chambres de caserne ou par celle des camps. L'eau chaude et non aromatisée est presque impossible à boire, elle n'est jamais ingérée comme boisson.

L'eau est la boisson par excellence du soldat, mais comme beaucoup de bonnes choses, elle peut devenir dangereuse. Les inconvénients de cette boisson sont connus depuis longtemps, et toujours l'on a cherché à corriger la crudité de l'eau, mise à la disposition du soldat. Les Romains employaient le vin et le vinaigre et l'on se servait encore de ce dernier au XVIIIe siècle, comme le raconte Colombier. De nos jours, on a remplacé le vinaigre par l'eau-de-vie, que l'on distribue aux troupes en été du 15 juillet au 31 août. Jadis ces allocations s'étendaient du 21 juin au 31 août dans le nord, et du 1er juin au 30 septembre dans le midi, mais la Circulaire ministérielle du 10 mars 1877 l'a réduite, ainsi qu'il a été dit, en se basant sur ce que les hommes recevant du café, l'indication de cette ration supplémentaire était moins absolue. Or, dans un grand nombre de corps de troupes, c'est en partie sur cette allocation, fournie par l'État en numéraire, que l'on compte pour augmenter les recettes des ordinaires et acheter du sucre et du café.

Les articles 358 *inf.* et 351 *cav.* du *service intérieur (28 décembre 1883)* prescrivent de donner aux soldats, en été, une boisson rafraîchissante et tonique. Or l'eau-de-vie mêlée à l'eau ne lui communique pas ses propriétés, mais simplement un goût désagréable dû au dégagement de principes empyreumatiques qui nécessitent l'emploi du sucre.

Le service de santé possède dans ses approvisionnements de pharmacie une substance sucrée, la *glycyrrhizine* ou *glyzine*, extraite du bois de réglisse et qui communique à l'eau le goût de cette plante, mais sans aucune autre propriété. Elle fait partie des approvisionnements de campagne et peut être utilisée pour préparer en quelques secondes une boisson agréable, rafraîchissante, mais sans corriger en rien les défauts que l'eau peut posséder.

Il existe un très grand nombre de formules pour préparer également des boissons plus ou moins sapides, plus ou moins aromatiques, généralement à base de gentiane, de quassia-amara, avec une certaine proportion de rhum et de sucre. L'une des meilleures est obtenue par une infusion à froid de bois de réglisse et de gentiane. Ces préparations ont l'avantage de désaltérer plus que l'eau simple, ce qui permet à l'homme d'absorber beaucoup moins de liquide, et évite ainsi l'abus de boissons aqueuses dans lequel on tombe très facilement, lors de la saison chaude, pour peu qu'on se laisse aller à satisfaire la sensation de soif dès qu'elle se produit.

Mais si ces boissons sont *hygiéniques* à ce point de vue, elles laissent à l'eau toutes les propriétés fâcheuses qu'elle peut devoir à sa propre composition ou aux germes morbides dont elle s'est fait le véhicule.

De tous temps, on le sait, les rapports qui existent entre la nature des eaux d'une localité et les maladies que l'on observe chez ses habitants, avaient été remarqués par les esprits un peu scientifiques, par les habitants eux-mêmes; les anciens, à ce sujet, faisaient preuve d'un grand esprit d'observation en se montrant très difficiles dans le choix des eaux destinées à l'usage alimentaire. Mais c'est surtout depuis quelques années que cette question commence à sortir du domaine de la simple observation, pour prendre un caractère plus précis.

Déjà au livre II, pages 359 et suivantes, en traitant de la nature du sol sur lequel peuvent s'élever des habitations militaires, nous avons fourni quelques indications à ce sujet; à propos de la nature des sels que l'eau peut contenir en dissolution, on a pu constater l'influence irritante que, dans quelques cas, les sels calciques ou magnésiens déterminent sur la muqueuse gastro-intestinale. Mais le plus grand danger des eaux n'est point celui-là; les matières organiques, plus difficiles à constater, les germes morbides, qui échappent presque totalement à l'analyse ou à l'examen histologique, ont de bien plus graves influences.

Lorsque les matières organiques, débris de végétaux ou d'animaux sont en forte proportion, l'odeur, le goût, l'aspect même suffisent pour éveiller l'attention; si néanmoins une eau de cette nature est ingérée, l'absorption de matières putrides peut déterminer des accidents gastriques, des diarrhées, des dysenteries, des phénomènes d'intoxication analogues à ceux que produisent les ptomaïnes (voy. p. 564). Parfois même la souillure de l'eau ne sera pas appréciable à un examen superficiel, elle aura des caractères extérieurs de fraîcheur et de limpidité qui en imposeront et néanmoins les accidents se produiront avec plus ou moins d'intensité, avec plus ou moins de rapidité.

En particulier, les eaux contaminées par les infiltrations d'égout, par celles des fosses de vidanges, peuvent n'offrir aucun aspect extérieur fâcheux et l'on sait cependant combien leur ingestion détermine facilement d'accidents, souvent graves, parfois mortels, avec tous les symptômes morbides d'empoisonnement, avec ceux du choléra infectieux, à ce point qu'il est souvent fort difficile d'établir un diagnostic différentiel.

Une eau très engageante par sa limpidité peut contenir des animaux très ténus comme de petites sangsues, fait bien commun en Afrique, des œufs de parasites, ascarides, ténias, distomes hépatiques; elle peut surtout renfermer les germes infiniment petits et encore mal déterminés des plus graves maladies infectieuses, la malaria peut-être, à coup sûr la fièvre typhoïde, le choléra.

La propagation des ces endémo-épidémies par la voie des eaux alimentaires a été démontrée jusqu'à l'évidence par les travaux des épidémiologistes actuels, par l'expérience de la manifestation cholérique qui sévit sur l'Europe depuis 1884. Il semble presque superflu d'insister sur cette donnée étiologique que l'hygiène moderne doit accepter pour chercher à l'atténuer ou la faire disparaître.

La première indication qui s'impose est donc de choisir avec le plus grand discernement l'eau qui doit servir à l'alimentation, la seconde de la purifier si elle est douteuse. Dans les milieux urbains, pour les habitations collectives, l'eau du sol doit *à priori* être écartée, car, quelque bien aménagé que soit le sol d'une ville au point de vue de son imperméabilisation et du drainage des *excreta*, toujours le milieu tellurique est suspect. On ne peut répondre de son intégrité, il est même impossible d'y compter. Puisée à une grande profondeur, à quelques cent mètres et au-dessous d'une couche rocheuse, l'eau des puits artésiens ne participe évidemment plus de ces dangers immédiats, elle peut au contraire être très salubre.

Le plus prudent est néanmoins de n'employer pour la consommation qu'une eau amenée de grandes distances par des conduites souterraines ou par des aqueducs, à la condition que la nappe à laquelle on l'emprunte ne puisse non plus recevoir des infiltrations douteuses et que, pendant son trajet, l'eau soit à l'abri de toute contamination par le sol ou par l'atmosphère ambiante. Les gigantesques travaux entrepris par les peuples anciens, les Romains en particulier, pour donner à leurs villes une eau salubre et abondante, doivent rester comme un exemple, que nos plus grandes ville ne sont pas parvenues à égaler.

Pour le soldat, pour les armées en campagne surtout, les conditions sont changées, il faut boire l'eau qui se trouve à portée. Sans doute on peut quelquefois refuser l'eau de telle ou telle provenance, mais trop souvent la nécessité en impose.

L'hygiéniste doit donc savoir apprécier la salubrité d'une eau alimentaire, et la purifier pour diminuer son insalubrité si elle est mauvaise, ou simplement douteuse.

IV. *Expertise de l'eau alimentaire.* — L'examen extérieur de l'eau résulte en premier lieu des quelques conditions facilement perceptibles qui ont été examinées page 663 et suivantes. Cet examen ne suffit pas et doit être suivi de recherches plus précises. A ce sujet, l'*instruction générale* sur les analyses quantitatives et qualitatives des eaux potables, contenue dans le *Formulaire des hôpitaux militaires, édition 1884* est, pour les médecins de l'armée française, un guide à la fois complet et remarquablement pratique (1).

D'autre part ces indications chimiques appartiennent plus spécialement aux traités d'analyses, aussi nous bornerons-nous à en retracer les grandes lignes.

a. *Recherche des sels minéraux.* — 1° En faisant bouillir pendant huit à dix minutes l'eau que l'on examine, si elle se trouble considérablement c'est une preuve qu'elle contient un excès de bicarbonates. Une goutte ou deux de teinture alcoolique de bois de Campêche colorent en violet l'eau renfermant du bicarbonate de chaux.

2° Les eaux séléniteuses fournissent, par l'évaporation, un résidu abondant;

3° Les eaux chargées de substances salines donnent un précipité abondant par l'oxalate d'ammoniaque (chaux), l'azotate d'argent (chlorures), le chlorure de baryum (sulfates), elles dissolvent difficilement le savon et forment des grumeaux avec ce réactif;

4° La présence des iodures est recherchée par l'amidon et l'acide azotique;

5° La présence des sels ammoniacaux est décélée par le réactif de Nessler (biiodure de mercure en solution avec l'iodure de potassium) qui fournit un précité brun et par le réactif de Bohlig (bichlorure de mercure avec quelques gouttes de carbonate de potasse) qui donne un précipité blanc.

b. *Recherches des matières organiques.* — Lorsque les eaux contiennent une forte proportion de matières organiques, le résidu de leur évaporation noircit plus ou moins quand on le chauffe dans une capsule de platine; ce phénomène est dû à leur carbonisation.

On peut également reconnaître la présence de ces matières, à la coloration brune que prend à leur contact une solution étendue de permanganate de potasse; cette réaction, basée sur l'affinité de l'oxygène pour les matières organiques, sert à un procédé de dosage de ces substances.

c. *Essai hydrotimétrique de l'eau.* — On désigne sous le nom d'hydrotimétrie une méthode d'essai, à la fois pratique et rapide, destinée à faire reconnaître la bonne qualité des eaux et notamment à déterminer

(1) *Formulaire des hôpitaux militaires*, Paris, 1884, p. 293.

la quantité de sels de chaux et de magnésie qu'elles contiennent. Elle est basée sur cette remarque que si l'on verse une solution alcoolique de savon dans de l'eau chargée de sels terreux et que l'on agite, il ne se forme de mousse persistante que lorsque les bases de ces sels ont été entièrement combinées avec les acides gras du savon.

La liqueur d'essai se prépare en dissolvant à chaud 100 gr. de savon blanc de Marseille dans 1600 gr. d'alcool à 90 degrés; on filtre et l'on ajoute 1,000 gr. d'eau distillée. Cette liqueur d'essai s'altérant facilement, on l'essaye elle-même en se servant d'une dissolution de 0,50 d'azotate de baryte dans 1 litre d'eau distillée.

Les instruments se composent : 1° de l'*hydrotimètre* ou burette, graduée de telle sorte que 23 de ses divisions égalent 2 centimètres cubes et 4 dixièmes; le 0 de l'échelle est placée sur le second trait, et non sur le premier, comme dans les burettes ordinaires. Néanmoins, quand on remplit l'instrument, il faut que la liqueur affleure jusqu'au premier trait, par la raison que la quantité de liquide qui dépasse ainsi le 0 est employé à produire une mousse persistante et n'est pas décomposée par les sels de l'eau que l'on analyse;

2° *Un flacon gradué* de 10 en 10 centimètres cubes;

3° Une pipette graduée en dixièmes de centimètres cubes.

Dans l'essai de la liqueur hydrotimétrique, 40 centimètres cubes de la solution d'azotate de baryte doivent donner une mousse persistante avec 22 degrés hydrotimétriques. Si le nombre des degrés est inférieur, il faut étendre d'eau la liqueur savonneuse dans la proportion de 1/23 de son volume, par chaque degré qui n'aura pas été employé. Si le nombre était supérieur à 22, il faudrait ajouter de l'alcoolé de savon.

Pour essayer une eau potable, d'après la méthode hydrotimétrique, on dépose 20 à 25 gr. de l'eau à examiner dans un verre à expériences, et l'on ajoute 1 centimètre cube environ de liqueur savonneuse. Si, après quelques instants d'agitation, l'eau prend une teinte opaline sans qu'il se forme de grumeaux, on peut faire directement l'essai. Dans le cas où il se forme des grumeaux, il faut étendre l'eau à essayer d'un volume d'eau distillée convenable, pour que cet effet n'ait plus lieu. On tient compte de cette eau ajoutée dans le résultat final. Il est essentiel de s'assurer que l'eau distillée qu'on ajoute ainsi marque 0 à l'hydrotimètre.

Tout étant donc disposé, on verse 40 centimètres cubes de l'eau à essayer dans le flacon et l'on ajoute peu à peu, surtout à la fin de l'opération, la liqueur savonneuse. Dès que, par l'agitation du flacon on obtient une mousse persistante et épaisse, l'essai est terminé. Le chiffre ainsi obtenu indique le degré hydrotimétrique de l'eau. Supposons que ce degré soit de 15, on en pourra conclure : 1° que 1 litre de cette eau décompose 18 décigrammes de savon avant de pouvoir dissoudre ce corps ; 2° que 1 litre de cette eau contient, à très peu de chose près, 18 centigrammes de matières terreuses fixes.

Des eaux réellement potables ne doivent pas marquer plus de 35 à 40 degrés hydrotimétriques ; à 50 degrés, elles sont très lourdes sur l'estomac ; au-dessus de 60, elles sont impropres à tous les usages domestiques.

V. *Captage, filtration et purification de l'eau alimentaire.* — Le captage et l'aménagement des eaux constituent l'un des points les plus importants de l'hygiène urbaine, mais cette étude ne pourrait trouver place en cet endroit, car ces soins n'incombent point d'ordinaire aux services militaires ; nous en avons rapidement dit quelques mots à propos de la distribution des eaux dans les casernes (p. 292) et dans les camps d'une certaine durée (p. 407) (1).

Cependant, les circonstances peuvent être telles que l'approvisionnement d'eau dans les camps donne lieu à des travaux spéciaux, et dans les conditions de marche ou de campagne, les soldats doivent faire usage des eaux qu'ils trouvent sur place.

a. *Les tuyaux de conduites, dangers du plomb.* — Dans le cas où il s'agit d'approvisionner d'eau une caserne ou un camp, on choisira judicieusement la source ou le cours d'eau auquel on veut avoir recours, en se basant, non pas sur le plus ou moins de facilité que l'on y trouve matériellement, mais sur leur composition et leur salubrité ; on ne doit point perdre de vue que l'eau exerce, sur la santé des hommes qui la boivent, une action directe et permanente et, qu'en pareille matière, la question économique ne doit venir qu'en second ordre. Le système par lequel l'eau sera amenée jusqu'au point de distribution, est une question technique dans laquelle l'hygiène n'intervient que pour demander l'emploi de conduites inaltérables à l'eau, comme le sont les tuyaux de ciment, de terre cuite émaillée, de tôle bitumée. Aux lieux mêmes de distribution, les tuyaux de plomb, que leur grande malléabilité et leur facilité

(1) Voy. sur cette importante question d'hygiène urbaine J.-B. Fonssagrives, *Hygiène et assainissement des villes*, p. 285 et suiv., 1 vol. in-8 de 568 p. Paris, 1874.

de disposition rendraient particulièrement commodes, doivent être proscrits de la façon la plus absolue, car si le contact de l'eau sur le plomb n'amène pas, toujours et fatalement, l'insalubrité de ces eaux, le fait peut se produire. Il est, en effet, démontré que l'eau distillée et l'eau de pluie attaquent rapidement le plomb, en se chargeant d'un carbonate de plomb par fixation de leur acide carbonique. Par contre, l'eau chargée de sels calcaires n'attaque pas les conduites de plomb, parce que ces sels déposent, au bout de peu de temps, sur la surface du métal, une incrustation, sorte de vernis minéral. L'eau ne coule plus sur le plomb, mais bien sur le sel calcaire qui l'en isole; de plus, dans les eaux calcaires, l'acide carbonique étant fixé sur la chaux à l'état de carbonate, est moins apte à se combiner au plomb que l'acide carbonique libre des eaux de pluie ou des eaux distillées; la première explication semble particulièrement plausible.

Le simple fait de la minéralisation d'une eau n'est pas une certitude de son innocuité vis-à-vis des conduites de plomb. Si les eaux contiennent des nitrates, des acétates, des formiates, elles ont, sur ce métal, une action très marquée, forment avec lui des composés solubles et deviennent rapidement toxiques. Les eaux, légèrement chargées de matières organiques et par conséquent d'azotates provenant de leur décomposition, attaquent donc le plomb et ne doivent pas être mises à son contact.

En présence de ces faits, des incertitudes qu'ils font naître, l'hygiéniste doit réclamer énergiquement la suppression absolue des conduites de plomb pour le captage et la grande distribution des eaux; de ce qu'une eau est chargée de sels calcaires, il ne suit pas la certitude, mais simplement la probabilité de son innocuité vis-à-vis du plomb; il suffit qu'une partie de la couche incrustante se détache pour que l'eau se retrouve en présence du plomb; pendant un certain temps alors elle pourra contenir des sels plombiques, jusqu'au moment où un nouveau dépôt aura eu le temps de se faire. Enfin, rien n'indique que la composition des eaux soit constante; les eaux de rivières varient, au contraire, à chaque instant, et, avec elles, on n'est jamais sûr de ne point se trouver exposé au danger. Telles sont les raisons fréquentes des accidents d'intoxication plombique, éclatant subitement sur un groupe d'individus, alors que, depuis longtemps, les eaux dont ils faisaient usage passaient dans des tuyaux de plomb, sans devenir nuisibles.

Ces inconvénients n'existent pas au même titre pour les tuyaux de distribution dans les édifices; l'eau y est, en effet, très fréquemment renouvelée et ne reste pas au contact du métal. — Il est prudent cependant, lorsque l'on n'a pas usé pendant quelque temps de l'eau fournie par un branchement en plomb, d'en laisser écouler une partie, celle qui pouvait se trouver entre le robinet et la conduite principale, de fonte ou de grès émaillé.

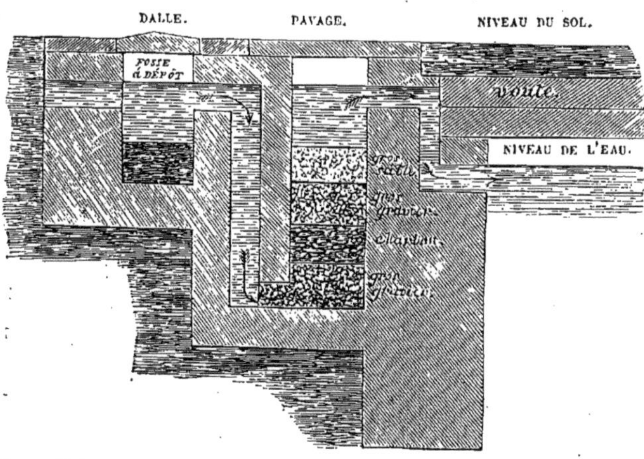

Fig. 138. — Filtre destiné à épurer l'eau avant son arrivée dans un réservoir ou dans une citerne.

b. *Citernes.* — Les eaux, parvenues à leur point de distribution, sont en général accumulées dans des citernes, réservoirs ou caisses. Les citernes servent également à recevoir les eaux provenant des pluies; elles doivent être construites en maçonnerie de bonnes pièces meulières, réunies par de la chaux hydraulique ou du béton, leurs angles étant arrondis, car c'est surtout dans les coins que se développent les végétations; les citernes sont recouvertes d'une voûte suffisamment épaisse, au travers de laquelle on ménage une ouverture, ou trou d'homme, par lequel pénètrent les ouvriers chargés de les nettoyer.

La citerne doit pouvoir se vider en entier, soit par une ouverture placée à la partie inférieure, soit au moyen d'un siphon, toujours facile à établir lorsqu'il est compris dans la construction première.

c. *Filtrage des eaux.* — Lorsqu'on fait parvenir, dans les citernes, l'eau des pluies ou de telle autre provenance, qui fait désirer son épuration, on peut, avant de la recevoir dans les réservoirs ou citernes, lui faire traverser des couches de gravier et de charbon disposées comme on peut le voir (fig. 138), de telle façon que le filtrage ait lieu de bas en haut. Au contraire, lorsque l'on ne veut pratiquer le filtrage qu'à la sortie, on

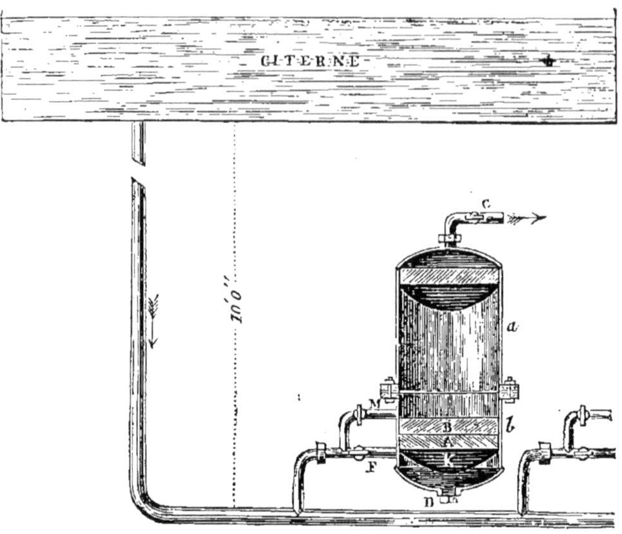

Fig. 139. — Filtre destiné à épurer l'eau après sa sortie d'un réservoir ou d'une citerne.

pourra utiliser des filtres construits sur le type représenté (fig. 139); dans laquelle l'eau impure entre par le tuyau F, pénètre de bas en haut au travers des couches filtrantes A et B, passe purifiée dans la chambre *a* et sort par le tuyau C; l'appareil tout entier peut se démonter en deux parties *a* et *b*. Du reste, il n'en est pas besoin pour nettoyer les couches filtrantes, ou la chambre inférieure K dans laquelle se réunissent toutes les impuretés; il suffit d'ouvrir l'orifice D, elles s'écoulent d'elles-mêmes; ensuite, on ferme les robinets F et C, on ouvre le robinet M, l'eau passe par ce tuyau, traverse les couches filtrantes B et A, en les nettoyant, et s'écoule en D.

d. *Filtres de campagne.* — Pendant les marches et plus encore en campagne, il est indispensable de filtrer l'eau destinée à la boisson des hommes; il serait fort utile, dans beaucoup de cas, de faire subir la même opération à celle que doivent boire les chevaux.

A défaut de filtre on peut, avec une simple couverture de laine fixée à quatre piquets plantés en terre, épurer grossièrement une eau très chargée de matières terreuses. Ce procédé ne donne à coup sûr que des résultats médiocres, et il est indispensable, soit de n'employer qu'une couverture neuve, soit de la passer dans de l'eau bouillante, car cet objet de campement doit *à priori* être regardé comme fort suspect au point de vue des matières organiques qui le peuvent souiller.

L'*Instruction du Comité de santé des armées du 12 septembre 1881* indique également comme procédé un peu plus long de filtration et moins incertain, l'emploi d'éponge tassée et enfoncée au sommet conique d'un entonnoir en verre (1). — Elle recommande de laver l'éponge à grande eau; on doit ajouter également l'*eau bouillante* afin de détruire les germes organiques.

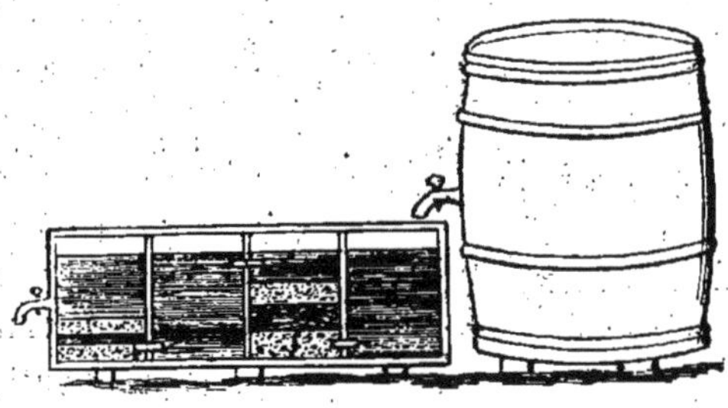

Fig. 140. — Modèle de filtre de campagne, donnant deux filtrations successives.

Mais ces procédés ne sont pas utilisables en grand, comme pour un corps de troupes, il faut pouvoir improviser des appareils d'un plus grand débit. L'on obtient une filtration très suffisante en disposant au fond d'un tonneau, ou d'un autre récipient un peu vaste que l'on trouvera facilement par voie de réquisition, une couche de matières filtrantes. Les plus simples sont : le sable siliceux qui agit mécaniquement en arrêtant à leur passage les matières tenues en suspension dans l'eau, et la poudre de charbon végétal ou animal, qui joint, à cette action mécanique, la propriété d'absorber les gaz et d'enlever à l'eau toute saveur et toute odeur putride.

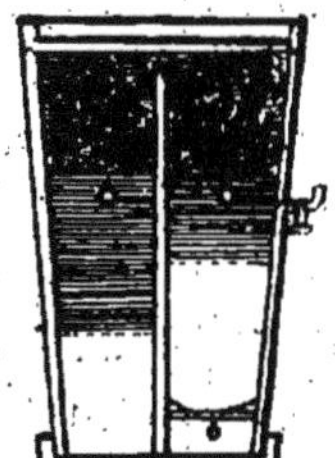

Fig. 141. — Modèle de filtre de campagne plus portatif.

Voici quelques modèles de filtres empruntés à l'ouvrage de Parkes (2). Le modèle représenté (fig. 140) se comprend de lui-même : l'eau s'écoulant du baril passe dans une caisse, dans laquelle on a ménagé quatre compartiments communiquant, le premier avec le second, et le troisième

(1) *Instruction rédigée par le Comité consultatif de santé des armées, sur la demande du Ministre de la guerre, au sujet des moyens à employer pour corriger l'insalubrité de l'eau à boire en campagne, expéditions*, etc., reproduite *in Formulaire des hop. milit.* Édition 1884, p. 307.

(2) E.-A. Parkes, *loc. cit.*, p. 89.

avec le quatrième, par un orifice inférieur, les deux moyens par un orifice supérieur; la filtration s'opère de bas en haut dans les compartiments deux et quatre et sort pure de ce dernier.

Le type représenté (fig. 141) est basé sur les mêmes principes, mais moins volumineux, il peut être plus facilement transportable.

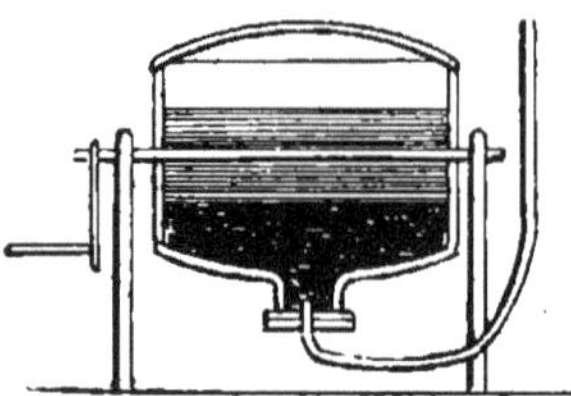

Fig. 142. — Filtre de campagne, mobile sur un axe.

Le filtre représenté figure 142 est constitué par un simple tonneau ou récipient analogue, monté sur un axe et recevant l'eau par la partie inférieure, elle se filtre donc de bas en haut; si l'on veut laver les masses filtrantes, après avoir enlevé le tuyau de conduite et fermé l'appareil, on lui imprime quelques mouvements de rotation et le sable se trouve brassé avec l'eau et lavé.

Les expéditions que les armées européennes ont entreprises depuis une quinzaine d'années dans les pays chauds, ont fait sentir la nécessité d'introduire des filtres dans le matériel des armées en campagne. Pendant l'expédition de la Côte-d'Or en 1873-1874, l'armée anglaise a été officiellement pourvue de *filtres au charbon* portatifs, analogues à ceux que l'on trouve aujourd'hui dans le commerce. On pourrait très facilement donner à chaque homme un de ces petits appareils, formé d'un cylindre de *charbon moulé* (*silicated carbon*), coke et charbon animal, terminé par un embout de caoutchouc et contenu dans une boite métallique de 6 centimètres sur 5; la filtration s'opère par capillarité et l'eau coule goutte à goutte, au besoin on peut l'activer en pratiquant une véritable succion. C'est un moyen très hygiénique de boire une eau suspecte et qui a l'avantage de ne pas exposer le consommateur à boire trop avidement et en trop grande quantité. Tout officier, au moins, doit se munir, pour son usage personnel, d'un petit filtre de ce genre.

Pour le service général, on a proposé plusieurs types de *voitures-filtres*, construites sur les principes ci-dessus indiqués et l'on a pu en voir des modèles aux récentes expositions universelles d'hygiène.

Tous ces filtres ont leurs avantages; il ne faut cependant pas s'exagérer leurs propriétés, car s'ils arrêtent les matières terreuses et une partie des matières organiques, encore laissent-ils passer les sels dissous dans l'eau, et, malgré le charbon, une partie des ferments ou germes infectieux.

Le fer spongieux (*spongy iton*) paraît, d'après les expériences du professeur d'hygiène de l'École de Netley (de Chaumont), avoir une action plus marquée ; l'eau filtrée n'aurait plus la propriété de favoriser l'évolution des proto-organismes.

En prenant cette substance pour base, l'on a construit, en Angleterre, des appareils de filtration pour usages domestiques ou pour filtration en grand, qui ont été appréciés à l'Exposition d'hygiène de Londres de 1881, après avoir été expérimentés au laboratoire anglais de Netley (1).

Au-dessous du fer spongieux se trouve une couche de sable et de bioxyde de manganèse, afin d'enlever les petites quantités de fer que l'eau pourrait contenir.

L'armée anglaise opérant en Égypte, est pourvue de filtres de campagne construits par M. Maignen, sur le principe du passage successif de l'eau au travers d'une couche de charbon pulvérisé, puis d'un feutrage d'amiante. Sur ces bases on a établi des caisses en forme de pyramides à quatre pans, tronquées au sommet, qu'un homme peut porter sur son dos à l'aide de bretelle, ou que l'on peut placer de chaque côté d'un bas de mulet. C'est les *Maignen's patent Field-hospital service, Filtre rapide.*

Un premier récipient métallique, garni d'osier à l'extérieur, reçoit l'eau impure ; on y introduit ensuite l'appareil filtrant de même forme, mais plus petit, qui communique avec l'extérieur par un robinet ; l'eau pénètre par capillarité au travers de la couche d'amiante et refoule dans ce mouvement les parcelles du charbon dans les interstices du feutrage. Il existe également un appareil plus volumineux, destiné à être placé dans une voiture à deux roues, le *Tank-filtre-rapide.* On dispose la voiture auprès de la prise d'eau et on l'y refoule par le moyen d'une petite pompe mise en mouvement par deux hommes. L'eau s'écoule par un robinet auquel l'on peut remplir des tonneaux, mobiles sur roues, ou autres grands récipients à l'usage des corps de troupes.

Enfin, le même principe s'applique à des filtres à poste fixe, le *Stable or Buck filtre rapide*, qui peuvent trouver place dans les établissements temporaires de campagne, dans les hôpitaux en particulier.

Les filtres Maignen sont dits « rapides », car la filtration s'y fait très promptement ; elle paraît très complète et enlève à l'eau les matières salines et les matières organiques.

(1) De Chaumont, *Filtration Expériments* in *the Sanitary Records,* 28 mars, 1879.

D'après des expériences faites au Val-de Grâce, l'eau additionnée d'acétate de plomb, ne précipite plus, après filtration, par le sulfhydrate d'ammoniaque ; polluée par une urine putride et, dans ces conditions, décolorant fortement la solution de permanganate de potasse, elle devient sans action dès qu'elle a traversé la couche d'amiante (1).

Ces résultats sont d'une haute importance et méritent l'attention, d'autant que l'amiante pouvant très facilement être portée au rouge, la désinfection du filtre par la chaleur permet de conserver à l'appareil toute sa sécurité.

En France, Chamberland, dans le but de priver l'eau alimentaire, et d'une façon absolue, des germes morbides qu'elle peut renfermer, a construit des appareils sous forme de *bougies* réunies par groupes ou *batteries*, faites de porcelaine dégourdie ou *biscuit de porcelaine*. Les expériences entreprises au laboratoire de Pasteur prouvent que cette substance n'est même pas perméable aux microbes. Des batteries de bougies-Chamberland ont fonctionné dans des conditions parfaites et donné, d'après les recherches de Miquel, les résultats les plus nets ; l'eau qui en sort est absolument stérilisée et ne peut plus ensemencer un bouillon de culture (2).

Les batteries de filtres Chamberland nécessitent une assez forte pression d'eau pour que la filtration s'opère; cette difficulté nous paraît pouvoir être vaincue cependant, même dans des appareils transportables, à l'aide d'une pompe foulante. Il est très désirable que les précieuses propriétés de la porcelaine dégourdie, puissent être utilisées dans des filtres assez pratiques pour figurer dans le matériel de campagne. Leur emploi, quelque coûteux qu'il puisse paraître, économiserait un capital incalculable en vies humaines.

e. *Purification de l'eau alimentaire.* — A défaut de filtrage on peut, dans quelques cas, purifier les eaux par un simple repos, qui permettra aux matières terreuses de se déposer.

L'ébullition est le plus puissant et le plus simple des procédés qui permette de détruire les germes organiques; elle devrait même précéder ou suivre toujours le filtrage, quand l'eau est très chargée ou qu'elle est

(1) Laveran, *L'exposition d'hygiène de Londres au point de vue de l'hygiène militaire*, (*Arch. de méd. milit*, t. IV, p. 215, 1884.)

(2) Miquel, *Rapport sur le filtre Chamberland, adressé à M. le recteur de l'Académie de Paris le 6 juillet 1885*, reproduit *in Revue d'hyg.*, 1885, p. 536.

même simplement douteuse. Miquel a constaté que de + 50° à + 60° la plupart des bactériens et plusieurs micrococcus disparaissent. De 60° à 80° les spores existent encore, et l'eau conserve la propriété de pouvoir ensemencer les bouillons d'essai; mais par une ébullition quelque temps prolongée, l'eau est purgée des organismes microscopiques dans la proportion de 995 pour 1000. Les germes réfractaires semblent ne pas appartenir au groupe des germes infectieux (1).

Ces données ont, on le voit, une importance pratique très grande, car elles fournissent une moyenne très simple de ne boire, surtout en campagne, qu'une eau salubre. A ce titre, l'infusion de thé, ou à défaut d'une autre espèce analogue, a déjà été conseillée (p. 659).

Si l'eau bouillie doit être bue froide, il est bon de l'aérer par le battage; il en serait de même de l'eau obtenue par distillation, à laquelle il serait même utile d'ajouter quelques parcelles de chlorure de sodium (0g.50 environ par litre).

L'eau chargée d'un excès de sels magnésiens ou de bicarbonate de chaux devrait être traitée par la chaux caustique, afin d'obtenir la formation d'un carbonate de chaux insoluble.

L'eau chargée de matières terreuses, peut être clarifiée en y projetant de l'alun à doses très minimes, un décigramme par litre environ. Il se forme un sous-sel d'alumine, qui s'unit aux matières organiques et aux sels calcaires, et les entraîne au fond du vase. Il faut donc brasser l'eau, puis la laisser reposer. Ce procédé est universellement employé par les indigènes en Chine, où l'eau des fleuves et des rivières est souvent fort limoneuse.

On peut détruire les matières organiques de l'eau en les oxydant, soit par addition de fer métallique pulvérulent, soit par le permanganate de potasse. On prépare une solution titrée de ce sel et, sur un volume déterminé de l'eau, on recherche par une instillation goutte à goutte, quelle est la proportion nécessaire pour que la coloration brune ne se produise pas et que la teinte violette apparaisse. L'essai terminé, il ne reste plus qu'à opérer en grand sur des masses d'eau. Ce procédé a été employé à Alexandrie, lors de l'épidémie de choléra en 1884, pour la purification des citernes. Il a l'inconvénient d'introduire dans l'eau un sel de potasse, ce qui est loin d'être indifférent, surtout si la proportion considérable

(1) Miquel, *De la stérilisation des eaux potables par la chaleur* (*Semaine médicale*, 1884, p. 301.)

de matières organiques a nécessité l'emploi d'une solution un peu forte de permanganate de potasse.

§ II. — Boissons alcooliques.

Sous le titre de *boissons alcooliques*, l'hygiène envisage toutes celles qui contiennent de l'alcool en proportion plus ou moins forte. Elles empruntent à cet agent la plus importante partie de leur influence sur l'organisme ; quelques-unes d'entre elles contiennent cependant, en outre, des substances particulières dont l'action vient s'ajouter à celle de l'alcool.

Cet alcool provient soit des différents sucres contenus dans les végétaux, soit que l'industrie ait amené à l'état de sucre des composés qui, livrés à eux-mêmes, n'auraient pas, dans les conditions ordinaires, subi cette transformation chimique.

On donne le nom de *fermentation alcoolique* à cette évolution organique, en raison des ferments qui sont indispensables à sa production; sous le nom de *boissons fermentées* on peut donc envisager toutes les boissons alcooliques, mais on comprend plus généralement celles dont l'alcool provient en entier des fermentations opérées sur place, comme le vin et la bière. Par *boissons distillées*, on entend celles où la proportion d'alcool a été singulièrement augmentée, par la séparation d'une grande partie de l'eau au moyen de la distillation. Cette division est, du reste, assez arbitraire, car les boissons distillées sont fréquemment ajoutées artificiellement aux boissons fermentées, sans qu'il y ait fraude réelle.

Au point de vue hygiénique cependant, la distance est grande entre les boissons fermentées et les boissons distillées, les premières étant moins actives et souvent plus salubres. Il y a donc lieu d'envisager rapidement les diverses boissons fermentées dont le soldat fait le plus généralement usage, les boissons distillées dont il est exposé à faire excès, enfin le rôle alimentaire qu'elles peuvent jouer, l'action heureuse ou funeste qu'elles exercent sur sa santé.

I. *Vins.* — Sous le nom de *vins* on ne devrait entendre que le liquide alcoolique obtenu par la fermentation du jus de raisin, sans addition de principes étrangers. Il n'en est malheureusement plus ainsi, et le vin véritablement naturel, *vin nature*, suivant l'expression consacrée, est une denrée qui devient plus rare qu'il y a quelques années. Alors les maladies de la vigne (phylloxera, mildew, authracnose, oïdium, etc.) n'avaient pas encore diminué la production, tandis que la consommation suit néanmoins une échelle toujours croissante. — Il est vrai que si la France, le premier des pays vinicoles, est plus particulièrement frappée, la culture de la vigne s'est répandue en beaucoup d'autres points, dans l'Algérie française, dont elle fait la fortune, en Espagne, dans les Provinces danubiennes, en Australie, dans les deux Amériques, etc.

a. *Composition des vins.* — Le vin contient de l'eau, comme véhicule, une quantité plus ou moins forte d'alcool, des principes minéraux, des matières colorantes, de la glycérine, du sucre, du tannin, de l'acide succinique. Suivant que tels ou tels de ces principes prédominent dans le vin, suivant le terroir, celui-ci acquiert certaines qualités qui lui donnent sa caractéristique. Il est donc impossible de fournir une analyse générale d'un produit, dont les variétés sont aussi dissemblables ; néanmoins, pour fixer les idées, on peut dire, avec le distingué chef du laboratoire municipal de Paris, M. Girard, que les vins français contiennent en moyenne, pour un litre, 10 grammes d'alcool (en volume), 18g9 d'extrait, 5g,6 à 7g,6 de glycérine, 1g,2 à 5 grammes de bitartrate de potasse, 2g,5 en acides.

L'extrait variant lui-même de 40g,5 à 15 grammes, contient le tannin, les éthers particuliers au vin, les matières albuminoïdes, grasses, sucrées, gommeuses et colorantes. Les acides les plus ordinaires sont les acides succinique, propionique, citrique, malique, etc., et enfin des sels de soude, chaux, magnésie, de fer, etc. (1).

Bouchardat a proposé depuis longtemps une classification des vins, basée à la fois sur leur richesse alcoolique et sur leurs bouquets. De plus il introduit une série de vins, nommés mixtes ou complets, par l'heureuse proportion de leurs différents principes :

I. VINS DANS LESQUELS DOMINENT UN OU PLUSIEURS DES PRINCIPES ESSENTIELS DU VIN.

A. Alcooliques.

Vins secs	Type Madère, Marsala	Alcool	24 à 25 %
Vins sucrés	— Malaga, Lunel	—	15 à 16 —
Vins sucrés et tanniques	— Saint-Raphaël, Banyuls	—	16 à 17 —
Vins de paille	— Arbois, Ermitage	—	13 à 15 —

B. Astringents.

Avec bouquet	Type Ermitage	Alcool	11 à 12 %
Sans bouquet	— Cahors	—	11 à 12 —

(1) Voy. Ch. Girard, *Documents sur les falsifications des matières alimentaires*, etc., Paris, 1885, et *Dict. de chimie de Würtz*. Article VIN.

C. Acides.

Avec bouquet............ Type Vin du Rhin............ Alcool 9 à 11 %
Sans bouquet............ — Vin d'Argenteuil......... — 6 à 8 —

D. Mousseux.

Champagne, Saint-Péray.. Alcool 10 à 12 %.

II. VINS MIXTES OU COMPLETS PAR L'UNION HARMONIQUE DES PRINCIPES IMMÉDIATS ET CARACTÉRISTIQUES.

A. Avec bouquet.

Bourgogne................ Type Clos-Vougeot, Montrachet. Alcool 10 à 11 %.
Médoc.................... — Château-Margaux, Château-Laffitte, Château-Léoville — 9 à 10 —
Languedoc................ — Langlade, Saint-Georges.. — 12 à 14 —

B. Sans bouquet.

Type Bordeaux et Bourgogne ordinaire.................. Alcool 9 à 10 %.

Il est évident que ces évaluations ne doivent pas être regardées comme absolues; la quantité d'alcool varie évidemment avec les récoltes et, du reste, il faut dire que les analyses de tous les chimistes ne concordent pas toujours entre elles, vraisemblablement à cause de la différence des échantillons, sur lesquels ils ont expérimenté.

Outre l'alcool ordinaire, les vins contiennent encore de faibles proportions d'alcool propylique, butyrique, amylique, œnanthique et les éthers correspondants qui communiquent aux vins, surtout l'éther œnanthique, leur *bouquet* et l'*odeur vineuse*.

Pasteur a démontré la présence dans les vins de notables proportions de glycérine, à des doses suffisantes peut-être pour augmenter leur valeur alimentaire; elle est, en effet, de 7g,41 par litre dans le vieux bordeaux de bonne qualité, de 6g,97 dans le bordeaux ordinaire, de 7g,34 dans le vieux et bon bourgogne, de 6g,75 dans le vin d'Arbois vieux (1).

Après l'alcool, il importe de connaître la quantité de matériaux tenus en dissolution dans le vin; celui-ci renferme de 2 à 6 grammes de substances salines, parmi lesquels le tartrate de potasse, variable suivant les crus, forme la partie la plus importante. — Le tannin, en s'opposant aux fermentations anormales, communique aux vins rouges, à ceux de Bordeaux en particulier, la propriété de se conserver longtemps sans altérations, l'astringence des vins qui le contiennent est quelquefois longue

(1) Pasteur, *Étude sur le vin, ses maladies*, etc., 2e édit. Paris, 1873.

à s'effacer. Les vins doux au goût doivent cette propriété à la glycose, mais aussi à la glycérine et à la mannite.

La matière colorante des vins provient des enveloppes du raisin; isolée par Glénard, elle serait unique suivant lui et appartiendrait au groupe des substances hydrocarbonées, sur lesquelles l'activité végétale s'exerce avec une si merveilleuse puissance.

En résumé, l'extrait fourni par l'évaporation des vins varie de 12 à 40 grammes par litre; il atteint parfois 225 grammes dans certains vins de Sicile; d'ordinaire il est de 16 à 20 dans les vins de Bordeaux, 20 à 25 dans ceux de l'Hérault, 16 à 20 dans les vins de Bourgogne, 30 à 40 dans ceux d'Algérie, 25 à 50 dans ceux d'Espagne ou d'Italie.

b. *Valeur alimentaire des vins.* — Le vin consommé pur ne désaltère pas, il irrite la soif; largement étendu d'eau, il constitue la boisson la plus désaltérante qui se connaisse. Le vin, pris en quantité modérée, détermine une stimulation générale, se traduisant par une accélération de la circulation, un sentiment général de force, d'activité musculaire; le vin est un précieux auxiliaire des fonctions digestives. Ces qualités, il les emprunte évidemment, en grande partie, à l'alcool, mais il les puise également dans les substances organiques ou minérales qu'il renferme, et qui agissent non pas tant comme aliments, que comme excitants du système nerveux.

Les vins agissent sur l'organisme fort différemment, suivant leur composition; tandis que dans les vins alcooliques, l'action de l'alcool domine, dans les vins astringents, le tannin, porté directement sur l'estomac, peut y déterminer une stimulation avantageuse, comme il peut aussi dépasser le but et l'irriter d'une façon morbide. Il en est de même des vins acides, qui, mélangés avec les aliments, sont assez bien supportés; mais, consommés en dehors des repas, et surtout à jeun, ils déterminent fréquemment des dyspepsies, avec gastralgies, pyrosis, etc.

Lors donc que l'on veut user du vin comme régime habituel, c'est principalement aux vins dits complets, aux vins de Bourgogne, du Médoc ou du Midi qu'il convient de s'adresser de préférence, et plutôt aux espèces rouges. Les vins blancs contiennent, presque toujours, une plus forte proportion d'éthers œnanthiques que les rouges, agissent plus vivement sur le système nerveux et, à la longue, peuvent produire des accidents d'intoxication toute spéciale, surtout lorsqu'ils sont consommés purs Or, on est naturellement porté à le faire, parce que, contenant moins de tannin et de matière colorante, il supportent moins l'eau et y perdent leur bouquet spécial.

L'introduction du vin dans le régime alimentaire d'une population a été diversement jugée, le nombre des partisans exclusifs de l'eau étant assez considérable. Il convient cependant de faire remarquer que lorsque l'hygiéniste conseille l'usage du vin, il ne peut être question de son abus, dont personne, plus que lui, ne connaît les dangers. L'abus du vin n'est autre chose que l'abus de l'alcool lui-même. Si de nombreuses populations, fortes et vigoureuses, se passent absolument de vin et ne font jamais entrer les boissons alcooliques dans leur régime alimentaire, elles ne vivent point non plus de la vie factice et toute d'entraînement que la civilisation nous impose.

L'homme n'avait pas été primitivement créé pour s'agglomérer par milliers et centaines de milliers dans les villes, pour s'y livrer à un travail physique constant, pour imposer à ses muscles et à son cerveau une suractivité permanente, une surchauffe, pour ainsi dire. Aussi, la partie physique de son être proteste-t-elle contre une semblable destination, elle traduit son état de souffrance par des maladies sans nombre, elle fait naître en lui le besoin instinctif de réparer ses déperditions; de là surgit la nécessité d'une alimentation d'autant plus plastique que l'homme demande davantage à ses organes, de là aussi le besoin instinctif de stimulation.

Parmi tous les stimulants auxquels l'homme peut s'adresser de préférence, le vin est, sans nul doute, l'un des plus avantageux; il contient, mais à des doses modérées, un agent qui, pris isolément, est un véritable toxique, mais il le contient combiné avec d'autres éléments et combiné dans des conditions que la science n'a encore pu reproduire; en outre, il est un véritable aliment, car il renferme quelques portions d'azote et de plus notables de carbone. — Le vin, pour les populations qui en font un usage modéré, remplace toutes les autres boissons stimulantes auxquelles, sans lui, elles auraient recours; d'une façon peut-être inexplicable, mais bien vraie cependant, il agit même sur leur intelligence, sur leur caractère. On peut sans doute faire excès de vin, mais plus difficilement que des autres boissons alcooliques; les populations qui font un usage régulier du vin ne sont point celles où l'on observe l'alcoolisme, ce grand fléau destructeur des peuples civilisés; ceci est un fait d'observation.

c. *Du vin dans le régime des armées.* — En ce qui concerne l'armée française, on peut dire que nulle autre ne se trouverait dans des conditions plus heureuses, pour faire entrer le vin dans son régime habituel, car elle habite un pays dont le sol possède plus de 2 millions d'hectares en vignobles et se prête partout à cette culture.

Malgré les circonstances les plus désastreuses, la production s'élevait encore en 1882 à plus de 44 millions d'hectolitres (le maximum a été de 83 millions en 1875). — Elle en expédie près de 3 millions, mais en reçoit aussi plus de 9 millions de l'étranger. — Il reste donc pour la consommation de la France plus de 50 millions, soit près de 130 litres par habitant de tout âge et par an. Fait plus remarquable encore, les vins dominant dans nos régions sont précisément ceux, qu'avec Bouchardat, on peut qualifier de complets, ces excellents vins rouges de France, où l'alcool, le tannin, les sels minéraux, sont combinés dans les plus heureuses proportions.

En demandant de voir introduire le vin dans l'alimentation normale et régulière des troupes françaises, et non point seulement à l'état éventuel dans leur ration de campagne, l'hygiéniste émet un vœu dont la réalisation entraînerait certainement une surcharge notable pour le budget de la guerre; mais cette dépense serait compensée en partie par la diminution des frais de maladies, et par le bénéfice qu'en retirerait la population tout entière.

Les jeunes gens de toute provenance sociale qui servent actuellement sous les drapeaux ont été, pour la plupart, habitués dans leurs familles à faire usage de vin d'une façon régulière ; leur en imposer la privation, au moment où l'on demande au contraire à leurs organes une suractivité matérielle, semble un contresens hygiénique. On allègue, il est vrai, que les jeunes soldats, dont la situation sociale était telle qu'ils pouvaient boire du vin à leur repas, pourront toujours s'en procurer à leurs frais et que, dans le fait, il en a toujours été ainsi. C'est là précisément qu'est le vice de notre système ; si l'on veut l'égalité vraie sous les drapeaux, il faut l'imposer et maintenir un régime uniforme, mais aussi suffisant pour tous. Le jour où le vin entrerait dans les distributions régulières faites aux troupes en temps de paix, les cantines n'auraient plus de raison d'être, on pourrait donc les supprimer et avec elles disparaîtraient de nos casernes ces institutions d'un caractère douteux, tenant du cabaret et du restaurant de bas étage, où les hommes sont incessamment tentés, sollicités, malgré toute la surveillance des chefs.

On sait quels sont les dangers de l'alcoolisme et combien il importe de le combattre dans l'armée. L'un des moyens d'y arriver est de donner une ration de vin à tous nos soldats, de supprimer les cantines et, par une discipline vigoureuse, par un emploi rigoureux de tous les instants, rendre presque impossible à tous la fréquentation des cabarets, du marchand de vins, du débit et de tous ces établissements qui, sous des noms divers, offrent au soldat, avec des boissons frelatées, le poison matériel et moral de l'alcoolisme.

Cette proposition sera vraisemblablement traitée d'excessive par beaucoup de militaires, nous sommes convaincu que son adoption serait un des plus grands progrès que l'on pourrait réaliser dans le régime intérieur de l'armée.

En campagne, le vin est sans doute difficile à procurer aux troupes, en raison de la place et du poids considérable que nécessite son transport. La ration journalière d'un corps de 30,000 hommes est représentée par 30 barriques de 250 litres et pèse, avec les fûts, plus de 7,500 kilogrammes. On comprend qu'il devient presque impossible d'assurer des distributions de vin lorsque le corps d'armée est en marche, car en supposant même, ce qui est l'exception, qu'il marche parallèlement à une voie ferrée, reste encore la difficulté des débarquements, des transbordements sur voitures et des distributions aux différents corps de troupe.

Si le vin n'est pas facilement distribuable aux troupes en marche, il en est autrement dans les cantonnements, où l'on peut user de réquisitions pour s'approvisionner de vins, si la région en produit; d'autre part, lorsque l'armée est immobilisée, comme pour un siège par exemple, les approvisionnements peuvent affluer par le soin des services réguliers de transports, chemins de fer, canaux ou autres, et les distributions sont singulièrement facilitées. Il en est de même si les troupes font partie de la garnison d'une place forte; ici, sauf le rationnement imposé par l'éventualité d'un siège, on peut s'organiser comme sur le pied de paix.

La difficulté des distributions de vins aux troupes en campagne n'existe donc matériellement que pour les troupes en marche; dans tous les autres cas, elle devient un des éléments du problème des approvisionnements généraux, qu'une bonne administration, dirigée par un commandement vigilant, soucieux de la santé de ses troupes, *doit* en principe pouvoir résoudre.

d. *Altérations spontanées du vin.* — *Conservation.* — Les vins peuvent être conservés dans les cuves, plutôt dans des barriques et, mieux encore, en bouteilles. Pour conserver le vin en cuves, il suffit de le recouvrir d'une couche de bonne huile, dans la proportion de 12 litres d'huile pour une cuve de 2 mètres de diamètre; on se borne à placer la couche d'huile à l'abri de la poussière. Le vin, étant absolument séparé du contact de l'air, est aussi bien à l'abri des altérations que dans la bouteille la mieux bouchée.

Dans les approvisionnements militaires, le vin est généralement livré en barriques. Celles-ci doivent être conservées dans des locaux frais et secs comme les caves et être visitées de temps en temps; le vin sera changé de barrique (soutiré) deux fois par an et les barriques maintenues pleines, par le remplacement de la petite proportion de vin qui s'évapore à travers le bois. Certains vins demandent des soins spéciaux; les vins riches en matières extractives, et particulièrement en matières albuminoïdes, doivent être *collés* avant d'être mis en bouteille, c'est-à-dire clarifiés au moyen de substances gélatinigènes ou gélatineuses, comme la colle de poisson, la gélatine, le blanc d'œuf, le sang. Cette opération, dont les détails sont un peu différents suivant les espèces de vin, peut être répétée plus d'une fois sur la même barrique, en particulier lorsque les vins sont trop astringents, par excès de tannin; chaque collage précipite une certaine proportion de ce principe.

La mise en bouteille du vin a pour but de le conserver aussi longtemps que sa nature le lui permet sans lui faire subir de nouvelles préparations, de faciliter son débit commercial, et enfin de ne le consommer que par petites fractions à la fois. En effet, une barrique mise en consommation ne se conserve que fort peu de temps; au contact de l'air, qui vient remplacer dans la barrique le vin que l'on en a retiré, des fermentations se développent et le vin s'acétifie.

Pendant et après sa fabrication, le vin subit souvent certaines altérations que l'on désigne sous le nom de *maladies du vin;* elles sont provoquées par l'évolution de ferments, qui trouvent dans le vin des conditions favorables à leur évolution. Aussi Pasteur a-t-il indiqué, comme moyen préservatif, de détruire ces ferments en chauffant le vin jusqu'à 60 ou 70 degrés. Cette opération peut être appliquée sur le vin en bouteilles; mais on l'utilise en grand pour les vins en barriques; de nombreux appareils spéciaux ont été inventés pour *chauffage du vin*, ou *pasteurisation*, et nous renvoyons à l'intéressant ouvrage de Pasteur pour les détails de leur aménagement et de leur fonctionnement (1).

Parmi les maladies dont le vin est atteint, la *graisse* est l'une des plus communes; elle se rencontre dans les vins dépourvus de tannin, comme les vins blancs en particulier; elle rend le vin visqueux, épais comme un mucilage de guimauve; une partie du sucre disparaît, vraisemblablement par sa transformation en mucus végétal et en mannite. On corrige les vins graisseux en leur ajoutant 10 à 15 grammes de tannin par barrique de 250 litres : le tannin se combine avec la substance visqueuse et la précipite.

L'*acidité du vin* est due à la transformation de son alcool en acide acétique, sous l'influence d'un ferment découvert par Pasteur, le *Mycoderma aceti*. Elle se produit généralement, sous l'influence d'une température élevée, dans les vins peu alcooliques. On peut l'arrêter en augmentant la richesse alcoolique du vin par l'addition de sucre, ou la modérer par le *soufrage* des barriques. On peut également chercher à saturer l'acide acétique par du tartrate neutre de potasse (200 à 400 grammes pour 250 litres); il se forme de l'acétate de potasse, mais cette dernière pratique n'arrête pas l'évolution ultérieure de la fermentation.

L'*amertume des vins* se rencontre dans les vins trop vieux, sous l'influence d'une température élevée; on rend les vins amers à peu près buvables, en les mélangeant à des vins jeunes; mais la cause même de la maladie étant encore peu connue, ne peut être efficacement combattue.

Lorsque des vins très jeunes, pauvres en alcool, ne sont pas suffisamment mis à l'abri de l'air, il se développe à leur surface une couche de champignons blanchâtres (fleurs de vin); le vin est alors dit *piqué* et devient bientôt imbuvable. Si l'alcool disparaît peu à peu et que les acides se décomposent, les vins deviennent alcalins, par transformation du tartrate de potasse en carbonate, passent au *bleu* et prennent un goût putride. Si l'altération n'est pas trop prononcée, on peut l'enrayer par l'addition d'éther sulfurique et de tartrate de potasse. Le *goût de fût* est dû au développement de moisissures dans les vieilles barriques, on peut le diminuer en changeant le vin de fût, puis en agitant 1 litre d'huile d'olive avec les 250 litres; cette huile entraîne une partie de l'huile essentielle qui cause le mauvais goût.

(1) Pasteur, *Études sur le vin, ses maladies*, etc., 2e édit., Paris, 1873.

La *pousse* est une fermentation vive qui survient dans les tonneaux et peut les rompre, en perdant ainsi tout le vin. On l'arrête par le soutirage, dans un fût soufré et le collage, après addition de 1 ou 2 litres d'eau-de-vie. L'*inertie* est l'accident opposé, qui est particulièrement nuisible dans les vins destinés à être mousseux. On parvient à ramener la fermentation, utile dans ce cas, par le chauffage très modéré du local où est renfermé le vin.

e. *Examen et traitement des vins.* — Tout vin qui n'est pas exclusivement le résultat de la fermentation spontanée du jus de raisin n'est pas un vin naturel; mais ce serait tomber dans un véritable abus que de regarder tout traitement spécial apporté à la fabrication ou à la conservation du vin comme une sophistication, dans le sens propre du mot.

Il est malheureusement vrai que, de toutes les substances alimentaires, le vin est celle sur laquelle l'ingéniosité des fraudeurs s'exerce avec le plus d'activité et, il faut le reconnaître, avec le plus de succès. Dans l'état actuel des choses, il faut donc nettement distinguer entre ce qui est simplement mode particulier de la fabrication du vin, procédé industriel, et ce qui est sophistication, fraude par conséquent.

Le *coupage* des vins est une opération par laquelle on mélange des vins de différents crus, afin de combler par les propriétés de l'un l'absence ou la faible proportion de certains éléments d'un autre. Certains vins, très faibles en alcool, en matières colorantes, en extrait, peuvent sans inconvénients être mélangés à d'autres plus riches; on coupe, par exemple, des vins du centre de la France, du Poitou, du Limousin, avec ceux du Languedoc, d'Espagne ou du Portugal, on mélange même des vins blancs légers avec des vins rouges plus corsés. Cette opération n'est pas répréhensible en elle-même, et si quelquefois elle peut être reconnue au goût par quelques experts, elle échappe à l'analyse. Mais il arrive parfois que pour relever le degré du vin en alcool, si l'on a par exemple mélangé un très faible vin blanc de 5° à 6° à un vin riche en extrait et d'un titrage en alcool de 10° à 12°, le mélange ne marquerait que 8° à 9°, on cherche alors à le *monter en degré*, c'est-à-dire à ajouter une quantité d'alcool, de manière à lui faire marquer 12°. Ce procédé est le *vinage* (1).

Le vinage se pratique de la sorte pour les vins faibles, peu alcooliques, plats ou acides, qui ne pourraient se conserver, surtout pendant les longs

(1) Voy. Bergeron, *Rapport sur le vinage (Acad. de méd.*, 1870).

transports; on l'emploie également pour arrêter la fermentation du vin et lui conserver par là une certaine quantité de sucre.

Si le vinage se bornait à ajouter une proportion de 3 ou 4 pour 100 d'alcool de bon aloi, il n'y aurait pas dans cette pratique de fraude réelle ni de contre-indication hygiénique; mais d'ordinaire on ne s'en tient pas à ces proportions et l'on ajoute au vin une proportion qui lui fait atteindre 13° ou 14°, parfois 15°, quitte à le dédoubler ensuite par le mouillage; l'on y introduit ainsi 7° ou 8° en alcool de grains et non, bien entendu, en alcool de vin.

Or, on sait que les propriétés des alcools diffèrent singulièrement suivant leur provenance et que l'action des alcools, obtenus par fermentation directe de la fécule de grains, de la pomme de terre, du riz, est funeste, parce qu'ils contiennent de fortes proportions d'alcool amylique dont la nocivité est incontestable.

La loi française permet l'entrée des vins étrangers jusqu'à 15° ; par le fait, elle accepte le vinage des vins étrangers qui sont destinés à être coupés en France, dont les produits ne présentent pas ce même degré alcoolique. Ces vins, ceux d'Espagne et de Portugal, en particulier, sont riches en extrait, et l'on ne se borne pas à s'en servir pour couper des vins trop légers, on coupe non pas avec du vin, mais avec de l'eau, en sorte que ces deux pratiques, le *mouillage* et le *vinage* sont solidaires. C'est bien là une sophistication, car ce n'est plus du vin que le consommateur achète, mais de l'eau, plus une certaine quantité de vin (1).

Au lieu d'ajouter l'alcool au vin, on peut l'incorporer au moût, on peut aussi élever le degré en obtenant l'alcool par la fermentation du sucre ajouté à ce même moût. Le *sucrage*, *gallisation* ou *petiotisation*, du nom de Gall et de Petiot qui l'ont introduit dans la pratique est regardé comme une fraude. Si l'on emploie des sucres de canne ou de raisin, il se forme de l'alcool de raisin; si l'on utilise les sucres de fécule, pomme de terre ou maïs, la fermentation produit une forte proportion d'alcool amylique, absolument nocible; de là, l'ivresse plus rapide, les malaises immédiats, l'ébranlement nerveux qui suivent régulièrement l'usage journalier des vins traités de la sorte (2).

Par le coupage, le mouillage, le vinage, le sucrage, on a déjà profon-

(1) A. Gautier, *Du mouillage des vins et des moyens de démontrer cette fraude* (*Ann. d'hyg.*, 2e sér., t. XLVII, 1877).

(2) Ch. Girard, *Documents sur les falsifications*, etc., p. 141.

dément altéré le vin primitif, on l'a transformé en un produit qui peut présenter un degré alcoolique *marchand*, qui a une certaine teneur en extrait ; il lui manque à coup sûr du bouquet, mais la chimie prépare toute une série d'éthers œnanthiques, d'essences aromatiques qui lui en fourniront largement, et si la coloration fait défaut, elle présente des mélanges tinctoriaux pour y remédier.

Jadis on se servait de teintures végétales diverses, mais les dérivés colorants de l'aniline l'emportant en intensité, sur celles-ci, les *vins fuchsinés* n'ont pas tardé à envahir le commerce. La nocuité de la fuchsine pure a été vivement débattue, et si la fuchsine chimiquement pure n'est pas à coup sûr toxique, dans les faibles quantités qui peuvent se trouver dissoutes dans du vin, elle est si rarement indemne d'arsenic que l'on comprend les accidents très positifs constatés à la suite de son emploi (1).

A la simple fuchsine ont succédé toutes les séries de matières colorantes, dérivés basiques du goudron de houille, que l'on mélange et que l'on associe pour être livrés au commerce sous des noms d'emprunt. Le *rouge de Bordeaux* formé de bleu de méthylène, d'acide sulfoconjugué de fuchsine et d'orangé à la diphénylamine est un des plus récents de l'espèce ; il durera comme les autres, jusqu'à ce que l'analyse chimique puisse nettement le reconnaître et le poursuivre.

Le *plâtrage* des vins est une pratique déjà ancienne et fort répandue, qui s'applique aux vins troubles, trop colorés, acerbes, du midi de la France et de l'Espagne. Par la réaction du sulfate de chaux sur le bitartrate de potasse, très abondant dans la grappe du raisin, il se forme du tartrate de chaux insoluble qui se précipite, de l'acide tartrique et du sulfate de potasse qui reste dissous. Or, ce sel est très irritant pour les voies digestives, toxique même ; aussi, malgré d'assez sérieuses controverses, la pratique du plâtrage n'est-elle actuellement que tolérée et une circulaire du garde des sceaux (août 1880), rendue sur un avis conforme du comité consultatif d'hygiène, prescrit-elle de poursuivre comme

(1) A Gautier, *La coloration frauduleuse des vins* (*Ann. d'hyg. et de méd. lég.*, 2e sér., t. XLVI. 1876). — Du même, *La sophistication des vins ; coloration artificielle et mouillage, moyens de les reconnaître*, 1877. — Feltz et Ritter, *Recherches expérimentales sur l'action de la fuchsine introduite dans l'estomac et dans le sang.* (*Comptes rendus Acad. des sciences*, 1876.) — Ritter, *Des vins colorés par la fuchsine*, 1876. — J. Bergeron et Clouet, *Innocuité absolue des mélanges colorants à base de fuchsine pure.* (*Ann. d'hyg.* 2e sér., t. XLVI, 1876.) — Des mêmes, *Nouvelles recherches sur la fuchsine pure.* (*Ann. d'hyg.*, 2e sér., t. LVII, 1877.)

fraude toute proportion de sulfate de potasse supérieure à 2 gr. par litre.

Actuellement les vins plâtrés sont en discrédit commercial ; aussi, après les avoir plâtrés pour les transporter, cherche-t-on à les déplâtrer en décomposant le sulfate de potasse par le chlorure de baryum, en vue d'obtenir une précipitation du sulfate de baryte. Il est fort difficile de ne pas laisser intacte une certaine quantité de chlorure de baryum, qui se combine alors avec l'acide tartrique du vin pour former un tartrate acide de baryte, soluble et absolument toxique. Aussi les vins *déplâtrés* sont-ils encore plus dangereux que les vins plâtrés (1).

Le *salicylage* des vins est une pratique relativement nouvelle qui a pour but d'arrêter la fermentation des vins instables, faibles en alcool, de transporter des moûts de vin sucrés sans élever le titre d'alcool ou de faire voyager des vins qui s'acétifieraient par le transport. La question du salicylage des vins a été vivement controversée ; l'on a pu dire, avec raison, que l'addition de 5 à 10 gr. d'acide salicylique par hectolitre n'introduirait jamais que 1 décigramme par litre au plus et que, dans ces conditions, nul accident n'était à craindre pour le consommateur. Par contre, rien ne prouve, répondent les adversaires du salicylage, que l'usage prolongé de l'acide salicylique même à de faibles doses n'entraîne des accidents, en particulier si l'élimination de cet acide, passé dans l'économie à l'état de salicylate alcalin, se fait incomplètement dans un appareil rénal un peu pathologique. D'autre part, le salicylage ne fait étourdir pour ainsi dire le ferment, et bientôt l'on est forcé de salicyler le vin une seconde fois; il l'a été chez le producteur, il l'est à nouveau chez le détaillant, etc. (2).

La cause a été défendue dans les deux sens par des hommes d'une autorité réelle; elle se rattache à la question plus générale du salicylage des substances alimentaires en général. De fait, si cette pratique est officiellement interdite en France, par arrêté ministériel du 7 février 1881 rendu sur l'avis conforme du comité consultatif d'hygiène, elle est par contre tolérée à l'étranger. Notre commerce est absolument envahi par

(1) Voy. Le Chevallier, *Des vins plâtrés.* (*Ann. d'hyg.*, 2e sér., t. XLV, 1876.) — P. Carles, *Plâtrage et déplâtrage des vins* (*Ann. d'hyg.*, 3e sér., t. IX, 1883).

(2) Voy. Dubrisay, *La conservation des substances alimentaires par l'acide salicylique.* (*Recueil des travaux du Comité consultatif d'hyg.*, t. X, 1881, et *Ann. d'hyg.*, 3e sér., 1881.) — E. Vallin, *Le salicylage des substances alimentaires.* (*Revue d'hyg.*, 1881.) — Brouardel, *Le salicylage des substances alimentaires.* (*Rapport lu au Comité consultatif d'hyg. Ann. d'hyg* 3e sér., t. X. 1883.)

des produits alimentaires de toute nature, des vins et des bières en particulier, qui ont été ainsi traités avant leur passage à la frontière et qu'il est matériellement impossible de tous analyser.

On peut se demander si, comme pour le vinage, la mesure n'a pas été trop radicale, et si la tolérance d'une certaine proportion d'acide salicylique aurait de réels inconvénients ; de fait on n'en cite point de positifs. Si, par ce procédé, on pouvait permettre de faire arriver jusqu'au consommateur des vins trop instables pour voyager sans traitement préalable, peut-être y aurait-il là un moyen d'arrêter la consommation toujours croissante des liqueurs distillées, bien autrement dangereuses que le pourrait être un vin contenant 1 décigramme d'acide salicylique par litre. Nous l'avons déjà dit (page 689), faciliter en France l'usage du vin, c'est diminuer celui des boissons réellement alcooliques, et de leurs désastreuses conséquences.

La glycérine, qui se trouve à l'état naturel dans le vin, peut, si on l'ajoute en certaine proportion, constituer elle aussi un procédé de mutage, le *scheelisage*. En même temps elle l'adoucit, lui donne du corps. A doses faibles la glycérine est sans action marquée sur l'organisme animal; à doses élevées elle irrite les reins et la vessie, retarde l'élimination de l'urée. En outre, souvent impure, elle contient parfois des traces d'arsenic qu'elle a empruntée à l'acide sulfurique employé dans sa préparation.

Il est encore bien d'autres adultérations du vin, moins communes, moins connues que celles dont il vient d'être question. Tandis que la science utilise chaque jour un nouveau procédé pour découvrir les fraudes, chaque jour aussi une industrie spéciale fait tourner à son profit les découvertes de la chimie moderne et les recherches même des laboratoires auxquels ses produits sont déférés. C'est la lutte permanente du bien et du mal qui se continue.

Et, du reste, ce ne sont plus les vins plus ou moins naturels que l'on fraude, mais on en prépare maintenant chaque année des millions d'hectolitres dans lesquels le jus du raisin n'entre pas pour un atome. Par le mélange des raisins secs, de sucre de fécule, d'eau et d'un ferment, on obtient un liquide plus ou moins louche, ayant un vague goût de vin; l'alcool de grains, les éthers spéciaux, la glycérine, les colorants artificiels le transforment en vin commercial. Encore celui-là a-t-il connu le grain de raisin à son origine ; on peut en produire de plus perfectionnés encore qui n'ont aucune relation avec le fruit de la vigne et l'on en consomme de grandes quantités de cette nature. L'industrie des vins artificiels, de raisins secs ou autres, a ses usines librement étalées au grand jour, elle enrichit rapidement ses fondateurs.

On ne doit pas être surpris si, dans ces conditions, l'on rencontre de plus en plus de personnes auxquelles, à la suite de gastralgies, de dyspepsies chroniques, la suppression absolue de l'usage du vin a rendu la santé avec l'intégrité des fonctions digestives.

Et néanmoins la population française, le soldat, ont besoin de vin, mais de vin naturel, légitime, exempt de sophistications et de traitements douteux. Ce vin on le peut encore rencontrer et on le doit sérieusement étudier, avant de l'accepter pour les fournitures de l'armée.

L'étude chimique du vin, les essais auxquels il y a lieu de se livrer pour vérifier sa composition ou déceler la fraude, font partie des recherches spéciales pour lesquelles on consultera avec fruit les traités particuliers d'analyses chimiques et d'expertises; il serait trop long de les reproduire au complet dans cet ouvrage, il serait fâcheux de n'en donner qu'un aperçu trop rapide (1).

II. *Bière*. — La bière est une boisson alcoolique produite par la fermentation de l'amidon de divers grains, mais plus particulièrement de l'orge, et aromatisée avec du houblon. Si l'on n'emploie pas l'amidon fourni par le froment, c'est uniquement en raison du prix élevé de cette céréale, car son mélange avec de l'orge fournit une bière excellente; l'avoine est employée pour certaines bières belges, anglaises, on utilise de même le sarrasin, le maïs, le riz, l'épeautre, etc.

a. *Composition de la bière*. — Les éléments de la bière normale sont de l'eau, de l'alcool, de l'acide carbonique, de la dextrose non décomposée, de la dextrine, des acides malique, acétique, lactique, succinique, une résine aromatique et une huile essentielle venant du houblon, de la matière azotée, albumine et gélatine venant de l'orge, et, en petite proportion des cônes du houblon. La somme de tous ces éléments, après soustraction de l'eau, constitue *la richesse totale* de la bière, la somme des éléments non volatils, sa *richesse en extrait*. On nomme bières substantielles celles qui sont riches en extrait, bières pauvres, maigres ou sèches, celles qui en contiennent en moindre proportion.

(1) Voy. Instruction générale, *Analyse du vin*, in *Formulaire des hop. milit.* p. 312, édit. 1884.

La richesse alcoolique de la bière varie beaucoup suivant les espèces : Le *porter* et l'*ale* anglais possèdent de 4 à 7 pour 100 d'alcool et 5 à 15 d'extrait ; les *bières allemandes* renferment 3,50 à 7 pour 100 d'alcool et 4,50 à 9 d'extrait ; les *bières belges* 2,25 à 5 pour 100 d'alcool et 3 à 6 d'extrait.

On fabrique, en Allemagne et en Hollande, des bières beaucoup plus riches en extrait, elles sont encore plus alimentaires que les précédentes, lesquelles le sont déjà sensiblement. La fabrication de la bière a acquis une importance d'autant plus grande que les travaux de Pasteur l'ont plus perfectionnée. La consommation s'est également accrue, en France, et se chiffre en moyenne à 9 millions d'hectolitres dont 500,000 seulement proviennent de l'importation.

b. *Usage alimentaire de la bière.* — La bière est, plus encore que le vin, un véritable aliment par son alcool, ses matières albuminoïdes et ses sels de potasse, magnésie, silice ; elle emprunte à l'alcool, à ses principes aromatiques des propriétés stimulantes, et, comme telles, peut-être antiscorbutiques ; son eau, son acide carbonique, ses sels et la *lupuline* (alcaloïde du houblon), lui communiquent une action diurétique, et peut-être aphrodisiaque.

Consommée pendant les repas, la bière est une boisson très recommandable, elle charge un peu l'estomac, en raison de la masse de l'eau que l'on absorbe, mais, grâce à ces principes amers, elle stimule légèrement la digestion. Prise, comme le font les amateurs de bière, en dehors des repas et en fortes proportions, la bière n'a que des inconvénients. Elle remplit l'estomac et le distend outre mesure, l'endort pour ainsi dire, avec son acide carbonique et sa lupuline, suractive les fonctions rénales, agit enfin par son alcool. Les buveurs de bière ne tardent pas à devenir dyspeptiques, l'accumulation de matériaux sucrés détermine chez eux une obésité précoce ; l'intoxication alcoolique, pour ne pas se manifester d'une façon aiguë, n'en est pas moins réelle et se traduit, au moins, par un certain degré d'engourdissement des facultés intellectuelles. Il va sans dire que l'ivresse peut, du reste, résulter directement de l'ingestion d'une forte quantité de bière.

Au point de vue militaire, la bière pourrait, dans certaines circonstances de campagne, être fournie aux troupes comme boisson alcoolique. On se baserait sur la richesse alcoolique de l'échantillon, pour déterminer la quantité à allouer comme ration quotidienne. Avec les bières, contenant 5 pour 100 d'alcool, on pourrait fixer cette ration à un lit par repas.

c. *Altérations et falsification.* — La bière doit être limpide, transparente, modérément amère et sans âcreté ; l'amertume, provenant du houblon, doit en présenter l'arome. Enfin, la bière ne doit rougir que faiblement le papier de tournesol, et ne donner aussi qu'un faible précipité par le chlorure de baryum et l'oxalate d'ammoniaque.

La bière s'altère facilement, surtout lorsque la température est élevée elle devient alors acide, trouble, et cesse d'être buvable. Les bières faiblement alcooliques sont celles qui résistent le moins aux causes d'altération. Pour mieux assurer la conservation de la bière, on remplace dans sa fabrication, 1/5 ou 1/4 de la quantité d'orge germée, par une proportion égale de glycose.

La bière, conservée dans des ustensiles de plomb, de zinc ou de cuivre non étamés et mal entretenus, présente les propriétés toxiques des dissolutions de ces métaux ; aussi, les règlements de police exigent-ils que les ustensiles métalliques, employés par les brasseurs et les débitants de bière, soient en cuivre bien étamé ou en étain, ne contenant pas plus de 10 pour 100 de plomb.

Les falsifications dont la bière est le plus ordinairement l'objet consistent à substituer au houblon, qui devient de plus en plus cher, des substances d'un prix moins élevé. Généralement on emploie les menus morceaux et les feuilles de buis, l'aloès, la gentiane, le quassia amara le buis, le piment et autres végétaux amers ; on y introduit également des principes toxiques comme l'acide picrique, la picrotoxine, la noix vomique, ou même la strychnine. Pour remplacer l'extrait on la charge en glucose, pour lui donner du teint on ajoute de la glycérine, on l'acidule avec l'acide oxalique, on la colore avec du caramel, du sang de bœuf traité par l'acide sulfurique et les dérivés de la houille. Enfin on emploie largement le salicylage pour arrêter la fermentation et la maintenir pendant le voyage.

Ces traitements s'appliquent à des bières qui, à leur origine, ont été obtenues par la fermentation de la fécule, mais on en fabrique également de toutes pièces dans laquelle la fécule n'a eu aucune part.

III. *Cidre. — Poiré.* — Le cidre et le poiré sont des boissons alcooliques fournies par la fermentation des pommes et des poires, ce sont les types des vins de fruits. Les qualités du cidre sont évidemment variables suivant les terrains et la nature des arbres dont on utilise les fruits. D'après la proportion d'alcool, on distingue le gros cidre, le cidre mitoyen et le petit cidre, généralement il en contient de 5 à 8 pour 100, le poiré un peu plus, soit de 6,5 à 9. Outre l'alcool, le cidre et le poiré renferment encore de la glycose, des matières azotées et, d'une façon générale, une certaine quantité des substances contenues dans le fruit. Récemment préparé, le cidre est sucré, *cidre doux*, il est de digestion difficile et légèrement laxatif; en vieillissant, il se charge d'alcool, *cidre sec*, et peu à peu, si les tonneaux restent en vidange, devient absolument acide, les matières azotées se décomposant par fermentation putride; le cidre est alors peu digestible pour les personnes qui ne sont point habituées à en faire usage.

Le cidre mis en bouteille peut constituer une manière de vin mousseux, se conservant assez bien et donnant une boisson fort agréable.

Dans des circonstances de campagne, le cidre pourrait être fourni aux troupes en remplacement de vin, mais seulement dans le cas où il ne serait point acide; encore faudrait-il se tenir en garde contre les troubles intestinaux, qui ne manqueraient point d'en être la conséquence.

On a souvent observé des symptômes d'empoisonnement produits par le cidre, pour avoir séjourné dans des vases de plomb, de zinc ou de cuivre. Les acides libres, et particulièrement l'acide acétique qui se développe au sein de cette liqueur, produisent, dans ce cas, des sels vénéneux restant en dissolution.

On a quelquefois employé, pour clarifier le cidre, un mélange de potasse et d'acétate de plomb cristallisé. La litharge a également été employée pour corriger la saveur acide de cette boisson. Ces pratiques, rarement usitées aujourd'hui, sont très dangereuses. Il est du reste facile de reconnaître la présence du plomb, par les procédés ordinaires.

IV. *Boissons alcooliques distillées.* — Les boissons distillées sont celles dont l'alcool est le principe essentiel et l'on peut diviser en trois classes les substances employées pour l'obtenir : 1° les liquides ayant déjà subi la fermentation alcoolique, dont l'alcool n'a plus besoin que d'être séparé par distillation (vins, cidre, etc.); 2° les substances solides ou liquides contenant du sucre (betteraves, carottes, canne à sucre, etc.); 3° les substances dont les éléments peuvent être transformés en sucre (tels qu'amidon, inuline, substances pectiques et cellulose, tubercules, céréales, semences de légumineuses, bois, feuilles, etc.). Les boissons alcooliques, dans lesquelles figurent ces différents alcools, ont naturellement certain caractères communs, mais elles en ont aussi de spéciaux qu'elles em pruntent à ces différentes classes d'alcool, aux substances que l'on y ajoute, aux procédés même de fabrication, sur lesquels nous ne pouvons insister ici.

a. *Eaux-de-vie.* — Les bonnes eaux-de-vie proviennent des vins de France, les meilleurs crus étant fournis par le cépage, dit *Folle-blanche* que l'on cultive aux environs de Cognac, par les cépages de *Téret, Bourct* et *Aramon* cultivés dans le Languedoc et la Provence, ils fournissent les eaux-de-vie de Montpellier, enfin dans les cépages, dits *Picpouilles*, qui donnent l'eau-de-vie d'Armagnac. — Les titres de *cognacs, montpelliers* et *armagnacs* servent en principe, à désigner des types de bonne eau-de-vie, plus souvent à couvrir de leur nom les produits douteux d'une industrie trop ingénieuse.

Les produits de la distillation, même les plus authentiques, naturellement blancs, sont colorés avec un peu de caramel, du cachou ou des produits colorants, mélange de diverses substances végétales, que l'on désigne sous le nom de sauce. On les relève avec des bouquets artificiels. Le terme de 3/7 désignait l'eau-de-vie contenant 3 d'alcool pour 4 d'eau, le 3/6 celle ou l'alcool et l'eau se trouvaient en parties égales; aujourd'hui, on préfère désigner les eaux-de-vie d'après leur degré centésimal; on le mesure au moyen d'alcoomètres, donnant directement l'évaluation volumétrique, en centièmes, de la quantité d'alcool, ou au moyen d'aréomètres, donnant le poids spécifique, dont on déduit par le calcul, et, plus rapidement, par des tables préparées à l'avance, ce même degré centésimal. Les eaux-de-vie contiennent en général de 45 à 56 pour 100 d'alcool (en volume).

La diminution de la richesse vinicole de la France a multiplié les procédés de fabrication artificielle des eaux-de-vie. On les obtient alors en étendant d'eau les alcools de grains ou de pommes de terre, et en brunissant le mélange avec toutes sortes de matières colorantes, en y faisant macérer des copeaux de chêne ou de hêtre, etc. Les eaux-de-vie se reconnaissent à l'odeur spéciale à chaque alcool, que l'on perçoit facilement lorsqu'on étend l'eau-de-vie suspecte de deux ou trois fois son volume d'eau; mais les procédés de rectification des alcools de grains ont acquis dans le nord de la France, et surtout en Allemagne, une telle perfection qu'il est parfois impossible de percevoir aucune odeur caractéristique.

C'est précisément à cette absence que l'on peut reconnaître les alcools de fécule, tandis que l'alcool de vin conserve son parfum spécial. Ces fraudes peuvent nuire à la santé du consommateur, en raison des éthers et huiles essentielles que retiennent les alcools de grains ou de pommes de terre, mais elles deviennent réellement dangereuses lorsque des substances âcres, telles que poivre, gingembre, renoncule, etc., sont ajoutées aux eaux-de-vie pour en masquer la faiblesse.

Les eaux-de-vie faibles sont susceptibles de s'altérer au contact de l'air, par la conversion d'une partie de l'alcool en acide acétique. Il est bien rare que les eaux-de-vie médiocres ne contiennent pas plus ou moins de cet acide et n'agissent pas sur le papier de tournesol. L'acidité des eaux-de-vie peut être due à de l'acide sulfurique, employé quelquefois pour produire, avec l'alcool, un peu d'éther, qui aromatise la liqueur et lui donne une apparence de vétusté.

b. *Rhum et tafia.* — Le rhum peut être présenté comme le type de la seconde classe de boissons distillées, celle que l'on obtient avec des matières sucrées; le rhum se prépare en faisant fermenter les mélasses et les écumes provenant de la fabrication du sucre, après les avoir étendues d'eau ; le tafia se prépare avec les moûts avariés et ceux qui, provenant de cannes à sucre trop jeunes ou vieilles, donneraient peu de sucre. Ces deux produits diffèrent peu l'un de l'autre ; le rhum cependant est un peu plus fin, lorsqu'il a vieilli. — Le rhum renferme de 50 à 65 pour 100 d'alcool en volume et 12 gr. d'extrait par litre.

La plus grande partie du rhum, vendu et consommé en Europe, n'a jamais été préparé avec les cannes à sucre, mais est fait de toutes pièces; on lui donne le goût de cuir, particulier au vieux rhum, en y faisant macérer quelques parties de cuir tanné ou par l'addition de rhum authentique. On le colore artificiellement comme l'eau-de-vie.

c. *Kirchenwasser.* — Le kirchenwasser ou *kirsch* se prépare dans la forêt Noire et dans la partie est de la France, en Lorraine et dans les départements du Rhin, en faisant fermenter les cerises noires écrasées avec leurs noyaux; il contient une forte proportion d'huile d'amandes amères et d'acide cyanhydrique; le kirsch, emprunte à la présence de ce poison, une action qui pourrait devenir nuisible, si cette boisson alcoolique était prise en excès. Par la distillation des prunes quetsch, on prépare le *quetsch wasser*, qui se rapproche du kirsch, mais que l'on en distingue au goût spécial de son alcool.

Les kirschs inférieurs sont fabriqués de toute pièce avec des alcools de grain, auxquels on ajoute de l'essence d'amandes ou plus économiquement de la nitrobenzine. Même dans les pays de production, il est peu de kirschs auxquels on n'ait pas ajouté un peu d'essence, afin d'en augmenter le parfum.

d. *Eaux-de-vie diverses.* — Le nombre des préparations alcooliques obtenues par distillation est considérable, chaque pays et chaque région en possèdent de spéciales : le genièvre en Hollande et dans les Flandres, le wisky en Écosse et en Angleterre, le mastic dans le Levant, le pulque des Mexicains, le rach des Indiens, le tafia dans les pays à canne à sucre en sont quelques types connus et, par le fait, ne sont que des alcools de grain ou de fécule assez élevés en degrés et parfumés d'un produit spécial à chaque contrée.

e. *Liqueurs.* — Sous le nom générique de *liqueurs*, on entend un mélange d'eau, d'alcool et de principes aromatiques; l'expression de *ratafia* sert à désigner les liqueurs, obtenues par simple macération, contenant, outre l'arome des plantes, une certaine proportion de matières colorantes. Le mot de *crème* indique les liqueurs obtenues par un mélange de sirop de sucre avec l'alcool distillé sur des substances aromatiques. La plupart des liqueurs agissent surtout en vertu de l'alcool qu'elles renferment : cependant, les huiles essentielles qui y sont contenues peuvent avoir une action directe, quelquefois stimulante et avantageuse, comme dans le curaçao et l'anisette, quelquefois des plus nuisibles, comme dans l'absinthe, par exemple, dont il y a lieu de faire mention.

f. *Absinthe.* — La boisson alcoolique, connue sous le nom d'*absinthe*, est un alcoolé marquant de 45 degrés à 70 degrés, chargé d'huiles essentielles provenant de la distillation des sommités, feuilles et fleurs, de la plante *Artemisia absinthium.* Telle était la primitive absinthe suisse; mais, actuellement, l'absinthe vendue au détail contient des essences de cannelle, d'anis, de girofle, de semence de badiane, de fenouil, de menthe, etc., et 1 gramme par litre d'essence de cumin; on y ajoute du benjoin ou autres résines pour obtenir un précipité avec l'eau; on la colore en vert avec les feuilles ou le suc d'ache, les épinards, les orties, le génepi des Alpes, toutes substances qui ne sont pas nuisibles, mais aussi avec de l'*indigo*, de la *gomme-gutte*, des *verts d'aniline*, parfois des *sels de cuivre.*

Les sophistications de l'absinthe sont, du reste, tellement nombreuses et tellement variées, qu'il est fort difficile de les prévoir à l'avance. On débite à Paris des absinthes à un prix de détail inférieur à celui qui correspondrait à leur proportion normale d'alcool, ayant payé les droits d'entrée. On se demande avec quelles substances on peut alors la préparer et quels toxiques on y incorpore pour remplacer, par un goût fort et même caustique, celui de l'alcool véritable qui ne saurait y figurer qu'en de bien faibles proportions.

On consomme généralement l'absinthe mélangée à l'eau ; il est vrai que la proportion de cette dernière est singulièrement diminuée par quelques consommateurs, ou bien le nombre de petits verres d'absinthe, employés pour la préparation successive d'un certain nombre « d'absinthes », s'élevant outre mesure, le même individu absorbe une forte quantité de la liqueur alcoolique.

L'effet de l'absinthe sur l'organisme peut être considéré dans ses conséquences immédiates et dans ses conséquences éloignées.

L'ingestion d'une petite quantité d'absinthe, d'un petit verre dans un verre d'eau, par exemple, détermine une sensation de chaleur légère à la région épigastrique, bientôt suivie d'une stimulation générale des fonctions digestives ; c'est à ce titre que l'absinthe a pu être dite apéritive, mais elle n'a point, il faut bien le reconnaître, cette qualité dans une plus forte proportion qu'une infinité d'autres substances excitantes. Cet effet n'est plus perçu, du reste, lorsque l'usage de la boisson se répète ; il n'y a plus là qu'une question d'habitude physique. Peu de temps après son ingestion, l'absinthe fait sentir ses propriétés diurétiques, qui sont très manifestes.

L'ingestion successive de plusieurs petits verres d'absinthe, deux ou trois, quelquefois même celle d'un seul verre chez certaines personnes, détermine des phénomènes d'intoxication aiguë, simulant l'ivresse, mais ils ne sont pas dus à l'alcool, puisque la proportion ingérée n'en est pas considérable. Cette ivresse est évidemment liée aux huiles essentielles, et Magnan, dans ses recherches sur l'intoxication absinthique, le prouve surabondamment (1). Si, sous une cloche de verre, on expose des cochons d'Inde à l'effet des vapeurs de l'absinthe, simplement déposée dans un

(1) Magnan, *Recherches de physiologie pathologique avec l'alcool et l'essence d'absinthe* (*Arch. de physiologie normale et pathologique*, Mars 1873). — Lancereaux, *Absinthisme aigu* (*Bull. Acad. de Médec*, 1880). — E. Ricklin, *Sur les manifestations convulsives de l'absinthisme aigu* (*Gaz. méd. de Paris*, 1880).

récipient à côté de l'animal, on voit celui-ci manifester d'abord une excitation simulant l'ivresse, bientôt des convulsions épileptiformes et enfin succomber, si l'action se prolonge.

Chez beaucoup de buveurs d'absinthe, l'habitude émousse cette influence aiguë de l'absinthe, mais peu à peu l'on voit se manifester chez eux les formes les plus graves de l'alcoolisme, avec localisation spéciale des accidents dans les fonctions intellectuelles. L'intelligence et la mémoire s'alourdissent, à des périodes de stupeur succèdent des périodes d'une excitation de plus en plus vive; le buveur d'absinthe recherche sa liqueur favorite pour ces excitations mêmes, elles lui deviennent nécessaires pour que son cerveau travaille et que son intelligence puisse être appliquée à un labeur quelconque; bientôt cette intelligence elle-même ne fonctionne plus que par éclairs, pour ainsi dire, et passant par-dessus toute la série des phénomènes morbides de l'alcoolisme chronique, le buveur d'absinthe saute à pieds joints dans les accidents ultimes, dans la folie, avec ses manifestations les plus dangereuses, le suicide ou le crime.

Si tels sont les dangers de l'absinthe en elle-même, on peut juger de ce qu'ils deviennent lorsque l'absinthe renferme des substances caustiques, des sels minéraux toxiques; l'empoisonnement devient alors complexe et la détérioration organique marche de pair avec la destruction intellectuelle; on frémit en pensant aux quantités de poison véritable qui se débitent ainsi tous les jours sur les comptoirs des marchands de vin, à raison de 30, 20 et même 10 centimes le verre d'absinthe, dans ces nombreux repaires, où se réfugient les déclassés de toutes les professions, les candidats des maisons centrales, du bagne et de l'échafaud!

Pendant une période d'une vingtaine d'années à peu près, l'armée a payé un certain tribut à la passion de l'absinthisme; l'armée d'Afrique en a d'abord été atteinte, puis, par la contagion de l'exemple, l'habitude s'en est introduite en France; le nombre des militaires de tous grades qui se sont laissé entraîner n'a jamais été aussi considérable que certains ont voulu le prétendre, il a été suffisant cependant pour éveiller toute l'attention du commandement. Il est peu de régiments aujourd'hui où l'on tolère l'absinthe dans les liqueurs qui se débitent dans les cantines; les officiers et les médecins doivent, à ce point de vue, exercer la surveillance la plus rigoureuse.

g. *Bitters.* — Sous le nom de bitters l'on consomme depuis quelques années une liqueur composée, obtenue par infusion dans l'alcool d'écorces d'oranges amères avec addition d'essences et d'aromates, variables suivant le goût du fabricant. — On la sophistique en y introduisant de la gomme-gutte, de l'acide picrique ou autres toniques.

Les bitters sont fort en vogue, et s'ils ne sont pas aussi dangereux peut-être que l'absinthe, ce qui n'est pas démontré, ils ne laissent pas que d'être très alcooliques, car ils marquent 55 à 65 degrés, et les huiles essentielles qu'ils contiennent irritent à la longue la muqueuse digestive. Nous avons fréquemment observé, dans ces dernières années, des dyspepsies qui n'avaient pas d'autre origine.

V. *Action générale des boissons alcooliques.* — Les boissons alcooliques devant à la présence de l'alcool la majeure partie de leur action sur l'organisme, ce serait l'influence de l'alcool lui-même qu'il faudrait d'abord envisager, si nous ne craignions point, en abordant ce sujet de physiologie, de sortir du cadre spécial de l'hygiène.

Rappelons donc seulement que, jusqu'à ces derniers temps, on admettait sans conteste la théorie allemande, d'après laquelle l'alcool subirait dans l'organisme une combustion complète, une oxydation dont les différents degrés seraient marqués par sa transformation en aldéhyde, acide acétique et, enfin, en acide carbonique et en eau ; dans ces conditions, l'alcool serait un véritable aliment, le type des aliments respiratoires, calorifiques. Sur cette théorie s'étayait celle de l'alcoolisme, marqué principalement par une demi-coagulation du sang, due à la présence de l'acide acétique ; l'ivresse disparaissait à mesure que cet acide acétique s'exhalait, sous forme d'acide carbonique, par la voie pulmonaire, d'eau par la même voie et les diverses sources d'excrétion. — Les recherches plus récentes et sensiblement plus précises, dues à deux médecins militaires, MM. Maurice Perrin et Ludger Lallemand (1), sont venues démontrer que cette transformation de l'alcool est entièrement hypothétique, que l'on ne trouve point d'aldéhyde ni d'acide acétique dans le sang des individus alcoolisés, mais tout au contraire de l'alcool en nature. Ce produit s'accumule, au contraire, en grandes proportions dans le foie, les divers parenchymes, surtout dans le système nerveux périphérique et dans le cerveau.

(1) Ludger Lallemand, Maurice Perrin et Duroy, *Du rôle de l'alcool et des anesthésiques dans l'organisme; Recherches expérimentales.* Paris, 1860.

Un produit qui s'accumule ainsi en nature et qui est ensuite éliminé *en nature* par les urines et par les sécrétions, celle de la peau en particulier, ne peut donc être considéré comme un aliment : le propre de l'aliment, c'est de se transformer dans l'organisme, d'y perdre son identité, de devenir partie intégrante du sang. L'alcool, au contraire, par sa fixation sur les appareils nerveux, agit spécialement sur l'innervation, à la façon de tous les stimulants nervosiques, en déterminant d'abord une excitation, puis au contraire une réaction, sous forme de sidération. Suivant les doses, l'alcool serait donc un *excitant*, puis *stupéfiant*.

D'un autre côté, les mêmes expérimentateurs, d'accord avec quelques autres physiologistes, Edw. Smith en particulier, ont établi que, sous l'influence de l'ingestion d'une certaine proportion d'alcool, les combustions organiques diminuent d'intensité, ou du moins que leurs produits ne s'éliminent pas, car la quantité d'acide carbonique exhalé tombe alors sensiblement; par contre, la quantité d'urée contenue dans les urines augmente plutôt qu'elle ne diminue. Pour ces auteurs, l'alcool devrait être rangé dans la catégorie de ces substances, que nous avons déjà signalées en parlant du café, du thé, de la coca, etc., auxquelles on assigne le rôle d'aliments d'épargne, en ce qu'ils modèrent, pour un temps, la somme des déperditions organiques (1).

En acceptant complètement la première partie de ces propositions, nous estimons qu'il faut peut-être se montrer un peu plus réservé pour la seconde, non pas dans la question de fait, mais dans celle de l'application. Considérer l'alcool comme un aliment d'épargne est une théorie grâce à laquelle on peut s'engager dans une voie dangereuse, en invitant positivement le public à faire usage de l'alcool; or si l'alcool est un agent précieux, c'est aussi l'un des éléments les plus dangereux qui existent; si l'on mettait en balance la somme des avantages que l'on en retire, avec les désordres physiques et moraux dont il est l'origine, peut-être faudrait-il regretter son introduction dans notre régime et certainement excuser cet ancien empereur de Chine, lorsque, dit la chronique asiatique, il fit jeter aux flammes celui qui, le premier, eut l'idée de distiller des liqueurs alcooliques.

Il est un fait douloureux et profondément exact malheureusement; dans nos races latines, aussi bien que dans les races saxonnes, l'alcoo-

(1) A. Marvaud, *Des aliments d'épargne ou antidéperditeurs*. Paris. 1874.

lisme suit depuis quelques années une marche constamment progressive. Le clinicien, l'hygiéniste, le moraliste le retrouvent maintenant à chaque pas, à l'origine et comme cause adjuvante des maladies aiguës ou chroniques, des dégénérescences pathologiques, de l'aliénation, de la criminalité.

Si nos asiles deviennent trop étroits pour abriter tous les aliénés, si nos prisons regorgent de criminels, c'est l'alcool que l'on retrouve le plus souvent comme point initial de la chute. Il pousse à la dégradation morale, il arme le bras, inconscient peut-être mais homicide, qui commet un attentat contre la vie de son semblable ; il trouble profondément les facultés mentales du malade qui, avant d'atteindre la paralysie générale confirmée, traversera toute la période des hallucinations et des folies transitoires, impulsives, avec toutes leurs conséquences. Il ne tue pas seulement l'individu lui-même, il vicie profondément les générations nouvelles; la descendance de l'alcoolique est vouée aux dégénérescences morbides de toute sorte, elle offre aux causes d'infections pathologiques le terrain le plus favorable, tandis que son système nerveux, profondément troublé, oscille entre l'épilepsie et la démence à laquelle les condamne son funeste héritage.

Les conditions de la vie sont changées et la surchauffe qui caractérise la vie sociale de la fin du XIXe siècle joue bien son rôle, dit-on, dans ce que l'on a appelé le *déséquilibrement* général. Le fait est vrai, mais dans quelle mesure l'alcoolisme n'y prend-il point sa part?

Il suffit, pour en être convaincu, de jeter les yeux autour de soi, de constater combien les sollicitations se multiplient. Dans nos grandes villes, partout s'ouvrent des cafés, des débits, des brasseries où, jusqu'à une heure avancée de la nuit, des flots de liqueurs alcooliques sont incessamment versés. Suivant les régions, la mode et le genre des consommations se modifient, mais la chose reste. On boit à propos de tout et à propos de rien, on boit pour boire, par genre, par habitude, par politesse, pour faire ses affaires commerciales, on boit des *apéritifs* qui annihilent la fonction digestive, et des *digestifs* qui anesthésient l'estomac. L'ivrogne qui, de temps en temps, aboutit à l'ivresse torpide et roule dans un ruisseau est moins dangereux à lui-même et à autrui que celui qui, lentement, emmagasine chaque jour le toxique dans son système nerveux; il conserve longtemps peut-être et son activité physique et ses qualités intellectuelles, puis un jour, arrivé, pour ainsi dire à saturation, il traduit par les actes de plus en plus graves un état que personne ne soupçonnait (1).

Longtemps en France la situation avait paru meilleure que dans d'autres pays, aujourd'hui elle se révèle aux yeux les moins prévenus. Une loi punit l'ivresse publique, elle frappe timidement le scandale extérieur, elle est sans action contre le danger social. Bien plus, l'État lui-même, s'il ne l'approuve pas, bénéficie largement du progrès de la consommation des boissons alcooliques, en vertu des impôts dont il les frappe et des patentes de débitants.

Ce n'est point ici le lieu de rechercher par quels moyens on peut barrer le courant qui nous entraîne, le problème est bien difficile, peut-être insoluble et cependant en serait-il de plus urgent ? Il y va de l'avenir même du pays de France, de cette race si merveilleusement douée, qui a joué dans les arts, les sciences, les lettres un si grand rôle, dont l'âme s'est toujours ouverte à toutes les idées grandes, généreuses, fécondes et qui se laisse ainsi envahir peu à peu par un poison, dont l'action destructive finirait par agir sur la collectivité, comme il agit sur l'individu.

VI. *Les boissons alcooliques dans l'armée.* — Les boissons alcooliques sont dangereuses, nous venons de chercher à le démontrer. Elles peuvent, comme presque tous les poisons, être utiles dans quelques cas et par un emploi judicieux et modéré. Ingérées en proportions restreintes, les boissons alcooliques agissent sur l'économie en produisant une stimulation générale, agréable, utile dans beaucoup de cas; nous en avons déjà parlé en traitant de l'usage du vin. Dans le régime militaire, elles trouvent donc leur indication, car certes, dans beaucoup de circonstances, spécialement en campagne, l'effort à produire dépasse presque la limite des forces disponibles. Elles conviennent encore lorsqu'il faut donner un stimulus à l'organisme, pour réagir contre le froid, l'humidité; on n'en doit faire usage que comme on emploie l'éperon chez un généreux pur-sang pour le réveiller, le rendre plus attentif et lui faire donner tout l'effort dont il est capable.

(1) Voy. Lunier, *Du rôle que l'alcool joue dans l'augmentation des cas de folie* (*Bull. acad. de médec.*, 1871). — Th. Roussel, *De l'ivresse publique, de l'ivrognerie et de l'alcoolisme au point de vue de la répression légale* (*Bull. acad. de médec.*, 1871). — J. Bergeron, *Rapport sur la répression de l'alcoolisme* (*Ann. d'hyg.*, 2e s., t. XXXVIII, 1872). — Rabuteau, *Sur les effets toxiques des alcools* (*Compte rendu Acad. des Sciences*, 1875). — Dujardin-Beaumetz et Audigé, *Recherches expérimentales sur la puissance toxique des alcools*. Paris, 1879. — Dujardin-Beaumetz, *Recherches expérimentales sur l'alcoolisme chronique* (*Bull. Acad de Médec.*, 1884).

L'alcool n'est pas directement une source de force, son action prolongée est une source de faiblesse, car peu à peu le système nerveux, ébranlé par ces excitations successives, tombe dans la torpeur et n'est plus capable de réagir et de fonctionner, et, d'autre part, l'irritation locale de l'alcool sur les muqueuses digestives trouble profondément leurs fonctions et les rend inaptes à concourir régulièrement à la digestion. Le besoin d'aliments, la faim s'émoussent en même temps, la nutrition générale s'appauvrit et l'organisme tout entier tombe dans le marasme.

Dans l'armée, comme dans la population civile, mais moins fréquemment cependant, on rencontre l'intoxication alcoolique sous toutes ses formes et avec tous ses caractères. Le soldat fait, par accident, un excès de boisson, il s'enivre, c'est l'alcoolisme aigu, il est coupable sans doute, mais le danger est plus moral que physique. Le soldat plus ancien, le sous-officier, l'officier surtout se laissent moins aller à ces excès, la discipline et la raison aidant, ils ne s'enivrent point; mais certains militaires ne croient point faire d'excès en prenant, au pansage ou à l'exercice du matin, le petit verre ou le vin blanc, le mêlé-cassis, où il n'y a presque que de l'alcool, un verre de vermouth pour se mettre en appétit, puis le café avec cognac, après le repas du matin et celui du soir, et deux ou trois chopes de bière dans la soirée. Avec ce régime alcoolique, que vient encore augmenter le vin consommé aux repas, l'homme le plus vigoureux marche vers l'alcoolisme chronique, auquel, si rien ne l'arrête, il arrive vers l'âge de quarante à quarante-cinq ans; mais que, chemin faisant, il ait rencontré quelque influence épidémique sérieuse, qu'un accident quelconque, maladie ou blessure, l'ait jeté sur le lit et, au moment où toutes les forces de l'organisme devraient être employées pour réagir contre l'influence morbide, cette réaction ne se fait point, ou irrégulièrement, et bien souvent la guérison est indéfiniment retardée, si même elle se produit. C'est ainsi que l'on est surpris de voir dans l'armée des hommes de constitution, vigoureuse en apparence, tomber sans résistance à la moindre influence morbide; si l'on recherche dans leur passé, on trouve l'alcoolisme chronique comme cause première du désastre.

Nous croirions être coupable en n'exprimant pas ici toute notre pensée sur un sujet aussi grave, sur lequel nous pensons avoir sérieusement observé et médité. L'alcoolisme a été pendant longtemps l'un des vices radicaux des militaires, non pas seulement des militaires français, de ceux-là moins que d'autres peut-être, mais de ceux de toutes les armées. Un grand nombre de causes concouraient à y pousser, et dans l'armée française, la plus importante résultait du remplacement et des réengagements avec primes. Le soldat, mis en possession de sommes assez considérables, dissipait celles qui lui avaient été payées en espèces, il gaspillait en crédits chez les cantiniers celles qui devaient lui revenir un jour. La possession d'une haute-paye, les chevrons venaient augmenter peu à peu sa solde quotidienne ; s'il arrivait au grade de sous-officier, elle était plus élevée encore, en même temps qu'une plus grande liberté d'allure lui permettait de se livrer sans difficultés à sa passion. Et cependant, de tels hommes ne s'enivraient jamais, servaient relativement bien, mais à trente ans ils avaient l'allure d'hommes de quarante-cinq, à trente-cinq ils étaient décrépits.

Chez l'officier, l'alcoolisme, lorsqu'il existe, suit une marche en apparence plus lente, parce que les excès sont moins continuels et surtout parce que la vie matérielle meilleure fournit plus de matériaux de réaction, mais il n'en existe pas moins et se traduit par ce nombre, relativement considérable, d'affections du système nerveux moteur, de paralysies générales, de folie auxquelles les anciens officiers fournissaient un contingent malheureusement trop nombreux.

Nous n'avons point, on le voit, cherché à dissimuler la situation, nous aurions d'autant moins lieu de le faire qu'elle va en s'améliorant tous les jours davantage. Avec la nouvelle loi du recrutement, les jeunes gens, venus pour s'instruire des choses militaires, se trouvent dans des conditions absolument opposées aux anciens soldats de la loi de dotation, aux remplaçants ; les sous-officiers ne restent plus dans l'armée à titre indéfini, mais seulement pour concourir aux grades d'officier, qu'ils acquièrent par le travail ou pour avoir des droits à un emploi civil. Les officiers, de plus en plus éclairés sur leurs devoirs et sur leur situation réelle, sur les dangers auxquels les excès les exposent, s'attachent à donner à leurs troupes l'exemple d'une vie sobre, laborieuse, austère comme celle d'hommes attachés à un grand devoir.

Parmi ces devoirs, on peut ranger celui de faire connaître au soldat les résultats de la funeste passion de l'alcool, les dangers même que court le soldat, surtout en campagne, par le seul usage régulier et constant d'une certaine quantité de boissons alcooliques, sans même que jamais il soit tombé dans l'ivresse manifeste. Affaissement du sens moral, de l'intelligence, diminution de la volonté et de l'énergie, perte graduelle de la force musculaire, de la résistance à toutes les causes morbides, aggravation de tous les traumatismes et en particulier des blessures par armes à feu, telles sont les circonstances auxquelles le soldat qui boit est exposé pour lui-même. Ces dangers retentissent même sur ses camarades, en raison de la solidarité d'intérêt qui unit tous les membres d'une même armée.

Au point de vue hygiénique et militaire, l'alcoolisme doit être combattu *préventivement* par le commandement et par les médecins de la façon la plus énergique. Un alcoolique avéré doit être éloigné de l'armée comme un *indigne* et comme un *danger* pour tous ; on ne peut lui confier ni une mission, ni un poste, on ne peut le mettre ni en faction ni en grand'garde car il peut tout compromettre, il est *irresponsable*.

Ces idées font depuis quelques années leur chemin et le général Wolseley, l'ancien commandant en chef de l'armée britannique en Égypte, s'en est fait en plusieurs circonstances le défenseur (1). Sans interdire le vin, lorsqu'il est léger, il proscrit absolument le grog « cette vieille superstition des armées anglaises ». C'est en obéissant aux mêmes principes que le général de Courcy, commandant en chef de notre corps expéditionnaire du Tonkin, a proscrit l'entrée de l'absinthe dans tous les territoires de son commandement.

Déjà à plusieurs reprises, nous avons signalé l'indication de remplacer par le thé, le café et d'autres stimulants les boissons distillées, l'eau-de-vie, le tafia et le rhum que l'on distribue parfois aux troupes et, en le faisant, nous sommes heureux d'être d'accord avec des hygiénistes distingués qui ont abouti aux mêmes propositions (2).

Au point de vue militaire et, en ce qui regarde l'armée française, nous regardons les boissons alcooliques comme devant entrer dans les rations quotidiennes, mais non pas sous la forme de l'eau-de-vie qui abrutit et qui tue, mais sous la forme de ces vins que notre pays possède encore malgré tout, où l'alcool, le sucre, les sels minéraux se trouvent réunis

(1) Lieutenant-général sir Garnet Wolseley. *The Soldier's pocket-book for field service*. London, 1882.

(2) Dr Jansen, médecin de régiment au 9e de ligne belge, *Étude sur les moyens de prévenir et de combattre l'abus des boissons alcooliques dans les armées*. Bruxelles, 1881. — Dr Schmulewitsch, de Saint-Pétersbourg, *Les boissons alcooliques dans l'armée*. (Communication au Congrès international des Sciences médicales. Copenhague, 1884.

par les forces de la nature, que celles du chimiste ou du distillateur ne peuvent jamais imiter.

A titre très exceptionnel seulement, en campagne, et sur l'avis du directeur du service de santé, une ou plusieurs rations peuvent être distribuées aux troupes, à peu près comme un autre médicament préventif, par exemple en cas d'épidémie. L'eau-de-vie, choisie toujours dans les plus pures et les plus authentiques, ne sera jamais consommée que mélangée à une infusion de thé ou de café (1).

CHAPITRE III

ORGANISATION ET FONCTIONNEMENT DU SERVICE ALIMENTAIRE DES TROUPES

Dans le premier chapitre du livre IV, le régime alimentaire du soldat a été étudié au point de vue de la fixation du taux des rations distribuées aux troupes, dans le second, l'on a apprécié les principales substances qui peuvent devenir des *aliments militaires*. Il reste, pour compléter cette étude, à jeter un coup d'œil sur l'ensemble de la question, à rechercher par quels systèmes l'alimentation du soldat se trouve assurée en temps de paix comme en temps de guerre, à entrer même dans certains détails de service auxquels l'hygiéniste militaire ne saurait demeurer étranger.

§ I. — Services d'alimentation sur le pied de paix.

1. *Service des subsistances.* — Le service des subsistances militaires rentre dans les attributions de l'administration de l'armée ; il est chargé de procurer toutes les prestations servant à la nourriture des hommes et des chevaux ; il pourvoit en outre aux distributions de chauffage.

Confié aux *officiers d'administration du service des subsistances*, placés eux-mêmes sous la direction du *Service de l'Intendance*, le service des subsistances est régi par le règlement du 26 mai 1866 pour le service à l'intérieur, par le décret du 8 juin 1883 sur la solde et les revues pour les droits aux allocations et par quelques décisions ministérielles.

Il comporte trois branches distinctes : le service des *vivres*, celui des

(1) Voy. sur cette question J. Arnould, *De l'alcool considéré comme source de force et du parti que l'on peut en tirer dans la pratique de la guerre.* Paris, 1873.

fourrages, celui du *chauffage* et de l'*éclairage*. — Le premier affère plus particulièrement à l'alimentation du soldat.

En temps de paix le service des vivres ne fournit aux corps de troupes que le pain, au taux de 750 gr. par ration journalière; parfois la ration de pain est remplacée, pour les caporaux ou brigadiers et hommes de troupes, par une ration mixte de 620 gr. de pain et 100 gr. de biscuit (Décision du 1er octobre 1880), afin de consommer les approvisionnements de biscuit avant qu'il ne se détériore par vétusté.

De plus, il est alloué, également en nature, un quart de ration sucre et café, soit 5g,25 de sucre et 4 gr. de café. Pour les corps qui possèdent des *percolateurs* la ration journalière de sucre et café est réduite à 3g,50 de sucre et 2g,67 de café, et même 2g,50 de sucre et 2g,50 de café si le percolateur est du système Malsen. Cette ration de café est délivrée à titre hygiénique, elle peut être quelquefois remplacée par une ration de *soupe à l'oignon de conserve* de 17 gr.

Extraordinairement, il peut être délivré du riz ou des légumes, mais à titre remboursable. Sur l'ordre du ministre ou des généraux-commandants en chef, il peut être temporairement alloué une ration de vin de 25 centilitres, ou une ration d'eau-de-vie de un seizième de litre (0lit,0625). Pendant l'été, du 15 juillet au 31 août, il est alloué une *indemnité hygiénique* d'eau-de-vie, dont les fonds sont versés à l'ordinaire des corps de troupes, ainsi que l'indemnité accordée à l'occasion de la fête nationale.

Pendant les grandes manœuvres, le général directeur peut allouer une ration de vin; les troupes bivouaquées ont droit à une allocation d'eau-de-vie par journée de bivouac.

En temps ordinaire, on le voit, les corps de troupes ne reçoivent du service des subsistances que le pain et la ration hygiénique de café.

Pour le reste, ils doivent se suffire à eux-mêmes.

II. *Fonctionnement des ordinaires.* — L'*ordinaire* est une association entre les caporaux, brigadiers et soldats d'une même compagnie ou d'un escadron, afin de mettre en commun leurs ressources alimentaires (moins le pain), ainsi que quelques objets matériels destinés à la propreté.

Comme toute association, l'ordinaire a des recettes et des dépenses, une gestion. Le commandant de la compagnie ou de l'escadron (art. 90 *inf.*, 89 *cav. Service int., 28 décembre 1883)* est chargé de la gestion de l'ordinaire de sa compagnie; les chefs de bataillons ou escadrons (28 *inf.*, 22 *cav.*) surveillent les ordinaires de leurs quatre compagnies ou de leur demi-régiment; enfin le colonel (9 *inf.*, 9 *cav.*) a la haute main sur les ordinaires du régiment, détermine le mode de gestion, fixe le versement à faire à l'ordinaire par homme et par jour, etc. Il nomme les membres de la *Commission des ordinaires* et approuve les marchés.

Cette commission, fonctionnant pour tout le régiment et organisée par le Règlement du 14 décembre 1861, est composée de 3 à 5 officiers et s'occupe spécialement de la passation des marchés avec les fournisseurs, de la réception des denrées; elle les fait délivrer aux compagnies ou escadrons, sauf remboursement en numéraire, lors de chaque prêt, à la caisse de la commission.

Dans un autre système, appliqué par le chef de corps s'il paraît y avoir avantage pour les troupes, chaque compagnie ou escadron traite directement pour ses achats. Suivant les circonstances, le colonel peut prescrire l'emploi de l'une ou l'autre méthode, ou même leur combinaison pour le mieux de l'intérêt des ordinaires.

Les ressources de l'ordinaire comprennent : 1° les versements en nature fournis par le service des subsistances; 2° l'allocation sur les fonds de la solde d'une somme de 0f,20 par homme et par jour, plus les indemnités spéciales pour la fête nationale, celle des boissons hygiéniques en été, celle de résidence à Paris, pour cause de rassemblement ou en route; 3° l'allocation sur les fonds de la solde d'une indemnité représentative de la viande, fixée pour chaque période de six mois et pour chaque place, et variant par conséquent suivant les régions et le taux moyen de la viande. Elle oscille entre 0f,25 à 0f,35; 4° certains produits additionnels, tels que le versement exigé des travailleurs en ville, des soldats employés aux cantines, des hommes punis de prison, etc.

Avec ces faibles ressources, l'ordinaire doit acheter : 1° la ration de viande de 300 gr., celle de pain de soupe de 250 gr. par homme et par jour, et toutes les denrées, légumes ou autres, nécessaires à l'alimentation; 2° rembourser à l'État le prix des vivres perçus à titre remboursable; 3° contribuer pour sa part aux frais administratifs de la commission des ordinaires; 4° payer l'éclairage des chambres, fournir les ustensiles et accessoires de propreté pour les chambres, les objets d'armement et d'équipement, contribuer aux réparations de certaines parties du matériel des cuisines, solder le cuisinier ou le chauffeur mécanicien, s'il y a une cuisine à la vapeur, fournir au perruquier une allocation de 0f,10 par homme et par mois, exploiter le jardin potager s'il en existe, etc.

A voir la faible quotité des recettes et la masse des dépenses, on est frappé d'étonnement de ce que peut ainsi produire une gestion probe, vigoureuse et vigilante comme l'est celle de nos commandants de compagnie et des ressources imprévues que fournit le principe si fécond de l'association.

Il serait hors de propos d'entrer ici dans de plus longues considérations sur la partie purement administrative d'une question dont le point de vue hygiénique doit seul être étudié complètement. A ce titre, quelques particularités doivent cependant être envisagées.

III. *Mode de fourniture de la viande.* — La fourniture de la viande a toujours été l'une des grosses difficultés pratiques de l'alimentation des troupes.

Jusqu'en 1861, chaque compagnie ou escadron achetait à son compte la viande nécessaire à ses hommes, et chaque jour le sergent-major ou maréchal des logis chef remettait l'argent nécessaire au caporal ou brigadier d'ordinaire. Celui-ci soldait au comptant, en présence des hommes de corvée, le prix de la viande ou des denrées de toute nature. Ce système présentait l'avantage de permettre aux différents ordinaires de s'adresser à des bouchers ou fournisseurs particuliers, d'acquérir ainsi les morceaux de seconde catégorie de viande de bonne qualité, d'engager par là une certaine émulation entre les fournisseurs qui cherchaient à attirer une clientèle permanente, payant comptant et qui lui permettait d'écouler un peu ses déchets de vente. Par contre, l'organisation offrait quelques inconvénients.

A partir du Règlement du 14 décembre 1861, la viande était achetée pour tout le régiment par les soins de la commission des ordinaires; le fournisseur devait livrer les animaux entiers, sauf la tête et les quartiers de derrière ; la livraison était surveillée chaque jour par un officier de la commission, souscrit par le médecin et le vétérinaire. Cet achat en gros permettait d'avoir de la viande à meilleur marché, mais aussi par ce fait même, il fallait se contenter d'animaux de qualité très inférieure, désignés sous le nom de *bêtes à soldats* par les bouchers eux-mêmes et de *vache enragée* dans le vocabulaire pittoresque du soldat. La viande fournie était toujours sur la limite extrême de la réception et si la commission se montrait trop sévère, on ne trouvait plus de fournisseurs.

A partir du 1er juillet 1873, en élevant de 250 à 300 gr. la ration de viande, l'administration prit à sa charge la fourniture de cette denrée, sauf le remboursement par les ordinaires au taux de 0f,30 le kilog. Pour les parties prenantes le système était avantageux, mais il était fort onéreux pour l'État qui payait réellement la viande au prix de 1f,25 environ le kilog., et par ce fait la cédait aux ordinaires avec une perte de 0f,40 ou plus par kilog.

Le Décret sur la solde du 8 juin 1883 et la Circulaire ministérielle du 24 juillet 1884 sur la passation des marchés pour la fourniture de la viande aux troupes ont modifié cet état de choses. La solde de l'homme de troupe a été diminuée en proportion de l'indemnité de viande journellement allouée (page 716), et l'État se réserve de fournir directement cette denrée, de la remplacer par de la viande de conserves ou de la viande salée lorsque les circonstances le nécessitent. Il est procédé de la sorte pendant la période des grandes manœuvres par exemple, alors que les ordinaires ne pourraient évidemment traiter avantageusement par des achats directs.

Le système actuel fonctionne depuis deux ans et semble donner de bons résultats; la liberté d'agir laissée à chaque chef de corps, intéressé de la sorte à fournir à ses soldats la meilleure alimentation possible, a de très réels avantages. Dans les grandes villes, il existe des bouchers en gros, appelés techniquement *chevillards*, qui achètent la viande sur pied et la revendent en détail aux bouchers de la localité. La commission des ordinaires peut, dans ce cas, traiter avec eux pour la fourniture des morceaux de seconde catégorie, mais en viande de première qualité, à condition de surveiller strictement la livraison, pour prévenir toute fraude, précisément sur cette qualité même. On peut ainsi obtenir, à des prix assez inférieurs, une viande qui ne perd au désossement que 40 pour 100 environ, tandis qu'avec la fourniture sur pied et même avec la fourniture directe par l'administration on perdait de 45 à 50 pour 100.

Par contre, dans les petites villes, la passation de marchés par les commissions d'ordinaires opérant pour tout un régiment n'est plus possible; il faut au contraire laisser chaque ordinaire de compagnie acheter directement, à un ou plusieurs petits bouchers, ce qu'il peut trouver de moins désavantageux comme qualité de viandes. L'organisation de 1883-1884 permet donc, grâce à son élasticité, de se prêter aux différentes situations; elle a les avantages des anciens systèmes sans avoir tous leurs inconvénients.

IV. *L'alimentation variée.* — L'État exige que le soldat reçoive ses rations réglementaires en pain et viande; il laisse plus de latitude pour les autres denrées et en particulier ne fixe pas leur mode de préparation. Longtemps celle-ci a consisté simplement à préparer une soupe à la viande, avec addition de pain et de légumes, et 720 fois par an le soldat recevait la même gamelle, bien remplie d'un mélange très sain et très alimentaire, mais d'une monotonie absolue.

Les protestations contre ce système se sont produites à toutes les époques, les médecins et les hygiénistes s'y associaient plus que personne; le Conseil de santé des armées, dans une *instruction du 5 mars 1850*, n'a pas dissimulé ce que l'usage persistant d'une même préparation alimentaire a de fâcheux pour la bonne digestion, par suite pour la nutrition et l'alimentation. — On a fait alors quelques essais, quelques tentatives; à un repas sur dix environ, et dans quelques corps seulement la soupe fut remplacée par un ragoût de mouton aux pommes de terre, le classique *rata* du soldat.

Depuis ces dernières années, l'on a tenté de divers côtés à modifier cet état de choses et le ministre de la guerre dans ses instructions, les généraux dans leurs inspections et par leur action directe sur les troupes de leur commandement, insistent avec raison pour engager les corps à introduire dans le régime des hommes toute la variété compatible avec les possibilités économiques. De leur côté les chefs de corps, les commandants de compagnie, les médecins poursuivent les essais avec la plus louable ardeur.

On a donc fait un pas sérieux, mais l'on a devant soi de grands obstacles. Le premier de tous est incontestablement la modicité des allocations; on ne peut que souhaiter de la voir disparaître, car, en fait, avec le progrès très sensible du bien-être dans les différentes classes sociales, la cherté des denrées alimentaires s'est elle-même énormément accrue depuis quelques dix ans en France; la solde du soldat restant à peu près invariable, la situation est réellement de jour en jour plus difficile et plus ardue.

Le relèvement des allocations afférentes à l'alimentation du soldat est donc un premier desideratum que l'hygiéniste militaire peut formuler, en appelant sur ce point capital toute l'attention des pouvoirs publics.

D'autre part, la gestion des ordinaires exige une sollicitude de tous les instants et une compétence véritablement toute spéciale pour utiliser les moindres ressources, pour bénéficier du moindre centime dans un but toujours poursuivi, toujours bien difficile : faire le mieux possible avec les éléments dont on dispose.

Cette question vient d'être récemment étudiée à nouveau par le médecin-major de 1re classe Dr Schindler, dans un beau mémoire (1), où l'auteur, par une expérience faite dans un corps de troupes placé il est vrai dans des conditions particulièrement favorables, a montré ce que l'on peut obtenir par l'association bien entendue du commandement et d'un médecin pénétré de ses devoirs.

Il serait difficile de suivre le Dr Schindler dans les détails même de l'organisation qu'il préconise et le lecteur devra, pour s'en rendre compte, se reporter au travail original lui-même. En particulier, il s'y montre très partisan de la création de jardins potagers militaires, entretenus par chaque corps, afin de fournir, non pas la totalité des légumes, mais un complément à ajouter à ceux que l'ordinaire peut trouver sur le marché.

Pour varier le régime du soldat, il faut, en dehors d'une gestion très dévouée de l'ordinaire, une bonne installation des cuisines et de bons cuisiniers ; c'est un autre élément du problème.

V. — *Les cuisines et les cuisiniers militaires.* — Les repas sont préparés dans les cuisines dont il a déjà été question page 288. Depuis 1825, la coction des aliments est faite dans de vastes fourneaux dits à *la Choumara*. Ce système n'est plus à la hauteur du progrès industriel ; les marmites, d'une contenance de 100 litres et de forme demi-ellipsoïdes, sont placées l'une à côté de l'autre, avec un intervalle de 8 à 10 centimètres entre les deux côtés plans. Elles sont murées dans un foyer de briques, de façon que la flamme et la fumée circulent autour d'elles et les échauffent. — La dépense en combustible est considérable et les vastes proportions du récipient ne se prêtent guère qu'à la confection de la soupe ou du ragoût ; la cuisson de la viande par rôtissage ou par grillage y est impossible.

Un autre système, modifiant les marmites Choumara, le fourneau système *François-Vaillant*, a été adopté transitoirement, il ne fournit pas de résultats sensiblement meilleurs. En 1883, l'on a également mis à l'essai une marmite tubulaire de *Bernard (de Liège)* ; l'appareil développe une chaleur de cuisson de 106° à 111° ; il est pourvu d'un réservoir à eau

(1) Ch. Schindler. *L'alimentation variée dans l'armée (Arch. de Méd. milit.*, 1885. Mémoire couronné par l'Académie de médecine (prix Vernois 1885).

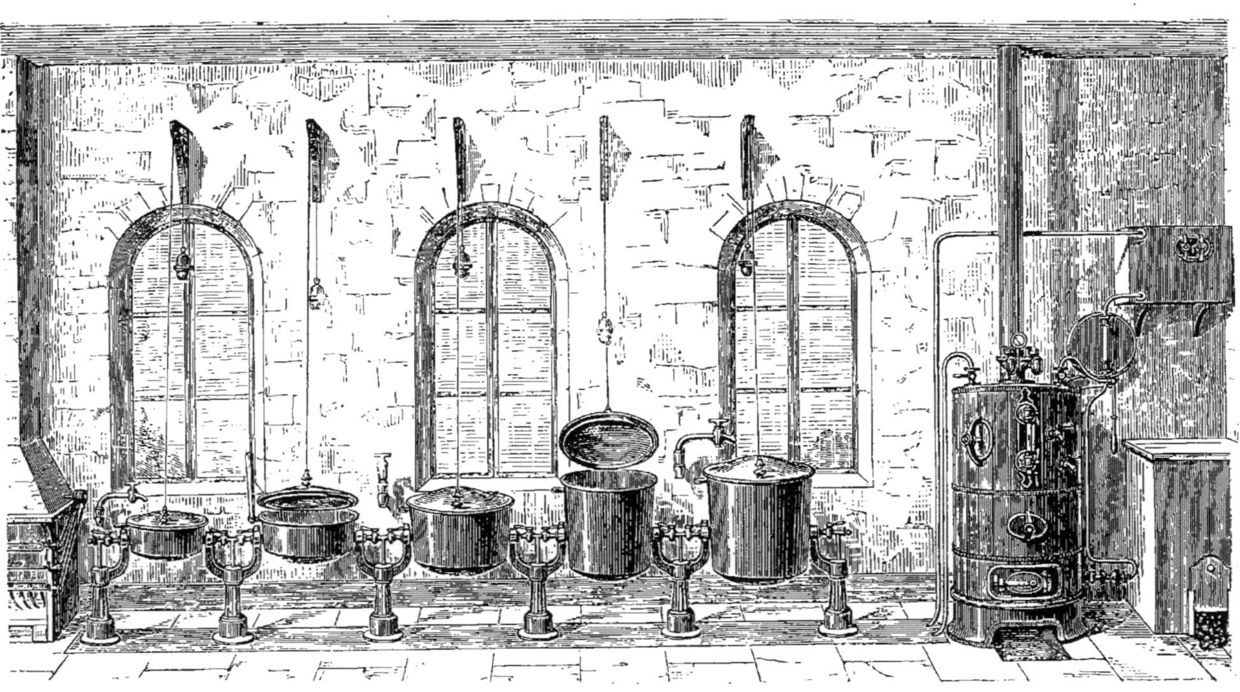

Fig. 143. — Cuisine à vapeur du modèle Egrot, employée dans les casernes de la Pépinière, à Paris, d'artillerie, à Châlons; du Bel-Air, à Orléans; d'infanterie, à Brive; d'infanterie, à Saint-Quentin; des Roches, à Chollet; d'Orléans, à Alger; des pontonniers, à Angers; d'Alsace, à Bordeaux; dans les hôpitaux militaires de Bourbonne, de Bourges et de Saïgon, etc.

chaude et comprend également une cafetière destinée à remplacer le percolateur qui se détériore facilement. L'économie de combustible a été théoriquement estimée à 20 pour 100 sur le système Choumara ou François-Vaillant, mais les essais ne sont pas aussi encourageants qu'on pouvait l'espérer.

Dans quelques casernes, on a appliqué le principe de la cuisson des aliments à la vapeur à l'aide des appareils Egrot qui, à bien des points de vue, donnent de fort bons résultats.

Dans ce système (fig. 143), un générateur à vapeur, de forme verticale et à foyer intérieur, produit de la vapeur à 120°, qui circule autour de marmites à enveloppes métalliques; la vapeur fait retour dans un réservoir lequel alimente à son tour le générateur, dans des conditions analogues à celles qui ont été indiquées page 240 pour le chauffage des édifices à la vapeur. Les marmites sont oscillantes sur un axe, peuvent être immobilisées dans différentes positions, maintenues inclinées pour le nettoyage, si l'on veut. Le couvercle peut être soulevé et laissé dans cette position par un contrepoids.

On ouvre ou l'on ferme, à l'aide de robinets, la communication de vapeur pour chaque marmite, qui peut ainsi rester indépendante de la source de chaleur. — Les marmites, au-dessus desquelles se trouve un robinet à eau froide, sont elles-mêmes de dimensions variables, suivant la nature des aliments et le mode de préparation à leur appliquer.

Sauf le rôtissage, on peut préparer dans ces conditions un grand nombre des plats de cuisine, y compris la friture et tout ce qui se fait en général dans les casseroles plates. — Le chauffage à la vapeur permet également d'avoir constamment de l'eau chaude dans des réservoirs pour le lavage des plats et gamelles et pour d'autres usages; il s'applique également à la préparation du café dans de grandes cafetières.

Il est incontestable que les cuisines à vapeur Egrot réalisent un grand progrès; la propreté des cuisines en est singulièrement facilitée, la rapidité de la cuisson est réelle, mais facultative cependant, et l'on n'est point surpris que, en dehors des casernes, un grand nombre d'établissements industriels et d'habitations collectives en soient actuellement pourvus, aussi bien en France qu'à l'étranger.

Leur prix d'installation, naturellement assez élevé, est racheté il est vrai par les économies plus tard réalisées sur le combustible, mais il constitue cependant un argument dont on s'est servi pour ne pas les appliquer à des établissements militaires de faible importance. De plus, elles entraînent presque absolument la centralisation des ordinaires de tout un corps de troupes; les compagnies, dit-on, sont alors solidaires les unes des autres, doivent manger à la même heure; les bonis ou économies que l'on peut réaliser deviennent communs, ce qui diminue l'émulation.

Ce n'est pas dire que ces objections n'aient une grande valeur, mais elles confirment dans cette opinion que si le système du chauffage à la vapeur convient admirablement pour les grandes casernes des villes importantes, où il y a également avantage à centraliser les ordinaires, elles sont moins applicables aux petites unités militaires et semblent moins favorables à l'introduction du régime varié, ainsi que cherche à le démontrer le Dr Schindler (1).

En résumé, le mode de cuisson à la vapeur réalise un progrès considérable; dans beaucoup d'établissements militaires il peut être avantageusement appliqué et y rendre de grands services.

Comme dérivé de cette méthode, on doit signaler spécialement l'ingénieux procédé d'un officier supérieur du génie, M. Loyre, pour associer le principe du chauffage à la vapeur à celui de la marmite norvégienne, déjà signalée page 579. — Un générateur locomobile envoie la vapeur dans une série de caisses en bois, doublées de feutre, locomobiles elles-mêmes, dans lesquelles on place les marmites contenant d'abord de l'eau froide; dès que la température atteint 80 degrés, on place dans les marmites la viande et les légumes, et lorsque la température atteint 95 degrés, on ferme la communication avec le générateur; la coction se fait lentement, la température du contenu des marmites s'abaissant de 95 à 88 degrés dans les quatre premières heures, puis ne baissant plus que de 1 degré par heure (fig. 144).

Ce système a été expérimenté en 1874 dans des conditions qui paraissent avoir donné de très bons résultats quant à la qualité des aliments. Il présenterait, en outre de ses avantages économiques, celui de pouvoir être appliqué aux troupes en marche, les appareils thermostatiques pouvant être chargés sur des prolonges ou sur les chemins de fer. — Comme le chauffage à la vapeur du système Egrot, et bien plus que lui, il ne se prête pas absolument à la variété du régime et à la décen-

(1) Ch. Schindler, Mémoire précité, p. 79.

tralisation, parfois imposée par les circonstances, des ordinaires de compagnie (1).

On le voit, l'on ne saurait adopter, pour les cuisines militaires, un système uniforme et partout identique. Suivant les casernes, leur population, les conditions économiques du lieu, on peut avoir recours à bien des procédés. Dans beaucoup de cas, il semble que l'on pourrait adopter ces fourneaux de fonte, admis dans la plupart des grands établissements et dans les hôpitaux militaires, pourvus de récipients multiples, de réservoirs d'eau chaude, permettant la cuisson au four et sur le gril ; c'est ce fourneau que l'on emploie jusque dans les ménages de quelque importance. L'industrie fournit actuellement des modèles d'une rare perfection, utilisant à peu près toute la chaleur fournie par le chauffage au charbon ou au coke. Quoi qu'il en soit, le but que l'on doit poursuivre est celui de substituer aux fourneaux et marmites, à la Choumara ou autres types primitifs, un système qui permette la cuisson d'aliments variés et qui conduise, en un mot, à faire pour le soldat la même cuisine que pour tout le monde.

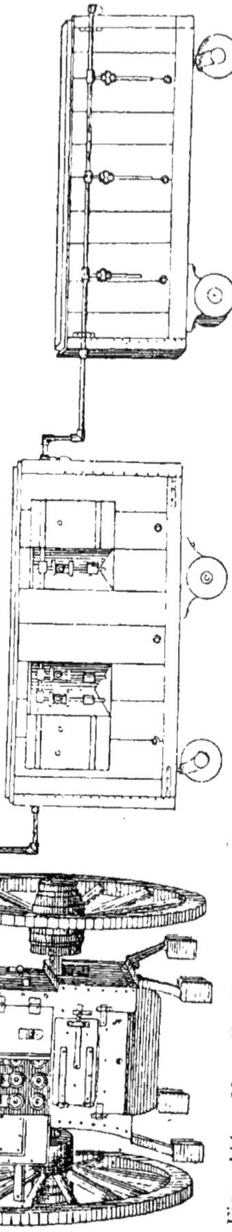

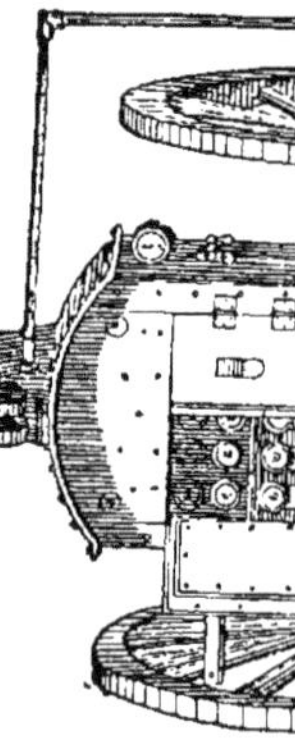

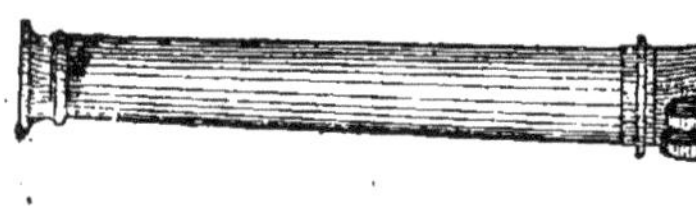

Fig. 144. — Marmites thermostatiques Loyre, chauffées à la vapeur. — Générateur réuni aux marmites pour le chauffage.

Les vases ou ustensiles divers

(1) Voy. Jeannel, *Mémoire sur la coction économique des aliments (Ann. d'hyg. et de méd. lég.)*, 2e sér., t. XLII, p. 80. 1874. — Loyre, *Note sur l'emploi des marmites thermostatiques chauffées par l'introduction de la vapeur d'eau (Mémorial de l'officier du génie*, n° 23, p. 2961. 1874).

tels que bidons, gamelles, marmites, établis communément en fer battu, et *à fortiori* les vases de cuivre s'il en existe, doivent être étamés à l'étain fin et être constamment maintenus en bon état. Or, il est excessivement difficile d'obtenir des industriels cette qualité d'étamage; ils se servent toujours d'un mélange d'étain et de plomb, quelquefois avec addition d'antimoine; ils allèguent même que l'on *ne peut* étamer avec l'étain pur, ce qui est absolument faux.

On doit donc apporter la plus grande surveillance à vérifier, par de fréquentes analyses, la qualité des étamages. Les détails de cette expertise rentrent absolument dans la catégorie des analyses de laboratoire, dont nous n'avons pas à poursuivre ici l'étude.

Quelque modeste que soit l'art culinaire dans la préparation des repas du soldat, encore faut-il que tout y soit proprement et convenablement fait. En 1775, Colombier réclamait déjà la création de cuisiniers permanents, comme il y en avait, paraît-il, dans les Gardes-françaises. En Angleterre, il existe une école de cuisiniers militaires à Aldershot, dans laquelle tous les régiments envoient successivement un certain nombre d'hommes, quitte à ne pas les employer tous comme cuisiniers et à les réserver pour les besoins éventuels.

A la suite de nos conférences, faites en 1869, au ministère de la guerre sur l'alimentation du soldat (1), dans lesquelles nous demandions que l'on attachât un peu plus d'importance à ce détail du service, une décision impériale du 14 mai 1870 prescrivit que le cuisinier en pied pourrait rester attaché à ce service pendant un laps de temps qui n'excéderait pas un mois, mais que les aides seraient changés tous les jours. Plus tard, un décret présidentiel du 22 mai 1873 décidait que, dans chaque compagnie, escadron ou batterie, le soldat chargé de la cuisine recevrait son prêt franc, qu'il serait maintenu en fonctions *deux* ou *trois* mois et serait secondé par un aide de cuisine relevé tous les huit jours. Les articles *392 inf.* et *386 cav. du service intérieur, 28 décembre 1883*, ont maintenu ces dispositions, en établissant que le même cuisinier ne peut être maintenu en fonctions plus de trois mois et qu'il ne peut y être appelé plus de deux fois en une année. — On veut ainsi, sans doute, avoir dans chaque compagnie un certain nombre d'hommes propres à ce service spécial. — Le but est louable; mais, au point de vue de l'hygiène alimen-

(1) G. Morache, *Étude sur l'alimentation du soldat*. Conférences faites au dépôt du Ministère de la guerre, br. in-8°. Paris, 1870.

taire et de l'application si vraie du principe émis par Brillat-Savarin, « une bonne digestion commence dans la cuisine », il serait à désirer que ces soldats, faisant un trimestre à la cuisine, ne soient que les aides d'un ou de plusieurs chefs cuisiniers, qui les formeraient sous leur direction compétente. Les ressources mises à la disposition du contingent sont précieuses et l'on y trouverait des cuisiniers fort heureux de ne point sortir de leur spécialité. Tout progrès réalisé dans ce sens retentirait sur la santé du soldat, ce bien précieux que l'on ne saurait trop ménager.

VI. *Les réfectoires.* — Déjà page 278 et 292, nous avons indiqué la nécessité d'avoir un local spécial, analogue des *Day-rooms* des casernes anglaises et des *Wohnraüme* des casernes allemandes, où le soldat puisse prendre son repas, proprement et convenablement assis devant une table. Dans beaucoup de corps de troupes on les voit encore obligés de manger un peu partout, dans les chambres, les escaliers, les cours, assis sur les lits qu'ils souillent de détritus de nourriture, c'est un désordre matériel joint, pour beaucoup, à une véritable souffrance morale. La création de réfectoires ou des « chambres de jour » est indiquée comme l'un des progrès inèispensables à introduire dans les nouvelles casernes ; mais, en attendant, et même dans les anciens locaux, rien ne serait plus facile que d'obtenir déjà quelque chose d'approchant, n'était le nombre insuffisant de tables et de bancs. Chaque escouade formerait une table, les marmites de campagne serviraient à apporter séparément la soupe, la viande et les légumes pour huit hommes; les gamelles pourraient servir d'assiettes. Il n'y a donc qu'à compléter le nombre de tables et de bancs existant déjà dans les casernes. Cette dépense ne serait pas considérable et remplirait un double but, puisque ces meubles serviraient encore aux hommes pour lire et écrire.

Dans la marine nationale, les hommes ont des bancs et des tables, même sur les plus petits navires, où cependant l'espace est bien restreint. — Dans les armées anglaises, américaines, suédoises, les compagnies prennent leurs repas dans des réfectoires, sur des tables peintes et fort propres. Cette disposition donne au repas du soldat un cachet de confort qui fait plaisir à voir. Il en est de même en Prusse, où les tables sont de dix hommes et présidées par un *gefreite.*

Il serait temps que l'on adoptât en France une semblable mesure, réclamée par tous les hommes désireux de voir le soldat français traité comme le sont ceux des autres armées. Les soldats se rappelleraient ainsi leur vie de famille, et la caserne y gagnerait en moralité. Mais ce ne serait pas là le seul avantage de cette institution : les hommes mangeraient à leur appétit ; ils ne gaspilleraient pas leur ration, comme ils le font si souvent, et ils pourraient en faire profiter ceux de leurs camarades pourvus d'un plus grand appétit.

§ II. — Services d'alimentation sur le pied de mobilisation.

Lorsque les troupes quittent leurs garnisons du pied de paix pour se mobiliser, leur système d'alimentation change absolument de base. Alors que l'administration peut, sur le pied de station, ne fournir que les vivres-pain et laisser les ordinaires acquérir directement tous les autres objets de consommation, dès que les corps sont agglomérés, que leurs effectifs augmentent, la chose n'est plus possible.

A mesure que la période de mobilisation s'avance, les conditions deviennent de plus en plus difficiles ; il faut nourrir les hommes pendant les quelques journées passées en route, la plupart du temps en chemin de fer, c'est la période des *transports stratégiques;* puis les brigades, divisions d'un même corps d'armée se concentrent en un point donné, les différents corps d'armée qui forment une armée se groupent sur un certain territoire, c'est la *période de concentration.* — Enfin les armées se mettent en marche et traversent toutes les vicissitudes de la période de combats, c'est la *période des opérations.*

Plus on s'avance ainsi dans la voie et plus la difficulté d'assurer les services d'alimentation s'accentue. Elle finit par constituer pour le commandement et l'administration un des plus gros problèmes de l'art de la guerre, mais problème dont la solution doit toujours être trouvée, sous peine de mettre en péril l'armée tout entière, l'issue de la campagne et le salut du pays.

Les chefs d'armée ont toujours regardé la question de *faire vivre les troupes* comme capitale. Frédéric le Grand et Napoléon Ier en ont fait l'objet de leurs constantes préoccupations. Ils ne dédaignaient pas d'entrer dans les détails les plus précis, lorsqu'il s'agissait de donner des ordres, de prévoir les besoins, de prescrire les mesures en connexion avec les services d'alimentation.

Mais à leur époque, les armées n'avaient que des effectifs bien minimes en comparaison de ceux qu'elles présentent à la fin du XIXe siècle. Les moyens de transport se sont sans doute accrus en nombre et en rapidité, mais non en proportion du nombre des combattants et du terrain sur lequel ils doivent se développer.

La guerre 1870-1871 fournit à ce sujet des enseignements précieux. L'armée allemande, certainement bien préparée à la guerre qu'elle a entreprise, a eu la bonne fortune d'opérer dans l'un des pays les plus riches du monde, à une époque où les récoltes de l'année existaient encore dans les centres de production ; elle a été presque constamment favorisée par le sort des armes, ses relations avec l'Allemagne, sa base d'opérations, ont été toujours libres et néanmoins ce n'est qu'avec des efforts inouïs que l'administration a pu suffire aux besoins alimentaires des troupes. Von der Goltz ajoute : « L'administration déploya la plus grande activité, elle employait sans pédanterie et sans trop de scrupules tous les moyens, et pourtant il y eut des périodes, courtes il est vrai, où les troupes n'avaient pas ce qu'il leur fallait. Nous avons le droit de nous féliciter de ce qu'en 1870 la pénurie ne fut jamais telle qu'elle entravât sensiblement l'action des armées (1). »

Il ne saurait entrer dans le cadre du présent ouvrage d'étudier ni même d'exposer par quels systèmes administratifs ont peut parvenir à amener les convois de vivres jusqu'au centre des corps d'armées et des divisions, comment l'on a dû, dès le temps de paix, créer des magasins d'approvisionnement, les entretenir et y avoir toujours des substances alimentaires salubres, comment on doit accumuler des vivres dans les places fortes, les forts d'arrêt, les emplacements des camps retranchés, aux nœuds de chemins de fer, dans les principales gares, dans les villes où se fait la mobilisation. Tout ceci est du domaine administratif, sur lequel le commandement exerce son contrôle, mais ce sont aussi questions où l'hygiène militaire est, au plus haut point, intéressée.

Dans un remarquable mémoire qui, plusieurs fois déjà, a été cité dans cet ouvrage, le capitaine Kirn en présente un résumé plein d'intérêt, auquel on peut se reporter avec le plus grand fruit (2).

Nous nous bornerons seulement à suivre le soldat dans les différentes étapes de la vie de campagne, pour étudier les conditions hygiéniques de l'alimentation dont il peut disposer.

(1) Von der Goltz, *Das Volk in Waffen*, Berlin, 1883. — Traduit en français par Jaeglé, sous le titre : *La Nation armée*, p. 421. Paris, 1884.

(2) Léon Kirn, *L'alimentation du soldat*, br. in-8°, p. 74. Paris, 1885.

- La mobilisation est proclamée et, dès le second jour, les hommes de la réserve, les dispensés en temps de paix, les hommes à la disposition et toutes les catégories des absents commencent à rejoindre, les effectifs des corps quadruplent à peu près. Pendant ces premières journées, les corps de troupes recevront des magasins de la place même toutes les denrées alimentaires, sauf la viande fraîche et celles que l'on pourrait trouver sur place et à toutes époques. A cet effet, des *approvisionnements de vingt jours* existent dans toutes les places et en quantité suffisante, non seulement pour les troupes mobilisées, mais pour celle de l'armée active restant dans les dépôts et des corps territoriaux.

Les vivres consisteront alors, comme en temps de paix, en pain, légumes, viande, sucre, café, etc., sauf qu'une certaine portion de pain sera remplacée parfois par du biscuit; de même la viande fraîche, s'il est impossible d'en acquérir sur place en quantité suffisante, pourrait être partiellement remplacée par des conserves.

Les corps se mettent en route et emportent avec eux les *10 jours de vivres de la partie mobile*, à savoir 4 jours dans le sac du soldat, 2 jours sur les voitures régimentaires, 4 jours sur les convois administratifs du corps d'armée. Les 4 jours de vivres que chaque homme possède comprennent : 2 jours de biscuit à 735 gr., 1 jour de légumes secs à 60 gr., 3 jours de riz à 30 gr., 4 rations de sucre et café, 2 jours de viande de conserve à 200 grammes. On peut remarquer qu'il manque à ces 4 jours de vivres, pour être complet, 2 jours en pain et en viande. — Ces vivres seront fournis par les *approvisionnements des transports stratégiques*.

A cet effet, sur les voies ferrées que suivent les convois de troupes, existent des stations *haltes-repas* (*article 96. Service en campagne* du 26 octobre 1883), où existent, dès le temps de paix, des approvisionnements, des locaux disposés, du matériel de cuisine, des tables et des bancs et où arrive dès le premier jour tout un personnel d'exploitation. Les officiers, comme la troupe, y trouvent à leur passage des repas préparés et qui, en dehors du pain ou du biscuit que l'homme reçoit individuellement, consistent en une soupe de 50 centilitres, préparée avec du pain et du bouillon de conserves ou avec des tablettes de soupe à l'oignon, et 200 gr. de viande de conserves. Le soldat fait par jour deux repas de cette nature, la nuit les stations haltes-repas distribuent deux repas de café chaud et sucré (25 centilitres) et une demi-ration ($0^{lit},03125$) d'eau-de-vie.

Le bouillon concentré dont il est fait usage existe dans des boîtes cylindriques de fer-blanc de 1 litre ; pour préparer le potage, on n'a qu'à l'ajouter en certaines proportions à l'eau bouillante.

Arrivées aux points de concentration et pendant la *période de concentration*, les troupes seront nourries (*art. 97, Service en campagne*) à l'aide des approvisionnements, qui y ont été créés dès le temps de paix, en utilisant aussi tout ce que l'on peut acheter ou requérir sur place, non seulement pour les fournitures du moment, mais pour remplacer les vivres des convois régimentaires ainsi que ceux du sac.

En fait, lorsque les opérations commenceront, les hommes devront toujours porter deux jours de vivres complets en biscuit, conserves de viande, sucre, café et légumes secs, afin de parer aux éventualités. Aussi les officiers doivent-ils surveiller très strictement les hommes pour que cet approvisionnement personnel et de réserve demeure toujours intact, il arrive toujours au moment où il est indispensable.

Pendant les opérations les troupes reçoivent des distributions fournies, soit par les convois administratifs, sur le détail desquels il n'y a pas lieu d'entrer ici, soit par le pays lui-même. On peut donc vivre *sur les magasins* ou *sur le pays*. L'*article 105* du *Service en campagne* établit nettement que, autant que possible, c'est ce procédé qu'il convient d'appliquer chaque corps d'armée est informé de la zone sur laquelle il peut opérer ses réquisitions et, de même, il est assigné par le commandement des zones secondaires pour chaque division ou corps non endivisionné.

Les réquisitions en temps de guerre et même en temps de paix sont réglementées par la *Loi du 3 juillet 1877* et le *Règlement d'administration publique du 2 août 1877*. Elles peuvent s'exercer sur le territoire national ou sur le territoire ennemi, dans le cas où les opérations y conduisent les troupes. Enfin les généraux en chefs et les commandants de corps peuvent (*art. 107*) faire nourrir les hommes et les chevaux par les habitants, en fixant la composition du régime et le tarif des rations par journée d'homme et de cheval.

Les règlements actuels ne prescrivent pas, et avec beaucoup de raison, le taux des rations qui formeront la base des distributions de vivres aux troupes, quelque procédé que l'on utilise. L'*article 95* du *Service en campagne* établit, au contraire, que lorsqu'une armée entre en campagne, le ministre de la guerre détermine le tarif des rations qui devra lui être appliqué, le nombre et la composition des rations affectées à chaque grade. Le général en chef peut apporter des modifications à ce tarif, autoriser les substitutions que les ressources du pays rendent nécessaires, ordonner des distributions extraordinaires lorsque l'état de fatigue des troupes l'exige.

En un mot, on réserve complètement l'action du commandement et c'est justice, car lui seul peut juger des nécessités du moment, des indications et des possibilités sanitaires ou administratives; sur ce terrain l'action des directeurs du service de santé, dans les armées, corps d'armée ou divisions sera considérable; car, admis chaque jour au rapport du général commandant, ils peuvent lui faire part des nécessités afférentes à la situation sanitaire, formuler des avis ou présenter des observations pour lesquelles, plus que personne, ils ont toute compétence. Du reste, l'*art. 21* du *Règlement sur le service de santé en campagne du 25 août 1884*, leur en fait un devoir en disant : « Le directeur du service de santé « soumet au général commandant le corps d'armée des propositions et « reçoit de lui ou du chef d'état-major général des ordres concernant : « 1° Les mesures d'hygiène et de prophylaxie ordonnées en raison de la « topographie médicale du pays traversé ou occupé, de la température, « de la saison, de la nature des eaux ou *d'autres circonstances spéciales* « pouvant influencer l'état sanitaire du corps d'armée, etc... »

Nous rentrons ainsi sur le terrain purement hygiénique, à supposer que nous en soyons sortis un instant.

La nature des vivres à utiliser pour l'alimentation des armées en campagne a été suffisamment indiquée plus haut, il serait donc inutile d'y revenir en ce moment. Le pain (p. 613), le pain biscuité (p. 633), le biscuit (p. 634), la viande fraîche (p. 551), les viandes salées (p. 585), les conserves (p. 581), les boissons alcooliques (p. 684), ont déjà été envisagées au point de vue de leur rendement alimentaire. La quotité de la ration en campagne a été également signalée (p. 531).

Il ressort, cependant, de l'expérience acquise pendant les dernières campagnes qu'un grand desideratum existe encore, aussi bien pour l'armée française que pour les armées étrangères. Il faudrait trouver des procédés de conservation des substances alimentaires qui, en réduisant leur volume et leur poids, ne diminuent point leur rendement alimentaire. Quoi qu'il arrive et quelque heureuse que soit une campagne, il peut se trouver des circonstances où les convois administratifs ne parviennent pas à joindre, en temps opportun, les corps auxquels ils sont destinés.

Ces circonstances peuvent se produire par des événements absolument impossibles à éviter, une rupture de pont, un accident de chemin de fer, l'interruption d'une voie ferrée, la prise d'un convoi, etc... Elles arriveront presque fatalement lors des grandes concentrations qui précèdent et suivent une bataille. En raison même de la proportion des effectifs engagés, les vivres réquisitionnables, dans une zone limitée de territoire, auront disparu en quelques heures. Il faut également supposer le cas d'une troupe opérant isolément et sans convois, ceux d'un siège se prolongeant sans que la place investie puisse être ravitaillée et bien d'autres encore.

Les esprits les mieux versés en ces questions, se demandent s'il ne pourrait ainsi se produire telle occurrence où les troupes, même en rase campagne, se trouveraient réduites à une famine réelle, non seulement relative, mais peut-être même absolue.

Il serait donc vraiment du plus haut intérêt de pouvoir accumuler sous un faible volume, dans les convois régimentaires, sur le sac de l'homme, dans les magasins des places fortes, une grande proportion de substance nutritive, une conserve ou des conserves répondant à l'indication hygiénique déjà signalée (p. 580).

Toutes les armées européennes poursuivent ces recherches et partout les écrivains militaires en signalent l'urgence et leur emploi pendant la période de concentration et pour les *moments décisifs de crise* (Von der Goltz) (1).

Les conserves alimentaires fournies par le commerce peuvent être bonnes, mais l'industrie privée ne saurait s'organiser en temps de paix de façon à fournir, à coup sûr, les immenses quantités qu'il faut à l'armée opérant en temps de guerre. C'est en partie pour répondre à ces indications qu'ont été constituées en Allemagne des fabriques militaires de conserves, en premier lieu, celle de Mayence, et que des établissements de cette nature se fondent dans d'autres pays. Le capitaine Kirn a vivement insisté dans son Mémoire (2), sur l'urgence qu'il y aurait à entrer dans cette voie, en créant aussi un laboratoire central d'analyses et de recherches pour l'armée, fait qui est en partie réalisé à l'heure actuelle.

Les conserves actuelles, viande en boîte, bouillon concentré, soupe à l'oignon et autres erbswurst, ne sont plus à la hauteur des indications.

(1) Von der Goltz, *loc. cit.*, p. 425.
(2) Léon Kirn, *loc. cit.*

L'avenir prouvera si les préparations à base de poudre de viande justifient les espérances qu'elles ont éveillées (p. 589).

Les distributions des vivres aux troupes donnent lieu à des expertises hygiéniques de même nature qu'en temps de paix. L'officier d'approvisionnement de chaque corps *(A. 113 inf.* et *127 cav.* du *service intérieur)*, remplace dans ses attributions la Commission des ordinaires du temps de paix. — Il assiste avec un fonctionnaire de l'intendance aux ravitaillements des convois régimentaires, s'assure de la qualité des denrées *(A. 103* du *service en campagne)*, et naturellement peut et doit même être assisté dans ces fonctions par un médecin.

En campagne, il n'est pas créé de cuisines centrales par compagnies ou corps de troupes; les soldats se groupent par quatre et font cuire leurs aliments dans la *marmite à quatre*, dont le couvercle, muni d'une poignée, peut servir de casserole; ils s'aident de la gamelle de campement et des seaux en toile. — Dans la cavalerie, une *marmite individuelle* a été introduite par les décisions des 12 mars et 23 juillet 1884. — On estime que cette mesure pourrait également être appliquée à l'infanterie; la solidarité alimentaire de quatre personnes a des avantages que l'on comprend; elle a aussi des inconvénients. Il est certain, en effet, que la viande se cuit moins bien, que la soupe est moins avantageuse quand les portions sont ainsi réduites en petits fragments, il faut plus de foyers et plus de combustibles. — D'autre part, il serait à désirer que chaque homme pût, dans quelques cas spéciaux, pouvoir se suffire à lui-même.

L'on a souvent proposé pour les troupes en campagne des cuisines roulantes. Déjà le maréchal de Saxe en voulait avoir une par compagnie; une voiture portant une marmite a été essayée en 1808 devant Napoléon Ier; on peut en voir le modèle au musée d'artillerie. Plus récemment, M. Cavalli, officier sarde, a proposé des cuisines ambulantes dont la pièce principale est une chaudière à la Papin, avec foyer intérieur : il faudrait deux chevaux pour traîner une marmite fabriquant 1,000 soupes, et un cheval pour une marmite faisant 250 soupes. Un officier belge, M. Goffinet, a imaginé une de ces machines, servant à la fois de cuisine, de buanderie et de four à cuire le pain. Enfin, pendant le siège de Paris, M. George Ville a construit une marmite roulante qui devait accompagner l'armée hors de la capitale, mais on n'en a jamais fait un essai sérieux. On peut signaler encore la chaudière roulante du colonel

Terwangne (1), tubulaire comme sa chaudière pour les cuisines de caserne, et plus simple que ces dernières. Il a été parlé (page 620) des manutentions roulantes et des avantages que l'on en retire. Au commencement de la dernière guerre, les Allemands avaient des cuisines roulantes; mais ils ont été forcés de les abandonner, leur usage n'ayant donné aucun résultat satisfaisant. Il est difficile de se prononcer sur la valeur de ces inventions, dont l'essai n'a pas été fait complètement. — Les chaudières du système Loyre (page 723) ont été organisées pour répondre à ces indications et peuvent rendre des services dans quelques conditions spéciales. — C'est là une question à suivre et à étudier pratiquement.

Les grandes manœuvres doivent être, autant que possible, une image réduite des opérations de la guerre, mais avec des facilités administratives infiniment plus grandes. Pendant ces périodes les soldats ne reçoivent que les vivres-pain, le sucre et le café, quelquefois des rations de vin ou d'eau-de-vie; la viande est distribuée en nature par le service des subsistances, agissant soit au moyen de marchés passés avec un entrepreneur, soit par des achats sur place. On a également pratiqué les achats fait pour chaque corps de troupes et par les soins de l'officier d'approvisionnement. En cas de nécessité, le commandement a également le droit d'opérer par réquisitions.

Quoi qu'il en soit, le soldat prend l'habitude et fait, pour ainsi dire, une répétition de ce qu'il sera appelé à faire en campagne et applique alors le système de groupement par quatre.

(1) Colonel Terwangne (de l'armée belge), *Des chaudières à foyer intérieur et du système de centralisation appliqué aux ménages des troupes*. Bruxelles, 1872.

LIVRE V

LA VIE MILITAIRE

Au début de cet ouvrage, l'on a envisagé le soldat au moment même de son incorporation, lors du recrutement. Le jeune soldat, arrivé au corps, y est logé, habillé, nourri; de là, résultait la nécessité d'étudier les habitations, le vêtement et l'alimentation du soldat.

Il reste maintenant à envisager la vie militaire proprement dite, c'est-à-dire le mode d'activité spéciale qu'elle impose à ceux qui la suivent.

CHAPITRE PREMIER

CONDITIONS HYGIÉNIQUES DE LA VIE MILITAIRE DANS SON ENSEMBLE

Les influences qui exercent une action sur la santé peuvent être désignées sous le nom de *modificateurs*, ceux-ci impriment à la vie et à la santé leur cachet spécial et modifient leur fonctionnement. En outre des modificateurs généraux propres à toutes les situaations où l'homme peut se trouver, la vie militaire en a de particuliers qu'il importe d'étudier.

ARTICLE PREMIER. — HYGIÈNE CORPORELLE

§ I. — Les soins de propreté.

1. *Soins de la peau.* — Abandonnée sans soins, la peau de l'homme se recouvre rapidement d'une couche imperméable, formée par la sueur sécrétée par les glandes sudoripares, mélangée aux débris d'épiderme exfoliés, aux poussières extérieures qui viennent s'y fixer. Cette couche ou *crasse*, pour employer un mot vulgaire, oblitère les pores de la peau et s'oppose ainsi à l'échange atmosphérique, à la véritable respiration qui se fait par sa surface, qui est indispensable à la vie. En oblitérant par des enduits artificiels la surface d'évaporation cutanée, différents physiologistes ont déterminé des accidents asphyxiques, suivis de mort, chez les animaux soumis à l'expérience. De plus, les sécrétions cutanées sont l'un des véhicules les plus actifs que la nature emploie pour l'élimi-

nation des agents morbides, il faut donc que les pores soient constamment ouverts et que d'une façon générale les fonctions de la peau puissent s'exercer en toute liberté.

Certaines parties du corps, plus exposées au contact des objets extérieurs, la face et les mains en particulier, doivent être fréquemment nettoyées; dans d'autres régions, ce renouvellement de lotions est indispensable pour enlever les produits de sécrétion qui y sont plus abondants qu'ailleurs. Tels sont les aisselles, les plis des aines, le périnée, les organes génitaux et les pieds; le contact de la chaussure, la poussière et la transpiration, assez abondante chez certaines personnes, tendent à souiller ces derniers plus que toute autre partie du corps.

Remarquons, comme le dit Hufeland (1), que le dernier des hommes a l'intime conviction que l'entretien de la peau est nécessaire à la santé des animaux. Le palfrenier néglige tout pour étriller, bouchonner et laver son cheval, et si l'animal tombe malade, à l'instant il soupçonne qu'on a bien pu négliger les soins de la propreté; ceci s'applique, surtout à l'armée, où les chevaux sont l'objet des soins de propreté les plus méticuleux, tandis que les hommes ont peut-être moins de facilité pour remplir cette obligation capitale de l'hygiène, de l'entretien de la santé.

Si la propreté personnelle est indispensable à la santé de l'homme vivant isolé, elle l'est encore bien davantage pour ceux qui partagent les mêmes habitations avec un grand nombre de leurs semblables. Faire comprendre ces exigences au soldat par la voie du raisonnement est sans doute une excellente mesure, malheureusement elle ne suffit point; il faut encore exiger de lui la plus scrupuleuse propreté personnelle comme on exige celle de ses armes et de ses vêtements.

A ce point de vue de notables progrès ont été réalisés. Le *Service intérieur, art. 355 inf.* et *346 cav.*, établit que les hommes doivent se nettoyer quotidiennement la tête, se laver la figure et les mains. Les caporaux ou brigadiers (*A. 170 inf.* et *196 cav.*) sont chargés d'y veiller et, du reste, les capitaines (*A. 89 inf., 88 cav.*) et les officiers de peloton (*A. 102 inf.* et *112 cav.*) étant responsables de l'exécution des mesures d'hygiène, ont évidemment charge de veiller à la propreté.

(1) Hufeland, *Macrobiotique ou l'art de prolonger la vie de l'homme*, nouvelle édition française par J. Pellagot. Paris, 1874, p. 490.

L'organisation des lavabos dans les casernes (p. 280), quoique encore un peu incomplète, et l'existence de deux serviettes (décision du 3 janvier 1879) dans les effets des hommes, rendent pratiques les soins de propreté personnelle, alors qu'autrefois rien n'était disposé dans ce but.

Les médecins de corps ont l'occasion de vérifier l'état de tous les hommes de l'effectif lors des visites corporelles; instituées primitivement pour combattre les progrès de la syphilis et de la gale dans les corps de troupe, elles doivent réglementairement être subies tous les mois par la troupe (*art.* 71 *inf.* et 51 *caval.*), il est bon d'y joindre les sous-officiers, qui souvent laissent à désirer autant que les soldats; ces visites sont également subies par tout homme qui part en permission ou en revient, le médecin étant tenu de viser la feuille de permission, pour attester que le titulaire n'est atteint d'aucune affection contagieuse. Elles doivent être absolues et ne pas se trouver bornées aux parties génitales et aux mains ou aux avant-bras, sans quoi l'on a grandes chances de voir échapper un certain nombre d'hommes, atteints cependant d'accidents cutanés, localisés sur la poitrine, aux mains ou aux jambes; enfin, elles permettent au médecin de se rendre compte de la propreté générale et de réclamer, s'il y a lieu, auprès du commandement, pour que les hommes soit plus sérieusement surveillés.

Les parties génitales, sur lesquelles son inspection sera particulièrement minutieuse, doivent être maintenues dans un état de propreté rigoureuse, trop étrangère à beaucoup de jeunes gens, plus souvent par ignorance ou par pudeur que par mauvaise volonté. Ces sentiments, quelque excusables qu'ils soient, doivent être combattus par le raisonnement, et, s'il le faut, avec une paternelle fermeté; quant aux hommes chez lesquels la malpropreté ne tient qu'à la négligence, on a le droit d'exiger d'eux la soumission la plus absolue.

La propreté des pieds est, on le verra plus loin, un des meilleurs moyens d'empêcher les blessures pendant la marche. En tous temps elle doit être rigoureusement imposée, mais demeure difficile à réaliser, il faut le reconnaître, si l'homme ne porte point de chaussettes.

La propreté des pieds est encore plus nécessaire chez les hommes dont la transpiration présente de la fétidité. La sueur exagérée et mésodorante des pieds peut être atténuée par l'emploi des poudres désinfectantes (sous-nitrate de bismuth, plâtre au coaltar, acide salicylique mélangé au dixième avec de l'amidon ou du talc), d'onctions de suif salicylé, de lotions chlorurées ou alunées. Il y a de réels inconvénients cependant à supprimer brusquement cette transpiration locale.

II. *Bains*. — D'après ce qui précède, on comprend la nécessité de faire prendre aux soldats des bains assez fréquents ; en traitant des services accessoires des casernes, nous avons déjà pu indiquer que de grands progrès ont été accomplis à ce point de vue (p. 295). Le bain chaud est devenu obligatoire (*C. M. 31 juillet 1874* et *19 novembre 1883*), le procédé pratique étant laissé au choix de chaque corps de troupes. A défaut de piscine ou de bains de baignoire pour lesquels l'installation manque jusqu'à présent, le *bain-douche*, ou bain par aspersion, a été généralement adopté. Dans la plupart des casernes l'on utilise simplement une pompe de jardin, soit à levier, soit rotative, et déjà l'on obtient de ce procédé rudimentaire d'excellents résultats.

La maison *Egrot* a construit pour les casernes, et d'après le système Herbet, un appareil à douches tièdes, dans lequel un éjecteur d'une construction spéciale entraîne, par le passage de la vapeur, l'eau froide contenue dans un récipient et l'échauffe par son mélange (fig. 145). L'éjecteur est placé à l'extrémité d'un tube de caoutchouc et à la base d'une lance métallique. En faisant varier le diamètre des ajutages, on modifie la surface de section et, par une plus ou moins grande quantité de vapeur, on gradue à volonté la température.

Cet appareil a l'avantage de se combiner avec la cuisine à vapeur du même constructeur (p. 721), en ce sens que le même générateur de vapeur peut servir à l'un et à l'autre et sans qu'on ait besoin d'augmenter la pression, si l'on n'administre des douches qu'aux heures où la cuisine est terminée. On peut ainsi laver 100 hommes en une heure, au prix de un quart à un demi-centime par douche. Ces appareils, approuvés par le ministre de la guerre, fonctionnent déjà dans plusieurs garnisons.

Bains froids. — En été, la troupe doit être conduite aux bains froids, le médecin-major du régiment l'y accompagner, ou la faire accompagner par un de ses aides; l'école de natation est pourvue de couvertures de laine, de brosses à frictions et des principaux appareils pour rappeler la vie chez les asphyxiés; à cet effet, une boîte de secours fait partie de l'arsenal réglementaire de chaque régiment; enfin, le conseil de santé des armées, dans une instruction du 19 février 1879, a résumé les principaux soins à donner aux noyés ou autres asphyxiés. Nous n'avons pas à la reproduire ici, car elle ne contient rien qui soit

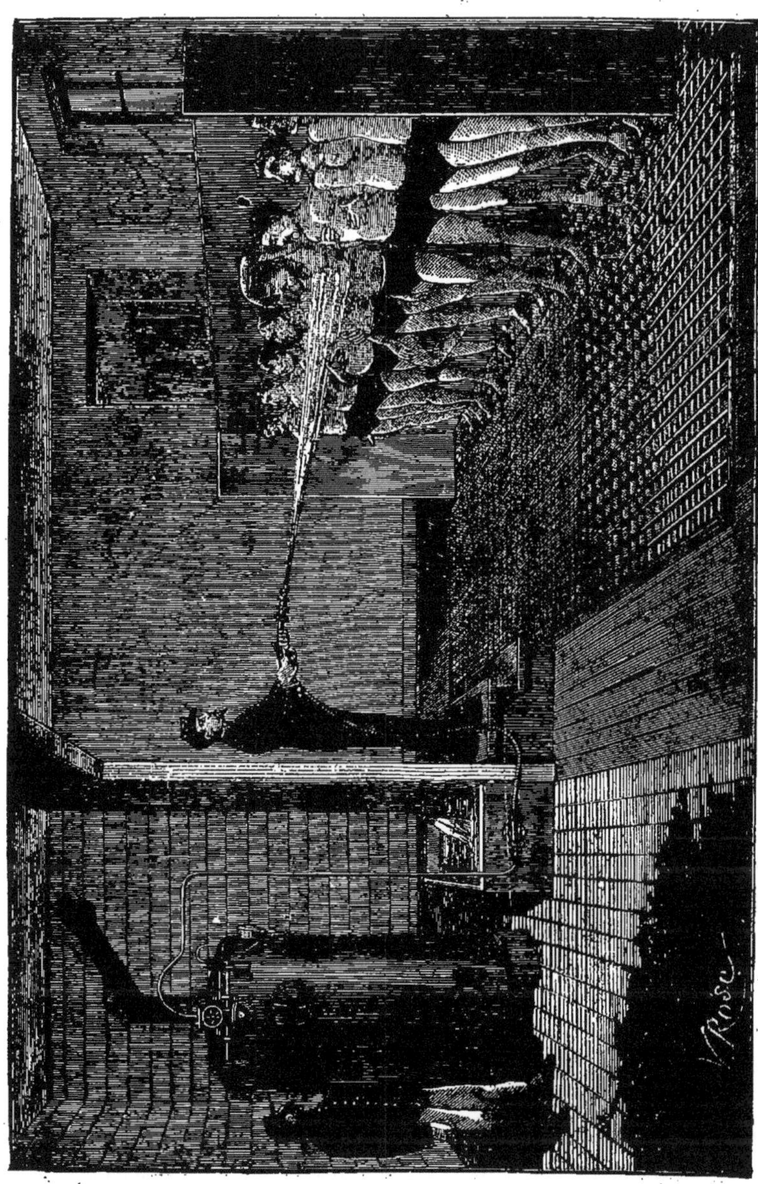

Fig. 145. — Appareil à douches tièdes pour casernes (Système Herbet), construit par M. Egrot.

spécial à l'armée, et cette question ne rentre pas à vrai dire dans l'hygiène. Un exemplaire de l'instruction du 19 février 1879 est affiché dans les chambres des hommes.

Dans nos climats, les bains froids ne peuvent être donnés que pendant les mois d'été et les premiers mois d'automne, soit en moyenne de juin à octobre ; les conditions de climat, de région, de température accidentelle, font naturellement varier ces périodes. Les bains militaires doivent être pris en présence d'un officier, assisté d'un nombreux personnel de sous-officiers, de maitres-nageurs prêts à porter secours aux imprudents ou à ceux qu'un danger menace.

Lorsque la troupe est arrivée sur le bord de l'eau, il faut laisser reposer les hommes pendant un quart d'heure environ, puis les faire déshabiller lentement, pour donner à la peau le temps de sécher, car, comme les emplacements de bain sont généralement éloignés des casernes et qu'il fait le plus souvent assez chaud, les hommes y arrivent en pleine transpiration.

La durée du séjour dans l'eau varie naturellement suivant la température de l'eau, celle de l'air, suivant les individus. En général, on reste beaucoup trop longtemps dans les bains froids. L'action tonique est alors contre-balancée par la déperdition du calorique que subit l'organisme. Il vaut donc beaucoup mieux ne pas prolonger le bain plus de dix à quinze minutes dans les rivières et moins encore dans la mer. Dès que l'homme ressent une impression de froid continue, avant même qu'il ait des frissons, on doit le faire sortir de l'eau ; il va sans dire qu'il ne s'agit pas de cette première impression, que l'on perçoit en entrant dans l'eau, et qui se dissipe très rapidement.

Après le bain, les soldats s'habilleront vivement et on les ramènera d'un bon pas à la caserne, afin de favoriser la réaction. En rentrant ils prendront leur repas.

Il va de soi que l'usage des bains froids doit être interdit à tous les malingres, convalescents ; en outre, ils ne doivent être pris que trois heures au moins après le repas, sous peine de voir la digestion vivement troublée.

Les accidents causés par les bains froids sont relativement assez fréquents et de diverses natures. Plusieurs médecins de l'armée, en particulier Tourraine, Redié et Granjux, ont observé chez certains baigneurs une coloration rouge intense, survenant immédiatement après l'immersion, coloration due évidemment à une dilatation paralytique du système vasculaire superficiel et rapidement suivie, par repercussion, de congestion cérébrale. Ces troubles circulatoires successifs entraîneraient de graves conséquences si l'on ne faisait immédiatement sortir l'homme du bain et si l'on ne rétablissait point l'équilibre nerveux par des moyens énergiques (1).

Bains de mer. — Les corps de troupes, cantonnés dans les localités situées aux bords de la mer, trouvent dans les bains d'eau de mer un puissant moyen de stimulation pour la santé des hommes. Les bains de mer seraient avec avantage vulgarisés dans l'armée, tant au point de vue hygiénique qu'au point de vue thérapeutique. Plusieurs circulaires ministérielles autorisent l'évacuation, sur les hôpitaux de Nice, Marseille, la Rochelle, Dunkerque et Calais, des hommes dont l'état de santé réclame l'emploi des bains de mer (2). Lorsque leur état de santé ne nécessite pas l'hospitalisation, ils sont simplement placés en subsistance dans un corps de troupes. On doit non seulement les faire baigner, mais les faire séjourner au bord de la mer, car le séjour prolongé sur la grève, au milieu des effluves marines, au soleil, a au moins autant d'action que l'immersion elle-même. Il y aurait lieu d'appliquer ces mesures, d'une façon très large, aux élèves des écoles d'enfants de troupe, car beau coup d'entre eux sont suspects de lymphatisme.

III. *Soins des cheveux, de la barbe et de la bouche.* — A côté des soins généraux de propreté, il ne faut pas non plus que le soldat néglige certains autres soins, d'une importance réelle. C'est avec raison que les règlements prescrivent de porter les cheveux ras, de deux centimètres au plus de longueur; une brosse et un peigne, de l'eau claire, suffisent à maintenir la tête dans un parfait état de propreté. Jadis il n'en était pas ainsi ; avant la Révolution, l'usage général de la poudre avait amené les soldats à faire usage d'un affreux cosmétique, composé de suif et de farine; on en conçoit sans peine les inconvénients pour le cuir chevelu aussi bien que pour les vêtements. Sous la Révolution et pendant les premières années de l'empire, la farine disparut, mais les perruques, les queues et les cadenettes, si glorieusement portées par nos belles armées du Rhin et d'Italie, ne laissaient pas que d'être une source de malpropreté, de vermine, d'accidents cutanés de toute nature. Il ne fallut rien

(1) Voy. Granjux, *Des accidents déterminés par les bains froids et précédés d'une coloration rouge intense de toute la peau.* (*Rec. Mém. médec. milit.*, 3e S., t, XXXII, p. 377, 1876.)

(2) Décret du 28 décembre 1883 sur le service de santé. — *Notice n° 5, usage des eaux minérales naturelles et des bains de mer.*

moins que l'autorité, le prestige, et l'exemple personnel de l'empereur, pour faire tomber ces appendices, que les vieux grognards n'abandonnèrent qu'à regret. Il y aurait même une histoire curieuse à faire sur cette révolution intérieure, à laquelle beaucoup de corps de troupes firent une résistance acharnée.

Le port de la barbe fut aussi l'objet de nombreuses décisions, aujourd'hui presque oubliées, en ce sens que la moustache et la mouche, ou la moustache et la barbe au menton, connue sous le nom de barbiche, attribuées jadis comme faveur distinctive à certaines armes spéciales, sont entrées dans le domaine public de l'armée. Une seule prescription reste debout: elle interdit le port de la barbe entière à tous les militaires; au point de vue de la propreté, cette mesure semble, au premier abord, excellente; elle est contestable cependant, en raison de l'obligation des rasages fréquents. Cette opération, pratiquée par le perruquier de compagnie ou de l'escadron, n'est pas sans danger; la promiscuité du rasoir entraîne la contagion des affections dermiques parasitaires, des différentes dartres, pityriasis, eczéma, lichen et autres, qui pullulent dans les casernes et nécessitent en somme de nombreuses journées de traitement. D'un autre côté, on ne saurait exiger que chaque homme se rase lui-même; en campagne, il est de tradition de laisser les soldats libres de porter toute leur barbe. On pourrait donc, sans nuire à la discipline, autoriser le port de la barbe entière, à condition qu'elle soit très courte et lavée tous les jours; ce serait une économie de temps et même d'argent, puisque les allocations, minimes, il est vrai, du perruquier, sont prélevées sur l'ordinaire. Une circulaire du ministre de la guerre, en date du 22 septembre 1885, a consulté tous les généraux et chefs de corps sur l'opportunité de cette mesure. Elle fait ressortir les avantages qu'aurait le port de la barbe, en la maintenant dans des proportions raisonnables. L'économie réalisée représenterait 600,000 fr. par an pour toute l'armée, lesquels iraient augmenter les ressources des ordinaires. Il faut espérer que cette mesure, si opportune et si rationnelle, ne tardera pas à devenir réglementaire et que l'armée française acceptera une mesure que les autres armées européennes ont successivement adoptée.

La propreté de la bouche et des dents doit être surveillée avec attention par les officiers et les médecins; le règlement alloue une brosse à dents à chaque soldat; il faut qu'il s'en serve et qu'elle figure dans son équipement autrement que pour les revues; les stomatites sont fréquentes dans l'armée, elles puisent souvent leur origine première dans l'absence de ces soins quotidiens, sans lesquels le tartre s'accumule sur l'émail des dents et ne tarde point à irriter la gencive, à déterminer la chute de la dent elle-même. C'est un des points sur lesquels doit porter l'investigation du médecin, lors des visites corporelles.

§ II. — Prophylaxie de quelques maladies contagieuses ou parasitaires.

a. *Maladies vénériennes.* — L'armée, constituée en grande partie de célibataires jeunes, en pleine efflorescence de virilité, est particulièrement exposée à la contamination par les maladies vénériennes. Le soldat l'est-il individuellement plus que le célibataire civil du même âge? cela est peu probable; les femmes auprès desquelles l'on est exposé à contracter des maladies vénériennes ne se livrent point d'ordinaire sans rémunération, et la définition de la prostituée romaine: *palàm, sine delectu, pecunia accepta,* s'applique à peu près à celle de nos jours; or, les soldats ont, en proportion, moins de ressources financières que les jeune gens des professions civiles.

S'il semble que le militaire soit plus fréquemment contaminé, cela tient à ce que, dans l'armée, la statistique est à la fois rigoureuse et facile, et que, au contraire, elle est impossible à réaliser dans les groupes civils.

D'une façon absolue le nombre des vénériens est cependant élevé dans toutes les armées et l'ensemble des journées d'invalidation, ou de non-service, imposées de ce fait est considérable. En ce qui concerne l'armée française, on remarque cependant, avec satisfaction, que les maladies vénériennes sont en décroissance. Tandis que de 1862 à 1869 elles se chiffraient par 106 atteintes sur 1000 hommes, elles descendent à 74 pour 1000 pour la période 1870-1879 et à 61 pour 1000 de 1876 à 1880. Mathieu, médecin principal, et Mauriac, médecin de l'hôpital du Midi (1), ont relevé en outre sur la marche des maladies vénériennes d'autres indications intéressantes, en premier lieu leur ascension temporaire pendant les périodes d'expositions universelles (1867 et 1878 en France), correspondant à un plus grand nombre de prostituées clandestines. En outre, la proportion des différentes formes cliniques est la suivante : sur 1000

(1) E. Mathieu, *De la fréquence des maladies vénériennes dans l'armée française. (Rec. des Mém. de médec. mil.*, 3e S., t. XXXVIII. p. 433, 1882.) — Mauriac, *Leçons sur les maladies vénériennes.* Paris 1883, p. 181.

vénériens, on trouvait en moyenne, pour la période 1876-1880, 178 chancres mous, 140 cas de syphilis, 682 de blennorhagie, mais alors que le nombre des manifestations blennorhagiques reste à peu près constant, que celui des chancres mous diminue en peu d'années, celui des syphilis va au contraire en progressant: de 126 en 1876, il arrive à 223 en 1880. — Resterait à rechercher l'intensité de l'imprégnation spécifique qui, très positivement, va d'année en année en diminuant, obéissant en cela aux lois d'atténuation des virus par des cultures successives.

E. Mathieu démontre également que les grandes villes offrent une moyenne de vénériens militaires plus forte que les cités moyennes et petites; les environs des camps permanents, soustraits à peu près à toute police sanitaire, sont de même particulièrement dangereux. Par rapport aux différentes armes, celles où la solde est plus élevée, sont toujours plus fréquemment contaminées, les sous-officiers le sont aussi plus que les soldats, les troupes d'Afrique plus que celle de Métropole; ces faits confirment bien le principe, ci-dessus indiqué, de la relation qui existe entre le nombre des vénériens et la quotité d'argent de poche dont les célibataires sont pourvus.

Par comparaison, il est intéressant de rechercher la proportionnalité des mêmes affections dans les armées étrangères. La Prusse et l'Autriche sont les plus favorisées; en 1867 l'armée prussienne comptait 53,9 vénériens pour 1000 hommes, 38,5 en 1879; l'armée autrichienne 53 pour 1000 en 1874, 59 en 1875, 68 en 1877; l'armée italienne 107 en 1878; l'armée anglaise 74 en 1875, 88 en 1878 (1).

Dans toutes les armées il existe des règlements à peu près identiques pour rechercher les militaires atteints de maladies vénériennes, les soustraire à la circulation et les soigner. La société civile accuse cependant les soldats d'être des agents actifs de la propagation de l'infection vénérienne alors que cependant ils constituent la seule collectivité sociale où l'on peut actuellement appliquer des mesures prophylactiques en obligeant ses membres à venir déclarer leur maladie dès qu'ils en ont connaissance, en vérifiant leur état sanitaire au moyen de visites corporelles fréquentes et sérieusement exécutées (voy. p. 737). Autrefois, en France, par un reste de souvenir du moyen âge, on infligeait une punition aux militaires atteints de mal vénérien (un mois de consigne); cette

(1) Funck. *Die siphilitischen Erkrankungen und deren Prophylaxis in den grosseren Armeen Europas — Deutsche Militairarztliche Zeitschrift*, p. 491. 1882.

mesure avait pour effet direct de porter les soldats à ne point recourir aux soins du médecin. Plus logique aujourd'hui, on punit de la même peine ceux qui, se sachant malades, ne viennent point déclarer leur situation. Un *arrêté ministériel en date du 10 mai 1842* règle les conditions des visites corporelles que doivent subir les militaires, soit mensuellement et d'une façon régulière, soit au moment de leur départ en congé, en permission, de leur arrivée ou de leur rentrée au corps, des changements de garnison. Le titre même de la permission ou du congé doit porter le visa du médecin, attestant que le titulaire « n'est atteint d'aucune affection contagieuse ».

Ces mesures prophylactiques ne sont réellement efficaces que si elles se combinent avec un service local, parfaitement assuré, en vue de la visite régulière, complète, des filles soumises, et surtout en vue de la répression de la prostitution clandestine. Malheureusement ce service sanitaire est loin de fonctionner également dans toutes les villes de garnison, dans quelques-unes il s'exécute avec une négligence des plus regrettables. D'après le même arrêté du 10 mai 1842, les médecins militaires peuvent concourir, avec les médecins civils, à la visite des filles soumises. Cette disposition ne peut être appliquée qu'en vertu d'un accord entre les généraux commandants territoriaux et les préfets ; elle est inutile si le service des dispensaires fonctionne régulièrement; elle semble indispensable dans les autres cas.

Dans tous les cas l'*article 146 du décret du 23 octobre 1883* (*Service des places*), visant la question des filles publiques, établit que « le commandant d'armes a droit au concours de l'autorité civile pour toutes « les mesures de recherches et de précaution qu'exige la santé des « hommes ».

Quelquefois on a voulu obliger les militaires à déclarer le nom de la femme avec laquelle ils ont eu des rapports suivis de contamination. Prise dans le but de réprimer surtout la prostitution clandestine, cette mesure n'a pas donné de résultats probatoires; cette délation répugne en général à l'homme et peut donner lieu à des erreurs parfois regrettables.

Il va de soi que les chefs de compagnie, les officiers et sous-officiers doivent profiter de leur autorité pour faire comprendre à leurs hommes les dangers de toute nature auxquels ils s'exposent en se laissant aller aux actes de débauches, en fréquentant des femmes perdues de mœurs.

Ils leur rappelleront que, dans de pareils contacts, l'homme perd toujours une partie de sa dignité, qu'il court le risque de contracter des maladies dont ses enfants pourront être un jour victimes, qu'enfin la chasteté fait partie des vertus militaires, tandis que la débauche n'a jamais produit que de mauvais soldats, impropres à supporter les fatigues comme aux grands dévouements, pour lesquels tout militaire doit toujours se trouver prêt.

b. *Maladies parasitaires.* — Très communes autrefois dans l'armée les affections parasitaires, gales, teignes, herpès circiné, etc..., diminuent à proportion de la généralisation des mesures de propreté et de l'intervention plus active du commandement et des médecins dans toutes les questions d'hygiène individuelle. Il a déjà été ci-dessus indiqué la fâcheuse influence qu'exerce la promiscuité du rasoir, des peignes, brosses et autres instruments que manient les perruquiers des corps. Il n'y a donc point lieu d'y revenir plus longuement.

c. *Variole.* — En recherchant, page 131, les différentes circonstances qui accompagnent l'incorporation des jeunes soldats, l'on a indiqué l'importance qu'a pris dans l'armée la revaccination appliquée aux hommes antérieurement vaccinés et, *a fortiori*, à ceux qui n'ont pas encore subi cette mesure prophylactique. L'armée pratique donc la vaccination obligatoire alors que l'on hésite à l'appliquer en France à l'universalité des habitants. En continuant ainsi, on la verra totalement disparaître chez nos soldats, de même qu'elle a disparu de l'armée allemande.

ARTICLE II. — LES EXERCICES ET LES MANŒUVRES

§ I. — Exercices militaires et gymnastique.

I. *Les exercices militaires en général.* — Les Romains, nos maîtres en art militaire, avaient adopté un principe que l'on ne saurait trop conserver : *La guerre doit être une méditation, la paix un exercice.* C'est résumer en quelques mots ce que doit être pour l'armée la période de paix : un temps de préparation continuelle, une mise en étude des faits dont la nécessité est démontrée par la guerre, un prélude à de nouvelles campagnes. Si l'on n'adopte point cette idée et qu'on ne l'applique pas à chaque heure, à chaque minute de la vie militaire, les armées permanentes sont une erreur ; elles dévorent inutilement, au budget de la nation, des sommes considérables, elles tiennent, sans raison, éloignée de leurs familles et de leurs travaux la partie la plus virile de la population.

Les exercices militaires sont donc, avant toutes choses, la préparation aux exercices plus violents que nécessitera la guerre; bien entendu, ils sont encore un puissant moyen de maintenir la santé, de la fortifier. d'endurcir le soldat et d'éloigner de lui les sources morbifiques, car un corps endurci aux exercices corporels est infiniment moins susceptible d'être affecté par les maladies.

En tant que modificateur, l'exercice favorise et augmente l'action des organes du mouvement ; le repos les affaiblit, et, par sa continuité, jette l'organisme dans l'inertie. Tous deux sont cependant nécessaires pour l'entretien de la santé ; elle ne saurait se soutenir que par la régularité et par l'harmonie dans l'exécution de toutes les fonctions.

Lorsqu'on veut tirer de l'exercice tous les avantages qu'on peut en attendre pour la santé, il faut l'approprier aux forces de l'individu ; or, un soldat, nouvellement arrivé sous les drapeaux, surtout celui dont la constitution n'est pas forte, ou celui qui est peu habitué aux fatigues corporelles, doit être initié peu à peu aux travaux militaires: il a besoin d'être ménagé dans les exercices. Cette même mesure doit être strictement prise pour les militaires sortant de maladie. Lorsque l'individu ne fait qu'entrer au service militaire, il ne faut pas vouloir trop presser son instruction ; ses exercices doivent être modérés, et il importe de lui bien faire comprendre que l'exercice contribue à améliorer sa santé, à le rendre plus robuste et à le rendre digne de l'honneur qui lui est fait, de servir sa patrie.

L'homme est gouverné par l'influence de l'habitude ; il est certain que le passage d'un genre de vie à un autre lui est quelquefois pénible et nuit souvent à sa santé ; nous le constatons tous les jours dans l'armée en voyant la morbidité et la léthalité peser plus lourdement sur les premières années de service que sur les suivantes ; il est donc important que les chefs usent toujours de précaution, même avec les jeunes gens fournis par les professions les plus rudes, comme celle des paysans, à plus forte raison avec les ouvriers des villes, avec ces représentants des classes industrielles, chez lesquels le développement du corps est loin d'être aussi avancé que chez les habitants de la campagne.

Les exercices militaires n'ont pas seulement pour but de développer le physique du soldat et de le perfectionner dans le maniement des armes, ils influencent encore son moral ; de là cet axiome bien connu « occupez le soldat, vous le rendrez sage » ; il est certain que la discipline étant indispensable dans l'armée, l'un des moyens principaux de l'obtenir consiste à faire fuir aux soldats l'oisiveté, et même à fatiguer leurs corps par des exercices non point immodérés, mais cependant suffisants. Tous les chefs militaires sont de cet avis et reconnaissent l'influence heureuse de l'exercice sur le moral du soldat ; mais si l'on dépasse le but, si l'on s'éternise dans les mêmes manœuvres, l'homme perd bientôt tout feu sacré, devient indifférent, ne fait plus son devoir que par routine, et au lieu de l'assouplir on tend à l'abrutir. C'est dire qu'il faut introduire dans son service une variété indispensable à sa bonne exécution, faire alterner le maniement d'armes avec la gymnastique, les exercices sur le terrain avec ceux de la chambre, la théorie militaire avec l'instruction générale.

II. *Exercices militaires particuliers.* — Les exercices auxquels le soldat est soumis sont en première ligne l'étude pratique de l'arme que l'on place entre ses mains, le fusil pour le fantassin, le canon pour l'artilleur, le sabre et le fusil pour le cavalier. Incidemment, on doit donner cependant à chaque soldat une teinte des autres exercices : le fantassin devra pouvoir, à la rigueur, servir une pièce ; l'artilleur et le cavalier combattre en fantassin, la carabine à la main. Ces exercices sont les plus longs, ils sont continuels, car, alors que le maniement d'armes est parfaitement connu, la pratique du tir ne l'est jamais suffisamment, puisque l'objectif du soldat est, en somme, de placer un projectile dans la poitrine d'un adversaire. A côté du maniement d'armes, la marche et les diverses formations sur le terrain ont, surtout pour le fantassin, une importance capitale ; cette étude s'étend depuis l'école du soldat jusqu'aux grandes manœuvres de division, de corps d'armée, où l'individu lui-même n'est plus qu'une minime fraction d'unité dans la main du général. Les exercices participent, de la gymnastique proprement dite ; aussi, est-ce avec raison que les premières leçons sont consacrées à une sorte de débourrage tout à fait indispensable chez la plupart des recrues. — Voici ce qu'écrivait dès 1817 le général comte de la Roche-Aymon : « La position du soldat sans armes ou avec ses armes, en rang ou en file, ne doit être ni forcée, ni contraire à l'organisation de son corps : on ne saurait assez répéter que la souplesse des mouvements et l'aisance du corps sont le premier but auquel on doit tendre. Il serait peut-être à désirer, pour y parvenir plus sûrement, que l'on s'écartât de la routine habituelle. Avant de donner aux recrues les premiers principes de la position du soldat, il serait préférable de commencer par les débourrer et les assouplir en les faisant d'abord marcher, courir, sauter, remuer les bras sans aucune règle et de ne les amener aux premières leçons de la position militaire qu'après leur avoir ôté cette raideur, qui se rencontre toujours dans les recrues (1). »

Gymnastique. — Ces principes sont mis à exécution dans l'armée française depuis 1847, époque à laquelle une instruction spéciale vint réglementer, dans les corps de troupes, ce genre d'exercice, que dirigent les instructeurs brevetés à l'École militaire de gymnastique de Joinville-le-Pont.

a. *L'École de Joinville-le-Pont.* — Cette école, fondée en 1829 à Grenelle, puis transportée en 1852 à la redoute de la Faisanderie et organisée par M. d'Argy, élève du colonel Amoros, reçoit chaque année un certain nombre de caporaux et de sous-officiers de toutes armes, y compris ceux de la marine nationale, choisis parmi les hommes présentant pour la gymnastique une aptitude physique caractérisée et un goût spécial. L'École fournit une moyenne annuelle de 600 à 800 instructeurs pour la section de gymnastique, et de 300 à 400 prévôts ou maîtres d'armes pour la section d'escrime, nouvelle création qui ne date que de 1872.

L'enseignement est trimestriel, la durée des exercices journaliers est de huit heures en hiver et de neuf heures en été. La gymnastique militaire a pour but : 1° d'obtenir dans la marche, la course et les sauts d'obstacles le plus grand fond de résistance possible; 3° de mettre le soldats à même de supporter pendant ces divers efforts le poids des armes, les outils de pionniers et des effets de campement ; 3° d'exercer les hommes à la pratique constante des terrassements volants, qui, en campagne, sont d'une nécessité courante, incontestable ; 4° de développer parallèlement la force, la souplesse et l'agilité des membres et du torse, nécessaires pour entretenir dans l'armée, et par là dans la nation, des qualités physiques essentiellement françaises.

Un médecin de l'armée est chargé de donner aux élèves des notions d'anatomie, de physiologie et d'hygiène appropriées à leur culture intellectuelle et à leurs études spéciales.

(1) La Roche-Aymon, *Des troupes légères, ou réflexions sur l'organisation, l'instruction et la tactique de l'infanterie et de la cavalerie légère.* Paris, 1817, p. 113.

b. *Pratique de la gymnastique dans les régiments.*— Revenus dans leurs corps de troupes, les instructeurs brevetés dirigent l'enseignement de la gymnastique, suivant les règles tracées par le *Manuel de gymnastique*, approuvé par le ministre de la guerre, du *16 juillet 1877*, et les prescriptions du règlement du *29 juillet 1884* sur les *manœuvres de l'infanterie*. Ces exercices comprennent : 1° ceux qui sont plus particulièrement propres à l'assouplissement, tels que les mouvements variés de la tête et du corps, des bras et des jambes, la course et les exercices physiques ; 2° les différents équilibres ; 3° le développement élémentaire de la force des muscles par le mouvement des bras avec ou sans boulets et massues, le mouvement des jambes, en diverses positions, et les différentes espèces de luttes, le jet des pierres et des projectiles à des distances plus ou moins éloignées. Sous le nom d'exercices d'application, on comprend les sauts, l'escalade, la course et la voltige. Le soldat est exercé progressivement à tous les sauts avec armes et bagages, sans instruments ou avec la perche. Il passe ensuite aux exercices par suspension, des barres et des cordes horizontales ou inclinées, aux exercices des poutres horizontales, inclinées, oscillantes, à la marche sur des pierres ou des piquets, à l'exercice des échasses. Les hommes arrivent alors aux exercices de portique ; après avoir appris à monter ou à descendre par les échelles, les cordages, etc., après avoir pratiqué les exercices du mât, de l'octogone. des planches à rainure, ils parviennent enfin à l'escalade d'un mur avec ou sans instruments.

Ils sont alors exercés à la course sans armes, puis avec armes et ensuite avec armes et bagages ; plus tard, ils exécutent la course cadencée en portant des objets utiles à la guerre, tels que fascines, sacs à terre, gabions, projectiles, etc. Ils sont aussi exercés à porter et à traîner des fardeaux dont le transport exige le concours de plusieurs hommes, tels qu'échelles, poutres, caissons, affûts.

On complète les exercices de la course par la course en montant ou en descendant, la course en arrière, la course entre des pierres et enfin la course de vélocité, dans laquelle la longueur du pas est déterminée sans armes, puis avec armes et bagages. Les derniers exercices d'application sont ceux de voltige sur la poutre, sur les barres parallèles fixes et mobiles, sur le trapèze et sur les chevaux de bois.

Toutes ces prescriptions sont excellentes ; il faut seulement qu'elles soient exécutées complètement et que la gymnastique soit considérée comme partie essentielle de l'instruction donnée dans les corps de troupes. Il va de soi, et l'*Instruction pour la voltige militaire du 26 juin 1842* le faisait remarquer avec raison, que l'instructeur s'attache à donner de la hardiesse aux hommes, en leur rendant cet exercice aussi agréable que possible et en prenant toutes les précautions nécessaires pour qu'ils ne se blessent, ni ne se découragent point. La sécurité, l'attrait, la bonne volonté et le plaisir même, sont les premiers et les plus sûrs éléments du succès dans cet exercice. On évitera avec soin de brusquer les hommes et de tourner leurs efforts en ridicule, quand ils ne réussiront pas, de les punir pour des maladresses involontaires. Il ne faut pas non plus exiger d'eux, dans ce travail, une attitude strictement militaire qui les fatigue, sans utilité pour l'objet qu'on se propose, et ne pas réprimer avec trop de sévérité les éclats de gaieté et les élans de plaisir, auxquels il est heureux qu'ils se livrent pendant cet exercice, qui les y porte naturellement quand il est bien dirigé. Enfin, dans tout ce travail, qui n'a été militarisé en quelque sorte que dans le but de faciliter son étude et son application au grand nombre, il ne faut demander qu'une régularité, une exactitude, une perfection relatives (1).

Les résultats de la gymnastique au point de vue du développement physique ont été maintes fois démontrés. Dally et Chassagne ont fait porter leurs recherches précisément sur les élèves de Joinville-le-Pont (2). Ils ont constaté que 70 fois sur 100 la circonférence thoracique bimammaire a été augmentée de 3 à 7 centimètres et que 86 fois sur 100 l'effort pandynamique ou *force rénale* est monté en moyenne de 28 kilos. Le plus souvent (66 fois sur 100) cette augmentation de force musculaire et de volume de la cage thoracique coïncidait avec une diminution du poids du sujet, évidemment par la perte du tissu adipeux ; c'est en effet ce qui se passe dans tout entraînement, chez le jockey, chez le cheval de courses, toutes les fois en un mot que l'on active les fonctions musculaires par un travail méthodique et persistant. — Un certain nombre de sujets perdent cependant aussi en force rénale et en circonférence thoracique (17 à 20 pour 100) ; on peut supposer que ces cas se rapportent soit à des

(1) Voy. A. Collineau, *La gymnastique, notions physiologiques et pédagogiques, applications hygiéniques et médicales.* 1 vol. de 824 p. Paris, 1884.

(2) Voy. A. Chassagne et Dally, *Influence précise de la gymnastique sur le développement de la poitrine, des muscles et de la force de l'homme*, br. in-8 de VIII-68 p. Paris, 1881, et Dally, Rapport à la Société de médecine publique sur l'École de gymnastique de Joinville-le-Pont. (*Ann. d'hyg. et de méd. lég.*, 2e S., t. L, p. 416, 1878.)

jeunes gens de constitution assez délicate pour que les exercices très violents de l'école de gymnastique dépassent leurs forces, alors qu'ils auraient pu au contraire bénéficier d'un entraînement moins intensif, soit à des élèves qui ont été atteints de maladies ou d'indispositions intercurrentes. L'effet excellent de la gymnastique est nettement démontré par les recherches de Marey et de Hillairet, elles aussi entreprises à l'École de gymnastique et dirigées au point de vue de la capacité et de l'amplitude respiratoires. A mesure que le sujet acquiert de l'entraînement, ils ont vu la courbe fournie par le pneumographe acquérir plus de longueur; même pendant la période de repos, chaque révolution respiratoire dure en moyenne cinq secondes, tandis qu'avant l'entraînement elle n'en durait que trois. De plus, alors que d'ordinaire, après un exercice violent ou une course le nombre des inspirations se précipite et que chacune d'elles diminue d'intensité, chez le gymnaste celles-ci restent au même taux et le rythme ne se modifie qu'à peine. Après avoir parcouru six mille mètres au pas gymnastique, il n'est ni essoufflé, ni haletant (1).

Dans les armées étrangères, l'enseignement de la gymnastique occupe un rang très important et a fourni des résultats identiques; en Angleterre, elle est enseignée d'après les principes développés dans une instruction spéciale émanée des bureaux de l'état-major général (2), et fait partie de cet ensemble de moyens propres à développer la vigueur des jeunes soldats, auxquels on donne le nom *training the recruits ;* la gymnastique, continuée même chez les hommes déjà entraînés, ne laisse pas que de les développer encore, principalement en augmentant la circonférence thoracique, ainsi que celle des bras et des cuisses. Il résulte des expériences faites par le major Hammersley, au camp d'Aldershott, en 1862, que les moyennes de ces accroissements ont été, chez 360 hommes exercés pendant deux mois, de : 41 millimètres pour la circonférence thoracique, 13 pour celle de l'avant-bras, 16 pour celle des bras.

Abel est arrivé, en Allemagne, à des conclusions analogues (3) ; il a trouvé, 75 fois sur 100, la circonférence thoracique augmentée de 26 à 51 millimètres, cette dilatation portant à la fois sur la cage thoracique, sur l'augmentation du grand pectoral et celle des autres muscles thora-

(1) Marey, *Modifications des mouvements respiratoires par l'exercice musculaire. (Comptes rendus Acad. des Sciences*, 19 juillet 1880.)

(2) Archibald Mac-Laren, *A military system of gymnastic exercices,* Horse-Guards, 1862.

(3) Abel, *Milit. Aerztl. Ztg.*, p. 237, 1861,

ciques; le poids des individus entraînés avait augmenté d'environ 2 kilogrammes, quoique le tissu graisseux eût fortement diminué.

En raison du progrès matériel et peut-être moral obtenu par la gymnastique, on ne saurait donc qu'applaudir, au point de vue hygiénique autant qu'à celui d'un patriotisme intelligent, au mouvement qui s'est prononcé en France depuis quelques années et aboutit à la formation de *Sociétés de gymnastique*, non seulement dans les grandes villes, mais jusque dans les petits centres. Trop longtemps nous avons négligé la culture physique de l'individu et refusé de voir les résultats fort remarquables obtenus en Allemagne, en Suisse, en Angleterre, où l'éducation physique du jeune homme marche de pair avec l'éducation intellectuelle. Nous avons encore beaucoup à faire dans ce sens, mais cette forme du progrès s'impose à tous si l'on veut réagir contre la tendance à l'étiolement qui menace les jeunes générations, surmenées par le travail intellectuel, par le déplorable système du confinement déguisé sous le nom d'internat, par la prématuration matérielle et morale.

Si l'armée ne recevait que des jeunes gens désalourdis, lestes, entraînés à la marche, habitués à faire fonctionner leurs appareils musculaires avec cadence et précision, l'éducation militaire serait singulièrement simplifiée et le service de trois ans beaucoup plus facilement applicable et accepté de tous. Non seulement ces jeunes hommes seraient physiquement plus aptes au service, mais, habitués à obéir au commandement, déjà un peu façonnés à la discipline, ils auraient en germe les qualités morales qui sont indispensables au soldat en plus de l'instruction des armes.

Les Sociétés de gymnastique doivent donc être regardées comme une excellente préparation à la vie militaire, en outre de l'heureuse influence qu'elles exercent sur l'individu et sur la population. On ne saurait trop les encourager et chercher à en faire des foyers de patriotisme intelligent comme le sont les *Turnvereinen* en Allemagne et les corporations analogues des autres pays.

Chant, danse. — Le chant peut être considéré dans l'armée comme un véritable exercice; c'est à ce titre qu'il fait partie de l'enseignement professé à l'école de Joinville ; il possède, en effet, sur le développement de la poitrine une remarquable influence, et peut accompagner, avec avantage, certains exercices spéciaux, desquels il concourra puissamment à marquer la cadence et le rythme. Le chant exerce aussi la plus heureuse influence sur le moral du soldat; dans les marches, il soutient la cadence du pas, tout en faisant trouver la route moins longue et en portant l'esprit vers les choses gaies. Il est à désirer que, lorsque les circonstances le permettent, les chefs de corps encouragent dans les régiments la création d'orphéons, auxquels les chefs de musique, et certainement des officiers même, pourraient prêter un concours de direction. Dans quelques corps, on est arrivé de la sorte à des intérêts remarquables. Lorsque le chant individuel ne dépasse pas les limites de la bienséance, il est bon que les officiers ne soient pas trop sévères sur la nature des chansons militaires, qu'au besoin ils ferment l'oreille, si même ils ne daignent sourire; mais nous voudrions voir dans l'armée française d'autres chants que ceux-là. Il manque à nos soldats ces chants militaires, patriotiques que l'on entonne pendant la marche, au bivouac, où les vertus guerrières trouvent un essor et un encouragement. Chaque corps devrait ainsi avoir son refrain spécial; la France renferme assez de poètes et d'artistes pour en composer; il en existe déjà, pourquoi ne sont-ils pas devenus populaires dans notre armée? — Les armées saxonnes et slaves possèdent une organisation de ce genre et les *pelotons de chanteurs* des régiments russes sont bien connus et bien appréciés de tous ceux qui ont vu l'impression profonde qu'exercent ces mélopées où le patriotisme, la religion, l'esprit militaire sont unis avec un cachet profondément poétique. — Ces sentiments sont-ils donc de ceux que la discipline ne doit pas encourager?

La danse, en raison des mouvements variés qu'elle fait exécuter à un grand nombre de muscles, est un bon exercice de gymnastique militaire; elle sert à donner de la grâce, à entretenir la force et la souplesse dans les membres. Enseignée théoriquement et pratiquement par les prévôts d'armes dans les régiments, elle fait partie intégrante des exercices du soldat; pratiquée spontanément par ces derniers dans les camps, elle est une distraction salutaire, que le commandement doit encourager en lui offrant le concours de la musique du régiment.

Escrime. — L'escrime est sinon indispensable, du moins très nécessaire au soldat; il doit pouvoir manier l'arme qui lui est confiée. Pour le cavalier surtout, qui porte un sabre comme arme d'attaque et de défense, on ne saurait trop activer cette catégorie d'exercices; l'escrime lui donne cette individualité, que l'on n'acquiert pas dans les exercices d'ensemble, assouplit ses muscles en les développant, et augmente singulièrement l'effet utile qu'on doit demander à chaque homme pendant le combat. La pointe, la contrepointe, l'espadon, l'escrime à cheval, sont les différents genres d'escrime mis en pratique dans les corps; en vertu de circulaires récentes, les chefs de corps doivent y envoyer les jeunes soldats, dès qu'ils sont passés à l'école de bataillon ou d'escadron.

Natation. — La natation est un exercice militaire au même titre que la gymnastique; il est important que le soldat y soit exercé; dans quelques cas, elle pourra devenir utile à l'homme de guerre en campagne, en outre elle lui permettra de sauver peut-être la vie à l'un de ses semblables. Les peuples de l'antiquité, les Grecs, les Romains en particulier, ne laissaient pas que d'y attacher une grande importance et faisaient, en toute saison, franchir des rivières aux jeunes gens, après les exercices violents des champs de Mars. La natation est réglementée dans l'armée française suivant les vues du commandant d'Argy (Instruction du 27 mai 1851 et *Manuel de gymnastique* du 26 juillet 1877). M. d'Argy part de ce principe que l'organisation de l'homme ne le rend pas spontanément propre à exécuter les mouvements simultanés des jambes et des bras, nécessaires pour la natation; suivant cet officier, il y avantage à exercer l'homme en dehors de l'eau. A cet effet, avant d'être admis à l'école dans l'eau, les militaires sont soumis, pendant quelques séances, aux exercices préparatoires sur un chevalet à sangles. Lorsqu'ils ont acquis une habitude suffisante à *sec*, ils passent à l'école dans l'eau, où ils sont dirigés par des moniteurs et des auxiliaires choisis à l'avance. La plupart d'entre eux sont également moniteurs de gymnastique et ont passé par l'école de Joinville, où ils ont acquis leur brevet.

En tant qu'exercice, la natation ne saurait être assez recommandée par les chefs de corps et les médecins, car elle rend le bain beaucoup plus profitable pour la santé, en multipliant les mouvements, en augmentant ainsi la réaction de l'organisme contre le froid. Une circulaire du maréchal Niel prescrivait déjà en 1868 aux corps de cavalerie d'exercer les hommes à franchir les rivières avec leurs chevaux, à exercer, par conséquent, les animaux à la nage, d'abord sans cavalier, puis enfin montés. Ceci rentre absolument dans les exercices militaires proprement dits; il est à désirer que cette instruction, trop négligée, soit reprise et poussée à fond, alors surtout que le rôle des cavaliers, comme éclaireurs, tend à prendre de plus en plus d'importance et doit les amener à franchir tous les obstacles, quels qu'ils soient. Tous les exercices corporels, gymnastique, natation, escrime, sont sous la surveillance d'un officier supérieur assisté d'un nombre d'officiers suffisants. La boxe et la canne sont facultatives (Art. 271, *Service intérieur, inf.*)

III. *L'équitation.* — L'équitation constitue le principal exercice des cavaliers; aussi lui consacre-t-on un temps considérable, trop prolongé même au dire de quelques officiers, qui voudraient voir substituer, aux longues séances du manège, des exercices plus directement militaires et plus pratiques. Nos méthodes d'instruction auraient, disent-ils, pour effet de former tout au plus dix ou douze passables écuyers par régiment, en ne développant pas assez, chez les autres, cet esprit d'indépendance et de sécurité sans lequel on ne saurait être un bon cavalier militaire. A ceci, nous n'avons rien à répondre, et ne pouvons trancher les éternelles questions sur le mode de dressage, sur l'assiette à donner au cavalier, sur le travail individuel. Ce que nous pouvons constater, au point de vue de l'hygiène, c'est l'effet de l'équitation sur l'organisme.

Excellent exercice, recommandé avec raison dans beaucoup de cas, l'équitation peut être néanmoins une cause réelle d'accidents ou de maladies. En dehors des chutes et des blessures qui en résultent, elle expose tout d'abord le jeune soldat à des irritations de la peau des fesses et de la partie interne des cuisses, à des excoriations de l'épiderme et à des éruptions furonculeuses souvent longues et rebelles. C'est une période d'initiation à laquelle bien peu peuvent échapper, où quelques-uns même contractent un profond découragement. Certains vieux cavaliers, forts de leur expérience, conseillent aux recrues des onctions graisseuses, avec le suif classique des casernes; d'autres, au contraire, affirment que mieux vaut encore abandonner les choses à elles-mêmes; plus on cède, disent-ils, à la douleur, et plus on prolonge la période d'accoutumance; nous sommes un peu de cet avis. Sans doute, lorsqu'il y a ulcération ou furoncle, on doit proscrire pour quelques jours l'exercice de l'équitation, mais pour le reprendre dès que cela devient possible. Peut-être trouverait-on quelque avantage à hâter le durcissement de l'épiderme et du derme, en pratiquant sur la peau des onctions avec un mélange d'alcool et de savon, additionné d'un peu de tannin; cette préparation ne tarde pas à rendre la peau beaucoup moins souple et moins sensible.

Rarement ces premiers accidents ont une issue sérieuse; cependant, lorsque des furoncles ou de petits abcès se développent au pourtour de l'anus, une fistule peut en devenir la conséquence; on observe également à leur suite des adénites inguinales, mais rarement avec tendance à la suppuration.

Le système de selle que l'on emploie dans les régiments de cavalerie a singulièrement varié depuis quelque vingt ans; dans leur construction, on a beaucoup en vue l'hygiène hippique, et sensiblement moins l'intérêt du cavalier lui-même.

Les unes cependant sont disposées de telle sorte que l'homme repose fatalement sur le périnée, sur l'*enfourchure* en terme d'équitation; d'autres au contraire, plus larges, moins anguleuses, permettent au cavalier de reposer sur les fesses et sur la partie interne des cuisses. Les premières amènent beaucoup plus souvent des excoriations, des excès périnéaux, des orchites, sans donner pour cela une meilleure assiette au cavalier. Les cavaliers qui portent encore le pantalon basané de cuir (heureusement il n'en existe plus en France) sont plus exposés aux excoriations qu'avec les pantalons de drap; encore faut-il que la peau soit séparée de ce vêtement par un caleçon bien ajusté, ne faisant pas de plis; la chemise doit être également bien tendue, ou mieux encore un peu relevée, sans quoi elle ne tarde pas à se couper, à faire de gros plis qui se traduisent sur la peau par des vergetures et quelquefois par des excoriations.

Il est bon que les cavaliers possèdent un suspensoir; l'usage de cet appareil peut prévenir les froissements du testicule qui se produisent parfois, surtout dans les temps chauds, alors que le scrotum est plus relâché que d'ordinaire.

L'allure du cheval joue un rôle très important dans l'hygiène de l'équitation (1); le pas, le trot et le galop constituent les trois allures de la cavalerie; du pas, il y a peu de choses à dire; le trot, au contraire, est l'allure la plus avantageuse pour le cheval, mais aussi la plus pénible pour le cavalier novice. Suivant que le cavalier prend un point d'appui sur les étriers et s'élève, en accompagnant la cadence des mouvements de l'animal, ou bien que, fixé sur la selle par les cuisses vigoureusement ramenées en dedans, il participe directement aux secousses de sa monture, le trot est dit *à l'anglaise,* ou *à la française.* Il est incontestable que le premier système est infiniment plus avantageux pour le cavalier, qui ne se déplace presque pas et peut prolonger l'allure très longtemps sans en

(1) Voy. Guyer, *Les allures du cheval.* Paris, J.-B. Baillière.

éprouver aucune espèce de fatigue ; le trot à la française communique à tout le corps une série de secousses, réellement intolérables pour les débutants, avec certains chevaux, les anglo-normands en particulier. L'agitation, les mouvements secs et saccadés que perçoivent les viscères abdominaux et thoraciques se traduisent par du malaise, de la douleur, une congestion de plus en plus prononcée de la face, des troubles circulatoires, quelquefois des vomissements.

Malgré tous ces inconvénients, il a été convenu jnsqu'à présent, dans la cavalerie française, que le trot à l'anglaise est éminemment disgracieux, nullement militaire et doit être proscrit de la façon la plus absolue. Les autres cavaleries européennes en font cependant usage, et les officiers français y ont recours lorsqu'ils montent en dehors du service. Que le trot à la française donne au cavalier plus d'assiette et de solidité, nous n'avons pas à le discuter, mais s'il paraît acceptable dans les régiments montés en chevaux souples, aux avant-mains longues et flexibles, il devient quelquefois intolérable avec les grands et lourds chevaux de la grosse cavalerie.

On a maintes fois accusé l'équitation de produire l'obésité, en en donnant pour preuve certains officiers de cavalerie devenus en effet for obèses vers la fin de leur carrière ; c'est là une erreur réelle. Les quelques officiers de cavalerie, auxquels on fait allusion, sont ceux que des fonctions de comptable condamnent à une existence relativement sédentaire et à un travail de bureau, qui les maintient immobiles pendant une partie de la journée ; à côté de cela, ils font usage d'une alimentation beaucoup trop réparatrice pour le travail plus que modéré auxquels ils se livrent ; telles sont les vraies causes de leur obésité, de la goutte et des hémorroïdes, que l'on a voulu considérer également comme conséquence directe de l'équitation.

Les militaires servant dans la cavalerie ne paraissent, en aucune façon, inférieurs à leurs camarades de l'infanterie, en temps qu'aptitude génésique. Sans doute, l'excès de l'équitation, la congestion permanente qu'elle détermine dans le bassin, la fatigue générale qu'elle entraîne peuvent produire un relâchement des sphincters des canaux éjaculateurs et, comme conséquence, la spermatorrhée ; l'équitation expose aussi parfois à la dilatation du canal inguinal et aux hernies, à l'hématurie même ; mais, quoi qu'en ait dit Lallemand, nous ne pensons pas que de telles infirmités soient beaucoup plus communes chez les cavaliers militaires que chez les autres soldats ; on semble avoir été guidé, dans ces conclusions, bien plus par l'induction théorique que par l'observation exacte des faits.

IV. *Répartition du travail et du repos.* — Un point fort important à établir est de savoir combien l'on peut exiger d'heures de travail pour le soldat, quelle proportion l'on doit lui laisser entre l'activité physique et le repos. — Dans nos régiments, les heures de lever et de coucher sont fixées par le tableau du service et de l'emploi du temps, établi par le chef de corps. D'ordinaire le réveil a lieu à cinq heures dans les mois de mai, juin, juillet et août, à six heures en mars, avril, septembre et octobre ; à sept heures en novembre, décembre, janvier et février. Dans la cavalerie, le réveil est sonné à quatre heures trente minutes en mai, juin, juillet et août, à cinq heures en mars, avril, septembre et octobre ; à six heures en novembre, décembre, janvier et février. La retraite varie également entre sept et huit heures et demie du soir. L'appel au quartier a lieu une demi-heure après la retraite, et l'extinction des feux à dix heures. On doit fournir au soldat un minimum de sept heures de sommeil ; en supposant qu'il se couche à neuf heures, il aura donc toujours le nombre d'heures suffisant pour se livrer au repos. Dans les régions chaudes, comme dans le midi de la France et surtout en Algérie, il faut lui accorder en été deux heures de repos au milieu de la journée ; dans ces garnisons, la retraite est battue à dix heures et demie du matin et le réveil à deux heures et demie du soir ; pendant ces quatre heures, les hommes doivent être présents à la caserne, où ils restent libres de l'emploi de leur temps.

Le service des gardes est parfois pénible en raison de la privation de sommeil qu'il entraîne et du stationnement presque absolu pendant la faction. L'article 43 du *Décret du 23 octobre 1883 sur le service des places* prescrit de régler les gardes d'une même garnison de façon que les hommes aient au moins six nuits de repos sur sept, et que, pendant les vingt-quatre heures de garde, chaque soldat ait au plus huit heures et au moins six de faction.

Pendant la faction elle-même, l'homme doit chercher à ne pas garder une immobilité prolongée, mais, surtout si le temps est froid, marcher constamment pour activer la circulation. Le séjour dans le corps de garde peut devenir nuisible par suite du défaut d'aération et de chauffage mal conduit. Ce sujet a déjà été traité page 297.

Pour revenir à l'emploi du temps, il est évident que l'armée active devant, d'après les lois actuelles, être regardée comme l'École militaire de la nation, et, en raison de la très courte durée du service, il est de toute nécessité d'exiger des hommes une application physique continue, à peu près égale, en temps, à celle d'un ouvrier d'une profession ordinaire, moyenne. Huit à neuf heures de travail ne sont pas excessives, d'autant que le mode d'application varie à chaque instant, que l'on passe d'une théorie à un exercice d'application, d'une manœuvre à l'entretien des armes, du matériel, dans la cavalerie au pansage des chevaux. Le travail est également coupé par le temps des repas, et quelques heures de liberté jusqu'à l'heure de la retraite sont absolument suffisantes.

Par contre, il est bon, il est nécessaire à tous égards qu'un jour par semaine tout travail soit suspendu et, qu'après les soins généraux de propreté, le soldat soit livré à lui-même. Le repos dominical est une de ces règles de bonne hygiène à laquelle on ne peut, sans inconvénient, se soustraire.

Les permissions de dix heures, de minuit, de la nuit, données comme encouragement aux hommes, ne sont trop souvent qu'une occasion de dissipation, parfois un appel à la débauche, tout au moins une privation de sommeil. Il est bon de n'en user qu'avec une excessive modération. Ces principes ne s'appliquent évidemment pas aux sous-officiers, qui, plus âgés et plus élevés en grade, doivent aussi être mis en possession de plus d'indépendance.

§ II. — Les marches.

En dehors des exercices ordinaires auxquels se livrent les troupes, et comme complément à ces exercices, comme préparation au service en campagne, les hommes sont exercés à la marche, d'abord pendant quelques heures et sans l'équipement complet, puis, avec toutes les fournitures de campagne, et pour accomplir la valeur d'une étape ordinaire, variable de 20 à 40 kilomètres.

I. *La marche en elle-même.* — Le nombre de pas exécuté en un temps donné est réglé : 1° par la longueur de la jambe qui se porte avant; 2° par la durée des oscillations qu'elle exécute. Or cette durée, comme celle du pendule, est proportionnelle à la racine carrée de la longueur de la jambe, abstraction faite de l'accélération que lui communique l'effort musculaire. Toutes choses égales d'ailleurs, la vitesse de la marche est donc une fonction de la taille, il y aura par conséquent, pour chaque individu, une vitesse qu'il ne pourra excéder sans gêne.

Pour un homme de taille moyenne, cette vitesse maximum a été évaluée par E. et G. Weber (1) ainsi qu'il suit :

Longueur du pas.	0m,8656
Durée du pas.	0″ 332
Vitesse de déplacement ou espace parcouru en une seconde. .	2m,608
Chemin parcouru en une heure.	9389 mètres.

Certaines personnes, entraînées à la marche, ont pu soutenir les vitesses considérables pendant un temps relativement assez long; c'est ainsi que Parkes cite l'exemple de célèbres *pedestrians* ayant parcouru le mille anglais (1609 mètres) en sept minutes, soit à la vitesse de 8 milles 1/2, 13,776 mètres à l'heure. Le capitaine Saunders, pedestrian renommé, a pu franchir 10 milles (16,090 mètres) en une heure trente-trois minutes, et 21 milles, soit 33,789 mètres en trois heures.

Dans les différentes armées, on est arrivé en ce qui concerne la vitesse de la marche, à des maximums qu'il paraît difficile de dépasser.

Le *pas accéléré* dans l'armée française n'avait autrefois qu'une longueur de 65 centimètres à la cadence de 110 à la minute. D'après le *Service militaire intérieur*, *A*. *269*, la cadence doit être successivement allongée jusqu'à 125 et 135 pas à la minute; au départ on ne donne d'abord que 120, et la même cadence est reprise pendant la dernière demi-heure. — De même la longueur du pas a été portée à 75 centimètres, en sorte que, tandis qu'avec l'ancien pas de 0m,66 × 110, l'on n'obtenait qu'une vitesse de 4k,30 à l'heure; l'on atteint maintenant de 0m,75 × 120 à 0,75 × 125 par minutes, soit par heure 5 kilom. 400 à 6 kilom. 6m,075.

Dans l'armée allemande la cadence est de 112, et la longueur du pas de 0m,80, ce qui donne 5k,376; dans l'armée autrichienne la cadence est de 115 à 130, et le pas de 0m,75, soit une vitesse de 5k,175 à 5k,850; dans l'armée italienne, l'infanterie de ligne marche à raison de 120 pas de 0m,75, soit 5k,400, les bersaglieri à raison de 140 pas de 0m,86, soit 7k,224. — La vitesse de marche de l'armée anglaise est pour le *quick time*, ordinairement employé, de 0m,75 à la cadence de 110, soit 4k,950 à l'heure.

(1) E. et G. Weber, *Mécanique de la locomotion chez l'homme*, in *Encyclopédie anatomique*, traduit par A.-J. Jourdan. Paris, 1843.

Le *pas gymnastique* est en réalité un pas de course et non un pas de marche; il peut cependant être maintenu assez longtemps par des hommes suffisamment entraînés, c'est celui qu'emploient les coureurs de profession ou les gymnastes; il est d'une longueur de 0m,80 à la cadence de 170 et donne une vitesse de 8 kilom. 772 à l'heure, le kilomètre étant ainsi franchi en 7 minutes et demie.

L'ancien *pas ordinaire*, d'une longueur de 0m,66 à la cadence de 76, n'est plus employé, sinon dans quelques exercices et pour rompre plus parfaitement les hommes à la cadence de la marche, pour leur faire prendre une bonne position et leur enseigner à produire exactement la quantité d'efforts nécessaires, mais rien en plus. Les mouvements réglementaires de la marche ne sont point identiques dans les différentes armées; c'est ainsi qu'autrefois, dans la garde russe, l'ordonnance de la marche prescrivait de lever la pointe du pied jusqu'au niveau du genou opposé, la cuisse et la jambe restant presque en ligne droite. L'effet pouvait être saisissant, mais il ne s'obtenait qu'aux dépens d'une grande fatigue. Dans l'armée allemande, pour les défilés, on voit à peu près l'ancien système russe, jadis emprunté à l'armée prussienne sous Frédéric; mais en route les hommes sont exercés à fléchir assez fortement les genoux pour que le pied retombe carrément sur le sol; dans l'armée française, la pointe du pied doit venir toucher le sol un instant avant le talon, ceci dans le but de décomposer le choc par la flexion des articulations plantaires.

Du reste, le pas ordinaire tend de plus en plus à être abandonné dans les exercices et remplacé en toutes circonstances par le pas accéléré de $120 \times 0^m,75$. Certains officiers regrettent cette suppression, non point comme ennemis des nouveautés, mais parce que, suivant eux, le pas ordinaire constituait un excellent exercice gymnastique, une préparation à la précision des manœuvres.

II. *Les marches militaires.* — La quantité maximum de marche que l'on doit exiger du soldat varie singulièrement suivant la charge qu'il transporte, suivant la saison, l'heure de la journée, l'état des routes, l'alimentation dont il fait usage, enfin suivant la longueur même des colonnes engagées sur une même route. Les étapes de 20 à 25 kilomètres constituent une bonne moyenne qui peut être soutenue plusieurs jours de suite, sans inconvénient. Un régiment ne mettra pas moins de six à sept heures pour la faire, en comprenant les pauses indispensables, une division huit ou neuf heures. Nous touchons ici à l'un des plus difficiles problèmes de la science de la guerre, celui du calcul des marches, dans lequel doivent entrer une foule d'éléments, parmi lesquels la vitesse même de la marche ne joue pas le rôle capital. Le temps nécessaire pour la formation de la colonne, puis à la fin de la route, le temps indispensable pour que la queue arrive au point qu'occupait la tête, l'ordonnance parfaitement régulière du convoi, les intervalles indispensables à maintenir entre les différents corps pour éviter les arrêts suivis de marche plus rapide, en terme technique les *à-coups*, tous ces éléments doivent être pris en sérieuse considération par les officiers chargés de régler l'ordre de la colonne.

Les tacticiens regardent comme un excellent résultat d'obtenir d'un corps d'armée une marche quotidienne de 20 kilomètres. Le général Lewal (1) voudrait que l'on pût arriver à 24 kilomètres; en y joignant les mouvements de bivouac, au départ et à l'arrivée, les hommes n'auraient pas fait moins de 28 kilomètres. Les campagnes les plus rapides n'ont pas donné des résultats plus élevés, et, lorsqu'on parle de marches de 10 lieues et plus, ce sont des faits absolument accidentels et le plus souvent exagérés. Le relevé de toutes les campagnes de 1796 à 1815, de la guerre d'Italie, 1859, de la guerre de Bohême, 1866, ne donnent pas des moyennes supérieures à 25 kilomètres; la moyenne générale est de 21k,89. Les Romains, du reste, passés maîtres dans l'art de mobiliser les troupes, ne parcouraient pas de plus grandes distances; dans la première campagne des Gaules, César, pressé de s'opposer à l'irruption des Helvètes, fait des marches de 24 à 25 kilomètres; il avait avec lui cinq légions, soit environ 30,000 hommes; pendant la guerre, il ne fait plus que 20 kilomètres. Dans une autre circonstance, ce général quitte les Séquanes pour aller combattre les Belges; il se rend de Besançon à Vitry-le-Français en quinze jours, soit en tout 330 kilomètres, ou 15k,30 par jour. Von der Goltz (2) cite pour la campagne de 1870-71 des exemples de marche de 315 kilomètres en 13 jours, soit 24 kilomètres par jour et les regarde comme remarquables (14e infanterie de Metz à Paris, 4-16 novembre 1870). Ce sont à peu près les mêmes chiffres.

Dans les marches forcées de 1815, Napoléon ne put jamais obtenir plus de 36 kilomètres (le 15 juin), et encore d'une fraction seulement du

(1) Général Lewal, *Conférence sur la marche d'un corps d'armée*. Paris, 1870.
(2) Von der Goltz, *Das Volk im Waffen (La nation armée)* p. 214, 1884.

deuxième corps; les autres corps n'en firent que 30 en moyenne. Dans la campagne de 1870-71, nous avons souvenir de marches de 32 à 36 kilomètres, mais également par des fractions de corps. Von der Goltz rappelle des cas analogues, comme celui de la marche du 10e corps allemand, le 16 août; pour prendre part à la bataille, il fournit une marche de 37 kilomètres. De pareilles marches peuvent être commandées dans de graves circonstances, mais on est bientôt obligé de donner un jour de repos absolu à la troupe, et l'on perd ainsi le bénéfice de la rapidité que l'on avait cru obtenir.

Le général Lewal, calculant mathématiquement la distance occupée sur une route par un corps d'armée à deux divisions, en ne laissant entre les diverses parties (avant-garde, gros, réserve, convoi et arrière-garde) que le minimum indispensable, fixe cette distance à 41 kilomètres, la troupe marchant par le flanc, les voitures par une sur la route; en doublant les voitures, c'est-à-dire en les faisant marcher par deux de front, on gagne 10 kilomètres; si les corps marchent en colonne serrée, par demi-sections d'infanterie et les voitures par deux, le corps tout entier n'occupe plus que 25 kilomètres. Il en résulte que la queue de la colonne ne se mettra en marche que cinq ou six heures, souvent bien plus encore, après l'avant-garde. Si l'on prescrit le rassemblement de tout le corps avant la mise en route, les hommes de la réserve, du convoi et de l'arrière-garde, privés de repos pendant tout ce temps, ne prendront point d'aliments chauds, seront déjà fatigués avant d'avoir fait un kilomètre.

Une étude sérieuse de ces questions de tactique et l'application des principes qui en découlent sont, on le voit, d'une haute importance au point de vue de l'hygiène des troupes en campagne.

III. *Précautions hygiéniques à prendre pendant les marches.* — Les colonnes une fois engagées sur la route, il convient d'ordonner des pauses de 10 minutes, tous les 4 kilomètres, soit à peu près toutes les 50 minutes; elles sont indispensables à l'homme pour se délasser un instant, soulager ses épaules du poids du sac, rectifier son chargement ou satisfaire ses besoins naturels. Il importe également que la sonnerie « halte, » qui signale la pause, soit immédiatement transmise de la tête à la queue de la colonne, au moins pour chaque régiment, et que l'on ne fasse point serrer la colonne; sans cette précaution, lorsque les dernières compagnies arrivent au point voulu, le temps de la halte est expiré, la marche reprise pour la tête de colonne; ces compagnies n'auront jamais l'opportunité de poser le sac à terre et de se reposer un instant. C'est, du reste, ce qui arrive le plus souvent, au grand préjudice des soldats, ainsi fatigués bien inutilement.

Sauf exceptions, les marches sont toujours commencées dès le matin, à une heure plus ou moins avancée, suivant les saisons; en été, il convient de mettre la tête de colonne en route vers quatre heures au plus tard, si l'étape doit être très longue, et de régler la marche pour que les derniers hommes aient atteint le bivouac avant midi. En campagne, en raison de la longueur des colonnes, il est difficile d'atteindre ce résultat. En Algérie et dans les pays chauds, il faut cependant se soumettre absolument à ces prescriptions, sous peine de voir se produire des accidents très sérieux.

En dehors des pauses il est bon, pour peu que la route soit longue, de faire une grande halte d'une heure, aux deux tiers de la route, pendant laquelle les hommes prennent un repas léger, pain et viande froide, peut-être un peu de café. Quelquefois il est indiqué de prolonger cette grande halte pendant quatre ou cinq heures au milieu de la journée; à titre exceptionnel et pour de faibles colonnes, ce système peut être accepté, quoique pendant ces quelques heures les hommes ne puissent pas toujours goûter un repos véritable; ils préfèreront toujours faire un effort un peu plus prolongé et arriver de meilleure heure à l'étape définitive.

Lorsque les marches de nuit ne sont pas commandées par les circonstances de la guerre, il convient de les éviter avec soin, même dans les pays chauds, pour lesquels on les croirait cependant préférables. Privé de sommeil aux heures où la nature engage tous les animaux au repos, le soldat se met en marche d'abord sans déplaisir, mais, à mesure que la nuit avance, il perd de sa gaieté, son moral subit l'influence des ténèbres qui l'environnent; le sens de la vue, auxiliaire indispensable de la marche, lui fait en partie défaut; il ne mesure plus le pas qu'il va exécuter, se heurte contre les cailloux de la route, et, en résumé, arrive au gîte beaucoup plus fatigué qu'après une marche de jour. De véritables dangers l'attendent, du reste, pendant ces marches de nuit, si, comme il arrive souvent dans les pays chauds, il traverse des localités humides précisément à l'heure où les vapeurs miasmatiques se condensent au niveau du sol.

Lorsque le départ de la tête de colonne est effectué de très bonne heure, les troupes, qui devront s'ébranler dans les deux heures consécutives, ne peuvent prendre autre chose que le café ou tout autre aliment de préparation rapide, conserves, etc.; comme elles arrivent à l'étape de bonne heure, il n'y a point d'inconvénient. Les autres corps peuvent, au contraire, préparer le repas ordinaire; au besoin, les cuisiniers seront éveillés sans bruit une heure avant leurs camarades. *L'art. 149 du Service en campagne* prescrit de ne faire ce repas que pour les troupes mises en marche après neuf heures; il indique également que, dans le cas d'une marche pénible et forcée, ou si l'on prévoit un engagement on pourra allouer un supplément de ration. Pendant la route, les hommes pourront avoir recours à leurs petites réserves de biscuit et ne négligeront pas de remplir leur gourde d'eau, ou mieux d'un mélange d'eau et de café, et mieux de thé froid (voy. p. 659). En revanche, les officiers et sous-officiers veilleront à ce que les hommes ne quittent point les rangs pour se précipiter sur les sources, fontaines ou flaques d'eau saumâtre que l'on pourra rencontrer. Le cas échéant, on placera même un factionnaire à ces prises d'eau, afin d'en interdire l'accès d'une façon absolue, ou de ne permettre que d'y remplir les gourdes. Les médecins devront être consultés à ce sujet, et, s'il y a lieu d'autoriser l'accès d'une source, feront disposer par quelques hommes, armés de pelles ou de pioches, un petit bassin pour que la prise de l'eau devienne plus facile et plus rapide. On ne perdra point de vue que les diarrhées, les embarras gastriques, les dysenteries mêmes, qui sévissent sur les colonnes en marche, reconnaissent souvent pour cause une infraction à ces règles d'une hygiène, cependant élémentaire, mais que l'autorité la plus sévère ne parvient pas toujours à imposer.

Comme conséquence, l'on devra interdire de la façon la plus expresse l'entrée des cabarets, auberges ou autres maisons de ce genre, ainsi que la vente de toute espèce de boissons par les marchands autorisés à offrir leurs marchandises à la troupe. Ils ne devront lui fournir et sous le contrôle du service médical que des objets alimentaires. Dans le même ordre d'idées, on interdira l'entrée des fermes, maisons d'habitation et les distributions que, souvent dans un excellent but, les habitants s'empressent d'offrir aux troupes. Les exceptions à ces principes n'auront lieu que dans des conditions de sécurité hygiénique absolue.

Si en tous temps l'ivresse est dangereuse, c'est surtout pendant les marches qu'elle peut transformer en véritables déroutes.

Les marches sont très complètement étudiées dans le *Service intérieur, 28 décembre 1883. art. 359, inf., 352, cav.* et dans le *Service en campagne, art. 135 à 153;* les diverses questions hygiéniques qu'elles soulèvent sont ébauchées avec beaucoup de compétence. Il est donc indispensable que les officiers et les médecins connaissent et appliquent exactement les principes que les règlements n'ont pu qu'indiquer sommairement.

Pendant les marches, les médecins-majors de corps de troupes doivent échelonner le personnel médical sur la longueur de la colonne, afin que les hommes atteints d'accidents reçoivent des soins immédiats. De plus, les officiers et sous-officiers doivent faire sortir des rangs, et rester sur le bord de la route, tout homme qui manifeste un état de souffrance réelle. Ils le désignent au médecin. Celui-ci lui donne l'autorisation soit de déposer le sac, soit de monter lui-même sur les voitures du convoi régimentaire ou sur les voitures de réquisition qui suivent les colonnes. En agissant ainsi et en empêchant les hommes de se laisser aller à un amour-propre légitime et de *forcer*, on évite des accidents plus graves.

Dans les marches prolongées, il est nécessaire de se pourvoir d'un certain nombre de voitures de réquisition, préférablement des voitures à quatre roues plutôt que des charrettes; si l'on en possède assez, on peut faire alterner la troupe entre la marche et le transport.

A l'arrivée, les médecins de corps doivent visiter avec soin tous les malades et faire le triage de ceux qui peuvent continuer la route et de ceux qui doivent être dirigés sur les ambulances ou les hôpitaux. Ils doivent éviter d'encombrer de non-valeurs leur infirmerie régimentaire mobile et leurs propres voitures.

Ceci amène naturellement à traiter des accidents qui peuvent survenir pendant les marches et par le fait même de cette forme d'exercices.

IV. *Accidents occasionnés par les marches.* — a. *Blessures.* — Par le seul fait de la locomotion, les jeunes soldats sont particulièrement exposés à des courbatures, des excès de fatigue qu'un entraînement préalable arrive quelquefois à éviter et qui, prolongées, peuvent à la longue déterminer le *surmenage* avec toutes ses conséquences.

Localement, on observe parfois chez l'homme, comme chez l'animal, de la *fourbure*, c'est-à-dire une modification pathologique, consistant en un froissement, un relâchement et même des ruptures incomplètes dans les ligaments interarticulaires du tarse, de la contusion des surfaces articulaires; ces accidents tiennent à l'épuisement dynamique des muscles de la plante des pieds et du long péronier latéral. Le repos seul peut avoir raison de cet état.

Le frottement des pièces de l'équipement, le poids du sac sont autant de causes des souffrances qui s'ajoutent à la fatigue et qu'il y a lieu de prévenir en autorisant, ainsi qu'il a été dit plus haut, les hommes à placer leurs sacs sur les voitures.

Laub (de Copenhague) a signalé, comme conséquence des excès de marche et en général d'exercices militaires, des *périostites de fatigue* sous forme de tumeurs douloureuses siégeant généralement au tiers supérieur du tibia, plus rarement au tiers inférieur ou au pied. Ces tumeurs se résolvent sans complications, parfois elles déterminent des synovites tendineuses ; elles laissent des plaques d'hyperostoses correspondant aux insertions musculaires; les rechutes sont fréquentes (1).

Les blessures du pied par la chaussure sont un accident très commun des marches, surtout si les souliers sont mal coupés, mal cousus (voy. p. 470). Conséquences du frottement du pied contre un cuir dur et rugueux, elles présentent tous les types de la contusion superficielle, jusqu'à la formation d'ampoules ou d'ecchymoses sérosanguinolentes qui peuvent s'ulcérer et ne se cicatrisent que très lentement. Parfois elles se transforment en phlegmons véritables, déterminant à leur suite des pertes de substances considérables.

Les seuls moyens préventifs des plaies de chaussure sont, d'une part, la bonne confection de cette importante pièce du vêtement (voy. p. 469), sa parfaite adaptation au pied qu'elle doit recouvrir, la souplesse du cuir et d'autre part la résistance du pied. Deux théories sont ici en présence. Les vieux soldats ont l'habitude de se graisser les pieds avec du suif, ou à défaut, tout autre corps gras; quelque répugnante que soit cette pratique, elle est néanmoins justifiée par l'expérience, et doit être approuvée, à la condition d'exiger aussi le lavage, à l'eau et au savon, une fois arrivé à l'étape. D'autres conseillent le tannage de la peau du pied par le savon et l'alcool ; ce dernier procédé a, pour le moins, autant d'avantage que le premier, mais il est fort peu mis en usage par les simples soldats, qui préfèrent réserver leur faible ration d'eau-de-vie pour l'usage interne ; dans le fait, on ne saurait trop s'en étonner.

Ce procédé du tannage appliqué sur une vaste échelle a amené un

(1) Dr Laub (de Copenhague), *De la périostite de fatigue comme maladie fréquente de l'armée.* Communication au Congrès international des sciences médicales de Copenhague, 1884.

médecin allemand, le docteur Phœbus (1), à proposer d'entraîner le soldat à marcher nu-pieds. En supposant qu'une pareille méthode soit acceptable, malgré nos habitudes de civilisation, elle serait inapplicable dans nos pays d'Europe, froids, humides, sur nos routes cailloutées et dans nos rues garnies de pavés à angles saillants. On ne saurait oublier cependant que nos troupes indigènes d'Algérie, de Cochinchine et de l'Annam, enlèvent généralement leurs souliers pour les marches, reprenant ainsi la façon d'agir à laquelle les populations de ces régions sont habituées. Il en est de même des troupes malaises de l'armée néerlandaise des Indes orientales.

b. *Insolation. Coups de chaleur.* — Les plus graves accidents qu'entraine immédiatement la marche sont ceux qu'occasionne la chaleur. Depuis que les armées existent, on a eu à lutter contre l'action de la chaleur et l'impression des rayons solaires; aussi, l'histoire des accidents qu'ils déterminent se confond-elle avec celle des campagnes. Aussi bien dans les armées de l'antiquité que dans celles de notre époque, on a vu des bataillons entiers, des corps d'armée momentanément désorganisés par cette influence : en citer des exemples serait trop long; du reste, il suffit d'avoir fait une marche militaire en été, d'avoir assisté à une revue, pour avoir été témoin d'un ou de plusieurs accidents de ce genre.

Les accidents causés par la chaleur peuvent se produire : 1° par l'action directe des rayons solaires agissant sur le corps nu ou en partie recouvert par des vêtements; 2° en dehors de l'action directe des rayons solaires, par le seul fait de l'élévation de la température. Jusqu'à ces derniers temps, on les confondait sous le nom générique de : coup de chaleur, insolation, *heat apoplexy*, *hitzschlag*, etc., quoiqu'ils appartinssent à deux classes pathologiques très tranchées au point de vue de l'étiologie, comme à celui des symptômes et de la pathogénie.

L'*insolation* résulte de l'action directe et prolongée des rayons solaires thermochimiques. A son plus faible degré, elle est caractérisée par une simple congestion du derme sous forme d'érythème, mais qui souvent éveille un mouvement fébrile prononcé. A un degré plus avancé, l'hyperémie peut atteindre le territoire vasculaire plus profond et devenir une véritable congestion cérébrale avec tous ses caractères; après une

(1) Dr Phœbus. *Fuss-Kultur bei den Soldaten* (Berliner Klin. Wochenschrift, 1866, p. 313.)

période marquée par de la céphalée et des vertiges, l'homme ne peut bientôt plus rester debout, il tombe, la face rouge, vultueuse, les conjonctives injectées, la pupille rétrécie. Des vomissements, indice d'une excitation directe du bulbe, se déclarent ; en même temps, les battements du cœur diminuent, le pouls est dur et résistant. Le coma s'établit parfois et, dans la forme apoplectique, précède toutes les autres manifestations. La mort n'est point rare dans ces derniers cas. Cet ensemble de phénomènes n'est pas différent de la congestion cérébrale classique, dont on retrouve les lésions à l'autopsie; quelquefois même de véritables foyers hémorragiques ont été déterminés par une congestion poussée à l'extrême.

Entre ces deux extrêmes, tous les degrés intermédiaires peuvent se rencontrer.

La prophylaxie de l'insolation consiste, en dehors des précautions à prendre par le commandement dans la disposition de la marche, à munir la troupe d'une coiffure avec couvre-nuque qui abrite des rayons solaires le crâne, la face et la nuque, seules régions du corps que l'insolation puisse atteindre avec danger. A défaut d'une coiffure remplissant ces conditions, tout au moins doit-on forcer les hommes à interposer un mouchoir entre la tête et le képi ou le shako, de façon à ce qu'une partie déborde sur le front et la majeure partie sur la nuque. Il y aura avantage à mouiller de temps en temps ce couvre-nuque flottant.

Le *coup de chaleur* peut se produire, même en dehors de l'exposition aux rayons solaires et par un temps couvert, sous la seule influence de l'élévation de la température ambiante avec absence de brise ; la trop grande concentration des colonnes en marche s'opposant à leur propre aération, l'immobilité sous les armes le favorisent; il se produit surtout chez les hommes déjà fatigués par de longues marches ou non entraînés, mais on l'observe sur les organismes les plus vigoureux.

Son étiologie peut se résumer en ceci : Toutes les conditions qui, en élevant la température du milieu ambiant, ralentissent l'hématose et diminuent l'évaporation cutanée, considérée comme régulateur du corps humain.

Les symptômes morbides se caractérisent par ceux d'un processus asphyxique. Au début, on constate une pâleur excessive des tissus cutanés, caractéristique d'une contraction des capillaires, et simultanément des phénomènes d'excitation dans les tissus musculaires organiques (nausées, coliques, incontinence d'urine), puis dans les tissus musculaires de relation (convulsions). A cette période, d'une durée plus ou moins courte, succède le stade asphyxique proprement dit avec cyanose, mouvements respiratoires dyspnéiques, puis résolution musculaire. Pendant ce temps la température atteint les maxima les plus élevés que l'on ait pu observer, 42° et peut-être 43°.

La mort peut survenir dans ces conditions, par suite de l'asphyxie, et grand nombre de survivants sont atteints de congestions pulmonaires persistantes et de pneumonie.

La prophylaxie du coup de chaleur se déduit naturellement des causes qui la produisent : Éviter les excès de chaleur pendant les marches en ne les faisant pas aux heures les plus chaudes, aérer la colonne en l'espaçant, éviter le passage, le stationnement surtout dans les routes étroites, bordées de talus élevés, de roches qui absorbent puis émettent le calorique avec intensité, empêcher les hommes de s'asseoir et surtout de se coucher pendant les haltes, car la couche atmosphérique voisine du sol est toujours surchauffée, engager les soldats à avaler de temps en temps quelques gorgées de la boisson contenue dans le petit bidon, en ayant la précaution de manger quelques bouchées de pain ou de biscuit auparavant, faire entr'ouvrir les vêtements, défaire les cravates, etc...

Guyon, médecin-inspecteur (1), a depuis longtemps insisté sur les dangers du sol échauffé, des couches inférieures de l'atmosphère ; aussi le cavalier est-il moins exposé que le fantassin aux coups de chaleur. Le maréchal Bugeaud dut rendre les officiers attentifs à ces faits, par un ordre du jour du 17 juillet 1846, en leur prescrivant de ne point laisser leurs hommes se coucher, mais de leur permettre simplement de déposer leurs sacs. Le danger de la haute température des couches inférieures de l'air est, du reste, bien connu des habitants des pays chauds ; en certaines contrées, comme à Batavia, les Européens ont dû s'interdire absolument la locomotion pédestre pendant les heures chaudes de la journée et recourir, pour ce fait, aux voitures. La couche surchauffée atteint dans ces régions, $1^{m},20$ à $1^{m},50$ de hauteur.

Le coup de chaleur une fois produit, il faut porter l'homme en un point où il soit largement entouré d'air, lui ouvrir complètement les vêtements, faire sur le front et la face et même sur tout le corps des affu-

(1) Guyon, *Des accidents causés par la chaleur dans l'infanterie en marche et de leur aggravation par la position couchée.* (*Comptes rendus de l'Acad. des sciences*, t. LXV, p. 487, 1867.

sions avec de l'eau à la température ambiante. Au degré le plus avancé de l'accident, on emploiera les révulsifs cutanés, les frictions sèches, les frictions excitantes, les ventouses sur le thorax et les membres; la respiration artificielle, quand la réaction est manifeste, que le pouls commence à se relever, une légère saignée peut trouver son indication. On fera boire au malade par petites quantités, mais très souvent, une eau légèrement alcoolisée, et mieux, si l'on peut, une infusion stimulante et aromatique (1).

V. *Marches dans les pays chauds.* — Plus que jamais, les marches dans les pays chauds ne devront être exécutées que pendant les heures où la température est la moins élevée et les rayons solaires moins ardents. En général, celles qui suivent immédiatement le lever du soleil ou précèdent son coucher sont les plus favorables, mais chaque région a ses indications spéciales qu'il faut connaître et respecter.

Les marches de nuit, lorsqu'elles ne sont pas indispensables, doivent être évitées, elles fatiguent énormément le soldat en le privant du sommeil nocturne qui est le sommeil physiologique et la marche, sans l'aide suffisante de la lumière qui guide le pas, est particulièrement pénible.

Les marches dans les pays chauds ne sauraient pas être aussi longues que dans les zones tempérées. Le soldat européen ne peut développer et surtout soutenir la fatigue, il est bon de suppléer à son insuffisance physique en le déchargeant de la majeure partie de son équipement que l'on

(1) Wood, *On Sunstroke (American Journ. of med. sc.*, p. 377, 1863.) — Passauer. *De la mort par insolation surtout dans les armées (Annales d'hyg. et de méd. lég.*, 2e serie, 1867, t. XXVIII, p. 423). — Vallin. *Du mécanisme de la mort par la chaleur extérieure (Arch. gén. de médec.*, déc. 1871 et janv. 1872); et *Recherches expérimentales sur l'insolation et les accidents produits par la chaleur (Arch. gén. de médec.*, fevrier 1870). — W. Thurn, *Die Enstehung von Krankheiten als directe Folge austreengender Maersche — MarshKrankheiten.* Berlin, 1872. — Noquet, *Etude sur l'insolation et les accidents causés par la chaleur.* Th. de Paris, 1872. — Hestrès, *Etude sur le coup de chaleur.* Th. de Paris, 1872. — Iacubash, *Der Hitzschlag (Deutsche Mil. Arztl. Z. Schrift*, 1873, p. 465). — Blachez, *Du coup de chaleur (Gaz. hebdom.*, 1877). — Demmler, *Des accidents produits par la marche pendant les fortes chaleurs et de leur pathogénie (Progrès médical*, 14 septembre 1878). — Sevestre, *idem (Progrès médical*, 21 septembre 1878). — R. Lebastard, *De quelques accidents de la marche chez le soldat.* Th. de Paris, 1878 (nº 184). — Lacassagne, *De l'insolation et des coups de soleil.* Paris, 1878. — Zuber, *Etude sur le coup de chaleur* (*Bull. Soc. méd. des hôpitaux.* Paris, 1880. — Sir J. Fayrer (de Londres), *Communication sur le coup de soleil (Sunstroke).* Congrès international des sciences médicales de Copenhague. 1884. — J. Moursou. *Etude clinique sur les lésions du cœur par coup de chaleur* (*Arch. médecine navale*, septembre 1884) — Héricourt, *Des accidents causés par la chaleur (Arch. méd. milit.*, t. VI, 1885, p. 7). — A. Hiller, *Ueber Erwaermung und Abkültung der Infanteristen auf dem Marsche und den Einfluss der Kleidung darauf (Deutsche Militaerzt. Z. Schrift*, juillet 1885).

fait transporter par les convois formés d'indigènes. Les haltes doivent être plus fréquentes et, s'il se peut, se faire à l'ombre.

Si la marche doit s'exécuter dans une région insalubre, il est indispensable de choisir les heures les moins dangereuses, variables suivant les cas, et il peut être bon de faire prendre, avant le départ et à titre préventif, à tous les hommes une légère dose de sulfate de quinine en solution dans un peu de café noir. Cette distribution doit se faire régulièrement par les soins des sous-officiers et sous la surveillance des médecins. Chaque homme doit avaler le médicament en présence du sous-officier.

Un plus grand nombre de moyens de transports doivent suivre les colonnes, non seulement pour les bagages, mais aussi pour les hommes fatigués.

Toutes les questions d'alimentation et de boissons indiquées p. 766 sont plus urgentes que dans les pays tempérés; les boissons alcooliques en particulier doivent être spécialement défendues.

VI. *Marches dans les pays froids.* — Une saison froide, sans excès, à moins de pluies ou de neiges abondantes n'est pas défavorable à la marche. Une température trop basse, les marches dans la neige non durcie et fondante, les tempêtes de neige ont amené dans certaines colonnes de grands désastres, même en Algérie et dans des pays généralement chauds.

L'action du froid sur les organismes affaiblis, en dehors des congélations locales, détermine peu à peu un engourdissement paralytique, une tendance au sommeil auquel on ne doit jamais laisser les hommes céder sous peine de les voir succomber sur place.

Par tous les moyens on doit donc stimuler la circulation chez les hommes avant et pendant les marches; une alimentation copieuse, riche en matières grasses, est indispensable et les distributions de boissons alcooliques, chaudes s'il se peut, trouvent une application des plus marquées.

Les marches doivent être faites au milieu du jour, coupées de très courtes haltes, sans grande halte ni grand repos, sauf conditions spéciales; elles doivent être enlevées.

Si des hommes sont saisis par le froid, on doit les placer dans les voitures, les entourer de couvertures et se hâter de leur faire prendre des boissons alcooliques diluées et quelques aliments. Dans les cas plus graves, on pratiquera sur la totalité du tégument externe des frictions excitantes, au besoin avec la neige, puis on surveillera la période de réaction congestive du côté de la tête.

Le traitement de la congélation appartient au domaine chirurgical ; il est bon de se souvenir que les frictions avec la neige jouissent d'une réputation méritée pour ramener la circulation dans les régions menacées ou même déjà atteintes.

§ III. — Circonstances propres à certains services ou exercices spéciaux.

Le fantassin, le cavalier, l'artilleur et, en général, les hommes de tous les services sont soumis en principe aux mêmes influences, aux mêmes causes morbides; cependant, en raison même de leur service spécial, ils peuvent être exposés à des accidents caractéristiques, que les médecins voient se produire avec une persistance égale à celle de leurs causes.

1. *Infanterie* (1). — Dans l'infanterie, qui forme la partie la plus nombreuse et la plus importante de l'armée, les principaux accidents sont ceux dérivant de la marche, de la surcharge résultant du port du sac et du maniement du fusil. Au chapitre où l'équipement et la charge du soldat ont fait l'objet d'une mention spéciale (p. 495), on a pu constater combien celle qui est actuellement imposée au soldat français paraît excessive. Lorsque le soldat n'a pas atteint un développement physique très prononcé, il lui faut longtemps pour s'habituer au port du sac, même incomplètement garni; les bretelles lui *coupent* les épaules, la position, inclinée en avant, qu'il doit prendre, gêne sa respiration, bientôt il est absolument épuisé.

Avec le temps, cette sensation disparaît et l'habitude s'établit, mais les inconvénients d'un chargement excessif se reproduisent dès que les marches se prolongent, surtout lorsqu'elles se succèdent, comme en campagne, par tous les temps, et souvent avec une alimentation moins répa-

(1) Dehée, *Quelques considérations sur l'hygiène du fantassin*. Th. de Paris, 1852. — Canonge, *Considérations sur l'hygiène de l'infanterie à l'intérieur*. Th. de Paris, 1869. — Legouest, *Des blessures par le fusil Chassepot (Gaz. hebdomad. de médec. et chirurg.*, 1869). — Treille, *Des causes et du mécanisme des accidents causés par le maniement du fusil Chassepot (Bull. réun. des officiers*, 1872. p. 886 et 906). — Albert, *Blessure mortelle par le projectile du tube à tir (Rec. Mém. médec. milit.*, 3e S., t. XXXIV, 1878. p. 392). — Camus, *Les cibles et l'acuité visuelle (Rec. Mém. méd. milit.*. 3e S., t. XXXVII, 1881. p. 206). — Graujux et Dubois, *Des accidents par armes à feu au tir à la cible chez les marqueurs (Arch. de méd. milit.*, t. III, 1884, p. 115). — Rigal, *Etude sur le recrutement des hommes du 12e bataillon de chasseurs, de leur degré d'aptitude aux exercices militaires et plus particulièrement aux marches en pays de montagnes (Rev. milit. de médec. et de chir.*, n° 8, p. 561, n° 9, p. 641, 1881).

trice que de coutume. Cette question de la charge du soldat cesse presque d'appartenir à l'hygiène, pour s'élever au rang d'une question tactique de premier ordre.

Le maniement des armes à feu soit en exercice, soit en campagne est lui-même une cause possible d'accidents. L'adoption du fusil modèle 1874 à cartouche métallique a fait absolument disparaître celui que l'on observait avec le fusil 1866, alors que l'aiguille pénétrait dans la cartouche quand le tonnerre n'était pas encore fermé; par le fait, le maniement du fusil 1874 est absolument sans danger.

Les accidents ne s'observent guère que pendant le tir à balles, si par inadvertance un homme reçoit quelque projectile égaré; les marqueurs que l'on place dans des abris au pied des buttes, sont quelquefois blessés à la tête, au cou ou aux épaules par des fragments de projectile; la balle se coupe sur les arêtes des tiges métalliques qui supportent les cibles, et des portions de plomb peuvent être réfléchies et revenir en arrière. Lorsque les arêtes des cibles sont bien nettes, cet accident ne se produit pas, parce qu'alors la balle est coupée comme au rasoir et que les deux ou trois fragments continuent le mouvement en avant; il n'en est pas de même quand l'arête est effritée.

Lors du tir dans les chambres avec les *cartouches réduites*, on néglige assez souvent certaines précautions, les hommes continuent parfois à circuler et cependant le projectile peut déterminer des blessures graves et même mortelles.

L'éclatement d'un canon de fusil pourrait, à la rigueur, survenir si des portions de débris de la cartouche métallique, exceptionnellement rupturée, oblitéraient le canon et arrêtaient la balle du coup suivant. Dans les exercices de tir, on doit regarder avec attention la cartouche à chaque extraction, et si elle est déchirée, examiner l'intérieur du canon avec un miroir à 45° ; dans ces conditions, il est bien difficile qu'un accident se produise ; avec le fusil modèle 1874, ils sont devenus si rares que, véritablement, ils n'existent pas dans les tirs individuels et se rencontrent tout au plus de loin en loin dans les tirs d'ensemble, où la surveillance est moins absolue.

Certains bataillons de chasseurs sont destinés à un service spécial dans les montagnes; ils ne constituent pas, comme en Italie ou en Autriche, un corps particulier, mais ils ont cependant, en réalité, un mode d'activité très différent de celui des autres bataillons. A la suite des manœuvres opérées dans les Alpes pendant les dernières périodes, les médecins ont pu constater, chez quelques-uns de leurs hommes, des accidents d'anémie aiguë, dus évidemment au surmenage. Les marches et opérations de montagnes exigent une dépense de forces considérable et une réelle accoutumance ; les transitions de chaleur au froid sont souvent très rapides et réciproquement ; l'altitude élevée des point où l'on opère, en diminuant la proportion d'oxygène fourni à la calorification, intervient comme un facteur de premier ordre. En résumé, il est évident que les hommes destinés à ces manœuvres de montagnes, à plus forte raison ceux qui doivent, en temps de guerre, être chargés de la défense de ces lignes, doivent être choisis parmi les plus vigoureux, les plus agiles, et recevoir un supplément d'alimentation, nécessité par la somme considérable de forces dépensées.

De plus, il serait absolument logique de les recruter exclusivement dans ces mêmes régions, qu'ils parcourent depuis leur enfance, et d'avoir ainsi des bataillons alpins et pyrénéens, levés sur place et ne quittant pas, en principe, les montagnes à la garde desquelles ils sont commis.

II. *Artillerie. — Trains* (1). — L'artilleur, le soldat du train, sont exposés aux contusions et aux écrasements de membres, par les voitures et les pièces d'artillerie, par les travaux de force qu'ils doivent exécuter.

Avec les canons se chargeant par la bouche, il arrivait quelquefois que le pointeur négligeait de placer le doigt sur la lumière, pendant l'acte du chargement ; un violent courant d'air s'établissait alors dans la pièce, ranimait des culots de gargousse non entraînés par l'écouvillon, et la nouvelle gargousse prenait feu alors que les deux servants étaient encore en train de refouler, l'écouvillon à la main. L'arrachement de l'avant-bras, des brûlures fort graves résultaient de cette imprévoyance et de l'imparfaite exécution d'un commandement, précis cependant.

Avec les canons se chargeant par la culasse, cet accident n'est plus à craindre ; ils en peuvent déterminer d'autres cependant. Dans les canons du système de Bange, la lumière est creusée dans la culasse mobile elle-

(1) G. Morache, *Des accidents causés par la déflagration prématurée de la poudre dans le canon* (*Rec. Mém. méd. mil.*, 3e S., t. V, p. 176, 1862). — H. Fournié. *De la projection des étoupilles et des blessures qui en sont habituellement la conséquence* (*Arch. méd. milit.*, t. III, p. 386, 1884).

même, et il peut arriver que, lors de l'explosion, l'étoupille soit projetée de 25 à 30 mètres en arrière, avec un jet de flamme de 60 centimètres. L'étoupille elle-même pèse près de 4 grammes. Lorsque ce projectile, entier ou dilacéré, vient frapper une partie découverte de vêtements, il peut déterminer une plaie contuse d'intensité variable.

La projection se produit lorsque la lumière est encrassée, que l'étoupille n'est pas engagée à fond dans le canal de la tête mobile, que la traction se fait d'une façon trop brusque. Le premier et le second servants de droite sont alors exposés, le second plus que le premier. L'observation précise des règles techniques relatives à l'attache de l'étoupille et à la position des servants permettent d'éviter ces accidents.

Il est arrivé parfois avec les canons de Bange que, en manœuvres, par suite de la précipitation que l'on porte à ouvrir le feu, sans même se donner le temps de pointer, la culasse ne soit pas fermée entièrement lors de la mise à feu. Dans ces conditions, il a pu y avoir projection de la culasse mobile en arrière et accidents consécutifs. Dans le tir avec projectiles, ce fait ne s'est pas produit, parce que, comme l'on pointe avec attention, on agit avec moins de précipitation. Du reste, l'artillerie vient d'adopter un petit taquet qui ne permettra pas la mise à feu lorsque la culasse ne sera pas absolument fermée.

Le tir des pièces et l'ébranlement atmosphérique qui en est la conséquence entraînent parfois chez les artilleurs des contusions, et même des déchirures du tympan. Cet accident se produisait alors que, pour les pièces à chargement par la bouche, les premiers servants de droite et de gauche se tenaient près de la volée. Il se produit aussi lorsque l'on tire dans un espace très rétréci ; dans les tourelles cuirassées, qui présentent ces inconvénients à leur summum, la mise à feu ne se fait plus que par un conducteur électrique, tous les servants étant descendus à l'étage inférieur.

En tout état de causes, il est bon que les servants, et en général tous ceux qui participent au tir, introduisent du coton dans le conduit auditif externe, afin de briser les vibrations atmosphériques.

Les éclatements de pièces ne se produisent guère qu'aux essais, surtout dans ceux de pièces en étude ; généralement alors la pièce se trouve dans un abri blindé, en dehors duquel se placent les assistants pour la mise à feu. En service courant, cependant, les pièces peuvent éclater et déterminer alors une série de blessures des plus graves. Cet accident s'est produit dans toutes les armées, en campagne ou dans les polygones, et il n'est pas de canon en acier, de quelque usine qu'il sorte, qui soit *absolument* à l'abri de pareille aventure. Mais ces événements sont si rares qu'il n'y a point de s'en alarmer sérieusement.

Le maniement de la poudre, des fulminates, de la dynamite, du coton-poudre, la confection des cartouches, entraînent malheureusement de fréquentes explosions dans les ateliers spéciaux. Toujours elles sont dues à quelque inobservation des règlements, précis cependant, à quelque circonstance spéciale, qu'on aurait dû et pu prévoir. Il en est de même du déchargement des projectiles anciens, travail toujours dangereux et qui ne devrait point être autorisé.

III. *Génie* (1). — Les travaux spéciaux de l'arme du génie comprennent les terrassements, avec toutes leurs variétés, la construction des ponts de chevalets, la destruction ou la réparation des voies ferrées, leur exploitation (bataillons des chemins de fer), le forage des puits et des galeries de mines, leur explosion, etc.

La plupart de ces travaux représentent comme facteurs morbides ceux des professions qui les exercent d'ordinaire, et n'offrent pas à ce point de vue un cachet bien typique. Par contre, les travaux des mines déterminent des accidents, souvent d'une gravité exceptionnelle, dont on a cru pouvoir presque faire une entité morbide, la *Maladie des mines, Minen-Krankheiten,* suivant le terme usité en Allemagne. Le simple forage des galeries souterraines, où un homme ne peut cheminer parfois que sur les genoux, quelquefois à plat ventre, expose le mineur à la série de phénomènes caractéristiques du séjour dans une atmosphère confinée, d'autant que la lampe dont il est porteur contribue à absorber une portion de l'oxygène disponible ; de plus, il arrive parfois que le sol lui-même laisse diffuser des gaz qui peuvent être simplement irrespirables (acide carbonique), ou même toxiques jusqu'à un certain point (hydrocarbures, gaz des marais, etc.). Ce sont déjà de très fâcheuses conditions, mais les circonstances deviennent plus critiques, lorsque les galeries doivent être suivies au milieu ou au voisinage de terrains bouleversés par

(1) Rizet, *De quelques états généraux observés sur les mineurs du génie après les travaux de polygone*, br. in-8. Arras, 1868. — *Commissarischer Bericht über die Erkrankungen durch Minengaese bei der Graudenser Mineurübung im August, 1873*, avec 2 plans. Berlin, 1875. — E. Schwartz, *Affections produites par les gaz résultant des mines de guerre* (*Ann. d'hyg. et de méd. lég.*, 2e S., t. LXVII, p. 273, 1877). — Rigal, *Des accidents de la guerre de mines* (*Revue milit. de méd. et de chir.*, no 1, 1881).

les explosions de grandes masses de poudre ou de dynamite. Les fissures du sol peuvent être de très longue portée et les gaz se propager ainsi fort loin de leur point d'origine.

Les gaz, dus à l'explosion de la dynamite (nitroglycérine et substance inerte, silice le plus souvent), sont irritants par la présence d'acides azotiques, hypoazotiques, oxaliques, mais leur effet paraît moins dangereux que celui des gaz de la déflagration de la poudre de mine ordinaire qui renferment des acides sulfhydriques, azoteux, de l'acide carbonique et de l'oxyde de carbone. Il semble démontré que c'est principalement à l'absorption de quantités, même minimes, de ce gaz d'une toxicité intense qu'il y a lieu de rapporter les causes de la *maladie des mines*. Suivant que la dose a été plus ou moins forte, l'on observe des phénomènes de différente intensité, depuis le simple étourdissement, qui se dissipe par l'exposition à l'air, jusqu'à l'anéantissement absolu, caractéristique de la suspension radicale, de toute hématose par suite de la fixation de l'oxyde de carbone sur la presque totalité des globules sanguins. On sait en effet que ce gaz doit être regardé comme le toxique spécifique, pour ainsi dire, du globule sanguin qu'il rend à jamais impropre à fixer l'oxygène. Les réactions spectroscopiques de l'hémoglobine oxycarbonée, constatées sur le sang des mineurs militaires ainsi frappés, aussi bien en Allemagne (catastrophe de Graudenz), qu'en France (Rigal) suffisent à prouver l'exactitude de cette assertion.

Ainsi s'explique également cette anémie, spécifique en apparence, des hommes qui, sans avoir été atteints d'une façon aiguë et particulièrement grave, ont été exposés cependant à respirer assez longtemps et à plusieurs reprises dans ces milieux délétères. Leur anémie est celle des ouvriers, ou autres personnes, qui ont respiré un certain temps les vapeurs de charbon ou une atmosphère chargée de gaz à éclairage; elle est proportionnelle à la quantité de leurs globules détruits, elle dure aussi longtemps qu'ils n'ont pas été remplacés par des hématies de nouvelle formation.

La prophylaxie des accidents de mines est difficile et complexe : l'odeur de l'acide sulfhydrique, la réaction d'un papier plombique, l'essai par la flamme d'une lampe, par la présence d'un pigeon, ainsi que l'ont fait les Allemands, ont une valeur relative, mais non absolue. Aucun d'eux ne décèle la présence d'une faible quantité d'oxyde de carbone, mais simplement celle des hydrosulfures et de l'acide carbonique. On n'est donc jamais certain du moment et du lieu où l'on peut envoyer sans crainte le soldat-mineur.

On cherche à absorber les gaz et surtout l'acide carbonique à l'aide de la chaux, du charbon, du peroxyde de fer; on ventile les galeries en y refoulant de l'air avec les pompes, on les explore avec l'appareil Denayrouse, on n'y envoie que des hommes pourvus de masques imprégnés de sel acétique, mais tous ces moyens, excellents en principe, sont impuissants vis-à-vis de l'oxyde de carbone. La prophylaxie absolue est encore à trouver et les dangers auxquels sont exposés les soldats du génie dans les galeries, par le seul fait de leur présence en ces lieux souterrains, et en dehors de tous les traumatismes qui les y menacent, sont toujours considérables.

IV. *Cavalerie.* — L'exercice du cheval et l'équitation en elle-même peuvent entraîner certaines indispositions ou accidents auxquels il a déjà été fait allusion page 758. Il n'y a donc point lieu d'y revenir ici.

Plus que le fantassin, le cavalier militaire est exposé aux contusions, en raison des rapports continuels qu'il a avec le cheval, animal de peu d'intelligence, capricieux et vindicatif. Ces contusions s'observent sous forme de coups de pied dans les différentes régions du corps, mais très fréquemment aussi au tiers inférieur de la crête du tibia. Cette blessure se produit lorsque les cavaliers sont à cheval et que l'un d'eux reçoit un coup

(1) Voy. A. Piou. *Dissertations sur quelques préceptes d'hygiène relatifs aux troupes à cheval.* Th. de Strasbourg. 1808. — Aran. *Essai sur l'hématurie considérée spécialement chez les militaires à cheval.* Th. de Paris. 1811. — Baudens. *Considérations d'hygiène relatives aux différents corps de cavalerie.* Th. de Montpellier. 1826. — Leuret. *Considérations sur l'hygiène de la cavalerie légère en temps de paix.* Th. de Paris, 1834. — Dauvé. *Essai sur l'ecthyma dans l'armée et spécialement dans la cavalerie (Rec. Mém. méd. mil.*, 3e s., t. V, 1861). — Czernicki. *L'année médicale d'un régiment de cavalerie (Rec. Mém. méd. mil.*, 3e s., t. XXXII. 1876). — Arnould. *Remarques sur l'étiologie des furoncles et de l'ecthyma dans la cavalerie (Rec. Mém. méd. mil.*, 3e s., t. XXXIII, 1877). — R. Longuet. *De la tricophytie par contagion animale et en particulier, chez le cavalier (Rec. Mém. méd. mil.*, 3e S., t. XXXVIII. 1882). — Mégnin et Larger, *Transmission de la tricophytie ou herpès circiné du cheval à l'homme.* Société de médecine publique, 21 déc. 1880 et 26 janvier 1881. — L. Gérand. *Transmission du sarcopte de la gale du cheval à l'homme (Rec. Mém. méd. mil.*, 3e S., t. XXXVII. 1881). — Nogier. *Arrachement de phalange chez un cavalier (Rec. Mém. méd. mil.*, 3e s., t. XXXIII. 1877). — E. Millet. *Note sur un cas d'arrachement de phalange chez un cavalier (Rec. Mém. méd. mil.*, 3e S., t. XXXV, 1879). — Doubre. *Arrachement de la troisième phalange de l'indicateur de la main gauche chez un cavalier (Rec. Mém. méd. mil.*, 3e S., t. XXXVI. 1880). — Vercoutre, *Observations sur le mode d'attache des chevaux dans les cours des quartiers de cavalerie, à propos des plaies et arrachement des phalanges survenant chez les cavaliers (Rec. Mém. méd. mil.*, 3e S., t. XXXVIII. 1862). — Nimier. *Recherches sur quelques lésions de l'index gauche observées chez les cavaliers (Arch. gén. de médec.*, 1882). — Josephson, *Ueber Osteomen in den adduction-muskeln von Cavalleristen (Deutsche Militairaerztl. Z. Schrift.*, 1874.)

de pied du cheval qui le précède ; elles sont fréquemment accompagnées de fracture, tout au moins d'écrasement de la table externe de l'os et par suite longues à guérir.

Les efforts que le cavalier doit faire pour se maintenir à cheval en contractant les adducteurs de la cuisse entraînent parfois des hernies musculaires, et à la longue la formation d'ostéômes (Josephson).

Plusieurs médecins de l'armée ont récemment signalé un mode spécial de contusion de l'index chez le cavalier, alors que, prenant son cheval par la chaîne du licol, il veut en passer un des anneaux sur les crochets d'attache encastrés dans les murailles du quartier, en vue de faire le pansage en plein air. Si le cheval tire en arrière brusquement, le doigt pris entre l'anneau et le crochet peut être sectionné au niveau de l'articulation avec arrachement de plusieurs centimètres des tendons. Cette section peut même se faire sans qu'il y ait action d'une chaîne métallique ; la pression de la rêne du bridon, en cuir cependant, sur les anneaux d'attache peut produire le même effet lorsque l'index se trouve interposé entre les deux.

Des accidents semblables ont été fréquemment observés par Nogier, Mallet, Doubre, Vercoutre ; ils sont bien un type de blessure professionnelle et, alors qu'ils n'avaient point été expliqués, ont quelquefois fait croire à une mutilation volontaire.

Les maladies parasitaires existantes chez le cheval se transmettent facilement au cavalier qui le panse. C'est ainsi que l'on a observé le passage du cheval à l'homme du sarcopte, de la gale équine (Géraud), du tricophyton, de l'herpès circiné (Mégnin et Larger, Longuet); les premières manifestations se montrent alors sur les bras et le visage, parties les plus voisines du cheval pendant le travail du pansage. C'est également en ces régions que se montrent d'autres éruptions dues à des parasites venant non de l'animal, mais des fourrages (Mégnin), alors que le cavalier transporte sur le cou les bottes de foin ou de paille des magasins jusqu'aux écuries. Les mêmes éruptions s'observent alors sur la tête et le cou de l'animal, en raison du contact de ces régions avec le fourrage contenu dans les râteliers.

Il paraît infiniment probable que c'est également à un parasite, venu du cheval que l'on doit attribuer les éruptions d'ecthymas ou de furoncles si communes chez les cavaliers. Attribuée à la simple irritation mécanique, locale, à l'usage des pantalons basanés, à la malpropreté, cette forme spéciale d'ecthymas, a été très complètement étudiée par Arnould à l'École de Saint-Cyr; elle lui a semblé être une véritable maladie infectieuse que la propreté seule, et d'autres conditions hygiéniques, ne suffisaient pas à prévenir absolument. En suite de la discussion engagée sur l'ecthyma des cavaliers à la Société des Sciences médicales de Lyon *(Janvier 1883)*, il résulte que cet ulcère spécial est inoculable (Boinet, Deperret) de l'homme au lapin, et qu'en fait des cavaliers se la seraient volontairement transmise en se frottant avec la poussière tombée des étrilles (Augagneur).

Quoi qu'il en soit, des lavages fréquents et au besoin additionnés d'un antiseptique ne peuvent que prévenir le développement de tous ces différents parasites. Des précautions analogues, mais plus accentuées cependant, doivent être prises par les maréchaux ferrants lors de leurs contacts avec les chevaux atteints de maladies infectieuses, dont la plus grave, la morve, jadis si commune, a presque totalement disparu des corps de cavalerie avec les progrès de l'hygiène générale.

V. *Infirmiers militaires.* — De tous les militaires, à l'exception des détenus ou des hommes des compagnies de discipline, les infirmiers sont ceux que leur mode spécial de service expose le plus à la maladie. Non seulement, en effet, il exige une grande somme d'activité, des fatigues multiples, la privation de sommeil, mais encore il expose directement à la contagion sous toutes ses formes. En dehors des circonstances épidémiques exceptionnelles, les infirmiers sont particulièrement frappés par la fièvre typhoïde et surtout par la tuberculose. Il n'est pas douteux que la transmissibilité de ces affections infectieuses ne joue le rôle le plus considérable dans ces manifestations morbides, chez des hommes en contact avec des malades, semant par tout les *excreta* leurs germes pathogènes. — Cette fréquence de la tuberculose chez les infirmiers est absolument démontrée pour nous à la suite de longues observations dans nos hôpitaux; elle ne se manifeste le plus souvent que vers la troisième année de service, en sorte que, comme peu de temps après l'homme est renvoyé dans ses foyers, elle échappe souvent à la statistique des réformes et des décès. Cette explosion tardive justifie encore, s'il était nécessaire, la réalité de la contagion; ce n'est qu'à la longue, lorsque l'homme a déjà été déprimé par plusieurs années de service hospitalier que le germe morbide trouve en lui un terrain favorable d'évolution.

On ne saurait donc se montrer trop rigoureux dans le choix des hommes à placer dorénavant dans les sections d'infirmiers, et en écarter tous ceux qui ne présentent pas, avec une vigueur exceptionnelle, des chances de résistance aux éléments morbigènes. Une seconde indication est celle de multiplier dans nos hôpitaux les désinfections pour tout ce qui touche, tout ce qui provient des malades infectieux.

VI. *Ouvriers militaires, télégraphistes, etc.* — Les ouvriers militaires, soit ceux de la sestion hors rang dans les corps de troupes, tailleurs, bottiers, selliers, etc., soit ceux des sections d'ouvriers, boulangers, menuisiers, serruriers, ainsi que des compagnies d'ouvriers d'artillerie, sont, en outre de leur profession, exposés à certains dangers particuliers dont l'étude appartient non plus à l'hygiène militaire, mais à l'*hygiène professionnelle* proprement dite; il n'y a donc point lieu d'y insister ici puisque le service de l'armée n'y entre plus comme facteur.

§ IV. — Conséquences des exercices militaires sur l'organisme physique.

La gymnastique, rationnellement conduite et appliquée, est un puissant moyen de développement physique pour l'homme, le fait a été démontré par des expériences concluantes (voy. p. 751). — Les exercices militaires, en temps que nouvelle forme de gymnastique, entraînent le même résultat dans le plus grand nombre des cas. — En dehors d'expérimentation plus précise, l'impression seule de tous ceux qui vivent avec le soldat justifie cette assertion; mais il faut cependant tenir compte des progrès physiques qu'il accomplit par le seul fait de son âge, qui est précisément celui où, de l'adolescence, l'homme passe à la maturité. A défaut de recherches précises faites pour l'armée française, on peut s'en rapporter à ce sujet à celles de Fetzer, de l'armée allemande (1), qui, prenant un groupe de quelques centaines de jeunes soldats au moment de leur inscription, les a examinés, pesés, mesurés pendant plusieurs trimestres consécutifs. Il a pu ainsi constater une augmentation de la taille surtout chez les plus petits du groupe, une diminution du poids dans les premiers mois, correspondant à la période d'entraînement, puis une augmentation sensible dans les périodes suivantes, un

(1) Dr B. Fetzer, *Ueberden Einfluss auf die Kœrperentwicklung mit besonderer Berücksichtigung der Brust und mit Bezug auf die Beurtheilung der Militairdientsfæhigkeit*, 1 vol. in-8. Stuttgard, 1879.

accroissement des divers diamètres et périmètres thoraciques, de l'amplitude et de la capacité respiratoires.

Ces données paraissent logiques et satisfont l'esprit, car elles sont d'accord avec les appréciations personnelles de chacun ; cependant Wassiljew, dans ses études sur l'un des régiments de la garde russe (1), est arrivé à des résultats différents et a constaté, au bout de quelque temps, une diminution de la circonférence thoracique, de l'amplitude respiratoire, des circonférences du bras et de l'avant-bras. Cette déchéance serait due, suivant l'auteur, aux fatigues du service en général, des gardes et des factions, aux abstinences et jeunes religieux, principalement au carême, très rigoureux comme on sait dans l'église orthodoxe.

Il y a évidemment lieu à de sérieuses recherches dans cet ordre d'idées ; elles démontreront certainement le bien fondé de l'opinion ci-dessus formulée sur les résultats avantageux des exercices et du service militaire pour le plus grand nombre. D'un autre côté, il est incontestable que ces mêmes influences ont, pour un certain nombre de sujets, un résultat diamétralement opposé.

Lorsque nous avons traité, pages 26 et suivantes, la question de l'âge au point de vue de l'aptitude physique militaire, nous n'avons pu dissimuler que de 20 à 21 ans le développement du corps est loin d'être suffisant pour supporter les fatigues du service militaire, que si à cette époque de la vie le jeune Français pouvait être militairement exercé, et considéré comme une sorte d'*élève-soldat*, il ne pouvait être regardé comme un *soldat complet*, propre à surmonter les efforts du service en campagne et à résister aux influences dépressives ou morbides qui l'attendent alors.

Certains de ces jeunes hommes ne peuvent même pas fournir la somme de travail physique nécessité par le seul entraînement des exercices militaires et, au bout de quelques mois, présentent les symptômes positifs d'un véritable surmenage, avec ses conséquences pathologiques. La grande impressionnabilité de nos jeunes soldats vis-à-vis des maladies infectieuses, de la fièvre typhoïde en particulier tient, en partie, à ces circonstances, en ce sens qu'ils offrent au germe morbide, existant dans le milieu, un meilleur terrain de réceptivité.

(1) S. M. Wassiljew, *Der Einfluss der Exercirens und Wachdienstes auf den absoluten Umfang der Brust, etc. (St-Petersb., Med. Woshenschrift*, 1879).

Mais c'est principalement vers le cœur, sur le muscle cardiaque, que retentissent ces phénomènes de surmenage et de prématuration. Les affections du cœur, sous forme de dilatations passives, d'altérations de la fibre musculaire, entraînant des troubles sérieux asystoliques, se rencontrent très fréquemment, soit chez des jeunes soldats ajournés pendant un ou deux ans, puis acceptés cependant par les conseils de revision lors du troisième examen, soit chez des hommes de 21 ans, acceptés à la première visite, et semblant offrir tous les attributs extérieurs de la vigueur moyenne à leur âge, mais qui cependant n'ont pas pu résister à l'entraînement des exercices, des marches ou de l'équitation, entraînement prématuré pour eux et qui a abouti à un surmènement des appareils vitaux, en particulier de l'appareil central de la circulation.

Des faits analogues ont été constatés dans d'autres armées, dans l'armée anglaise en particulier, qui accepte parfois comme engagés des jeunes gens sensiblement trop chétifs (1).

Il est donc malheureusement très réel que, malgré ces exemples, on tolère l'entrée dans l'armée de jeunes hommes qui auraient dû être quelques temps encore laissés dans leur milieu originaire; deux ou trois ans après ils auraient présenté peut-être une résistance physique suffisante. Ainsi que nous le disions déjà page 753, il est vivement à souhaiter que la jeune génération reçoive, par l'application méthodique et régulière des exercices physiques, le complément de vigueur qui lui fait défaut, que la gymnastique entre dans nos programmes d'instruction à tous les degrés mais surtout qu'elle n'y existe pas à l'état de lettre morte, mais en sorte aussi pour être réellement appliquée (2). Il faudrait que les mœurs et les idées de la population se modifiassent à ce point de vue et, qu'au lieu de cette surchauffe intellectuelle que nous imposons prématurément à nos enfants, nous n'oublions pas que si l'intelligence est la directrice de l'homme, il faut encore qu'elle trouve dans sa constitution un milieu propre à fournir matériellement ce que l'esprit veut imposer. On oublie trop que le physique et le moral sont en relations concordantes; vouloir trop demander à l'un, au détriment de l'autre, c'est aboutir certainement à un résultat très contestable, parfois à une déchéance complète de l'individu, de sa descendance et d'une race tout entière.

(1) Veale, *On palpitations of the Heart in soldiers (Army medical Reports*. 1882).

(2) Voy. Dally, *L'hygiène des âges au point de vue des devoirs sociaux, les dangers de la prématuration (Rev. d'hyg.*, 1883, p. 205).

ARTICLE III. — HABITUDES PHYSIQUES SPÉCIALES. MODIFICATEURS INTELLECTUELS

Il serait assez long et, en fait, d'une contestable utilité de rechercher ici quelles sont, parmi les habitudes physiques des soldats, toutes celles qui peuvent influer sur leur santé. Nous avons étudié en détail les principales d'entre elles, en tant qu'elles se rapportent aux habitations, à l'alimentation, au vêtement, à l'entretien de soi-même.

Il en une cependant dont il convient de dire quelques mots, car elle fait journellement l'objet de controverses et de discussions; cette habitude, c'est celle du tabac.

§ I. — Le tabac

Différentes variétés du *Nicotiana tabacum*, orignaires de l'Amérique, introduites en Portugal vers 1568, et, en France, deux ans plus tard, par l'ambassadeur de France à Lisbonne, Nicot, sont actuellement cultivés sur tous les points du globe, jusqu'au 50° de latitude Nord. En Europe, on cultive principalement le tabac commun ou de Virginie *(Nicotiana tabacum)*, le tabac du Maryland *(Nicotiana macrophilla)* et le tabac rustique *(Nicotiana rustica)*, légèrement différents les uns des autres au point de vue botanique. Après la vigne, il n'est pas de plantes qui reçoivent, autant que le tabac, l'impression du climat, du sol et de la culture. Quelque perfectionnée que soit la culture du tabac en Europe, les meilleures qualités viennent cependant encore de l'étranger, en particulier de l'Amérique (Havane, Maryland, Virginie, Porto-Rico, Brésil), de l'Asie (Syrie), et de la Malaisie (Java, Philippines, etc.).

Comme tous les végétaux, le tabac contient un grand nombre de bases minérales, organiques, d'acide de même classe. De tous ces éléments il en est trois qui paraissent propres au tabac : 1° la *nicotianine*, ou camphre du tabac, substance grasse, douée du parfum caractéristique du tabac; ce corps est encore incomplètement connu, on admet que les espèces en contenant le plus sont toujours les meilleures; 2° la *nicotine*, base organique, soluble dans l'eau, l'alcool, les éthers et les huiles, toxique, même à de très faibles doses, par une action sur le système nerveux moteur, analogue à celle de la strychnine (5 milligrammes suffisent pour tuer un chien de taille moyenne); l'*acide tabacique*, très voisin de l'acide malique, avec lequel il est peut-être identique.

Les tabacs contiennent tous de la nicotine, sous forme de sel, mais en proportion très différente suivant l'espèce, la durée de la fermentation, l'état plus ou moins parfait de la dessiccation ; or un tabac, même desséché en apparence, contient encore 33 pour 100 d'eau. Les quantités de nicotine, contenues dans différents tabacs, ont été évaluées par Schloesing ainsi qu'il suit :

Proportions de nicotine contenues dans différents tabacs.

Tabacs français.			Tabacs américains.	
Département	du Lot...........	7,96 %		
—	de Lot-et-Garonne.	7,34		
—	du Nord..........	6,58	Virginie................	6,87 %
—	de l'Ille-et-Vilaine..	6,29	Kentucky..........	6,09
—	du Pas-de-Calais..	4,94	Maryland...	2,29
—	des Haut-et Bas-Rhin..........	3,21	Havane moins de........	2,00

Les tabacs sont très riches en éléments minéraux, leurs feuilles en contiennent de 19 à 27 pour 100. Cent parties de la cendre d'un tabac, provenant du pays situé entre Nuremberg et Erlangen, et analysé par Merz, contenaient 26,96 de potasse, 2,76 de soude, 37,53 de chaux, 9,61 de magnésie, 9,65 de chlorure de sodium, 2,78 d'acide sulfurique, 4,51 de silice, 4,20 de phosphate de fer. Dans tous les tabacs, on trouve du nitrate de potasse, dont la quantité n'a aucun rapport avec la combustibilité du tabac, car le Kentucky, qui en contient beaucoup, brûle mal, tandis que le Maryland, qui en renferme à peine, est cependant très combustible.

Il n'est pas utile d'entrer ici dans le détail des préparations que subit le tabac avant d'être livré à la consommation ; il s'y présente en vue de trois destinations : le tabac à fumer, formé de feuilles entières de tabac, hachées, ou enroulées en cigares, le tabac à chiquer en forme de cordes ou de ficelle, le tabac à priser, en forme de poudre.

L'usage du tabac a été journellement attaqué et tout récemment encore avec beaucoup d'autorité. Il est constant que le tabac possède, en effet, une action très positive sur le système nerveux ganglionnaire, action qui se traduit d'abord par des effets d'excitation sur le pneumogastrique, d'où les battements de cœur et l'intolérance stomacale et intestinale chez les non accoutumés ; l'habitude émousse ces sensations et pendant une période plus ou moins longue, aucun accident n'en marque l'usage. Au contraire, le tabac devient pour le fumeur une habitude dont il ne peut se dispenser, nécessaire souvent à sa digestion, à son activité intellectuelle.

Mais après une période plus ou moins longue, variable suivant les individus, suivant la quantité de tabac journellement employé, se montrent souvent des troubles localisés encore sur le territoire du pneumogastrique ; du côté du cœur on observe des intermittences, des faux pas, puis des phénomènes douloureux absolument analogues à ceux de l'angine de poitrine, du côté de l'estomac des troubles dyspeptiques plus ou moins profonds. Les autres appareils sensoriels peuvent manifester des modifications plus ou moins profondes, en particulier l'appareil de la vue sous forme d'amblyopie et de divers troubles de l'accommodation, de congestions rétiniennes, etc... On a également attribué au tabac des propriétés anaphrodisiaques, en l'accusant même d'amener l'impuissance (1).

Ces divers accidents, plus profonds chez les hommes, particulièrement impressionnables et un peu nervosiques, chez les femmes et les enfants, éclatent souvent d'une façon subite, à la suite d'un choc quelconque de l'organisme, d'influences morales dépressives.

Le plus généralement ils disparaissent absolument lorsqu'on cesse l'usage de la fumée de tabac, ou même le séjour dans une atmosphère chargée de cette substance, alors même que l'on n'y fumerait pas soi-même.

Mais, de même que l'alcoolique et le morphinisant ne peuvent souvent suspendre brutalement l'ingestion de l'alcool ou l'absorption de la morphine, et qu'il faut arriver progressivement de l'abus à l'usage et à la cessation, de même chez le fumeur il faut parfois ne procéder qu'avec ménagements. Certaines personnes au contraire ne peuvent se faire à cette diminution progressive et préfèrent interrompre brusque-

(1) Gréhant *Recherches sur la présence de l'oxyde de carbone dans la fumée de tabac (Mém. de la Soc. de biologie*, 1878). — G. de Bon, *Recherches expérimentales sur l'influence de l'oxyde de carbone contenu dans la fumée de tabac. (Revue d'hyg.*, 1880. p. 629.) — E. Vallin. *Sur quelques accidents causés par le tabac. (Revue d'hyg.* 1883. p. 223.) — Dreyer-Dufer, *De l'amblyopie tabacique (Gazette médicale de l'Algérie*, 1883). — Decaisne. *Les enfants qui fument (Soc. de méd, pub.*, Avril 1883). — Rochard, *Communication sur l'action de la fumée de tabac (Soc. de méd. pub.*, 25 avril, 1883). — G. Morache. *Accidents observés par suite de l'abus de la fumée de tabac, ainsi que chez les personnes qui en suspendent brusquement l'emploi. (Revue sanitaire de Bordeaux et du Sud-Ouest, 1885.)*

ment leur habitude. Elles n'en éprouvent souvent aucun trouble spécial, à l'exception de cet état de malaise moral venant de la non-satisfaction de ce qui, chez elle, était devenu un besoin. D'autres, au contraire, ressentent pendant longtemps un manque d'équilibre appréciable dans toutes les fonctions, surtout dans les fonctions intellectuelles, voient diminuer pour un temps leur aptitude au travail, si d'ordinaire elles fumaient en travaillant. Avec le temps, tout rentre cependant dans l'ordre et les modifications heureuses que ces convalescents voient dans leur état de santé contribuent à les affermir dans la nouvelle voie. Les rechutes sont fréquentes cependant et il faut, pour qu'un fumeur renonce totalement au tabac, la conviction de ses dangers sur lui-même et une force d'âme peu commune.

Il est certain que les troubles dus à l'usage du tabac sont essentiellement dus à la nicotine, et plus un tabac en est chargé, plus rapidement il produit les troubles caractéristiques dus à cet alcaloïde. Parfois, en Orient surtout, les tabacs chargés d'opium empruntent à la morphine une partie de ses propriétés, en sorte que l'intoxication est plus active, au début plus agréable peut-être.

Localement, la fumée de tabac détermine des irritations de la muqueuse buccale et respiratoire, des angines granuleuses chroniques, de la bronchorrée. On a également incriminé, peut-être sans preuves bien certaines la pipe, en particulier la pipe courte dite « brûle-gueule », le cigare de favoriser ou même de produire le développement de tumeurs épithéliales des lèvres et de la langue, le cancer des fumeurs. Il est plus certain que le ptyalisme excessif auquel se livrent certains fumeurs est une cause adjuvante d'affaiblissement.

Tous ces arguments réunis ont amené certains esprits, poussant la logique jusqu'à l'excès peut-être, à poursuivre le tabac comme un agent de déchéance pour la race et pour l'individu. Les faits semblent contredire cette manière de voir. Les pays où l'on fume avec le plus de persistance, l'Allemagne et les États-Unis, ne sont point des pays en état de déchéance intellectuelle, ni des pays où la natalité soit en décroissance; l'exemple de la Turquie ne saurait être admis, si sa population décroît, les causes sont multiples, et parmi elles la polygamie tient le premier rang. On peut sans doute citer des hommes illustres qui ne fument pas, on peut citer aussi des gens non moins intelligents, à l'esprit tout aussi vif, qui ont contracté et conservé cette habitude.

Mieux vaut certainement ne pas fumer, mais une fois l'habitude prise par un individu, il y a peut-être des inconvénients à le forcer à s'en déshabituer. Pour le soldat fumeur en particulier, la privation de tabac, dans le cours d'une campagne, serait réellement désastreuse, car son moral lui-même en serait vivement influencé; la tristesse et l'ennui sont des causes directes de maladie, ne l'oublions pas. Quel est le militaire, quel est le fumeur qui n'a pas éprouvé ce sentiment de calme, de repos, que procure la fumée du tabac pendant une halte, ou dans maintes autres circonstances? Il y a là autre chose qu'une simple satisfaction d'habitude, il y a une action réelle, spéciale, sur le système nerveux, une accoutumance dont l'hygiéniste doit tenir compte.

Certes l'homme qui ne fume pas, ou qui, ayant fumé, renonce à cette habitude, a raison d'en agir ainsi; comme médecin nous l'approuvons, mais nous pensons aussi, ainsi que nous le disions à propos du vin, « quand une habitude se généralise sur une population tout entière, il est rare qu'elle ne réponde pas à un besoin. » Il en est de ceci comme des croyances populaires, il y existe toujours un fonds de vérité.

On peut se demander quel est le mode de fumer le moins nuisible; la réponse en est simple : c'est celui où la fumée arrive au fumeur à peu près refroidie, sans qu'il soit exposé à sentir remonter jusqu'à sa bouche le liquide âcre et brûlant qui se dépose pendant la combustion du tabac. La pipe, quelque vulgaire qu'elle paraisse, est donc le mode de fumer le plus salubre, à condition que le tuyau soit suffisamment long pour permettre à la fumée de se refroidir, et pas assez cependant pour exiger des mouvements d'aspiration trop prononcés. Le cigare met le tabac en contact direct avec la muqueuse labio-buccale et la fumée en est chaude, elle remonte vers le visage et va irriter la muqueuse conjonctivale; les cigares sont aussi plus *forts*, c'est-à-dire plus âcres que le tabac à fumer, à moins de n'utilisser que des cigares de luxe, qui sont hors de prix. La cigarette est un diminutif du cigare, mais les produits de combustion du papier ajoutent leur effet irritant à l'action du tabac, d'où la plus grande fréquence des angines chez les fumeurs de cigarette.

Quel que soit le mode dont il fasse usage, le fumeur doit s'habituer à ne point cracher et bientôt la sécrétion de la salive ne sera plus augmentée, par suite la déperdition organique sera moindre ; enfin, il évitera d'aspirer la fumée et même de la faire passer par les voies olfactives, car, sous cette influence, la muqueuse pituitaire perd une partie de sa sensibilité spéciale. Le confinement dans une atmosphère chargée de fumée de tabac est funeste à tous les titres, ne fût-ce que par la présence de l'oxyde de carbone, mais ici entrent en jeu des facteurs complexes. Les habitués de café, de brasserie sont fumeurs, ils passent chaque jour un certain nombre d'heures, surtout après les repas, dans une atmosphère nuisible et confinée; ils boivent parce qu'ils fument, et fument parce qu'ils boivent. Ce sont là autant d'éléments dont la résultante, détestable pour la santé, ne doit pas cependant être mise en entier sur le compte du tabac.

L'usage de *chiquer* est plus répandu dans la marine que dans l'armée parce qu'à bord des navires on ne peut fumer dans toutes les parties du bâtiment ni pendant certains services. Les vieux soldats ne dédaignent pas non plus ce procédé d'user du tabac, mais le nombre en diminue tous les jours. La présence du tabac dans la bouche active singulièrement la sécrétion de la salive et expose à en avaler une certaine proportion, toute chargée des principes toxiques du tabac; *à priori* il semblerait que cette habitude devrait être particulièrement dangereuse, mais, en fait, il n'en est pas ainsi et l'on serait assez embarrassé de citer des cas positifs d'accidents chroniques, attribuables à l'usage de la chique, tant est grande la propriété de l'organisme à s'habituer aux choses les plus hétéroclites.

L'usage du tabac *à priser* n'existe plus dans l'armée; il est en général l'attribut de personnes avancées en âge, auxquelles il procure une sensation agréable, sans donner lieu généralement à d'autres inconvénients qu'à une hypersécrétion de la muqueuse nasale. On cite cependant des exemples d'intoxication tabacique obtenus dans ces conditions.

En résumé, on peut dire, en s'appuyant sur l'autorité d'un hygiéniste illustre, Michel Lévy, qui cependant n'était pas fumeur : A la vérité, l'introduction du tabac dans les habitudes des peuples est un fait bizarre; tandis que la civilisation avance si lentement, une herbe fétide a conquis le monde en moins de deux siècles, mais son usage ne répond-il pas à ce besoin instinctif de sensations dont l'homme est tourmenté? Aussi le tabac s'élève-t-il au rang de modificateur moral; il faut l'apprécier, non pas avec les seules données de la chimie et de la physiologie, mais au point de vue des réactions morales, qui jouent un si grand rôle dans l'hygiène humaine.

Dans l'armée, depuis 1853, il est délivré, à prix réduit, du *tabac de cantine*, à raison de 10 grammes par jour, aux hommes qui en font la demande. Le médecin doit recommander aux soldats fumeurs, plus souvent encore qu'aux autres personnes, de se rincer la bouche et de se brosser les dents.

§ II. — Modificateurs intellectuels.

Lorsqu'on se place à un point de vue un peu élevé et qu'avec un esprit philosophique, on considère les rapports existant chez l'homme entre l'élément intellectuel et l'élément physique, on acquiert bientôt la conviction que ces éléments ont l'un sur l'autre une influence permanente, toujours bien plus considérable qu'on ne se l'imagine au premier abord. Dans l'armée, ces influences s'exercent comme dans la vie civile, plus encore peut-être en raison de l'agglomération d'hommes de même âge, unis par une communauté de sentiments et d'intérêts.

Autrefois, en France et dans la plupart des États militaires, les lois étaient ainsi faites, que l'armée constituait une sorte de société dans la société, où l'on entrait parfois pour la vie, toujours pour de longues années. Il en résultait que le soldat pouvait former un type social à part, ayant ses mœurs, ses idées, ses penchants différents de ceux des autres hommes. Par le fait, les choses étaient ainsi.

Aujourd'hui, l'Europe militaire a complètement abandonné ce système, elle marche vers un nouvel état de choses, proclamé progrès par les uns, recul social par les autres; celui de la militarisation de toute la partie virile de la population, mais non point de cette militarisation fictive qui, au moment du danger, ne met entre les mains du chef qu'une agglomération d'individus et non point une armée de soldats, mais de la militarisation complète, absolue. Que la chose semble pénible, barbare même, le fait brutal n'en est pas moins présent; il demeure certain que dans l'Europe moderne l'existence d'une nation, en tant que nationalité, n'est assurée qu'à ce prix.

L'armée est donc, en temps de guerre, la nation entière, debout et en armes, prête à combattre; en temps de paix, elle en est l'*école militaire* où tous viennent, à leur tour, passer le temps indispensable à leur instruction.

Le soldat entre dans le régiment comme l'a fait la famille; au bout de trois années l'armée le rend à celle-ci, amélioré disent les militaires, amoindri disent les adversaires de l'ordre de choses actuel. Entre ces deux opinions, quelle est la vraie ?

Pour y répondre, il suffit de considérer l'armée, non pas seulement comme elle a été autrefois , mais comme elle l'est d'après les nouvelles lois, comme elle tend à le devenir tous les jours davantage. Comment, pendant trois ou quatre années, on prend un jeune homme, on lui montre tous les jours que, dans la vie sociale, à côté des satisfactions matérielles que l'on recherche malheureusement de plus en plus, à côté des inégalités résultant des différences de fortune, il y a quelque chose qui domine et devant lequel chacun doit s'incliner : la patrie et le devoir ! il a pu voir lui-même mettre en pratique ces sentiments, dans ce qu'ils ont de plus noble et de plus désintéressé ; il a vu ses camarades ne jamais reculer devant le danger, se prêter à tous les dévouements, quelquefois obscurs, qu'impose la vie militaire ; il a vu que la vie n'entre jamais en ligne de compte, lorsqu'il s'agit de répondre à la confiance que la société place dans ses défenseurs, et l'on serait autorisé à dire, comme on l'entend encore parfois, que l'armée est une non-valeur sociale, une école d'obéissance passive, d'anéantissement de l'individu. On oublie qu'aucun régime social ou politique n'est durable, sans l'obéissance aux lois, la discipline intelligente, mais d'autant plus rigoureuse. Celui qui a été un bon soldat au régiment sera un bon citoyen ; avant d'avoir des droits civiques, il aura appris qu'il existe des devoirs.

Sans doute l'ouvrier, qui vient servir pendant quelques années, perdra un peu de ses habitudes ; il ne gagnera point, en tant que spécialité industrielle, mais ne gagne-t-il rien en compensation ? Dans le désarroi général où s'agitent les sociétés européennes, n'est-ce donc rien que de pouvoir s'isoler des discussions stériles, d'appartenir à une grande famille, où tout marche avec précision, avec ordre et méthode, où la place de chacun est marquée d'avance, où le devoir devient facile parce qu'il est pour ainsi dire à l'ordre du jour ?

L'instruction est la base du progrès social, l'armée la déverse largement sur les siens ; depuis un demi-siècle, les écoles régimentaires et celles d'enfants de troupe fonctionnent avec un ensemble de plus en plus remarquable. En dehors de l'enseignement primaire qu'elle déverse sur ceux qui ne la possèdent pas suffisamment, par ses écoles de sous-officiers, l'armée fournit l'enseignement secondaire et ouvre à ces derniers l'accès des grades et de la hiérarchie militaire. Dans ses écoles spéciales à l'école de guerre, elle atteint le niveau de l'enseignement supérieur et voit s'ouvrir devant les siens les portes des académies et des compagnies savantes les plus illustres.

L'armée est et deviendra tous les jours davantage une école de moralisation et d'instruction, elle sera de même une école d'amélioration physique à mesure que les règles de l'hygiène prévaudront davantage; l'impulsion est donnée aujourd'hui, elle ne s'arrêtera pas, nous en avons l'intime conviction. L'armée, recrutée dans les conditions de la loi de 1832, était évidemment un obstacle sérieux à l'accroissement de la population : cette question a été suffisamment débattue pour ne point devoir être reprise ici même; du reste, ce n'est plus que l'histoire du passé. Avec le service de quarante mois, et qui bientôt peut-être ne sera plus que de trois ans, cette objection tombe d'elle-même; l'homme pourra se marier à vingt-quatre ans, c'est-à-dire à l'âge que les hygiénistes s'accordent à regarder comme le plus favorable. C'est à bien d'autres causes qu'il faut attribuer le ralentissement de la natalité en France et non plus à cette question du service militaire que l'on exploite trop par habitude.

La discipline militaire, dont on invoque parfois la dureté, est cependant essentiellement juste et nécessaire; elle s'exerce de grade en grade jusqu'aux plus hautes positions de la hiérarchie, et le soldat, en voyant ses chefs se soumettre, apprend la nécessité de l'obéissance. N'est-ce pas là aussi une vertu morale? Si cette discipline était agressive, si elle s'exerçait sur des détails inutiles, peut-être serait-elle contestable; mais, en examinant les règlements militaires, on peut s'assurer qu'il n'en est rien. Sans doute, les hommes ne sont point parfaits et certains chefs compromettent l'autorité qu'ils ont entre les mains; doit-on pour cela incriminer la loi elle-même.

Les pénalités militaires sont excessives dans quelques cas, et paraissent disproportionnées aux délits, mais c'est ainsi qu'on évite de les prononcer trop souvent; véritablement on se demande s'il n'y aurait pas lieu d'introduire les mêmes sévérités dans les lois civiles. Pour les faits qui intéressent le salut commun, quoi de plus juste que de punir de mort celui qui manque à son devoir et expose la vie de ses camarades, peut-être le salut de l'armée? L'autorité du chef doit être immense dans l'armée; cette autorité, il ne peut l'acquérir légalement que s'il en est digne, il ne l'exercera du reste fructueusement que dans ce cas; il faut donc l'entourer d'une grande considération, et regarder comme digne des peines les plus sévères celui qui lui porte atteinte; de là, les sévérités du code militaire.

A côté des peines prescrites contre les mauvais soldats, l'armée offre des récompenses spéciales à ceux qui s'en montrent dignes; la plus grande de toutes est celle de l'avancement, *car elle augmente les devoirs* de ceux qui en sont revêtus. Les distinctions honorifiques, les mises à l'ordre du jour, les décorations, les médailles viennent ajouter leurs effets à celui de l'avancement, dont on ne saurait disposer en faveur de tous ceux qui en sont dignes.

Telle est l'armée moderne; dans ces conditions, elle constitue, pour un peuple, un élément capital de la civilisation, nous n'hésitons pas à le déclarer. En France surtout, dans ce pays que la nature a comblé plus que tout autre, qu'habite une race nerveuse, intelligente, apte à comprendre toutes les grandes idées, à se passionner pour elles, mais qui malheureusement paye ces qualités par des défauts presque aussi grands, l'équilibre manquant à nos idées et à nos actes ne se rétablira peut-être que par l'armée. Nous sommes une nation de soldats, dit-on, César déjà reconnaissait cette qualité à nos ancêtres, nous ne sommes pas une nation militaire; le sentiment du devoir nous apparaît à certains moment, lorsqu'il se présente clair, net, immédiat, mais nous l'oublions aussi vite. En sera-t-il de même lorsque des générations successives auront passé tout entières sous ce niveau de la discipline rigoureuse, implacable si l'on veut, qui doit s'imposer, plus encore dans l'armée d'un pays démocratique, que sous toute autre organisation sociale. Sans elle une armée n'est qu'une *foule* avec ses passions et ses instincts irréfléchis, à la merci de tout événement fortuit; avec elle seule un peuple peut assurer son indépendance, et, dans ces conditions, la discipline militaire devient la plus juste des lois, lorsque tous y sont soumis et qu'un grand devoir l'impose?

Tel est le rôle dévolu à l'armée dans notre société française; elle poussera à l'instruction, à la moralisation. Dans ces conditions, n'est-elle pas aussi destinée à exercer une influence capitale sur la santé du pays, sur son développement physique; il serait puéril d'en douter.

A côté de ces grands résultats, n'y a-t-il pas des ombres au tableau? Oui, sans doute. Il est des natures qui ne se peuvent plier à la vie commune, à la régularité, au mode d'activité spécial de l'existence du soldat, pour lesquels l'éloignement de la famille et des affections est intolérable. La nostalgie s'observe encore dans nos rangs, mais évidemment dans des proportions bien moindres qu'autrefois. Avec le service de sept ans, l'individu tombé au sort abandonnait son foyer pour de longues années, perdait l'habitude du travail auquel il s'était adonné, se trouvait transporté dans un milieu nouveau, dans un climat fort différent du sien. On comprend que la nostalgie pût être, pour quelques-uns, la conséquence d'un pareil état de choses. Déjà, depuis quelque vingt ans, la facilité des communications, la diminution du temps de service effectif, rendaient cette maladie morale de plus en plus rare dans l'armée; on peut dire qu'aujourd'hui elle n'existe plus, en temps normal. Habitué dès l'enfance à l'idée du service militaire qui l'attend dès qu'il aura vingt ans, convaincu qu'il ne restera que deux ou trois ans au plus sous les drapeaux, le jeune homme arrange sa vie en conséquence, fait entrer ce temps de service dans ses calculs; ce n'est plus qu'un incident et non plus, comme autrefois et pour quelques-uns, un désastre.

La nostalgie reparaissant, par exception, chez un individu isolé ou même dans un groupe, rien n'est plus facile que de l'enrayer, dès ses premières manifestations; deux jours au plus, après une demande motivée, le jeune soldat peut se retrouver dans ses foyers, en possession d'un congé.

Les modificateurs intellectuels de la vie militaire moderne sont donc de ceux auxquels l'hygiéniste doit applaudir, car ils ne peuvent exercer sur la santé qu'une influence heureuse. Sur le moral ils n'ont pas moins d'action, car ils sont l'application constante d'un principe que l'on oublie trop souvent aujourd'hui : *Le devoir*.

CHAPITRE II

CONDITIONS HYGIÉNIQUES DE LA VIE MILITAIRE EN CAMPAGNE.

L'hygiène d'une armée en campagne a des exigences particulières suivant que les opérations de la guerre la maintiennent dans les régions géographiques où elle est d'ordinaire cantonnée, en Europe pour les armées européennes, ou suivant qu'elles l'amènent à servir sous un climat différent de celui auquel elle est habituée, hors d'Europe, par exemple pour l'armée française.

Elles ne sont pas les mêmes non plus s'il s'agit d'une campagne d'hiver ou d'une campagne d'été, si les événements imposent aux armées le siège ou la défense des places de guerre.

ARTICLE PREMIER

CAMPAGNES OPÉRÉES EN EUROPE.

§ I. Période de mobilisation et des transports stratégiques.

L'état normal du soldat est la guerre, c'est dans ce but qu'il existe, et dans l'organisation de l'armée, tout doit être combiné de telle façon que le pied de paix ne soit qu'une période d'attente et de préparation incessante. Lorsque les campagnes pouvaient être prévues longtemps à l'avance, qu un long espace de temps séparait la déclaration de guerre de l'entrée effective en campagne, lorsqu'après quelques manœuvres et un ou deux combats, les armées ennemies prenaient leurs quartiers d'hiver et que les hostilités se trouvaient suspendues soit par un armistice, soit par une tacite convention, on pouvait songer à préparer les soldats pour l'entrée en campagne et leur faire subir un entraînement véritable, de façon à les faire entrer dans la carrière, déjà entraînés et rompus à la fatigue. D'un autre côté, les armées composées de contingents restreints, restant plusieurs années sous les drapeaux, n'auraient pu supporter continuellement l'activité et la dépense de forces, que nécessite la période d'entrainement.

Avec nos armées modernes, il peut et il doit en être tout autrement Lorsque l'on a réellement maintenu pendant deux ou trois ans le soldat dans un entrainement physique et intellectuel, on peut sans crainte le renvoyer dans les réserves, dans les corps territoriaux, il conserve la marque ineffaçable de son passage au régiment; si on lui demande de venir tous les deux ou trois ans reprendre, pendant un mois, son fusil et son uniforme, ce doit être pour lui une période de réfection morale, un repos relatif au travail des champs ou de l'atelier.

A l'encontre des anciens écrivains militaires, on ne peut donc plus aujourd'hui étudier la « période de préparation à la guerre », cette période c'est la paix elle-même. C'est pourquoi, dans les chapitres précédents, en traitant de l'alimentation, du vêtement, des exercices, l'on a toujours envisagé le service de campagne, pour régler d'après lui les indications et les desiderata, et en déduire, presque accessoirement, le fonctionnement du temps de paix.

L'ordre de mobilisation général a paru ; les réservistes, les hommes à la disposition, les dispensés en temps de paix rejoignent leurs corps de troupes auxquels ils sont affectés. Le troisième jour au maximum les derniers sont arrivés et incorporés. A ce moment les régiments ont à peu près quadruplé leur effectif du temps de paix, au moins pour l'infanterie.

Une première difficulté se présente, loger et nourrir ces hommes; s'il se peut, on cherche à les conserver dans les casernes, mais elles sont insuffisantes, et dès ce moment l'on doit faire usage du cantonnement ou du logement chez l'habitant (voy. p. 334); l'alimentation pendant ces premiers jours s'exécute d'après les procédés indiqués en traitant du fonctionnement des services alimentaires en campagne (p. 729); le plus généralement les ordinaires cesseront d'exister et le groupement par quatre pour la cuisson devra s'imposer.

L'habillement et l'armement, par suite des mesures dès longtemps préparées, s'exécutent au fur et à mesure de l'arrivée des hommes et, avec beaucoup de raison, il est admis que chaque soldat, y compris ceux qui se trouvent à ce moment sous les drapeaux, reçoit des effets complètement neufs. C'est là une excellente mesure qui assure dès l'abord les conditions hygiéniques du vêtement, en tant que résistance aux agents atmosphériques.

Pendant les peu de jours qui précèdent le départ, le rôle du médecin de corps de troupes, en dehors de la mobilisation de son service médical régimentaire, comprend une visite très rigoureuse de tous les hommes des bataillons immédiatement mis en route, afin d'en écarter tous les sujets douteux. Ils sont réformés, s'il y a lieu, ou versés dans les compagnies de dépôt; ils pourront, dans ce dernier cas, être l'objet d'un nouvel examen médical.

L'expérience de toutes les campagnes permet d'affirmer que, dans les premières semaines qui suivent la mise en route, et avant tout combat, les effectifs subissent un déchet qui atteint presque le dixième. Si l'on peut, par une vigoureuse appréciation, écarter avant le départ tous les chétifs ou simplement les douteux, il est évident que l'on diminuera d'autant ce premier déchet, car ils en eussent certainement fait partie.

Il importe également que l'on exerce sur les hommes une action disciplinaire très rigoureuse, pour que les premières journées ne soient pas gaspillées en fatigues inutiles, en excès, et surtout en excès alcooliques.

Rien ne saurait les exposer plus complètement à un double affaissement physique et moral que l'inobservance de ces principes. Le véritable patriotisme impose à ce moment solennel la sénérité et le calme, le recueillement même; celui qui va accomplir un grand devoir n'a pas besoin de s'étourdir.

A l'heure dite, chaque corps, chaque groupe militaire se rendent aux quais d'embarquement et montent en chemin de fer afin de gagner les points de concentration assignés à leur corps d'armée. Dès les premières heures d'autres troupes les avaient précédées, mais ce n'est point ici le lieu d'envisager ces diverses questions, militairement spéciales, de la mobilisation.

Le transport des troupes par voies ferrées est, au point de vue militaire, une variété du service des marches, mais il en diffère totalement au point de vue de l'hygiène. Tout ce qu'elle est en droit de réclamer, c'est que les hommes ne soient pas trop entassés dans les compartiments, qu'ils puissent y dormir, que la ventilation soit entretenue sans être excessive et que les distributions d'aliments soient opérées régulièrement

Ces conditions sont en partie réalisées par l'organisation actuelle du transport des troupes en chemin de fer (*Décret et Règlement général du 29 octobre 1884*). — D'après ses dispositions (art. 48, Appendices I et II), on utilise pour le transport des hommes, soit les wagons à voyageurs : 1re classe, officiers supérieurs ou officiers inférieurs; 2e classe, officiers inférieurs; 3e classe, sous-officiers et soldats; soit les wagons à marchandises couverts, dans lesquels sont disposés des bancs mobiles avec dossiers (planches 1 et 2 annexées au dit règlement). En fait, lors des transports stratégiques, les wagons à voyageurs devant être en nombre très insuffisant, ce sera surtout à ce dernier système que l'on aura recours.

Dans les wagons de 3e classe on place neuf hommes dans un compartiment de dix places, et huit seulement si la distance à franchir est supérieur à 150 kilomètres. Pour les gendarmes et les cuirassiers, quelle que soit la distance, il n'est jamais introduit plus de huit hommes par compartiment. Les armes, les sacs, les brides pour la cavalerie, les effets d'équipement sont placés sous les bancs et aménagés dans les filets à bagages ou autres espaces disponibles. Dans les wagons à marchandises transformés, on loge un nombre d'hommes variable suivant le type de la voiture : les Compagnies de chemin de fer sont tenues de faire inscrire, dès le temps de paix, sur chacun de leurs wagons de marchandises sa jauge officielle en hommes et en chevaux, d'après les fixations établies par la Commission supérieure des chemins de fer qui fonctionne au Ministère de la guerre.

La nourriture des hommes pendant les transports stratégiques se fait à l'aide des allocations de vivres dont ils ont été pourvus au départ, en tant que vivres-pain et par les soins des buffets militaires aux stations *haltes-repas* (voy. p. 729).

Il est certain que pendant le trajet en chemin de fer, les hommes ne goûtent pas un repos très réparateur, car ils sont assez serrés et ne peuvent se coucher. La station assise et l'immobilité déterminent des stases sanguines dans les membres inférieurs, par suite de l'extravasation séreuse et du gonflement. Aussi doit-on recommander aux hommes de desserrer les lacets de leurs bottines ou de leurs guêtres et de n'y point engager le bas du pantalon.

En hiver, cette immobilité et cette congestion passive des extrémités inférieures prédisposent aux congélations plus ou moins profondes. Il n'est pas besoin même d'un très grand froid, 1 ou 2 degrés au-dessous de 0 peuvent suffire.

A certaines stations, il est nécessaire que la troupe puisse descendre pendant quelques instants pour satisfaire aux besoins naturels et ranimer un peu la circulation par la marche ou le piétinement. Ces arrêts, prévus par l'art. 57, comprennent un arrêt de quinze minutes, une heure ou une heure et demie après le départ du train, des haltes de quinze minutes au bout de chaque période de trois heures, des haltes de une à deux heures, à intervalles convenablement ménagés, pour que les troupes puissent prendre leurs deux repas pendant les vingt-quatre heures de route.

Il y a lieu de tenir grand compte de la fatigue qu'éprouvent les hommes en chemin de fer et ne pas leur demander une longue marche lorsqu'ils en descendent, surtout si le voyage a duré deux ou trois jours.

§ II. — Période de concentration.

Généralement c'est en un point du territoire national que s'opère la concentration du corps d'armée, regardé comme unité stratégique ; ses divisions d'infanterie, son artillerie, la cavalerie et les services accessoires, partis de la même zone régionale, aboutissent à une même zone beaucoup plus rétrécie, où ils se groupent et où se parfait, non l'organisation, elle existe déjà, mais la mise en ordre d'une infinité de rouages, secondaires en apparence, indispensables en réalité.

Les troupes ne peuvent qu'être cantonnées et peu à peu prennent ou reprennent l'habitude de vivre dans ces conditions, de se grouper pour l'alimentation ; les premières exigences de la vie en campagne sont, en effet, sensibles de ce dernier chef et ce service s'exécute dans les conditions ci-dessus étudiées (p. 730); les troupes sont nourries avec des vivres de réserve réunis, dès la période de paix, sur les zones destinées à servir de concentration dans les différentes hypothèses de mobilisation, avec tout ce que la région peut fournir par voie d'achats ou de réquisition, en cas d'extrême nécessité avec les vivres des convois régimentaires, sauf à les renouveler immédiatement.

Par suite de l'encombrement très sensible où se trouvent les troupes, les premières maladies infectieuses peuvent se montrer, dans le cas surtout où il en existerait sur ce point du territoire. L'on se trouve ici en face de l'une des premières grosses questions sanitaires : la concentration du corps d'armée est indiquée pour telle région, cette région est envahie par une endémo-épidémie ou une épidémie. Néanmoins il faut exécuter l'ordre général, car préparé avec des vues d'ensemble, il peut bien difficilement être modifié en l'une de ses parties. Si la chose est possible, mieux vaut infiniment que le commandement général en prenne immédiatement la décision, si elle ne l'est pas, et c'est le cas le plus probable, il y a lieu néanmoins de prendre des dispositions pour restreindre autant que possible le danger qui menace les troupes.

Lorsque celles-ci campaient, l'on pouvait, dans une certaine limite, les isoler des centres d'habitations, avec le cantonnement cela n'est plus possible; c'est bien là l'un de ses plus sérieux inconvénients que de mettre ainsi l'armée en contact, quotidien et intime, avec tous les germes morbides que peuvent renfermer les habitations et leurs annexes.

La prophylaxie des épidémies ne peut être étudiée avec tous ses détails dans un ouvrage de la nature de celui-ci ; elle sera cependant envisagée au point de vue de l'armée en campagne au chapitre suivant, il y a donc lieu d'y renvoyer le lecteur.

La période de concentration est généralement de très courte durée, soit que le corps d'armée, après deux ou trois jours de séjour, marche en avant, pour rejoindre le théâtre des opérations, soit que celle-ci viennent le rejoindre. La période de concentration ne se prolonge que pour les troupes maintenues en réserve; leur organisation ne peut qu'en devenir plus complète, à moins qu'elles ne soient envahies par la nostalgie, si facile à voir naître sous l'influence de l'inaction. Il est donc, à tous égards, vivement à désirer que l'on passe à la période des opérations, aux marches et aux divers événements de la véritable vie de guerre; le moral du soldat se relève et, sous son influence, la santé éprouve les meilleurs effets.

§ III. — Période des opérations.

Dès que le corps d'armée entre dans la période des opérations, de nouvelles conditions hygiéniques surgissent pour le soldat, auxquelles il a été fort difficile de le préparer, car elles sont toutes spéciales et pour la plupart inévitables. D'autres sont absolument fortuites et résultent de circonstances sur lesquelles l'autorité militaire n'a point de prise et dont il peut, tout au plus, chercher à atténuer les effets.

La première de ces causes morbifiques est la fatigue, car une fois engagés dans la zone des opérations, les corps d'armée pourront avoir de grands mouvements à opérer très rapidement. La cavalerie, en particulier, commence son service de renseignements et de sûreté, service d'autant plus pénible au début qu'elle doit battre un grand terrain pour chercher le contact avec la cavalerie de l'ennemi. L'infanterie, d'autre part, se masse avec l'artillerie et les différents services, suit le mouvement en avant de la cavalerie ou participe à des travaux de retranchement, de fortification passagère. — Toute cette période de début des hostilités est particulièrement pénible; à ce moment, on doit s'attendre à voir les effectifs diminuer très rapidement, dans une proportion atteignant quelquefois le dixième de l'effectif total. — On peut vraisemblablement espérer que ces pertes peuvent être amoindries, mais il faut prévoir le fait et chercher à l'atténuer, dans la limite du possible, en procédant à une sélection préventive (p. 798) et plus tardive, en multipliant les précautions hygiéniques pendant les marches, ainsi qu'il a été dit (p. 764).

I. *Les combats.* — L'action s'engage enfin, la bataille est livrée, elle constitue pour le soldat un effort surhumain, que l'excitation du moment rend seule possible. L'hygiène, on peut le dire, est outrageusement violée partout et dans toutes ses formes, mais dès que la bataille est terminée, elle reprend tous ses droits et rentre dans les attributions du commandement. Si les précautions ont été bien prises, si les services administratifs ont fonctionné avec régularité, le point capital à ce moment, c'est-à-dire l'alimentation du soldat, doit absolument être assuré par d'abondantes distributions, car les besoins de réparation dynamique du soldat sont urgents.

C'est avec raison que nous indiquons ici l'alimentation comme point capital, car au milieu du désarroi qu'entraîne le combat le plus heureux, avec l'agglomération énorme d'hommes sur un point limité du territoire, le maintien de distributions régulières devient un problème des plus difficiles, qu'une administration, aussi intelligente qu'active, ne parvient pas toujours à résoudre. Les ressources locales sont bientôt épuisées, on peut dire d'une façon triviale, qu'elles n'ont fait qu'une bouchée ; les bestiaux, les provisions de farines et de grains sont réquisitionnés dès les premiers moments, les champs en culture — si c'est la saison — ont fourni leurs derniers légumes, et cependant il *faut* à tout prix que le soldat soit nourri et reçoive même de larges distributions.

Rarement, en effet, l'armée reste immobile ; victorieuse, elle poursuit l'ennemi, opère de grands mouvements stratégiques alors que l'adversaire est encore sous l'impression de la défaite ; vaincue, l'armée doit bien plus encore fournir des mouvements rapides, aussi précis qu'il sera possible, afin que la défaite ne se transforme pas en déroute, et que les troupes puissent gagner promptement une nouvelle base d'opérations.

Il est d'observation que jamais les armées ne souffrent autant de la faim que pendant les journées qui précèdent ou celles qui suivent immédiatement le combat. Le médecin ne peut en pareille matière jouer qu'un rôle de conseiller vis-à-vis du commandement. Mais, usant de toute l'autorité qu'il puise dans sa science et dans les règlements *(Art. 21 du Service de santé en campagne, 25 août* 1884), le directeur du service de santé doit appeler sur ses indications l'attention du général en chef ; lui seul peut modifier la situation, si du reste les services administratifs ont pris à l'avance des mesures efficaces.

Le combat a eu pour résultat fatal d'amener en action le service de santé, partie constituante de l'armée. Déjà, sans doute, il a dû fonctionner et soigner ou évacuer les premiers malades, mais à ce propos sa tâche est centuplée. Des milliers de blessés gisent sur le sol, il faut les relever, les transporter aux postes de secours, puis aux ambulances, les panser, pratiquer d'urgence les grandes opérations avant la période de réaction, installer les hôpitaux de campagne en utilisant les châteaux, les fermes, les écoles, les églises, etc.; bientôt on doit penser à organiser la dissémination des blessés, en évacuant au loin et par les voies rapides tous ceux qui sont transportables. La mise en activité du service de santé domine la scène à ce moment; il doit fournir à tous les besoins en même temps, sans négliger aucun des détails que comportent des circonstances multiples et très différentes après chaque combat.

L'hygiène joue dans ces questions un rôle capital, essentiel; nous nous réservons de spécifier plus loin les principales indications auxquelles on doit alors obéir.

II. *Le champ de bataille.* — Les champs de bataille présentent, dans un terrain souvent fort étendu, un effrayant ensemble de conditions antihygiéniques, les unes passagères, d'autres, au contraire, profondes et qu'il importe de faire disparaître. Ce n'est pas en vain que deux armées c'est-à-dire deux agglomérations d'hommes y ont séjourné pendant quelque temps et s'y sont heurtées; elles laissent après elles des témoignages irrécusables de leur passage, et le sol qu'elles ont occupé devient, pour longtemps une source de méphitisme, d'émanations morbigènes, dont l'influence nocible ne tarde pas à se produire.

a. *Infection du sol et des eaux.* — Les principales causes du méphitisme des champs de bataille sont les suivantes : 1° Mélange à l'air ambiant des gaz de la poudre, azote, acide carbonique, sulfure de carbone, oxyde de carbone, hydrogène sulfuré, etc. Cette viciation n'est que passagère sur le champ de bataille lui-même; les courants atmosphériques, les orages, succédant fréquemment aux grandes décharges d'artillerie, suffisent pour balayer les gaz délétères; cependant, lorsque des fermes ou des maisons ont été le théâtre de luttes prolongées, ces locaux peuvent conserver pendant plusieurs jours une odeur toute spéciale, rappelant celle de la poudre, preuve incontestable que l'air y est encore chargé d'un des gaz de la poudre, d'hydrogène sulfuré en particulier. Ces locaux constitueraient un milieu dangereux pour les blessés que l'on voudrait y transporter. 2° Infection du sol par les détritus de toute nature que laissent les armées sur leur passage : débris d'aliments, matière fécales, etc. ; 3° infection du sol et de l'atmosphère par les cadavres d'hommes et d'animaux et même localement par le sang répandu sur le sol; 4° infection des eaux courantes, des marais ou étangs, des puits et des sources par des cadavres et des débris organiques de toute nature.

L'hygiéniste doit s'occuper spécialement de cette infection du sol et des eaux, celle de l'atmosphère disparaissant rapidement lorsque l'eau et le sol ont été remis en leur état primitif, ou que du moins les sources d'infection ont été annihilées par des procédés judicieusement choisis et appliqués.

Cette tâche incombe essentiellement à l'armée victorieuse qui peut et doit se faire assister par les populations locales, plus intéressées que personne à ce que le méphitisme ne persiste pas trop longtemps. Alors même que l'armée victorieuse, décidée à s'éloigner rapidement du champ de bataille pour continuer ses opérations, ne paraîtrait pas directement intéressée à les faire, elle doit pourvoir cependant à l'ensevelissement des cadavres de ses propres soldats et à ceux de l'ennemi, ne fût-ce que par humanité. Enfin, l'intérêt des blessés des deux armées, dont un grand nombre séjourneront longtemps dans les fermes, les habitations, les villages avoisinants, exige également l'assainissement de la contrée; il est difficile de dire en quelle proportion le méphitisme du champ de bataille influe sur la marche des plaies, chez les individus stationnant dans ces maisons, mais cette influence est indéniable.

L'histoire des guerres anciennes et modernes, de nombreux exemples particuliers, qu'il serait trop long d'énumérer ici, ne sauraient laisser aucun doute à cet égard; l'histoire des épidémies est également riche d'enseignements de ce genre et montre clairement la relation intime, existant entre leur développement et leur marche, et, d'autre part, l'existence de foyers de méphitismes dus à la décomposition de matières animales.

La désinfection du sol ne peut être considérée comme complète que lorsque les foyers de putréfaction ont été mis hors d'état de répandre dans l'atmosphère les gaz qu'ils dégagent, ou mieux lorsqu'ils ont été absolument détruits. L'inhumation des cadavres et autres détritus organiques paraît, au premier abord, le procédé le plus simple, le plus expéditif et le plus pratique. Il demande à être exécuté d'une façon très complète et présente toujours des inconvénients qu'il convient de signaler.

b. *Inhumation des cadavres.* — Après le combat, l'autorité militaire met en réquisition les populations locales pour l'établissement de vastes fosses, dans lesquelles on place les cadavres côte à côte, souvent et fort à tort sur plusieurs couches de profondeur. Les déblais, enlevés pour creuser des fosses de deux mètres au minimum, servent à les recouvrir et à élever des tumuli, qui ont pour but d'interposer une forte épaisseur de terre, un mètre et demi à deux mètres au moins, entre les cadavres et l'air extérieur. Lorsque les ressources locales le permettent, il convient de recouvrir les cadavres avec de la chaux vive, mais, le plus souvent, ce produit est bientôt absolument impossible à se procurer; à défaut, on emploie des cendres, du charbon de bois, des scories de machines à vapeur. Ces dernières contiennent toujours un peu de sulfate de fer, agent antiseptique. Sur les tumuli, on a généralement l'habitude, lorsque les choses sont faites régulièrement, de semer des pantes fourragères à croissance rapide, avides d'azote, comme le trèfle ou l'avoine; les racines pénétrant profondément dans le sol, vont absorber les produits ammoniacaux au moment même de leur dégagement et activent, par leur présence, la rapidité de la décomposition putride (1).

Des corvées de militaires concourent à ce travail funèbre avec les habitants, et dirigent ces derniers; des officiers font procéder, en même temps, à la constatation de l'identité des cadavres, chose souvent fort difficile autrefois, même pour les nationaux, à plus forte raison pour les décédés de l'ennemi. Aujourd'hui, l'adoption des plaques d'identité, empruntées par les armées européennes à l'armée américaine, qui les inventa pendant la guerre de la Sécession, rendra infiniment plus facile cette mesure, importante au plus haut degré pour les intérêts des familles. Dans l'armée française les plaques d'identité, réglementées par la *Circulaire du 12 octobre 1883 (Notice n° 2. — Service de santé en campagne)*, comprennent au *recto* le nom, le prénom du titulaire et la classe à laquelle il appartient, et au *verso* l'indication de la subdivision de région et du numéro du registre matricule du recrutement. Pour les engagés volontaires ou conditionnels, le millésime de la classe est remplacé par l'indication de l'année dans laquelle l'engagement a été contracté, que l'on fait précéder des lettres E. V. ou E. C.

Si le nombre des morts n'est pas nombreux, si les fosses sont suffisamment profondes, qu'une couche minimum de 2 mètres de terre recouvre les cadavres, en un mot si le travail est exécuté avec intelligence et sans trop de précipitation, le procédé de l'enfouissement peut être recommandé; du reste, c'est celui que l'habitude a fait généralement conserver.

Malheureusement il n'en est pas toujours ainsi. Lorsque sur un champ

(1) Voy. Notice n° 5. — *Service de santé en campagne.*

de bataille sont tombés dix ou vingt mille morts, quelquefois encore beaucoup plus, lorsque, comme par exemple, autour de Metz, les combats se sont succédé très rapidement (journées des 14, 16 et 18 août 1870), on peut dire que, quelque bonne volonté que l'on apporte au service des inhumations, la tâche est au-dessus de la possibilité. Il ne s'agit pas seulement des cadavres humains, les chevaux sont aussi tombés par milliers, des animaux de boucherie ont été immolés pour les besoins de l'armée, souvent ont succombé eux-mêmes à des épizooties infectieuses (le typhus des bêtes à cornes s'observe fréquemment dans les troupeaux à la suite des armées, campagnes de 1812, campagne de 1870-1871). Si les sentiments de la piété la plus élémentaire engagent à s'occuper d'abord des cadavres humains, l'intérêt des vivants exige aussi que l'on ne néglige pas les cadavres d'animaux qui, plus volumineux que les hommes, constituent des foyers de méphitisme plus abondants.

Ainsi, dans l'immense majorité des cas, l'enfouissement des morts est-il exécuté dans des conditions telles que bientôt il devient presque illusoire. Les cadavres, séparés de l'air par une trop faible couche de terre, sont en partie mis à nu, ou tout au moins dégagent en abondance des gaz méphitiques; les tumuli, mal construits, s'effondrent, leurs bords s'écroulent sous le poids des terres, ou bien, placés sur des terrains en pente, ils sont entraînés ou détruits lorsque quelques pluies se produisent. Le méphitisme, un instant dissimulé par ces procédés d'enfouissements incomplets, ne tarde pas à éclater dans toute sa force, et des épidémies meurtrières, des maladies infectieuses de diverses natures sévissent sur les populations voisines de ces tristes localités.

Différentes circonstances activent ou retardent le développement du méphitisme sur le champ de bataille : la saison, en premier lieu. On sait, en effet, que le froid est un puissant moyen de conservation des substances organiques; en hiver, les champs de bataille pourront donc demeurer relativement assez peu nocibles, mais au printemps et l'été suivant, la décomposition reprendra toute sa force. La sécheresse agit en sens inverse, et, toutes choses égales d'ailleurs, la rapidité de la putréfaction reste proportionnelle à la quantité d'eau hygrométrique de l'atmosphère. La nature du sol n'a pas une action moins marquée; sur le champ de bataille de Sedan, Créteur a pu vérifier, une fois de plus, les faits plusieurs fois signalés déjà, en particulier par Orfila, puis par Tardieu. Les terrains argileux ont la propriété de former avec les cadavres une masse compacte qui se dessèche très rapidement et ne laisse plus pénétrer ensuite ni les insectes, ni l'humidité ; dans le sable et les terrains sablonneux, la putréfaction des cadavres est également fort lente, tandis qu'elle est active dans les terrains friables, déjà chargés de détritus organiques. Les vêtements agissent comme enveloppe protectrice et retardent la putréfaction, en particulier le drap et la laine ; en exhumant les cadavres du champ de bataille de Sedan, on a pu constater que, sur un même corps, les mains et la figure étaient déjà méconnaissables, tandis que le tronc et les jambes étaient parfaitement conservés ; à côté et dans les mêmes terrains, les cadavres provenant des ambulances, et enveloppés dans leurs suaires, présentaient une décomposition bien plus complète.

La poudre, en raison de l'hydrogène sulfuré qu'elle dégage au contact de l'humidité, agit comme activant de la décomposition ; à Sedan, à Gravelotte et sur les différents points où l'on a exhumé les cadavres, on a pu remarquer que ceux qui avaient été enterrés pêle-mêle avec différents débris de guerre, des gibernes garnies de cartouches en particulier, étaient beaucoup plus décomposés que les autres. L'eau semble avoir une action conservatrice, ou du moins la putréfaction y est un peu retardée ; aux environs des champs de bataille, les différents cours d'eau, les étangs, les puits eux-mêmes contiennent, en général, des cadavres que l'on y a précipités pour les faire disparaître dans le premier moment ; à Sedan, la Meuse en avait reçu un assez grand nombre, que l'on eût grand'peine plus tard à faire complètement disparaître.

c. *Crémation des cadavres et désinfection du sol.* — En présence de la difficulté des enfouissements, on comprend qu'un grand nombre d'hygiénistes militaires proposent l'incinération des cadavres sur les champs de bataille ; ce procédé de destruction des matières organiques a du reste été maintes fois employé dans l'antiquité et à des époques moins reculées même ; en 1814, on a brûlé aux environs de Paris des milliers de cadavres d'hommes et d'animaux, et, pendant la guerre 1870-71, ce procédé a été mis en usage par Créteur dans la désinfection du champ de bataille de Sedan, par divers ingénieurs dans celle des champs de bataille autour de Paris. On peut, pour y arriver, adopter plusieurs procédés ; le plus généralement employé consiste à élever de larges bûchers recouverts d'une forte couche de charbon de terre ; les cadavres y sont disposés par rangées, entremêlés de couches successives de charbon ; le tout est arrosé de goudron ou d'autres matières inflammables; les propriétés comburantes du pétrole et des huiles minérales peuvent être utilisées en pareil cas. Quelques hygiénistes ont pensé qu'il serait possible de faire suivre les armées de fours crématoires roulants; outre qu'un semblable appareil ne pourrait exister dans les convois d'une armée, sous peine de porter une atteinte profonde au moral du soldat, combien en faudrait-il réunir et combien faudrait-il accumuler de combustibles pour obtenir l'incinération des milliers de cadavres d'hommes et d'animaux qui couvrent un champ de bataille. Ces fours crématoires roulants semblent l'une des plus fortes utopies que des hygiénistes plus théoriciens que pratiques aient pu concevoir.

Il est fort à craindre que l'incinération même des corps sur des bûchers ne soit pas applicable sur les champs de bataille, aussi bien au point de vue de l'effet moral produit qu'à celui des possibilités matérielles. Il n'en est plus ainsi plusieurs mois après le combat, lorsque les troupes ont quitté ces régions et qu'il peut être nécessaire de désinfecter les tumuli, mal disposés dans la hâte du premier moment.

A Sedan, Créteur, craignant de déplacer les cadavres, a pu parvenir à les brûler dans les fosses mêmes. Il faisait enlever la terre, jusqu'à ce qu'on rencontrât la couche noire et fétide qui se trouve en contact direct avec les cadavres, arrosait cette terre avec de l'eau phéniquée, puis découvrait complètement la masse en putréfaction. Il la saupoudrait alors d'une couche de chlorure de chaux et y faisait couler du goudron, en cherchant autant que possible à l'infiltrer entre les différentes rangées de cadavres. Le goudron se trouvait enflammé avec l'aide de paille humectée de pétrole et, au moyen de ce dernier produit, on étendait le feu à toute la fosse. L'intensité de la chaleur devenait bientôt telle qu'il était impossible d'approcher à plus de 5 mètres du foyer ; en une heure au plus, les fosses les plus remplies étaient réduites des trois quarts; les détritus de la combustion consistaient en os, plus ou moins agglomérés par une couche de résine concrète; les terres voisines des cadavres, ayant subi l'action d'une température très élevée, avaient perdu toute odeur cadavérique. Une fumée noire, très épaisse, s'élevait de la fosse et déterminait sur les mains ou la figure des assistants la formation de phlyctènes, de même qu'elle détruisait des myriades de mouches ou insectes attirés autour des fosses. Cette action irritante est due à la présence, dans cette fumée, d'une forte proportion d'acide phénique, résultant, dit Créteur, de la réaction du chlorure de chaux et du goudron. Après la crémation, les fosses étaient recouvertes de tumuli, sur lesquels on ensemençait de l'avoine.

Toute cette question de la crémation, autour de laquelle se fait depuis dix ans une grande agitation, intéresse à un haut degré l'hygiène publique; elle ne saurait que désirer la prompte généralisation de ce procédé rapide de destruction des matières organiques. Ce n'est point ici le lieu d'en faire ressortir les avantages, en temps d'épidémie surtout, d'en montrer aussi les inconvénients au point de vue des recherches judiciaires. L'adoption de la crémation répugne, il faut le reconnaître et le fait est très fâcheux, aux mœurs, aux idées de l'immense majorité des populations et, s'il peut être opportun de la rendre facultative, il sera moralement de longtemps impossible de l'imposer.

Au point de vue militaire, nous estimons avec Vallin (1) qu'elle doit être réservée aux circonstances spéciales, sièges ou autres agglomérations de troupes forcées de demeurer longtemps sur une même zone d'opérations, aux cas d'épidémies, etc... Hors de là elle ne paraît pas pratiquement applicable.

§ IV. — Opérations de guerre spéciales. — Sièges, campagnes d'été et d'hiver.

I. *La guerre de siège.* — a. *Préparation des places fortes.* — Dès qu'une place est construite, on doit supposer qu'elle sera un jour attaquée, peut-être investie, et prendre dès ce moment toutes les mesures nécessaires pour la conservation des hommes qui y seront renfermés. Ces précautions consistent, au point de vue hygiénique, à leur préparer : 1° des logements; 2° des vivres, des objets de couchage, des vêtements et du matériel de campement. On le voit, dans une place forte, il faut compter non pas avec la garnison présente en temps de paix, mais avec celle qu'elle rece-

(1) Vallin, *Discussion au congrès d'hygiène de Turin* (8 et 9e sections), 1880. — Voyez également, Guillery, *Compte rendu raisonné de l'assainissement du champ de bataille de Sedan*, Bruxelles, 1871. — Créteur, *L'hygiène sur les champs de bataille*, Bruxelles, 1871. — Frölich, *Zu der Gesundheitspflege auf den Schlachtfeldern (Deutsche militarische Zeitschrift*, p. 39, 1873). — Roth und Lex, *Handbuzch der Militar Gesundheitspflege*, t. I. p. 548. Berlin, 1872. — Th. Pein, *Essai sur l'hygiène des champs de bataille.* Th. de Paris, 1873. — Lanyi, *De l'incinération des cadavres sur le champ de bataille (Allgemeine militairaerztliche Zeitung*, 1874). — Duroux, *Essai sur l'assainissement des champs de bataille.* Th. de Paris 1878. — F. Marmier, *Utilité de la crémation des cadavres à la suite des grandes batailles et des épidémies.* Th. de Paris, 1878. — A. Lacassagne et P. Dubuisson, Article CRÉMATION; *in* Dict. encycl des Sciences médicales, 1re sér., t. XXIII, 1879.

vra éventuellement pendant la guerre. Les casernes seront donc multipliées aux différents points de la périphérie, les casemates disposées de façon à les rendre habitables, et l'on aura sous la main les planches et autres matériaux nécessaires pour élever des baraques; celles-ci sont en effet préférables, au point de vue hygiénique, aux casemates, qui ne doivent être occupées que dans les cas d'absolue nécessité (voy. p. 341).

b. *Service des vivres.* — Les places fortes doivent également avoir de grands dépôts de vivres; en temps de paix, ils servent à ravitailler la garnison et les troupes de la région, mais ils forment la base de l'approvisionnement nécessaire en cas de siège; au moment où l'on prévoit l'éventualité de la guerre, l'administration militaire a le devoir d'accumuler, dans les places menacées, une quantité de vivres considérable; en agissant ainsi, elle fait pour leur défense autant que l'artillerie, en y accumulant des projectiles et du matériel de guerre. Dès que la guerre est déclarée, dans chaque place est constitué un comité de surveillance des approvisionnements de siège, dont les attributions sont fixées par les *articles* 215 *à* 216 *du Service des places,* 23 *octobre* 1883 et l'*Instruction du* 30 *août* 1885 *sur le Service de l'alimentation en temps de guerre* (*article* 71). Dans la guerre de 1870-1871, certaines places ont pu résister longtemps à l'ennemi, sans doute parce qu'elles se trouvaient occupées par de vaillantes troupes, commandées par des chefs intrépides, mais aussi parce qu'elles étaient approvisionnées; la ville de Belfort, la citadelle de Bitche ont pu prolonger leur résistance jusqu'à la conclusion de la paix, la ville de Phalsbourg a pu tenir jusqu'en novembre 1870, parce qu'elles étaient approvisionnées, tandis que Metz et Paris ont dû ouvrir leurs portes à l'ennemi, le jour où les vivres ont manqué absolument. Il y a là un élément que l'hygiéniste comprend mieux que personne; le jour où l'alimentation est baissée à un certain niveau, il n'y a plus de résistance physique possible, et quelque grande que soit l'énergie des soldats, la matière l'emporte, il faut capituler ou mourir; or, si l'on peut accepter la mort, peut-on l'imposer à toute une population, à des femmes, à des enfants?

En cas de siège, le premier devoir d'un commandant de place forte est de faire procéder à la reconnaissance immédiate de tous les vivres existant dans la place, au moment de son investissement, de les mettre en réquisition, en les laissant au besoin dans les magasins ou caves des particuliers, qui en demeurent responsables, et d'organiser alors le rationnement absolu. Devant le grand devoir qui s'impose, il ne doit exister aucune différence sociale; tous les habitants doivent être soumis au même régime, mais des exceptions sont imposées en faveur des enfants jusqu'à l'âge de quinze ans, des vieillards au-dessus de soixante, des personnes réellement malades et des femmes en couches. Ces diverses catégories de personnes, également intéressantes, recevront des aliments spéciaux, du lait en particulier, mais sur *prescription* de médecins, dûment commissionnés à cet effet.

Sans doute, ce régime paraît dur, mais la guerre n'est pas non plus chose plaisante, elle résume toutes les souffrances et toutes les privations; si l'on n'est pas décidé à les subir, il ne faut pas l'entreprendre.

En procédant de cette façon rigoureuse, non seulement la durée de la résistance est prolongée, peut-être avec elle le salut du pays, mais on sauvegarde encore les intérêts mêmes de la population; en assurant une juste répartition des vivres, on éloigne l'époque où la disette, commençant pour les classes les moins favorisées, les maladies, suites fatales d'une alimentation insuffisante, se déclarent et se propagent aux classes qui ont encore des ressources. On fait donc de la bonne hygiène, sous la forme d'une mesure généralement qualifiée de tyrannique.

c. *Période obsidionale.* — Ce n'est point ici le lieu de faire l'histoire des sièges et des privations qu'ils entraînent, des famines qui s'y développent, des épidémies qui sont le double résultat de l'agglomération et de la misère. En outre des grands sièges historiques de l'antiquité, chacun se souvient du rationnement de Paris pendant le siège 1870-1871, alors qu'en janvier 1871, la consommation moyenne ne s'élevait pas à plus de *25 grammes de viande de cheval* et *300 grammes de pain* (1) et d'un pain dans lequel la farine de blé n'entrait même pas comme un souvenir.

Ces privations entraînent évidemment une augmentation très grande de la morbidité, morbidité qui se traduit, au point de vue clinique, par une tendance générale à l'adynamisme que revêtent les maladies ordinaires, par une moindre résistance contre toutes les causes morbides, le froid en particulier, par une plus grande réceptivité pour les maladies infectieuses, telles que les fièvres éruptives, les affections typhoïdes (fièvre typhoïde ou typhus), la dysenterie et en général toutes les maladies zymotiques.

(1) *Journal officiel* du 28 janvier, 1871.

Le typhus semble être la maladie obsidionale par excellence; dans la plupart des sièges de l'antiquité, on croit en apercevoir la trace; dans les guerres de l'empire, il sévit d'une façon à peu près permanente, et les places de Saragosse, de Glogau, de Dresde et de Mayence fournissent de tristes exemples de sa terrible nocivité; plus près de nous, Sébastopol a vu le typhus se répandre plus encore dans l'armée assiégée que dans l'armée assiégeante; au contraire, dans la dernière guerre, il a fait absolument défaut, aussi bien à Metz et à Paris, qu'à Phalsbourg, Belfort, Bitche et autres places dont les sièges durèrent plusieurs mois. Nous n'avons pas à discuter ici les origines du typhus, mais nous estimons que si ce fléau a manqué, en 1870-1871, à l'ensemble de nos malheurs, il ne faut point voir nécessairement dans cette circonstance une preuve de notre inaptitude à créer le typhus parmi nous. A côté du typhus, on peut placer le scorbut comme type des maladies obsidionales; dans quelques cas, il a dominé la scène pathologique, d'autres fois il se mélange pour ainsi dire aux autres affections, en leur communiquant un cachet spécial, ainsi qu'on l'observait en Crimée et même à Paris en 1870-1871.

En dehors des maladies proprement dites, les affections chirurgicales provenant des événements de guerre tiennent une large place dans la morbidité des places assiégées : elles prennent également un cachet particulier d'adynamisme, se traduisant par une mortalité excessive chez les opérés, mortalité effrayante, de nature à désespérer le chirurgien le plus courageux.

La mortalité s'élève, dans les places assiégées, en raison directe : 1° de l'agglomération; 2° du défaut d'alimentation suffisante; 3° du feu de l'ennemi; 4° des influences morales tristes; 5° de la température générale, agissant comme cause morbifique; 6° de la durée de toutes ces causes réunies. Cette mortalité a pu quelquefois atteindre des proportions effrayantes, amener la diminution du quart ou du tiers de la population générale, entraîner la nécessité de mesures de désinfection spéciales, enfin devenir la cause directe de la reddition de la place. A Paris, la mortalité totale des vingt-huit semaines (4 septembre au 18 mars) que l'on peut, avec Sueur (1), regarder comme placées sous l'influence obsidionale, s'est élevée à 77,231; dans les vingt-huit semaines correspondantes des années précédentes, la mortalité s'était élevée à 24,928

(1) H. Sueur, *Études sur la mortalité à Paris pendant le siège*, Paris, 1872.

décès; la population était restée à peu près la même, car les immigrations ont à peu près comblé les émigrations qui se sont produites avant l'investissement. H. Sueur a démontré que la mortalité a été influencée en grande partie : 1° par les privations; 2° par l'influence des températures très basses subies par des organismes débilités; 3° par la propagation des maladies zymotiques, variole et fièvre typhoïde. Enfin, la reproduction elle-même de la population a été atteinte, par l'augmentation du chiffre des avortements pendant la durée obsidionale et par la diminution des conceptions à la même époque, influence qui s'est traduite par un moins grand nombre de naissances, de juin 1871 à janvier 1872.

Pendant la durée du siège, le service médical doit combattre les causes morbifiques par tous les moyens que l'hygiène générale permet d'ordonner, en particulier par le maintien du service des voiries, aussi bien dans les maisons particulières que dans les voies de communication, par la destruction, au moyen du feu, de tous les détritus et excreta que l'investissement ne permet pas d'entraîner au loin, par l'ensevelissement régulier, et mieux, l'incinération des cadavres, en un mot par une série de mesures qu'imposent les circonstances, variables comme elles, et dont l'hygiéniste saura toujours apprécier l'urgence. Le commandement doit, de son côté, prêter à l'exécution de ce service le concours de son autorité et se montrer soucieux des intérêts de l'armée et de la population, en écoutant, en provoquant les conseils des hommes spéciaux, des médecins; ces conseils, il les transformera en prescriptions absolues, portées par la voie de l'ordre à la connaissance des troupes et de la population civile.

L'armée assiégeante se trouve dans des conditions beaucoup plus favorables que l'armée assiégée; elle a de son côté l'espace et la certitude d'approvisionnements, mais elle est fatalement condamnée à l'immobilité ; cette immobilisation entraîne à brève échéance les effets causés à la fois par l'encombrement et par l'infection du sol. L'un et l'autre existent au même titre que le corps de siège soit cantonné ou qu'il soit campé ou baraqué.

Les trois sièges les plus importants de l'époque militaire moderne ont été marqués par l'éclosion dans l'armée assiégeante des maladies infectieuses dues à ces facteurs. Sous Sébastopol, l'armée française eut le typhus, sous Metz et sous Paris, l'armée allemande a souffert cruellement de la fièvre typhoïde. Les épidémies d'importation trouvent également dans une armée de siège un foyer favorable à leur développement : le choléra importé en Crimée y a continué ses ravages, en ne s'atténuant peu à peu que pour les troupes acclimatées à l'épidémie et en sévissant toujours sur les nouvelles arrivées.

Ces conditions rendent impérieuse l'application des mesures d'hygiène préventive les plus sévères, mesures essentiellement caractérisées par la destruction de tous les agents de putridité, des excreta et autres détritus, par la désinfection des habitations ou baraques servant au cantonnement (p. 423), par le déplacement fréquent des campements, et la chose est possible en élargissant un peu la zone occupée par les troupes (voy. sur ces questions pp. 386, 405, 418).

II. *Campagnes d'été.* — L'été est, sans contredit, la saison la plus avantageuse pour le maintien de la santé dans les armées en campagne; les refroidissements, cause si fréquente de maladies parmi les troupes, sont moins à craindre à cette époque de l'année, les campements, les bivouacs moins pénibles à supporter; d'un autre côté, les marches sont quelquefois rendues plus difficiles; c'est alors surtout qu'éclatent les accidents dont nous avons indiqué la nature en étudiant l'hygiène des marches. On a souvent constaté aux armées des diarrhées ou des dysenteries épidémiques, dont l'origine paraît avoir été l'abus des fruits, du raisin en particulier, insuffisamment mûri, que les troupes avaient consommés sur leur passage.

Sans nier absolument cette cause, et sans contester la possibilité de ces épidémies, nous croyons que les dysenteries ou diarrhées, lorsqu'elles deviennent épidémiques, proviennent de causes telluriques; elles sont liées soit à l'humidité du sol et des lieux de campement, soit à la persistance des troupes sur ces mêmes campements, à l'infection du sol qui en résulte. Les diarrhées, les dysenteries comme les fièvres d'accès sont de beaucoup les maladies les plus communes des campagnes d'été et d'automne, car c'est à cette saison que les fermentations telluriques et maremmatiques, activées par la chaleur, évoluent avec le plus d'intensité et déversent une plus grande somme d'éléments pathogènes.

L'indication hygiénique ressortant de ce fait, consiste donc simplement dans une plus grande vigilance de la part du commandement à ne pas choisir des campements voisins de portions de terrain à marécage, à soustraire les hommes à l'action de l'humidité nocturne, en les cantonnant dans les villages, fermes ou maisons d'habitations; autant que possible, il ne faut pas leur faire traverser des terrains dangereux, aux heures de leur plus grande nocuité, c'est-à-dire au lever du soleil et à son coucher, ou tout au moins chercher à combattre l'influence fébrigène, par des distributions de vin, d'eau-de-vie ou mieux de sulfate de quinine en solution dans le café.

Pendant les campagnes d'été, il est bon de dégager le vêtement du soldat et son équipement des surcharges qui ne sont point indispensables, au besoin de lui allouer certaines pièces de vêtement spéciales. Cette indication se rapporte surtout aux campagnes entreprises dans les régions où la période estivale dure pour ainsi dire toute l'année, comme le sont en particulier les pays tropicaux. Sous le rapport de l'alimentation, on devra modifier les distributions, en donnant peut-être moins d'aliments gras ou salés, pour faire prédominer les vivres frais, la viande de boucherie et les légumes ; cependant, il ne faudrait pas aller trop loin dans cette voie, car on diminuerait les sources de mouvement et de chaleur transformable, que le soldat doit trouver dans ses aliments, aussi bien que des matériaux de réparation.

III. *Campagnes d'hiver.* — Les campagnes d'hiver sont particulièrement pénibles, lors même que toutes les ressources administratives sont mises en jeu pour combattre l'action du froid et de l'humidité, soit en modifiant l'alimentation, soit en allouant des vêtements supplémentaires. C'est en hiver qu'il convient de se montrer aussi large que possible en distributions de viande, d'aliments gras, de boissons alcooliques, de café ou de thé, de multiplier en un mot les matériaux pouvant fournir la chaleur à l'organisme ou diminuer ses déperditions. Pendant les durs hivers de Crimée 1854-1855, de la campagne de France en 1870-1871, nos armées, comme celles du premier empire en Russie, ont fait l'expérience des dangers de la campagne hivernale, et si les allocations supplémentaires de vivres ont, parfois, combattu ces dangers, elles n'ont pu les conjurer absolument. Pendant l'hiver, les campements prolongés d'une troupe sur un même territoire tendent à confiner les soldats sous les tentes, dans des trous creusés dans le sol ; les hommes se resserrent pour diminuer la déperdition du calorique et fuient le contact de l'air extérieur. Bientôt éclatent alors les accidents dus à l'agglomération, au confinement, joints à ceux de l'infection du sol ; ce sont autant d'indications que l'hygiéniste doit combattre par ses conseils, le commandement par une série de mesures appropriées.

Lors des marches entreprises pendant les campagnes d'hiver, le froid agit souvent d'une façon aiguë sur les troupes, alors surtout qu'elles ont été soumises à des privations. L'expérience de la campagne de 1812, de certaines expéditions d'Algérie, celle de Bou-Thaleb entre autres, de celle de la Loire et de l'Est 1870-71 ne doit point être perdue; c'est en hiver qu'éclatent ces catastrophes terribles où les régiments les plus solides se transforment en troupes désorganisées, en amas de malingres, de malades et de mourants ne pouvant plus offrir à l'ennemi qu'une résistance illusoire. Les désastres sont plus graves encore si l'armée est en retraite, lorsqu'à l'influence du froid vient encore se joindre la démoralisation; rarement, en effet, une troupe victorieuse ressentira d'aussi cruelles atteintes qu'une troupe, cependant bien composée peut-être, mais qui a subi un ou plusieurs insuccès. A ce moment, du reste, tout manque à la fois, car, pour surcroît de souffrances, les convois sont en général coupés ou surpris, le matériel tombé entre les mains de l'ennemi; l'armée demeure exposée, sans moyens de résistance, à l'ensemble des malheurs qui fondent sur elle.

Si les circonstances amènent une armée à faire campagne dans un pays relativement très froid, il conviendra de prévoir les éventualités probables qui pourront se présenter et de transformer son habillement, son équipement, son service des subsistances, suivant les données que nous avons exposées dans les diverses parties de cet ouvrage.

ARTICLE II. — CAMPAGNES OPÉRÉES HORS D'EUROPE.

Les circonstances politiques amènent souvent les armées à combattre en dehors de leur propre territoire; c'est ainsi que les armées européennes ont été appelées à opérer dans toutes les régions du globe et en particulier dans les pays tropicaux. L'armée française, en dehors des garnisons entretenues à poste fixe dans ses différentes colonies, aux Antilles, à la Réunion, aux îles Madégasques, à Cayenne, au Sénégal, au Gabon, en Océanie, dans l'Inde, en Cochinchine, a dû, de 1859 à 1870, faire campagne au Mexique, en Chine et en Syrie, depuis 1870 en Tunisie, en Chine, en Annam et au Tonkin, à Madagascar. Sous le premier Empire, elle a connu les désastres de l'expédition de Saint-Domingue; avant la Révolution, elle avait eu de brillantes campagnes dans l'Inde, en Amérique et, aujourd'hui encore, elle occupe un vaste territoire au nord de l'Afrique, où elle compte d'incessantes expéditions, aussi bien que dans quelques-unes de ses colonies. L'Angleterre fait flotter son drapeau sous toutes les latitudes, au Canada comme dans l'Inde, aux Antilles, au Cap, en Australie, à Hong-Kong, à la Nouvelle-Zélande et dans un grand nombre d'îles de l'archipel mélanésien; elle a fait depuis quinze ans des campagnes de guerre en Abyssinie, au Soudan, en Égypte, à la Côte d'or, en Birmanie. La Hollande tient garnison dans ses magnifiques colonies malaises, et y entreprend à chaque instant de nouvelles campagnes de guerre; l'Espagne a ses Philippines et la Havane; la Russie étend ses domaines dans les vastes régions de l'Asie centrale et se rapproche peu à peu des climats tropicaux, où elle se trouve en conflit avec la Chine et le Japon d'une part, avec l'empire anglo-indien de l'autre ; l'Allemagne cherche sur tous les points du globe les points où elle pourra fonder des comptoirs et des points de ravitaillement pour ses flottes; l'Italie a pris pied sur les bords de la mer Rouge et ne cherche qu'à fonder un domaine colonial; le Portugal conserve ses comptoirs asiatiques et cherche à étendre ses possessions en Afrique.

Poussés par leur force d'expansion, toutes les puissances vont tous les jours plus ou moins en avant et, dans les luttes de l'avenir, ce ne sera plus seulement en Europe que se fera le choc de leurs soldats, mais dans toutes les parties du monde peut-être.

La nature de cet ouvrage ne permet pas de suivre les armées dans toutes ces glorieuses pérégrinations et l'on se bornera à indiquer des principes généraux sur le rôle de l'hygiène dans les campagnes; les circonstances en feront varier le mode d'application.

§ I. — Période de mobilisation et de transport des troupes.

a. *Choix des troupes.* — Une opération militaire hors d'Europe doit être regardée, au point de vue hygiénique, comme une circonstance grave et pour laquelle l'on ne saurait trop s'entourer de toutes les garanties sanitaires.

Il ne faut pas se dissimuler qu'une campagne de cette nature est toujours infiniment plus pénible que telle autre entreprise en Europe, dans des conditions militaires en apparence plus difficiles. Les troupes ont en effet à surmonter les fatigues inhérentes à toute campagne de guerre, à résister de plus aux influences dues au changement de climat, au séjour dans un milieu auquel elles ne sont pas et ne seront même jamais habituées ; ce nouveau milieu augmente, dans des proportions excessives, les déperditions matérielles résultant de la somme de travail produit ; elles vont enfin souvent se trouver en présence de causes morbides spéciales existant sur place à l'état endémique ou d'importation récente.

Il n'est donc pas besoin de démontrer que l'on ne doit utiliser, pour les expéditions exotiques, que des hommes présentant une somme de résistance physique considérable ; cette résistance, bien des conditions diverses la peuvent déterminer. La première est, sans discussion, l'âge du soldat. L'expérience de toutes les campagnes prouve clairement que les hommes trop jeunes, quelle que soit leur valeur morale, ne peuvent développer l'effort matériel nécessité par le service de guerre (p. 69), qu'ils présentent rapidement les symptômes du surmenage et sont, en dehors des accidents qu'il entraîne par lui-même, prêts à recevoir et à faire évoluer tous les germes morbides qui peuvent se présenter. C'est sur eux que porte la majeure partie de la morbidité et de la mortalité. Hors d'Europe le fait est encore plus accentué, s'il est possible, et, en ce qui concerne l'armée française, elle vient d'en faire une nouvelle et douloureuse expérience dans les expéditions de Madagascar, de Formose et du Tonkin ; les événements sanitaires qui s'y sont produits confirment absolument les faits identiques déjà observés au Mexique, dans toutes les colonies, et en particulier au Sénégal, enfin pendant la très courte opération nécessitée par l'occupation de la Tunisie.

Il est démontré que le maximum de résistance du soldat à la fatigue et aux causes morbides se trouve entre vingt-cinq et trente-cinq ans ; or, à vingt-cinq ans, suivant les lois actuelles, le jeune Français passe dans la réserve ; incorporé entre vingt et un et vingt-deux ans, il est envoyé en congé renouvelable de vingt-quatre à vingt-cinq. — L'on est donc fatalement amené à reconnaître que le mode de recrutement et d'organisation de l'armée française ne se prête que fort mal à toutes les opérations militaires hors d'Europe, et même au seul séjour dans les pays tropicaux où sont toutes nos colonies.

La création de corps spéciaux, sous le titre de troupes ou d'armée coloniales, corps comprenant des hommes de plus de vingt-cinq ans, s'impose donc pour la garde et la défense, à fortiori pour l'extension du domaine colonial ou des territoires de protectorat. A cette organisation nouvelle doit s'ajouter celle de troupes indigènes, où l'élément européen n'entre que pour le commandement et peut, par conséquent, être choisi dans des conditions toutes spéciales d'aptitude. C'est ce but vers lequel on tend avec infiniment de raison par la création et le développement des régiments sénégalais, annamites, tonkinois, à l'imitation de ce que les Anglais ont si parfaitement organisé avec leurs troupes indiennes, les Hollandais et les Espagnols avec leurs excellents régiments malais aux Indes néerlandaises et aux Philippines. Nos admirables troupes indigènes de l'Algérie suffiraient déjà à faire la démonstration de la nécessité de ces formations, quoique à vrai dire, pour l'Algérie, la question de climat ait beaucoup moins d'importance que pour les régions plus méridionales; en Algérie, l'Européen peut travailler, marcher et combattre dans les meilleures conditions, il ne le peut en aucune façon sous les tropiques.

La question de l'âge une fois tranchée pour les troupes à envoyer hors d'Europe, intervient celle de l'aptitude physique générale. Que l'on doive opérer avec des régiments métropolitains ou avec des troupes dites coloniales, il est toujours indispensable d'opérer une nouvelle sélection et de ne mettre en route que les hommes qui, bien constitués du reste, ne présentent au moment prescrit aucune déchéance organique, aucune prédisposition morbide même minime.

Ce qui est vrai pour l'individu isolé l'est bien plus encore pour l'ensemble d'un corps de troupes. Si ce dernier offre ou a offert récemment quelque manifestation endémo-épidémique infectieuse, il ne faut à aucun prix le laisser mettre en route. C'est par suite de l'oubli de ces principes que des corps expéditionnaires entiers ont été envahis et décimés. Parmi les germes infectieux qui semblent, actuellement, se prêter le plus facilement au transport par des masses de troupes, ceux de la fièvre typhoïde et du choléra tiennent de beaucoup la tête. La fièvre jaune et le typhus, transmissibles à coup sûr, semblent s'atténuer plus que les premiers par la dissémination. Néanmoins, la différence n'est pas si sensible pour que l'on ne prenne à leur égard les mêmes précautions que pour les deux premières maladies.

b. *Mobilisation.* — Lorsque les troupes destinées à l'expédition d'outre-mer, ou même à un simple séjour colonial, ont été judicieusement choisies homme par homme, on peut soit les embarquer immédiatement, soit les concentrer en un point donné pour les grouper et les coordonner au point de vue militaire; on peut aussi ne pas les transporter d'un seul bond des régions européennes, et en particulier des portions les plus septentrionales du territoire, jusqu'aux régions tropicales. L'on a souvent formulé le conseil d'échelonner ainsi les garnisons du nord au midi pour les troupes destinées à se rendre dans les pays chauds et du midi au nord pour les troupes en revenant. L'armée anglaise en a longtemps agi de la sorte, mais depuis quelques années elle a dû y renoncer en raison de l'importance des expéditions qu'elle a entreprises, du nombre considérable d'hommes qu'elle a dû expédier d'une façon urgente et de l'insuffisance des garnisons de transition, représentées uniquement par Gibraltar et Malte.

L'armée française n'a pas non plus suivi cette méthode, sauf parfois, au début, pour les envois en Algérie ; l'on conçoit sans peine qu'elle n'est pas compatible avec la courte durée du service militaire et avec la constitution actuelle de l'armée. S'il est prochainement créé des troupes coloniales, la situation sera un peu modifiée et les garnisons du 19e corps d'armée, en Algérie et en Tunisie, pourront, en effet, devenir des stations intermédiaires entre l'Europe et les tropiques.

Personnellement nous n'attachons, du reste, qu'une très minime importance à cette mesure, plus théorique que pratique ; des nombreux faits que nous avons pu observer un peu sous toutes les latitudes, nous avons acquis la conviction que l'Européen adulte et vigoureux résiste d'autant plus aux influences dépressives des pays chauds qu'il a quitté l'Europe depuis moins de temps. Le voyage seul suffit déjà pour diminuer, dans une sensible mesure, sa vigueur organique première.

c. *Transport des troupes.* — Quelle que soit la destination d'un corps désigné pour servir hors d'Europe, il doit prendre passage sur des navires de transport spécialement aménagés à cet usage, dont quelques-uns présentent une hauteur de batteries suffisante pour recevoir des chevaux ou des mulets ; les premiers sont désignés sous le nom générique de *transports* (en France, type *Bien-Hoa*), les seconds sous celui de *transports-écuries* (en France, type *Gironde*). Une troisième variété est constituée par les *transports-hôpitaux* (en France, type *Vinh-Long*), qui possèdent des aménagements tout particuliers. Ces navires, mus par de puissantes machines, peuvent recevoir jusqu'à 1,500 et 1,800 hommes dans de remarquables conditions de salubrité et d'hygiène.

Embarqués sur les transports de la marine nationale, les soldats sont soumis à toutes les influences de la vie nautique, d'autant plus sensible pour eux qu'ils se trouvent dans des milieux complètement étrangers, que l'encombrement est parfois assez prononcé, qu'enfin ils ont à payer un large tribut au mal de mer. Cette dernière influence est ordinairement de courte durée et, pour peu que la navigation se prolonge, l'accoutumance s'établit, chacun trouve sa place, et le soldat le plus étranger à la mer prend l'habitude du hamac.

Pendant la traversée, les militaires embarqués sont astreints à faire le *quart* comme les marins, c'est-à-dire que, partagés en deux ou quatre *bordées*, ils participent, dans la mesure de leurs aptitudes, aux manœuvres. On ne leur demande point, naturellement, de monter dans la mâture, mais ils concourent aux manœuvres du pont, au lavage et à l'astiquage, etc. Ces dispositions ne sont pas seulement prises en vue de faire coopérer les soldats au service des matelots, rendu plus difficile par la présence d'un grand nombre de passagers, mais aussi dans le but de combattre l'oisiveté et l'ennui, qui envahissent rapidement le passager pendant les longues traversées, tandis que le marin, dont la vie se partage en périodes régulières d'activité et de repos, y est beaucoup moins sujet.

Les exercices militaires, les assauts de pointe, de contre-pointe, de canne, de boxe, la danse, doivent également être, les uns prescrits, les autres encouragés, aussi bien pour agir sur le moral des hommes par la distraction que pour entretenir leur activité physique.

Au lieu de transporter les troupes sur les transports de la marine nationale, on peut être obligé de les répartir sur des navires de commerce nolisés dans ce but. En général, la situation des passagers militaires est bonne sur les navires à vapeur des grandes compagnies maritimes; cependant, sur eux comme sur les navires de guerre, l'encombrement est quelquefois excessif; par suite, la propreté générale du navire, celle des individus eux-mêmes, reste plus difficile à obtenir; or, sur les navires, plus encore que dans les habitations terrestres, l'encombrement, l'absence de ventilation et la malpropreté sont les facteurs dont la résultante directe détermine l'insalubrité et par suite le développement des maladies. Ce sont là, du reste, questions d'hygiène nautique pour lesquelles il convient de se reporter aux documents spéciaux (1).

(1) Voy. à ce sujet J.-B. Fonssagrives. *Traité d'hyg. navale*, 2e édit., Paris, 1877.

§ II. — Période du séjour hors d'Europe et des opérations de guerre.

Lorsque l'armée ou le corps expéditionnaire doit opérer sous un climat analogue à celui qu'elle occupe d'ordinaire, il suffit de mettre en application les dispositions ordinaires du service de campagne, sauf à ne pas demander aux troupes une trop grande activité immédiate, après la période du repos absolu qu'elles ont subi pendant la traversée et qui leur a fait perdre l'entraînement de la marche.

Plus généralement, les troupes doivent occuper une région dont le climat est sensiblement différent de leur climat national ; si la région appartient aux climats intertropicaux, le commandement a le devoir de multiplier les précautions hygiéniques : 1° pour éviter la transition trop brusque entre le climat maritime où elles se trouvent et le climat tellurique dans lequel elles vont se trouver ; 2° pour diminuer autant que possible l'influence nuisible des actions météorologiques et telluriques, qui les attendent pendant le cours de la campagne.

Il est assez difficile de tracer à ce sujet des règles générales ; néanmoins les climats intertropicaux ayant certains caractères communs, l'hygiéniste peut formuler quelques principes d'ensemble, presque toujours applicables.

1° Choisir comme époque de l'expédition, la période de l'année qui correspond à la période annuelle relativement salubre de la région ; commencer les opérations au début de cette période afin de s'assurer deux ou trois mois.

2° Opérer, s'il se peut, le débarquement dans le point le plus salubre de la côte. Cette indication peut être primée par l'objectif militaire qui, le plus souvent, impose le point de débarquement.

3° Après le débarquement, opérer la concentration des troupes sur un emplacement reconnu plus salubre que le point de débarquement. En général, au voisinage de la mer, le mélange des eaux douces et des eaux salées, l'existence de marécages rendent la côte plus insalubre que les régions un peu plus élevées ; si donc il en existe à petites distances, les fractions de troupes y seront dirigées au fur et à mesure du débarquement.

4° Sur le point de concentration, donner quelques jours de repos aux troupes, afin de les habituer à leur nouveau genre de vie, leur donner cette cohésion que le voyage a plus ou moins ébranlée et les munir alors d'objets d'équipement et de vêtement spécialement choisis pour la campagne.

5° Les vêtements adoptés pour le service des armées en Europe conviennent rarement sous d'autres climats. Dans les pays chauds, le vêtement doit être souple, léger, mais entièrement en tissus de laine, en flanelle, afin de protéger l'individu contre les refroidissements brusques, plus dangereux encore dans les pays chauds que dans les pays tempérés (p. 436 et 463). La coiffure doit être entièrement conçue en vue de la protection contre le soleil et éventuellement contre la pluie (p. 454), ces deux indications peuvent, du reste, se combiner parfaitement.

L'équipement, réduit autant que possible, doit se borner au transport des armes, des munitions, d'une couverture et d'une petite gamelle individuelle. Les objets accessoires seront remis aux bagages et suivront les troupes à courte distance.

6° Pendant les marches en avant, il faut éviter les excès de fatigue, opérer des haltes fréquentes et ne point entreprendre, sauf exception imposée par la nécessité, d'étapes de plus de 20 à 25 kilomètres.

7° Le campement quotidien, reconnu et choisi à l'avance, sera pris sur une hauteur, surtout lorsqu'il existe au voisinage des terrains humides et à marécages. On évitera de remuer le sol pour l'installation du campement, afin de ne pas ouvrir ainsi des issues aux effluves telluriques. De grands feux seront entretenus pendant la nuit, activés au moment du réveil, car dans les pays chauds le lever du soleil est souvent marqué par un refroidissement général du sol, puis par le dégagement des miasmes qui, condensés pendant la nuit, remontent dès que le soleil échauffe l'atmosphère ambiante.

8° L'alimentation doit, dans les campagnes de ce genre, être aussi soignée que possible, nous n'avons pas à revenir sur ce point; les distributions de café et de thé devront être absolument substituées à celles de vin et plus encore à celles d'eau-de-vie. Dans les régions tropicales, les boissons alcooliques ne sont que nuisibles; les quatre cinquièmes des maladies propres aux pays chauds, en particulier l'insolation, les coups de chaleur, les embarras gastriques, la dysenterie et l'hépatite, sont sinon directement causées, du moins singulièrement activées par l'excès et *même par l'usage* des boissons alcooliques; il est démontré que les fièvres d'accès, surtout dans leurs formes pernicieuses, sont beaucoup plus fréquentes et plus rapidement mortelles chez les alcoolisants que chez les individus qui, par principe, n'usent absolument pas des boissons alcooliques (p. 712).

9° Au point de vue de la santé générale des troupes, le commandement choisira sur la ligne des étapes de l'armée un ou plusieurs points spéciaux, qui deviendront des dépôts sanitaires, aussi bien que points stratégiques ; on pourra y faire stationner les troupes, y créer des hôpitaux provisoires, sur lesquels seront dirigés non seulement les malades, mais encore les malingres, tous ceux qui ont besoin de repos. L'emplacement d'un *sanitarium* de ce genre, plus important que les *gîtes* ou même *têtes d'étape* pour les guerres en Europe, devra naturellement être choisi avec le plus grand soin, sur une crête, à portée d'eau, de bois, et dans une position aussi bien défensive qu'hygiénique.

En arrière, sur la côte si elle est salubre, sur une île voisine, à bord de navires transformés en hôpitaux, il conviendra de créer de grands centres sanitaires ou *hôpitaux d'évacuation* sur lesquels les malades seront successivement évacués, pour y attendre soit leur guérison définitive, soit leur rapatriement. Aussi bien au point de vue militaire qu'au point de vue sanitaire, la ligne d'étape sera ainsi organisée entre le front d'opérations et le point de départ, sur les bases du *Service en campagne* avec les modifications nécessitées par le climat et la région.

10° Si les opérations de guerre ne sont point terminées à la fin de la saison salubre, ou que l'on veuille laisser dans le pays une force militaire d'occupation, il conviendra de grouper les troupes dans des points salubres précédemment choisis, ou s'il est indispensable d'occuper des points insalubres, d'y faire alterner les troupes.

11° Pendant toute la durée du séjour en pays intertropical, les troupes seront sévèrement inspectées au point de vue du maintien d'une propreté méticuleuse. S'il se peut, les hommes seront soumis à des ablutions froides chaque matin, pratique qui aura l'avantage de maintenir la propreté et surtout d'entretenir les fonctions de la peau, dont l'intégrité est plus nécessaire encore dans les pays chauds que partout ailleurs.

§ III. — Rapatriement des troupes.

Le rapatriement des troupes peut être individuel, partiel ou total. La rentrée en Europe à titre de convalescence doit être prescrite, au besoin imposée, à tout homme, officier ou soldat, dont la santé subit un simple commencement d'affaiblissement, à plus forte raison après toute maladie réelle.

Quelle que soit la force morale d'un convalescent, il ne peut recouvrer, sous les climats chauds, la plénitude de sa santé, dès qu'elle a été ébranlée ; en dehors même de la question d'humanité, il est donc de bonne administration de ne point garder dans les hôpitaux, à plus forte raison dans les corps, des individualités sur lesquelles on ne peut compter pour un service actif. Après un séjour en Europe, les mêmes hommes peuvent venir reprendre leur poste sans inconvénient et apporter alors un concours d'autant plus précieux qu'ils ont traversé la période la plus difficile, l'acclimatement des débuts et que, pour un temps, ils seront probablement à l'abri de nouvelles manifestations morbides.

Quant à l'acclimatement absolu de l'Européen dans les pays tropicaux, les faits démontrent d'une façon rigoureuse qu'il n'est pas possible. Un individu déterminé peut, en suivant, du reste, les principes d'une bonne hygiène, s'habituer par exception à un climat chaud et y vivre longtemps dans de bonnes conditions physiques, surtout s'il a traversé victorieusement les endémo-épidémies propres à la région. Néanmoins, sauf de bien rares conditions, il arrive assez rapidement à une période où s'il résiste encore il est loin de posséder la plénitude de sa force organique ; il s'use beaucoup plus vite qu'en France. Quant à ceux qui négligent les règles d'une sévère hygiène ou ne peuvent les pratiquer, à ceux en particulier qui se laissent aller aux écarts de régime et, non pas seulement à l'abus, mais au simple usage des boissons alcooliques, ils ne tardent pas à tomber dans un état absolument cachectique et sont à la merci de la première influence pathogénique.

Ce n'est point ici le lieu d'étudier la question de l'hygiène des Européens dans les climats tropicaux et nous nous bornerons à rappeler ce fait incontestable : l'Européen ne peut produire dans ces régions la somme de travail physique qu'il fournirait dans son pays d'origine, l'homme est menacé, la race condamnée à disparaître en quelques générations. — Le soldat résiste pour un temps au climat, mais il ne s'y accoutume pas et sa résistance va chaque année en diminuant.

C'est donc avec infiniment de raison que les troupes françaises ne doivent séjourner dans les colonies plus de deux années ; cette durée est un maximum qu'il faut encore réduire pour certaines individualités, sinon l'on s'expose aux épouvantables mortalités dont quelques-unes de nos colonies ont donné ou donnent encore le douloureux spectacle.

Le voyage de retour ne peut parfois s'accomplir en toutes saisons; il est, suivant les régions, contre-indiqué d'exposer des convalescents à passer plusieurs semaines dans des conditions climatériques défavorables; c'est ainsi que le retour de l'Extrême-Orient en plein été est souvent fatal aux rapatriés, à cause des chaleurs intenses de la mer Rouge et des mers de l'Inde; il peut également être prudent de ne pas faire brusquement passer des températures chaudes aux rigueurs des hivers d'Europe les hommes qui ont fait un long séjour aux régions tropicales.

On sait que sous ces climats les évolutions tuberculeuses marchent avec une rapidité souvent excessive; le retour en Europe paraît indiqué, on le prescrit, mais dès que le malade pénètre dans la zone refroidie de nos côtes, l'abaissement brusque de la température ambiante détermine chez lui une poussée congestive aiguë qui bientôt entraîne des accidents ultimes. Nous en avons personnellement sous les yeux l'exemple constant lors des arrivées bi-mensuelles des hommes rentrant du Sénégal.

Si donc le retour en Europe des soldats du service colonial doit être fréquent, encore le faut-il judicieusement étudier pour la collectivité aussi bien que pour les diverses individualités.

Le retour s'exécute matériellement dans les mêmes conditions que le départ; l'hygiène navale doit, pour ces voyages, développer tout ce qu'elle peut fournir comme organisation intérieure des transports, ventilation, alimentation, etc..., car les passagers qui lui sont confiés ont besoin de la plus rigoureuse sollicitude.

CHAPITRE III

ÉTABLISSEMENTS SANITAIRES DES ARMÉES.

L'étude des établissements sanitaires des armées est certainement fort importante, en particulier pour le médecin appelé à y exercer son activité spéciale, mais elle n'appartient pas d'une façon directe au cadre de l'hygiène militaire. D'une part, elle ressort de l'histoire des institutions hospitalières en général, qui doivent remplir les mêmes indications, quel que soit le genre de malades auxquels elles sont destinées; de l'autre, elle fait partie du fonctionnement du service de santé militaire, soit en paix, soit en campagne.

Si donc nous envisageons dans ce chapitre les établissements destinés aux militaires malades ou blessés, ce n'est point pour faire l'étude de leur organisation et de leur fonctionnement, mais pour formuler quelques-unes des règles hygiéniques qui doivent présider à leur installation et à la marche régulière de leur service.

Au livre II de cet ouvrage, l'on a cherché à montrer combien l'agglomération des hommes dans une habitation commune était chose funeste et, en ce qui concerne plus spécialement l'armée, dans quelles proportions le casernement des troupes avait une influence directe sur le développement des maladies, principalement sur celui des maladies infectieuses. S'il est donc regrettable de rapprocher des hommes valides et si tous les efforts de l'hygiéniste militaire doivent tendre à diminuer les dangers de l'habitation collective, on peut juger combien cette indication s'impose, plus absolue, lorsqu'il s'agit de réunir des hommes malades dans des infirmeries ou des hôpitaux.

L'hygiène moderne permet de formuler à ce point de vue deux principes, dont la vérité n'a plus besoin de démonstration :

1° Toutes choses égales d'ailleurs, un établissement sanitaire est d'autant plus salubre qu'il renferme moins de malades, non pas seulement par rapport à sa surface, mais aussi d'une façon absolue;

2° Étant donnée la nécessité du rapprochement des malades, l'hygiéniste doit, par tous les moyens possibles, chercher à annihiler les funestes influences de ce rapprochement, en conservant cependant les avantages qu'il procure au point de vue de la bonne exécution du service.

Dans les armées, tandis que les différents services ne fonctionnent qu'en vue de la préparation à la guerre, les établissements sanitaires sont toujours en pleine activité. A la mobilisation, ce fonctionnement se modifie, acquiert des proportions plus grandes, et les établissements doivent devenir mobiles, pour suivre les troupes et rester à portée de rendre des services immédiats aux militaires que les blessures ou les maladies sont venues frapper. De là s'impose une division naturelle en établissements permanents et en établissements temporaires.

ARTICLE PREMIER. — HYGIÈNE DES ÉTABLISSEMENTS SANITAIRES PERMANENTS.

Les établissements sanitaires permanents des armées comprennent les infirmeries ou hôpitaux des corps de troupes, les hôpitaux de garnison, les hôpitaux thermaux, les dépôts de convalescents, les hospices d'invalides et les maisons spéciales au traitement des aliénés.

§ I. — Infirmeries et hôpitaux régimentaires.

L'idée de faire traiter les soldats malades dans leur propre corps de troupes est plus ancienne que celle de les réunir dans des hôpitaux militaires proprement dits ; sous Henri IV, les chefs de corps touchaient une allocation spéciale pour faire soigner les militaires atteints de maladie. Jusque sous Louis XIV, ces infirmeries constituaient de véritables hôpitaux régimentaires ; puis, lorsqu'on créa des hôpitaux militaires dans les principales garnisons, les infirmeries ne durent plus servir qu'aux hommes légèrement indisposés. L'ordonnance du 20 juillet 1788 rétablit les infirmeries dans leur rôle premier, celui de petits hôpitaux, mais bientôt les événements politiques et les guerres qui en furent la conséquence empêchèrent l'exécution de ce règlement et imposèrent, dès 1792, la création de grands hôpitaux (1).

Pendant plusieurs années, les infirmeries fonctionnèrent d'une façon un peu irrégulière, comme beaucoup de services dans les armées de la république et de l'empire ; elles ne reçurent une assiette définitive que sous le ministère du maréchal Soult, qui en était grand partisan. Une commission nommée par l'éminent maréchal émit, le 4 octobre 1838, un rapport concluant à la nécessité d'une organisation sérieuse des infirmeries ; la circulaire du 28 janvier 1839 vint réglementer cette branche capitale du service de santé aux armées.

I. *But des infirmeries régimentaires.* — Dans l'opinion de la commission, les infirmeries régimentaires avaient le triple avantage de pourvoir à la conservation de la santé des hommes, en ménageant les intérêts du Trésor et en favorisant le maintien de la discipline. En effet, sans infirmerie, le militaire, rendu pour quelques jours disponible, doit, ou bien être maintenu dans la chambre qu'il occupe habituellement avec ses camarades — dans ce cas il échappe presque à toute surveillance médicale, il ne peut recevoir les quelques soins dont il a besoin, ne goûte pas un repos suffisant, — ou bien il doit être envoyé à l'hôpital et obérer, par conséquent, le budget de journées d'hôpitaux, inutiles s'il ne s'agit que d'une indisposition passagère. La circulaire du 26 janvier 1839 fut

(1) Voy. G. Morache, art. SERVICE DE SANTÉ MILITAIRE (*Dict. encyclop. des sciences médicales*, 2e sér., t. VIII, 1874).

rédigée d'après ces principes ; elle prescrivit de conserver dans les infirmeries tous les hommes dont l'état ne présente aucune gravité, nécessite peu de soins et exige cependant un traitement médical.

La nomenclature des maladies que les médecins des corps de troupes peuvent garder et soigner dans les infirmeries a été fréquemment modifiée, notamment par les circulaires ministérielles des 30 octobre 1839, 30 octobre 1851, 9 mars 1860. Le *Décret du 28 décembre 1883 sur le Service de santé de l'armée* ayant donné *(articles 37 à 103)* une extension considérable aux infirmeries régimentaires, il devenait possible d'étendre leur cadre clinique, aussi une nouvelle nomenclature a-t-elle été fixée par la *Circulaire ministérielle du 10 mars 1884 ;* il ne convient pas cependant de la considérer comme une prescription absolue, invariable. Une foule de circonstances peuvent amener le médecin à s'en écarter, soit en conservant des hommes atteints de maladies qui n'y figurent pas, soit en envoyant à l'hôpital des militaires porteurs d'affections même très légères, lorsque les moyens matériels lui manquent pour les bien traiter.

II. *Locaux affectés aux infirmeries.* — En étudiant l'assiette du casernement, il a été indiqué, page 299, quels sont en vertu des *articles 74 et 75* du décret précité du *28 décembre 1883*, les locaux affectés réglementairement aux infirmeries régimentaires et plus loin, page 415, l'organisation des locaux analogues dans les camps baraqués, sous les tentes et au bivouac. Dans les deux cas, l'on a formulé quelques desiderata, généralement regardés comme indispensables par la plupart des médecins militaires; il y n'a donc point lieu de revenir sur une question déjà traitée ; les modifications à introduire varieraient singulièrement, du reste, suivant que l'on veut maintenir les infirmeries dans le rôle qui leur est imposé par la réglementation actuelle, ou si, poursuivant la voie où l'on s'est engagé depuis 1883, on arrive à les transformer en petits hôpitaux. Dans le dernier cas, les règles hygiéniques que l'on trouvera formulées au paragraphe suivant (les hôpitaux) leur sont en tous points applicables.

III. *Matériel d'exploitation.* — Les infirmeries régimentaires françaises possèdent un matériel d'exploitation comprenant :

1° Les effets et objets de couchage semblables à ceux qui sont fournis aux hommes dans les chambrées (voy. p. 275), et aussi des demi-fournitures, c'est-à-dire des literies, moins le matelas, destinés fort injustement aux vénériens ou galeux qui, cependant, ont autant de droit que leurs camarades à être bien traités. L'article 54 du Règlement de 1883 rappelle à la stricte exécution des prescriptions sur la désinfection et l'assainissement des fournitures de couchage, en vertu des articles 43 et suivants du Règlement du 2 octobre 1865 sur le couchage des troupes. Mais l'on ignore pas combien ces désinfections sont illusoires dans les conditions où elles s'opèrent actuellement. La Compagnie concessionnaire des fournitures de literie s'est jusqu'à présent refusée à toute opération qui peut menacer de compromettre la durée de son matériel, ou s'est bornée, dans les cas les plus sérieux, à l'aération, au lavage des matelas, à une sulfuration très rudimentaire. En fait, il est d'observation que plusieurs fois des manifestations infectieuses, principalement des fièvres éruptives, ont été propagées dans les casernes par des matelas non ou mal désinfectés (p. 275).

Or, cette opération est indispensable surtout pour le matériel des infirmeries et elle ne sera effective que lorsqu'elle sera faite par les intéressés, c'est-à-dire par les corps eux-mêmes ou sous leur surveillance.

2° Des objets et ustensiles nécessaires à l'exploitation, tels que baignoires de zinc et de bois, bains de siège, bains de pieds, pots et gobelets à tisane en fer-blanc, bassines à cataplasmes en cuivre, tous objets fournis par le service des hôpitaux militaires; d'autres objets, et autres menus ustensiles sont achetés directement par les corps.

Les instruments de chirurgie nécessaires au service régimentaire sont contenus dans les *sacs d'ambulance* pour les régiments d'infanterie, dans les *sacoches d'ambulance* pour la cavalerie ou l'artillerie, dans les *cantines médicales* pour tous les corps; joints à la *trousse réglementaire*, dont les médecins doivent être pourvus, ils sont suffisants pour le service chirurgical dévolu à ces infirmeries.

Il est encore mis à la disposition des infirmeries une *boîte de secours* pour les noyés ou asphyxiés (p. 738).

L'infirmerie régimentaire est pourvue d'une pharmacie relativement assez complète, de linge à pansement, bandages, bandages herniaires, enfin des nombreux ustensiles nécessaires à l'exploitation d'un service hospitalier rudimentaire. La nomenclature des substances ou objets que que les médecins-majors sont autorisés à demander à la pharmacie centrale de Paris ou de Marseille, ou aux pharmacies des hôpitaux militaires, chargées de fournir les infirmeries régimentaires et vétérinaires, a naturellement varié, en s'augmentant successivement de médicaments nouveaux, surtout en se simplifiant au fur et à mesure des progrès réalisés par la pharmacologie et si heureusement introduits dans la plus récente édition (1884) du *Formulaire des hôpitaux militaires.*

On peut juger, par ce qui précède, des ressources matérielles mises à la disposition des médecins de régiments ; elles leur permettraient de soigner très activement des blessés ou malades, relativement plus sérieusement atteints que le règlement ne les y autorise. Il y aurait fort peu de choses à faire pour transformer les infirmeries en petits hôpitaux régimentaires. Déjà, page 298, l'on a indiqué cette question comme encore à l'étude. On peut trouver des arguments en faveur de l'une et de l'autre façon de voir. Lorsque les hôpitaux étaient, par le fait même de l'agglomération des malades, condamnés à rester fatalement des centres d'infection, où ces derniers ne trouvaient pas des chances de salubrité égales à celles qu'ils rencontraient en dehors des centres nosocomiaux, on comprend que la préoccupation constante de l'hygiéniste fut la dispersion des malades poussés à l'extrême. Dans ces conditions, mieux eut valu, en effet, cinq ou six petits hôpitaux de régiment dans les grandes villes de garnison qu'un seul hôpital central, mieux outillé peut-être, mais plus peuplé. Cette circonstance suffirait pour atténuer l'inconvénient réel de placer un groupe de malades au centre, ou tout à côté, d'une habitation collective comme l'est une caserne.

Il n'en est plus de même aujourd'hui ; les progrès accomplis par l'art des constructions, l'acceptation enfin consentie de l'hygiène comme première indication par l'architecte, lorsqu'il prépare les plans d'un hôpital, comme du reste de toute habitation importante, le principe de la désinfection permanente et préventive à tous les instants de la vie noscocomiale font entrevoir l'*hôpital salubre,* non plus comme un idéal, mais comme un fait presque entièrement réalisé. Les succès de la chirugie moderne en sont la meilleure démonstration.

Il semblerait donc illogique de poursuivre plus longtemps le principe de la dispersion à outrance des malades et, pour l'obtenir, de se priver peut-être de beaucoup des perfectionnements déjà connus et de ceux à venir, lesquels ne peuvent être économiquement réalisés que dans des établissements d'une certaine importance. Dans notre opinion, tout en apportant à l'installation matérielle et au fonctionnement des infirmeries régimentaires les additions compatibles avec leur principe même, il ne semble pas nécessaire, ni même utile, de les transformer en hôpitaux véritables, à moins de conditions locales et exceptionnelles. Dans les petites villes et même dans les centres de moyenne importance, les hôpitaux mixtes jouent presque ce rôle ; dans les grandes garnisons, les hôpitaux militaires ont leurs indications, leur rôle et leurs avantages. C'est sur eux surtout que l'on doit appeler tous les progrès de l'hygiène nosocomiale.

IV. *Régime alimentaire des infirmeries.* — Jusqu'en 1883, les militaires admis à l'infirmerie continuaient à vivre à l'ordinaire de leur compagnie ou de leur escadron, le médecin pouvait supprimer des vivres sans les remplacer par d'autres. — Une décision du 27 août 1844 avait, pour les malades de l'infirmerie, déjà cependant indiqué la création d'un ordinaire spécial; mais, sauf dans quelques corps de troupes, la mesure ne s'était pas, pour beaucoup de raisons, suffisamment généralisée. Les essais partiels avaient été cependant assez caractéristiques pour entraîner la conviction ; le *Décret du 28 décembre 1883 sur le service de santé* a déterminé (*art. 86*) la création d'une *masse* de l'infirmerie, à laquelle les compagnies versent journellement, et pour chaque malade présent, une somme égale à celle que ce même homme verserait à l'ordinaire, ainsi que son pain et les autres prestations en nature. — En cas d'insuffisance, cette masse peut encore recevoir, avec l'autorisation du général de brigade, des versements à prélever sur les bonis des ordinaires de compagnie.

La masse de l'infirmerie, administrée par le médecin chef de service, sert à acquitter les dépenses occasionnées par l'alimentation des malades d'après un régime prévu par l'*art. 52;* ce régime est assez varié et, à son maximum, comprend une soupe grasse ou maigre avec 40 gr. de pain, 75 gr. de viande bouillie, rôtie ou préparée avec des légumes, 300 gr. de pain et 25 centil. de vin, soit le même régime que les quatre portions des hôpitaux militaires. — Le médecin peut transformer la soupe, la viande, les légumes, en tels autres aliments ou boissons prévus dans un tarif spécial à chaque corps de troupes.

Le nouveau régime fonctionne depuis deux ans, c'est-à-dire depuis assez longtemps pour que l'on ait pu juger ses réels avantages. On peut cependant constater que les masses des infirmeries ont la plus grande difficulté à suffire aux dépenses d'alimentations; les cantines, chargées à tour de rôle de ces fournitures, paraissent y perdre sensiblement, ce qui n'est pas un immense inconvénient, car elles ont certainement de très nombreuses occasions de gain, mais ce qui nécessite une surveillance des plus rigoureuses.

En fait, depuis l'application des nouveaux principes établis par le règlement de 1883, les infirmeries régimentaires ont accompli de forts grands progrès; elles ont pu soigner, dans de bonnes conditions, de nombreux malades qui jadis auraient dû être évacués sur les hôpitaux.

§ II. — Hôpitaux militaires de garnison.

Les premiers hôpitaux militaires de l'armée française furent ceux que Sully, d'après les désirs de Henri IV, fit organiser en 1597 pour le service de l'armée qui assiégeait Amiens; on peut difficilement accorder ce titre à l'établissement fondé sous le même règne, en 1603, à la maison de Lourcine, à Paris; cet hôtel constituait plutôt un hospice d'invalides pour « les pauvres gentilshommes, capitaines et soldats estropiés, vieux et caducs ». Les créations de Richelieu pendant la campagne d'Italie, en 1630, furent plutôt des ambulances que des hôpitaux proprement dits, et, en réalité, les hôpitaux militaires de garnison, dont l'organisation avait été ébauchée sous le ministère de Louvois, ne furent définitivement installés que par l'édit du 17 janvier 1708 qui créait, d'un seul coup, cinquante et un hôpitaux militaires dans les villes frontières ou maritimes.

Depuis lors, les hôpitaux de l'armée française ont fonctionné avec des vicissitudes bien diverses dont nous avons ailleurs résumé l'histoire (1). Actuellement, les services hospitaliers de garnison de l'armée sont régis par la *Loi du 7 juillet* 1877 sur l'*organisation des services hospitaliers de l'armée dans les hôpitaux militaires et les hospices civils*, par le décret du 1er *août* 1879, portant *Règlement d'administration publique pour l'exécution de la loi du 7 juillet* 1877, par le *Décret du 3 février* 1880 sur la *Division des hospices civils en deux catégories (militarisés ou mixtes* et *hospices proprement dits)*, et par le *Décret du* 28 décembre 1883 sur le *Service de santé de l'armée*.

En principe, il ne doit exister qu'un *hôpital militaire régional* au centre de chaque corps d'armée, destiné à l'instruction spéciale du personnel, à la préparation et à l'entretien du matériel nécessaire au corps d'armée

(1) Voy. pour les questions historiques relatives aux hôpitaux militaires, G. Morache, article SERVICE DE SANTÉ MILITAIRE *(Diction. encyclop. des sciences médicales*, 2e série, t. VIII, 1874).

pour le service hospitalier en cas de mobilisation. En outre, il doit exister des hôpitaux thermaux et des hôpitaux particuliers aux gouvernements de Paris et de Lyon. Tous les autres hôpitaux militaires devront être supprimés, en vertu d'une disposition de la loi annuelle des finances, lorsque les villes où ils existent pourront assurer complètement le service médical militaire.

A cet effet, dans toutes les villes où la garnison est d'au moins 300 hommes, l'hospice civil est dit *mixte* ou *militarisé;* il est tenu de posséder des salles et, autant que possible, un pavillon spécial destiné aux militaires; de la sorte il existe un véritable hôpital militaire annexe de l'hôpital général et dont le nombre de lits est, sans exception, de 4 pour 100 de celui de l'effectif de la garnison. L'État prend à sa charge, s'il ne fait construire lui-même, les frais occasionnés par l'établissement de ces salles ou pavillons militaires. Le service administratif fonctionne d'après des tarifs de prix de journée établis dans des conventions spéciales, mais conformément aux fixations du règlement sur le service de santé de l'armée, en tant que alimentation, fournitures diverses, médicaments, etc...

L'administration hospitalière conserve donc la gestion des salles militaires et toutes les attributions dévolues, dans les hôpitaux militaires, aux officiers d'administration. Le service médical est toujours remis aux médecins de l'armée si la garnison est supérieure à 1000 hommes; au-dessous de ce chiffre, l'État se réserve de n'y employer des médecins de l'armée que si les circonstances le lui permettent, et par le fait il en est à peu près toujours ainsi, les médecins de régiment venant soigner leurs malades à l'hôpital, où ils sont chefs de service des salles militaires. Les instruments de chirurgie leur sont fournis par l'administration de l'armée; les infirmiers sont, suivant les circonstances, des infirmiers militaires mis à la disposition des médecins et de l'hôpital; à leur défaut des infirmiers civils sont fournis par celui-ci.

Lorsque la garnison ne comporte pas 300 hommes, les militaires malades sont soumis au régime de l'hôpital civil, mais autant que possible, placés dans des salles spéciales.

Actuellement le service hospitalier de l'armée comprend : *Hôpitaux militaires*. *A*. En France, 31 divisés suivant leur importance en 8 de 1re classe, 2 de 2e, 10 de 3e, 6 de 4e, 5 de 5e, plus 4 hôpitaux thermaux (Vichy, Bourbonne, Barèges et Amélie-les-Bains); *B*. En Algérie, 45 hôpitaux qui tous, sauf trois ou quatre, reçoivent également les malades civils des deux sexes. *C*. En Tunisie, un certain nombre d'hôpitaux qui n'ont pas encore été définitivement acceptés et classés. *Hôpitaux militarisés* ou *mixtes*. 197 possédant des salles militaires et un service médical spécial; *hôpitaux civils* recevant *les militaires* 37. Dans ces chiffres ne sont pas compris les hôpitaux de la marine nationale, ouverts aux soldats, comme les hôpitaux de l'armée le sont aux marins, ni les établissements d'aliénés, avec lesquels l'administration militaire a des conventions pour le traitement des soldats atteints de maladies mentales.

Nous ne pouvons, dans le présent ouvrage, étudier, même très sommairement, le fonctionnement des établissements nosocomiaux et devons rester sur le seul terrain de l'hygiène spéciale. En le faisant, nous chercherons même à ne point envisager la question à un point de vue général et très complet, voulant demeurer dans le cadre particulier où nous nous sommes jusqu'à présent maintenus, l'application de l'hygiène aux choses de l'armée et non pas l'étude de toutes les questions hygiéniques. Elles exigeraient des développements de nature à nous entraîner hors des limites que nous nous sommes tracées.

I. *Choix de l'emplacement.* — L'emplacement des hôpitaux de garnison n'étant pas toujours commandé par les nécessités de la guerre, tout au plus par celle de la défense des places, peut et doit être choisi avec le plus grand soin.

D'une façon générale il est nécessaire qu'un hôpital militaire, ou militarisé, existe dans toutes les places de garnison, au voisinage des camps d'instruction, partout en un mot, où des troupes peuvent être réunies. Sarazin (1) fait remarquer, avec juste raison, que des hôpitaux fort importants doivent exister aux principaux nœuds de chemins de fer, car, en temps de guerre, c'est en ce point qu'affluent toujours les malades et les blessés, même si le théâtre des opérations se trouve en dehors du territoire national. Au moment de la guerre, cet hôpital permanent ne pourra pas toujours suffire, mais il sera beaucoup plus facile de grouper des annexes autour de lui, que d'improviser un ou plusieurs hôpitaux temporaires, dont le matériel devrait être amené peut-être de fort loin.

Dans les places fortes, l'hôpital doit, en théorie, être placé en dehors

(1) Ch. Sarazin, article Hôpital. (*Nouveau Dict. de méd. et de chir. pratiques*, t. XVII, 1873.)

de la ligne probable d'attaque ; or, comme dans chaque place on sait généralement quels sont les points les plus faibles, ceux qui vraisemblablement seront l'objectif de l'assaillant, on aura soin de ne pas y placer d'hôpitaux. Il est certain néanmoins qu'on ne peut absolument les garantir des projectiles ; tout ce que l'on doit demander à l'ennemi, c'est de n'y point diriger intentionnellement son feu ; mais, tout en restant strict observateur des lois humanitaires que la convention de Genève a presque amoindries en les réglementant, un assaillant ne peut garantir que quelques projectiles n'iront point frapper des hôpitaux, surtout lorsque l'on établit des batteries à 6 ou 7000 mètres du front d'attaque ; dans ces conditions, la plus faible déviation, dans le pointage, amène un écart de plusieurs centaines de mètres au point de chute du projectile.

La nature géologique, l'altitude, la situation d'un hôpital, exercent une grande influence sur sa salubrité future ; en traitant de l'emplacement des casernes (voy. p. 161), de celui des camps (voy. p. 352), nous avons formulé quelques considérations, qui demeurent entières et sont plus importantes encore, lorsqu'au lieu d'une agglomération d'hommes valides, c'est une agglomération d'hommes malades dont il s'agit de diminuer les effets fâcheux. Il en est de même de la préparation du sol sur lequel s'élève un hôpital ; plus encore que pour les casernes (voy. p. 164) ou les camps (voy. p. 405), le sous-sol doit être complètement drainé et asséché, imperméabilisé même, dans sa couche superficielle, par un bon pavage ou un lit de béton (voy. p. 203).

II. *Dimension des hôpitaux et plan d'ensemble.* — En traitant des casernes, nous avons vivement insisté (voy. p. 216) sur les dangers de l'accumulation et espérons avoir démontré l'urgence de substituer aux casernes monumentales, des casernes à pavillons multiples, chacun d'eux d'une contenance relativement petite (voy. p. 189). L'hôpital monumental, formé d'un corps de logis principal, flanqué ou non d'ailes en saillie, doit faire place à des hôpitaux composés de pavillons multiples, reliés, s'il le faut absolument pour le service, par des corridors, par des galeries, mais dans des conditions telles que la ventilation et la lumière naturelles s'y exercent en toute liberté.

L'hygiéniste ne peut fixer un minimum de contenance pour les hôpitaux, car, on ne doit pas l'oublier, moins il y a de malades, plus grande est la salubrité ; non seulement les malades doivent trouver dans leurs chambres ou leurs salles un cubage suffisant d'air et une ventilation abondante, mais leur rapprochement même est déjà une cause de dangers. Cependant, étant donnés, d'une part le fait économique de la cherté excessive du prix de traitement dans les petits hôpitaux, où les frais généraux sont à peu près les mêmes que dans les grands, d'autre part les exigences hygiéniques, le chiffre de 400 à 500 malades est un maximum que l'on ne doit jamais dépasser dans les hôpitaux généraux.

La surface à allouer à l'ensemble de l'hôpital ne saurait être trop grande, mais comme il faut toujours compter avec les possibilités matérielles, encore faut-il partir de bases moins théoriques. Dans la discussion de 1864 à la Société de chirurgie (1), M. Trélat demandait 50^{m2} par lit, d'autres ont demandé 100^{m2}; Rochard, dans la récente discussion à la Société de médecine pratique, accepte ce dernier chiffre (2), ainsi que Tollet; mais, d'accord avec les propositions de Léon Le Fort, il voudrait le voir croître proportionnellement au nombre des lits. Pour un hôpital de moins de 100 malades, 100^{m2} par lit suffisent, soit un hectare pour 100; à 600 lits, il faudrait 150^{m2}. En inscrivant entre ces deux termes neuf moyens différentiels, on obtiendrait le nombre de mètres pour les hôpitaux de 150, 200, 250, etc., jusqu'à 600 inclus.

En fait, ces indications sont un peu théoriques et l'on peut concevoir un hôpital salubre avec 80^{m2} de surface par malade seulement, de même qu'il pourra ne point l'être avec 150^{m2}, d'autres éléments entrant en ligne de compte. Tollet insiste avec raison sur l'opportunité de laisser, entre la surface hospitalière et les constructions voisines, une zone sanitaire sous forme d'un espace ou chemin de ceinture de 15 mètres de large environ. Ce principe s'applique naturellement aux seuls hôpitaux contruits dans l'intérieur des villes. S'il s'élève au contraire à la campagne ou à la périphérie, elle devient inutile; dans tous les cas on peut la comprendre dans l'intérieur du mur d'enceinte de l'hôpital et la transformer en promenade pour les malades.

Personne ne peut actuellement défendre encore le type d'hôpital massif ni même celui de l'hôpital formé de trois grands pavillons réunis à angle droit comme l'*hôpital militaire de Vincennes;* grâce à son excel-

(1) U. Trélat, *Étude critique sur la reconstruction de l'Hôtel-Dieu*, Paris 1864 et *Discussion sur l'hygiène des hôpitaux*. Bulletin soc. de chir, 1864.

(2) Rochard, *Rapport sur la construction des hôpitaux*, Soc. de méd. prat., 28 mars 1883. *Ann. d'hyg. et de méd. légales*. 3e sér., t. IX p. 423, 1883 et *Discussion sur ce rapport*, 23 mai et 27 juin 1883, t. X, p. 70 et 228.

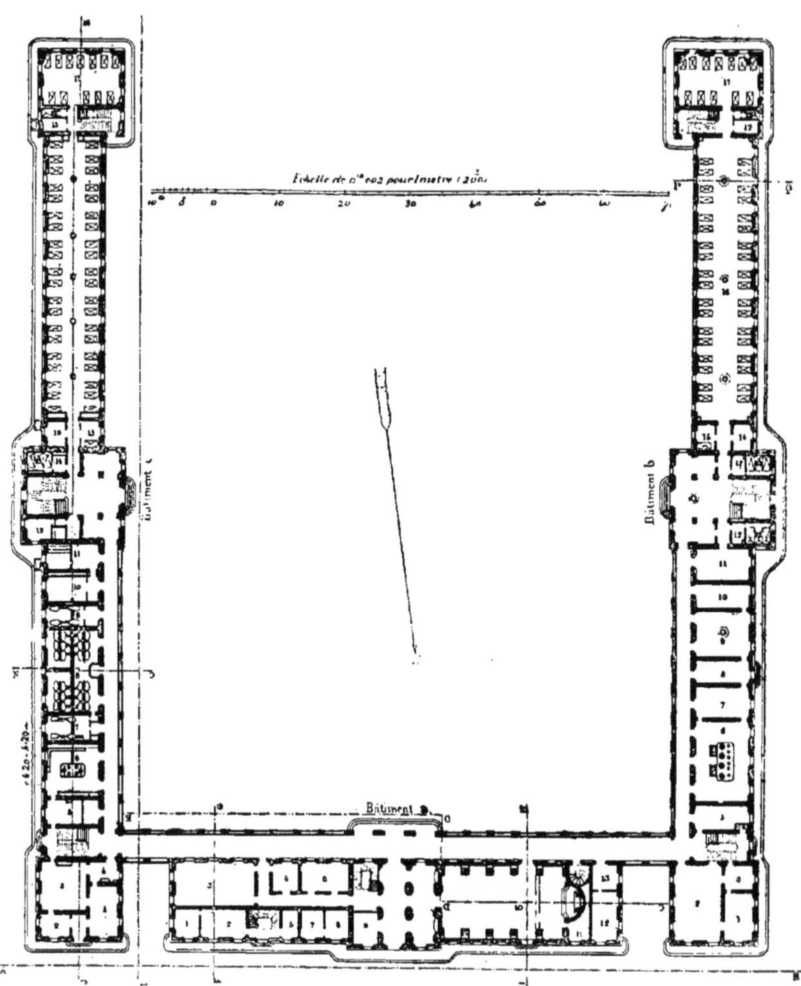

Fig. 146. — Hôpital militaire de Vincennes, présenté comme type de transition entre l'hôpital massif genre Vauban et l'hôpital à pavillon (1858). — *Bâtiment b :* 1. Atelier de réparations. — 2. Lingerie. — 3. Bureau de la lingerie. — 4. — Latrines des lingères. — 5. Magasin au linge sale. — 6. Cuisine. — 7. Laverie. — 8. Boucherie. — 9. Dépense. — 10. Paneterie. — 11. Salle d'opérations. — 12, 13. Latrines, lavabos. — 14. Poste d'infirmier. — 15. Cabinet pour un malade à isoler. — 16. Salle des malades. — 17. Salle de sous-officiers malades. — *Bâtiment a :* 1. Bureau du comptable principal. — 2. Bureau de la comptabilité. — 3. Magasin. — 4. Vestiaire. — 5. Cabinet du comptable de garde. — 6. Bureau des entrées. — 7. Cabinet du médecin de garde. — 8. Salle de visite. — 9. Concierge. — 10. Chapelle. — 11. Sacristie. — 12, 13. Salle de conférences. — *Bâtiment c :* 1. Magasin de la pharmacie. — 2. Cabinet du pharmacien en chef. — 3. Pharmacie. — 4. Laboratoire. — 5 Préparatoire de la pharmacie. — 6. Tisanerie. — 7. Bains des officiers. — 8. Bains des soldats. — 9. Bains sulfureux. — 10. Réservoir d'eau chaude et douches. — 11. Bains de vapeur. — 12. Poste d'un infirmier de garde. — 13, 14. Latrines, lavabos. — 15. Cabinet pour un malade. — 16. Linge sale (dépôt de).

lente situation, à la lisière d'un bois, à sa bonne ventilation et à son excellent entretien il est l'un des moins insalubres parmi les hôpitaux des anciens types et conservera sans doute fort longtemps cette heureuse

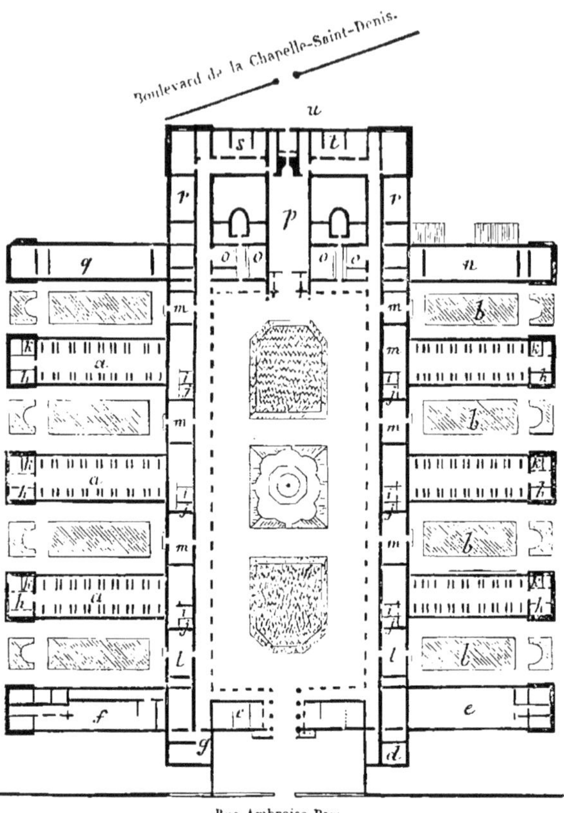

Fig. 147. — Hôpital Lariboisière (Paris), présenté comme type des premiers hôpitaux à pavillons (Saint-André de Bordeaux, Clermont-Tonnerre à Brest, etc.). Plan du rez-de-chaussée. — *a*. Salle des malades. — *b*. Préau des malades. — *c*. Bureaux de la direction. — *d*. Consultations externes. — *e*. Réfectoire des gens de service, cuisine générale et ses dépendances. — *f*. Pharmacie, cabinet du pharmacien, dépendances de la pharmacie. — *g*. Vestiaire des médecins. — *h*. Malades agités. — *i*. Cabinet de la sœur. — *j*. Office. — *k*. Dépôt de linge sale et lieux d'aisances des malades. — *n*. Communauté. — *o*. Bains. — *p*. Chapelle. — *q*. Buanderie et dépendances. — *r*. Salle d'opérations. — *s*. Salle des morts et d'autopsie. — *t*. Vestiaire. — *u*. Cour des convois.

Échelle de $0^m,0005$ pour 1 mètre = 1/2000.

situation (fig. 146). Il appartient à une époque de transition et forme une sorte de compromis entre le type ancien des hôpitaux militaires, élevés sur les plans ou dans les idées de Vauban, sous forme de quatre bâtiments réunis à angles droits avec cour intérieure. Un des bâtiments a disparu et l'air, ainsi que la lumière, peuvent pénétrer plus librement dans l'espace central.

Le type à pavillons offre, en France et à l'étranger, de nombreux spécimens dont chacun a pu apprécier quelques-uns : *Lariboisière,* à Paris; *Saint-André,* à Bordeaux; *Clermont-Tonnerre,* à Brest, etc... Ce type n'est plus discuté, il est même dépassé, en ce sens que l'on exige plus d'indépendance des pavillons; il n'en a pas moins constitué à son heure un progrès très réel (fig. 147). — Au lieu de disposer les pavillons autour d'une cour et de les relier par un couloir, on peut les disposer, d'une façon alternative, de chaque côté d'un long corridor central : c'est ainsi qu'a été établi l'*hôpital militaire de Woolwich*, terminé en 1864 (fig. 148). On peut lui reprocher un groupement trop accentué des pavillons.

Le *Boston free hospital* réalise, au contraire, des conditions inverses et se distingue par l'ingénieuse disposition de ses pavillons, qui communiquent facilement entre eux et sont cependant fort éloignés les uns des autres.

L'hôpital militaire de Bourges, terminé en 1879, le nouvel hôpital de Saint-Éloi de Montpellier, actuellement encore en construction, peuvent être pris comme types d'hôpitaux à pavillons espacés et disposés sur le terrain, de façon à faire concorder, autant que possible, les circonstances matérielles résultant du plan avec leur espacement. Le premier représente dans son ensemble un H dont le trait horizontal est constitué par un bâtiment principal où se trouvent les services généraux, tandis que les deux grandes branches forment chacune un corridor-promenoir sur lequel viennent s'ouvrir, à angle droit, six pavillons système Tollet, à rez-de-chaussée surélevé. La plupart de ces pavillons renferment vingt-huit lits; d'autres de même dimension sont disposés en appartements pour les officiers malades ou en casernements pour les infirmiers.

Le nouvel hôpital Saint-Éloi (fig. 150) reproduit la même disposition en H, mais à branches doublées; les pavillons A''', qui s'ouvrent sur la seconde branche, sont considérés comme bâtiments de remplacement et, en principe, ne doivent être utilisés que pour dégager les pavillons A de de la première branche, ceux-ci étant alors vides. Cet hôpital est également construit d'après les principes de Tollet : chaque pavillon, de $51^{m}.60$

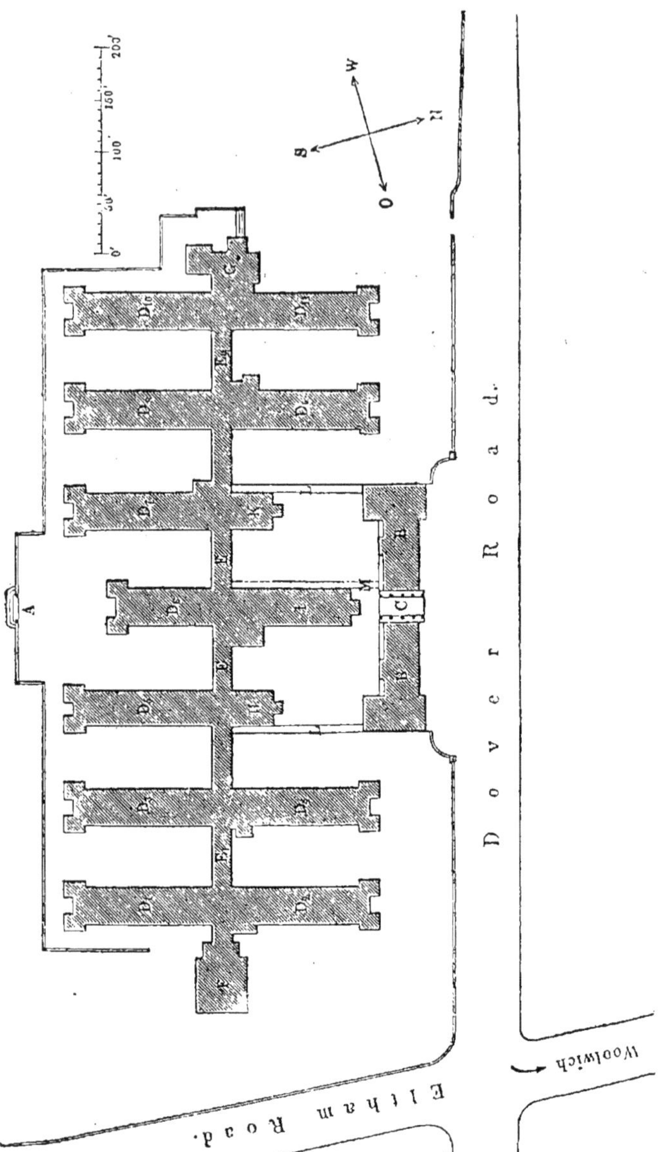

Fig. 148. — Hôpital militaire de Woolwich (Herbert Hospital) comme type d'hôpital à pavillons unis par un corridor commun. — A. Terrasse. — B. Bâtiments de l'administration. — C. Entrée principale. — D (1 à 11). Pavillons où se trouvent les salles de malades. — E. Corridor. — F. Chambres séparées pour malades bruyants ou pour prisonniers. — G. Salles d'opérations, d'autopsies. — H. Pharmacie. — I. Chapelle, cuisines, etc. — K. Bains. — L. Galerie couverte. — M. Passage souterrain.

de long sur 8 mètres de largeur, peut renfermer vingt-huit malades, il mesure 7m,50 au faîte de la voûte ogivale; les pavillons sont espacés l'un de l'autre de 18 mètres, soit d'une distance plus que double de leur hauteur.

Le type à pavillons étant admis, il reste à déterminer la contenance de chacun d'eux, les principes qui présideront à leur construction et leur orientation.

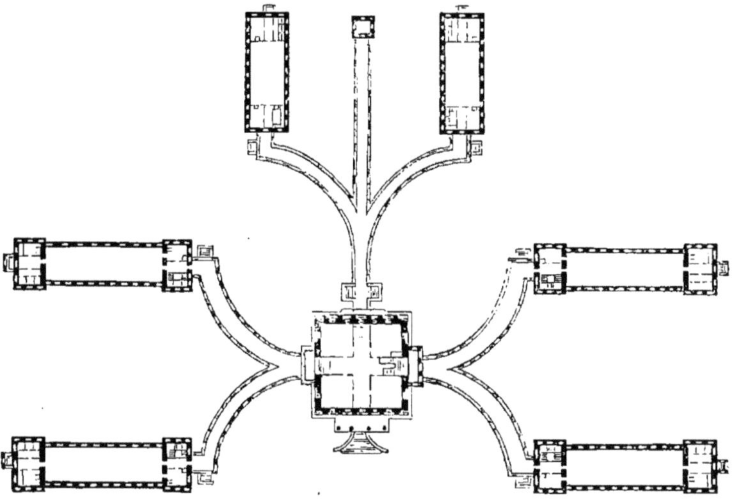

Fig. 149. — Boston free Hospital, type d'hôpital à pavillons très largement espacés.

Dans les pays tempérés, il importe que la surface extérieure reçoive le maximum d'aération et d'insolation; il faut donc tenir compte, à la fois, des vents régnants et de la direction des rayons solaires, aussi la disposition NE.-SO. ou E.-O. paraît-elle préférable; mais les conditions locales, la situation plus ou moins abritée du terrain peuvent modifier la détermination. Dans les pays chauds, la direction N.-S. permet d'avoir presque toute la journée de l'ombre sur l'une des faces.

Au point de vue exclusif de l'hygiène, il paraît indiqué de n'admettre que le pavillon à un seul rez-de-chaussée, très suffisamment surélevé au-dessus du sol pour n'en recevoir aucune humidité ni aucun froid. L'étage supérieur, outre les difficultés d'accès pour les malades, est toujours un peu menacé par les émanations du rez-de-chaussée, et surtout il n'est

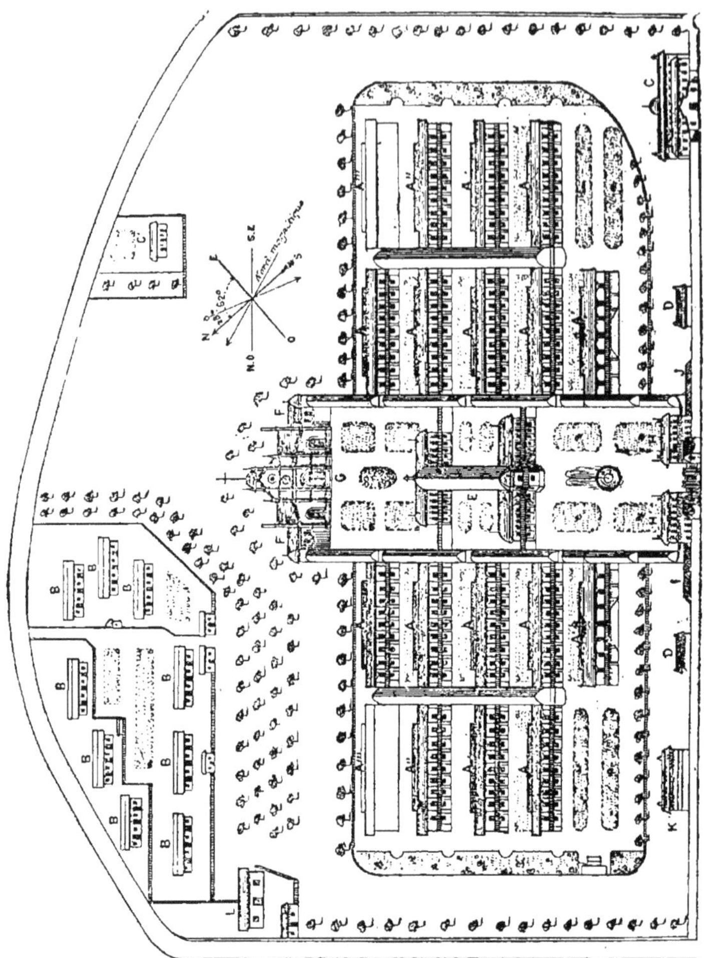

Fig. 150. — Nouvel hôpital Saint-Eloi, de Montpellier, type d'hôpital à pavillons, construits d'après les principes de l'ingénieur Tollet. — A. Pavillon de malades. — A'. Pavillon de payants. — A''. Pavillon de rechange. — A'''. Pavillon à construire en cas d'augmentation de l'hôpital. — B. Contagieux. — C. Maternité, l'infirmerie de la maternité. — D. Malades à observer. — E. Services généraux. — F. Communauté et lingerie centrale. — G. Chapelle. — H. Direction. — H'. Économat. — I. Magasin. — J. Remise et écurie. — K. Buanderie et séchoir à air libre. — L. Amphithéâtre.

dès lors plus possible d'établir une ventilation directe au sommet de la voûte ou du plafond des salles du rez-de-chaussée. On est donc conduit à n'admettre qu'une salle par pavillon et d'un maximum de vingt-huit à trente lits. L'on ne saurait se dissimuler que ce peuvent être là des conditions fort onéreuses, car les fondations et la toiture reviennent sensiblement au même prix pour un pavillon à rez-de-chaussée ou un pavillon avec premier étage. On peut donc s'attendre, sur ce point, à de vives résistances de la part des administrations que la question économique préoccupe à juste titre et même rencontrer des impossibilités absolues. Nous pensons que, même dans ces conditions, on peut encore obtenir des résultats satisfaisants, en diminuant un peu l'étendue de chaque salle et en ne lui affectant alors que vingt à vingt-quatre lits; le pavillon recevrait donc, entre les deux étages, cinquante malades environ.

Quel cubage d'air leur faut-il allouer? Les appréciations varient singulièrement, à ce point de vue, entre les extrêmes de 40^{m3} à 100^{m3} par lit; les nouveaux hôpitaux de Bourges, de Saint-Denis, de Montpellier, offrent 64^{m3}, et l'on pourrait se contenter d'un peu moins dans des salles très petites; comme pour l'espace superficiel général, le cube respiratoire doit croître avec le nombre de lits. Tollet accepterait un minimum de 35^{m3} dans une salle à un lit, en arrivant par gradations à 65^{m3} dans la salle de trente lits. — A côté du cubage brut, il y a lieu d'envisager de quelle façon on l'obtient et si, pour l'augmenter, on ne donne pas une trop grande hauteur à la salle de malades. Certains hygiénistes pensent, en effet, qu'au delà de 5 mètres de hauteur, l'espace vide n'est plus utilisé comme terrain respiratoire et qu'il se produit là des stagnations aériennes; le fait est absolument exact pour les pièces à plafond; il ne l'est plus lorsque une voûte ogivale permet d'établir, tout le long de l'angle dièdre formé par la rencontre des parois, une ouverture permanente et de déterminer ainsi, en ce point, un appel qui détermine l'évacuation des couches d'air les plus élevées et crée ainsi un courant continu d'aération.

Ce n'est pas tout en effet que de donner un cubage suffisant, encore faut-il maintenir la qualité de l'air à son taux normal; 100^{m3} d'air s'infectent aussi bien que 10^{m3}, c'est une simple affaire de temps. Il faut donc, par la ventilation, renouveler l'air vicié; mais, pour que ce renouvellement n'entraîne pas la formation de courants nuisibles aux malades, il est nécessaire qu'il ne soit pas trop rapide et, comme conséquence, que la viciation soit également lente, par suite que le cubage soit étendu.

Les autres conditions nécessaires à la salubrité générale de l'habitation, dont il a été fait une étude spéciale à propos des casernes, en particulier pages 169, 172, 195, 197 et suivantes, la nature et la qualité des matériaux, l'imperméabilisation des surfaces murales et des planchers s'imposent plus encore dans les hôpitaux que dans toute autre habitation collective. Il est de même plus important là, que partout ailleurs, d'éviter les angles dans la construction, de supprimer les points morts où la circulation de l'air stagne ou tout au moins se ralentit.

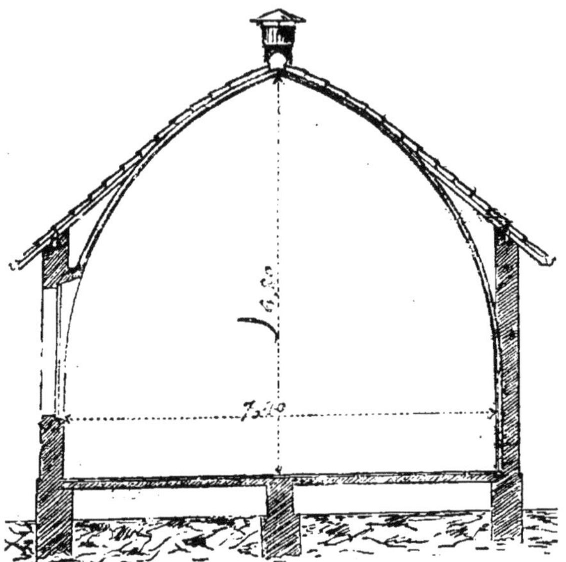

Fig. 151. — Type de pavillon système Tollet pour hôpital, la toiture devenant indépendante de la voûte ogivale.

Comme nous le disions pour la caserne, on peut donc admettre que l'ensemble de ces exigences semble militer en faveur de l'ogive comme tracé de la ligne formée par la paroi et le plafond ; l'une se fond alors dans l'autre et de plus l'on obtient ainsi, pour un même cubage, un minimum de surface enveloppante ; on y arrive d'autant plus que l'on se rapproche de la forme sphérique qui donnerait le minimum absolu.

L'ingénieur Tollet, perfectionnant ses premières études, a présenté une série de types applicables aux constructions nosocomiales et les a successivement introduits dans les divers hôpitaux qui se sont élevés sous sa direction ou d'après ses idées. Dans le type de pavillon de caserne (fig. 16, p. 191), la paroi ogivale de l'appartement forme en même temps toiture, en sorte que l'on a pu reprocher à ce système de n'être pas suffisamment protecteur contre les variations atmosphériques; chaleur en été, refroidissement en hiver semblaient s'imposer fatalement.

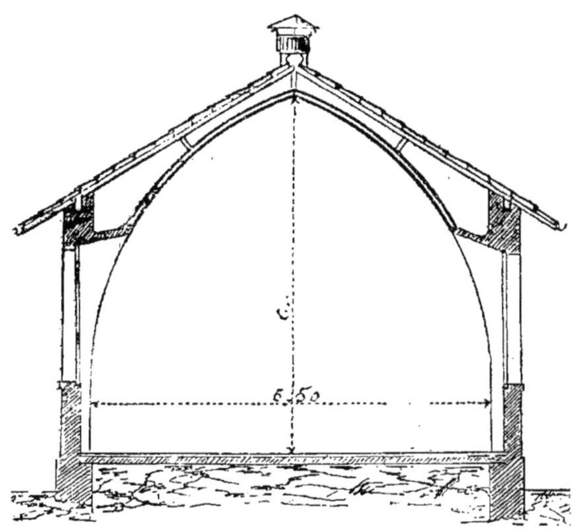

Fig. 152. — Type de pavillon système Tollet pour hôpital, un matelas d'air s'interposant de toute part entre les parois intérieures ogivales et les parois extérieures planes.

Pour remédier à cet inconvénient une toiture plane vient, dans un premier type, s'appliquer sur l'ogive ; des murs verticaux forment les parois extérieures et, vu du dehors, le pavillon ressemble à toute autre construction (fig. 151). Mais, pour obtenir plus de résistance encore contre les influences extérieures, il est facile de doubler toute l'ogive d'un matelas d'air en insérant, pour ainsi dire, la construction courbe dans une autre limitée par des surfaces planes (fig. 152).

Ce type de constructions peut se prêter à une surélévation d'un étage; le rez-de-chaussée se trouve alors dans des conditions de toute autre habitation dépassant peu le niveau du sol, mais ne devrait pas être utilisé pour salles de malades, en raison de l'absence de ventilation au plafond, aussi le réserverait-on pour les différents services généraux, tandis que le premier étage reste destiné aux logements et aux salles. Ce mode de construction serait particulièrement applicable dans les pays

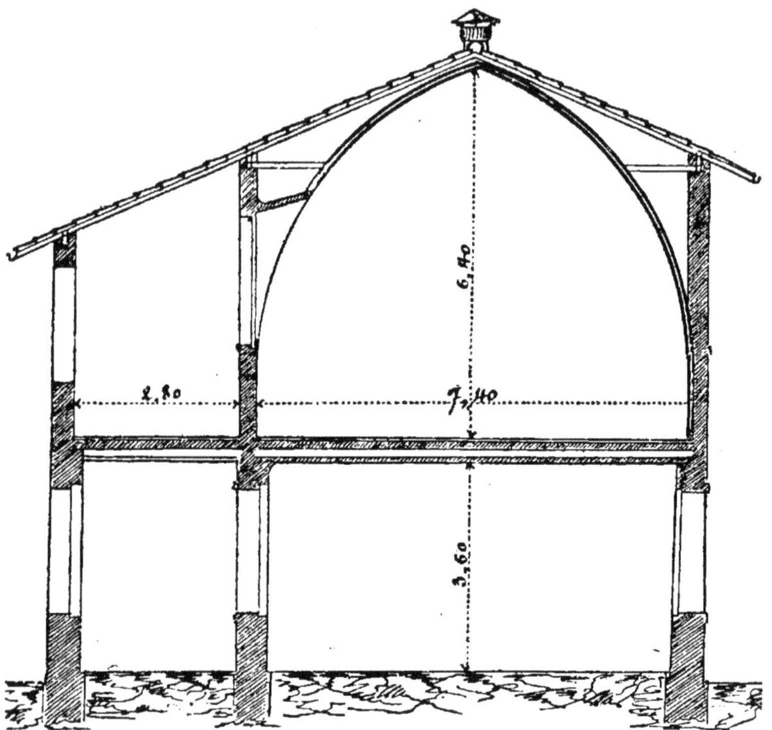

Fig. 153. — Type de pavillon système Tollet pour hôpital, avec rez-de-chaussée, premier étage et vérandahs. Le rez-de-chaussée est utilisé pour les services généraux, les salles de malades ne sont jamais qu'au premier étage.

tropicaux, où il n'est jamais sain de loger trop au niveau du sol; aussi le doublerait-on, dans ce cas, d'une vérandah du côté qui est le plus exposé aux rayons solaires (fig. 153).

C'est à peu près dans ces conditions qu'a été construit l'hôpital de Bône, avec cette différence que le rez-de-chaussée est remplacé par un sous-sol destiné à former matelas d'air renouvelable. Il existe des fenêtre

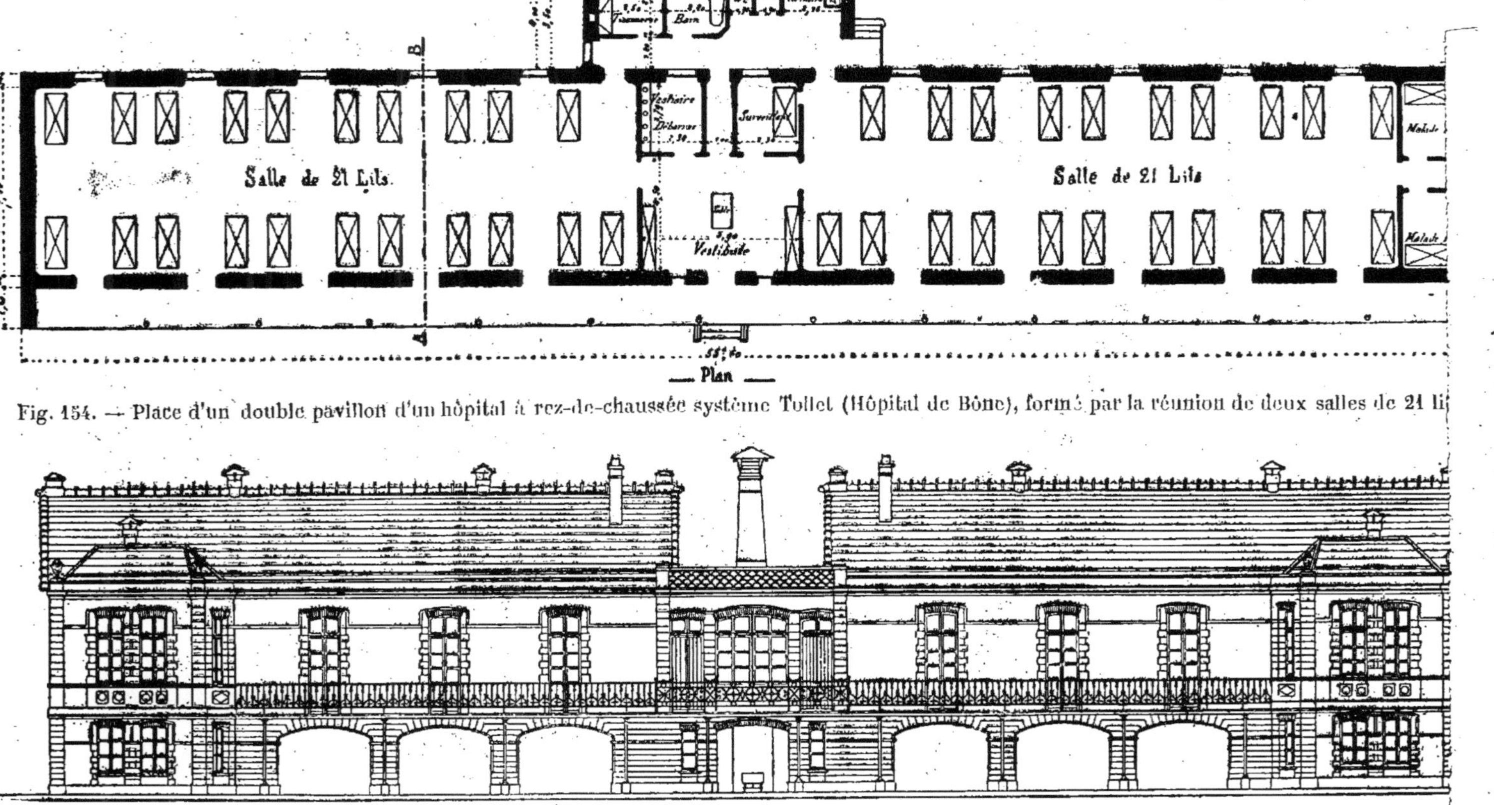

Fig. 154. — Place d'un double pavillon d'un hôpital à rez-de-chaussée système Tollet (Hôpital de Bône), formé par la réunion de deux salles de 21 li

Fig. 155. — Élévation d'un double pavillon d'hôpital avec rez-le-chaussée et premier, système Tollet, formé par la réunion de deux salles de 46 avec balcon au premier, promenoir au rez-de-chaussée.

sur les deux faces, mais d'un côté elles ouvrent sur une vérandah servant de galerie-promenoir (fig. 156).

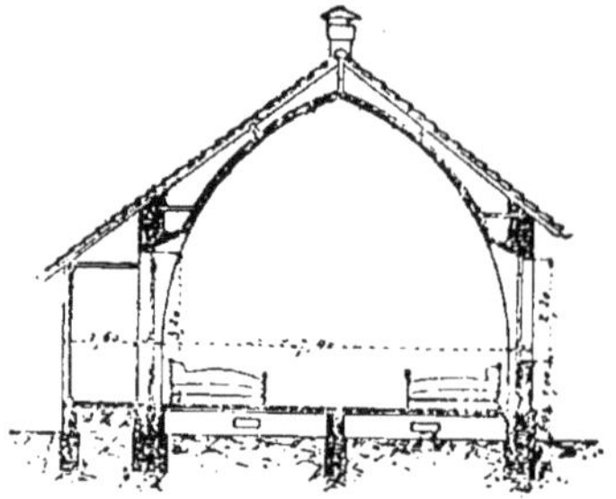

Fig. 156. — Coupe suivant AB du pavillon dont le plan est représenté figure 154 (Hôpital de Bône).

Dans ce type, deux pavillons de 21 lits ont été réunis bout à bout afin de n'avoir pour les deux qu'un seul groupe de services accessoires ; logement de surveillant, chambre à bains, tisannerie, water-closets, etc., (fig. 154).

Le même principe a été appliqué à une construction infiniment plus monumentale et qui n'a plus rien de l'aspect un peu « baraquements » que l'on reproche parfois aux hôpitaux à pavillon. Ce nouveau type, dont l'élévation est représentée fig. 155, est formé de deux pavillons, s'abouchant bout à bout sur un palier commun où se trouvent disposés tous les services accessoires ; le

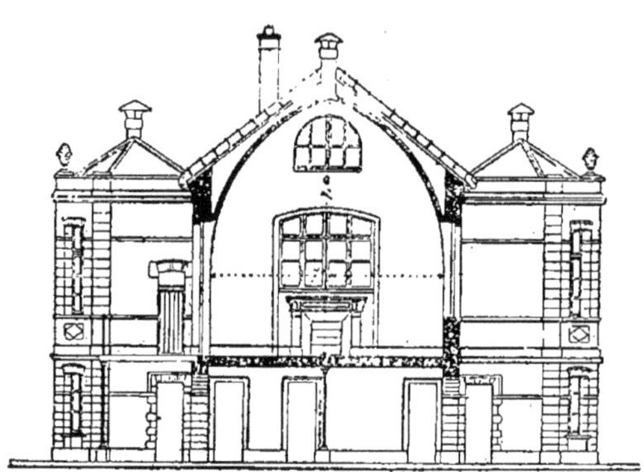

Fig. 157. — Coupe suivant CD du double pavillon d'hôpital dont le plan est fourni figure 155.

palier, plus bas que les salles, est lui-même surmonté d'une cheminée d'appel où une couronne de gaz peut développer un courant ascensionnel très actif et très puissant, en sorte qu'il n'y a pas à craindre que l'atmosphère d'une des salles passe dans l'autre. Les pavillons sont à étage ; le rez-de-chaussée est formé par des arcades que l'on peut laisser ouvertes, en maintenant ainsi au-dessous des salles une puissante aération, ou que l'on peut fermer par des vitrages pour

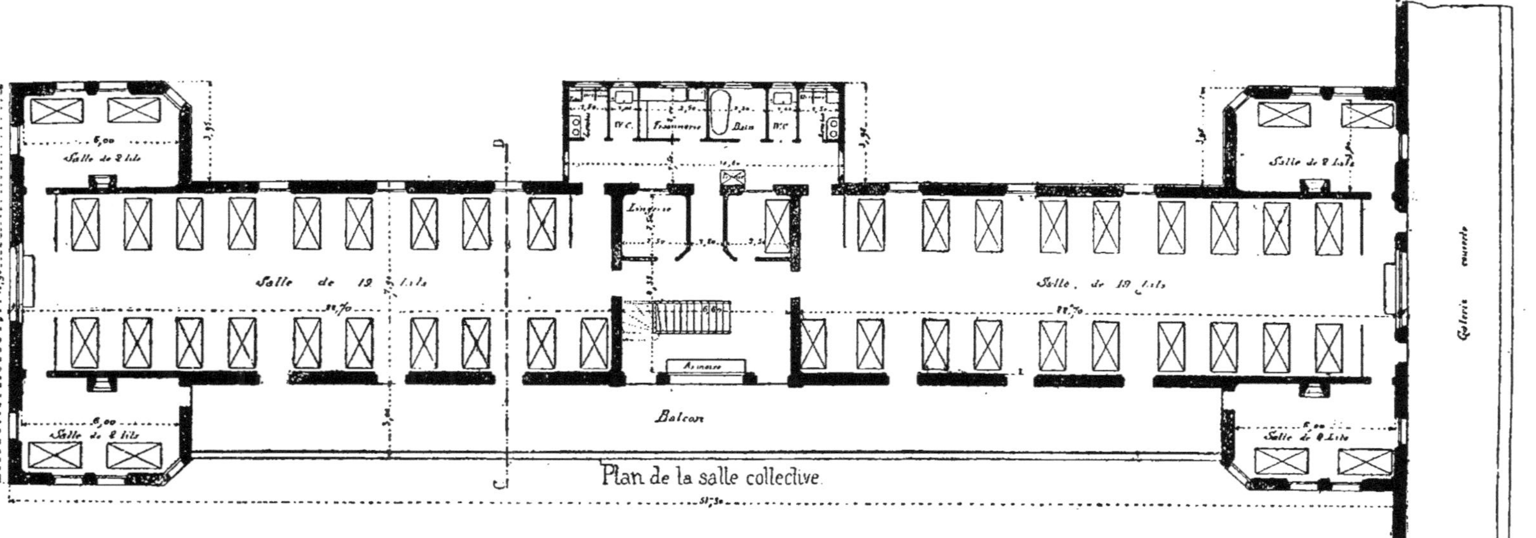

Fig. 158. — Plan du double pavillon d'hôpital système Tollet, dont l'élévation est représentée fig. 155 et la coupe suivant CD fig. 157.

en faire des promenoirs ou des magasins. Sur l'une des faces règne un balcon, que l'on s'accorde à regarder comme une excellente disposition pour les malades, car ils s'y peuvent reposer en respirant l'air extérieur. Dans ce type de pavillons-Tollet, les pignons sont absolument dégagés et peuvent ainsi être percés de larges baies, qui assurent la ventilation longitudinale, tandis que la ventilation transversale est établie par des fenêtres de 4m, descendant jusqu'au ras du plancher, pleines jusqu'à une hauteur de 1m20, et dont la partie supérieure vitrée est disposée en plusieurs panneaux s'ouvrant isolément ; de la sorte l'on obtient la ventilation, plus ou moins active, nécessitée par les circonstances ou par la saison. Enfin les ouvertures du sommet de l'angle dièdre de l'ogive assurent le renouvellement des couches d'air supérieures.

On conçoit que beaucoup de ces améliorations ne sont pas liées au mode de construction présenté par Tollet; il a apporté à son système tous les progrès et les perfectionnements que la science moderne fournit à l'industrie, mais ils peuvent évidemment être introduits dans des pavillons conçus sur d'autres bases.

Quoi qu'il en soit du type adopté pour les pavillons, il les faut espacer entre eux suffisamment pour que l'ombre de l'un ne se reporte sur l'autre et pour que, aux heures moyenne de la journée, le soleil puisse abondamment baigner tout l'espace intermédiaire. Dans l'orientation N.-S. il faudra donc laisser entre eux une distance un peu supérieure à la double hauteur d'un pavillon; par le fait, même avec toute autre orientation, cet écartement doit être regardé comme un minimum.

Les conditions de la ventilation naturelle qui, bien certainement, est la plus avantageuse, ont été étudiées p. 247 ; elle ne suffit pas cependant toujours, ou du moins elle peut se combiner avec la ventilation artificielle et le chauffage (voy. p. 234 et 250). L'appel par les cheminées ordinaires ne paraissant pas toujours assez énergique et ne pouvant du reste fonctionner en été, on est amené à établir des foyers spéciaux, en vue de l'évacuation par appel de l'air vicié des salles. Le principe est toujours le même : une cheminée d'évacuation, à l'intérieur de laquelle existe un foyer, les salles à ventiler communiquant avec la cheminée d'évacuation, telle est l'indication théorique; si la cheminée d'évacuation se trouve disposée au-dessus du bâtiment, l'appel est dit en contre-haut (fig. 46, p. 254), si la cheminée est au contraire isolée du bâtiment, l'air évacué des salles doit descendre au lieu de monter, la ventilation est dite en contre-bas (fig. 47, p. 234). Dans cette disposition, on est obligé de donner à la cheminée d'évacuation une hauteur plus grande que celle des bâtiments qui l'entourent, tandis que dans le système précédent, on utilise au contraire la hauteur de l'édifice; aussi l'appel en contre-haut est-il le plus généralement usité dans les hôpitaux récemment construits.

Nous renvoyons aux traités spéciaux pour l'étude technique des appareils de chauffage et de ventilation à utiliser dans les hôpitaux; reprendre ici une question, qui a été étudiée dans ce même ouvrage à propos des casernes (page 221 et suiv.), semblerait véritablement superflu; l'indication est encore plus urgente dans les hôpitaux, puisque les sources de viciation atmosphériques sont plus actives que dans les autres habitations collectives.

Dans l'organisation des locaux accessoires de chaque pavillon, et surtout dans l'aménagement des surfaces, il faut toujours conserver comme double objectif l'imperméabilisation absolue et la facilité de lavage avec des liquides désinfectants. C'est dire que les murailles et les voûtes, à défaut des plafonds, doivent être peints à l'huile ou stuckés, les planchers dont la fermentation peut être si funeste, rendus imputrescibles; à ce titre on ne peut assez recommander les planchers de chêne sur bitume (p. 208) qui semblent réaliser le plancher-type du bâtiment hospitalier; dans les pays chauds, le carrelage ciré et mieux le pavage en mosaïque sur béton offriraient de grands avantages, s'ils ne rendaient nécessaire l'usage de tapis-courants qui sont des réceptacles à matières organiques, en tant que faits d'étoffe de laine ou de sparterie; dans le cas où l'on en voudrait employer dans les hôpitaux, l'on ne saurait plus accepter que les toiles cirées ou mieux le linoleum en raison de leur imperméabilité; mais ces derniers, comme sensation au pied nu, sont presque aussi froids que le carrelage.

Le mobilier des salles de malades doit être des plus restreints afin de ne pas diminuer le cubage atmosphérique; il semble avantageux de n'y employer que le moins de bois possible, de le remplacer même entièrement par la tôle, le fer forgé et l'ardoise ou le marbre, matériaux qui, par leur combinaison, permettent d'obtenir tout ce qu'il est indispensable de posséder dans les salles elles-mêmes.

A leurs extrémités, doivent se trouver des water-closets avec urinoirs et vidoirs, des lavabos, une petite cuisine, une petite salle de bains, en dehors bien entendu des appareils balnéaires qui fonctionnent dans un local spécial de l'hôpital. La question des water-closets a été étudiée avec détails, p. 312 et suivantes, il n'y a point lieu d'y revenir; pour la disposition de ces locaux accessoires, on peut adopter plusieurs plans d'ensemble; les fig. 154 et 158 donnent un type spécial, applicable à deux salles à la fois; la fig. 159 reproduit celui des salles de l'hôpital militaire de Woolwich; dans l'un et dans l'autre, le pignon est dégagé et peut être percé d'une large baie d'éclairage et d'aération.

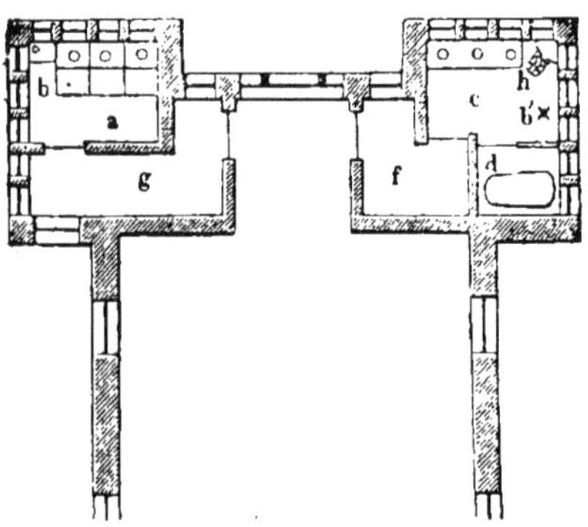

Fig. 159. — Dispositions des locaux accessoires des salles à l'hôpital militaire de Woolwich. *a*. Water-closets. — *b* et *b'*. Éviers. — *c*. Lavabos. — *f*. et *g*. Entrées. — *d*. Bains. — *h*. Urinoirs.

En outre des pavillons de malades, il y a lieu de prévoir des pavillons spéciaux pour les affections infectieuses et de multiplier les petites salles d'isolement à un ou deux lits. Il est souvent peu pratique d'ouvrir une salle de 12 ou 20 lits pour un ou deux malades atteints d'érysipèle, de fièvres éruptives, de fièvres typhoïdes, qui forment le courant ordinaire nosocomial; il est cependant indispensable de les isoler des autres malades et peut-être même de leurs semblables. Cet isolement doit être réel et le personnel attaché au service de ces locaux demeurer indépendant de celui des salles ordinaires; il ne doit même entrer dans les autres portions de l'hôpital qu'après avoir changé de vêtements et s'être lavé le visage et les mains avec une solution antiseptique. Ces précautions peuvent sembler très minutieuses à quelques-uns, elles paraîtront toutes naturelles si l'on veut bien se rendre compte des faits d'observation journalière et de la constante propagation des maladies transmissibles au personnel du service hospitalier et aux autres malades.

A ce titre, l'isolement des malades atteints de tuberculose est aussi important que celui de toutes les autres maladies transmissibles; si leur isolement absolu est trop difficile, s'il y a lieu de tenir compte de conditions morales que l'on ne saurait négliger, au moins faut-il les réunir dans des salles destinées à eux seuls et fréquemment désinfecter ces locaux.

Les autres services de l'hôpital, en particulier les locaux destinés aux décédés, les salles d'autopsie et pavillons d'anatomie, doivent être placés à une extrémité du terrain, sous le vent relativement aux courants ordinaires, séparés par un mur d'enceinte et dissimulés par un rideau d'arbres. Les plantations, les fleurs, les arbustes, se multipliant sous forme de plates-bandes, ajoutent à la salubrité et donnent à l'hôpital l'aspect riant et gai qu'un semblable établissement doit présenter. Trop longtemps les hôpitaux, asiles de la misère et de la souffrance, ont presque affecté de conserver ce type du bâtiment sombre et triste, où l'on n'entrait qu'avec les plus sombres appréhensions; pour les classes qui y vont chercher des soins, ils étaient surtout la maison *où l'on va mourir;* l'on doit arriver à faire changer cette appellation en celle de la maison où l'on entre avec espérance celle *où l'on va guérir.*

L'hôpital militaire est plus encore, il n'est pas, comme les hôpitaux civils, une expression de la charité ou de la solidarité, mais celle d'une *dette* que paie la patrie à ses défenseurs.

III. *Alimentation.* — Après une bonne installation des salles et des services connexes, l'alimentation tient certainement une place de premier ordre dans l'hygiène hospitalière.

Les administrations, partant du point de vue que les habitants des hôpitaux sont des malades et n'ont pas besoin d'une alimentation très réparatrice, fixent en général des tarifs alimentaires que les médecins regardent, de leur côté, comme insuffisants pour les convalescents, pour les opérés, pour tous ceux, en un mot, auxquels il s'agit de fournir une grande somme de matériaux réparateurs.

Dans nos hôpitaux militaires français, la ration maximum à allouer par jour à un malade se compose de 740 grammes de pain, de 280 grammes de viande, de légumes secs et d'une ration de vin de 50 centilitres par jour.

Rarement cette ration est prescrite pendant plusieurs jours de suite, et l'habitude administrative semble exiger de ne la formuler que pour les hommes sortants. On donne plus généralement la ration 3 portions, se composant de 500 grammes de pain, 210 grammes de viande et 36 centilitres de vin. En elles-mêmes, ces rations semblent suffisantes pour des hommes ne se livrant à aucun travail matériel, mais l'on n'a pas calculé, en les fixant, que les blessés ont à fournir une somme considérable de forces pour faire les frais de la suppuration, que les convalescents de maladies fébriles ont également à reconstruire leurs tissus brûlés par la fièvre, que tous ces gens peuvent et doivent être assimilés à ceux qui font un travail mécanique et qu'on doit, au contraire, s'ingénier à leur présenter, sous la forme la plus facilement assimilable, la plus grande somme de matériaux réparateurs. Les aliments de choix, les viandes rôties, les côtelettes, qui leur conviendraient si parfaitement, ne peuvent être prescrites qu'en diminuant le taux général de la ration, en réduisant la quantité de pain et de vin; il y a là des modifications indispensables à apporter dans le régime alimentaire des hôpitaux. Il est vrai qu'en vertu de l'article 233 du décret de 28 décembre 1883, le médecin-chef a le droit d'apporter au régime spécial telle modification qu'il juge convenable, sauf à en rendre compte au directeur du service de santé, lequel de son côté a le droit d'autoriser toutes les modifications au régime alimentaire, même générales, en rendant compte lui-même au ministre qui statue définitivement.

Les *desiderata* du régime alimentaire hospitalier sont moindres dans les hôpitaux militaires que dans les hôpitaux civils. D'après le tableau dressé par Ch. Saragin, il en est où la ration de pain descend jusqu'à 310 grammes, la viande jusqu'à 130 grammes. A l'étranger, les rations hospitalières sont en général plus fortes; c'est en Russie que l'on rencontre les prescriptions les plus larges : à l'hôpital Sainte-Marie de Moscou, la ration maximum atteint 619 grammes de pain et 409 grammes de viande; dans les hôpitaux militaires badois, elle monte même à 560 grammes.

Non seulement la quantité de vivres allouée doit être suffisante, mais encore ces derniers doivent être préparés avec le plus grand soin. Nous avons fait ressortir (p. 718 et suiv.) la nécessité de soigner la cuisine du soldat, cette vérité s'impose tout particulièrement dans les hôpitaux. Tout ce qui touche à la cuisine doit être regardé comme de première importance; bien plus encore que dans les régiments, il importe qu'elle soit dirigée par de véritables cuisiniers et, malheureusement, il est difficile d'en trouver dans les contingents avec le service à court terme.

§ III. — Hôpitaux spéciaux.

En dehors des hôpitaux généraux, les armées doivent posséder des établissements particuliers pour le service des eaux minérales. En France, l'armée en a organisé près des sources sulfureuses de Barèges et d'Amélie-les-Bains, carbonatées sodiques de Vichy, chlorurées et sulfatées calciques et sodiques de Bourbonne ; ce sont de grands établissements qui n'ont rien à envier aux thermes les mieux organisés. Amélie-les-Bains, en raison de son climat spécial, peut servir de station hivernale pour les malades atteints d'affections chroniques des voies respiratoires. L'armée possède des salles militaires dans les hôpitaux de Bourbon-l'Archambault et de Plombières. En Algérie, des hôpitaux militaires s'élèvent près des sources chlorurées et sulfatées de Hammam-Rira (province d'Alger) et de Hammam-Meskoutine (province de Constantine) et l'on peut, en outre, utiliser pour les militaires les eaux des Bains-de-la-Reine à la porte d'Oran et celles d'Hammam-Melouan, situées près du village de Rovigo, dans la banlieue d'Alger.

L'armée ne possède pas de maisons spéciales pour les aliénés, elle fait admettre ses malades dans les asiles départementaux, en vertu de traités passé avec l'administration. Il n'y a donc pas lieu de s'occuper ici de ces établissements, sinon pour signaler leur existence.

Éventuellement, il peut être organisé des dépôts de convalescents (art. 104 à 125 du décret du 28 décembre 1883) destinés à recevoir les militaires qui, à leur sortie des hôpitaux, ne sont pas en état de reprendre leur service et, pour des raisons particulières ou personnelles, ne peuvent être envoyés dans leur famille avec des congés de convalescence, pour ceux aussi, par exemple, qui rentrent du service hors d'Europe, que l'on veut isoler pour un certain temps ou refaire par un bon régime. Ces dépôts sont organisés comme un corps de troupes, sauf en ce qui concerne le service borné au simple entretien de la propreté. Les hommes sont journellement visités par le médecin du dépôt, lequel a qualité pour proposer des améliorations dans les services de chauffage et d'alimentation, lesquels sont en principe les mêmes que dans les corps de troupe. Le logement et tous ses accessoires doivent, au point de vue hygiénique, présenter au plus haut degré les conditions de salubrité dont les bases ont été fixées au livre II du présent ouvrage.

Les militaires blessés, invalides, incapables de se suffire à eux-mêmes peuvent, dans certaines conditions spécifiées par un décret du 21 mars 1882, être admis à vivre à l'Hôtel des Invalides.

Fondation glorieuse de Louis XIV, enrichi et doté par Napoléon Ier, l'Hôtel des Invalides a longtemps rempli sa destination, mais depuis quelque vingt ans son utilité a été singulièrement contestée. Jadis le nombre de ses pensionnaires s'élevait à plusieurs milliers, il atteint à peine quelques centaines.

Les frais de cet immense établissement sont énormes, on le conçoit, et permettraient d'améliorer la situation intéressante des soldats devenus impotents d'une façon beaucoup plus économique pour le pays. L'expérience a prouvé, du reste, que l'agglomération de vétérans a de nombreux inconvénients; aussi la suppression de cet établissement, au moins dans sa forme actuelle, paraît-elle décidée en principe; tout porte à croire que cette mesure ne se fera pas longtemps attendre.

Avec le service à court terme et le principe de l'appel des hommes jusqu'à 40 ans en cas de guerre, le vétéran doit fatalement disparaître des armées modernes. Le militaire qui, par suite de blessures ou d'infirmités, ne peut, même avec sa pension, suffire à son entretien en raison de son genre spécial d'impotence, sera mieux soigné dans sa famille; s'il n'en a pas, dans les asiles départementaux. La gratification supplémentaire dont ces isolés seraient naturellement l'objet améliorerait singulièrement leur situation, leur permettrait de vivre d'une façon relativement confortable, et, quelquefois, plus respectable même qu'au milieu de Paris, où ils sont trop souvent l'objet d'exploitations peu avouables et de dangereuses sollicitations.

ARTICLE II. — HYGIÈNE DES FORMATIONS SANITAIRES DE CAMPAGNE.

Les formations sanitaires de campagne ou établissements que l'armée prend soin de placer sur le front des opérations, puis en arrière, sur les lignes d'étapes et dans l'intérieur du pays lui-même, pour subvenir au traitement des malades et des blessés, sont actuellement organisées d'une façon à peu près similaire dans les grandes armées européennes; les appellations varient à peine, les principes qui président à leur fonctionnement sont presque identiques. Il en devait être ainsi, car depuis dix ans toutes les armées ont successivement adopté, dans leurs services sanitaires, les améliorations constatées chez le voisin ; cette similitude est, en outre, heureuse en ce sens que, en vertu des principes de neutralité posés par la Convention de Genève du 22 août 1864, les formations sanitaires de puissances ennemies sont inévitablement appelées à fonctionner auprès les unes des autres. Il serait même à désirer que l'identité fût poussée encore plus loin et s'étendît jusqu'à l'uniforme du personnel neutralisé. L'adoption de l'emblème, *croix rouge sur fond blanc* (croissant pour les armées musulmanes), n'est qu'un premier pas dans cette voie.

C'est un devoir de justice historique que de reconnaître que beaucoup des progrès, acquis de nos jours, ont été empruntés à l'organisation du service de santé des armées américaines pendant la guerre de sécession. Grâce à l'énergie, au sens pratique, au sentiment de solidarité religieuse et sociale des citoyens de toutes classes aux États du Nord comme aux États du Sud, les malades et les blessés ont été l'objet de soins matériels et moraux, inconnus jusque-là dans les armées.

Venu d'Amérique, le progrès a pris racine dans la vieille Europe, mais si beaucoup a été déjà obtenu, il reste encore bien des desiderata à réaliser. Grâce aux modifications radicales apportées à l'organisation du service de santé en France par la loi du *16 mars 1882* sur l'*administration de l'armée*, par les *décrets des 28 décembre 1883* et *25 août 1884* sur le *service de santé à l'intérieur* et celui des *armées en campagne*, l'armée française est actuellement aussi bien dotée que toutes les autres; elle se trouve lancée dans une voie où tous les progrès sont possibles, car la direction et l'étude de cette branche si importante des services est confiée aux médecins eux-mêmes, à ceux qui, par devoir et par la nature de leur esprit, sont les mieux préparés à ce rôle.

§ I. — Formations sanitaires de l'avant.

Les formations sanitaires dites de l'*Avant* ont pour but d'assurer un secours immédiat au blessé en allant le relever au point même où il est tombé, en le portant au *poste de secours* organisé par le service médical régimentaire. De là il doit être dirigé sur une *ambulance*, établissement nosocomial mobile, pourvu d'un matériel spécial permettant de donner des soins complets et de pratiquer toutes les opérations. Les ambulances, afin de conserver la liberté de leurs mouvements évacuent leurs malades sur les *hôpitaux de campagne*, lesquels s'organisent sur place et ne rejoignent leur corps d'armée qu'après avoir pu diriger leurs malades sur les *hôpitaux d'évacuation* ou sur d'autres formations sanitaires de l'armée.

Ce n'est point ici le lieu d'envisager le fonctionnement pratique de ces différents services, ce qui serait rentrer dans l'étude proprement dite du service de santé en campagne et s'éloigner du cadre du présent ouvrage. Il convient de signaler cependant les études récentes et actuellement poursuivies dans le but d'utiliser la lumière électrique pour l'éclairage des champs de bataille, ou tout au moins de zones spéciales pendant la nuit qui suit le combat. On peut espérer par ce moyen faciliter la recherche des blessés et l'ensevelissement des morts (1).

Disons, pour mémoire seulement, que, à l'heure présente, chaque corps d'armée français possède, en tant que formation de l'avant et en outre des services médicaux régimentaires et de leur matériel récemment fort augmenté, 4 ambulances (2 de division d'infanterie, 1 pour le quartier général, 1 pour la brigade de cavalerie), 12 hôpitaux de campagne et l'hôpital d'évacuation.

Pour l'examen des conditions hygiéniques que doivent remplir les ambulances et les hôpitaux de campagne, il est avantageux de les grouper en une même étude car, en fait, ces indications sont à peu près les mêmes. La seule différence consiste en ce qu'on doit appliquer ces règles avec d'autant plus de rigueur que l'établissement est destiné à fonctionner plus longtemps. Tel principe hygiénique, inapplicable faute de temps dans l'organisation hâtive d'une ambulance, sera au contraire de première importance dans un hôpital temporairement immobilisé.

L'ambulance proprement dite devant fonctionner à une assez faible distance du champ de bataille, lequel est toujours fort étendu en largeur et en profondeur, le choix du local à affecter à ce service est le plus souvent imposé par les circonstances. S'il se peut, il vaut mieux chercher à la placer assez près d'un village ou d'une bourgade, d'où l'on pourra tirer des ressources en matériel de couchage, aliments et autres denrées. Un groupe de ferme, un groupe scolaire, une série de maisons conviennent dans ces conditions.

S'il ne s'agit que d'une formation sanitaire d'une durée de deux ou trois jours au maximum comme celle d'une ambulance, l'espace, l'air, la lumière, les ressources en eau sont les conditions primaires. Si, au contraire, on doit procéder à l'organisation d'un hôpital de campagne qui, par la suite, deviendra sédentaire pour une durée de plusieurs semaines, les exigences sont plus sevères.

L'éloignement du champ de bataille est alors indispensable, car dès le troisième jour il infecte une zone de terrain, variable suivant les circonstances, mais toujours d'un périmètre plus étendu que la surface où

(1) Zuber, *La troisième conférence internationale des Sociétés de la Croix-Rouge, à Genève. La lumière électrique appliquée à la chirurgie militaire en temps de guerre.* (*Arch. de méd. milit.*, t. IV, p. 286, 1884.)

les troupes se sont heurtées. Il devient du reste le théâtre d'opérations, telles que inhumations, exhumations, incinérations des cadavres d'animaux, toutes des plus méphitiques. L'expérience démontre que ce voisinage est funeste pour les agglomérations de blessés. En outre, plus on tend à la pérphérie et plus on fait de désencombrement, en éloignant les hôpitaux et les blessés les uns des autres.

L'installation au milieu de la campagne est certes avantageuse, mais le voisinage des villages est néanmoins indispensable pour les diverses exigences matérielles et, du reste, avec les méthodes antiseptiques de la chirurgie moderne, on peut être moins exigeant qu'autrefois.

Dans le choix des bâtiments on doit s'attacher, autant que possible, à ne pas prendre pour hôpital temporaire des locaux antérieurement habités, surtout par des groupes. A ce titre : les hôpitaux, les casernes, les couvents, les collèges, malgré les avantages qu'ils présentent au premier abord, ne doivent être acceptés qu'à défaut d'autres, à moins qu'ils n'aient été longtemps vides, ou que leurs différents bâtiments soient largement disposés au milieu de jardins, qu'en un mot, ils rachètent par d'heureuses conditions le défaut d'avoir été habités. Les églises sont de très insalubres emplacements à choisir, en raison de leur ventilation toujours insuffisante, de la stagnation de l'air dans les couches voisines du sol, de leur dallage, de leur humidité et de leur obscurité relatives.

On préférera les groupes scolaires *modernes*, car ces habitations ne sont habitées qu'environ un tiers des vingt-quatre heures, les dépendances de fabrique dont on fait enlever l'outillage et, par-dessus tout, les hôtels aux larges cours et aux parcs étendus, les maisons de campagne, les fermes avec leurs dépendances ; à défaut, on acceptera une série de petites maisons bourgeoises et voisines les unes des autres, etc... Autant que faire se pourra, on ne prendra pas des bâtiments à plus de deux étages, sauf à ne pas occuper les locaux au-dessus du premier.

Le choix des bâtiments terminé, on procèdera à la répartition des services. On réserve aux salles de malades les chambres les mieux aérées, ensoleillées, répondant au maximum hygiénique. Si ces pièces ont été habitées et que l'on ait vingt-quatre heures devant soi, on devra les désinfecter par les vapeurs d'acide sulfureux, en brûlant 40 à 50 grammes de soufre par mètre cube ; il n'y a pas d'inconvénients à en mettre trop puisqu'il ne se consume pas dès que l'atmosphère ambiante est saturée. Cette désinfection préalable serait toujours éminemment précieuse ; si on n'a point le temps de la pratiquer pour toutes les pièces, on pourrait le faire pour certaines d'entre elles, sauf à revenir ultérieurement aux autres.

Dans tous les cas, les planchers seront nettoyés et, s'il se peut, avec une solution de chlorure de chaux à 4 pour 100, ou tout autre désinfectant, mais sans employer un excès de liquide. Après avoir bien fait balayer le sol, on projette la solution désinfectante et on la distribue avec des éponges ou une brosse, et on la laisse pénétrer dans le bois.

Il est des cas où l'on ne peut prendre ces précautions, mais on pourra toujours les mettre en œuvre plus tard, alors que les salles seront occupées par les malades. Il en est de même du lavage des murs si ceux-ci sont peints à l'huile. Toutes ces opérations pourront être opérées, sous la surveillance des infirmiers, par des corvées réquisitionnées sur les habitants, même en pays ami. Pour ce qui concerne le service sanitaire, on ne doit pas hésiter à user largement de tous les moyens que la loi met à la disposition de l'armée.

Le nombre de malades que chaque chambre, ou salle, peut recevoir est en fonction de son cubage, mais aussi en fonction des facilités de ventilation que chacune présente. Si un minimum de 30 mètres cubes par lit peut être accepté, c'est à la condition d'avoir un renouvellement d'air très actif et, dans les habitations ordinaires, les dispositifs pour l'obtenir n'existent pas. Dans la belle saison, on n'hésitera pas à l'assurer, en maintenant les fenêtres ouvertes, ou en faisant percer quelques ouvertures dans la muraille; en hiver, cela devient plus difficile à cause des refroidissements de l'atmosphère des salles et des difficultés de chauffage. — Si l'hôpital doit durer quelques temps, on pourra organiser quelques impostes mobiles.

En un mot, rien ne doit être épargné pour donner aux blessés l'air et la lumière *en surabondance*, en se repérant aux dispositions prises dans les hôpitaux ordinaires, à celles que l'hygiène nosocomiale moderne fait prévaloir.

A défaut de couchage des blessés dans des lits du matériel réglementaire, on requerra, s'il en existe au voisinage, les lits de collèges, couvents, pensionnats, etc., avec leurs fournitures. Celles-ci seront hygiéniquement examinées avec attention avant de les mettre en service. Si ces ressources n'existent pas, on fera construire rapidement par les menuisiers, charpentiers ou ouvriers d'art, requis à cet effet, des bois de lits rudimentaires, en bois blanc ou en sapin, d'un modèle uniforme, afin que les malades ne reposent point sur le sol, même avec des matelas (voir Notice n° 8, service de santé en campagne). Cette dernière disposition est aussi funeste aux hommes que pénible pour les médecins,

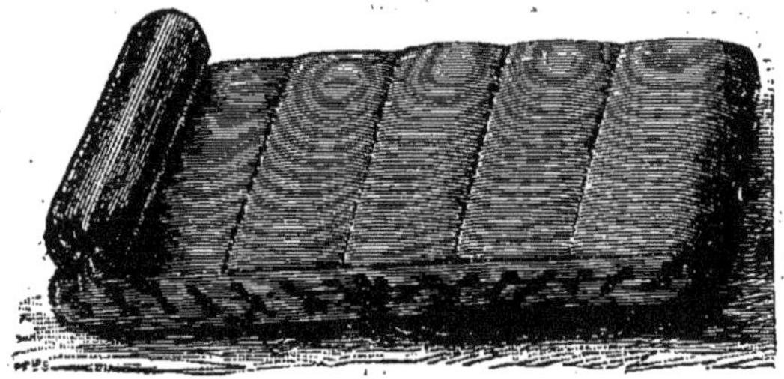

Fig. 160. — Matelas cloisonné (système Nori). Fermé.

obligés de s'accroupir pour les pansements et que cette station fatigue beaucoup. Si, pour les premiers jours, on est obligé d'en agir ainsi, il faut au plus tôt pouvoir y remédier, car le couchage des hommes à terre

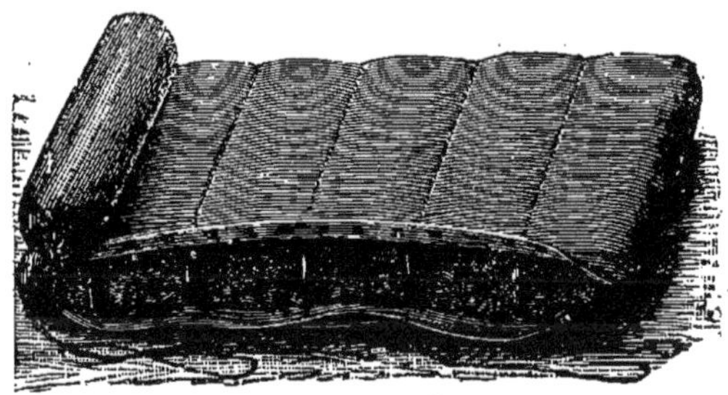

Fig. 161. — Matelas cloisonné (système Nori). Ouvert pour montrer la disposition intérieure.

rend impossible tout nettoyage du sol, toute propreté des salles et hâte ainsi leur infection.

Un industriel français, M. Nori, a récemment présenté pour les ambulances un matelas cloisonné, c'est-à-dire formé d'alvéoles que l'on remplit au moment du besoin avec de la paille, du maïs, du varech, des copaux, etc... ou toute autre substance. Son avantage incontestable est d'offrir une grande facilité de transport, puisque la toile enroulée tient fort peu de place et de se prêter à la désinfection en lavant l'enveloppe et en brûlant la substance qui remplissait les alvéoles (fig. 160 et 161).

Dans la répartition des malades dans les salles, on aura soin de conserver toujours certaines d'entre elles vides, afin de pouvoir au besoin isoler quelques malades et aussi pour prévoir aux éventualités. S'il se peut, on gardera ainsi en réserves un quart de la place disponible.

En hiver, les difficultés d'organisation sont plus grandes, en raison des nécessités du chauffage qui sera effectué, suivant le cas, à l'aide de poêles et mieux par des cheminées ouvertes; elles consomment plus de combustible, mais elles sont aussi un puissant moyen de ventilation dans des salles ou des chambres qui, le plus souvent, n'ont pas d'autres dispositifs.

Après avoir assuré l'intallation des malades, on fera choix des locaux accessoires, dont les plus indispensables sont une cuisine, des magasins pour le matériel, des bains, une chambre à désinfection, une pharmacie, une salle de dépôt pour les corps des décédés, une buanderie et, en outre, les logements pour le personnel, troupe et officiers. Il n'y a pas d'inconvénients à ce que les logements ne soient pas dans le même bâtiment que les malades, pourvu qu'ils n'en soient pas trop éloignés. Ces installations, relativement permanentes, ne s'appliquent évidemment pas aux ambulances, mais surtout aux hôpitaux de campagne s'immobilisant.

L'une des annexes les plus importantes sont, en tout état de causes, les latrines destinées au service des malades. Rarement on en trouvera de suffisantes, même numériquement, dans les locaux autres que les habitations collectives; aussi faudra-il réserver les latrines déjà existantes pour les malades ou blessés pouvant se lever, mais assez gravement atteints, et disposer, dans un jardin ou une cour, pour les blessés légers et pour la troupe sanitaire, des tranchées protégées par un abri en planche. Les latrines seront quotidiennement désinfectées avec une des substances que l'on aura sous la main, sulfate de fer en solution saturée, chlorure de zinc à 30 degrés, sulfate de cuivre au un centième, bi-chlorure de mercure au un millième, huile lourde de houille, chlorure de chaux, etc... De ces substances les unes sont désodorisantes, les autres destructives des germes morbides et réellement désinfectantes. L'association de substances de ces deux catégories est utile, mais les dernières le sont peut-être à un plus haut degré. — Les latrines des hôpitaux temporaires doivent être l'objet d'inspections fréquentes du personnel médical.

Quant aux fosses creusées dans les jardins, il suffira de les arroser tous les jours de chlorure de chaux et de recouvrir les matières d'une couche de un à deux décimètres de terre. De temps en temps, on les déplacera complètement.

Le fonctionnement hospitalier ayant lieu dans les conditions prévues par les règlements, tant au point de vue du traitement médico-chirurgical qu'à celui de l'alimentation, il n'y a lieu d'insister ici que sur l'entretien hygiénique des locaux noscomiaux et de ses habitants.

Le personnel des hôpitaux doit se considérer comme l'une des causes puissantes d'infection pour les malades et, réciproquement, il doit se protéger contre eux. Aussi, dans les hôpitaux de quelque durée, est-il bon de fournir les infirmiers d'un vêtement de corvée qu'ils prennent pour le service des salles et qu'ils quittent en en sortant ; ces vêtements sont fréquemment lavés et désinfectés. Le personnel médical aura de même des vêtements spéciaux pour le service.

A l'entrée de chaque groupe de salles ou de chambres, existera un récipient contenant une solution désinfectante (acide phénique, acide thymique, bi-chlorure de mercure, etc...), dans laquelle toute personne se trempera les mains avant de pénétrer ou en sortant.

Dans la pratique des pansements, on observera la propreté la plus scrupuleuse ; le lavage des mains et des instruments dans les solutions désinfectantes, le lavage des régions malades avec ces mêmes solutions précèderont tout pansement dont la nature, subordonnée aux ordres du médecin, peut toujours comporter *au minimum* les précautions ci-indiquées.

Sous la surveillance immédiate des officiers d'administration, les salles seront maintenues dans un état de rigoureuse propreté, les fournitures des malades changées aussi souvent que les ressources le permettront, les détritus de toute nature enlevés dès qu'ils se produisent, en dehors même des heures fixées pour le nettoyage. Ces détritus, ainsi que tous les objets ayant servi aux pansements, seront journellement incinérés d'une façon complète.

Tous les vases, chaises percées ou autres, destinés aux malades qui ne peuvent se lever, seront toujours lavés à grande eau, puis on y maintiendra 100 à 150 grammes d'une solution désinfectante (sulfate de fer, chlorure de zinc, sulfate de cuivre, etc.) de façon que, à la longue, ils ne deviennent point fétides et, certainement, infectants; de plus, les évacuations des malades, tombant sur cette solution, sont en partie désodorisées en même temps qu'émises. Il n'est pas besoin d'épidémie déclarée pour prendre ces précautions, elles doivent être d'un usage journalier. Si on a pu organiser un service de bains, tous les malades ou blessés, à moins de contre-indication médicale, seront baignés et nettoyés au savon, ou à l'aide de bains alcalins ou sulfureux.

Les vêtements des malades, les objets de literie provenant de décédés ou de malades graves et, d'une façon générale, tous les objets pouvant être ou devenir des véhicules de contage seront désinfectés dès qu'on aura le temps de pratiquer cette opération, et ce temps il *faut* le trouver.

Cette désinfection sera opérée dans les conditions qui seront indiquées à la fin de ce chapitre.

Les corps des malades décédés seront, immédiatement après le décès, emportés dans la salle de dépôt et enroulés dans une toile ou un drap trempé dans une solution concentrée de chlorure de zinc ou d'un autre désinfectant. Cet enroulement retardera l'action de l'air ambiant et par suite la putréfaction. Si l'autopsie est pratiquée, elle devra se faire avec toutes les précautions antiseptiques; en particulier, les médecins et les infirmiers devront se laver plusieurs fois les mains dans une solution désinfectante très forte, afin de ne pas apporter des germes morbides sur les plaies qu'ils toucheront ultérieurement. Les débris de membres provenant des opérations recevront la même destination que les corps des décédés.

Les inhumations seront opérées dès que les circonstances le permettront et sans attendre toujours la limite légale des vingt-quatre heures. Elles auront lieu dans un endroit éloigné de l'hôpital.

Les hôpitaux temporaires sont parfois installés sous des tentes ou sous des baraques, mais si ce mode de logement des malades et des blessés paraît appartenir au service médical de campagne, en réalité, dans la guerre moderne, il est plus souvent utilisé dans les formations sanitaires de l'arrière où nous le retrouverons avec les hôpitaux baraqués.

En résumé, les médecins militaires se pénètreront de ce principe: que tout progrès, tout perfectionnement hygiénique apporté à l'installation des hôpitaux de campagne se traduit par des succès chirurgicaux, par des guérisons, par des vies humaines sauvées. Devant un pareil résultat à atteindre, rien ne doit arrêter le médecin; il ne doit pas craindre d'aller trop loin, d'être accusé de dépasser le but. L'armée sera toujours reconnaissante des efforts qu'il aura tenté.

Si, d'une façon générale, il convient d'être modéré en matières de réquisitions, que ce soit en pays ami ou en pays ennemi, on ne doit point craindre d'exiger des populations une assistance très active pour tout ce qui concerne le service de santé. L'expérience prouve que, de toutes les réquisitions, ce sont celles-là que l'on accepte avec le moins de regrets, et, n'en fût-il point ainsi, qu'encore il conviendrait de ne point faiblir, car le soldat malade ou blessé a droit au dévouement de tous, étrangers ou nationaux.

§ II. — Formations sanitaires de l'arrière.

Les formations sanitaires de l'arrière, d'un caractère plus stable que les précédentes, comprennent les *hôpitaux d'évacuation,* les *infirmeries de gare* et les *infirmeries de gîte d'étapes*, les *transports d'évacuation* par chemin de fer, voie d'eau ou routes carrossables, et plus en arrière encore, les *hôpitaux temporaires* ou *auxiliaires*.

Pour la plupart de ces formations, l'on peut occuper des bâtiments de réquisition dans les conditions étudiées au paragraphe précédent. Souvent aussi l'on fera usage de baraques ou de tentes-baraques pour leur organisation, soit que l'on ne trouve pas de locaux d'habitations convenables, soit que l'on préfère s'établir, avec un matériel neuf et spécial dans un site particulièrement salubre.

L'idée première des hôpitaux sous tentes, régulièrement organisés, appartient, sans conteste, à Michel Lévy, qui en fit un large usage, lorsque, comme directeur du service de santé, il dut chercher à combattre les progrès des épidémies de choléra et de typhus à l'armée d'Orient. Ce n'est pas que d'autres avant lui n'aient été amenés à soigner des blessés sous la tente, mais conduit à la fois par l'induction théorique et par la nécessité, il eut l'honneur d'ériger le fait en système.

Le traitement des malades sous les tentes est actuellement jugé ; l'expérience des faits observés pendant les dernières campagnes met hors de doute la possibilité de leur utilisation, même pendant une saison rigoureuse; leur heureuse influence sur la guérison des malades ne faisait déjà plus de doute pour personne.

La tente n'agit, sur ceux qui y résident, qu'en les soustrayant à l'influence de l'agglomération, en les approchant presque des conditions qu'ils trouveraient s'ils étaient traités en plein air; elle a l'inconvénient de mettre rapidement l'atmosphère ambiante qu'elle renferme en équilibre de température avec l'air extérieur, de s'échauffer outre mesure en été, de se refroidir par les temps froids. On combat cette difficulté en doublant les parois de la tente, de telle sorte qu'il existe entre elles une distance de 10 centimètres environ; cet intervalle doit être ouvert, en haut comme en bas, afin que la circulation de l'air soit possible. Lorsque le soleil donne sur la paroi extérieure, la couche d'air intermédiaire s'échauffe, remonte et se trouve remplacée par de l'air pris au niveau du sol; de la sorte, l'échauffement de l'intérieur de la tente est moins excessif, quoique très sensible cependant. Lorsqu'il fait froid, au contraire, on ferme les orifices d'évacuation, car alors on a au contraire intérêt à ce qu'il ne s'établisse pas une circulation d'air froid. L'expérience du siège de Paris a montré que ces tentes peuvent se chauffer très suffisamment, surtout lorsqu'elles sont à double paroi; telles étaient celles de l'ambulance américaine qui, par les froids les plus rigoureux, donnèrent cependant d'excellents résultats chirurgicaux.

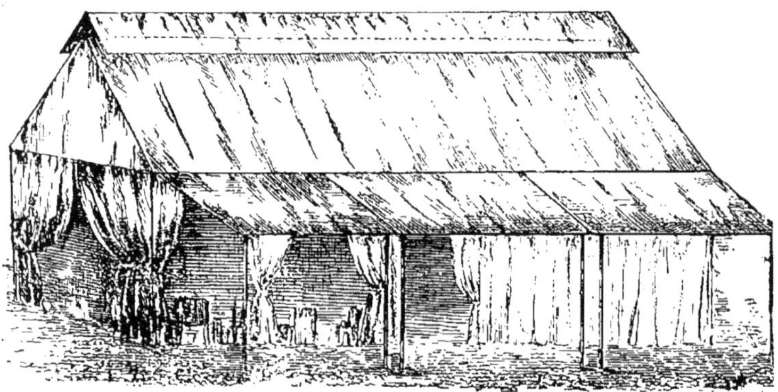

Fig. 162. — Tente d'hôpital. (Modèle L. Le Fort.)

Les tentes, spécialement destinées au campement des troupes, ne conviennent guère pour y placer des malades; elles sont en général trop petites, à simple paroi oblique, insuffisamment ventilées. Il faut construire des tentes spéciales, destinées à recevoir de deux à vingt malades, au delà on atteint des dimensions excessives; le cubage d'air dévolu à chaque malade n'a pas besoin d'être aussi large que dans les hôpitaux ou les baraques, parce qu'il se fait, au travers des parois, un filtrage d'air permanent.

La paroi extérieure de la tente, verticale autant que possible, doit, suivant le judicieux conseil de L. Le Fort, pouvoir être entièrement relevée pour former une sorte de vérandah, tandis que la paroi intérieure, glissant sur une corde tendue comme une tringle, peut s'écarter à la manière d'un rideau et laisser l'intérieur de la tente entièrement accessible à l'air ; en outre, il est bon de disposer à son faîte un *reiterdach* analogue à celui des baraques. La figure 162 montre l'ensemble de ces dispositions.

La charpente de la tente peut être de fer comme le sont celles des tentes prussiennes, ou de bois comme le conseille L. Le Fort ; ce chirurgien, auquel nous sommes redevables de travaux du plus haut mérite relativement à l'hospitalisation temporaire des malades, a fait construire un modèle de tente où l'on remarque, entre autres heureuses dispositions, des parois tendues par des tiges partant elles-mêmes des mâts qui soutiennent le faîte; ces tiges, formant par leur accouplement une sorte de compas, sont articulées au centre sur un cylindre métallique, qui glisse librement et peut être fixé le long des supports verticaux, en sorte que l'on peut tendre plus ou moins les parois de toile, suivant leur état hygrométrique (1).

La toile de la tente peut être imperméabilisée par son immersion dans une solution de sulfate de cuivre, d'après le procédé dit des bâches. — Le sol de la tente qui, pour un court séjour, peut être constitué par le sol lui-même, préalablement battu et desséché, devrait être formé d'un plancher double, dans le cas d'une occupation de longue durée.

C. Tollet a présenté et fait accepter pour l'armée française un modèle de tente construit sur les mêmes principes que ses habitations collectives fixes, à savoir, ossature de fer (fig. 163) de forme ogivale, très facilement démontable et transportable. Elle mesure 15 mètres de long sur 6 mètres de large, sa hauteur sous faîtage est de $3^{m}80$, elle couvre une surface de 84^{m2} et a un cube d'air de 201^{m3}. Elle est à double enveloppe, l'extérieure de toile imperméable, l'intérieure de coton non inflammable. La première se fixe par des bouts de corde passant dans des trous percés dans la semelle formant le cadre de l'ambulance ; la seconde se fixe à la

(1) Léon Le Fort, *La chirurgie militaire et les Sociétés de secours en France et à l'étranger*. Paris, 1872, p. 168.

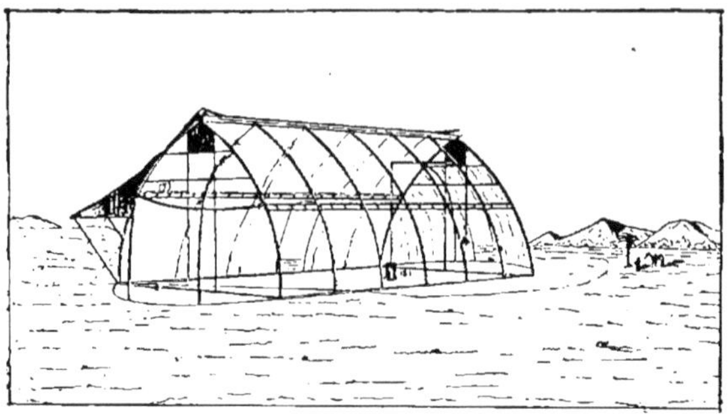

Fig. 163. — Tente-baraque Tollet pour ambulance. (Modèle adopté pour l'armée française.) Ossature en fer.

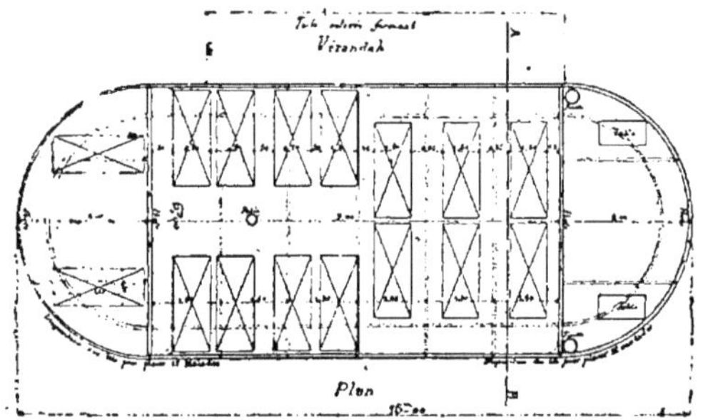

Fig. 164. — Tente-baraque Tollet pour ambulance. (Modèle adopté pour l'armée française.) — Plan.

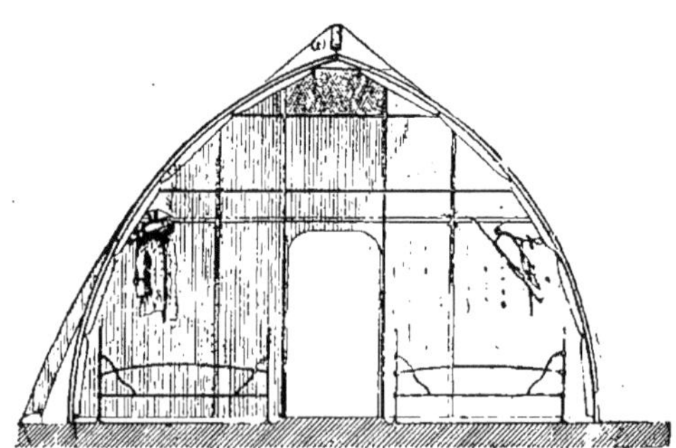

Fig. 165. — Tente-baraque Tollet pour ambulance. (Modèle de l'armée française.) — Coupe suivant la ligne A B du plan.

ferrure de la carcasse par des crochets que l'on passe dans des trous ménagés dans celle-ci.

La ventilation s'opère par les ouvertures percées au faîte des pignons et par huit fenêtres de côté (fig. 165, 166), l'éclairage par un lé de toile transparente au milieu de l'enveloppe.

On peut placer dans cette tente 12 à 16 lits (fig. 164); dans le premier cas, chaque malade correspond à 17^{m3}, dans le second à 12^{m3}350.

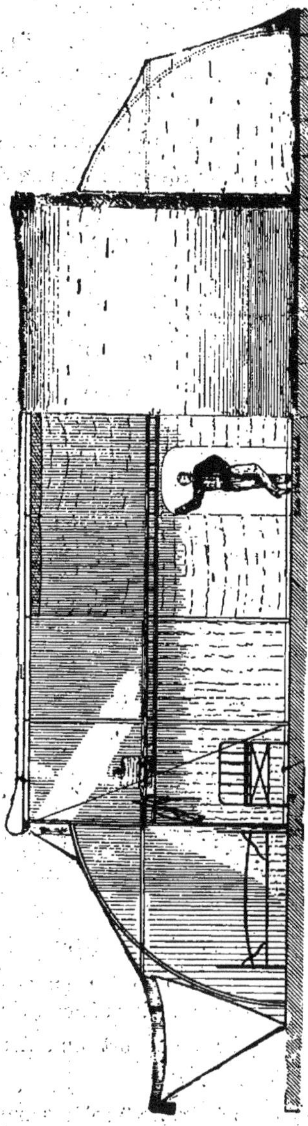

Cette tente peut se transformer en baraque, en ce sens que, sur la même ossature, au lieu de toile on peut adapter des panneaux de bois. Les panneaux extérieurs sont garnis en dehors d'une légère feuille de zinc à dilatation libre, et en dedans d'une feuille de papier goudronné. Les panneaux intérieurs sont garnis en dedans d'une tôle peinte de couleur un peu foncée. Grâce à ces dispositions, le bois n'est nullement en contact avec l'air de la salle, n'a pas de tendance à s'infecter et les dangers d'incendie sont écartés. On dispose également un parquet de bois soit au contact du sol, soit à 20 ou 25 centimètres, en surélevant la semelle en fer de l'ossature sur des lambourdes. Pour éviter la porosité du plancher, on pourrait le peindre et mieux le garnir d'une toile cirée ou de linoleum.

Fig. 166. — Tente-baraque Tollet pour ambulance. (Modèle de l'armée française.) — Coupe longitudinale.

La tente-baraque de l'armée prussienne pendant la campagne de 1866 était basée sur un principe voisin de celui de la tente-baraque française, charpente de bois et parois de toile. La charpente de fer a l'incontestable avantage d'être plus solide, plus transportable et plus salubre.

Les hôpitaux sous baraques constituent un autre type des hôpitaux temporaires; ils répondent à une double indication, celle de pouvoir être rapidement construits sur les points où leur présence est jugée nécessaire, celle de se prêter à la diffusion des malades et de pouvoir être montés hors des centres de population, avec lesquels de bonnes routes ou mieux des voies ferrées doivent les relier cependant.

Nous avons étudié, dans une autre partie de cet ouvrage, les conditions à suivre dans l'établissement des baraques (voy. p. 391), les précautions à prendre en vue de les isoler du contact du sol (p. 393), de les ventiler suffisamment (p. 398) ; toutes ces indications demeurent entières en ce qui concerne les hôpitaux baraqués ; elles doivent seulement devenir plus rigoureuses encore, lorsqu'il s'agit de loger sous ces abris non point des hommes valides, mais des malades. Entre les hôpitaux baraqués et les camps, il y a la même différence qu'entre les hôpitaux et les casernes.

Lors de la dernière exposition d'Anvers (1885), un médecin militaire français, M. Ravenèz, a présenté pour le concours ouvert par le Comité international de la Croix-Rouge, un modèle de baraque d'ambulance mobile (1) qui, du reste, a été avec raison couronné. Cette baraque est à ossature de fer, de forme rectangulaire, avec disposition du faîtage intérieurement en voûte, afin d'éviter les angles, et extérieurement en équerre de façon à former double paroi. Les parois sont formées à l'extérieur d'une toile imperméable, à l'intérieur d'une toile incombustible et lessivable. Entre les deux, on glisse un épais paillasson ou un matelassage de varech, ajonc, alfa, etc... La ventilation se fait à l'aide de ventouses s'ouvrant dans le couloir qui court, au faîtage, entre les deux parois et qui reste ouvert aux deux extrémités et par des fenêtres latérales à bascule.

La baraque mesure 9 mètres sur 6 mètres, avec $5^{m}50$ de hauteur au faîtage. Elle cube $229^{m3}350$ soit 19^{m3} par malade si l'on n'y place que 12 lits, mais Ravenèz en admet un maximum de 19.

(1) Ravenèz, *Projet de baraque d'ambulance mobile. (Arch. med. milit.*, t. VII, p. 193, 1886.)

La dimension des baraques étant réglée, leurs divers aménagements choisis, reste à fixer le nombre de baraques à réunir pour constituer un hôpital temporaire et la disposition à leur donner, les unes par rapport aux autres.

On peut, au premier point de vue, se montrer beaucoup plus large que dans les hôpitaux définitifs, car l'agglomération est alors beaucoup moins à craindre. Dans la guerre de la Sécession, les Américains n'ont pas craint de former, avec des baraques de 25 à 50 lits, des hôpitaux contenant jusqu'à 3000 et 4000 malades, et l'expérience n'a pas été trop défavorable, ainsi qu'en témoigne hautement Hammond. Néanmoins, il semble que l'on s'expose ainsi à des dangers éventuels et mieux vaudrait ne pas admettre 600 à 800 places. Pendant la guerre de 1870-1871, ces fixations ont été dépassées, aussi bien en France qu'en Allemagne, mais ce n'est pas là un exemple à suivre.

On peut, si l'espace le permet, les disposer sur les deux branches d'un A comme l'étaient celles de l'hôpital du polygone à Metz, en 1870, d'un V comme celui de l'hôpital de Mac-Dougallt, autour d'un O ainsi que l'était l'hôpital général Hammond. Ces formations ont l'avantage de permettre de relier les baraques par un couloir ou promenoir couvert.

A Paris, pendant la guerre 1870-1871, au Luxembourg, à Longchamps, au Jardin des Plantes, quelques mois après à Saint-Cloud, on éleva des hôpitaux baraqués, sans plan géométrique, et dans des conditions d'hygiène fort convenable pour l'époque, mais qu'aujourd'hui l'on doit regarder comme insuffisantes. Il n'est donc point besoin d'y insister plus longtemps (1).

Les wagons des trains sanitaires (2), les constructions sur des bateaux de fleuves ou de canaux (3) peuvent et doivent être considérés comme autant de baraques dont l'ensemble forme un hôpital roulant, avec cette différence que les dimensions et le cubage sont excessivement restreints. Leur organisation fait partie de l'étude du service de santé en campagne

(1) On trouvera la description de ces baraques-hôpitaux dans la 1re édition de cet ouvrage (1874), p. 1002 et suivantes.

(2) G. Morache, *Les trains sanitaires, étude sur l'emploi des chemins de fer pour l'évacuation des blessés et malades en arrière des armées*, br. in-8, avec 12 fig. Paris, 1872. — P. Reclard, *Transport par chemins de fer de blessés et malades militaires*, br. in-8° avec 36 fig. Paris, 1885.

(3) Du Cazal et Zuber, *De l'utilisation des fleuves et canaux pour l'évacuation des malades et blessés graves*. (*Arch. de méd. milit.*, t. II, p. 6, 1883.)

sur lequel nous ne voulons pas ici empiéter. Hygiéniquement on devra leur appliquer tous les principes ci-dessus indiqués pour les salles de malades dans les ambulances (p. 861 et suiv.), en tant que nettoyage du sol et des parois, précautions pour la désinfection des pansements, du personnel sanitaire, des vases destinés aux déjections, etc...

A l'arrivée à destination et avant sa réexpédition, chaque wagon ou chaque bateau subira une désinfection complète, consistant en un grattage à sec des planchers, suivi de lotions désinfectantes sur ce dernier et sur les parois. Si les wagons ou bateaux ont transporté des malades atteints d'affections infectieuses (fièvre typhoïde, dysenterie, fièvres éruptives, etc...) ou même des convalescents de ces maladies, ils ne seront remis en service qu'après avoir, en outre, été désinfectés à l'acide sulfureux ou par la projection sur les parois de vapeur surchauffée.

ARTICLE III. — PRÉVENTION DES GERMES MORBIDES ET DÉSINFECTION

Pendant la période de paix et en garnison la prévention des germes morbides et la prophylaxie des maladies transmissibles, termes synonymes à l'heure présente, sont en grande partie englobés dans les mesures générales de police sanitaire du territoire, mesures encore fort incomplètes, il le faut avouer. L'armée n'a malheureusement pas qualité pour s'en occuper, mais elle peut parfois prêter aux services spéciaux l'aide de ses personnels et d'une partie de son matériel. Ce n'est point cependant le lieu de s'en occuper ici.

Aux armées en campagne, la situation se modifie en ce sens que tous les pouvoirs passent aux mains de l'autorité militaire. C'est elle, par suite, qui doit prescrire et faire appliquer les mesures de prophylaxie générale conformément aux lois et règlements en vigueur, mais, nous pensons aussi, en dehors même de toute la législation existante. Un chef d'armée doit posséder un pouvoir absolument discrétionnaire et, pour poursuivre l'objectif qui lui est imposé, ne relever que de sa conscience.

Si donc il estime que le salut ou même les intérêts sanitaires de son armée exigent telle mesure spéciale dans laquelle seront englobés et souffriront au besoin des territoires amis, alliés ou ennemis, il n'importe, il doit avoir le pouvoir de les appliquer.

L'on ne peut, il est facile de le comprendre, étudier et prescrire à l'avance les règles qui seront applicables à tels ou tels cas spéciaux. En présence d'une épidémie menaçant un territoire occupé par l'armée ou sur lequel elle va pénétrer, l'isolement, les mesures quarantenaires, les visites sanitaires et la désinfection des hommes et des choses peuvent successivement ou simultanément être utilisés. Il est manifeste qu'à l'heure présente cette partie des sciences médico-sociales est en transformation; de la simple prévention expectative, dont la classique quarantaine était l'expression la plus formelle, on arrive et l'on arrivera de plus en plus à la prévention active, caractérisée par la poursuite et la destruction des germes morbides partout où on peut les rencontrer. Le progrès en ce sens marchera donc de pair avec celui des sciences biologiques, il ne sera assuré qu'en s'appuyant constamment sur elles.

Dans plusieurs parties du présent ouvrage l'on a, par le fait, abordé l'étude de la prévention des germes morbides et de la prophylaxie; l'entretien hygiénique des casernes (p. 280 et suiv.), la désinfection et l'éloignement des immondices et des excreta (p. 312) la désinfection périodique des locaux d'habitations et des milieux (p. 423), celle des vêtements et effets à usage (p. 507), le choix des troupes à envoyer en expédition, en écartant toutes celles qui pourraient transporter des germes morbides (p. 820), font partie de cet ensemble des moyens destinés à arrêter le développement et la propagation des maladies transmissibles. L'hygiène tout entière y concourt soit en cherchant à détruire l'élément pathogène dans son essence, soit en modifiant les milieux où il peut se développer, soit enfin en rendant l'homme, c'est-à-dire le milieu organique humain, de moins en moins apte à le cultiver ou à le produire lui-même de toutes pièces.

Il est de toute nécessité que partout où peuvent se rencontrer, ou arriver, des germes infectieux il soit possible de les détruire sur place. Les habitations collectives, et parmi celles-ci les casernes, les habitations nosocomiales, hôpitaux permanents du temps de paix, ambulances ou hôpitaux de campagne, provisoires ou auxiliaires, sont particulièrement dans ce cas.

En ce qui concerne les établissements organisés à poste fixe, la question est assez facile à réaliser et n'est plus qu'affaire administrative.

Dans les casernes, à portée de l'infirmerie, il serait très désirable que l'on pût disposer un local spécial pour la désinfection régulière et méthodique de tout ce qui entre à titre suspect, c'est-à-dire des effets des hommes venant de la vie civile, de ceux qui rentrent d'un point du territoire contaminé, etc..., des vêtements et de la literie de tous les malades envoyés à l'hôpital comme atteints d'une maladie transmissible, infectieuse ou non.

Deux procédés principaux sont à l'heure présente utilisables, la destruction des germes par l'acide sulfureux ou par une température élevée. Il a été déjà assez longuement parlé du premier (p. 430) à propos de la désinfection du milieu d'habitation dans lequel on peut maintenir les objets matériels suspects. Son application méthodique et régulière dans les casernes et les hôpitaux exige la création d'une chambre ou étuve à désinfection.

Dans son type le plus simple elle peut consister en une pièce construite pour ce but et sans autre orifice que la porte d'entrée. Afin de s'opposer à la porosité des matériaux de construction, il est nécessaire d'enduire les murailles d'une couche imperméable ; dans l'étuve que nous avons fait construire à l'hôpital de Bordeaux, ce résultat s'obtient au moyen de badigeonnages assez fréquemment répétés au goudron de houille Des claies sont disposées sur plusieurs couches et reçoivent les matelas ou autres objets à désinfecter, les vêtements sont d'ordinaire suspendus à des tringles métalliques. Le récipient métallique, destiné à recevoir le soufre, est suspendu à environ 2 mètres au-dessus du sol, et au-dessous de lui l'on place une couche de sable sur laquelle viendraient tomber les parcelles de soufre en ignition qui déborderaient du récipient. Cette élévation du foyer de combustion du soufre est nécessaire, car les vapeurs d'acide sulfureux, étant plus lourdes que l'air, tombent suivant les couches inférieures et éteignent le soufre en ignition avant que l'oxygène des couches supérieures ait été détruit ; la désinfection est donc loin d'être garantie dans ces conditions.

La porte d'obturation doit fermer très exactement et sur les fissures on colle deux ou trois bandes de papier, c'est un procédé un peu primitif. Si l'on construit une étuve de toutes pièces il est préférable de faire disposer une porte en tôle dont les bords, garnis de feutre ou de caoutchouc, viennent s'appliquer sur un cadre métallique ; la fermeture est alors hermétique.

Ainsi qu'il a été dit page 430, il est désirable de brûler au moins 30 grammes et mieux 50 grammes de soufre par mètre cube et de ne réouvrir l'étuve qu'après vingt-quatre heures.

La désinfection par l'acide sulfureux a été combinée à l'action de la chaleur dans une étuve établie à l'*University Collège hospital de Londres* (1).

Cette chambre de désinfection (fig. 167) est fortement construite en maçonnerie de murs doubles, laissant entre eux un certain intervalle. A l'intérieur de la chambre, existent des tringles métalliques pour suspendre les effets; on y pénètre par une porte de fer, fermant très hermétiquement. Un poêle F de fer forgé, reposant sur un bâtis de briques, est chauffé au moyen de coke; il communique avec l'extérieur par une ouverture B, destinée à l'entrée du combustible, par une seconde C destinée à l'évacuation des cendres et à l'entrée de l'air, par une troisieme A, au travers de laquelle on peut glisser une cuiller de fer, pour répandre du soufre sur la surface du poêle. Une plaque G, également de fer, isole la partie du four et empêche les objets pendus sur les tringles de se brûler à son contact. Sous l'influence d'un chauffage énergique, la température intérieure peut s'élever au-dessus de 100° centigrades; en outre on fait dégager de l'acide sulfureux en projetant, comme nous l'avons dit, du soufre sur la surface supérieure du poêle.

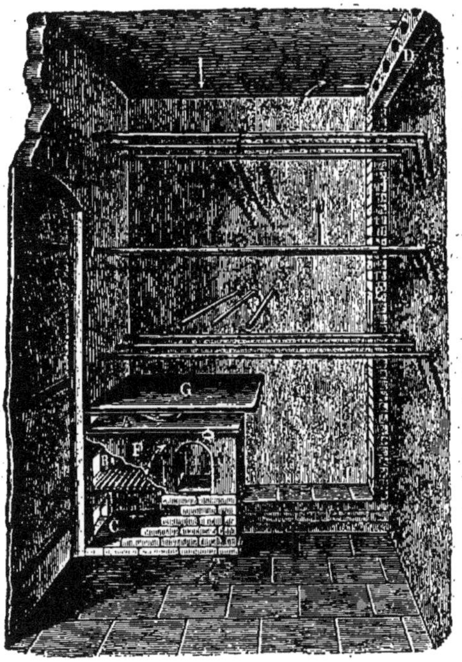

Fig. 167. — Chambre à désinfection de l'hôpital d'*University college*. — A. Ouverture pour l'introduction du soufre. — B. Foyer de coke. — C. Cendrier. — D, E. Canal d'évacuation de l'air vicié. — F. Poêle. — G. Plaque de fer.

L'on comprend du reste que rien n'est plus facile que de faire varier

(1) F. Oppert, *Beschreibung einiger englischen Desinfection Anstalten (Deutsche Vierteljahrsschrift für œffentliche Gesundheitspflege*, t. V, p. 358, 1873).

les dispositifs, la question de principe étant une fois admise et les indications nettement formulées.

La désinfection par la chaleur peut s'obtenir à l'aide de la chaleur sèche ou à l'aide de la chaleur humide; plus elle est élevée et plus la désinfection est certaine, mais une limite s'impose naturellement, celle de la détérioration certaine des objets, de ceux de laine, de toile ou de coton, et, sinon de leur trame, du moins de leur coloration, ce qui, pour les vêtements, est tout au moins fâcheux.

D'après les expériences faites par Vallin (1), la laine blanche prend une teinte jaune dès + 110° et sa résistance est compromise vers 158°; d'après Ransom (2) l'altération de couleur ne commence que vers 120° pour le linge de toile, de coton ; pour la laine et celle de texture vers 140°, à condition que cette température soit continuée pendant cinq heures. Il est cependant fort à désirer que l'on puisse monter à une thermalité assez élevée, car si les bactéries dépourvues de spores ne résistent pas à l'action de 100 à 105°, prolongés pendant une ou deux heures, les spores des moisissures ne sont tués que vers 110° à 115°, celles de baccilles que vers 140° peut-être.

Le minimum de 110° à 120° s'impose donc pour la destruction de germes d'origine inconnue que l'on peut supposer exister dans des étoffes ou effets à usage.

Il existe actuellement une grande variété de modèles d'étuves à la chaleur, et l'industrie progressant tous les jours, il est difficile d'indiquer celui qui, pour l'instant, paraît le plus perfectionné.

MM. Herscher, Geneste et Cᵉ ont récemment présenté à la session de 1885 de l'Association française pour l'avancement des sciences, un modèle d'étuve à désinfection, basé sur l'emploi de la vapeur directe sous pression, combinant ainsi la double action de la thermalité humide, beaucoup plus active que la thermalité sèche, à l'augmentation de pression, permettant à la chaleur de mieux pénétrer la trame des tissus.

Cette étuve (fig. 168) se compose d'un corps cylindrique en tôle à simple paroi, muni à chaque extrémité d'une porte à fermeture hermétique à joint de caoutchouc. Le cylindre est recouvert extérieurement d'une enveloppe isolante.

(1) E. Vallin, *Traité des désinfectants et de la désinfection*, p. 428, 1883.

(2) W.-H. Ransom, *On the mode of desinfecting by heat. (British. med. Journal*, p. 274. 1873.)

Dans l'intérieur du cylindre, des surfaces de chauffe sont établies à la partie supérieure et à la partie inférieure. Ces surfaces de chauffe, d'un concours très utile, sont mises en service dès avant l'introduction des objets à épurer et combattent les condensations sur les parois, de même qu'après l'épuration, elles activent beaucoup l'opération du séchage.

Les objets à désinfecter, matelas, objets de literie, vêtements ou autres, sont disposés sur un chariot roulant sur rails et que l'on introduit dans le corps cylindrique.

Les portes de l'étuve étant hermétiquement fermées par le serrage des boulons, on introduit la vapeur que l'on maintient à une pression qui, pour que la désinfection soit toujours assurée, n'a pas besoin de dépasser une demi-atmosphère effective, pression correspondante à environ 110 degrés centigrades. Des expériences, entourées de toutes garanties, faites sur une de ces étuves, ont permis de constater que la destruction des germes pathogènes y a toujours été complète, même avec une pression ne dépassant pas un dixième d'atmosphère.

Dans cette étuve il est très facile de fixer et de maintenir la pression au degré voulu par l'emploi d'un appareil régulateur de pression du système Geneste et Herscher.

Ajoutons cependant que pour assurer la pénétration de la chaleur dans toutes les parties des objets, surtout lorsqu'ils présentent une certaine résistance à la pénétration, comme le sont par exemple les matelas, il est très avantageux de produire, à un moment donné de l'opération, une chute de pression en laissant échapper la vapeur et fermant l'admission, après quoi on réapplique de nouveau la pression.

Cette chute de pression, très efficace pour assurer la pénétration rapide de la chaleur, l'est également pour la destruction des germes.

Les expériences faites sur ces étuves ont établi qu'en se conformant aux indications précédentes, il suffit, pour obtenir la désinfection des matelas, d'une durée de 15 minutes, en y comprenant le temps nécessaire pour produire la chute de pression dont nous avons parlé plus haut; en plus il faut compter 20 minutes pour le séchage.

Pour cette dernière opération on laisse entr'ouverte l'une des portes de l'étuve.

Pour les vêtements ou objets analogues, le temps de la mise sous pression sera réduit à 10 minutes, en y comprenant le temps nécessaire

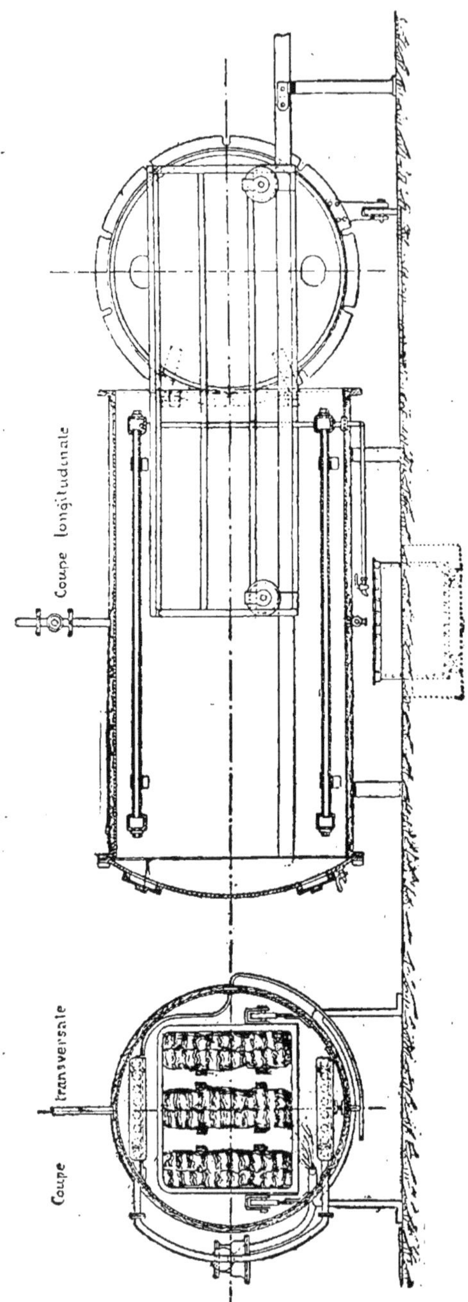

Fig. 168. — Étuve à désinfection par l'action directe de la vapeur sous pression, avec chauffage indépendant des parois. (Système Geneste et Herscher.)

à la chute de pression, et le séchage également 10 minutes, soit en tout 20 minutes par opération.

Dans l'étuve à vapeur directe que nous venons de décrire, les objets à désinfecter sont nécessairement exposés à la chaleur humide au-dessus de 100°; ce sont là les conditions les plus favorables recommandées par les médecins.

Il y a pourtant des cas fort nombreux où l'on n'a pas de vapeur en pression à sa disposition et où l'on ne peut faire la dépense, ni s'imposer la charge du service d'un générateur à vapeur spécial.

Pour répondre à ces besoins, MM. Geneste et Herscher construisent un type d'étuve très efficace au point de vue de la désinfection, et où la température

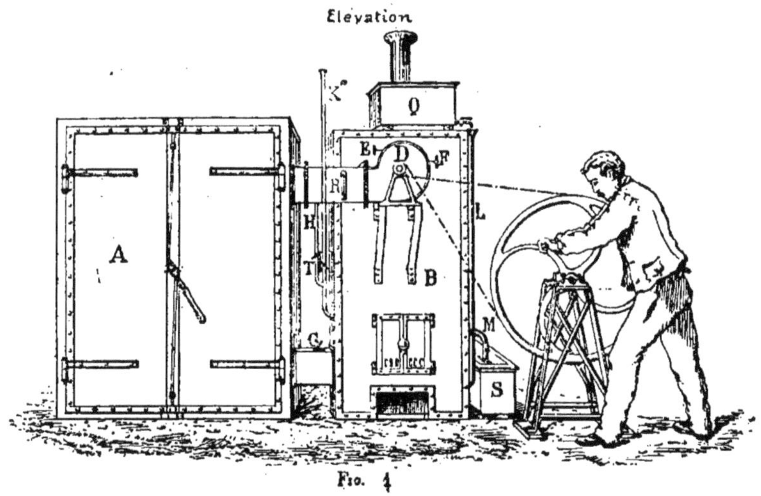

Fig. 169. — Étuve à désinfection transportable, chauffage par l'air chaud, emploi successif de la chaleur sèche et de la chaleur humide. (Système Geneste et Herscher). A, Étuve. B, Calorifère à air chaud. C, Bouilleur. D, Ventilateur. E, Trappe d'introduction d'air froid. F, Trappe pour régler l'arrivée d'air chaud. G, Trappe d'évacuation d'air. H, Tuyau de vapeur. K, Tuyau d'échappement. L, Tuyau d'alimentation. M, Trop plein. R, Thermomètre. T, Valves.

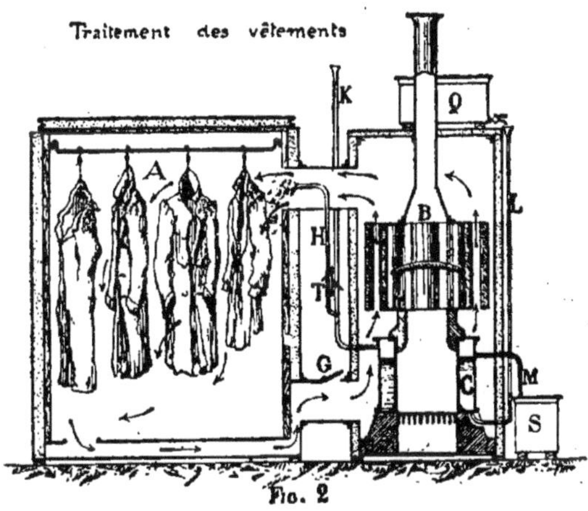

Fig. — 170. — Étuve Herscher et Geneste. Coupe longitudinale.

est obtenue au moyen d'un petit appareil à air chaud, mais avec une disposition permettant la production et l'injection dans l'étuve d'une quantité très importante de vapeur à la température de + 100°.

Dans le type d'étuve représenté fig. 169, on passe successivement, et avec une grande facilité, de la température sèche à 115°, à la chaleur humide à 100°, pour revenir comme manœuvre dernière à l'exposition sèche à 110° et cela en permettant des opérations incomparablement plus rapides qu'avec les appareils ordinaires. Ces avantages multiples sont dus, pour une grande part, au concours d'un petit ventilateur (voir *fig. 169 et légende explicative*), soit à bras, soit au moteur, lequel met en action successivement l'air sec et l'air humide sous une pression qui, quoique extrêmement faible, suffit pour obtenir un mouvement rapide de l'air dont on modifie à son gré la température et l'état humide.

Nous ferons en particulier remarquer que le ventilateur est interposé entre le calorifère et l'étuve, ce qui permet un mélange parfait des veines d'air introduites dans celles-ci.

En outre, le jeu des trappes *E* et *F* permet d'abaisser d'une manière simple la température, dans les limites nécessaires à l'humidification.

La légende jointe au dessin permet de bien se rendre compte de la manière dont est établie cette étuve et des éléments dont elle se compose.

La vapeur est fournie par un récipient en tôle formant enveloppe du foyer, et rempli d'eau qui se renouvelle par un écoulement continu ; on on obtient ainsi à peu de frais une vaporisation abondante, permettant de produire d'une manière certaine l'humidification des objets à désinfecter.

Lorsqu'il s'agit de vêtements ou objets analogues à désinfecter, il suffit de les accrocher à des tringles disposées au sommet de l'étuve (fig. 170).

Pour traiter les matelas, on les roule sur eux-mêmes en forme de cylindre, et on les dispose dans l'étuve comme le montre la figure 171. Le matelas reposant sur un plateau inférieur et recouvert au-dessus d'un autre plateau, de manière à constituer une sorte de boîte dans laquelle est insufflé l'air envoyé par le ventilateur qui se trouve forcé ainsi de traverser l'épaisseur du matelas.

Dans cette étuve, l'opération complète pour un matelas demande 45 minutes, en y comprenant le temps nécessaire à produire une chute de température dont le but, ainsi que nous l'avons dit plus haut, est d'assurer une humidification certaine des objets à désinfecter. Il est facile, du reste, de traiter deux matelas à la fois, en les superposant.

L'opération de la désinfection pour les vêtements n'exige que 30 minutes, en y comprenant le temps nécessaire à produire une chute de température.

Ces étuves, relativement fort transportables, peuvent prendre place dans le matériel sanitaire des armées en campagne, au même titre que les fours roulants ont été introduits dans le service des manutentions. C'est là un progrès que l'hygiéniste doit appeler de tous ses vœux.

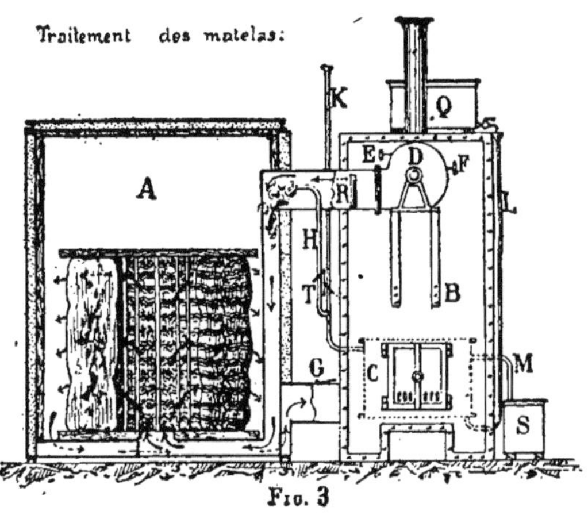

Fig. 171. — Étuve Herscher et Geneste. Traitement des matelas.

En ce qui concerne les hommes et les animaux, il est assez difficile de désinfecter absolument, si ce n'est en les soumettant à un lavage énergique, et en opérant sur leurs objets de vêtement comme il a été dit plus haut. On sait ce que valent les fumigations autrefois employées dans les administrations quarantenaires, et l'on peut vraisemblablement en dire autant des fumigations chlorées, nitreuses, ou même sulfurées auxquelles on soumet encore parfois les individus. Il est impossible de laisser un homme, dans une atmosphère chargée de gaz désinfectant et, par suite, toxique, pendant assez longtemps pour que les germes organiques qu'il porte dans ses vêtements soient détruits. En faisant passer un individu dans un milieu où se dégagent des vapeurs de cette nature,

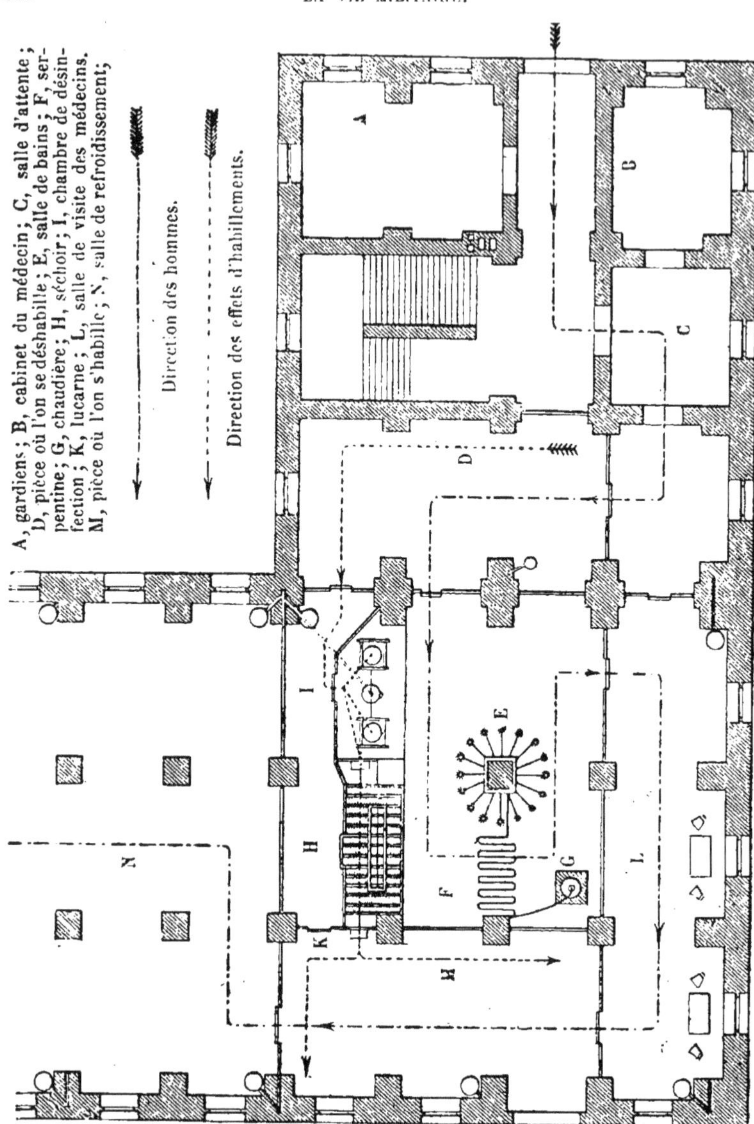

Fig. 172. — Lazaret de désinfection pour ho mmes et pour objets de vêtements, organisées à Stettin. (Roth und Lex.)

on lui procure un violent accès de toux, et, à coup sûr, c'est là le seul résultat positivement obtenu.

Si donc on veut, en cas d'épidémie, agir d'une façon rationnelle, il faut de toute nécessité soumettre l'homme à des opérations beaucoup plus complexes.

Pendant la dernière guerre, les Allemands ont multiplié les précautions prophylactiques, en instituant à différents points de leurs frontières un service de désinfection plus ou moins parfait. On peut, comme modèle à imiter, citer les installations qui, sous la direction du docteur Petruschky, ont fonctionné à cette époque dans la ville de Stettin. La figure 172 fait ressortir les dispositions prises dans ce but.

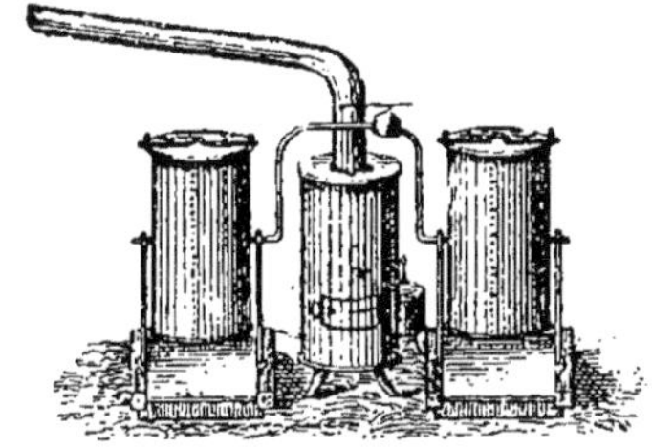

Fig. 173. — Appareil spécial de désinfection pour les vêtements.

Les individus introduits dans une pièce D, s'y déshabillent entièrement, leurs effets sont livrés à des gardiens, et, à partir de ce moment, suivent une direction différente. Les hommes, entièrement nus, sont amenés dans une pièce F où se trouvent disposés, autour d'une vaste cuve, un certain nombre d'appareils de douches en arrosoirs; l'eau, amenée par le serpentin E, a été chauffée dans une chaudière G, dont le foyer est alimenté par un appareil à gaz. Après avoir subi une douche très vigoureuse, dont on peut activer l'action en la composant d'eau alcaline ou d'eau additionnée d'acide phénique, les patients passent dans la chambre L où ils sont soumis à la visite des médécins qui vérifient facilement leur état général, et, s'il y a lieu, peuvent même procéder immédiatement à la revaccination. Après cette visite ils passent dans la pièce M où ils retrouvent leurs effets. Ceux-ci ont été portés dans la chambre I et soumis à une désinfection radicale par la chaleur. A cet effet on a disposé en ce point un appareil (fig. 173) consistant en un générateur de vapeur communiquant avec deux cylindres métalliques à double enveloppe. L'eau, avant d'être introduite dans le générateur a été additionnée d'acide phénique, sa vapeur en contient par conséquent. Les vêtements sont introduits dans la partie intérieure du cylindre, la vapeur circule tout autour, les pénètre complètement et les porte déjà à une haute température, en les imbibant de vapeurs phéniques. Au sortir des cylindres, les vêtements, complètement mouillés, sont introduits dans un séchoir H, où de nombreux becs de gaz maintiennent une température voisine de 100°; en trois minutes ils sont absolument secs et passent en cet état par la lucarne K pour aller rejoindre leurs propriétaires. Ceux-ci les revêtent et, avant de gagner l'intérieur, séjournent dans la pièce N, afin de perdre l'excès de chaleur qu'ils ont absorbé et de supporter, sans inconvénients, la transition avec l'air extérieur.

APPENDICE

APERÇU SOMMAIRE SUR LA MORBIDITÉ ET LA MORTALITÉ DES ARMÉES

Comme complément de cet ouvrage, il semble indispensable de présenter brièvement, sous forme de documents statistiques relatifs à la morbidité et à la mortalité, les résultats et les influences de la vie militaire.

Armée Française. Mouvement général des malades. A.

(Période 1873-1882.)

ANNÉES.	Moyenne des soldats présents.	MALADES. Aux hôpitaux. Nombre de malades.		Aux infirmeries. Nombre de malades.		A la chambre. Nombre de malades.		Journées de service pour une de maladie.	Journées de maladies pour 100 de service.	Durée moyenne de la maladie par malade en jours.	Moyenne des malades pour 1000 présents.
			Pour 1000 hommes présents.		Pour 1000 hommes présents.		Pour 1000 hommes présents.				
1873.	391,966	105,596	269	109,086	278	713,747	1811	21,3	4,68	7,11	46,80
1874.	374,821	101,215	270	123,702	330	754,449	2008	20,7	4,82	7,44	48,20
1875.	382,816	118,261	308	139,512	364	906,795	2369	18,90	5,28	6,30	52,80
1876.	405,004	107,225	264	127,199	314	812,529	2008	20.94	4,77	6,75	45,17
1877.	424,632	96,852	227	132,404	311	870,469	2049	21,58	4.63	6,50	46,32
1878.	440,614	103,742	235	140,428	318	888,631	2016	21,48	4,65	6,50	46,70
1879.	424,754	100,317	236	142,376	335	861,385	2027	20,70	4,82	8,44	48,29
1880.	438,471	107,453	245	144,676	329	860,476	1960	20.44	4,89	7,03	52,51
1881.	454,991	124,341	273	140,160	308	901,312	2000	20,24	4,94	7,02	49,40
1882.	463,318	129,958	280	140,808	304	856,127	1845	20,50	4,87	7,32	52,30

I. *Mortalité de l'armée française* (1). — Nous prenons la période décennale 1872-1882, les statistiques officielles actuellement publiées ne dépassant pas l'année 1882.

On peut voir, d'après le tableau A, que la situation sanitaire reste sensiblement la même pendant toute cette période, sauf pendant les années 1881 et 1882 marquées par une morbidité et une mortalité sensiblement plus grande que les précédentes. Cette situation tient exclusivement aux conditions exceptionnelles de deux campagnes de guerre qui, sans avoir été très sanglantes, ont été pénibles en raison des marches et des fatigues, l'expédition de Tunisie et la répression de l'insurrection dans le Sud de la province d'Oran.

Si l'on se reporte à une période antérieure à l'application de la nouvelle loi du recrutement, on trouve que de 1862 à 1869 le nombre des entrées aux hôpitaux était de 373, celui des entrées aux infirmeries de 256, celui des malades à la chambre de 17,45 pour 1000 présents. Or, dans la plus mauvaise année de la période 1872-1882, l'on ne compte que 308 entrées aux hôpitaux ; par contre le nombre des entrées aux infirmeries dépasse toujours 300 pour 1000 et celui des exemptions de service est un peu supérieur à celui de 1862-1869. Ceci démontre évidemment que si les maladies sérieuses sont en sensible diminution, les indispositions sont plus fréquentes ; le fait est tout naturel puisque l'on n'a plus à faire qu'à de jeunes contingents, plus souvent renouvelés avec le service à court terme.

Cette même diminution des maladies graves est très nettement établie par la statistique obituaire. développée au tableau B.

(1) Consulter *Statistique médicale de l'armée*, annuellement publiée par le ministère de la guerre. — G. Morache, article SOLDAT, *Dictionn. encycl. des Sc. méd.*, 3e S., t. X, 1881. — L. Colin, article MORBIDITÉ MILITAIRE, même *Dict.*, 2e S., t. IX. — Bertillon, article MORTALITÉ MILITAIRE, même *Dict.*, 2e S., t. IV. — Marvaud, *Étude statistique sur la morbidité et la mortalité dans l'armée française* (période de 1875-1879. (*Ann. d'hyg. et de méd. lég.*, 3e S., t. X, 1883.)

Armée française. Décès annuels. B.

ANNÉES.	NOMBRE DE DÉCÈS.				PROPORTION DES DÉCÈS POUR 1000 HOMMES.		
	FRANCE.	ALGÉRIE.	ITALIE.	Total.	FRANCE.	ALGÉRIE.	ITALIE.
1862............	2871	666	237	3774	9,42	12,21	17,69
1863............	2712	661	247	3620	9,22	12,29	17,92
1864............	2461	1302	172	3935	9,01	21,25	13,05
1865............	3095	1211	111	4417	11,78	16,32	9,30
1866............	2732	747	85	3564	10,28	11,95	10,69
1867............	2979	1491	35	4510	9,40	23,04	15,91
1868............	3989	1556	187	5737	12,27	24,31	35,08
1869............	3351	899	50	4300	9,55	14,42	11,21
....	....	....	....	....	.....	.....	.....
1872............	3173	906	»	4079	8,97	11,98	»
1873............	3649	555	»	4204	8,68	10,51	»
1874............	3184	555	»	3739	8,49	10,76	»
1875............	4001	814	»	4825	10,51	15,68	»
1876............	3987	655	»	4642	10,35	12,35	»
1877............	3371	692	»	4063	8,20	12,59	»
1878............	3268	741	»	4009	8,23	13,59	»
1879............	3084	673	Tunisie.	3757	7,99	12,68	Tunisie.
1880............	4130	643	»	4773	9,72	11,78	»
1881. } Campagnes en Tunisie et Sud-Algérien.	3362	1525	1341	6228	10,2	22,61	61,30
1882. }	2986	1183	835	5004	8,75	18,00	26,00

Dans la période 1862-1869, années normales, sauf l'épidémie cholérique de 1865-1866, dont on trouve l'influence sur la léthalité de ces deux années, la mortalité de l'armée stationnée en France monte toujours au-dessus de 9 pour 1000, tandis que de 1872 à 1882 l'on atteint fréquemment la caractéristique 8 et même 7 ; la mortalité en Algérie reste sensiblement la même depuis vingt ans, à l'exception des années 1867 et 1868 marquées par des épidémies de typhus et de choléra, et celle de 1881 et 1882 par les circonstances de guerre ci-dessus indiquées. L'année 1881 fournit une mortalité de 61,30 pour le corps expéditionnaire de Tunisie, presque exclusivement due à la fièvre typhoïde, ainsi qu'on peut le vérifier au tableau C dans lequel sont retracées les causes principales de décès.

Armée française. Principales causes du décès. C.

CAUSES DES DÉCÈS.	1873	1874.	1875	1876	1877.	1878	1879	1880.	1881	1882	Moyenne des 10 années.	Sur 1000 décès combien par.
Total des décès	4204	3739	4825	4642	4063	4009	3757	4773	6228	5004	4534,4	
Dont par :												
Maladies infectieuses. Fièvre typhoïde	1042	1350	1623	1675	1521	1422	1273	2087	3342	2281	1761,6	381 } 445
Maladies infectieuses. Fièvres éruptives	22	27	162	186	108	151	75	197	143	120	119,1	27 } 445
Maladies infectieuses. Paludisme	194	160	217	142	148	181	137	111	283	160	163,3	37 } 445
Tuberculose, maladies pulmonaires	1129	948	1475	1468	1191	1126	1244	1282	1063	1082	1200,8	265
Maladies de l appareil cérébro-spinal	172	184	226	219	206	236	209	203	210	230	209,5	48
— circulatoire	93	107	82	85	89	70	50	50	55	79	76,0	17
— digestif	360	263	298	296	252	249	212	250	369	412	296.1	65
— locomoteur	39	38	43	85	40	18	30	30	23	30	37,6	8
Accidents, traumatisme	206	220	185	296	184	207	226	190	393	193	230.0	50
Suicides	127	154	168	122	135	132	121	137	155	196	136,6	30

En tête des causes léthifères se trouve, partout et en tous temps, la fièvre typhoïde, cette maladie spécifique des habitations collectives, des agglomérations ; pour la période 1872-1882, elle fournit à elle seule une moyenne de 381 décès, un peu forcée peut-être en raison du chiffre considérable présenté par l'année 1881 (Tunisie), dépassant d'un tiers la mortalité des autres années. Si l'on groupe les maladies à caractéristiques nettement infectieuses, fièvres typhoïdes, fièvres éruptives et intoxication paludique, on arrive à un total moyen de 445 pour 1000.

La tuberculose devrait être classée dans le groupe des maladies infectieuses, mais comme il est assez difficile de la séparer nettement des maladies de l'appareil pulmonaire qui, le plus souvent, sont sous sa dépendance plus ou moins directe, nous les avons réunies dans un même ensemble qui représente un peu plus du quart des décès, soit 265 pour 1000.

Les maladies des appareils, ou du moins celles qui se localisent dans certains groupes anatomiques, n'ont pas, au point de vue de la mortalité, une influence excessive ; leur résultante n'est pas très différente de celle qu'on observe dans la vie civile.

Le chiffre moyen des suicides s'élève environ à 30 sur 1000 décès. Cette proportion paraît un peu plus forte que dans la population civile de même âge (21 à 24 ans) ; d'après les calculs de A. Legoyt (1) 378 suicides militaires correspondraient à 286 suicides civils, mais en se reportant à vingt ans en arrière (1862-67), on trouvait 373 suicides militaires pour 134 civils. Ce fait tendrait à prouver que, si le suicide est plus fréquent dans l'armée, encore cette proportion tend-elle à baisser à la fois par suite d'une diminution absolue des morts volontaires dans l'armée que par leur augmentation dans la population civile.

La plus grande fréquence du suicide dans l'armée se rencontre également en Autriche, 866 contre 122, en Angleterre 379 contre 107, en Belgique 459 contre 68. Il est partout plus fréquent chez les anciens soldats que chez les jeunes, chez les gradés, officiers compris, que chez les simples soldats.

(1) A. Legoyt, article Suicide, *Dict. encycl. des Sc. méd.*, 3e S., t. XIII, 1884.

Armée française. Répartition de la mortalité suivant l'âge. D.

SUR 1000 HOMMES DE	ON TROUVE DE DÉCÈS								En Moyenne.
	EN 1875	EN 1876	EN 1877	EN 1878	EN 1879	EN 1880	EN 1881	EN 1882	
Moins de 20 ans....	6,39	5,13	4,75	6,34	5,53	5,07	8,10	10,26	6,44
De 21 et 22 ans......	10,95	12,28	8,79	9,47	8,77	11,35	13,04	11,00	10,70
De 23 et 24 ans.....	11,63	10,11	8,86	7,40	7,50	9,36	12,60	9,11	9,57
De 25 et 26 ans.....	13,50	8,61	8,79	6,90	6,33	7,84	10,07	7,18	8,65
De 27 à 30 ans.....	9,77	5,42	5,95	7,61	7,20	7,59	7,48	6,21	7,15
De 31 à 35 ans......	10,28	11,03	8,87	7,08	8,96	7,32	8,16	7,87	8,69
Au-dessus de 35 ans.	15,50	14,38	13,36	11,57	12,23	10,15	11,78	10,73	12,46

L'influence de l'âge sur la mortalité du soldat est manifeste (Tableau D). Très faible au-dessous de 20 ans parce que, depuis les nouvelles lois de recrutement, on se montre, avec raison, très difficile pour l'acceptation des engagés volontaires, elle atteint son maximum pendant les premières années de service et atteint son minimum de 27 à 30 ans. Elle reprend un mouvement ascensionnel faiblement accentué de 30 à 35, mais se précipite à partir de cet âge. C'est donc avec infiniment de raison que le législateur de 1872 a disposé que les simples soldats ne pourraient rester au service au-dessus de 29 ans, les sous-officiers au-dessus de 35. Il est non moins démontré que, ainsi que nous l'avons plusieurs fois indiqué, l'âge de la plus grande résistance est de 25 à 35 ans et que c'est avec les hommes de cet âge qu'il faudrait uniquement faire la guerre.

Armée française. Répartition de la mortalité suivant les armes. E.

Sur 1000 hommes de	ON COMPTE EN DÉCÈS ANNUELS.		
	Années normales. Période 1875, 1876 1877.	Années normales. Période 1878, 1879 1880.	Période 1880. 1881. Campagnes en Tunisie et dans le Sud-Algérien.
Garde Républicaine.....	7,54	5,77	10,8
Sapeurs pompiers.......	10,60	10,85	9,67
Infanterie.......	9,49	8,14	10,72
Chasseurs à pied	10,31	8,82	8,14
Zouaves..	10,61	11,04	16,34
Tirailleurs algériens.....	11,67	10,21	13,06
Bataillons d'Afrique.. ..	17,74	15,18	21,70
Légion étrangère	14,15	10,92	33,28
Cavalerie.	11,44	8,87	10,96
Artillerie............. .	10,62	8,59	8,35
Génie..................	6,02	5,53	6,68
Train..........	11,12	9,16	13,25
Infirmiers	12,09	12,76	11,86
Administration.........	8,69	9,24	9,24

Les différentes armes, recrutées et servant dans des conditions non identiques, présentent évidemment une mortalité variable (Tableau E). L'arme dominante, l'infanterie est des plus favorisées, sa moyenne est au-dessous de la moyenne générale de l'armée. Les armes les plus heureuses sont: le génie que son recrutement tout spécial place en tête, l'administration, l'artillerie, les chasseurs à pied, la cavalerie. Les armes les plus maltraitées sont les bataillons d'Afrique, la légion étrangère, en raison de leur recrutement un peu douteux et aussi par le fait de leur séjour en Algérie, lequel se traduit par la léthalité un peu plus accentuée des zouaves et des tirailleurs. Les infirmiers doivent à leur contact permanent avec les germes morbides une des plus fortes mortalités de l'armée, tandis que la garde républicaine par son recrutement de choix et par le bien-être que lui procure une solde élevée est au contraire relativement très favorisée.

Dans le tableau E, on remarquera la différence notable apportée aux chiffres obituaires par deux années de campagne en Tunisie; elle se rencontre particulièrement sur les troupes permanentes d'Afrique et accessoirement sur les corps métropolitains qui y ont envoyé des détachements.

Armée française. Déchet annuel par réformes, retraites et décès. F.

ANNÉES.	Réforme n° 1, pour 1000 hommes.	Réforme n° 2, pour 1000 hommes.	Retraites pour 1000 hommes.	Total des réformes et retraites pour 1000 hommes.	Décès, pour 1000 hommes.	Perte annuelle de l'armée, pour 1000 hommes.	Non-activité, pour 1000 officiers.
1873..	2,81	7,93	4,21	14,95	8,75	23,70	6,83
1874..	1,65	7,52	0,42	9,50	8,77	18,36	5,70
1875..	1,50	10,26	0,29	12,05	11,16	23,21	3,40
1876..	1,6	8,60	0,23	10,43	10,31	20,74	4,08
1877..	1,3	11,00	0,20	12,50	8,65	21,15	5,04
1878..	1,10	12,04	0,21	13,35	9,09	22,44	4,23
1879..	1,20	11,01	0,23	12,44	8,84	21,28	4,40
1880..	1,10	11,40	0,22	12,72	10,88	23,60	4,40
1881..	1,00	13,00	0,18	14,18	13,68	27,86	3,04
1882..	1,60	12,70	0,23	14,53	10,80	25,33	4,09

Les effectifs ne diminuent pas seulement par décès; les réformes et les retraites concourent au même résultat. En France, selon que l'infirmité est ou non antérieure à l'incorporation, qu'elle est ou non indépendante du service, on prononce la réforme n° 2 ou n° 1. Nous avons groupé dans un tableau F particulier les chiffres décennaux qui permettent d'évaluer le déchet annuel, afin de le comparer aux similaires étrangers, autant du moins que l'on peut mettre en présence des documents portant sur des faits plus identiques en apparence qu'en réalité; en effet, si les chiffres de décès sont un fait brutal, leur interprétation, au point de vue de ce que l'on pourrait appeler la salubrité de la profession militaire, varie d'une armée à l'autre en raison de la législation différente du recrutement et des réformes.

La comparaison du chiffre de la mortalité militaire à ceux de la mortalité civile, c'est-à-dire à celle des hommes de même âge non incorporés dans l'armée, est chose difficile, car on agit sur des unités d'ordre différent.

Si l'on suppose en présence 1000 hommes pris au hasard, de vingt à vingt-cinq ans, et 1000 soldats du même âge, les derniers ne contiennent *théoriquement* que des hommes valides puisqu'on les a acceptés au recrutement. Les premiers, au contraire, se composent des hommes valides que leur catégorie militaire n'astreint pas au service permanent, des individus refusés pour défaut physiques ou infirmités, des individus réformés de l'armée après une ou plusieurs années de service. Il faudrait donc, pour pouvoir faire une comparaison équitable entre la mortalité civile et la mortalité militaire, rechercher quelle serait la mortalité de 1000 individus incorporés sans avoir subi la sélection du conseil de revision, pour lesquels, en outre, on ne prononcerait jamais de réforme après leur incorporation. Ce calcul de probabilité, entrepris il y a quelques années, nous avait amenés à élever la mortalité militaire à 18,01, mortalité théorique, sans doute, mais qui aurait été la caractéristique de la salubrité de la profession militaire (1).

Ce chiffre excessif peut être contesté, sans aucun doute, et, dans tous les cas, s'il était vraisemblable il y a dix ans, il ne représenterait plus la même valeur pour la période actuelle. En réalité, il y a dans ces calculs une donnée hypothétique qui ne permet pas de les affirmer suffisamment, mieux vaut se contenter du fait absolu. Si la mortalité militaire est supérieure à celle de la population civile, si la vie du soldat l'expose à des dangers, et en lui-même le fait est indéniable, le coefficient de ce danger est toujours difficile à établir.

II. *Mortalité des armées étrangères.* — En regard des statistiques qui précèdent, il est bon de placer en regard les données analogues fournies par quelques armées étrangères, au moins en ce qui concerne la léthalité.

Armée allemande (2).......	1874-1878....	5,04
	1878-1879....	4,8
	1879-1881....	4,8

(1) G. Morache, *Considérations sur le recrutement de l'armée et l'aptitude militaire de la population française.* Paris, 1874.

(2) *Statisticher Sanitæts-bericht ueber die K. Preussiche Armee und das XIII Armee Corps.* Berlin, annuel.

Armée austro-hongroise (1).	1876.	9,71
	1877.	9,22
	1878.	9,9
	1879.	16,9
	1880.	8,4
	1881.	7,7
Armée britannique (en Europe) (2).	1876.	8,48
	1877.	7,20
	1878.	6,53
	1879.	7,55
	1880.	6,83
	1881.	6,94
Armée italienne (3 et 4).	1876.	11,25
	1877.	10,96
	1878.	10,64
	1879.	9,90
	1880.	11,01
	1881.	10,57
Armée russe (4).	1871-1884. . .	14,23
	1880.	9,96
	1881.	10,15

III. *Mortalité des armées en campagne.* — Les armées en campagne sont exposées à des pertes tenant soit au feu de l'ennemi et à ses conséquences, soit aux maladies.

Les pertes par le feu paraissent souvent excessives alors que des combats très meurtriers jettent sur le sol une proportion considérable de combattants et qu'en un seul jour une armée perd jusqu'à 36 pour cent de son effectif, comme l'armée française à Leipsick (16 octobre 1813) ou à Reischoffen (6 août 1870). Il est à remarquer cependant que, d'une façon générale, avec l'augmentation des effectifs mis en présence et le perfectionnement des armes à longue portée, le combat tend à devenir moins meurtrier. Si les batailles des guerres d'Italie, 1859, de la campagne de Bohême, 1866, de France, 1870-1871, ont amené des pertes cruelles, le pour-cent a été bien moins élevé que dans les guerres

(1) *Militær-Statistiches Jahrbuch.* Vienne, annuel.

(2) *Army Medical Reports.* Londres, annuel.

(3) *Relazioni medico-statistiche sulle condizioni sanitarie dell' Esercito italiano.* Rome' annuel.

(4) Sormani, *Étude sur la mortalité et sur les causes des décès dans les armées européennes.* Mémoire présenté au IVe congrès international d'hygiène et de démographie. Genève, 1882.

du commencement du siècle. Cependant, pendant la campagne turco-russe de 1877-1878, les pertes par le feu de l'ennemi ont été très fortes chez les Russes, parce que dans beaucoup de combats, ces derniers ont dû attaquer des ennemis parfaitement retranchés et subir un feu intense à courte distance (1). — La statistique des pertes sur le champ de bataille n'est pas du domaine de l'hygiène puisqu'elle ne peut en rien les modifier, aussi n'insistons-nous pas, renvoyant pour ce fait à des travaux spéciaux (2); mais on se tromperait étrangement si l'on croyait que le fer et le feu sont les plus importantes causes de léthalité des armées en campagne. Le jour où celles-ci se mobilisent, elles trouvent devant elles un adversaire encore plus redoutable, car il ne désarme pas, frappe de jour comme de nuit, décime parfois et force à reculer des troupes jusqu'alors victorieuses. Cet ennemi, c'est la maladie, et sur celui-là l'hygiène militaire peut avoir prise; il y a donc lieu à l'envisager de près.

Les guerres d'Algérie pendant la période de conquête qui s'étend de 1830 à 1848, les nombreuses insurrections que l'armée française a dû combattre sur ce sol, où chaque étape s'est marquée par un combat, ne fournissent aucun document précis et d'ensemble, l'on verra même que pour les guerres absolument récentes les données sont encore incomplètes à bien des points de vue.

La guerre d'Orient ou de Crimée, qui a débuté en 1853 pour finir en 1856, a nécessité l'envoi, hors de France, de 309,268 hommes de l'armée de terre, non compris par conséquent l'armée navale, représentée par une flotte immense, la plus grande à coup sûr que nous ayons jamais possédée. Ces 309,268 hommes ont fourni 95,615 décès, soit 30 pour 100 de l'effectif général.

Ces décès vont se répartir de la façon suivante :

Pertes de l'armée française pendant la guerre de Crimée.

A. *Mortalité par le feu.*	Tués.	8,490	20,240
	Blessés : 39,868, dont décédés 29 °/o .	11,750	
B. *Mortalité par les maladies.*	Malades : 225,000 dont décédés 30 °/o		75,375
	Total des décès.		95,615

(1) Zuber, *Histoire médicale de la guerre turco-russe de 1877-1878. (Arch. de méd. mil.*, t. II, p. 328.

(2) Sur les pertes du champ de bataille, voyez G. Morache, article SOLDAT, in *(Dict. encycl. des Sc. méd.*, 3e S., T. X., 1881.)

La mortalité causée par le feu de l'ennemi et celle causée par les maladies, sont dans les proportions de 10 à 37. En exprimant ces données autrement, on peut dire que, en nombre rond, sur 1000 soldats partis de France, 300 ont succombé, dont 64 par le feu de l'ennemi et 235 par les maladies. Cette proportion est vraie pour l'ensemble de l'armée, elle ne l'est évidemment pas pour les corps de troupes plus particulièrement engagés dans les combats ou les travaux du siège.

L'armée anglaise, pendant la même guerre, a reçu en tout 97,864 hommes dans ses rangs, elle a enregistré 22,182 décès, soit 22,6 pour 100 de l'effectif général.

Pertes de l'armée anglaise pendant la guerre de Crimée.

A. *Mortalité par le feu.*	Tués	2,755	4,607
	Blessés : 18,283, dont décédés 10 %.	1,847	
B. *Mortalité par les maladies.*	Malades : 144,410, dont décédés 12 %.		17,580
	Total des décès		22,182

La mortalité causée par le feu de l'ennemi et celle causée par les maladies sont dans les proportions de 10 à 38. On peut dire par conséquent, en nombre rond, que sur 1000 soldats partis d'Angleterre, 226 ont succombé, dont 47 par le feu de l'ennemi et 179 par les maladies.

Sur 39,868 blessés français, 11,750 ont succombé, c'est-à-dire plus de 29 pour 100; sur 18,283 blessés anglais, 1,847 ont succombé, c'est-à-dire 10 pour 100; les Français ont 225,000 malades, dont 75,375 décès; les Anglais ont 144,410 malades, dont 17,580 décès, 30 pour 100 d'un côté et 12 pour 100 de l'autre.

Ces chiffres sont significatifs, ils démontrent victorieusement l'insuffisance des institutions sanitaires qui existaient à cette époque dans l'armée française; la seule résistance organique de l'Anglo-Saxon n'est certainement pas triple de celle du Français, si même elle lui est supérieure, hypothèse que l'on peut admettre dans une certaine limite.

Cette même comparaison des services sanitaires dans les deux armées s'accuse encore par un autre exemple que fournit la statistique raisonnée. Pendant le second hiver, sous Sébastopol, celui de 1855-1856, celui qui suit la prise de la ville, les hostilités sont peu prononcées, l'armée française, sur un effectif variant de 100,000 à 140,000, perd 21,000 hommes, à peu près tous de maladie, puisqu'elle n'a plus en tout que 323 blessés; l'armée anglaise, sur un effectif moyen de 50,000 hommes, perd 606 hommes, également de maladie, puisqu'elle n'a eu que 165 blessés. Or les deux armées étaient campées au voisinage l'une de l'autre, elles étaient toutes deux victorieuses, dans des conditions morales identiques. C'est à ce moment que les camps français regorgent de malades, on perd 164 scorbutiques, 10,278 typhiques, 9948 hommes atteints de maladies diverses; l'armée anglaise perd 1 scorbutique, 16 typhiques, 589 malades divers !

La guerre d'Italie, en 1859, fut une courte et brillante campagne, entreprise dans un admirable pays, notre allié; l'armée française, marchant de succès en succès pendant un court espace de deux mois à peine, n'a pas présenté une léthalité fort élevée. L'effectif maximum a été de 128,225 hommes présents en Italie au 24 juin, jour de la bataille de Solférino. La mortalité générale a été de 7538 hommes, soit 6 pour 100 de l'effectif environ; elle se décompose ainsi qu'il suit :

Pertes de l'armée française en Italie, 1859.

A. *Mortalité par le feu.*	Tués	2,536	5,498
	Blessés : 17,054, dont décédés 17 °/₀.	2,962	
B. *Mortalité par les maladies*			2,040
	Total des décès		7,538

La mortalité par le feu a été, à peu près, comme 10 à 4 relativement à celle des maladies; celle des blessés n'a été environ que de 17 pour 100; ces chiffres sont infiniment plus avantageux que ceux de l'armée de Crimée, mais les deux guerres, accomplies dans des circonstances si différentes, ne pouvaient en aucune façon être comparées.

La guerre de Chine, entreprise en 1860, a été, à tous les points de vue, une campagne relativement très heureuse, et cependant la mortalité y a été de plus du dixième de l'effectif. Sur 8000 hommes environ partis de France, 841 ont succombé, presque tous par maladies, puisque le feu de l'ennemi n'a occasionné que 28 décès du champ de bataille et 183 blessés, dont le plus grand nombre ont guéri.

La guerre du Mexique s'est prolongée de la fin de 1861 aux premiers mois de 1867; les documents ne nous permettent pas d'établir le nombre total d'hommes expédiés de France; l'effectif le plus élevé qu'ait enregistré l'armée a été de 35,000 hommes, mais il a singulièrement varié et, dans tous les cas, était fort restreint pendant la première période de la guerre, celle qui a précédé l'arrivée des renforts (fin de 1862) et la marche en avant dont la prise de Puebla, 18 mai 1863, marque le fait caractéristique.

Pertes de l'armée française au Mexique, 1862-1866.

A. *Mortalité par le feu.*	Tués	1,180	1,729
	Blessés : 2,559, dont décédés 21 %.	549	
B. *Mortalité par les maladies*			4,925
	Total des décès		6,654

La mortalité par le feu est à celle des maladies comme 10 à 29 ; la mortalité des blessés est montée à 21 pour 100.

Nous arrivons à la campagne la plus meurtrière qu'ait, depuis bien des années, subie l'armée française, celle de 1870-1871.

Pendant cette triste période, l'armée de terre seule a eu 136,540 décès, l'armée de mer 2331, soit en totalité 138,871 morts authentiquement enregistrés.

Pertes de l'armée française pendant la guerre 1870-1871.

A. *Décès.*	Armée de terre	136,540
	Armée de mer	2,331
	Total des décès	138,871

Dont 2977 décès d'officiers. — 17,240 décès en Allemagne, pendant la captivité. 1701 en Suisse. 124 en Belgique.

B. *Blessés*	Armée de terre	131,100
	Armée de mer	6,526
	Total des blessés	137,626
C. *Malades entrés aux hôpitaux ou ambulances diverses*		339,421
	Total des blessés et malades (B. et C.)	470,521

Nous ne pouvons établir quelle est la proportion des décès qui doit revenir aux 137,626 blessés ou aux 339,421 malades, les documents sont muets à cet égard.

Comme complément de la guerre contre l'Allemagne, et à peine rentrées de captivité, les troupes françaises ont dû prendre part à la répression d'une insurrection aussi formidable dans son genre que l'avait été la guerre étrangère. Les pertes subies ont été les suivantes :

Pertes de l'armée dans la répression de l'insurrection, mars à mai 1871.

A. Tués.	85	977	1062
B. Blessés.	451	6324	6775
	536	7501	7837

Les pertes par le feu sont supérieures à celles de toute la campagne du Mexique ; les effectifs de l'armée de Versailles n'ayant pas été fournis par le ministère, on ne peut en établir la proportion des décès aux présents. Par comparaison, il est important de signaler, pour la même période, les pertes des armées allemandes. Elles opéraient dans les conditions morales les plus favorables ; constamment victorieuses ou du moins assez heureuses pour que les combats les plus disputés, les insuccès même se tournent cependant en leur faveur, elles étaient pourvues d'une organisation dont on n'a plus à faire l'éloge, et vivaient enfin chez l'ennemi, au milieu d'un pays riche en productions de toute nature dont elles ont su largement faire profit (1).

Le point de départ doit naturellement être constitué par les totaux des contingents mobilisés par les différents États allemands ; le chiffre en a varié presque tous les jours ; en le rapportant aux différents mois, on trouve qu'il a été : en août 1870 de 780,723, en septembre de 813,280. en octobre de 840,857, en novembre de 827,271, en décembre de 841,196 en janvier 1871 de 913,967, en février de 936,915.

La totalité des décès pendant la campagne a été, sur les troupes mobilisées, de 44,750, se décomposant ainsi qu'il suit :

Pertes des armées allemandes pendant la guerre 1870-1871.

A. *Pertes causées par le feu.*	Tués pendant le combat.	15,772	
	Morts des suites de blessures. . .	10,710	
	Disparus dont on n'a pas retrouvé la trace au 31 décembre 1872 et qui doivent être classés dans la mortalité par le feu.	4,009	
			30,491

(1) Dr Engel. *Die Verluste der Deutschen Armeen an Offizieren und Manschaften im Krieg gegen Franckreich.* — Publication du Bureau royal de statistique. Berlin, 1872.

	Report.		30,491
B. Pertes par maladies et autres causes.	Dysenterie.	2,000	
	Fièvre typhoïde.	6,965	
	Fièvre gastrique.	159	
	Variole.	271	
	Maladies de l'appareil pulmonaire. .	1,500	
	Autres maladies aiguës.	1,521	
	Maladies chroniques.	718	
	Morts subites.	94	
	Décès sans indications.	675	
	Accidents.	326	
	Suicides.	30	
			14,259
	Total général des décès.		44,750

La mortalité par le feu, relativement à celle des maladies, a été pendant cette campagne de l'armée allemande comme 10 est à 4,67 ; c'est la proportion la plus faible qui ait jamais été observée pour les décès dus à la maladie. Le résultat doit en être attribué sans aucun doute aux soins hygiéniques dont le commandement a su entourer ses troupes, à leur parfaite alimentation et certainement aussi au chiffre considérable des tués et blessés pendant les grandes batailles d'août, aux journées des 6, 14, 16 et 18 de ce mois.

Le nombre des blessés s'est élevé à 127,867. chiffre presque égal au nombre des blessés de l'armée française 137,626 ; mais chez les Allemands ces 127 867 blessés n'ont donné que 10,710 décès, soit environ 8,4 pour 100. C'est le chiffre proportionnel le plus inférieur qui ait été signalé dans les grandes guerres ; il témoigne de toute la sollicitude et des soins remarquables dont les blessés ont été entourés, très probablement aussi du système d'évacuations à grande distance adopté par l'armée allemande.

Comme toujours, l'infanterie a subi des pertes beaucoup plus fortes que les autres armes. Sur 1000 hommes d'effectif, sont morts :

Dans l'infanterie.	52,79	dont	39,50	par blessures.
Dans la cavalerie.	27,08	—	14,64	—
Dans l'artillerie.	27,22	—	27,22	—
Dans le génie.	17,63	—	5,39	—
Dans le train.	26,39	—	1,32	—
Dans les quartiers-généraux. . . .	18,03	—	4,07	—
Dans l'armée tout entière.	45,89	—	32,20	—

Par rapport aux rangs de la hiérarchie militaire, on remarque que les officiers ont perdu plus que la troupe, mais que cette inégalité tient à une perte double par le feu, tandis que les maladies les épargnaient plus que les simples soldats. En effet, sur 1000 hommes d'effectif, sont morts :

Dans les généraux.	46,65	dont	25,64	par blessures.
Dans les officiers d'état-major . .	105,18	—	96,20	—
Dans les capitaines.	86,23	—	78,99	—
Dans les lieutenants.	88,69	—	80,52	—
Dans les médecins.	11,95	—	3,90	—
Dans les employés.	10,84	—	1,06	—
Moyenne des officiers. . .	76,03	dont	67,81	par blessures.
Moyenne des soldats. . .	45,01	—	31,17	—

La guerre Turco-Russe de 1877-1878 a entraîné la mobilisation d'armées d'un effectif énorme, qui ont subi des pertes cruelles par les maladies aussi bien que par le feu.

L'armée du Danube, forte en 1877 de 379,209 hommes, a eu 381,456 malades dont 15,616 décès, soit 41,2 pour 1000 hommes présents; en 1878, forte de 464,526 hommes, elle a eu 624,027 malades dont 34 773 décès, soit 75,07 pour 1000 présents.

L'armée du Caucase, forte en 1877 de 272,829 hommes, a eu 331,645 malades dont 9693 décès, soit 35,5 pour 1000 d'effectif, et en 1878, forte de 272,200 hommes, elle a eu 460,892 malades, dont 23,364 décès, soit 85,8 pour 1000 d'effectif.

Ces deux armées réunies ont donc perdu en tout 83,446 hommes de maladie; pendant la même période les pertes par le feu montent à 36,455; en totalité 119,901 décès dans lesquels le feu entre pour la proportion de 30 pour 100 environ.

La guerre de Bosnie, 1878, n'a pas entraîné pour l'Autriche une mobilisation aussi considérable, cependant à la fin de juillet elle mettait en ligne 82,000 hommes et 260,000 au mois d'août. Du 1er juillet au 31 décembre, le nombre des malades a été de 113,822; les pertes par le feu étant de 1326, par maladies ou accidents de 2168, soit en totalité 3494 décès dans lesquels le feu entre pour 38 pour 100 (1).

(1) Dr Myrdacz, *Sanitæts-Gechichte and Statistick der OccupationBosniens und Herzegovina im Jahr 1878*, Vienne, 1882.

Ces enseignements ne doivent pas être perdus ; ils montrent que si la guerre est, en soi, l'une des plus cruelles épreuves que les sociétés modernes aient à traverser, encore est-il possible d'en atténuer les effets. L'*hygiène militaire*, de plus en plus étudiée et judicieusement appliquée, contribuera puissamment à ce résultat si désirable pour le plus grand bien de l'armée et pour celui de la nation tout entière.

FIN

TABLE DES MATIÈRES

PRÉFACE V

LIVRE PREMIER

ORGANISATION ET RECRUTEMENT DES ARMÉES

CHAP. I. **Organisation des armées, principes de leur recrutement** 1

ART. I. *L'armée française depuis la fondation de la Monarchie jusqu'à la Révolution* 2

§ 1. De l'an 540 à l'époque de Louvois 2

§ 2. Depuis Louvois jusqu'à la Révolution de 1789 5

ART. II. *L'armée française depuis la Révolution jusqu'à l'époque actuelle.* 7

§ 1. Période révolutionnaire 7

I. Appel au peuple. Enrôlements. Réquisition permanente, 7. — II. Levée en masse 8

§ 2. Période de réorganisation 9

I. Loi de l'an VI et modifications à cette loi en l'an VII. Quant au remplacement, 9. — II. Première période de la Restauration. Légions départementales, 10. — III. Loi du 10 mars 1818, 11. — IV. Loi du 22 mars 1831, 12. — V. Loi du 21 mars 1832, 12. — VI. Loi du 26 avril 1855 sur la dotation de l'armée, 13. — VII. Projets du maréchal Niel. Loi de 1868 16

§ 3. L'armée française sous l'empire des lois de 1872 et 1873 19

I. Loi de recrutement du 27 juillet 1872, 19. — II. Organisation de l'armée, loi du 24 juillet 1873 .. 24

§ 4. Aperçu sur l'organisation et les effectifs des principales armées étrangères 30

I. Empire allemand, 30 ; empire austro-hongrois, 34 ; Grand-Bretagne, 36 ; Danemark, 37 ; Espagne, 39 ; Confédération helvétique, 39 ; Italie, 41 ; Russie, 43 ; Suède et Norvège, 44.

CHAP. II. **Recrutement des armées** 46

ART. I. *Opérations du recrutement en France, autorités chargées de cette mission* 46

§ 1. Recensement et tirage au sort 46

I. Recensement, 46. — II. Tirage au sort 48

§ 2. Opérations du conseil de revision.................. 49

I. Origine des conseils de revision, 47. — II. Les conseils de revision dans la loi de 1872, 51. — III. Rôle du médecin dans le conseil de revision, 52. — IV. Liste du recrutement cantonnal......... 56

Art. II. *Des opérations du recrutement dans quelques armées étrangères*.. 57

Armée allemande, 57; armée austro-hongroise, 59; armée italienne, 60; armée belge, 61; armée anglaise.................................... 61

Art. III. *Des conditions d'aptitude physique au service militaire*...... 62

I. Age, 63; engagements volontaires, 71. — II. Taille, 72. — III. Rapport de la taille, du poids et du développement de la poitrine.............................. 92

§ 2. Des infirmités qui rendent impropre au service militaire.. 103

I. Devoirs du médecin appelé comme expert devant le conseil de revision au sujet de la constatation des infirmités, 103; mode d'exploration, 113.

Art. IV. *Répartition des recrues dans les différentes armes. Mise en route du contingent*.................................. 116

§ 1. De l'aptitude pour le service dans les différentes armes... 118

I. Infanterie, 118. — II. Cavalerie, 119. — III. Artillerie, 122. — IV. Génie, 123; équipages militaires, 123; troupes de l'administration, 123. — VII. Infirmiers militaires, 124. — VIII. Écoles militaires, 125. — IX. Régiments coloniaux... . 126

§ 2. Mise en route des contingents. Incorporation........ 126

I. Revue de départ, 127. — II. Mise en route des contingents, 129. — III. Incorporation. 130

Art. V. *Résultat des opérations du recrutement et aptitude militaire physique de la population française (Métropole et Algérie)*... 133

LIVRE II

HABITATIONS DU SOLDAT

CHAP. I. **Habitations permanentes dans les villes et places de guerre, casernes**.. 154

Art. I. *Emplacement des casernes*.............................. 161

§ 1. Situation des casernes. Voisinage................ 161

I. Choix de l'emplacement dans les villes ouvertes, 161. — II. Choix de l'emplacement dans les places fortes, 162. — III. Voisinage, 162. — IV. Exposition, 164.

§ 2. Nature et aménagement du sol... 164

I. Dangers d'un sol humide, 164. — II. Travaux de drainage à entreprendre, 165. — III. Établissement des conduites d'eau, 166.

ART. II. *Disposition générale des bâtiments*........................ 168

§ 1. Étendue et contenance des casernes................ 168

I. Dangers de l'accumulation, 168. — II. Rapports à établir entre la surface des bâtiments et le nombre des habitants, 171.

§ 2. Plans d'ensemble des casernes...................... 172

1° Utilisation de vieux édifices, 172; 2° casernes type Vauban, 173; 3° casernes type linéaire, 173; 4° caserne Saint-Charles, à Marseille, présentée comme exemple du type linéaire modifié, 174; 5° caserne des Schutzen, à l'Alberstadt de Dresde, type linéaire, 180; 6° casernes anglaises modernes « Block system », 181; 7° casernes françaises, types 1874 à 1878, 185; 8° casernements système Tollet, 189.

§ 3. Détails généraux de la construction................ 197

I. Matériaux de la construction, 197. — II. Fondations, sous-sols, rez-de-chaussée, 203. — III. Murs, corridors, étages, escaliers, 205. — IV. Planchers, 207. — V. Mansardes, toitures, Paratonnerres, 310.

ART. III. *Aménagement intérieur des logements dans les casernes*...... 212

§ 1. Dimensions des logements dans les casernes, 212.....

II. Causes amenant la viciation de l'air dans les casernes, 215. — III. Action de l'air confiné sur l'organisme humain, 216. — IV. Fixation du cubage atmosphérique dans les casernes, 218.

§ 2. Chauffage et ventilation des logements dans les casernes.. 221

I. Du chauffage des locaux militaires, 222; des combustibles, 223; différents appareils de chauffage utilisables dans les casernes, 243; ventilation naturelle, 246; ventouses, 248; châssis grillagés, 248; porosité des matériaux, 244; ventilation par propulsion, 258; choix d'un système de ventilation pour les casernes, 259.

§ 3. Éclairage dans les casernes et bâtiments militaires... 260

I. Éclairage naturel, 260; éclairage artificiel, 261. — A. Matières éclairantes, 263. — B. Éclairage avec les corps solides, chandelles, bougies, etc., 264.

— C. Éclairage au moyen des huiles non volatiles, lampes, etc., 265. — D. Éclairage au moyen des huiles volatiles, 266. — E. Éclairage au moyen des gaz combustibles, 266. — F. Éclairage à l'électricité, 269. — G. Choix d'un système d'éclairage suivant les différents locaux des casernes, 273.

§ 4. Objets mobiliers des chambres de casernes. Entretien de la propreté dans ces locaux 274

1° Matériel de couchage, 275; 2° tables, bancs, armoires, etc., 278; 3° lavabos, 280; 4° entretien des chambres, soins de propreté, 280.

§ 5. Des logements d'officiers, de sous-officiers et d'employés militaires 284

I. Officiers, 284. — II. Sous-officiers, 285. — III. Cantinières, 286. — IV. Maîtres ouvriers, 286.

Art. IV. *Bâtiments et locaux accessoires dans les casernes* ....

§ 1. Cours 286

§ 2. Cuisines, magasins de vivres, réfectoires, cantines.. 288

I. Cuisines. 288. — II. Magasins de vivres, 291. — III. Réfectoires, cantines, 292.

§. 3. Distribution des eaux, fontaines, bains, lavoirs...... 292

I. Quantité et provenance des eaux, 292. — II. Bains, 294. — III. Lavoirs, buanderies, 296.

§ 4. Corps de garde 297

§ 5. Infirmeries régimentaires 299

§ 6. Locaux destinés à l'instruction 300

§ 7. Magasins et ateliers. Forges 301

§ 8. Écuries et manèges. Écuries-infirmeries, abreuvoirs. 305

§ 9. Locaux disciplinaires 310

§ 10. Éloignement des excreta. Lieux d'aisances. Urinoirs. 312

Fosses fixes, 314; système diviseur et fosses mobiles, 316; évacuation permanente des matières, 319; appareils dans l'habitation, 321; tuyaux de chute et tuyaux d'évent, 328; évacuation des excreta autres que les matières fécales, 333.

CHAP. II. **Habitations passagères dans les villes ou places de guerre.** . 334

§ 1. Logement des troupes chez l'habitant. Cantonnement. 334

I. Logement des troupes chez l'habitant, à l'intérieur, 335. — II. Cantonnements, 337.

§ 2. Logement des troupes dans les édifices publics. Casernes de passage 339

I. Édifices divers, 339. — II. Casernes de passage, 340.

§ 3. Logement des troupes dans les ouvrages de fortification. 341
§ 4. Prisons militaires, ateliers de discipline.......... 349
CHAP. III. **Habitations passagères du soldat en dehors des villes, camps et bivouacs**.......... 350
ART. I. *Des localités pouvant servir à l'établissement d'un camp*.......... 352
§ 1. Emplacement des camps, choix de la région et de la saison.......... 352
I. Indications générales, 353. — II. Altitude de l'emplacement du camp. Exposition, 353. — III. Météorologie, saisons, 353. — IV. Influences morbides locales, 357.
§ 2. Constitution du sol au point de vue du campement.. 358
I. L'air dans le sol, 358. — II. L'eau dans le sol. Humidité du sol, 359 ; nappe d'eau souterraine, 360. — III. Éléments constitutifs du sol, 362 ; matières organiques, matières minérales, 363. — IV. Surface du sol, 365 ; absorption de la chaleur par le sol, 366.
§ 3. Résumé de l'examen d'une localité en vue d'établissements militaires à y établir.......... 367
I. Conformation du terrain et climatologie, 367. — II. Constitution du sol, 368. — Constitution médicale de la région, 368. — IV. Travaux à entreprendre, 368.
ART. II. *Habitations ou abris des troupes dans les camps*.......... 369
§ 1. Les bivouacs.......... 369
I. Circonstances imposant le bivouac, 369. — II. Etablissement du bivouac, 372.
§ 2. Les tentes et leur utilisation.......... 374
I. Tentes de l'armée française, 375. — II. Conditions hygiéniques du campement sous tentes. Matières premières, 381 ; couleur de la tente, 382 ; préparation du sol, 383 ; dressage de la tente, 383 ; ventilation de la tente, 384 ; protection contre la chaleur, 385 ; protection contre le froid, 386.
§ 3. Les baraques et leur utilisation.......... 387
I. Le campement sous baraques dans l'armée française. — II. Conditions hygiéniques du campement sous baraques, 391 ; matériaux de construction des baraques, 391 ; sol des baraques, 393 ; parois des baraques, 394 ; toitures des baraques, 395 ; dimensions intérieures des baraques, 396 ;

ventilation, éclairage et chauffage des baraques, 398 ; mobilier des baraques, 401 ; entretien de de la propreté dans les baraques, 403.

ART. III. *Disposition générale des camps, leur entretien hygiénique* 403

§ 1. Disposition des tentes ou des baraques sur le terrain. 404

§ 2. Services divers d'hygiène dans les camps 405

I. Terrain du camp, 405. — II Cuisines et locaux accessoires, 406. — III. Distribution des eaux, fontaines, lavoirs, bains, 407. — IV. Locaux d'instruction, 409. — V. Écuries et installations des chevaux, 409. — VI. Locaux disciplinaires, 410. — VII. Latrines, 410. — VIII. Abattoirs, cimetières, 414.

§ 3. Locaux affectés au service sanitaire dans les camps, infirmeries 415

ART. IV. *Influence des camps sur la santé des troupes* 416

CHAP. IV. **Désinfection des habitations militaires et de leurs accessoires** 423

I. Indications de la désinfection, 423. — II. Procédés de désinfection effective, 426. — III. Désinfection par l'acide sulfureux, 428.

LIVRE III

VÊTEMENT ET ÉQUIPEMENT DU SOLDAT 434

CHAP. I. **Le vêtement du soldat** 435

ART. I. *Matières vestimentaires utilisables pour l'armée* 435

§ 1. Propriétés physiques des différentes matières vestimentaires 435

I. Rapport des matières vestimentaires avec le calorique, 436. — II. Propriétés hygrométriques des matières vestimentaires, 439. — III. Influence de la couleur des étoffes sur leur perception à grande distance, 441. — VI. Propriétés électriques des matières vestimentaires, 443.

§ 2. Expertises auxquelles peuvent donner lieu les matières vestimentaires présentées pour l'armée 444

I. Examen des tissus de laine, 444. — II. Examen des tissus de coton ; examen des tissus de lin, 445. — IV. Examen des tissus de soie, 446. — V. Mélange de laine et de coton, 447. — VI. Mélange de coton et de lin, 447.

ART. II. *Forme et disposition du vêtement du soldat* 450

§ 1. Coiffures 450

I. Coiffure de l'infanterie, 451. — II. Coiffure du cavalier, 456.

§ 2. Vêtements du cou, du tronc et des membres....... 459

I. Vêtements du cou, 459. — II. Vêtements du tronc, 460. — III. Vêtements des membres inférieurs, 464. — IV. Vêtements de dessous ou de corvée, 465. — V. Vêtement de par-dessus, capote-manteau, 466.

§ 3. Chaussure du soldat.............. 467

I. Chaussure de l'infanterie, 467. — II. Chaussure de l'infanterie, 475. — III. Chaussure de la cavalerie, 479.

§ 4. Linge et effets accessoires.......... 480

I. Chemises, caleçons, 480. — II. Mouchoirs, gants, 481. — III. Blanchissage du linge, 481.

CHAP. II. **Équipement et charge du soldat**.......... 482

ART. I. *Objets constituant l'équipement du soldat*.......... 482

§ 1. Équipement et charge du soldat d'infanterie........ 482

I. Vêtements, 482. — II. Campement, 482. — III. Armement, 485. — IV. Charge du soldat, 486.

§ 2. Équipement et charge du cavalier.............. 489

ART. II. *Répartition de l'équipement et de la charge du soldat*.......... 494

§ 1. Répartition de la charge chez le fantassin.......... 494

§ 2. Répartition de la charge chez le cavalier........... 506

APPENDICE AU LIVRE III.

DÉSINFECTION DES VÊTEMENTS ET DES EFFETS A USAGE.... 507

LIVRE IV

ALIMENTATION DU SOLDAT................ 511

CHAP. I. **L'alimentation et les substances alimentaires**............ 511

ART. I. *Considérations générales sur la nutrition et les aliments*....... 512

§ 1. Bases de la nutrition.............. 512

I. Évaluation analytique des pertes de l'organisme. 513

§ 2. Les aliments en général.............. 518

ART. II. *Détermination des régimes alimentaires*.................. 522

§ 1. Régimes du soldat français.............. 525

I. Ration actuelle du soldat français sur le pied de paix, 527. — II. Rations sur le pied de guerre, 530. — III. Ration du soldat embarqué, 533.

§ 2. Régime alimentaire des principales armées........ 534

I. Armée allemande, 534. — II. Armée anglaise, 536. — III. Armée austro-hongroise, 538. — IV. Armée belge, 538. — V. Armée danoise, 538. — VI. Armée espagnole, 539. — VII Armée des États-Unis d'Amérique, 540. — VIII. Armée hollandaise, 540. — IX. Armée italienne, 540. — X. Armée portugaise, 541. — XI. Armée russe, 541. — XII. Armée suédoise, 542. — XIII. Armée suisse, 543. — XIV. Armée allemande, 544.

CHAP. II. **Les substances alimentaires utilisables pour le soldat**....... 545

ART. I. *Substances alimentaires fournies au soldat par le règne animal.* 545

§ 1. Animaux utilisables pour l'alimentation du soldat.... 545

Mammifères, *a.* espèce bovine, 545; *b.* espèce ovine, 547; *c.* pachydermes, 548; *d.* genre cervus, 549; *e.* oiseaux, 550; *f.* poissons, 551.

§ 2. Parties comestibles des animaux. La viande et ses qualités.. 551

I. Viandes en général, 551. — II. Viandes de boucherie, 551. — *a.* Qualité de la viande, 551; *b.* état de conservation de la viande, 553; *c.* état sanitaire de la viande, 554; trichinose, 555; ladrerie, 567; cachexie aqueuse, 559; le tournis, 559; maladies virulentes, 560; tuberculose, 562; *d.* Espèce animale de laquelle provient la viande, 563; *e.* altérations spontanées des viandes ou produits analogues, ptomaïnes, 564.

§ 3. Produits comestibles dérivés des animaux......... 566

I. Œufs, 566. — II. Lait, 567. — III. Beurre, 569. — IV. Fromages, 570.

§ 4. Préparations culinaires subies par les substances alimentaires d'origine animale........................ 570

I. Cuisson de la viande, 571. — II. Bouillon et bouilli, soupe, 572; bouillon d'os, de gélatine, 574; bouillons spéciaux, 576. — III. La soupe du soldat, 577.

§ 5. Conservation des substances alimentaires d'origine animale.. 579

I. Procédés de conservation par destruction des ferments et isolement, 581; procédés de conservation basés sur le placement de la substance fermentescible dans des conditions où l'évolution des ferments est retardée, 584. — III. Extraits et poudres de viande, 587; poudres-viandes, 589. — IV. Conservation du lait, des œufs, du fromage, 592.

ART. II. *Substances alimentaires fournies au soldat par le règne végétal.* 594

§ 1. Les céréales, les farines et les fécules.............. 594

I. Céréales, 594; *a.* blé, 594; *b.* conservation des blés, 597; *c.* céréales autres que le blé, 600. — II. Légumes féculents, 601. — III. Extraction des farines, 603. — IV. Examen et vérification des farines, 604; *a.* qualités de la farine, 605; *b.* adultérations spontanées de la farine, 607; *c.* adultérations de la farine, 607. — V. Conservation des farines, 612.

§ 2. Le pain et le biscuit 613

I. Théorie de la panification, 613. — II. Fabrication du pain; *a.* hydratation, 614; *b.* fabrication du levain, 614; *c.* Pétrissage, 615; *d.* cuisson, 616; — III. Fabrication du pain en campagne, 617. — IV. Qualités du pain, 621; expertise du pain, 623. — V. Altérations spontanées du pain, 624. — VI. Adultérations du pain, 631. — VII. Conservation et transport du pain, 632. — VIII. Le pain biscuité, 633. — IX. Le biscuit, 633; *a.* fabrication, 634; *b.* qualités du biscuit, 635; *c.* altérations spontanées du biscuit, 635; *d.* conservation du biscuit, 636; *e.* valeur hygiéniquedu biscuit, 636; *f.* biscuit-viande, 636.

§ 3. Légumes comestibles 638

I. Différentes classes de légumes, 638. — II. Utilisation alimentaire des légumes, 638. — III. Conservation des légumes, 640.

§ 4. Les fruits 645

I. Fruits sucrés, 645; sucre, 645. — II. Fruits acides, 646. — III. Fruits féculents, 647. — IV. Fruits huileux, 647. — V. Usage hygiénique des fruits, 647. — VI. Conservation des fruits, 647; le chocolat, 648.

§ 5. Le café et le thé 648

I. Le café, 649; *a.* préparation alimentaire du café, 650; *b.* Valeur nutritive et hygiénique du café, 651; *c.* adultérations du café, 655. — II. Thé, 656.

Art. III. *Condiments et aliments minéraux* 660

Art. IV. *Les boissons du soldat* 662

§ 1. L'eau considérée comme boisson 663

I. Qualité de l'eau potable, 663; *a.* aspect, *b.* odeur et saveur, 663; *c.* aération, 663; *d.* température, 664; *e.* matières dissoutes et en suspension, 664. — II. Provenance des eaux potables, 665. — *a.* eau de pluie, 665; *b.* eau de sources, 665; *c.* eau de puits, 666; *d.* eau de rivières, de fleuves,

667; *e.* eau des lacs, étangs, marais, 667; *f.* eau des neiges, des glaciers, etc., 668. — III. L'eau comme boisson hygiénique, 668. - IV. Expertise de l'eau alimentaire, 672; *a.* recherche des sels minéraux, 673; *b.* recherche des matières organiques; *c.* essai hydrosimétrique de l'eau, 673. — V. Captage, filtration et purification de l'eau alimentaire, 675; *a.* les tuyaux de conduite, dangers du plomb, 675; *b.* citernes; *c.* filtrage des eaux, 677; *d.* filtres de campagne, 678.

§. 2. Boissons alcooliques 684

I. Vins, 684; *a.* composition des vins, 685; *b.* valeur alimentaire des vins; *c.* du vin dans le régime des armées, 689; *d.* altérations spontanées du vin. Conservation, 691; *e.* examen et traitement des vins, 693. — II. Bière, 698; *a.* composition de la bière, 698; *b.* usage alimentaire de la bière, 699; *c.* altération et falsification, 700. — III. Cidre. Poiré, 700. — IV. Boissons alcooliques distillées, 701; *a.* eau-de-vie, 701; *b.* rhum et tafia, 703; *c.* kirchenwasser, 703; *d.* eaux-de-vie diverses, 704; *e.* liqueurs, 704; *f.* absinthe, 704. — V. Action générale des boissons alcooliques, 707. — VI. Les boissons alcooliques dans l'armée, 710.

CHAP. III. **Organisation et fonctionnement du service alimentaire des troupes** 714

§ 1. Services d'alimentation sur le pied de paix 714

I. Service des subsistances, 714. — Fonctionnement des ordinaires, 715. — III Mode de fourniture de la viande, 717. — V. Les cuisines et les cuisiniers militaires, 720. — VI. Les réfectoires, 726.

§ 2. Services d'alimentation sur le pied de mobilisation.. 727

LIVRE V

LA VIE MILITAIRE 735

CHAP. I. **Conditions hygiéniques de la vie militaire dans son ensemble.** 735

ART. I. *Hygiène corporelle* 735

§ 1. Les soins de propreté, 735.

I. Soins de la peau, 735. — II. Bains, 738; bains froids, 738; bains de mer, 741. — III. Soins des cheveux, de la barbe et de la bouche, 741.

§ 2. Prophylaxies de quelques maladies contagieuses ou parasitaires 743

ART. II. *Les exercices et les manœuvres* 746

§ 1. Exercices militaires et gymnastique 746

I. Les exercices militaires en général, 746. — II. Exercices militaires particuliers, 748; gymnastique, 749; *a.* l'école de Joinville-le-Pont, 749; *b.* pratique de la gymnastique dans les régiments, 750; *c.* chant, danse, 753; *d.* escrime; *e.* natation. — III. L'équitation, 756. — IV. Répartition du travail et du repos, 759.

§ 2. Les marches 760

I. La marche en elle-même, 760. — II. Les marches militaires, 762. — III. Précautions hygiéniques à prendre pendant les marches, 764. — IV. Accidents occasionnés par les marches; *a.* blessures, 767; insolation, coups de chaleur, 769. — V. Marches dans les pays chauds, 772. — VI. Marches dans les pays froids, 773.

§ 3. Circonstances propres à certains services ou exercices spéciaux 774

I. Infanterie, 774. — II. Artillerie, train, 776. — III. génie, 778. — IV. Cavalerie, 780. — V. Infirmiers militaires, 778. — VI. Ouvriers militaires, télégraphistes, etc., 783.

§ 4. Conséquences des exercices militaires sur l'organisme physique 783

ART. III. *Habitudes physiques spéciales. Modificateurs intellectuels* 786

§ 1. Le tabac 786

§ 2. Modifications intellectuelles 792

CHAP. II. **Conditions hygiéniques de la vie militaire en campagne** 796

ART. I. *Campagnes opérées en Europe* 797

§ 1. Périodes de mobilisation et des transports stratégiques. 797

§ 2. Période de concentration 800

§ 3. Période des opérations 802

I. Les combats, 802. — II. Le champ de bataille, 804; *a.* infection du sol et des eaux, 804; *b.* inhumation des cadavres, 805; *c.* incinération des cadavres, désinfection du sol, 808.

§ 4 Opérations de guerre spéciales, sièges, campagnes d'été et d'hiver 810

I. La guerre de siège; *a.* préparation des places fortes; *b.* service des vivres, 811; *c.* période obsidionale 812. — II. Campagnes d'été, 815.

ART. II. *Campagnes opérées hors d'Europe* 817

§ 1. Période de mobilisation et de transport des troupes. 818

a. Choix des troupes, 818; *b*. mobilisation, 820.

§ 2. Période du séjour hors d'Europe et des opérations de guerre.......... 823

§ 3. Rapatriement des troupes.......... 825

CHAP. III. **Établissements sanitaires des armées**.......... 827

ART. I. *Hygiène des établissements sanitaires permanents*.......... 828

§ 1. Infirmeries et hôpitaux régimentaires.......... 829

I. But des infirmeries régimentaires, 829. — II. Locaux affectés aux infirmeries, 830. — III. Matériel d'exploitation, 830. — IV. Régime alimentaire des infirmeries, 833.

§ 2. Hôpitaux militaires de garnison.......... 834

I. Choix de l'emplacement, 836. — II. Dimension des hôpitaux et plans d'ensemble, 837. — Hôpitaux anciens, 838. — Hôpitaux à pavillon, 841. — Cubage des salles, 845. — Pavillons système Tollet, 847. — Ventilation, 852. — Locaux accessoires, 853. — Régime alimentaire, 854.

§ 3. Hôpitaux spéciaux, 856. — Hôpitaux thermaux, 857. — Hôtel des Invalides, 858.

ART. II. *Hygiène des formations sanitaires de campagne*.......... 858

§ 1. Formations sanitaires de l'avant, 859. — Installation des ambulances et hôpitaux mobiles, 861. — Hygiène nosocomiale spéciale, 864.

§ 2. Formations sanitaires de l'arrière, 867. — Hôpitaux sous tentes, 868. — Tentes-baraques, 870. — Hôpitaux sous baraques, 872.

ART. III. *Prévention des germes morbides et désinfection*.......... 874

Appareils à désinfection, 876. — Étuves à air chaud et à vapeur, 879. — Lazaret à désinfection, 883.

APPENDICE

APERÇU SOMMAIRE SUR LA MORBIDITÉ ET LA MORTALITÉ DES ARMÉES 887

Morbidité de l'armée française, 887. — Mortalité de l'armée française, 888. — Mortalité des armées étrangères, 895. — Mortalité des armées en campagne, 896.

TABLE ALPHABÉTIQUE.......... 917

FIN DE LA TABLE DES MATIÈRES

TABLE ALPHABÉTIQUE

A

Absinthe (liqueur d'), 704.

Accidents dus au service : dans l'artillerie, le train, 776. — la cavalerie, 780. — le génie, 778. — l'infanterie, 774.

Accumulation (danger de l') dans les casernes, 168.

Acide sulfureux, 428, 876.

Administration (troupes de l'), 123.

Aéroscopes, 245.

Alcooliques (boissons), 684, 707, 710.

Alcoolisme, 709. — dans l'armée, 710.

Algérie (recrutement en), 147.

Aliénés (maisons d'), 857.

Alimentaires (régimes), 523. — des hôpitaux, 855. — des infirmeries, 833. Service : — organisation, 714. — En mobilisation, 722. Substances, — 545. Conservation, — 579.

Alimentation du soldat, 511.

Alimentation variée, 718.

Aliments en général, 518. Composition chimique des —, 520.

Allemand (soldat) : Charge du fantassin, 487. — Charge du cavalier, 492. — Chaussure, 476-479. — Coiffure, 451, 452, 456, 458. — Régime, 534. — Type de fantassin, 498. — Type de cavalier, 505. — Vêtement, 463.

Ambulances (hygiène des), 859.

Américain (soldat) : Régime, 540.

Anglais (soldat) : Charge du cavalier, 493 — Charge du fantassin, 488. — Chaussure, 476. — Coiffure, 452, 453, 458. — Régime, 536. — Type de fantassin, 503. — Vêtement, 463.

Animal (substances alimentaires fournies par le règne), 545. — Mammifères : espèce bovine, 545; espèce ovine, 547. Poissons, 550.

Age militaire, 63. Force manuelle suivant l' —, 67. Force rénale suivant l' —, 66. Mortalité suivant l' —, 892.

Air confiné, 216. Vicié —, 215.

Ajournés, 20. — Leur aptitude ultérieure, 141.

Altitude des camps, 355.

Apéritifs, 709.

Approvisionnements : des dix jours, 729. — Des vingt jours, 729. — Des places fortes, 811. — Des points de concentration, 802. — Des transports stratégiques, 729.

Aptitude militaire physique, 62. — Suivant les armes, 120. — De la population française, 133.

Armée (rôle social de l'), 792.

Armée française, organisation : De l'an 540 à 1666, 3. — De 1666 à 1789, 5. — De 1789 à l'an VI, 7. — Loi de l'an VII, 9. — Loi du 10 mars 1818, 11. — Loi du 21 mars 1832, 12. — Loi du 26 avril 1855, 13. — Loi de 1868, 16. — Loi du 27 juillet 1872, 19. — Loi du 24 juillet 1873, 24. — Pertes en Crimée, 897. — En Italie, 899. — Au Mexique, 899. — En Chine, 900. — En 1870-71, 900. — Pendant la Commune 1871, 901.

Armée allemande : organisation et recrutement, 30, 57. — Pertes en 1870-71, 901.

Armée austro-hongroise : organisation et recrutement, 54 et 59. — Perte en 1878 (campagne de Bosnie), 903.

Armée belge : organisation et recrutement, 36, 61.

Armée britannique : organisation et

recrutement, 36, 61. — Pertes en Crimée, 898.
Armée danoise : organisation et recrutement, 37.
Armée espagnole : Organisation et recrutement, 39.
Armée helvétique : organisation et recrutement, 39.
Armée italienne : organisation et recrutement, 41, 60.
Armée russe : organisation et recrutement, 43. — Pertes en 1877-78 (campagne turco-russe), 903.
Armée suédoise : organisation et recrutement, 45.
Armement du soldat, 485.
Armes (mortalité suivant les), 893.
Armoires, 278.
Artillerie (accidents dus au service dans l'), 776. — Aptitude à l'), 123.
Assèchement des murailles, 205.
Autrichien (soldat) : charge, 488. — Coiffure, 452. — Régime, 538. — Type de fantassin, 490. — Vêtement, 463.
Avant (formations de l'), 859.

B

Bains : dans les casernes, 295, 738. — Douches, 738. — Froids, 739. — de mer, 741.
Badigeonnages des murs, 282.
Balcons dans les hôpitaux, 852.
Bancs, 278.
Baraques, 387. Conditions hygiéniques des —, 391. Chauffage des —, 399. Dimension des —, 396. Matériaux des —, 391. Mobilier des —, 401. Parois des —, 394. — pour hôpitaux, 872. Propreté des —, 402. Sol des —, 393. Toiture des —, 395. Ventilation des —, 398.
Barbe (port de la), 742.
Bataille (champ de), 804. — Incinération, 808. — Infection, 804. — Inhumations, 805.
Belge (soldat, régime du), 538
Bétons, 201.
Beurre, 569.
Bière, 698. Adultérations des —, 700. Composition de la —, 699. — usage alimentaire, 699.
Biscuit, 633. Altérations du —, 635. Biscuit-viande, 636. Conservation du, 636. Fabrication du —, 634. Qualités du —, 635. — Valeur hygiénique, 636.
Bitters, 707.
Bivouac, 369. Circonstance imposant le —, 369. Établissement du —, 372. Feux de —, 374.
Blanchissage du linge, 481.
Blé, 594. Conservation des —, 597.
Blessures du pied, 768.
Block-system, 181.
Blouse autrichienne, 463.
Blutage, 603.
Bœuf (pour la boucherie), 546.
Bois de construction, 201.
Boissons du soldat, 662.
Boissons dites hygiéniques, 670.
Boissons alcooliques, 684. Action des —, 707. Dans l'armée —, 710.
Bosnie, pertes de l'armée autrichienne pendant la guerre de 1878, 903.
Bouche (soins de la), 741.
Boucherie (viandes de), 551.
Bouillon et bouilli, 572. — Bouillons spéciaux, 576.
Briques tubulaires, 199.

C

Cabinet d'aisance (tenue des), 329. — Désinfection des, 330.
Cachexie aqueuse, 559.
Cadavres (inhumation des), 805.
Café, 649. Adultérations du —, 655. — Préparation, 650. — Ration sucre et café, 652. — Valeur nutritive, 651.
Caleçons, 480.
Calorifères, 233. — à air chaud, 236. — à eau chaude, 238. — à vapeur, 241.
Campagnes en Europe, 797. — d'été, 815. — d'hiver, 816. — hors d'Europe, 817. Mortalité des armées en —, 896. Vie militaire en —, 796, 797.
Campement (matériel de), 482.

Camps, 350. — Bivouaqué, 369. — Choix du lieu, 355. — Constitution du sol, 358. — Disposition des, 403. — Emplacement des, 352. — Infirmeries du camp, 415. — Influence des — sur la santé, 416. — Influences morbides locales, 357. — Services d'hygiène dans les, 405. — Sous tentes, 381. — Sous baraques, 388.

Canon (tir du), 776.

Cantines, 292.

Cantinières (logement des), 286.

Cantonnement, 337.

Capote, 466.

Captage (des eaux), 675.

Carte de la répartition ethnologique de la taille, 83.

Casemates, 343.

Casernes : chez les anciens, 155. — Au XVIe siècle, 156. — A partir de 1623, 156. — Au XVIIIe siècle, 157. — A l'abri de la bombe, 341. — Anglaises modernes, 181. — Bains dans les, 295. — Cours des, 286. — Comparaison des divers systèmes de, 195. — Chauffage dans les, 221. — Cubage atmosphérique dans les, 218. — Cuisine des, 288. — Danger de l'accumulation dans les, 168. — De passage, 340. — Distribution des eaux, 292. — Emplacement des, 161. — Emplacement dans les villes fortes, 162. — Exposition des, 163. — Éclairage dans les, 260. — Éloignement des excretas, 312. — Écuries et manèges, 305. — Françaises, 1874-1878, 185. — Infirmeries dans les, 298. — Lavoirs dans les, 296. — Locaux d'instruction, 300. — Locaux disciplinaires, 311. — Logements dans les, 212. — Magasins, ateliers, 301. — Objets mobiliers dans les, 275. — Rapport entre la surface des — et les habitants, 171. — Réfectoires et cantines, 292. — Système Tollet, 189. — Type linéaire, 173. — Type Vauban, 173. — Utilisation de vieux édifices, 172. — Ventilation dans les, 243. — Viciation de l'air dans les, 215. — Voisinage des, 162.

Cavalerie : accidents dus au service dans la —, 780. — Aptitude à la —, 119. —

Cavalier : Coiffure du —, 456. Chaussure du —, 479. — Équipement et charge du —, 489. — Répartition de la charge, 506. Vêtement du —, 463.

Céréales, 594.

Chaleur (coup de), 769. — Désinfection par la, 878.

Chambres : de jour, 279. — Entretien des, 280.

Chant dans l'armée, 753.

Charbon, 561. — de terre, 227.

Charge : du cavalier, 489. — Et équipement du soldat, 482. — Du fantassin, 486. — Répartition de la, 494. 506.

Chauffage de la caserne, 221. — Appareils de, 229. — au bois, 226. — au coke, 228. — des hôpitaux, 852. — à la houille, 227. — au pétrole, 229.

Chaussure, 467. — Coupe d'une bonne, 472. — Déformation du pied par la, 470. — rationnelle, 469.

Cheminées ventilatrices, 251.

Chemises, 480.

Cheval : allures du, 757. — Parasites du — transmissibles, 781.

Cheveux (soins des), 741.

Chine, perte de l'armée française en 1860, 900.

Chocolat, 648.

Choix des troupes pour expéditions, 818.

Chute (tuyaux de), 328.

Cidre, 700.

Circonférence thoracique, 98.

Citernes, 677.

Coiffures : du soldat, 450. — de la cavalerie, 457. — de l'infanterie, 451. — suivant le climat, 453.

Coloniales (troupes), 819. — Aptitude à servir dans les —, 126.

Combats, 802.

Combustibles, 223.

Commission : des ordinaires, 716. — de réforme, 127.

Concentration (période de), 727. —

Précautions hygiéniques pendant la, concentration 800.
Condiments, 660.
Conduite d'eaux, 675.
Confiné (air), 216.
Conseils de revision, 49. Le médecin dans le —, 52, 103.
Conservation : des blés, 597. Procédés de —, 581. — Des substances alimentaires, 579.
Conserves : alimentaires en campagne, 732. — de lait, 592. — de légumes, 641. — des œufs, 593. — de soupe à l'oignon, 644. — de viande, 581.
Contingents, mise en route, 126.
Corporelle (hygiène), 734. Visite —, 737.
Corps d'armée, 25.
Corps de garde, 297.
Corvée (vêtement de), 465.
Cou (vêtements du), 459.
Couchage (matériel de), 275.
Couleur, influence de la couleur des vêtements, 441.
Coup de chaleur, 769.
Coupage des vins, 693.
Cours des casernes, 286.
Crimée : pertes de l'armée française en 1854-1856, 897. — de l'armée anglaise, 898.
Cryptogames du pain, 625.
Cubage des logements, 218, 845.
Cuisines: des casernes, 288. Fourneaux des —, 720. — Roulantes, 733. — A la vapeur, 722.
Cuisiniers militaires, 725.
Cuisson de la viande, 571.
Cuirasses : Allemandes, 492. — Anglaises, 492. — Françaises, 492. — du génie, 485.
Cuivre (reverdissage au), 640.

D

Danois (soldat), régime du, 539.
Danse dans l'armée, 753.
Désinfectants : pour habitation, 427. — pour latrines, 330.
Désinfection (indications de la) : Appareils à, 879. — par acide sulfureux, 428. — dans les casernes, les infirmeries, 875. — par la chaleur, 878. — Étuves à, 880. — dans l'habitation, 423. — Lazaret à, 884. — Pièce à, 876. — Procédés de, 426. — des vêtements et effets à usage, 507.
Décès annuels dans l'armée, 889. — Causes de — dans l'armée, 890.
Déchets annuels de l'armée, 894.
Disciplinaires (locaux), 310.
Discipline militaire, 794.
Distillées (boissons), 701.
Diviseur (système), 315.
Dolman, 463.
Drainage du sol, 165.

E

Eau, 663. — Captage et filtration, 675. — Expertise de l', 672. — Nappe souterraine, 360. — Provenance de l', 665. — Purification de l', 682. — Qualité de l'— potable, 663. — Rapport avec maladies, 671.
Eaux (distribution des), 292.
Eaux ménagères (évacuation des), 333.
Eaux-de-vie diverses, 704.
Earth-system, 317.
Éclairage : artificiel, 261. — avec les corps solides, 264. — à l'électricité, 269. — au gaz, 266. — avec les huiles, 265. — naturel, 260.
Éclairantes (matières), 263.
Ecthyma du cavalier, 781.
Écuries dans les casernes, 305. — Infirmeries, 308.
Effectifs : de l'armée Allemande, 33. — Anglaise, 37. — Austro-hongroise, 36. — Belge, 36. — Danoise, 38. — Espagnole, 39. — Française, 22. — Helvétique, 41. — Italienne, 42. — Russe, 44. — Suédoise, 45.
Effets (désinfection des), 507, 870.
Électricité (éclairage à l'), 269.
Engagements volontaires, 23. — Choix du corps dans les, 117.
Engagements conditionnels (aptitude physique aux), 125,

Engagements conditionnels ; depuis 1874, 145.
Engagements et réengagements depuis 1875, 143.
Entraînement des recrues, 750.
Équipages militaires (aptitude aux), 123.
Équipement et charge du soldat, 482.
Équitation, 756.
Escrime, 754.
Espagnol (soldat) : coiffure du, 453. — Vêtement du, 463. — Régime du, 539.
Établissements sanitaires, 827. — permanents, 828. — temporaires, 858.
Étangs (eaux des), 667.
Ethnologique (fiche), 151.
Étuves à désinfection, 880.
Évacuation (hôpitaux d'), 867.
Évents (tuyaux d'), 328.
Excreta (éloignement des), 312.
Exercices ; en général, 745. — Militaires, 747.
Exercices militaires (influence des), sur l'organisme, 783.
Expéditions, 818.
Expertise des matières vestimentaires, 444.
Extraits de viande, 587.

F

Factions, 759.
Farines, 603. — Adultérations des — d'amidon, d'avoine, de maïs, de pommes de terre, de manioc, de sagou, 609. — Altérations des, 607. — Analyse des, 607. — Conservation des, 613. — Examen des, 604. — Extraction des, 603.
Fécules, 607. — d'arrow-root, de haricot, 610. — d'avoine, de maïs, 608. — de pommes de terre, de manioc, de sagou, 609.
Fer (chemins de) transports par, 799.
Feuillées, 411.
Fiche ethnologique, 151.
Filles publiques (visite des), 745.
Filtrage des eaux, 677.
Filtres de campagne, 679.
Flambage (pour désinfection), 427.
Fondations, 203.
Fonte (poêles de), 231.
Formations sanitaires, 858. — de l'arrière, 867. — de l'avant, 859. — Choix des locaux, 861. — Couchage des malades, 863. — Hygiène nosocomiale, 864.
Fortifications (ouvrages des) pour habitations, 341.
Fosses fixes, 314. — mobiles, 316.
Fourbure chez l'homme, 767.
France, perte de l'armée française dans la guerre de 1870-1871, 900. — de l'armée allemande, 901.
Fromages, 570.
Fruits : Acides, 646. — Conservation des, 647. — féculents, huileux, 647. — sucrés, 645. — Usage des, 647.
Fours : de campagne, 617. — démontable, 618. — locomobile, 621.
Fuchsine (vins colorés à la), 695.
Fumage de viandes, 586.
Fumiers (fosses à), 309.
Fusils des principales armées, 495.

G

Gants, 481.
Garde (corps de), 297.
Gardes, 759.
Gaz pour le chauffage, 242. pour éclairage, 266.
Génie (accidents dus au service dans le), 778. — Aptitude au, 123.
Germes morbides (prévention des), 874.
Gymnastique, 749. — Influence sur le développement, 751. — Sociétés de, 753.

H

Habitant (logement chez l'), 335.
Habitation : désinfection des, 423. — passagères du soldat, 334. — permanentes, 155.
Halte-repas, 729.
Hamac, 277.
Haricots, 601.
Hippophagie, 548.

Hôpitaux : d'aliénés, 857. — auxiliaires, 867. — de campagne, 859. — d'évacuation, 859. — Dimension et plans d'ensemble, 837. — Emplacement des, 836. — de garnison, 834. — Locaux accessoires des, 854 — Mobilier des, 853. — a pavillons, 841. — Régime alimentaire des, 855. — de régiment, 829. — sous tentes, 867. — sous baraques, 872. — Thermaux, 857. — Type Tollet, 847. — Ventilation et chauffage des, 852.
Huiles pour éclairages, 265. — volatiles, 266.

I

Immondices (éloignement des), 313.
Incinérations sur le champ de bataille, 809.
Incorporation, 130. — Registre d', 132.
Indemnité : d'eau-de-vie, 715. — de viande, 718.
Infanterie : aptitude à l', 118. — Accidents dus au service dans l', 774. — Coiffure de l', 451. — Charge du soldat d', 486. — Chaussure de l', 475. — Equipement du soldat d', 482. — Sac de l', 495. — Type de soldat d', 496. — Vêtement de l', 463.
Infection par les planchers, 207.
Infirmeries régimentaires : Hygiène des, 829. — Locaux des, 298. — Matériel des, 830. — Régime alimentaire des, 833.
Infirmeries : dans les camps, 415. — d'étapes, 867. — de gare, 867. — vétérinaires, 368.
Infirmiers : aptitude au service, 124. — militaires, 702.
Infirmités au point de vue du service, 103.
Inhumation des cadavres, 805.
Insolation, 769.
Instruction : dans l'armée, 793. — des différentes classes en France, 146. — Locaux d' —, 300.
Insurrection de la Commune 1871 (pertes de l'armée pendant l'—, 901.
Invalides (hôtel des), 857.
Isolement dans les hôpitaux, 854.
Italie, pertes de l'armée française en 1859, 899.
Italien (soldat) : coiffure du, 454. — Charge du, 489. — Type du fantassin, 504. — Vêtement du, 563.

K

Kirchenwasser, 703.

L

Ladrerie, 557.
Lait, 567. — Conserves de, 592.
Latrines : à l'abri de la bombe, 347. — dans les camps, 410. — Désinfection des, 330. — à la turque, 321.
Lavabos, 280.
Lavoirs dans les casernes, 296.
Légumes : Conservation et reverdissage, 640. — desséchés, 641. — féculents. 601. — herbacés, 638. — Utilisation alimentaire des, 639.
Liqueurs, 704.
Légumineuses (farine des), 612.
Lentilles, 602.
Levain, 613. — Fabrication du, 614.
Literie, 275. — Destruction des parasites, 278.
Locaux accessoires des hôpitaux, 854.
Logements : dans les casernes, 210. — des cantinières, 286. — dans les casernes de passage, 340. — chez l'habitant, 335. — de maîtres-ouvriers, 286. — d'officiers, 285. — de sous-officiers, 285. — dans les ouvrages de fortifications, 341.

M

Magasins, 301. — de vivres, 291.
Maïs, 600.
Maladies : infectieuses, rapport des eaux avec les, 671. — vénériennes, prophylaxie des, 743.
Manteau, 466.
Manœuvres en général, 745.
Marais, eaux de, 687.
Marches, 760. — accidents des, 767. — Hygiène des, 764. — militaires, 762. — dans les pays chauds, 772. — dans les pays froids, 773.

Marin (ration du), 533.
Maritimes (transports), 821.
Marmites : Choumara, François Vaillant, Besnard, 720. — Norvégienne, 579. — à quatre en campagne et individuelles, 733. — roulantes, 733. — thermostatiques, système Loyre, 724.
Matelas : cloisonnés, 863. — Désinfection des, 432, 879. — Transmission des germes morbides par les, 275.
Matériaux de construction (porosité des), 197, 249.
Millet, 600.
Mouillage des vins, 694.
Mouton (pour la boucherie), 547.
Métaux dans la construction, 202.
Membres (vêtement des), 464.
Mer (bains de), 741.
Mexique (pertes de l'armée française au), 899.
Milieu (désinfection du), 423.
Minéraux (aliments), 660.
Mines (mal des), 778.
Minimétrique (appareil), 243.
Minoterie, 603.
Mobilisation : pour les campagnes hors d'Europe, 818. — Période de, 797. — Services alimentaires en, 727.
Modificateurs, 734. — intellectuels, 792.
Moral dans l'armée, 792.
Morbidité militaire, 887.
Mortalité militaire, 887. — des armées en campagne, 896. — des armées étrangères, 895. — Causes de la, 890. — suivant l'âge, 892. — suivant les armes, 893. — des armées en campagne, 896.— Armée : Allemande, en 1870-71, 901. — Anglaise en Crimée, 898. — Autrichienne en 1878, 903. — Française : en Crimée, 897. — en Chine, 899. — en Italie, 899. — au Mexique, 899. — en 1870-71, 900. — Insurrection 1871, 901. — Russe, en 1877-78, 903.
Morue altérée, 565.
Mouchoirs, 481.
Murailles : assèchement des, 205. — Entretien des, 282.

N

Natation, 755.
Neiges (eaux des), 668.
Nosocomiale (hygiène) : dans les hôpitaux, 836. — Dans les formations de campagne, 860.
Nostalgie, 796.
Nutrition (bases de la),

O

Obsidionale (période), 812. — Mortalité pendant la, 813.
Œufs, 566. — Conservation des, 593.
Oignon, conserve de soupe à l'), 644.
Officiers (logement des), 284.
Opérations (période des), 727. — Causes morbides pendant la, 802. — de guerre hors d'Europe, 823.
Ordinaires, 715.
Organisation de l'armée : Allemande, 30. — Austro-hongroise, 34. — Belge, 36. — Britannique, 36. — Danoise, 37. — Espagnole, 39. — Française, 19. — Helvétique, 39. — Italienne, 41. — Russe, 43. — Suédoise, 45.
Orge, 600.
Ouvriers militaires, 302, 783. — Logement des, 286.

P

Pain, 613. — Adultérations du, 631. — Altérations du, 631. — Composition du, 622. — Conservation du, 632. — Cuisson, 616. — Expertise du, 623. — Fabrication du, 614. — Fabrication en campagne, 617. — Pétrissage, 615. — Pain bis cuité, 633. — Pétrissage, 615. — Planches à, 279. — Qualités du, 621.
Pain de viande, 637.
Pantalon, 464.
Panification, 613.
Parasites du cheval, 781.
Parasitaires (maladies), prophylaxie des, 746.
Paratonnerres, 211.
Pas (différents), 761.

Passage (casernes de), 340.
Pavillons des hôpitaux, 841.
Peau (soins de la), 734.
Périostites de fatigue, 768.
Pertes de l'organisme (évaluation des), 513.
Pétrissage, 615.
Pétrole pour le chauffage, 229.
Pied, déformation par la chaussure, 470.— mesure des, 768 soins des,— 734.
Places fortes, 810.
Planchers (infection par les), 207. — des hôpitaux, 854.
Plâtrage des vins, 695.
Plâtres, 200.
Planches à pain, 279.
Plomb (conduites de plomb), 675.
Pluie (eaux de), 665.
Pneumatique (système), pour évacuation des excreta, 320.
Poêles : à air, 236. — a eau, 238. — de brique, 236. — de fonte, 231. — au gaz, 242. — mobiles, 234. — a vapeur, 241. — ventilateurs, 252.
Pois, 601. Saucisson de —, 642.
Poissons, 550.
Poiré, 700.
Pommes de terre, 603.
Population (rapport de l'armée à la) : en Allemagne, 33. — en Angleterre, — en Austro-Hongrie, 35. — en Belgique, 36. — en Danemark, 38. — en Espagne, 39. — en France, 22. — en Italie, 42. — en Russie, 44. — en Suède, 45. — en Suisse, 41.
Portugais (soldat), ration du, 541.
Poudres-viandes, 589.
Prématuration, 784.
Prisons militaires, 349.
Prophylaxie des virus, 743.
Propreté : des chambres, 281. — Soins de, 734.
Prostituées (surveillance des), 745.
Ptomaïnes, 564.

Q

Quarantaines, 874.

R

Races (répartition de la taille suivant les), 85.
Rapatriement des troupes, 825.
Rations du soldat : en campagne modifiables, 731. — en garnison, 527. — du marin, 533. — sur le pied de guerre, 531. — des principales armées, 534. — sucre et café, 652. — vin, 689.
Recensement en France, 46.
Recrutement (opérations du) : en Allemagne, 57. — en Angleterre, 61. — en Austro-Hongrie, 59. — en Belgique, 61. — en France, 46. — En Italie, 60. — Tableau des résultats généraux du — en France et en Algérie depuis 1875, 149.
Réfectoires, 292, 726.
Réforme : Commission spéciale de, 127. — congé de, 128. — Nombre annuel des, 894.
Régime alimentaire, 523. — anciens du soldat français, 525. — des hôpitaux, 855. — des infirmeries, 833.
Régions militaires, 25.
Répartition du travail et du repos, 759.
Reverdissage des légumes, 640.
Réquisitions : pour les ambulances, 867. — pour les vivres, 730.
Retraite (nombre annuel des), 894.
Revaccination, 131.
Revue de départ, 127.
Rhum, 703.
Rivière (eaux de), 667.
Riz, 601.
Route (mise en — des contingents), 127.
Russe (soldat) : Chaussure du, 476. — Charge du, 489. — Coiffure du, 454. — Ration du, 541. — Type de cavalier, 506. — Type de fantassin, 501. Vêtement du, 463.

S

Sac : -valise anglais, 500, 503. — du fantassin, 495. — russe, 489.
Salaison de la viande, 585.
Salicylage des vins, 696.
Saucisson de pois, 642.

Seigle, 600.
Sel, 660.
Semelles des chaussons, 473.
Sièges, 810. — Mortalité pendant les, 813.
Silos, 599.
Simulation d'infirmités, 110.
Siphon hydraulique, 322.
Sol : absorption de chaleur du, 366.— Aménagement pour les constructions, 164. — Constitution du — pour l'habitation, 358. — Eau dans le, 359. — Éléments du, 362. — Humide (danger du), 165. — Surface du, 365. — Surface du sol bâti et nombre d'habitants, 171.
Soldat (régime du) : ancien,) 525. — en campagne, 531. — embarqué, 533 — en garnison, 527.
Sort (tirage au), 48.
Soupe : du soldat, 577. — à l'oignon (de conserve), 644.
Sources eaux de), 665.
Sous-officiers (réengagements), 143.— Logement des, 285.
Subdivisions de régions, 25.
Subsistances (services des), 714.
Sucrage des vins, 694.
Sucres, 645.
Suédois (soldat), ration du, 543.
Suisse (soldat), ration du, 543.
Surmenage, 785.
Syphilis (prophylaxie de la), 743.

T

Tabac, 786. — Accidents dus au, 789. — dans l'armée, 791. — Usage du, 787.
Tableaux : des ajournés des différentes classes, 141. — des conditions d'aptitude pour les différentes armes, 121. — des décès annuels, 889. — des déchets annuels par réforme, retraite et décès, 894. — du développement de la taille et du poids, 93. — des 86 départements classés par défaut de taille, de 1831 à 1869, 81. — des engagés volontaires de 1845 à 1885, 71, 1814 — des engagements et réengagements, 143. — Des engagements conditionnels, 145. — des exemptions pour défauts de taille, de 1850 à 1858, 76. — de la force manuelle suivant l'âge, 67. — de la force rénale suivant l'âge, 66. — des hommes servant à prix d'argent, de 1846 à 1866, 15. — de la mortalité des armées étrangères, 895. — de la mortalité suivant l'âge, 892. — de la mortalité suivant les armes, 893. — du mouvement des malades dans l'armée française, 887. — des principales causes de décès, 890. — de la quantité de carbone consommée par la respiration, 68. — des résultats généraux du recrutement en France et en Algérie, de 1875 à 1884, 140. — répartition de la taille suivant les races, 84. — de la situation des différentes classes comme instruction, 146. — des 148 subdivisions de régions d'après les ajournements pour défaut de taille, de 1879 à 1883, 86 — de la taille militaire, depuis 1691, 75.— appréciation des couleurs aux grandes distances, 442. — de la composition des céréales, 594. — des fusils en usage dans les principales armées, 495. — quantité d'eau absorbée par les étoffes, 440.
Tables, 278.
Tafia, 703.
Taille militaire, 72. — Rapports avec la circonférence thoracique, 100. — des différentes armes, 127. — Exemptions pour défaut de, 76. — Mensuration de la, 90. — minimum des armées étrangères, 88. — Rapports avec le poids, 93. — suivant les races, 79.— suivant les régions, 86.
Talons de chaussures, 474.
Tentes de l'armée française, 375. — -Baraque de l'armée française, 870. Camps sous —, 381. — Condition hygiénique des, 382. — pour hôpital, 867.
Terre sèche pour désinfection, 317.
Territoire (rapport de l'armée au) :

en Allemagne, 33. — en Angleterre, 37. — en Austro-Hongrie, 35. — en Belgique, 36. — en Danemark, 38. — en Espagne, 39. — en France, 23. — en Italie, 42. — en Russie, 44. — en Suède, 45. — en Suisse, 41.
Thé, 656. — Boisson militaire, 658.
Thermaux (hôpitaux), 857.
Thorax (périmètre du), 98.
Tinettes filtrantes, 316.
Tirage au sort en France, 48.
Toitures, 210.
Tollet : casernes du système, 189. — Hôpitaux-types, 847. — Tente-baraque pour hôpital, 870.
Tournis, 559.
Trichinose, 555.
Tuberculose des animaux de boucherie, 562.
Tout-à-l'égout, 319.
Trains sanitaires, 873.
Transpiration des pieds, 734.
Transports : d'évacuation, 873. — par eau, 874. — hors d'Europe, 821. — Stratégiques (période des), 727. — par voies ferrées, 799.
Travail (répartition du), 759.
Tronc (vêtements du), 460.
Tunique, 462.
Turc (soldat), ration du, 544.
Turco-russe (pertes de l'armée russe dans la guerre de 1877-1878, 903.
Tuyaux de chute et d'évent, 328. — de chutes, 328. — de conduite d'eaux, 675. — d'évents, 329.

U

Urinoirs, 326. — Désinfection des, 330.

V

Vaccination, 131.
Vapeur (cuisines à la), 722. — Désinfection par la, 879.
Variole (prophylaxie de la), 746.
Végétal (substances alimentaires fournies par le règne), 594.
Vénériennes (maladies), 743.
Vénériens (chiffre des), 743.
Ventilation (système de), 243. — par appel, 250. — des hôpitaux, 852. — par les matériaux, 249. — naturelle, 247. — par propulsion, 258.
Vestimentaires (matières), 435. — Expertise des, 444. — Influence de la couleur, 441. — Propriétés électriques des, 443.
Vêtement : de corvée, 465. — du cou, 459. — Désinfection des, 507, 879. — des membres, 464. — de pardessus, 466. — du pied, 467. — du soldat, 435. — du tronc, 460.
Vérandahs : pour baraques, 395. — dans les hôpitaux, 848.
Viandes : Altération des, 565. — De boucherie, 551. — Conservées, 582. — Cuisson des, 571. — État sanitaire de la, 554. — État et conservation, 553. — Extraits de, 587. — Farine de, 590. — Modes de fournitures de la, 717.
Viciation de l'air, 215.
Vidanges pneumatiques, 315.
Vie militaire en général, 734.
Vinage, 693.
Vinaigre, 661.
Vins, 684. — Altérations du, 691. — Coloration des, 695. — Composition des, 685. — Coupage des, 693. — Gallisation, 694. — Plâtrage, 695. — Salicylage des, 696. — Schulisage, 697. — Traitement des, 693. — Valeur alimentaire, 687. — Valeur dans le régime militaire, 689. — Vinage, 693.
Virulentes (maladies) des animaux de boucherie, 560.
Visites corporelles, 737.
Vitesse des marches, 763.
Vivres : magasin des, 291. — Service des — dans les sièges, 811.

FIN DE LA TABLE ALPHABÉTIQUE

IMPRIMERIE ÉMILE COLIN, A SAINT-GERMAIN

ALLIOT (L.). **Eléments d'hygiène religieuse et scientifique.** Paris, 1874. 1 vol. in-12 de 184 pages avec figures........ 3 fr.

ARNOULD (J.). **Les controverses récentes au sujet de l'assainissement des villes**, par le Dr Jules ARNOULD, professeur à la Faculté de médecine de Lille. 1882, in-8, 42 pages........ 1 fr, 50

BALLEY (F.). **Endémo-épidémie et météorologie de Rome.** Paris, 1863. 1 vol. gr. in-8, 128 pages et 1 atlas in-4 obl. de 15 pl. et tableaux........ 9 fr.

DÉCOUR. **Hygiène des enfants.** Des causes de la mortalité des nouveau-nés et des moyens de la diminuer. Paris, 1881, gr. in-8, 109 pages........ 3 fr.

— **Rapport général sur les travaux d'assainissement des logements insalubres** de la ville de Lille. 1881, gr. in-8, 56 pages........ 1 fr.

BEDOIN. **L'hygiène de l'alimentation** pendant le premier âge. 1878, gr. in-8, 39 pages........ 1 fr.

— **Manuel de la jeune mère.** Notions familières sur l'hygiène de la première enfance. 1877, in-18, 82 pages........ 1 fr.

BELVAL. **Des maisons mortuaires.** Paris, 1877, in-8, 36 p. avec 10 fig. 1 fr. 50

BERGERET (L.-F.). **Des fraudes dans l'accomplissement des fonctions génératrices**, causes, dangers et inconvénients pour les individus, la famille et la société, remèdes. *Onzième édition.* Paris, 1883. 1 v. in-18 jés. de 228 p. 2 fr. 50

— **Les passions**, dangers et inconvénients pour les individus, la famille et la société, hygiène morale et sociale. Paris, 1878. 1 vol. in-18 jésus de 250 pages.. 2 fr. 50

— **De l'abus des boissons alcooliques**, dangers et inconvénients pour les individus, la famille et la société. Moyens de modérer les ravages de l'ivrognerie. Paris, 1870. 1 vol. in-18 jésus de VIII-380 pages........ 3 fr.

BERTHERAND (A.). **De l'habitude du tabac.** 1874, in-18, 44 pages.... 1 fr.

BERTIN. **Le nouvel hôpital Saint-Eloi de Montpellier.** Paris, 1879, in-8, 48 pages avec planches........ 2 fr.

BORIUS. **Le climat de Brest**, ses rapports avec l'état sanitaire. Paris, 1879. 1 vol. in-8 de 384 pages avec 7 planches lithographiées........ 7 fr.

BOUCHUT. **Hygiène de la première enfance**, guide des mères pour l'allaitement, le sevrage et le choix de la nourrice. *Septième édition.* Paris, 1879. 1 vol. in-18 de VIII-450 pages et 49 figures........ 4 fr.

— **Traité des signes de la mort** et des moyens de prévenir les inhumations prématurées. Ouvrage couronné par l'Institut de France et par l'Académie de médecine. *Troisième édition.* 1883, 1 vol. in-18 jésus de 492 p. avec 17 fig. 4 fr.

BOUDIN. **Traité de géographie et de statistique médicales**, et des maladies endémiques. Paris, 1857. 2 vol. in-8 avec 9 cartes et tableaux....... 20 fr.

— **Etudes d'hygiène publique** sur l'état sanitaire, les maladies et la mortalité des armées en Angleterre et dans les Colonies. Paris, 1846, in-8....... 3 fr. 50

— **Contributions à l'hygiène publique.** 1 vol. in-8, cart........ 8 fr.

BOURGEOIS (L.-X.). **Les passions dans leurs rapports avec la santé et les maladies. L'amour et le libertinage.** *Quatrième édition.* Paris, 1877. 1 vol. in-18 jésus de 215 pages........ 2 fr.

BOYER (P.). **De l'influence des exercices gymnastiques** sur l'accroissement du volume du côté gauche de la poitrine. Paris, 1875, in-8, 50 p. avec 2 pl. 2 fr.

BRAUD. **Recherches sur l'air confiné**, détermination de la proportion de l'oxygène, de l'acide carbonique et de la température au point de vue de l'hygiène. Paris, 1880, in-8, 76 pages avec figures........ 2 fr.

BRAUN, BROUWERS et DOCX. **Gymnastique scolaire** en Hollande, en Allemagne et dans tous les pays du Nord, suivie de l'état de l'enseignement de la gymnastique en France. In-8, 168 pages........ 3 fr. 50

BROUARDEL (P.). **Installation d'appareils frigorifiques à la Morgue.** Paris, 1880, in-8, 16 pages........ 50 c.

— **Organisation du service des autopsies à la Morgue.** 1879, in-8, 32 pages........ 1 fr.

— **Projet de déplacement de la Morgue.** 1882, in-8, 8 pages........ 50 c.

BUTTURA (A.). **L'hiver à Cannes et au Cannet**, les bains de mer de la Méditerranée, les bains de sable. Paris, 1883, in-8, 92 pages........ 2 fr. 50

CAMINHOA (J.-M.). **Des quarantaines.** *Deuxième édition.* 1874, in-8, 48 pages, 8 planches........ 2 fr. 50

CARLOTTI. **Assainissement des régions chaudes insalubres.** 1875, in-8, 87 pages........ 2 fr.

CARRIÈRE (E.). **Le climat de l'Italie** et des stations du midi de l'Europe sous le rapport hygiénique et médical. *Deuxième édition.* Paris, 1876. 1 vol. in-8, 640 pages........ 9 fr.

— **Fondements et organisation de la climatologie médicale.** Paris, 1869, in-8, 93 pages........ 2 fr. 50

CHASSINAT (R.). **De l'allaitement maternel** étudié au point de vue de la mère, de l'enfant, de la famille. 1868, in-18, 147 pages........................ 1 fr. 25

CHEVALLIER (A.). **Mémoire sur le chocolat,** sa préparation, ses usages, les falsifications qu'on lui fait subir. 1871. in-8, 40 pages.................. 1 fr. 25

COLIN (L.). **Traité des maladies épidémiques,** origine, évolution, prophylaxie. Paris, 1878. 1 vol. in-8 de 1032 pages.. 16 fr.

— **Traité des fièvres intermittentes.** Paris, 1870. 1 vol. in-8 de 544 pages, avec un plan médical de Rome... 8 fr.

— **De la variole,** au point de vue épidémiologique et prophylactique. Paris, 1873. 1 vol. in-8 de 150 pages, avec 3 figures de tracés......................... 3 fr. 50

— **Epidémies et milieux épidémiques.** 1873. 1 vol. in-8 de 114 p.. 2 fr. 50

— **De la fièvre typhoïde dans l'armée.** 1878. 1 vol. in-8 de 200 p... 4 fr.

— **Nouvelle étude de la fièvre typhoïde** dans l'armée. Paris, 1882, in-8, 68 pages.. 2 fr.

Conseil d'hygiène publique et de salubrité du Bas-Rhin (Recueil des travaux du). Tome I, de 1849 à 1858. Strasbourg, 1858, in-8, 460 pages. Tome II, de 1858 à 1865. Strasbourg, 1865, in-8, 448 pages........................ 10 fr.

— Séparément, le tome II.. 5 fr.

CORIVEAUD. **Hygiène de la jeune fille.** 1882, 1 vol. in-18 jés. de 342 p. 3 fr.

— **Le lendemain du mariage :** étude d'hygiène. 1884. 1 vol. in-18 jés.. 3 fr.

CORNARO. **Le régime de Pythagore,** d'après le Dr Cocchi; **De la sobriété,** conseils pour vivre longtemps, par L. Cornaro; **Le vrai moyen de vivre plus de cent ans dans une parfaite santé,** par L. Lessius. 1880. 1 vol. in-18. jésus avec 5 planches... 3 fr.

COULIER. **Question de la céruse** et du blanc de zinc, envisagée sous les rapports de l'hygiène et des intérêts publics. Paris, 1852, in-8...................... 1 fr. 50

CYR (Jules). **Traité de l'alimentation** dans ses rapports avec la physiologie, la pathologie et la thérapeutique. *Deuxième édition.* Paris, 1881. 1 volume in-8 de 573 pages.. 8 fr.

DALTON. **Physiologie et hygiène des écoles, des collèges et des familles,** traduit par le docteur E. Acosta. 1 volume in-18 jésus de 500 pages avec 66 figures.. 4 fr.

DAREMBERG. **Comparaison des climats d'hiver** sur les côtes africaines et françaises de la Méditerranée. Paris, 1878, gr. in-8.......................... 1 fr. 50

DECAISNE (E.). **Des eaux de puits** en général et de celles de la ville de Beauvais en particulier. Paris, 1874, in-8, 19 pages................................. 1 fr.

DECROIX (E.). **Les dangers du tabac.** *Deuxième édition.* 1868, in-12. 50 c.

DELPECH. **Salles d'asile et écoles primaires. Premiers symptômes des maladies contagieuses** qui peuvent atteindre les jeunes enfants. Instruction demandée par M. le Préfet de la Seine au Conseil d'hygiène et de salubrité. 1880, in-18 jésus.. 25 c.

— **Nouvelles recherches sur l'intoxication** spéciale que détermine le **sulfure de carbone.** L'industrie du caoutchouc soufflé. Paris, 1863, in-8, 128 pages.. 2 fr. 50

— **Accidents industriels** développés sous l'influence de l'acide picrique. 1876, in-8.. 50 c.

DELPECH (A.) et HILLAIRET (J.-B.). **Mémoire sur les accidents auxquels sont soumis les ouvriers employés à la fabrication des chromates.** Paris, 1869, in-8, 30 pages.. 1 fr.

DEPAUTAINE (L.). **Des grandes épidémies** et de leur prophylaxie internationale. Paris, 1868, in-8, 69 pages.. 4 fr.

DEPIERRIS (H.-A.). **Le tabac,** qui contient le plus violent des poisons, la nicotine, abrège-t-il l'existence? Est-il la cause de la dégénérescence physique et morale des sociétés modernes? Paris, 1876, 1 vol. in-8 de 512 pages............... 6 fr.

— **La vérité sur le tabac,** le plus violent des poisons. 1880, in-8, 40 p.. 50 c.

DESAYVRE. **Etudes sur les maladies des ouvriers** de la manufacture d'armes de Châtellerault. 1856, in-8, 116 pages.......................... 2 fr. 50

DESPRÈS (A.). **La prostitution en France.** Études morales et démographiques, avec une statistique générale de la prostitution en France, par A. Desprès, chirurgien de l'hôpital de la Charité. 1882. 1 volume gr. in-8 de XII-208 pages avec 2 planches lithographiées... 6 fr.

DEVERGIE (A.). **Nouveau mode d'inhumation** dans les cimetières. 1875, in-8.. 1 fr.

DONNÉ (Al.). **Conseils aux mères** sur la manière d'élever les enfants nouveau-nés. *Sixième édition.* Paris, 1880, 1 vol. in-18 jésus de 378 pages.......... 3 fr.

— **Hygiène des gens du monde.** *Deuxième édition.* Paris, 1879. 1 vol. in-18 jésus de 448 pages.. 3 fr. 50

Table des matières. — Hygiène des âges ; hygiène des saisons ; exercices et voyages de santé ; eaux minérales ; bains de mer ; hydrothérapie ; la fièvre ; hygiène de la peau ; hygiène des poumons ; hygiène des dents ; hygiène de l'estomac ; hygiène des fumeurs ; hygiène des oreilles ; hygiène des yeux ; hygiène des femmes nerveuses ; la toilette et la mode.

DUBRISAY. **Conservations des substances alimentaires par l'acide salicylique.** Paris, 1881, in-8, 22 p. .... 1 fr.

DU MESNIL. **L'exposition et le congrès d'hygiène** et de sauvetage de Bruxelles en 1876. Paris, 1877, in-8, 94 pages, avec 11 fig. .... 2 fr. 50

— **Des mesures à prendre contre l'infection du sol** par les puisards. 1882, in-8, 12 pages avec 3 figures .... 75 c.

— **La cité des Kroumirs.** (Logements insalubres.) 1882, in-8, 12 pages. 50 c.

DURAND-CLAYE (A.). **Assainissement de la Seine.** Paris, 1875, in-8, 51 p. 2 fr.

Ecole de Salerne (l'), traduction en vers français par Ch. Meaux Saint-Marc, avec le texte latin, précédée d'une introduction par le Dr Daremberg, et suivie de commentaires. 1880. 1 vol. in-18 de 600 pages avec 7 figures .... 7 fr.

FABRE (S.-P.). **De l'élévation de la température dans les houillères** et des phénomènes qui s'y rattachent au point de vue hygiénique. 1878, in-8. 75 c.

FARINA. **Le climat de Menton,** son influence sur le traitement de la phthisie pulmonaire. Paris, 1879, in-18 de 128 pages et 1 carte coloriée .... 2 fr.

FEUCHTERSLEBEN (E. de). **Hygiène de l'âme.** *Troisième édition.* Paris, 1870, 1 vol. in-12 de 284 pages .... 2 fr. 50

FITZ-PATRICK. **Traité des avantages de l'équitation** considérée dans ses rapports avec la médecine. Paris, 1838, in-8 .... 2 fr. 50

FOISSAC (P.). **La longévité humaine** ou l'Art de conserver la santé et de prolonger la vie. Paris, 1873. 1 vol. in-8 de 567 pages .... 7 fr. 50

— **De l'influence des climats sur l'homme** et des agents physiques sur le moral. Paris, 1867. 2 vol. in-8 de chacun 650 pages .... 15 fr.

— **La chance ou la destinée.** Paris, 1876. 1 vol. in-8 de 662 pages .... 7 fr. 50

— **Hygiène philosophique de l'âme.** *Deuxième édition.* Paris, 1863. 1 vol. in-8, 371 pages .... 7 fr. 50

— **Hygiène des saisons.** 1884. 1 vol. in-8 de 275 pages .... 5 fr.

FONSSAGRIVES (J.-B.). **Hygiène et assainissement des villes :** Campagnes et villes ; conditions originelles des villes ; rues ; quartiers ; plantations ; promenades ; éclairage ; cimetières ; égouts ; eaux publiques ; atmosphère ; population ; salubrité ; mortalité ; institutions actuelles d'hygiène municipale ; indications pour l'étude de l'hygiène des villes. Paris, 1874. 1 vol. in-8 de 568 pages .... 8 fr.

— **Hygiène alimentaire** des malades, des convalescents et des valétudinaires ; ou Du régime envisagé comme moyen thérapeutique. *Troisième édition.* Paris, 1881. 1 vol. in-8 de 700 pages .... 9 fr.

— **Traité d'hygiène navale.** *Deuxième édition,* complètement remaniée et mise soigneusement au courant des progrès de l'art nautique et de l'hygiène générale. Paris, 1877. 1 vol. gr. in-8 de 935 pages, avec 145 fig. .... 15 fr.

— **Thérapeutique de la phthisie pulmonaire** basée sur les indications. *Deuxième édition.* Paris, 1880. 1 vol. in-8, 552 pages .... 9 fr.

FOURNIER (H.). **De l'onanisme,** causes, dangers et inconvénients pour les individus, la famille et la société ; remèdes. *Troisième édition.* Paris, 1883. 1 volume in-18 jésus .... 2 fr.

FOVILLE (Ach.). **Les aliénés.** Étude pratique sur la législation et l'assistance qui leur sont applicables. Paris, 1870. 1 vol. in-8 de XIV-208 pages .... 3 fr.

FRÉDAULT (F.). **De l'alimentation.** Paris, 1865, gr. in-8, 102 pages .... 2 fr.

FRÉGIER. **Des classes dangereuses de la population dans les grandes villes** et des moyens de les rendre meilleures. Paris, 1840. 2 vol. in-8 .... 15 fr.

GALLARD. **Notes et observations de médecine légale et d'hygiène.** 1875, in-8, 128 pages .... 3 fr. 50

— **De l'influence exercée par les chemins de fer** sur l'hygiène publique. Paris, 1862, in-4, 20 pages .... 1 fr.

GALOPEAU. **Manuel du pédicure,** ou L'art de soigner les pieds, par Galopeau. Paris, 1877. 1 vol. in-18, 132 pages, avec 28 fig. .... 2 fr.

GARNERI (H.). **Rudimenta hygienes.** 1821, in-8. (6 fr.) .... 1 fr.

GAUTIER (A.). **La sophistication des vins.** Méthodes analytiques et procédés pour reconnaître les fraudes. *Troisième édition.* Paris, 1884, 1 vol. in-18 jésus avec 1 pl. coloriée comprenant 53 tons de vins naturels et coloriés artificiellement. 4 fr. 50

GAUTIER (J.). **Du massage** ou Manipulation appliquée à la thérapeutique et à l'hygiène. 1880, in-18 .... 1 fr.

GIGOT-SUART (L.). **Des climats** sous le rapport hygiénique et médical. Guide pratique dans les régions du globe les plus propices à la guérison des maladies chroniques. Paris, 1862, in-18 jésus, XXI-607 pages, avec 1 pl. lith. .... 5 fr.

GODET. **Les Japonais chez eux,** étude d'hygiène. 1881, in-8 .... 2 fr. 50

GROS (C.-H.). **Mémoires d'un estomac,** écrits par lui-même pour le bénéfice de tous ceux qui mangent et qui lisent, et édités par un ministre de l'intérieur. *Troisième édition.* Paris, 1876, 1 vol. in-18 jésus de 186 pages .... 2 fr.

GUÉRARD (A.). **Mémoire sur la gélatine** et les tissus organiques d'origine animale qui peuvent servir à la préparer. 1871, in-8, 118 pages........ 2 fr. 50

GUINIER. **Ébauche d'un plan de météorologie médicale.** 1857, in-8. 2 fr. 50

GUYOT (L.). **Hygiène et protection des enfants** du premier âge. 1878, in-8, 60 pages........ 1 fr. 50

HÉRAUD. **Les secrets de la science, de l'industrie et de l'économie domestique.** Recettes, formules et procédés d'une utilité générale et d'une application journalière. Paris, 1879, 1 vol. in-18 jésus, x-654 pages, avec 205 figures, cart........ 6 fr.

HUETTE. **Les eaux** dans l'arrondissement de Montargis. Étude d'hygiène publique et de géographie médicale. Paris, 1871, in-8, III-81 pages........ 2 fr.

HUFELAND (W.). **L'art de prolonger** la vie, ou la macrobiotique. Nouvelle édition française, augmentée de notes, par J. Pellagot. Paris, 1871, 1 vol. in-18 jésus........ 4 fr.

HUREL. **Les Écoles de village** dans un canton de Normandie. Paris, 1879, in-8, 45 pages........ 1 fr. 50

JEANNEL (J.). **De la prostitution dans les grandes villes** au dix-neuvième siècle et de l'extinction des maladies vénériennes; questions générales d'hygiène, de moralité publique et de légalité, mesures prophylactiques internationales, réformes à opérer dans le service sanitaire, discussion des règlements exécutés dans les principales villes de l'Europe; ouvrage précédé de documents relatifs à la prostitution dans l'antiquité. *Deuxième édition*, complétée par des documents nouveaux. Paris, 1874, 1 vol. in-18 de 648 pages........ 5 fr.

JOLLY (P.). **Le tabac et l'absinthe**, leur influence sur la santé publique, sur l'ordre moral et social. 1875, 1 vol. in-18 jésus de 216 pages........ 2 fr.

— **Hygiène morale.** 1877, 1 vol. in-18 jésus de 276 pages........ 2 fr.

Table des matières. — L'Homme. — La Vie. — L'Instinct. — La Curiosité. — L'Imitation. — L'Habitude. — La Mémoire. — L'Imagination. — La Volonté.

JOLY (V.-Ch.). **Traité pratique du chauffage**, de la ventilation et de la distribution des eaux dans les habitations particulières. *Deuxième édition*. Paris, 1874, 1 vol. in-8 de 410 pages avec 375 fig........ 10 fr.

LAILLER. **Hygiène alimentaire.** Étude sur le cidre. Paris, 1876, in-8, 83 p. 2 fr.

LASGOUTTE. **Examen, au point de vue de l'hygiène, des procédés de vidange en usage à Paris.** Paris, 1880, in-8........ 2 fr.

LAYET. **Hygiène des professions et des industries**, précédé d'une Étude générale des moyens de prévenir et de combattre les effets nuisibles de tout travail professionnel. 1875, 1 vol. in-18 jésus, XIV-560 pages........ 5 fr.

LEBLOND. **Manuel de gymnastique hygiénique et médicale**, comprenant les exercices du corps et leurs applications au développement des forces, à la conservation de la santé et au traitement des maladies, avec une introduction par le docteur H. BOUVIER. 1 vol. in-18 jésus, avec 80 figures........ 5 fr.

LECOQ (H.). **Éléments de géographie physique et de météorologie.** Paris, 1836, 1 vol. in-8, avec 4 pl. grav. (9 fr.)........ 3 fr.

LEE (Edwin). **Nice et son climat.** Paris, 1867, in-18 jésus........ 2 fr. 50

LÉVIEUX. **Études de médecine et d'hygiène publique.** Paris, 1874, 1 vol. gr. in-8 de 560 pages........ 7 fr.

LEYNSEELE (Ch. Van). **Hygiène de la femme.** 1860-1861, 2 vol. in-12... 6 fr.

LOIR. **De l'état civil des nouveau-nés** au point de vue de l'histoire, de l'hygiène et de la loi, présentation de l'enfant, sans déplacement. Paris, 1855, 1 vol. in-8 de XVI-462 pages avec 1 planche........ 6 fr.

LOMBARD. **Les stations sanitaires au bord de la mer et dans les montagnes**, les stations hivernales. Choix d'un climat pour prévenir et guérir les maladies. Paris, 1880, gr. in-8, 92 pages........ 2 fr.

LONDE. **Lettre sur la mort apparente** et les conséquences réelles des inhumations précipitées. Paris, 1854, in-8 de 31 pages........ 1 fr.

LUCAS (P.-R.). **Traité philosophique et physiologique de l'hérédité** naturelle. Paris, 1847-1850, 2 vol. in-8........ 16 fr.

MAGNE (A.). **Hygiène de la vue.** *Quatrième édition*, revue et augmentée. Paris, 1866, 1 vol. in-12 de 320 pages, avec 30 figures........ 3 fr.

MAHÉ. **Manuel pratique d'hygiène navale**, ou Des moyens de conserver la santé des gens de mer, à l'usage des officiers et des marins des équipages de la flotte. Paris, 1874, 1 vol. in-8 de 450 pages, cartonné........ 3 fr. 50

MANDL. **Hygiène de la voix parlée ou chantée**, suivi du formulaire pour le traitement des affections de la voix. 2e *édit.* Paris, 1879. 1 vol. in-18 jésus de 320 pages, avec figures, cartonné........ 4 fr. 50

MARIT (J.-J.). **Hygiène de l'Algérie.** Paris, 1862, 1 vol. in-8 de 452 pages. 5 fr.

MARTEL (Joannis). **De la mort apparente** chez les nouveau-nés. Paris, 1874, in-8, 77 pages........ 2 fr.

MARTINEAU (E.). **De l'insalubrité des tonnelleries** à Saint-Pierre (Martinique). Paris, 1869, in-8, 27 pages........ 1 fr.
MARTIN (F.). **Les cimetières et la crémation**, étude historique et critique. 1881, in-8, 182 pages........ 5 fr.
MARVAUD (Angel). **L'alcool**, son action physiologique, son utilité et ses applications en hygiène et en thérapeutique. Paris, 1872, grand in-8, 160 pages avec 25 pl........ 4 fr.
— **Les aliments d'épargne**, alcool et boissons aromatiques (café, thé, maté, cacao, coca), effets physiologiques, applications à l'hygiène et à la thérapeutique, étude précédée de considérations sur l'alimentation et le régime. *Deuxième édition*. Paris, 1874, 1 vol. in-8 de 520 pages, avec pl........ 6 fr.
MAURIAC (E.). **Rapport général sur les travaux de la Commission des logements insalubres**. 1882, gr. in-8, 153 pages........ 3 fr.
MAYER (Alex.). **Des rapports conjugaux**, considérés sous le triple point de vue de la population, de la santé et de la morale publique. *Huitième édition*. Paris, 1884, 1 vol. in-18 de 422 pages........ 3 fr.
— **Conseils aux femmes sur l'âge de retour**, médecine et hygiène. Paris, 1875, 1 vol. in-18 de 256 pages........ 3 fr.
MÉLIER. **De la santé des ouvriers employés dans les manufactures de tabac**. Paris, 1846, in-4, 45 pages........ 2 fr.
— **Rapport sur les marais salants**. Paris, 1847, in-4 avec 4 pl........ 5 fr.
MONOT (C.). **De l'industrie des nourrices** et de la mortalité des petits enfants. Paris, 1867, in-8, 160 pages........ 3 fr.
— **De la mortalité excessive des enfants** pendant la première année de leur existence, ses causes, et des moyens de la restreindre. Paris, 1872, in-8, 62 pages........ 1 fr. 50
MONDOT (Louis). **De la stérilité de la femme**. Paris, 1880, 1 vol. in-18, VII-400 pages........ 5 fr.
MORACHE. **Traité d'hygiène militaire**, par G. Morache, médecin-major de première classe, professeur à la Faculté de médecine de Bordeaux. Paris, 1874, 1 vol. in-8 de 1050 pages, avec 175 figures........ 16 fr.
MOTAIS. **Hygiène de la vue chez les typographes**. Paris, 1883, gr. in-8, 47 pages........ 1 fr. 50
MOTARD. **Traité d'hygiène générale**. Paris, 1868, 2 vol. in-8, avec fig. 16 fr.
NIVET. **Traité du goître**, appuyé sur des documents statistiques inédits. Paris, 1880, 1 vol. gr. in-8 de 297 pages, avec une carte........ 6 fr.
— **Études sur le goître épidémique**. Paris, 1873, in-8........ 2 fr. 50
— **Notice historique sur les épidémies** de l'arrondissement de Clermont-Ferrand. Paris, 1869, in-8........ 75 c.
— **Documents sur les épidémies** qui ont régné dans l'arrondissement de Clermont-Ferrand. Paris, 1865, in-8, 118 pages........ 2 fr.
— **Rapport sur l'engrais humain**, les égouts et les fosses d'aisance. Paris, 1882, gr. in-8, 131 pages avec 1 carte........ 2 fr. 50
OVERBEEK DE MEYER (Van). **Les systèmes d'évacuation des eaux et immondices d'une ville** : 1° réfutation des observations et documents produits par M. A. Durand Claye ; 2° revue critique. Paris, 1880-1883, 2 parties in-8........ 5 fr. 50
PAMARD. **La mortalité dans ses rapports avec les phénomènes météorologiques** dans l'arrondissement d'Avignon, 1873-1877. Paris, 1880, gr. in-8 de 52 pages et 2 tabl........ 4 fr.
PARENT-DUCHATELET. **De la prostitution dans la ville de Paris**, considérée sous les rapports de l'hygiène publique, de la morale et de l'administration. *Troisième édition*. Paris, 1857, 2 vol. in-8, avec cartes et tabl........ 18 fr.
PEIN. **Essai sur l'hygiène des champs de bataille**. Paris, 1873, in-8, 80 pages........ 2 fr.
PELLARIN (A.). **Hygiène des pays chauds**. Contagion du choléra démontrée par l'épidémie de la Guadeloupe. Paris, 1872, in-8, 358 pages........ 6 fr.
PERRIN (E.-R.). **Des latrines scolaires**. Paris, 1878, in-8, 24 pages........ 1 fr.
PERRUSSEL. **Cours élémentaire d'hygiène**. 1873, 1 vol. in-18, cart. 1 fr. 25
PIESSE (S.). **Des odeurs des parfums et des cosmétiques** ; histoire naturelle, composition chimique, préparation, recettes, industrie, effets physiologiques et hygiène des poudres, vinaigres, dentifrices, pommades, fards, savons, eaux aromatiques, essences, infusions, teintures, alcoolats, sachets, etc. *Seconde édition*. Paris, 1877, 1 vol. in-18 jésus de XXXVI-580 p., avec 92 figures........ 7 fr.
PIORRY. **Plan d'un cours d'hygiène**. S. d., in-8, 48 pages........ 1 fr. 50
PRUS. **Rapport sur la peste et les quarantaines**. 1846, in-8 (10 fr.). 2 fr. 50
QUÉTELET (Ad.). **Météorologie de la Belgique** comparée à celle du globe. 1867, 1 vol. in-8 de 505 pages........ 10 fr.
RAOUX (E.). **Manuel d'hygiène générale et de végétarisme**. Dangers de la zoophagie. Paris, 1881, in-18, 96 pages........ 1 fr.

Rapports sur les épidémies qui ont régné en France pendant les années 1863 à 1867, présentés à l'Académie de médecine par MM. DE KERGARADEC, BERGERON et BRIQUET. Paris, 1867-69, 1 vol. in-4 de 580 pages.......... 10 fr.
RENOIR (E.-V.). **Les eaux potables**, causes des maladies épidémiques. Paris, 1878, 2 parties gr. in-8.............................. 5 fr. 50
REVEILLÉ-PARISE. **Physiologie et hygiène** des hommes livrés aux travaux de l'esprit, édition entièrement refondue et mise au courant des progrès de la science par le Dr Ed. CARRIÈRE, lauréat de l'Institut. 1881. 1 vol. in-18 jésus de 435 pages.............................. 4 fr.
— **Etudes de l'homme dans l'état de santé et dans l'état de maladie.** Paris, 1845, 2 vol. in-8.............................. 15 fr.
— **Guide pratique des goutteux** et des rhumatisants. Paris, 1878, 1 volume in-18 jésus.............................. 3 fr. 50
RIANT. **Hygiène du cabinet de travail.** 1883. 1 vol. in-18 jésus. 2 fr. 50
— **Réforme des latrines scolaires.** Paris, 1879, in-8, 16 pages....... 1 fr.
RIBES. **Traité d'hygiène thérapeutique**, ou Application des moyens de l'hygiène au traitement des maladies. Paris, 1860, 1 fort vol. in-8....... 10 fr.
RIDER (C.). **Etude médicale sur l'équitation.** Paris, 1870, in-8. 1 fr. 50
ROCHARD (J.). **Etude synthétique sur les maladies endémiques.** Paris, 1871, in-8 de 88 pages.............................. 2 fr.
— **De l'influence de la navigation et des pays chauds** sur la marche de la phthisie pulmonaire. Paris, 1846, in-4, 194 pages.................. 4 fr.
ROUBAUD (F.). **Traité de l'impuissance et de la stérilité** chez l'homme et chez la femme, comprenant l'exposition des moyens recommandés pour y remédier. *Troisième édition.* Paris, 1876, 1 vol. in-8, 804 pages.............. 8 fr.
ROUSSEL (Théophile). **Traité de la pellagre et des pseudo-pellagres.** Ouvrage couronné par l'Institut. Paris, 1866, 1 vol. in-8, XVI-656 pages... 10 fr.
ROYER-COLLARD (H.). **Des tempéraments** considérés dans leurs rapports avec la santé. Paris, 1843, in-4, 34 pages.............................. 1 fr. 50
— **Organoplastie hygiénique**, ou Essai d'hygiène comparée. 1843, in-4. 1 fr.
SARAZIN (Ch.). **Essai sur les hôpitaux de Londres.** Paris, 1866, in-8, 32 p., avec fig.............................. 1 fr. 25
— **Hôpital : des établissements hospitaliers** en temps de paix et en temps de guerre. Paris, 1873, gr. in-8, 74 p., avec 26 fig............. 2 fr. 50
SAUREL (L.-J.). **Essai sur la climatologie** de Montevideo et de la république orientale de l'Uruguay. Montpellier, 1851, in-8, 164 pages............. 2 fr. 50
SCHATZ. **Etude sur les hôpitaux sous tentes.** Paris, 1871, in-8, 70 pages avec figures.............................. 2 fr. 50
SEGOND (L.-A.). **De l'action comparative du régime animal et du régime végétal** sur la constitution physique et sur le moral de l'homme. Paris, 1850, in-4, 72 pages.............................. 2 fr. 50
SEGUIN (Ed.). **Traitement moral, hygiène et éducation des idiots** et des autres enfants arriérés. Paris, 1846, 1 vol. in-12 de 750 pages........... 6 fr.
SIMON (Max.). **Etude pratique rétrospective et comparée sur le traitement des épidémies** au dix-huitième siècle. Paris, 1853, 1 vol. in-8 de 332 pages, avec portrait.............................. 5 fr.
SIMON (P. Max.). **Hygiène de l'esprit.** 2e *édition.* 1881. 1 vol. in-18 jésus. 2 fr.
TARDIEU. **Etudes hygiéniques sur la profession du mouleur en cuivre.** Paris, 1855, in-12.............................. 1 fr. 25
THANNBERGER. **Guide des administrateurs et agents des hôpitaux et des hospices**, ou Recueil analytique et méthodique des lois, décrets, ordonnances, instructions, etc., concernant l'organisation matérielle, administrative et financière des hôpitaux et hospices. Paris, 1855, in-8.................. 3 fr.
TOLLET. **Les logements collectifs** : casernes. Paris, 1880, in-fol. avec 9 planches dans un carton.............................. 16 fr.
TRIAIRE. **Conférences populaires sur l'hygiène morale et physique** des classes ouvrières. Tours, 1876, in-18 jésus, 140 pages................ 2 fr.
TURREL (L.). **Les résidences d'hiver.** Toulon, 1864, in-18 jésus, 108 p. 1 fr.
VERNOIS. **Traité pratique d'hygiène industrielle et administrative**, comprenant l'étude des établissements insalubres, dangereux et incommodes. Paris, 1860, 2 forts volumes in-8 de chacun 700 pages.................. 16 fr.
— **Etat hygiénique des lycées.** Paris, 1868, in-8.................. 2 fr. 50
— **Codex hygiénique des lycées et des collèges.** Paris, 1870, in-8, 32 p. 1 fr.
WIEL. **De l'alimentation des dyspeptiques.** 1879, 1 vol. in-18.. 4 fr. 50
WINTREBERT. **Consultation hygiénique** à propos de la construction et de l'ameublement d'une école primaire de filles. 1880, in-8, 34 p., avec fig. 1 fr. 50
YVAREN. **Entretiens d'un vieux médecin** sur l'hygiène et la morale, par le Dr P. YVAREN. 1882. 1 volume in-18 jésus de 671 pages.................. 5 fr.

ANNALES

D'HYGIÈNE PUBLIQUE ET DE MÉDECINE LÉGALE

Par MM. ARNOULD, E. BERTIN, P. BROUARDEL, L. COLIN, O. DU MESNIL, FONSSAGRIVES, FOVILLE, GALLARD, A. GAUTIER, CH. GIRARD, HUDELO, JAUMES, LACASSAGNE, LAGNEAU, LHOTE, LUTAUD, MORACHE, MOTET, POINCARÉ RIANT, RITTER, TOURDES, VIBERT.

AVEC UNE REVUE DES TRAVAUX FRANÇAIS ET ÉTRANGERS

Directeur de la rédaction : le docteur P. BROUARDEL

Les *Annales d'hygiène* paraissent par cahier mensuel de 6 feuilles in-8 (96 pages), avec figures.

Chaque numéro comprend : 1° des Mémoires originaux d'hygiène publique et de médecine légale ; 2° les travaux de la Société de médecine publique et les travaux de la Société de médecine légale ; 3° des Variétés ; 4° une Revue des travaux français et étrangers ; 5° une Chronique ; 6° un Bulletin météorologique.

Prix de l'abonnement annuel : pour Paris. 22 fr. ; — pour les Départements. 24 fr. ; — pour l'Union postale, 1re série. 25 fr. ; — 2e série. 27 fr. ; — pour les autres pays. 30 fr.

Hygiène publique ou privée, industrielle et administrative, militaire et navale, morale et sociale, vétérinaire et comparée, hygiène des villes et des campagnes, des professions et des âges, le cadre des *Annales* embrasse l'université de ces grandes questions qui intéressent à la fois les médecins, les administrateurs, les ingénieurs, les architectes, les chimistes, les membres des conseils d'hygiène publique et de salubrité, les municipalités, et qui ne peuvent être complètement élucidées que par leur concours réuni.

1re *série*. Collection complète (1828 à 1853). 50 vol. in-8, fig. et pl....... 500 fr.

Tables alphabétiques par ordre des matières et des noms d'auteurs de la 1re série Paris, 1855, in-8, 136 pages à 2 colonnes.............................. 3 fr. 50

2e *série*. Collection complète (1854 à 1878), comprend *in extenso* les travaux de la *Société de médecine publique* et de la *Société de médecine légale*, avec figures et planches.. 470 fr.

Tables alphabétiques par ordre des matières et des noms d'auteurs de la 2e série. Paris, 1880. 1 vol. in-8 de 130 pages à 2 colonnes.................. 3 fr. 50

3e *série*. Années 1879 à 1883. 10 vol. in-8.............................. 110 fr.

RECUEIL DES TRAVAUX

DU COMITÉ CONSULTATIF D'HYGIÈNE PUBLIQUE DE FRANCE

et des Actes officiels de l'administration sanitaire.

PUBLIÉ PAR ORDRE DE M. LE MINISTRE DE L'AGRICULTURE ET DU COMMERCE

Tomes I-XIII (1872-1884). Ensemble 14 vol. in-8 de 400 à 500 pages....... 111 fr.

Chaque volume se vend séparément 8 fr., sauf le tome II, 2e partie, consacré à un rapport du Dr Baillarger sur le goître et le crétinisme (1 vol. in-8 de 376 pages, avec 3 cartes), qui ne se vend pas séparément de la collection.

Cette importante collection comprend les travaux de MM. BAILLARGER, BERGERON, BOULEY (H.), BROUARDEL, BUSSY (A.), DAVENNE, DURAND-FARDEL, FAUVEL, GAVARRET (A.), GUIFART, ISABELLE, LATOUR, LEGOUEST, LÉVY (M.), LHÉRITIER, MULTZER, NIVET, PASTEUR, PROUST, RABOT, (ROCHARD (J.), ROLLET, ROUX (J.), SIQUET, TARDIEU (A.), TRÉLAT (Emile), VILLE (G.), VILLERMÉ, WURTZ, etc.

Ce *Recueil* a le caractère d'archives dans lesquelles on peut suivre la marche et les progrès de l'hygiène publique et administrative ; il contient des rapports et des mémoires sur toutes les questions afférentes aux sujets suivants : 1° services sanitaires extérieurs ; 2° conseils d'hygiène et de salubrité des départements ; 3° épidémies et endémies, et maladies contagieuses ; 4° salubrité, police sanitaire ; 5° hygiène industrielle et professionnelle ; 6° denrées alimentaires et boissons ; 7° exercice de la médecine et de la pharmacie ; 8° eaux minérales ; 9° art vétérinaire, épizooties.

ENVOI FRANCO CONTRE UN MANDAT POSTAL.

Corbeil. Imprimerie Crété.

Annales d'hygiène publique et de médecine légale, par BERTIN, BROUARDEL, L. COLIN, DU CLAUX, DU MESNIL, FOVILLE, GALLARD, CH. GIRARD, HUDELO, JACQUES, LACASSAGNE, G. LAGNEAU, LHOTE, LUTAUD, MOTET, PÉNICHOT, RIANT, VIBERT, avec une revue des travaux français et étrangers. Paraît tous les mois par cahiers de 96 pages in-8, avec pl.
Prix de l'abonnement annuel : Paris, 22 fr. — Départements, 24 fr. — Union postale ... 25 fr.

BÉGIN (L.-J.). **Études sur le service de santé militaire en France**, son passé, son présent et son avenir, par L.-J. BÉGIN, membre du Conseil de santé des armées. Paris, 1849, 1 vol. in-8 de 370 pages ... 4 fr. 50

BERNARD (H.). **Premiers secours aux blessés sur le champ de bataille et dans les ambulances**. Paris, 1870, 1 vol. in-18 de 164 p. avec 79 fig. ... 2 fr.

BOISSEAU. **Des maladies simulées et des moyens de les reconnaître**, par Edm. BOISSEAU, directeur du service de santé du IVe corps d'armée. Paris, 1870, 1 vol. in-8 de 510 pages avec fig. ... 7 fr.

BOUDIN (J.-Ch.-M.). **Traité de géographie et de statistique médicales, et des maladies endémiques**, comprenant la météorologie et la géologie médicales, les lois statistiques de la population et de la mortalité, la distribution géographique des maladies, et la pathologie comparée des races humaines. Paris, 1857, 2 vol. gr. in-8, avec cartes. 20 fr.

Comité consultatif d'hygiène publique de France (Recueil des travaux du). Paris, 1872-1885, tomes I à XV, en 16 vol. in-8. 120 fr.

GOUBAUX. **Le Cheval**, extérieur, régions, pied, proportions, aplombs, allures, âge, aptitudes, robes, tares, vices, vente et achat, examen des animaux d'art équestre : structure et fonctions, races, origine, divisions, caractères, production et amélioration. Paris, 1886, 1 vol. gr. in-8 de 686 pages avec figures et 1 atlas gr. in-8 de 40 planches coloriées, découpées et superposées. Dessins d'après nature par ED. CUYER, prosecteur à l'École des Beaux-Arts, texte par E. ALIX, vétérinaire de l'armée. 60 fr.

DESMARCH. **Chirurgie de guerre**. Manuel de pansement et d'opérations. Paris, 1879, 1 vol. in-8 de 816 pages avec 256 fig. et 30 pl. col. 30 fr.

FONSSAGRIVES. **Hygiène et assainissement des villes**. Paris, 1874, 1 vol. in-8 de XII-568 pages ... 8 fr.

— **Hygiène alimentaire des malades, des convalescents et des valétudinaires**. Troisième édition. Paris, 1881, 1 vol. in-8 de XXXII-670 p. 9 fr.

GOYAU. **Traité pratique de maréchalerie**, comprenant le pied du cheval, la maréchalerie ancienne et moderne, la ferrure rationnelle appliquée aux divers genres de service, la médecine et l'hygiène du pied, par GOYAU, professeur d'hippologie à St-Cyr et à Saumur. Paris, 1882, 1 vol. in-18 de 528 pages avec 351 figures ... 10 fr.

HAMILTON. **Traité pratique des fractures et des luxations**, par le professeur Fr. H. HAMILTON, chirurgien de l'hôpital Belle-Vue, à New-York, traduit sur la 6e édition et annoté par G. POINSOT, professeur agrégé à la Faculté de médecine de Bordeaux. Paris, 1884, 1 vol. gr. in-8 de 1,292 p. avec 514 fig. ... 24 fr.

LAYET. **Hygiène des professions et des industries**, précédé d'une étude générale des moyens de prévenir et de combattre les effets nuisibles de tout travail professionnel. Paris, 1875, 1 vol. in-12 de XIV-560 pages ... 5 fr.

LOMBARD. **Traité de climatologie médicale**, comprenant la météorologie médicale et l'étude des influences du climat sur la santé. Paris, 1877-1879, 4 vol. in-8 et 1 atlas in-4, avec 25 pl. color. ... 32 fr.

MAHÉ. **Manuel pratique d'hygiène navale**. Paris, 1874, 1 vol. in-18 de XX-450 pages. Cartonné ... 3 fr. 50

MARVAUD. **Les aliments d'épargne** : alcool et boissons aromatiques, café, thé, maté, cacao, coca, par MARVAUD, médecin principal de l'armée. Deuxième édition. 1874, 1 vol. in-8 de 504 pages avec figures. ... 6 fr.

RAOULT DESLONGCHAMPS (V.). **Du traitement des fractures des membres**. Nouvelle méthode dispensant du séjour au lit et permettant le transport immédiat du blessé au moyen de nouveaux appareils en aluminium. Paris, 1882, 1 vol. in-8 de 156 pages avec figures. ... 6 fr.

Imprimerie ÉMILE COLIN, à Saint-Germain.

Annales d'hygiène publique et de médecine légale, par BERTIN, BROUARDEL, L. COLIN, DU CLAUX, DU MESNIL, FOVILLE, GALLARD, CH. GIRARD, HUDELO, JAUMES, LACASSAGNE, G. LAGNEAU, LHOTE, LUTAUD, MORACHE, MOTET, POINCARÉ, RIANT, VIBERT, avec une revue des travaux français et étrangers. Paraît tous les mois par cahiers de 96 pages in-8, avec pl.
Prix de l'abonnement annuel : Paris, 22 fr. — Départements, 24 fr. — Union postale.. 25 fr.

BÉGIN (L.-J.). **Études sur le service de santé militaire en France**, son passé, son présent et son avenir, par L.-J. BÉGIN, membre du Conseil de santé des armées. Paris, 1849, 1 vol. in-8 de 370 pages...... 4 fr. 50

BERNARD (H.). **Premiers secours aux blessés** sur le champ de bataille et dans les ambulances. Paris, 1870, 1 vol. in-18 de 164 p. avec 79 fig.. 2 fr.

BOISSEAU. **Des maladies simulées** et des moyens de les reconnaître, par Edm. BOISSEAU, directeur du service de santé du IVe corps d'armée. Paris, 1870, 1 vol. in-8 de 510 pages avec fig .... 7 fr.

BOUDIN (J.-CH.-M.). **Traité de géographie et de statistique médicales, et des maladies endémiques**, comprenant la météorologie et la géologie médicales, les lois statistiques de la population et de la mortalité, la distribution géographique des maladies, et la pathologie comparée des races humaines. Paris, 1857, 2 vol. gr. in-8, avec cartes. 20 fr.

Comité consultatif d'hygiène publique de France (Recueil des travaux du). Paris, 1872-1885, tomes I à XIV, en 15 vol. in-8. 129 fr.

CUYER et ALIX. **Le Cheval**, extérieur, régions, pied, proportions, aplombs, allures, âge, aptitudes, robes, tares, vices, vente et achat, examen des œuvres d'art équestre ; structure et fonctions; races, origine, divisions, caractères, production et amélioration. Paris, 1886, 1 vol. gr. in-8 de 800 pages avec figures et 1 atlas gr. in-8 de 16 planches coloriées, découpées et superposées. Dessins d'après nature par ED. CUYER, prosecteur à l'École des Beaux-Arts, texte par E. ALIX, vétérinaire de l'armée. 60 fr.

ESMARCH. **Chirurgie de guerre**. Manuel de pansement et d'opérations. Paris. 1879, 1 vol. in-8 de 316 pages avec 536 fig et 30 pl. col. 30 fr.

FONSSAGRIVES. **Hygiène et assainissement des villes**. Paris, 1874, 1 vol in-8 de XII-568 pages.. 8 fr.

— **Hygiène alimentaire** des malades, des convalescents et des valétudinaires. *Troisième édition*. Paris, 1881, 1 vol. in-8 de XXXII-670 p. 9 fr.

GOYAU. **Traité pratique de maréchalerie**, comprenant le pied du cheval, la maréchalerie ancienne et moderne, la ferrure rationnelle appliquée aux divers genres de service, la médecine et l'hygiène du pied, par GOYAU, professeur d'hippologie à St-Cyr et à Saumur. Paris, 1882, 1 vol. in-18 de 528 pages avec 364 figures... .... 10 fr.

HAMILTON. **Traité pratique des fractures et des luxations**, par le professeur Fr. H. HAMILTON, chirurgien de l'hôpital Belle-Vue, à New-York, traduit sur la 6e édition et annoté par G. POINSOT, professeur agrégé à la Faculté de médecine de Bordeaux. Paris, 1884, 1 vol. gr. in-8 de 1,292 p avec. 514 fig.. 24 fr.

[illegible]YET. **Hygiène des professions et des industries**, précédé d'une étude générale des moyens de prévenir et de combattre les effets nuisibles de tout travail professionnel. Paris, 1875, 1 vol. in-12 de XIV-560 pages.. 5 fr.

LOMBARD. **Traité de climatologie médicale**, comprenant la météorologie médicale et l'étude des influences du climat sur la santé. Paris, 1877-1879, 4 vol. in-8 et 1 atlas in-4, avec 25 pl. color...... ... 52 fr.

MAHÉ. **Manuel pratique d'hygiène navale**. Paris, 1874, 1 vol. in-18 de XV-451 pages. Cartonné...................................... 3 fr. 50.

MARVAUD, **Les aliments d'épargne :** alcool et boissons aromatiques, café, thé, coca, cacao, maté, par MARVAUD, médecin principal de l'armée. *Deuxième édition*. 1874. 1 vol in-8 de 504 pages avec figures...... 6 fr.

RAOULT DESLONGCHAMPS (V). **Du traitement des fractures des membres**. Nouvelle méthode dispensant du séjour du lit et permettant le transport immédiat du blessé au moyen de nouveaux appareils en zinc laminé. Paris, 1882, 1 vol. in-8 de 436 pages avec figures.... 6 fr.

Imprimerie ÉMILE COLIN, à Saint-Germain.

www.ingramcontent.com/pod-product-compliance
Ingram Content Group UK Ltd.
Pitfield, Milton Keynes, MK11 3LW, UK
UKHW022315190726
13856UKWH00001B/13